W0260444

51. Kongreß der Deutschen Gesellschaft
für Gynäkologie und Geburtshilfe

Gynäkologie und Gynäkologische Onkologie,
Geburtshilfe, Perinatologie und Pränatale Diagnostik,
Gynäkologische Endokrinologie und Reproduktionsmedizin

Springer

*Berlin
Heidelberg
New York
Barcelona
Budapest
Hongkong
London
Mailand
Paris
Santa Clara
Singapur
Tokio*

51. Kongreß der Deutschen Gesellschaft für Gynäkologie und Geburtshilfe

Gynäkologie und Gynäkologische Onkologie,
Geburtshilfe, Perinatologie und Pränatale Diagnostik,
Gynäkologische Endokrinologie und Reproduktionsmedizin

Dresden, 1.–5. Oktober 1996

Herausgeber: W. Künzel, K. Diedrich und M. Hohmann

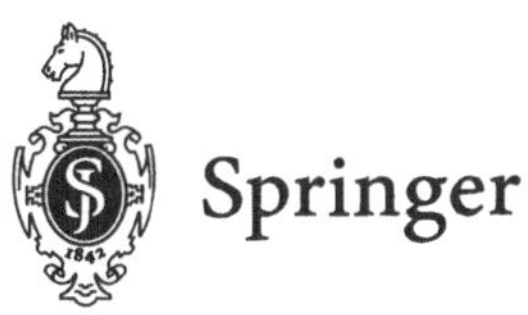
Springer

Prof. Dr. med. Wolfgang Künzel
Zentrum für Gynäkologie und Geburtshilfe
Klinikstraße 32
35392 Gießen

Prof. Dr. med. Klaus Diedrich
Medizinische Universität zu Lübeck
Klinik für Gynäkologie und Geburtshilfe
Ratzeburger Allee 160
23562 Lübeck

PD Dr. Dr. Manfred Hohmann
Klinikum Kreis Herford
Frauenklinik
Schwarzmoorstraße 70
32049 Herford

ISSN 0932-0067
ISBN-13: 978-3-642-64578-5   e-ISBN-13: 978-3-642-60840-7
DOI: 10.1007/978-3-642-60840-7
Die Deutsche Bibliothek – CIP-Einheitsaufnahme
Gynäkologie und Gynäkologische Onkologie, Geburtshilfe, Perinatologie und
Pränatale Diagnostik, Gynäkologische Endokrinologie und Reproduktionsmedizin :
Dresden, 1.–5. Oktober 1996 / Hrsg.: Wolfgang Künzel ... – Berlin ;
Heidelberg ; New York ; Barcelona ; Budapest ; Hongkong ; London; Mailand ;
Paris ; Santa Clara ; Singapur ; Tokio : Springer, 1997
    (... Kongreß der Deutschen Gesellschaft für Gynäkologie und Geburtshilfe ; 51)
    ISBN-13: 978-3-642-64578-5

Umschlaggestaltung: E. Kirchner, Heidelberg
Gesamtherstellung: Konrad Triltsch, Würzburg

SPIN 10554205   13/3135 – 5 4 3 2 1 0
Gedruckt auf säurefreiem Papier

Vorwort

Der Einladung zum zweiten Kongreß der Deutschen Gesellschaft für Gynäkologie und Geburtshilfe in der sächsischen Landeshauptstadt Dresden sind viele Kollegen gefolgt. Der seit dem ersten Kongreß in dieser bezaubernden Stadt, der 1907 von Ch. G. Leopold ausgerichtet wurde, haben revolutionierende Ereignisse unser Fach verändert. Sie dokumentieren sich in vielfältiger Weise, insbesondere in der Abnahme der Sterblichkeit der Mütter und Neugeborenen und in der Verbesserung der Gesundheit der Frauen.

Das Ziel des Kongresses, dessen Beiträge jetzt vorliegen, war es, gemäß dem Leitthema

Wissenschaft und Praxis – ein Dialog

die medizinischen Errungenschaften in Prävention und Therapie unseres Fachgebietes einer breiten medizinischen Öffentlichkeit zur vermitteln und Anregungen für zukünftige Wege in der Forschung zu geben.

Ein Kongreßband ist immer ein historisches Dokument und ein Beleg für die wissenschaftliche Tätigkeit einer Gesellschaft. Der vorliegende Band stellt das gegenwärtige Wissen in unserem Fach in Podiumsdiskussionen, Spezialreferaten, Seminaren der Arbeitsgemeinschaften, Symposien der pharmazeutischen Firmen und in wissenschaftlichen Präsentationen in Form von Postern und Vorträgen vor. Die einzelnen Beiträge haben den Charakter einer Momentaufnahme in der Entwicklung unseres Faches. Sie werden durch das Rahmenprogramm der Eröffnung des 51. Kongresses der Deutschen Gesellschaft für Gynäkologie und Geburtshilfe ergänzt, das ihnen vorangestellt ist.

Das vorliegende Buch enthält die Beiträge nicht in der Folge, wie sie auf dem Kongreß abgehandelt wurden, sondern die Struktur des Kongreßbandes orientiert sich an den drei Säulen unseres Fachs:

* Geburtshilfe, Perinatologie und pränatale Diagnostik,
* Gynäkologie und gynäkologische Onkologie,
* Endokrinologie und Reproduktionsmedizin.

Um den Überblick zu erleichtern, sind in jedem Teilgebiet zunächst die Podiumsdiskussionen und danach die Grundlagenreferate aufgeführt. Sie vermitteln zusammen mit den assoziierten Symposien der pharmazeutischen Firmen, die ihnen folgen, einen praxisnahen Überblick über die brennenden Themen unseres Fachs. Die Arbeitsgemeinschaften folgen mit Beiträgen aus ihren speziellen Bereichen und bauen somit eine Brücke zwischen Wissenschaft und Praxis.

Die Wissenschaft präsentierte sich auf dem Dresdener Kongreß in freien Vorträgen und Posterpräsentationen. Dies war das Forum des wissenschaftlichen Nachwuchses und zukünftiger Hochschullehrer. Die Abstracts der freien Vorträge und Poster aus dem gynäkologisch-onkologischen Bereich (436), aus der Geburtshilfe, Perinatologie und Pränataldiagnostik (240) sowie aus der Endokrinologie und Reproduktionsmedizin (100) konnten in das Buch jedoch nicht aufgenommen werden; sie hätten den festgelegten Umfang gesprengt. Um die thematische Übersicht der Spezialgebiete zu erhalten, wurden jedoch die Titel der freien Vorträge und Poster mit dem jeweiligen Verweis auf den Abstractband der *Archives of Gynecology and Obstetrics, Volume 258, Supplement 1 (1996)* integriert. Damit wird die Gesamtschau von Forschung und Praxis in den Spezialgebieten unseres Fachs gewährleistet.

Dem Springer-Verlag, insbesondere Frau Dr. Carol Bacchus, Frau Doris Engelhardt und Frau Gisela Zech, danke ich für die Bereitschaft, die neue Konzeption bei der Gestaltung des Kongreßbandes übernommen zu haben. Besondere Hilfe wurde mit bei der oft mühevollen, geduldigen Aufarbeitung der Manuskripte gewährt. Ohne die tatkräftige Unterstützung des „Springer-Teams" wäre es nicht gelungen, den Kongreßband in der Kürze der Zeit herauszugeben.

Gießen, im Juni 1997   W. Künzel

Inhaltsverzeichnis

Teil II

Geburtshilfe und Perinatologie

Inhaltsverzeichnis   IX

Teil III

Gynäkologie und Onkologie

Gynäkologie

Onkologie

Teil IV

Endokrinologie und Reproduktionsmedizin

Teil V

Berichte sonstiger Arbeitsgemeinschaften

Teil I
Eröffnung und Preisverleihungen

Die Beiträge von Teil I sind als Vorabdruck im *Frauenarzt*, Heft 1, 1997, S. 33–79 erschienen

Begrüßung

W. Künzel

Im September 1991, zwei Jahre nach der freudig begrüßten „Wende" und heute vor etwa fünf Jahren, war in einer Beilage der Frankfurter Allgemeinen Zeitung ein Gespräch mit dem Ministerpräsidenten des Freistaates Sachsen, Herrn Professor Dr. Kurt Biedenkopf aufgezeichnet. Der Titel des Gesprächs: „Die Sachsen leisten Erstaunliches". Wer Dresden zur Zeit der Wende gesehen hat und es heute als Hauptstadt des Landes Sachsen erlebt, weiß, was in der Zwischenzeit an Aufbauarbeit in dieser Region geleistet wurde. Als 1992 die Entscheidung fiel, daß ich den Deutschen Kongreß für Gynäkologie und Geburtshilfe 1996 ausrichten werde, stand für mich im Vertrauen auf die Aussage des sächsischen Ministerpräsidenten fest, daß der Kongreß 1996 in Dresden stattfinden würde.

Herr Staatsminister Dr. Geisler, ohne die Anstrengungen und den Willen der gegenwärtigen Staatsregierung Sachsen, diese Stadt innerhalb kürzester Zeit wieder zu einem kulturellen Zentrum zu machen, wäre dieser Kongreß hier in Dresden nicht möglich gewesen. In Dankbarkeit grüße ich Sie daher ganz besonders. Es ist für die Deutsche Gesellschaft für Gynäkologie und Geburtshilfe eine große Ehre und Freude zugleich, daß Sie als Staatsminister für Soziales, Gesundheit und Familie und stellvertretender Ministerpräsident des Freistaates Sachsen trotz Ihrer zahlreichen Verpflichtungen zu uns gekommen sind und uns mit den Grußworten der Staatsregierung, die Sie persönlich überbringen werden, auszeichnen. Wir fühlen uns durch Ihre Anwesenheit geehrt. Ich danke Ihnen.

Drei Gründe haben mich bewogen, Dresden als Kongreßstadt zu wählen:

- Erstens möchte ich mit dieser Wahl meine Verbundenheit zu einem Teil unseres Landes ausdrücken, dem ich viele Erinnerungen der Kindheit und Jugend verdanke, dessen Untergang ich aus der Ferne erlebte und dessen Wiedergeburt ich jetzt mit Freude verfolge.
- Zweitens wollte ich mit der Einladung nach Dresden erreichen, daß Sie, meine sehr verehrten Damen und Herren, ein Land kennenlernen, das den meisten von Ihnen für viele Jahre verschlossen blieb.
- Drittens: Dresden sollte wieder einmal Kongreßstadt und damit Treffpunkt der Frauenärzte in Deutschland werden. Der bisher einzige Kongreß fand 1907 in Dresden unter Ch. G. Leopold statt, vielen von Ihnen durch die nach ihm benannten Handgriffe der geburtshilflichen Diagnostik bekannt.

Diese von Leopold vorgegebene Nähe zur Praxis ist auch das Leitthema des Kongresses: *Wissenschaft und Praxis – ein Dialog.*

Ich danke Ihnen allen, meine Damen und Herren, meine sehr verehrten Kolleginnen und Kollegen, daß Sie meiner Einladung nach Dresden gefolgt sind, und grüße Sie im Namen der Deutschen Gesellschaft für Gynäkologie und Geburtshilfe zum 51. Kongreß dieser Gesellschaft.

Eine dankbare Aufgabe ist es mir, weitere Ehrengäste ganz herzlich zu begrüßen: Herrn *Dr. Vilmar*, den Präsidenten der Bundesärztekammer, Herrn *Professor Dr. Herrmann*, den Dekan der Medizinischen Fakultät Carl Gustav Carus der Technischen Universität Dresden, und Herrn *Professor Dr. Bushe*, den Gründungsdekan dieser Fakultät. Ich danke Ihnen, daß Sie uns durch Ihre Gegenwart ehren.

Ich freue mich, daß uns der Präsident der Deutschen Gesellschaft für Innere Medizin, Herr *Professor Dr. Köbberling*, die Ehre erweist, heute hier zu sein. Ganz herzlich grüße ich den Präsidenten des Berufsverbandes der deutschen Frauenärzte, Herrn *Dr. Malter*, und danke für die konstruktive Arbeit während meiner Präsidentschaft. Die enge Zusammenarbeit zwischen dem Berufsverband und der DGGG wird durch die von den Herren Kollegen Hepp und Malter seit dem letzten Kongreß in München 1994 ins Leben gerufene Frauenärztlichen Akademie, die sich als Brücke zwischen beiden Verbänden versteht, gewährleistet. Sie ist in den Zeiten des Umbruchs notwendiger denn zuvor.

Ich freue mich über den Besuch von 165 Kolleginnen und Kollegen aus 22 europäischen und außereuropäischen Ländern. Unser Kongreß erhält durch die Teilnahme von Repräsentanten der mit uns befreundeten Gesellschaften aus Ungarn, Frankreich, Spanien und Japan, durch enge Verbindungen zu den USA, England und Italien ein internationales Flair. Ich habe der Internationalisierung unseres Kongresses, der Öffnung nach Europa durch ein Internationales Symposium am Freitag mit Themen von allgemeinem Interesse entsprochen. Bei dem Empfang für die ausländischen Teilnehmer nach dem Symposium besteht die Möglichkeit, die bestehenden Kontakte zu vertiefen und neue zu knüpfen.

Ich begrüße unsere Gäste aus dem Ausland ganz herzlich in Deutschland, stellvertretend

- für unsere Gäste aus England Herrn *Professor Dr. Patel*, Präsident des Royal College of Obstetrics and Gynecology;
- für unsere Gäste aus Frankreich Herrn *Professor Dr. Bernard*, Präsident der Deutsch-Französischen Gesellschaft;
- für unsere Gäste aus Japan Herrn *Professor Dr. Takeda*, Präsident der Japanese Society of Obstetrics and Gynecology – er wird später noch die Grußworte für die befreundeten Gesellschaften an uns richten – und Herrn *Professor Dr. Yajima*, Präsident der Deutsch-Japanischen Gesellschaft;
- für unsere Gäste aus Spanien Herrn *Professor Parache*, Präsident der Deutsch-Spanischen Gesellschaft und Sohn unseres Ehrenmitgliedes Enrique Parache;
- für unsere Gäste aus Ungarn Herrn *Professor Dr. Lampé*, Präsident der Deutsch-Ungarischen Gesellschaft;
- für unsere Gäste aus USA grüße ich Herrn *Professor Dr. Wilbanks*, Past-Präsident des American College of Obstetrics and Gynecology.

Dear Colleagues from the European countries and worldwide, it is a great privilege to wellcome you all on behalf of the German Society of Obstetrics and Gynecology to its Congress in Dresden. The International Symposium within the framework of the congress which will take place on Friday is new and different. On the background of increased scientific exchange both within and outside Europe I feel it is important to have at least one day where topics of common interest should be discussed: The exchange of ideas and opinions concerning „Perinatal review in various countries" as a method of Quality control and Quality Management and the discussion on „Reconstructive surgery". This is the first approach of our society towards that goal. If it is successful, I feel, we should continue it in future years. At the reception for our foreign guests on friday, we have a special opportunity to extend contacts and become friends with other colleagues. Again, welcome in Dresden and enjoy your stay in this beautyful city, which is called also „Elbflorenz".

Mit der Oesterreichischen Gesellschaft für Gynäkologie und Geburtshilfe und der Gesellschaft für Gynäkologie und Geburtshilfe der Schweiz sind wir seit vielen Jahren durch die Zusammenarbeit im Vorstand unserer Gesellschaft eng verbunden. Beide Länder sind heute mit besonders vielen Teilnehmern vertreten. Ich danke Ihnen und begrüße die Vertreter der Gesellschaften, Herrn *Professor Dr. Winter* aus Östereich und Herrn *Professor Dr. Haller* aus der Schweiz ganz herzlich.

Mit Hochachtung und Freude begrüße ich die *Ehrenmitglieder* unserer Gesellschaft, die Herren Professoren Burghardt, Gitsch, Friedberg, Koschade, Saling, Schmidt-Matthiesen und Zander. Mit Ihrer Anwesenheit bekunden Sie Treue und Verbundenheit zu dieser Gesellschaft und Interesse an ihrem weiteren Schicksal. Ich freue mich darüber und danke Ihnen für Ihr Kommen.

Meine Damen und Herren, in jeden Kongreß fließen die Erfahrungen der ehemaligen Präsidenten ein. Wir übernehmen Vorstellungen und Ideen und entwickeln sie weiter. Auch die Säulen dieses Kongresses stehen auf dem festen Fundament, das unsere Vorgänger gegründet haben. Ich freue mich deshalb, die Pastpräsidenten der Gesellschaft, die mit ihren Kongressen in vergangenen Jahrzehnten Zeichen gesetzt und Signale gegeben haben, zu den bereits genannten Professoren Friedberg, Zander und Schmidt-Mathissen ebenfalls begrüßen zu können:

Herrn Professor K.H. Wulf, meinen verehrten Lehrer und Mentor; Herrn Professor G. Oehlert, dem ich freundschaftlich verbunden bin; die Herren Professoren Ludwig und Hickl, deren Rat ich jederzeit in Anspruch nehmen durfte, und die Herren Professoren Krebs und Hepp, mit denen mich eine fruchtbare Zusammenarbeit im Vorstand der Gesellschaft in den letzten Jahren verbunden hat. Ihnen allen ein herzliches Willkommen.

Ganz herzlich grüße ich Sie, sehr verehrte, liebe Frau Professor Knörr-Gärtner. Ich danke Ihnen, daß Sie und Ihre Tochter meine Einladung angenommen haben und uns die Ehre erweisen, heute hier zu sein. Ihr Mann war ein hochangesehenes Ehrenmitglied unserer Gesellschaft. Wir bewahren sein Vermächtnis und gedenken seiner positiven menschlichen Ausstrahlungskraft.

Meine Damen und Herren, der Kongreß lebt durch die bereitwillige aktive Mitarbeit vieler Kolleginnen und Kollegen. Ihnen, den Vorsitzenden und Mitwirkenden der Podiumsgespräche, den Autoren der Spezialreferate, den Vorsitzenden der Posterveranstaltungen und freien Vorträge und den Vorsitzenden und Referenten der Abendseminare zu danken und Sie herzlich zu begrüßen ist mir ein besonderes Anliegen.

Ich habe den Kongreß unter das Thema „Wissenschaft und Praxis – ein Dialog" gestellt, eine Aufgabe, der sich die wissenschaftliche Gesellschaft schon immer verpflichtet fühlte. Ziel ist es, die gewonnenen Erkenntnisse aus der Forschung für die Praxis durch Kongresse und Tagungen transparent zu machen und zu vermitteln. Auch dieser Kongreß verfolgt dieses Ziel.

Der Vormittag der Kongreßtage gehört der Wissensvermittlung durch Podiumsgespräche für die Praxis. Die Themen dokumentieren den neuesten Stand des Wissens in unserem Fachgebiet. Sie werden durch Spezialreferate von Wissenschaftlern aus dem In- und Ausland ergänzt. Mit ihren Referaten eröffnen diese Forscher auch einen Blick in zukünftige Entwicklungen. Parallelveranstaltungen finden während dieser Zeit nicht statt, denn es soll allen Teilnehmern der Tagung die Möglichkeit gegeben werden, die Podiumsgespräche und Spezialreferate zu hören.

Am Abend werden die Arbeitsgemeinschaften der Deutschen Gesellschaft für Gynäkologie und Geburtshilfe den Teilnehmern dieses Kongresses ihr Wissen in Seminaren vermitteln. Machen Sie davon regen Gebrauch.

Für unsere jungen Wissenschaftler ist der Nachmittag reserviert. Ich habe mich über die zahlreichen Beitragsanmeldungen für Vorträge und Poster, insgesamt mehr als 750 Beiträge, gefreut. Nur wenige Beiträge habe ich zurückweisen müssen. Alle anderen erfüllten die geforderten Vorgaben. Für diese Disziplin danke ich Ihnen. Die Zuordnung zu Postern oder Vorträgen erfolgte ohne Wertung und zufällig, jedoch streng thematisch. Ich verfolge damit das Ziel, den Postern eine besondere Wertigkeit zu verleihen. Die Diskussion von Postern in der dafür vorgegebenen Zeit in kleinen Gruppen kann viel reizvoller, interessanter und anregender sein als das begrenzte Spiel von Frage und Antwort nach einem Vortrag. Ich bin der Auffassung, daß die persönlichen Gespräche unter Wissenschaftlern eher neue Wege aufzeigen können. Die Posterdiskussionen sind dafür besonders geeignet.

National und international bekannte pharmazeutische Firmen haben mich gebeten, während des Kongresses ihre neu entwickelten Produkte in Symposien vorzustellen und diskutieren zu können. Ich habe dieser Bitte gerne entsprochen und begrüße die Damen und Herren Vertreter der medizinisch-technischen und der pharmazeutischen Industrie. Fortschritte in der Medizin sind mit der Pharmaforschung und mit den Neuerungen in der Technik unlösbar verknüpft und nur dort wird Weiterentwicklung stattfinden, wo dieser Dialog zwischen den Anwendern, den Ärzten in Klinik und Praxis und den forschenden Firmen nicht unterbrochen wird. Vor dem Hintergrund der Diskussion um die Kostenexplosion im Gesundheitswesen erhält Ihr Angebot einen besonderen Stellenwert. Ich danke den Damen und Herren Vertretern der ausstellenden Firmen für ihre Unterstützung und darf Sie, meine Damen und Herren, bitten, von der umfangreichen Industrieausstellung regen Gebrauch zu machen.

Ich grüße die Damen und Herren von der Presse. Sie sind die Vermittler von medizinischem Wissen und Fortschritten der Medizin an eine interessierte Öffentlichkeit. Nur Sie sind berufen, Konflikte, gleich welcher Art, objektiv zu analysieren, Vorurteile abzubauen, Vertrauen in Wissenschaft und Forschung zu schaffen und die Gesellschaft gegenüber Fehlentwicklungen zu sensibilisieren. Dieser Kongreß bietet eine Fülle von Informationen. Ich darf Sie bitten, diese zu nutzen und hoffe auf eine objektive, sachgerechte Berichterstattung.

Ein besonderer Gruß und Dank gilt Frau Karin und Herrn Günther Sachs für die vertrauensvolle und konstruktive Zusammenarbeit mit Ihrer Firma Congress-Projekt-Management. Es war leicht, sich die vom Ehepaar Sachs geschätzten Erkenntnisse des Balthasar Gracian, dessen Sentenzen Arthur Schopenhauer 1832 aus dem Spanischen ins Deutsche übersetzte, für die vorbereitenden Arbeiten des Kongresses zu eigen zu machen. Da heißt es: „Man unternehme das Leichte, als wäre es schwer, und das Schwere als wäre es leicht".

Auch Ihnen, lieber Herr Hohmann, danke ich für die stete organisatorische Mitwirkung als 2. Schriftführer der Gesellschaft bei der Gestaltung des Kongresses. Dank auch an die Mitarbeiter meiner Klinik, von denen mir Entlastung und Unterstützung in vielfältiger Weise zuteil wurde.

Frau Monika Preter, der Leiterin der Geschäftsstelle der DGGG in München, gebührt Anerkennung und Dank für die Erledigung der sich ständig mehrenden Aufgaben der Deutschen Gesellschaft für Gynäkologie und Geburtshilfe in den vergangenen Jahren. Erstmals ist die umfassende Tätigkeit der Gesellschaft in Verbänden und Kommissionen und die Aktivitäten der Arbeitsgemeinschaften in einem Jahresbericht 1994/95 niedergelegt.

Dem Vorstand der Gesellschaft danke ich für die konstruktive Zusammenarbeit und den Mitgliedern der Gesellschaft für das mir gewährte Vertrauen während meiner Amtszeit.

Aber auch meiner Familie schulde ich Dank, Dank für Verständnis und Duldsamkeit, die so häufig als selbstverständlich vorausgesetzt werden.

Und nicht zuletzt gilt Ihnen mein Dank, Herr Generalmusikdirektor Mais für den schönen Rahmen, den Sie der feierlichen Eröffnung dieses Kongresses mit dem Ost-Sächsischen Symphonieorchester geben.

Meine sehr verehrten Damen und Herren, Tagungen wie diese sind Stätten der Begegnung von Forschern, Wissenschaftlern, Ärzten, Menschen. Sie dienen dem wissenschaftlichen Austausch der Gedanken, der Umsetzung wissenschaftlicher Erkenntnisse in die Praxis, einesteils um Neugier zu befriedigen, aber auch um zu helfen, das Leben erträglich zu gestalten. Auch zukünftig sollte uns das immer ein Anliegen sein. Ich wünsche mir daher, daß für Sie die wissenschaftliche Auseinandersetzung auf diesem Kongreß zu einem Erfolg wird.

In einer schnellebigen Zeit bleibt für menschliche Begegnungen häufig zu wenig Raum. Auf dieser Tagung und in dieser schönen Stadt sollten sie aber weiterhin ihren Platz behalten.

Ich wünsche Ihnen interessante, schöne und erlebnisreiche Tage in Dresden und eröffne hiermit den 51. Kongreß der Deutschen Gesellschaft für Gynäkologie und Geburtshilfe.

Grußworte

Grußwort Dr. Hans Geisler,
Staatsminister für Soziales, Gesundheit und Familie
und stv. Ministerpräsident des Freistaates Sachsen

Sehr geehrter Herr Präsident,
sehr verehrte Damen und Herren,

ich grüße Sie herzlich – auch im Namen von Ministerpräsident Prof. Dr. Biedenkopf – in unserer sächsischen Landeshauptstadt. Wir freuen uns immer, wenn wissenschaftliche Gesellschaften ihre Jahrestagungen zum Anlaß nehmen, um nach Sachsen – nicht nur nach Dresden, sondern auch in die anderen Städte – zu kommen.

Wir freuen uns, daß dadurch die Begegnung zwischen Ost und West (sowie West und Ost) immer wieder ermöglicht wird.

In einem Grußwort möchte ich nicht vordergründig auf die von Ihnen angesprochenen Fragen zur Finanzierung des Gesundheitswesens in unserem Land Stellung nehmen – das würde den Rahmen sprengen. Gestatten Sie mir deshalb einige persönliche Worte, um Sie ein Stück in die jüngste Geschichte unserer Region im Raum Dresden mit hineinzunehmen und somit auch 40 Jahre DDR-Diktatur an konkreten erlebten Erfahrungen in Erinnerung zu rufen.

Ich persönlich habe bereits in dieser Stadt studiert und arbeite hier inzwischen seit über 20 Jahren. Davon war ich 15 Jahre Laborleiter in einem Krankenhaus, und inzwischen bin ich sechs Jahre in meiner gegenwärtigen Verantwortung tätig. Wenn ich hier im Kulturpalast vor Ihnen stehe, dann sind meine Erinnerungen vor allen Dingen von zwei Ereignissen geprägt. Die Idee und die Auseinandersetzung um die Entstehung des Kulturpalastes fiel in die letzten Jahre meiner Studienzeit Mitte der sechziger Jahre. Damals wollte Walter Ulbricht sich ein besonders markantes Denkmal setzen mit möglichst hohen, nach oben strebenden Türmen, höher als Kirchtürme. Und ich bin sehr dankbar dafür, daß sich die Architekten und Denkmalpfleger damals durchsetzen konnten und dieses deutlich in die Breite und nicht in die Höhe gehende, mit einem Kupferdach gekrönte Gebäude geschaffen haben.

Ich bin auch deshalb dankbar, weil wir damit einen Raum haben, in dem Ihre Veranstaltung stattfinden kann. Ohne dieses Gebäude wäre Dresden als Kongreßstadt kaum in der Lage, Sie zu empfangen.

Mit diesem Kongreßsaal verbinden sich aber auch Erinnerungen an bedeutende Ereignisse in den Jahren 1990/91. Damals bin ich durch die friedliche Revolution in die Politik gekommen, und wir haben hier einen Parteitag des „Demokratischen Aufbruchs" abgehalten, in dem ich meine politische Heimat gesucht und gefunden hatte. Der Begriff „Partei" war für uns über zwei Diktaturen hinweg in einer Weise belastet, daß ich persönlich mir nie vorstellen konnte, jemals einer Partei als organisiertes Mitglied anzugehören. Dieser Parteitag seinerzeit war noch von dem Vorsitzenden Wolfgang Schnur bestimmt. Und wenn ich diesen Namen nenne, dann werden eine Vielfalt von Emotionen wach. Viel angenehmer ist mir die Erinnerung an die Gründungsveranstaltung des Städte- und Gemeindetages Sachsens. Die weißgrüne Fahne als Zeichen des Freistaates stand uns deutlich vor Augen. Für mich symbolisieren die Farben weiß und grün zwei wesentliche Elemente des Lebens: Weiß als die Farbe des Friedens, des Kampfes ohne Gewalt und grün als die Farbe der Hoffnung. Und da möchte ich Sie hineinnehmen in meine Erinnerung von 1981/82 bis 1989.

In unmittelbarer Nachbarschaft von hier befindet sich die im Wiederaufbau befindliche Ruine der Frauenkirche. Vor dieser Ruine hat die friedliche Revolution schon 1982 ihren sichtbaren Ausdruck gefunden, als sich das erste mal junge Menschen am 13. Februar um 21.45 Uhr, dem Zeitpunkt der Zerstörung Dresdens im Jahre 1945, friedlich und ohne Gewalt versammelten. Der Aufruf hatte seinerzeit bei den Herrschenden viel Unruhe ausgelöst.

Die friedliche Revolution ist für mich in der weißen Farbe der Fahne des Freistaates verewigt. Grün als die Farbe der Hoffnung symbolisiert, daß wir die Chance haben, in der neuen Einheit Deutschlands die bitteren Erfahrungen der DDR-Diktatur zu überwinden.

Wenn ich dieses hier allgemein sage, lassen Sie mich noch eine Bemerkung aus dem Bereich der Medizin hinzufügen, die unsere gelungene Entwicklung deutlich beschreibt. Sie wissen alle, daß unsere Möglichkeiten begrenzt waren, und ich stehe zu Grenzen. Menschliches Leben ist nur in Grenzen möglich. Aber die Grenzen waren so eng gezogen in der ehemaligen DDR, daß ungefähr 60% derer, die einer Dialyse bedurften, diese nicht bekommen konnten und deshalb sterben mußten. Chronisch-psychisch Kranke oder körperlich und geistig behinderte Menschen waren z. B. in den großen psychiatrischen Einrichtungen auf engstem Raum untergebracht: 50 Personen in Sälen von 100 m^2.

Ich bin dankbar, daß wir die Chance hatten und haben, sowohl medizinisch als auch sozialpolitisch Bedingungen zu schaffen, die diesen Ärmsten der Armen menschliche Lebensverhältnisse ermöglichen. In den zurückliegenden sechs Jahren konnten wir Kranken, Behinderten und Senioren Lebensräume eröffnen, die sich damals niemand vorstellen konnte. Wenn ich heute einige dieser Menschen aus den großen psychiatrischen Kliniken in den neuen sozialtherapeutischen Wohnstätten wiedersehe, bin ich glücklich.

Ich wünsche, daß Sie mit ihrem 51. Jahreskongreß Wissen untereinander austauschen, das dazu dient, in dem speziellen Bereich der Gynäkologie und Geburtshilfe menschliches Leben zu ermöglichen, Leiden zu vermindern und Handlungsräume zu schaffen, die teilweise noch verschlossen sind.

Ich wünsche, daß dieser geistige Austausch Sie alle bereichert und Sie die Chance haben, auch etwas von der Schönheit der Stadt Dresden kennenzulernen. Vieles hinter den inzwischen schönen Fassaden der medizinischen Einrichtungen hat bereits den Standard der alten Bundesländer. Es macht mich glücklich, daß wir hier im Osten schon annähernd gleiche Lebensverhältnisse wie im Westen haben. Ich hoffe, daß Sie aus dieser Erfahrung heraus Motivation und Schwung aus Dresden mitnehmen können, und wünsche Ihrem Kongreß einen guten Verlauf.

Grußwort Dr. Karsten Vilmar,
Präsident der Bundesärztekammer

Herr Präsident Künzel,
Herr Staatsminister Geisler,
meine sehr verehrten Damen, meine Herren,
liebe Kolleginnen und Kollegen,

es ist mir eine große Ehre und Freude, allen Teilnehmerinnen und Teilnehmern dieses Kongresses der Deutschen Gesellschaft für Gynäkologie und Geburtshilfe – dem 51. in seiner über 100jährigen Geschichte – die besten Grüße der Bundesärztekammer zu überbringen und ihrer Tagung einen erfolgreichen Verlauf zu wünschen. Das Programm zeugt wiederum von faszinierenden Fortschritten und verbesserten Chancen für die Patienten, aber auch von neuen Problemen, neuen Risiken, die mit vielen neuen Methoden in Diagnostik und Therapie verbunden sind, ethischen Problemen insbesondere am Anfang und am Ende des menschlichen Lebens. Erinnert sei an die Erkenntnisse, die wir aus der Humangenetik schon gewonnen haben und die uns wahrscheinlich aus der Molekularbiologie noch weiter bevorstehen, an die Präimplantationsdiagnostik die Probleme der prädiktiven Medizin.

Dies alles spielt auch in der öffentlichen Diskussion eine Rolle, allerdings meist im Zusammenhang mit irgendwelchen spektakulären Ereignissen. Im Vordergrund der öffentlichen Diskussion steht dagegen in aller Regel die Ausgabenentwicklung, wobei häufig vergessen wird, daß dieser Ausgabensteigerung ein nicht nur quantitativ erweitertes, sondern ein vor allen Dingen qualitativ verbessertes Leistungsspektrum der Medizin entspricht.

Die Diskussionen in den letzten Wochen und Monaten um die künftige Gestaltung unserer sozialen Sicherungssysteme und damit auch der Krankenversicherung finden aber auch unter veränderten Rahmenbedingungen gesellschaftlicher und politischer Art statt. Wir müssen folgendes in unsere Überlegungen mit einbeziehen, und insoweit über den Tellerrand der Medizin hinwegblicken:

- die Globalisierung der Märkte mit vielen Veränderungen im Wirtschaftsgefüge, mit einem Absinken der Lohnquote, einer zunehmenden Zahl Arbeitsloser, nicht nur in Deutschland, sondern in der gesamten europäischen Union, wobei Deutschland noch nicht einmal an der Spitze liegt, sondern Spanien mit 22%;
- die veränderten demographischen Entwicklungen mit einer zunehmenden Zahl älterer Menschen und deren Multimorbidität;
- die Fortschritte der Medizin;
- den Paradigmenwandel in der öffentlichen Meinung gegenüber Wissenschaft und Technik von einer vielleicht allzu unkritischen Gläubigkeit der Endfünfziger und sechziger Jahre zur heutigen Skepsis, wenn nicht gar Wissenschaftsfeindschaft.

Die Probleme werden dadurch verschärft, daß viele versicherungsfremde Leistungen, die eigentlich Leistungen der Gesellschaft und damit Leistungen für die Steuerzahler wären, den sozialen Sicherungssystemen überschrieben worden sind. So sind allein 1994 197 Mrd. DM von den sozialen Sicherungssystemen an versicherungsfremden Leistungen erbracht worden, von denen der Staat nur 70 Mrd. zurückerstattet hat.

Das alles hat natürlich folgen für die Leistungsfähigkeit und die Finanzierbarkeit unserer Sicherungssysteme. Dennoch müssen wir uns klar darüber sein, daß die Probleme auch durch die Erfüllung menschlicher Wünsche und Sehnsüchte mitbedingt sind. Die Menschen haben sich seit vielen Jahrhunderten ein längeres Leben gewünscht. Dies ist heute möglich. Die Menschen haben sich Freiheit gewünscht, Herr Staatsminister Geisler hat es eben noch einmal deutlich angesprochen. Auch dies ist eingetreten. Nun müssen wird uns den daraus resultierenden Problemen stellen. Wenn wir mit Gewalt und Gewaltherrschaft fertig geworden sind und sie überwunden haben, müßte es uns in gemeinsamer Anstrengung auch möglich sein, diese Probleme zu bewältigen.

In der Politik konzentriert sich die Diskussion derzeit auf das Gesundheitswesen. Verschärft wird das durch steigende Arztzahlen, Zulassungssperren, befristete Verträge für Junge Ärzte und vieles andere mehr, mit der Folge, daß auch im ärztlichen Bereich zunehmende Arbeitslosigkeit feststellbar ist. Der Wettbewerb der Ärzte untereinander wird verstärkt, aber u.a. auch weil man meint, durch den Wettbewerb der Krankenkassen untereinander, die Ausgabenentwicklung günstig beeinflussen zu können.

Leider muß man feststellen, daß das Gegenteil der Fall ist: Verwaltungskosten und Werbungskosen steigen erheblich. Jedermann sieht es auf Werbeflächen an Straßenbahnen, in Illustrierten und im Fernsehen. Aber auch die Ausgaben steigen, die unter der Überschrift Prävention getätigt werden für Dinge, die mit Prävention überhaupt nichts zu tun haben, bei denen man darauf spekuliert, gesunde, leistungsstarke Mitglieder als Versicherte zu gewinnen.

All diesen Problemen müssen wir uns stellen. Die Verrechtlichung der Medizin spielt hier mit hinein, die Vollkaskomentalität, nicht als Vorwurf gemeint, sondern als Folge des Vertrauens in die Leistungsfähigkeit unserer Sicherungssysteme, aber auch der Ruf nach Qualitätssicherung, der vermehrt in der Öffentlichkeit hörbar wird. Wir Ärzte müssen uns auch diesen Problemen stellen, und der Deutsche Ärztetag hat 1993 gerade in diesem Saal richtungsweisende Beschlüsse zur Qualitätssicherung gefaßt.

Eine strengere Diskussion um ethische Probleme wird sicher folgen. Sie bahnt sich in manchen Bereichen an. Wird müssen uns davor hüten, daß hier reiner Utilitarismus überhand nimmt. Und wir müssen uns auch davor hüten, daß wir zwiespältigen und widersprüchlichen Argumentationen folgen und aufsitzen. Beispiele dafür gibt es z.B. bei der Diskussion um die Möglichkeiten und die Grenzen der Intensivmedizin, wo den Ärzten vorgeworfen wird, sie betrieben aus vorwiegend wirtschaftlichem Interesse inhumane Maschinenmedizin; die gleichen Menschen, die derartige Argumente benutzen, stellen aber in Frage, ob der Hirntod tatsächlich der Tod des Menschen sei, wenn es um Probleme der Organtransplantation geht.

Die Vernichtung der kryokonservierten Achtzeller in Großbritannien hat die Öffentlichkeit so erregt, als ob dies eine Angelegenheit tiefster Inhumanität sei, während dagegen Hunderttausende von Abtreibungen als sozialer Fortschritt gefeiert werden. Die Technik in der Medizin wird einerseits verteufelt, man will sich aber dennoch als notwendige Ergänzung zur sprechenden Medizin. Im Rahmen einer vernünftigen ärztlichen Versorgung der Bevölkerung müssen wir Ärzte mit Ratio gegen derartige irrationale Heilslehren vorgehen. Wir sollten hier auch dem Motto des Kongresses folgen und Wissenschaft und Praxis vereinen. Als Ärzte dürfen wir uns nicht in den Bereich der vermeintlich apolitischen Wissenschaft zurückziehen, sondern müssen uns den praktischen Anforderungen nicht nur direkt am Krankenbett und in der täglichen ärztlichen Praxis stellen, sondern auch in der Diskussion mit der Öffentlichkeit. Viele gute Gespräche sind schon geführt worden. Bundesgesundheitsminister Seehofer hat mit dem Dialogprinzip eine Wende im Januar 1995 durch die Petersberg-Gespräche eingeleitet.

Wir müssen die Sektoren Stationäre und Ambulante Versorgung übergreifend beurteilen und evtl. eine sektorübergreifende Selbstverwaltung fordern, wenn das Motto „Vorfahrt für die Selbstverwaltung" wirklich tragen soll. Es ist bedauerlich, daß viele gute Ansätze nun nicht realisiert werden können oder zumindest vorerst nicht realisierbar sind. Heute mittag kam in einem Gespräch mit Bundesminister Seehofer deutlich heraus, daß es kaum möglich sein wird, mit der Opposition im Bundestag und der Mehrheit im Bundesrat eine gemeinsame Linie zu finden, einen parteiübergreifenden Konsens, der eigentlich nötig wäre. Auch ein bund- und ländereinbeziehender Konsens ist derzeit nicht möglich. Dennoch wäre Resignation verkehrt. Gerade als Ärzte dürfen wir niemals resignieren, sondern wir müssen versuchen, unsere Überlegungen und Forderungen für eine vernünftige ärztliche Versorgung, für die Wahrung der Leistungsfähigkeit der sozialen Sicherungssysteme auch zukünftig in die politischen Meinungsbildungs- und entscheidungsprozesse einzubringen.

Dazu wird es nötig sein, daß wir eine möglichst geschlossene ärztliche Argumentation vorbringen, Partikularinteressen zurückstellen, wohlwissend, daß wir auch als Ärzte natürlich höchst unterschiedliche Interessen haben, je nach Alter, nach Status als Krankenhausarzt oder Arzt in der Praxis, nach vielen anderen Gesichtspunkten. Wenn wird dieses tun, sind wir nur mit uns selbst beschäftigt und nicht mehr in der Lage, eine schlüssige Argumentation vorzutragen. Dann muß die Politik letztlich handeln. Denn die Probleme sind so drängend, daß sie irgendwann handeln muß.

Wir sollten uns dies klarmachen und daran denken, daß bereits heute Politiker der Selbstverwaltung gegenüber gesagt haben: „Wer nicht handelt, wird behandelt". Dieser Aussage sollten wird mit unseren – wie ich meine – auch besseren Argumenten zuvorkommen. Ich hoffe und wünsche, daß dieser 51. Kongreß der Deutschen Gesellschaft für Gynäkologie und Geburtshilfe wieder einen wichtigen Beitrag leistet.

Viel Erfolg!

Grußwort Prof. Dr. Thomas Herrmann,
Dekan der Medizinischen Fakultät Carl Gustav Carus
der Technischen Universität Dresden

Im Namen der Medizinischen Fakultät Carl Gustav Carus der Technischen Universität Dresden möchte ich Sie hier in Dresden sehr herzlich begrüßen. Ich begrüße Sie als Dekan der jüngsten deutschen medizinischen Fakultät, die in den nächsten Tagen drei Jahre alt wird. Ihr vorausgegangen ist jedoch eine wechselvolle Geschichte medizinischer Ausbildung hier in der sächsischen Landeshauptstadt. Lassen Sie und diese Geschichte streiflichtartig ein wenig beleuchten.

1748 wurde in Dresden das *Collegium medico-chirurgicum* gegründet. Während diese Ausbildungseinrichtung – sie sollte vor allem Wundärzte ausbilden – ein für die heutige Zeit sehr modern anmutendes praxisorientiertes Ausbildungsprinzip verfolgte, wurde die dort getätigte „Heranziehung halbgebilderter Ärzte" von den Vertretern der reinen akademischen Lehre und zu denen gehörte auch unser Namenspatron, der Maler, Schriftsteller und Arzt Carl Gustav Carus, eher belächelt. Die Ereignisse nach der Völkerschlacht 1813 führten zur Schließung dieses Collegiums, und der weitsichtigen Initiative des russischen Stadthalters (der sächsische König war noch nicht wieder nach Dresden zurückgekehrt) Repnin war es zu danken, daß bereits 1815 eine Königlich Sächsische Chirurgisch-Medizinische Akademie gegründet wurde. An diese universitäre Ausbildungsstätte wurden Professoren berufen, zu denen als einer der ersten eben jener Carl Gustav Carus gehörte, der am 2. November 1814 in Dresden – aus Leipzig kommend – eintraf und die Leitung der Entbindungsanstalt hier im Kurländerpalais – nur wenige Schritte von diesem Saal entfernt – übernahm. Zu seinen Aufgaben gehörte vor allem auch die Hebammenausbildung. Carus hatte als Famulus des Mitbegründers der modernen Gynäkologie Johann Christian Gottfried Jörg in Leipzig eine gründliche Ausbildung auf diesem Gebiete erhalten, hatte 1811 zu dem Thema „des uteri reumatisma" promoviert und verfaßte allerdings schon in Dresden 1820 das Lehrbuch der Gynäkologie, das jahrzehntelang dieses Fach in Deutschland bestimmen sollte. Carus wurde später Leibarzt der sächsischen Könige, er ist vor allem durch seine ebenfalls nur einige Schritte von hier zu besichtigenden Bilder, die in der Qualität denen von Caspar David Friedrich nicht nachstehen, weit über die Dresdner Grenzen hinaus bekanntgeworden.

Dieser königlich sächsischen Chirurgisch-Medizinischen Akademie war jedoch auch keine lange Dauer beschieden. Ende des vorigen Jahrhunderts wurde in Sachsen die Medizinerausbildung an der Leipziger Universität konzentriert. Dresden verfügte über zwei große Kliniken, an denen bedeutende Ärzte arbeiteten. Von ihnen soll nur der Erfinder des Zystoskops Maximilian Nitze oder der uns allen gut bekannte Pathologe Georg Schmorl genannt werden.

Eine neue Situation trat in den fünfziger Jahren unseres Jahrhunderts ein. Der kalte Krieg hatte zu einer Trennung Deutschlands geführt, und die ostdeutsche Ärzteschaft stimmte – wie man heute sagen würde – „mit den Füßen" ab. Damit kam es zu einem Ärztemangel im Osten, dem nur durch zusätzliche Ausbildungsplätze, insbesondere in den klinischen Fächern, zu begegnen war. Drei klinische Ausbildungsstätten wurden in Magdeburg, Erfurt und Dresden geschaffen, und die Studenten dieser Ausbildungsplätze erhielten ihre vorklinische Ausbildung in Leipzig oder Berlin und wechselten dann zur Klinik in ihre jeweilige „medizinische Akademie" über. Damit war an diesen Ausbildungsstätten eine relative kleine Zahl von Studenten (sie lag immer zwischen 100 und 150), und viele der Wünsche nach der intensiven Ausbildung in kleinere Gruppen – Herr Präsident Vilmar hat dies unlängst wieder auf dem deutschen Ärztetag nachdrücklich gefordert und in der neuen Approbationsordnung festgeschrieben – konnten in der Vergangenheit an diesen klinischen Ausbildungsstätten realisiert werden, so daß man – ohne Selbstüberschätzung – sicher feststellen dar, daß nicht die Qualität der Lehre, sondern die Defizite im Bereich der Forschung den Wissenschaftsrat 1991 bewogen, diese Einrichtungen zu schließen und in anderer Form weiterzuführen.

Den Bemühungen einer engagierten Gruppe von Hochschullehrern und wissenschaftlichen Mitarbeitern unserer Dresdner Akademie und der Großen Unterstützung durch das Sächsische Wissenschaftsministerium ist es zu danken, daß 1993 unter der Leitung des Würzburger Neurochirurgen Bushe eine Gründungskommission zusammentrat und vor drei Jahren dem Neugründungskonzept einer Medizinischen Fakultät nun an der über 100jährigen Technischen Universität der Stadt Dresden zustimmte. Seitdem sind nahezu alle C3- und C4-Stellen ausgeschrieben und inzwischen neu besetzt worden. Insgesamt 28 Professoren wurden auf C4-, 29 auf C3-Stellen der neugegründeten Fakultät berufen. Die Drittmitteleinwerbung ist im Jahre 1995 auf 18 Millionen Mark angestiegen, und die Fakultät hat vor allem die interdisziplinäre Zusammenarbeit mit der Technischen Universität als profilbestimmendes Element über Fakultätsgrenzen hinweg auf ihre Fahnen geschrieben.

Ich hoffe, dieser kurze Abriß der Medizinausbildung in Dresden hat Sie nicht ermüdet. Er sollte deutlich machen, daß Sie an eine junge Fakultät kommen, die jedoch auf einem guten festen Fundament aufbauen kann. Lassen Sie sich deshalb im Namen dieser Fakultät nochmals sehr herzlich hier in Dresden willkommen heißen.

Ihr Kongreßpräsident hat ihnen in seinem Grußwort empfohlen, die Schönheiten der Stadt und ihrer Umgebung in Ihrer persönliche Kongreßgestaltung mit einzubeziehen. Diese Empfehlung möchte im nachdrücklich unterstützen. Sie werden dann etwas spüren von dem Reiz, den dieses barocke Kleinod, das sich anschickt, dem Namen „Elbflorenz" wieder gerecht zu werden, ausstrahlt. Die Romantiker – ich bin schon auf Carus und Friedrich eingegangen, aber es ließen sich mühelos noch weitere Namen anfügen – haben in vielen Bildern dieses Naturerlebnis festzuhalten gesucht. Lassen Sie mich deshalb mit einem Carus-Zitat schließen: „Und indem da manche Naturzeichnung entstand, saugte ich Erquickung und neue Lust auch zu meinen wissenschaftlichen Arbeiten aus dieser grünenden und blühenden Welt." Mögen auch Sie Dresden mit neuer Lust zu wissenschaftlichen und beruflichen Arbeiten verlassen. Ich wünsche Ihnen einen anregenden und Interessanten, einen bereichernden und erholsamen Kongreß. Willkommen in Dresden!

Grußwort Prof. Dr. Yoshihiko Takeda MD.,Tokio

It is a great honor and pleasure for me to be invited to the 51. Congress of German Society of Obstetrics & Gynecology in Dresden this year. We have a long history of coordination on medical science. In the historical view, we are much obliged to the invaluable contribution of German scientists to the progress of our modern medicine in this century. I also congratulate on the tremendous development of the German Obstetrics & Gynecology in the field of scientific achievements together with health care promotion activities. For instance, Professor Künzel, the President of the German Society, is serving as chairman of the FIGO standing committee on perinatal health. The committee had made several recommendations on high risk obstetrical care, as management of breech presentation and fetal surveillance and so forth. The promotion of health care programs, particularly in developing countries have also been conducted by the committee. I, myself, have been working with him in the committee and respect his activities.

I also appreciate the organization of scientific exchange between the two societies by several past presidents of our two societies officially initiated by Professor Takamizawa and Professor Zander. I would take this opportunity to extend my sincere gratitude to many outstanding leaders of both societies to promote our relationship.

I would like to close my remarks by saying that this congress would have very fruitful achievements and promote the mutual understanding not only for our two societies but also for a much wider range of societies attending this congress.

Thank your very much.

Totenehrung

W. Künzel

Der französische Philosoph Jean Jacques Rousseau sagt in einem Aphorismus zum Leben: „Leben heißt nicht atmen sondern handeln; es heißt, sich unserer Organe, unserer Sinne, Fähigkeiten, kurz, sich aller der Teile von uns bedienen, welche uns die Empfindung unseres Daseins verleihen. Nicht *der* Mensch hat am meisten gelebt, der die höchsten Jahre zählt, sondern *der*, der sein Leben am meisten empfunden hat".

Viele unserer Mitglieder haben nach der Maxime Rousseaus gelebt. Für sie ist das Leben zu Ende gegangen. Wir wollen ihrer gedenken. Ich darf Sie bitten, sich von Ihren Plätzen zu erheben, während ich die Namen der Verstorbenen verlese.

Folgende Mitglieder sind nicht mehr unter uns:

Prof. Dr. med. Berislav Berič	† August 1994
Dr. med. Eduard Garcia Otero	† August 1994
Dr. med. Alfred Göbe	† 06. 09. 1994
Prof. Dr. med. Hans Lau	† 07. 09. 1994
Dr. Hans-Joachim Hemmerling	† 23. 09. 1994
Dr. med. Werner Konietzny	† 03. 10. 1994
Dr. med. Ernst Hermann Bartels	† 19. 10. 1994
Prof. Dr. med. F. Hoffmann	† 27. 10. 1994
Prof. Dr. med. Friedhelm Lübke	† 13. 11. 1994
Dr. med. Herbert Rockstroh	† 28. 12. 1994
Dr. med. Johannes Uffmann	† Anfang 1995
Prof. Dr. med. Hugdieter Noack	† 14. 01. 1995
PD Dr. med. Carl Sylvius Kurz	† 21. 01. 1995
Dr. med. Jürgen Bolesch	† 05. 02. 1995
Dr. med. Karl-Friedrich Kindler	† 27. 02. 1995
Dr. Günther Schmidt	† 19. 03. 1995
Prof. Dr. med. Karl Heinz Mannherz	† 12. 04. 1995
Dr. med. Hans Foerst	† 17. 04. 1995
Prof. Dr. med. Ebenhard Walch	† 04. 06. 1995
Dr. med. Sieglinde Opitz	† 21. 06. 1995
Dr. med. Hans Oswald	† 26. 06. 1995
Dr. med. Alfred Meiser	† 19. 07. 1995
Dr. med. Wolfgang Kinne	† 31. 10. 1995
Dr. med. Wilfried Vocke	† 08. 11. 1995
Prof. Dr. med. Günther Kern	† 19. 11. 1995
Dr. med. Arnulf Baunach	† 27. 11. 1995
Prof. Dr. med. Dr. h.c. Otto Käser	† 20. 12. 1995
Dr. med. Dora Röhr	† 21. 01. 1996
Prof. Dr. med. Joachim Kümmel	† 01. 02. 1996

Prof. Dr. med. Hans-Joachim Schmermund   † 28. 02. 1996
Prof. Dr. med. Georg Hoerman   † 19. 03. 1996
Dr. med. Heinz-Günther Schmidt   † 19. 03. 1996
Dr. med. Ernst-Werner Loeckle   † 20. 03. 1996
Prof. Dr. med. Karl Knörr   † 03. 05. 1996
Prof. Dr. med. Anton Würtele   † 14. 05. 1996
Dr. med. Richard Müller   † 04. 06. 1996
Dr. med. Walter Heinrich   † 17. 06. 1996
Dr. med. E.-Günter Voigt   † 21. 06. 1996
Dr. med. habil. Hans Baatz   † 25. 06. 1996
Dr. med. Edwin Bakowski   † 12. 07. 1996
Dr. med. Irmgard Cordes   † 07. 08. 1996

Um die Deutsche Gesellschaft für Gynäkologie und Geburtshilfe haben sich zwei verstorbene Mitglieder besondere Verdienste erworben. Es sind:

Prof. Dr. Otto Käser, verstorben am 29. Dezember 1995, und
Prof. Dr. Karl Knörr, verstorben am 3. Mai 1996.

Das Lebenswerk von Otto Käser und das Lebenswerk von Karl Knörr wurden an anderer Stelle bereits gewürdigt. Mit wenigen Worten möchte ich noch einmal erinnern.

Prof. Dr. Otto Käser wurde 1913 in Schöftland im Aargau geboren. Er hat als Professor in Frankfurt, später in Basel (1969-1982) die Deutsche Gynäkologie und Geburtshilfe geprägt und international bekannt gemacht.

Durch das mit V. Friedberg, K.G. Ober, K. Thomsen und J. Zander geschaffene Handbuch der Gynäkologie und Geburtshilfe hatte er Richtlinien für das Fach vorgegeben, eine Schule begründet.

Otto Käser war und bleibt für uns ein Vorbild. Durch sein Wirken im Vorstand der Deutschen Gesellschaft für Gynäkologie und Geburtshilfe als Vertreter der Schweiz für viele Jahre wird er uns in steter Erinnerung bleiben. Wir werden sein Andenken in Verehrung bewahren.

Prof. Dr. Karl Knörr, geboren 1915 in Zeltingen an der Mosel, schrieb mir noch im Januar dieses Jahres: „Ihre Einladung an mich als Ehrenmitglied der Deutschen Gesellschaft für Gynäkologie und Geburtshilfe habe ich erhalten, und danke Ihnen vielmals. Leider bin ich noch nicht in der Lage, an Ihrem Kongreß in Dresden teilzunehmen… Schon jetzt möchte ich Ihnen einen erfolgreichen schönen Verlauf des Kongresses wünschen. Allein der Tagungsort dürfte alle Voraussetzungen für ein interessantes und glückliches Gelingen bieten". In diesem Brief klang Hoffnung an. Zugleich wurde aber auch die Schwere der Erkrankung deutlich, der er schließlich erlegen ist.

Sein wissenschaftliches Interesse konzentrierte sich bereits sehr früh auf die klinische Endokrinologie und Teratologie, die er als erster in Deutschland zusammen mit seiner Frau in Tübingen begründete. Diese beneidenswerte enge Kooperation des Forscherehepaares Knörr verschaffte der Zytogenetik in Gynäkologie und Geburtshilfe eine internationale Reputation. Sie war die Basis für die Entwicklung der pränatalen Diagnostik in Deutschland.

Karl Knörr hat in der deutschen Gynäkologie und Geburtshilfe Maßstäbe gesetzt, Entwicklungen eingeleitet. Die Deutsche Gesellschaft für Gynäkologie und Geburtshilfe ist Karl Knörr zu großem Dank verpflichtet. Karl Knörr wird uns in steter Erinnerung bleiben.

Wer im Gedächtnis seiner Freunde und Bewunderer lebt, der ist nicht tot, der ist nur fern. Tot ist nur, wer vergessen ist.

Sie haben sich von Ihren Plätzen erhoben, um der Toten zu gedenken und sie zu ehren. Ich danke Ihnen.

Ehrungen

W. Künzel

Verleihung der Carl-Kaufmann-Medaille an Prof. Dr. Erich Burghardt

Die Verleihung der Carl-Kaufmann-Medaille, mit der ich beginnen möchte, erfolgt in Erinnerung an das Ehrenmitglied unserer Gesellschaft, einen großen Frauenarzt und Wissenschaftler, einen Wegbereiter endokrinologischer Therapie. Carl Kaufmann hat 1932 an der Berliner Charité die Transformation des Endometriums und die Induktion der menstruellen Blutung nach Kastration durch Verabreichung von Oestrogenen und Gestagenen bewiesen. Die Carl-Kaufmann-Medaille ist die höchste Auszeichnung, die unsere Gesellschaft zu vergeben hat. Im Namen des Vorstandes darf ich Herrn Prof. Dr. Erich Burghardt mit dieser Auszeichnung ehren.

Sehr verehrter, lieber Herr Burghardt. Sie wurden 1921 in der Batschka, der Landschaft zwischen Donau und Theiß, in einer geschlossenen deutschen Ansiedlung geboren. Auf Grund dieser besonderen Begebenheit beherrschen Sie die serbische Sprache ebenso wie die ungarische neben dem Deutschen seit der frühesten Kindheit. Daher legten Sie auch die Maturitätsprüfung in serbischer Sprache ab. Medizin war zunächst nicht Ihr Ziel. Beeinflußt durch Ihren Vater versuchten Sie, zunächst Elektrotechnik an der Technischen Hochschule in Belgrad zu studieren. Erst durch die Lektüre „Das Buch von San Michele" von Axel Munthe wurden Sie an die Medizin herangeführt. Sie wollten Neurologe und Psychiater werden. Im Studium 1945/46 in Graz fanden Sie durch Ihr besonderes Interesse zur pathologischen Anatomie zur Frauenheilkunde und Geburtshilfe. Prägend für Ihr gesamtes wissenschaftliches Leben war die Tätigkeit am pathologisch-anatomischen Institut unter dem Vorstand Prof. Dr. Th. Konschegg. Er war sehr interessiert am Problem der Frühstadien von Karzinomen, eine damals äußerst umstrittene Lehre. Im Februar 1954 wechselten Sie an die Frauenklinik in Graz. Sie waren auf diese Tätigkeit durch Ihre pathologisch-anatomischen Studien hervorragend vorbereitet und konnten Ihren Lehrer Navratil in seinem Interesse der Zytodiagnostik in Verbindung mit der Kolposkopie hervorragend ergänzen. Die Zytodiagnostik stand noch auf wackeligen Füßen, und Navratil fand in Ihnen und in Bajardi die Mitarbeiter, die sein Konzept des Oberflächenkarzinoms, des noch nicht invasiven Krebses, verständlich machen und durchsetzen konnten. Die intensive Auseinandersetzung mit dem Problem der epithelialen Veränderungen an der Portio führte dann auch dazu, über die Kriterien der beginnenden Stromainvasion nachzudenken. Es war der Beginn einer endlosen Diskussion des Mikrokarzinoms, das 1947 von Mestwerdt definiert worden war. Die konservative Chirurgie des Oberflächenkarzinoms, der „Cervikalen intraepithelialen Neoplasie", war auf Skepsis gestoßen. Selbst bei Ihrem Lehrer fanden

Sie nicht vollständige Unterstützung. Sie aber hat die Diskussion um dieses Problem während Ihrer gesamten beruflichen Laufbahn beschäftigt.

Für das Fach „Gynäkologie und Geburtshilfe" wurden Sie 1965 habilitiert und 1971 zum Professor ernannt. 1973 übernahmen Sie, nach der Emeritierung von Navratil, die kommissarische Leitung der Grazer Klinik, und 1975 wurden Sie zum ordentlichen Professor und Vorstand der Klinik ernannt. Als ständiges Mitglied des Krebskomitees der FIGO haben Sie beträchtlichen Anteil an der Definition der FIGO-Stadien der Karzinome gehabt. Das brachte Ihnen auch die Ehre eines Mitglieds der Society of Pelvic Surgeons und Mitglied der Deutschen Akademie der Naturforscher Leopoldina ein. Sie sind Mitglied in zahlreichen ausländischen Fachgesellschaften. Ihre Erkenntnisse haben Sie in über 160 Publikationen, Buchbeiträgen der wissenschaftlichen Welt bekannt gemacht. Die *Histologische Frühdiagnose des Zervixkrebses* und *Kolposkopie – Zervixpathologie*, bei Thieme in Stuttgart erschienen, wurden in 5 Sprachen übersetzt. Die Krönung Ihrer Arbeit erfolgte durch das Lehrbuches *Surgical Gynecologic Oncology*, das Sie zusammen mit Webb, Monoghan und Kindermann herausgegeben haben. In Erinnerung ist uns allen das 125jährige Bestehen des Lehrstuhls für Gynäkologie und Geburtshilfe an der Universität Graz im Jahr 1988.

Sehr verehrter, lieber Herr Burghardt, im Namen des Vorstandes der Deutschen Gesellschaft für Gynäkologie und Geburtshilfe überreiche ich Ihnen die Urkunde und die Carl-Kaufmann-Medaille. Mit der höchsten Auszeichnung, der Carl-Kaufmann-Medaille, ehrt die Deutsche Gesellschaft in Ihnen einen Wissenschaftler, dessen Forschungen ein Leben lang einer Krankheit galt, die jetzt durch die präventiven Maßnahmen der frühen Zytodiagnostik kontinuierlich zurückgeht und an deren Entwicklung Sie maßgeblich mitgewirkt haben.

Ernennung der Ehrenmitglieder

Ehrenmitgliedschaft an Prof. Dr. K. H. Wulf

Sehr verehrter, lieber Herr Wulf, es ist mir heute eine besondere Freude, Ihnen im Namen des Vorstandes der Gesellschaft die Ehrenmitgliedschaft der Deutschen Gesellschaft für Gynäkologie und Geburtshilfe verleihen zu können. Es macht mir Freude, weil ich als Assistent, später als Oberarzt an Ihrer Seite Ihre Auffassungen und Ansichten, Ihre Ziele aus erster Hand erfahren durfte. Inzwischen verbindet uns eine geschätzte Freundschaft.

Sie wurden 1928 in Kiel geboren, haben in Kiel und Freiburg studiert und 1953 in Kiel das Staatsexamen der Medizin abgelegt. Ihrer schleswig-holsteinischen Heimat verbunden, haben Sie die wissenschaftliche Ausbildung nach den Studienjahren in Kiel am Pathologischen Institut bei Prof. Dr. Büngeler begonnen. Die ersten wissenschaftlichen Arbeiten konzentrierten sich auf die „Pulmonalen hyalinen Membranen der Neugeborenenlunge", ein Thema, das Sie auch in den folgenden Jahren bei der Erforschung der Ursachen dieser Erkrankung des Neugeborenen beschäftigen sollte. Ihr Interesse galt der Sauerstoffversorgung des Feten, dem schon Ihr Lehrer und Mentor, Prof. Dr. Ernst Philipp, eine zentrale Rolle an der Kieler Klinik, in der Sie 1955 tätig wurden, beimaß. Sie wußten, daß klinische Forschung nur in enger Kooperation mit unseren Kollegen aus der Vorklinik erfolgreich sein kann und suchten deshalb auch die Zusammenarbeit mit den Physiologen Prof. Heinz Bartels und Prof. Waldemar Moll. Sie habilitierten sich im frühen Alter von 33 Jahren mit einer grundlegenden Arbeit über *Der Gasaustausch in der reifen Plazenta des Menschen*. In dieser Arbeit wurden zum ersten Mal der Einfluß maternaler Sauerstoffpartialdrucke in der Einatmungsluft auf die Gaspartialdrucke in den Gefäßen der Nabelschnur gemessen. Ihr großes Interesse an der Physiologie des Feten führte Sie 1965 an das Nuffield Institute for Fetal Research in Oxford, an dem Professor Dr. Dawes wirkte. Verbindung suchten Sie auch an der Medical School, Department of Physiology zu Prof. Dr. Huggett. Es war die Zeit, in der Geburtshelfer und Pädiater näher zusammenrückten, weil sie erkannten, daß die vielfältigen Aufgaben der Perinatalmedizin, wie sich diese neue Disziplin nannte, nur in enger Kooperation gelöst werden konnte. Sie gehörten zu den Vertretern der ersten Stunde und waren maßgeblich daran beteiligt, die Strukturen der geburtshilflichen Versorgung in Deutschland zu definieren und auf ihre Umsetzung zu drängen. 1970 erhielten Sie auf Grund Ihrer wissenschaftlichen und klinischen Reputation den Ruf auf das Ordinariat der Medizinischen Hochschule Hannover. Sie waren in dieser Zeit Studiendekan der Medizinischen Hochschule, Präsident der Nord-Westdeutschen Gesellschaft für Gynäkologie und Geburtshilfe und Präsident der Deutschen Gesellschaft für Perinatale Medizin. 1971 erhielten Sie den Ruf an die Frauenklinik der Universität Düsseldorf, den Sie ablehnten. Den Ruf an die Frauenklinik und Hebammenschule Würzburg haben Sie 1973 angenommen. In Hannover wären Sie gerne geblieben, schon weil Schleswig-Holstein, zu dem Sie heute immer noch eine enge Verbindung pflegen, nicht weit entfernt war, aber auch weil die Bedingungen für die Forschung sehr gut waren und der Neubau einer Klinik in enger Anbindung zur Kinderklinik Ihnen zugesagt worden war.

Die Pläne für den Neubau einer Frauenklinik waren fertig, aber in Hannover wartet man heute noch immer auf die Realisierung. Das Niedersächsische Hochschulgesetz sagte Ihnen nicht zu. Sie folgten deshalb 1973 dem Ruf auf das Ordinariat der Universität Würzburg. Ich weiß, daß Sie den Schritt in das Frankenland, Ihrer neuen Wahlheimat, nicht bereut haben. Sie sind ihr bis heute treu geblieben.

Ich hatte die Freude, nach meinem Amerikaaufenthalt 1975 noch fünf Jahre bis 1980 an Ihrer Seite in Würzburg zu arbeiten. Es war für mich noch einmal eine große Erfahrung. Sie führten Ihre Mitarbeiter durch Vorbild, eine Methode, die heute Gegenstand von Managementseminaren ist. Durch Disziplin und Sicherheit in Diagnostik und Therapie haben Sie viele Ihrer Schüler geprägt. Sie haben vielfach Anerkennungen durch Ehrenmitgliedschaften, Preise und Ernennungen erhalten. Ihr Rat war als ärztlicher Direktor des Klinikums der Universität Würzburg, als Mitglied des wissenschaftlichen Beirats der Bundesärztekammer und als Vorstandsmitglied gefragt. Ihr wissenschaftliches Lebenswerk hat in mehr als 200 Publikationen seinen Niederschlag gefunden. Die *Klinik der Frauenheilkunde und Geburtshilfe* im Urban & Schwarzenberg-Verlag, die Sie zusammen mit Herrn Prof. Schmidt-Mattiesen herausgeben, ist eine stets aktualisierende „grüne Bandreihe", die zum Standardnachschlagewerk für Gynäkologen in Klinik und Praxis geworden ist.

Der Deutschen Gesellschaft für Gynäkologie und Geburtshilfe waren Sie als Vorstandsmitglied und Präsident der Gesellschaft über viele Jahre verbunden. Ihr Kongreß in München 1982 und Ihr Aufruf zu einer „Geburtshilfe ohne Ideologie" bleibt vielen von uns unvergessen.

Sehr verehrter lieber Herr Wulf, Ihnen heute im Namen des Vorstandes der Deutschen Gesellschaft für Gynäkologie und Geburtshilfe die Ehrenmitgliedschaft unserer Gesellschaft verleihen zu können, erfüllt mich als Ihr Schüler mit Freude und auch ein wenig mit Stolz, daß mir die Gelegenheit dazu gegeben wurde.

Ehrenmitgliedschaft an Prof. Dr. Kurt Semm

Sehr verehrter, lieber Herr Semm, nur wenige deutsche Gynäkologen und Geburtshelfer haben weltweit eine so hohe Reputation, wie sie Ihnen in den vergangenen Jahrzehnten zuteil geworden ist. Die Deutsche Gesellschaft für Gynäkologie und Geburtshilfe anerkennt durch die Verleihung der Ehrenmitgliedschaft in Ihnen einen Forscher und Hochschullehrer, der völlig neue Wege in der Diagnostik und Therapie in der Gynäkologie gegangen ist.

1927 wurden Sie in München geboren, studierten in München und wurden 1951 Assistent an der Frauenklinik bei Fikentscher. Sie habilitierten sich 1958 und wurden 1963 zum außerplanmäßigen Professor ernannt.

Ihr Interesse galt sehr früh der Sterilität und Fertilität der Frau. Sie gründeten 1957 die Deutsche Gesellschaft für Fertilität und Sterilität, deren Schriftführer Sie bis 1975 waren und deren Präsident Sie 1975 wurden. Mit der Pelviskopie haben Sie die Diagnostik und Therapie der weiblichen Sterilität revolutioniert. Die Methoden waren lange Zeit nicht unangefochten. Sie wissen das. Ihr Beharrungsvermögen, Ihre Durchsetzungskraft und Ihre Fähigkeit, mit Wort und Bild zu informieren, ließen in Ihnen die Überzeugung reifen, mit diesen Entwicklungen den richtigen Weg beschritten zu haben. Die Resonanz in der medizinischen Welt gab Ihnen recht. Sie haben in über 680 Publikationen auf dem Gebiet der Endokrinologie, Perinatologie, Gynäkologie und der Pelviskopischen Chirurgie die Ergebnisse Ihrer Arbeiten und Ihrer Auffassungen mitgeteilt. Die mehr als 20 Bücher sind in mehrere Sprachen der Welt übersetzt worden. Sie sind Mitglied, Gründer und Präsident von mehr als 40 nationalen und internationalen Gesellschaften. Sie haben in mehr als 1300 Vorträgen auf nationalen und internationalen Kongressen für Gynäkologie und Geburtshilfe, Endokrinologie, Perinatologie und chirurgischer Endoskopie Ihre Ergebnisse vorgetragen.

Für das enorme Lebenswerk sind Ihnen viele Ehrungen zuteil geworden, von denen ich nur einige nennen kann:

- 1980 die Ehrendoktorwürde der Veterinärmedizin der Universität in Hannover,
- 1987 das Bundesverdienstkreuz erster Klasse der Bundesrepublik Deutschland,
- 1987 die Ernst-von-Bergmann-Medaille der Schleswig-Holsteinischen Ärztekammer,
- 1990 die Ernennung zum Fellow ad eundem of the Royal College of Obstetricians and Gynecologists, und
- 1991 die Verleihung des Bayerischen Verdienstordens.

Wer Sie kennt, weiß, daß Sie nicht ruhen können. Das zeigte sich bis zu Ihrer Emeritierung im Jahr 1995. Mit der Hysterektomie mit CURT (Calibrated Uterine Resection Tool) nach SEMM (Sereated Edged Macro Morcellated) modifiziert mit CASH (Classical Abdominal SEMM Hysterectomy) haben Sie Ihren Namen in die Geschichte der Gynäkologie eingegraben.

Die Deutsche Gesellschaft für Gynäkologie und Geburtshilfe ehrt mit Ihnen das Lebenswerk eines außergewöhnlichen erfolgreichen Menschen.

Sehr verehrter, lieber Herr Semm, Dresden ist Ihnen am 13.02.1945 fast zum Verhängnis geworden. Sie befanden sich im Ballhof in Dresden, Sie haben ihn damals verlassen, vorzeitig, und sind auf den letzten Zug aufgesprungen. 20 Minuten später begrub der Luftschutzkeller des Ballhofes ca. 3000 Menschen.

Dresden soll Ihnen heute in schönerer Erinnerung bleiben und ich freue mich, Ihnen im Namen des Vorstandes der Deutschen Gesellschaft für Gynäkologie und Geburtshilfe die Verleihungsurkunde zum Ehrenmitglied der Gesellschaft überreichen zu können.

Ernennung der Korrespondierenden Mitglieder

Die Deutsche Gesellschaft für Gynäkologie und Geburtshilfe zeichnet anläßlich ihrer Tagung Persönlichkeiten mit der Korrespondierenden Mitgliedschaft aus, die durch ihr wissenschaftliches und berufspolitisches Handeln und Wirken sich für das Fachgbiet herausragende Verdienste erworben haben. Ich freue mich, im Namen des Vorstands der Deutschen Gesellschaft für Gynäkologie und Geburtshilfe

- Herrn Prof. Dr. Uwe Freese aus Chicago,
- Herrn Dr. Naren Patel aus Dundee,
- Herrn Prof. Dr. John Challis aus Toronto und
- Herrn Dr. Rudolf Ratzel, München,

zu „Korrespondierenden Mitgliedern" der Gesellschaft ernennen zu können.

Prof. Dr. Uwe Freese, Chicago

Sehr verehrter, lieber Herr Freese, mit Ihnen zeichnet die Deutsche Gesellschaft einen Kollegen aus, der für viele junge Kollegen aus Deutschland ein Hafen in der „Neuen Welt" war.

Sie, lieber Herr Freese, sind in Bordsholm, im Norden Deutschlands geboren, besuchten in Kiel die Schule und Universität und legten auch dort das medizinische Staatsexamen ab. Nach Ihrer Medizinalassistentenzeit, kurze Zeit als Assistent der Universitäts-Frauenklinik in Kiel, entschlossen Sie sich, 1956 nach Chicago an das Lying-In Hospital zu gehen. Ihre Verbindungen zu Deutschland und Europa haben Sie jedoch nie abgeschnitten. Ihre wissenschaftliche Arbeit lag auf dem Gebiet der Histomorphologie und Physiologie der Plazenta von Primaten und des Menschen.

Ganz besonders interessierte Sie die Morphologie und Hämodynamik des Cotyledon und des intervillösen Raumes. Ich konnte miterleben, wie Sie 1969 mit den Physiologen Moll und Bartels in Hannover die von Ihnen kinomatographisch nachgewiesen Smokerings in der Planzeta analysiert und die Strömungsgeschwindigkeiten quantifiziert haben. Die Mündung der Spiralarterie in der Mitte eines Codyledo hat seitdem Eingang in jene Kapitel der Lehrbücher gefunden, die sich mit der Physiologie der Plazenta beschäftigen.

Sie erhielten 1976 einen Ruf auf die Professur und das Direktorat des Departments of Obstetrics and Gynecology des Cook County Hospital in Chicago, die Sie bis 1990 ausfüllten. Zur Zeit sind Sie an der Chicago Medical School als Professor tätig.

Als Präsident der German Medical Society of Chicago 1972 bis 1975 und auch später waren Sie vielen Kollegen aus Deutschland bei ihren ersten Gehversuchen in der neuen Welt behilflich. Die Deutsche Gesellschaft für Gynäkologie und Geburtshilfe anerkennt Ihr Engagement für die Wissenschaft und für den deutsch-amerikanischen Austausch und ernennt Sie zum korrespondierenden Mitglied der Gesellschaft. Ich persönlich verbinde damit die Hoffnung, daß wir uns noch viele Male bei den wissenschaftlich so herausragenden Kongressen der Society for Gynecologie Investigation begegnen werden. In Dankbarkeit überreiche ich Ihnen die Urkunde zum Korrespondierenden Mitglied der Gesellschaft.

Dr. Naren Patel, Dundee

Ich habe nun die Freude, Herrn Dr. Naren Patel, President of the Royal College of the Obstetricians and Gynecologists, zum Korrespondierenden Mitglied im Namen des Vorstandes der Deutschen Gesellschaft für Gynäkologie und Geburtshilfe zu ernennen.

Dear Doctor Patel, we know both from our activities in the European College of Obstetrics and Gynecology, that education and training in Gynecology and Obstetrics has in Europe no commen standards or approaches at the present time. The diversity of postgraduate training in Obstetrics and Gynecology is as numerous as the number of European countries. It is therefore of great significance that Europe is attempting to standardize the various educational approaches to training in Obstetrics and Gynecology.

With the nomination of Dr. Patel as a Corresponding member of the German Society of Obstetrics and Gynecology we acknowledge and honour his efforts to standardize training in our speciality in Europe as well as his scientific achievements.

Dr. Patel was trained in Obstetrics and Gynecology in Dundee and Cornwall. In 1973 he became a Professor for the Perinatal Division of the University of Florida and 1974 Senior Lecturer and Honorary Consultant at the Department of Obstetrics and Gynecology at the University of Dundee. At present he is full-time consultant of the Division of Obstetrics and Gynecology at the Dundee Teaching Hospital and Honorary Senior Lecturer of the University of Dundee.

His research interests are the evaluation of tests of fetal wellbeing, the prevention and management of preterm labour and studies of umbilical blood flow velocity in normal and high risk pregnancies, the role of the fetal ECG during labour and epidemiological studies related to perinatal mortality, growth retardation, mid-trimester fetal loss and factors affecting outcome in twin pregnancies. He has contributed to several audit programmes in obstetrics and gynecology and has been responsible for setting up obstetric audit since 1978. Professor Patel has numerous obligations on both, the national and international level. At present he is the President of the Royal College of Obstetrics and Gynecology in the UK. His present international obligations include: Consultant for the Rockefeller Foundation central evaluation unit and member of the Executive Council of the European Association of Gynecologists and of Obstetricians.

Dear Naren Patel, I personally thank you for giving me support as Vice Chairman of the FIGO Committee on Perinatal Health. It is very helpful to have your advice and your recommendations. I know that I can always trust on your help. Europe becomes closer, if we understand each other and if we overcome our prejudices.

Therefore I would greatly appreciate if your Society of Obstetrics and Gynecology and our Society would become much closer in the future. We need each other in Europe.

It is a great pleasure and honor for me to appoint you as an collegue and old friend on behalf of the Executive Committee of the German Society of Obstetrics and Gynecology as „Corresponding member" and to hand over to you the Certificate of appointment.

Prof. Dr. John Richard George Challis

Herrn Prof. Dr. J. Challis zum Korrespondierenden Mitglied der Deutschen Gesellschaft für Gynäklogie und Geburtshilfe zu ernennen, ist mir eine besondere Freude. Er ist als Physiologe durch seine Arbeiten auf dem Gebiet der fetalen Endokrinologie weltweit bekannt und der Entschlüsselung des Mechanismus der Induktion der Wehentätigkeit am Termin als fetales Signal sehr nahe. Er wird auf diesem Kongreß darüber berichten.

Dear Professor Challis, the scientific exchanges between researchers from both Oversees and Europe has influenced German research tremendously.

The Deutsche Forschungsgemeinschaft supports this idea and promotes the scientific exchange of young researchers.

As fetal research in Germany blossoms only on small islands, we are very happy to have the opportunity to send young fellows abroad to institutes that focus on fetal physiology and conduct both basic science *and* clinical work in this field.

You are one of the scientists, who is devoting his time to educate young people in this scientific field and this includes fellows from Germany.

It is therefore a greate privilege for me to act on the recomendation of the executive committee and appoint you a Corresponding member of the German Society of Obstetrics and Gynecology.

Prof. Challis was born in 1946, educated in Cambridgeshire High School for Boys, trained at the University of Nottingham in Agricultural Science from 1964-1967, and from 1967 to 1971 at the University of Cambridge working at the A.R.C. Institute of Animal Physiology where he received his Ph. D.

His research concentrated very early on the Physiology and Biochemistry of Steroids in Reproductive Physiology.

He was a research fellow in Obstetrics and Gynecology at the Harvard Medical School in Boston and Research Scientist at the University of Oxford, at the famous Nuffield Institute for Medical Research and at Nuffield Department of Obstetrics and Gynecology, John Radcliffe Hospital, Oxford. In 1976 he became Assistant Professor and in 1977 Associate Professor at the Departement of Obstetrics and Gynecology, McGill University, Montreal. In 1981 he was appointed as Professor of the Department of Obstetrics and Gynecology and Physiology, University of Western Ontario, London, Ontario. Scientific Director of the Lawson Research Insitute, Vice President of Research and Director of the MRC Group in Fetal and Neonatal Health and Development. Since July 1995 he is Professor and Chairman of the Department of Physiology and Professor of the Department of Obstetrics and Gynecology at the University of Toronto and member of the MRC Group in Fetal and Neonatal Health and Development. His professional activities are numerous. He served in various Programme Committees and in Editorial Boards of international Journals. Currently he is President of the Perinatal Research Society and Chair of the Fetal Physiology Commission of the International Union of Physiological Societies. His comprehensive Research is concentrated on the Regulation of the hypophyseal-adrenal axis in the Fetus and its modulation under hypoxic stress. It is a basic scientific approach to the clinical problems of premature labour and the induction of labour at term. We are looking very much forward to your presentation on Friday this week.

The scientific work is documented by over 250 publications and by more than 250 presentations at scientific meetings. His work has been hounored in 1985 by the President's Scientific Achievement Award of the Society for Gynecologic Investigation, by the appointment as Fellow of the Institute of Biology (F.I. Biol) in 1990, and of the Royal Society of Canada (FRSC) in 1992 among many others.

I do hope, that the German Society of Obstetrics and Gynecology can participate in this comprehensive research by supporting young fellows of our society to take part in increasing the knowledge in this very interesting field in the future.

Dear John Challis, we have known oneanother for a long time. It is a great pleasure for me to appoint you as a Corresponding Member of our Society and to hand over this Certificate of appointment.

Dr. iur. Rudolf Ratzel

Sehr verehrter, lieber Herr Ratzel, es ist mir eine besondere Freude, Sie im Namen des Vorstandes der Deutschen Gesellschaft für Gynäkologie und Geburtshilfe zum Korrespondierenden Mitglied der Gesellschaft zu ernennen. Wir anerkennen mit dieser Ernennung die hohen Verdienste, die Sie sich um unser Fach erworben haben.

1955 geboren, studierten Sie nach dem Abitur 1974 zunächst das Schweizer Recht in Fribourg/Schweiz, danach Rechtswissenschaften in Tübingen. Mit Ihrer Zulassung als Rechtsanwalt 1982 haben Sie sich den Arbeitsgebieten Arztvertrags- und -berufsrecht, Krankenhausvertragsrecht, Recht des Gesundheitswesens, Pharmapolitik und Verbands- und Gesellschaftsrecht zugewandt. Damit haben Sie die Grundlage für Ihre Tätigkeit als Hauptgeschäftsführer des Berufsverbandes der Frauenärzte, die Sie in der Zeit von 1987 bis 1995 ausübten, geschaffen. Während Ihrer Tätigkeit als Hauptgeschäftsführer waren Sie juristisches Mitglied der gemeinsamen Gutachterstelle der Deutschen Gesellschaft für Gynäkologie und Geburtshilfe und des Berufsverbandes der Frauenärzte sowie juristischer Schriftleiter der gemeinsamen Zeitschrift *Frauenarzt*. IUS-Plus ist mit Ihrem Namen unlösbar verknüpft. Mit zahlreichen Veröffentlichungen u.a. zum Verhältnis von Arzt und Hebamme, zum „Ärztlichen Standesrecht", zum Belegarztsystem, zu den Personalbefugnissen leitender Krankenhausärzte, zu rechtlichen Problemen des Schwangerentransports bei Frühgeburtsstrebungen, in der Grund- und Regelversorgung und zur Musterberufsordnung der deutschen Ärzte und weiteren Artikeln zu aktuellen Fragen des Gesundheitswesen haben Sie sich bei deutschen Gynäkologen und Geburtshelfern Hochachtung und Anerkennung erworben.

Sie haben auch mit Herrn Kollegen Dönch die Voraussetzungen für den gemeinsamen Sitz der DGGG und des BVF in der Pettenkoferstraße in München geschaffen. Sie erinnern sich an die Diskussion, die wir noch vor dem Fall der Mauer führten: Neben München standen auch Berlin und Frankfurt zur Diskussion.

Sie haben sich dann mit dem Präsidenten des BVF für München entschieden – eine richtige Entscheidung, auch zu unserem Vorteil.

Sie sind Partner der Sozietät Prof. Ulsenheimer in München mit dem Arbeitsschwerpunkt „Medizinrecht". Auch nach dem Ausscheiden aus dem BVF sind wir auf Ihren Rat angewiesen.

Mit der Ernennung zum Korrespondierenden Mitglied verbindet die Deutsche Gesellschaft für Gynäkologie und Geburtshilfe die Hoffnung, daß Sie ihr auch weiterhin verbunden bleiben.

Ich freue mich, Ihnen die Ernennungsurkunde überreichen zu können.

Verleihung der „Goldenen Feder"
an Dr. Rainer Flöhl

Meine sehr geehrten Damen und Herren, der Leiter der Pressedokumentation im Deutschen Bundestag, unser Kollege Prof. Dr. Keim, hat immer wieder darauf hingewiesen, daß Arzt und Journalist heute immer noch in eigenen unterschiedlichen Welten leben. „Beide wohnen im gleichen Haus, aber sie sagen noch am gleichen Abend „Guten Morgen" zueinander. „Medizin und Medien müssen aufeinander zugehen" ist seine Feststellung, „denn Kommunikation ist keine Einbahnstraße, sondern ein dialogischer Vorgang, dessen Träger nur der Mensch sein kann. Sie hat die Verständigung unter Menschen, die Suche und die Vermittlung von Informationen und Orientierung zum Ziel. Dieses Ethos bindet Journalisten und Mediziner."

Dieser Bindung Ausdruck zu verleihen, hat den Präsidenten unserer Gesellschaft 1988/90, Herrn Kollegen Prof. Dr. Hickl, bewogen, einen Preis für Journalisten und Publizisten ins Leben zu rufen.

Dieser Preis – Die goldene Feder – von der Firma Nestlé gestiftet, ist mit 10.000 DM dotiert und wurde bisher zweimal vergeben: an

– Herrn Max Conrad, Hamburg, und an
– Herrn Dr. Georg Schreiber aus Bad Trissel/Oberaufdorf.

Ich habe heute die Freude und Ehre, einen Journalisten mit der „Goldenen Feder" auszeichnen zu dürfen, der sich seit vielen Jahren gerade der Aufgabe gewidmet hat, die Öffentlichkeit über die Vorgänge in Naturwissenschaft und Medizin zu informieren:

Herr *Dr. Rainer Flöhl*, Leiter des Ressorts Natur und Wissenschaft der Frankfurter Allgemeinen Zeitung.

Sehr verehrter, lieber Herr Dr. Flöhl, 1938 in Mannheim geboren, erfuhren Sie an der Oberrealschule in Haßfurt einen hervorragenden naturwissenschaftlichen Unterricht, von dem Sie sagen, er hätte Sie zum Studium der Chemie verleitet. Nach dem Diplom und nach der Promotion in Chemie starteten Sie Ihre ersten wissenschafts-journalistischen Gehversuche in der Frankfurter Allgemeinen Zeitung als freier Mitarbeiter mit großem Erfolg. Sie traten 1967 in die Feuilletonredaktion als Wissenschaftsredakteur der Zeitung ein, und seit 1980 leiten Sie das angesehene Ressort „Natur und Wissenschaft" dieser Zeitung.

Als Chefredakteur und Herausgeber der Neuen Ärztlichen in den Jahren 1986 bis 1990 folgten Sie einem Impuls, der auch Ihre Publikationen bestimmt. Ich darf einige davon zitieren:

Der Gesundheitsanspruch des Patienten und seine Grenzen – Grundrecht oder Bürgerpflicht? (1982), *Moral und Verantwortung in der Wissenschaftsvermittlung* in „Die Aufgabe von Wissenschaftlern und Journalist" (1987), von Ihnen herausgegeben, und schließlich das von Ihnen herausgegebene *Wissenschaftsjahrbuch* (1996), das die aktuellen Berichte aus dem Ressort „Natur und Wissenschaft" der FAZ zusammenfaßt.

In der Wahrnehmung von Lehraufträgen in "Wissenschaftsjournalismus für Wissenschaftler" an den Universitäten Mainz und Frankfurt geben Sie Ihre umfangreichen Erfahrungen Ihrer publizistischen Tätigkeit und Ihr Wissen weiter.

Ihr anspruchsvolles publizistisches Wirken wurde mehrfach durch Preise anerkannt, durch:

- den Theodor-Wolff-Preis (1979),
- den Publizistikpreis „Medizin und Wort" (1980),
- die Upjohn Fellowship (1981),
- den Literaturpreis der Gesellschaft Deutscher Chemiker (1992)
- und zuletzt 1995 durch die Walter-Trummert-Medaille der Vereinigung der Deutschen Medizinischen Fach- und Standespresse in der Union Internationale de la Presse Medicale.

Ihr Verständnis von Wissenschaftsvermittlung haben Sie selbst einmal so zusammengefaßt: „Qualität geht vor Aktualität". Sie fühlen sich Ihren Lesern verpflichtet. Sie sagen: „Die Leser von Qualitätszeitungen, wie die New York Times, die Neue Züricher Zeitung und die Frankfurter Allgemeine Zeitung, orientieren sich, wie die Wissenschaftler, an akademischen Kriterien, also an Genauigkeit, Objektivität und Vollständigkeit, Neuigkeit und Wichtigkeit". Sie fühlen sich dieser Maxime weiter verpflichtet.

Die Deutsche Gesellschaft für Gynäkologie und Geburtshilfe ehrt Sie mit dem Preis „Die Goldene Feder" für Ihre engangierte, journalistische Tätigkeit und objektive Berichterstattung.

Wissenschaft und Forschung als Auftrag der Gesellschaft[1]

W. Künzel

Die fortwährende Diskussion um den Hochschulstandort Deutschland, die Verlautbarungen der Länder-Kultusminister-Konferenz (KMK) zu künftigen Strukturen und Wegen an den Universitäten und schließlich die Forderung des Deutschen Ärztetages nach einer Reform der medizinischen Hochschulen haben mich zum Thema dieses Vortrages „Wissenschaft und Forschung als Auftrag der Gesellschaft" geführt.

Die Hochschulen, heißt es, müßten sich wieder stärker auf ihre eigentlichen Aufgaben der Forschung und Lehre konzentrieren. Die Universitätskliniken seien als Stätten der Hochleistungsmedizin in besonderer Weise Opfer der Fortschrittsfalle geworden, und Forschung solle zukünftig von der Krankenversorgung mit der Forderung nach mehr Transparenz der Kosten getrennt werden [1, 5]. Für einen fernen Betrachter erweckt diese Diskussion den Eindruck, als sei das einst so stabile Gesundheitssystem der Bundesrepublik mit seinen Sicherungsmechanismen auf dem Fundament von Wissenschaft und Forschung an den Hochschulen völlig aus den Fugen geraten.

Über Lösungsansätze, die Kostenspirale von Forschung und Gesundheitsversorgung zu beeinflussen, wird nachgedacht. Budgetierung, nicht im ökonomischen Sinne verstanden, sondern fern von marktwirtschaftlichen Prinzipien, nach dem Rasenmäherprinzip angewandt, ist das Losungswort der Stunde. Neben sinnvoller Rationalisierung wird auch Rationierung von Leistungen als Instrument zur Steuerung von Ausgaben auf dem Gesundheitssektor in Betracht gezogen [2].

Ohne eine grundlegende Analyse der kostenverursachenden Faktoren wird jedoch bereits überstürzt gehandelt: Die durch das am 01.01.1993 in Kraft getretene Gesundheitsstrukturgesetz [3] verordnete Budgetierung im klinischen Bereich entfaltet bereits seine von den Urhebern wohl nicht beabsichtigte, aber in einem planwirschaftlichen System nicht unerwartete Wirkungen. Es wurde eine riesige Kostenverlagerung durch Verlegung von kostenintensiven Patienten in die Zentren der Hochleistungskliniken in Gang gesetzt. Die Deckelung der Ausgaben der in freier Praxis niedergelassenen Kollegen durch Praxisbudgets soll ebenfalls bald realisiert werden [4], möglicherweise den genannten Vorgang verstärkend.

Es ist zu fragen: Wäre es nicht sinnvoller gewesen, vor dem blinden Eingriff in das Gesundheitswesen eine Antwort auf die Frage, warum denn die Kosten in den letzten Jahren so steil angestiegen sind, zu finden:

- Ist es die Alterszunahme der Bevölkerung und der damit verbundene erhöhte Bedarf an medizinischen Leistungen und Arzneimitteln,
- ist es die gewaltige Ausweitung der Administration in allen Bereichen des Gesundheitswesens,

---

[1] Festrede des Präsidenten der DGGG

- ist es der gehobene Anspruch unserer Patienten an das medizinische Versorgungssystem,
- ist es die Überfrachtung der Bundesrepublik mit Ärzten als Folge einer verfehlten Bildungspolitik,
- ist es der unkritische Einsatz pharmazeutischer Produkte oder technischer Geräte in der Medizin oder
- ist es der Fortschritt der Medizin, der die Kostensteigerung verursacht?

Einfache Antworten auf diese Fragen sind nicht zu finden, da die verschiedenen Teilaspekte eng miteinander verflochten sind. Wir müssen aber erkennen:

Wissenschaft und Forschung haben ihren Preis, weil sie ein Ziel verfolgen: „Ich halte dafür, daß das einzige Ziel der Wissenschaft darin besteht, die Mühseligkeiten der menschlichen Existenz zu erleichtern", läßt Berthold Brecht [6] Galilei im gleichnamigen Schauspiel sagen, damit die großen Anstrengungen der Wissenschaft begründend dieses Ziel zu erreichen.

Wissenschaft und Forschung als Auftrag der Gesellschaft – damit möchte ich mich in der heutigen Eröffnungsrede zum 51. Kongreß der Deutschen Gesellschaft für Gynäkologie und Geburtshilfe beschäftigen. Ich möchte verständlich machen, daß es für den Weg von A, den Mühseligkeiten, nach B, den Erleichterungen menschlicher Existenz, zur Erlangung dieses Zieles der Menschen, Forscher, einer Elite von Wissenschaftlern bedarf, die willens sind, diesen Weg zu beschreiten; daß aber auch Forscher und Ärzte benötigt werden, die das erlangte Wissen auf ihre Praxisfähigkeit prüfen und es schließlich anwenden. Dafür erscheinen fünf Themenkreise besonders geeignet. Es sind:

- die Ziele von Wissenschaft und Forschung,
- die Wissenschaftsvermittlung durch Paradigmenwechsel in der ärztlichen Ausbildung,
- der gesellschaftliche Auftrag der Wissenschaft und seine Verwirklichung durch Grundlagenforschung und klinische Forschung,
- Forschungsmanagement,
- Strukturkonzepte zur Realisierung der Ziele.

Die Ziele von Wissenschaft und Forschung

Welche Ziele verfolgen die Wissenschaft und Forschung in der Medizin? Medizin war in ihren Anfängen nicht Wissenschaft, sondern Erfahrung. Erst die Aufklärung des 17./18. Jahrhunderts schaffte die erkenntnistheoretischen Grundlagen für wissenschaftliches Denken. Aus der Verbindung von Empirismus und Rationalismus ergab sich die Forderung, daß Erkenntnis auf Erfahrung und Vernunft beruhen sollte. Aufgabe der Wissenschaft war nicht mehr die reine Weitergabe tradierter Lehrmeinungen, sondern die ständige Vermehrung der Kenntnisse, auch gegen althergebrachte Dogmen.

Der Auftrag an die Wissenschaft war jedoch mehr als nur der Erwerb von Wissen und die systematische Erweiterung aller Erkenntnisse. Man versprach sich von den Fortschritten in den „Wissenschaften vom Menschen" praktische Handlungsanweisungen, die zur Verbesserung des politischen und sozialen Lebens führen sollten. Der Prozeß der Aufklärung vollzog sich langsam. Erst am Ende des 18. Jahrhunderts hatte sich das moderne, bis heute vorherrschende Wissenschaftsverständnis allgemein durchgesetzt: Ziel der Wissenschaft war von nun an, die Welt rational zu verstehen und den Menschen zu nützlichem und vernünftigem Handeln zu befähigen [7]. Gegen welche Widrigkeiten die Medizin jedoch zu Beginn des vergangenen Jahrhunderts zu kämpfen hatte, zeigt ein Auszug aus dem Vorwort zum *Handbuch der Krankheiten des Weibes* von 1832. Der Autor ist Dr. Johann Christian Gottfried Jörg, königlich-sächsischer Hofrat und ordentlicher Professor an der Universität Leipzig [8]. Er schreibt:

> Je mehr der junge Studierende von falschen Propheten, die sich hinter ihrer Mystik verstecken, aufgefordert wird, den ruhigen, ernsthaften und schweren Studien des menschlichen Wesens zu entsagen um nur mit einiger Symptomenkenntnis zur Praxis zu eilen, je mehr selbst ältere Praktiker im größten Leichtsinn mit allem experimentieren, was ihnen vorkommt und ihre unreifen Schlüsse für Evangelien ausposaunen, um nur mitsprechen zu können, je schonungsloser überhaupt jetzt von vielen Ärzten die Gesundheit, das Leben der Menschen behandelt wird, um so mehr müssen die gewissenhaften Lehrer darauf ausgehen, die jungen Gemüter zu dem Ernste, zu der Tiefe und zu der Würde zu leiten ohne welche das Wirken des Arztes nie wahrhaft wohltätig werden kann.

Wüßten wir nicht das Jahr der Publikation dieses Buches, aus dem dieses Vorwort stammt, könnten wir annehmen, das Zitat reflektiere die gegenwärtige Situation der Gesundheitsversorgung in der Bundesrepublik.

- Sind nicht die gleichen Wunderheiler immer noch am Werk, deren Heilversuche, öffentlich gefördert, Millionenbeträge verschlingen?
- Können wir diesen Worten nicht die gleichen Sorgen entnehmen, die uns auch heute noch bei der Durchsetzung exakter Wissenschaft bedrücken?
- Ist es nicht der gleiche Kampf von Wissenschaft und Forschung um Verständnis und Anerkennung durch die Gesellschaft, der damals im Zeitalter der Aufklärung wie auch heute geführt wird?
- Wird die Freiheit der Forschung hierzulande nicht permanent durch Reglementierungen und Gesetze in Schranken verwiesen?

Die Diskussionen um Tierversuche, Gentechnik, Embryonenforschung und Fortpflanzungsmedizin, Naturschutz und Datenschutz legen ein beredtes Zeugnis über das Grundverständnis dieser Gesellschaft von Wissenschaft ab [9]. Manche Wunderdroge unbekannter Wirksamkeit aus der Naturheilkunde übt eine größere Anziehungskraft auf manche Menschen aus als das systematisch erforschte, in seiner Wirkung klar definierte Pharmakon.

Es ist schon bemerkenswert, daß wir uns auch heute noch mit paramedizinischem Gedankengut in dieser aufgeklärten Welt auseinanderzusetzen haben. Das war offenbar schon immer so. In jener Zeit, in der sich die Wissenschaften fest zu etablieren begannen, sich Spezialdisziplinen herausbildeten, die Wissenschaft von den mystischen und religiösen Einflüssen weitgehend befreit wurde und sich das analytische Denken entwickelte, ließ Goethe im Gespräch mit Eckermann [10] wenige Jahre vor seinem Tod (am 23. Oktober 1828), in weiser Voraussicht wissen: „Laß die Menschheit dauern so lange sie will, es wird ihr nie an Hindernissen fehlen, die ihr zu schaffen machen, und nie an allerlei Not, damit sie ihre Kräfte entwickele. Klüger und einsichtiger wird sie werden, aber besser, glücklicher und tatkräftiger nicht". Sind wir tatsächlich einsichtiger geworden? Wenn schon nicht besser und glücklicher, dann auf alle Fälle anspruchsvoller, so fordernd wie die Prinzessin auf der Erbse. Sie alle kennen das Märchen von Hans Christian Andersen. Es ist ein Phänomen unserer Zeit, das der Gießener Philosoph Odo Marquard so treffend beschrieben hat [11]: „Wo Fortschritte – auch und gerade medizinische Fortschritte – wirklich erfolgreich sind und Übel wirklich abschaffen, da wecken sie selten Begeisterung. Sie werden vielmehr selbstverständlich und die Aufmerksamkeit konzentriert sich dann ganz und gar auf jene Übel, die übrigbleiben. – Knapper werdende Güter werden immer kostbarer, knapper werdende Übel werden negativ kostbarer... Wer – fortschrittsbedingt – unter immer weniger zu leiden hat, leidet unter diesem Wenigen immer mehr". Von diesem Übel ist die Geburtshilfe trotz ihrer enormen Erfolge und Leistungen heute besonders betroffen. Medizinerfolg wandelt sich zur Medizinkritik.

Der Paradigmenwechsel in der ärztlichen Ausbildung

Ich habe eingangs die Frage aufgeworfen, ob ein Teil der Kostenexplosion im Gesundheitswesen durch die steigende Zahl der Ärzte in der Bundesrepublik verursacht ist, und füge die Frage hinzu, ob eine zielgerechte Ausbildung zum Arzt, ob Wissen im Dialog von Forschung und Praxis unter den gegenwärtigen Bedingungen zu vermitteln ist. Dazu einige Zahlen:

1993 haben in den Ländern der Bundesrepublik 290 201 Schulabsolventen eine Studienberechtigung erworben und im Wintersemester 1994/95 drängten mehr als 265 000 Studienanfänger in die überquellenden Hörsäle [12]. Das Gymnasium, ehemals eine Schule für eine schmale Führungselite, hat sich in den vergangenen drei Jahrzehnten zur Regelschule gewandelt, die Hochschulen sind zur wichtigsten Ausbildungsstelle für den Großteil unserer Jugend geworden.

Auch in der Medizin wurde der breite Zugang zum Studium durch eine Kapazitätsverordnung administriert und geregelt. Die Zahl der im Semester aufzunehmenden Studenten orientiert sich im wesentlichen an der Zahl der Hochschullehrer im vorklinischen Bereich. Nach dieser Verordnung [13] wird die vorhandene Kapazität derzeit vollständig ausgeschöpft, d. h. es werden in der Bundesrepublik zur Zeit ca. 12 000 Studenten der Medizin pro Jahr ausgebildet. Eine einfache Kalkulation zeigt, daß sich diese Ausbildungsmenge nicht am Bedarf orientiert. Nach den letzten Mitteilungen der Bundesärztekammer von 1996 [14] gibt es z. Zt. in der Bundesrepublik 335 000 Ärzte in den verschiedenen Bereichen der Medizin, davon 61 000 Ärzte ohne ärztliche Tätigkeit. Dieser Anteil arbeitsloser Ärzte wird in den nächsten Jahren ansteigen. Bei unveränderter Ausbildungskapazität werden in 40 Jahren 200 000 arbeitslose Ärzte eine verfehlte Bildungspolitik dokumentieren, wenn nicht ein Weg gefunden wird, sowohl den Zugang zu regeln, als auch den Bedarf an Ärzten mit einiger Sicherheit zu ermitteln. Hier ein geeignetes wettbewerbsfähiges Instrument zu entwickeln, mit dem einerseits nicht am Ärztebedarf vorbei „produziert" wird, das andererseits aber flexibel genug ist, um schnell auf Anforderungen zu reagieren, ist eine wichtige zukünftige Aufgabe.

Diese Aufgabe beginnt schon bei der Reform des Medizinstudiums in der Bundesrepublik Deutschland, das wie kein anderer Bereich der akademischen Ausbildung seit vielen Jahren kritisiert und unter Beteiligung der Öffentlichkeit diskutiert wird.

Am 15. März 1996 lief die Frist für die Stellungnahme zum 3. Entwurf einer Neufassung der ärztlichen Approbationsordnung ab. Der Versuch, die zuletzt 1989 novellierte Approbationsordnung zu ändern, stieß auf einhellige Ablehnung. Von 34 medizinischen Fakultäten wiesen 30 aus unterschiedlichen Gründen die Novelle als ungeeignet zurück.

Die Diskussion um die Empfehlungen des Wissenschaftsrates [18, 19] zu den Vorschlägen der Expertenkommission [20] und des Murrhardter Kreises und um die neue Approbationsordnung werden sachlich, teilweise aber auch höchst emotional geführt [21]. Die Veränderungen würden nicht die Verbesserung des derzeitigen Studiums fördern, sondern die Etablierung eines anderen Arztbildes zum Ziel haben.

Nach meiner Auffassung fehlt es im emotionellen Gerangel allerdings an konstruktiver Kritik, um die Entwicklung für ein neues Arztbild nachzuholen, die in andern Ländern teilweise bereits vollzogen worden ist.

Es besteht kein Grund, die Wissenschaftlichkeit der medizinischen Ausbildung in Frage zu stellen:

- Medizinische Ausbildung ist entsprechend dem Selbstverständnis der Universität eine wissenschaftliche Ausbildung.
- Der ärztliche Beruf *ist* ein wissenschaftlicher Beruf.
- Biowissenschaften als Teil der Naturwissenschaften und Sozialwissenschaften als Teil der Geisteswissenschaften sind gleichberechtigte Ansätze in der Ausbildung der Medizinstudenten.
- Wissenschaft ist nicht allein Forschung; Wissenschaft umfaßt auch die Lehre, die auf Ergebnissen der Forschung und der Erfahrung aufbaut und dem Lernenden die allgemeine Methodik der wissenschaftlichen Analyse und wissenschaftlichen Begründung von Handlungen vermittelt, so die Aussagen des Murrhardter Kreis (1995) [15].

In Anbetracht der viel beschworenen Bildungsmisere an deutschen Hochschulen wäre es an der Zeit, die Rahmenbedingungen, wie sie im Vorschlag des Murrhardter Kreises festgelegt sind, zu übernehmen und den Universitäten mehr Autonomie in der Gestaltung ihrer Lehren zuzubilligen. Das setzt allerdings voraus, daß endlich ein Paradigmenwechsel in der studentischen Lehre, d. h. weg von der Spezialmedizin hin zur Präventivmedizin vollzogen wird.

Noch heute wird der Medizinstudent mit allerlei Detailwissen überfrachtet, ohne daß die Frage beantwortet ist: Was muß der Student am Ende seines Studiums in den einzelnen Fächern wissen, um eine Grundlage zu haben, die ihn befähigt, sich in der einen oder anderen Spezialdisziplin weiterzubilden.

Ich empfehle Ihnen einen Blick in die Fragensammlung für Gynäkologie und Geburtshilfe zu werfen, die auf den Examensfragen für den 2. Abschnitt der ärztlichen Prüfung des Instituts für Medizinische Prüfungsfragen (IMPP) basiert, um zu erfassen, welch teilweise überflüssiges Detailwissen in den Examina von den Studenten heute gefordert wird. Offenbar wird von den einzelnen Spezialdisziplinen, die die Fragenkataloge bestücken, die enorme Vermehrung des Wissens in allen Bereichen der Medizin nicht zur Kenntnis genommen. Die Überfrachtung des Lehrangebotes und des Prüfungsstoffes mit Spezialwissen erfolgt aber zu Lasten einer breiten Basisausbildung in den medizinischen Wissenschaften.

Die Neufassung der Approbationsordnung muß ganz selbstverständlich die Steigerung der Qualität der Medizinerausbildung auf naturwissenschaftlich-klinischer Grundlage zum Ziel haben, denn Ausbildungsziel ist ein Arzt mit in erster Linie umfassenden biowissenschaftlichen, aber auch mit sozialwissenschaftlichen Kenntnissen. Nur auf dieser Basis gelingt es, Ärzte für spezielle Bereiche, wie Gynäkologie und Geburtshilfe, Innere Medizin, Allgemeinmedizin und andere Fächer der Medizin weiterzubilden. Daß dies geschieht ist vordringlich, denn der Bürger, als Steuerzahler und als Patient, hat einen Anspruch auf eine qualifizierte ärztliche Ausbildung und natürlich auch Behandlung.

Der gesellschaftliche Auftrag der Wissenschaft

Grundlagenforschung – Voraussetzung für wissenschaftliche Innovationen

Die Freiheit in Kunst und Wissenschaft, in Forschung und Lehre gehört nach Artikel 5, Absatz 3 zu den Grundrechten unserer Verfassung. Mit diesem Artikel hat der uralte Drang des Menschen, die Erscheinungen der Natur zu erklären, ihre Zusammenhänge zu erforschen, eine gesetzliche Entsprechung erfahren.

Welches Bild macht sich die Gesellschaft vom Wissenschaftler heute und welches Bild vermittelt die Wissenschaft der Gesellschaft?

Die Gesellschaft versteht Wissenschaft und Technik *heute* mehr als eine Bedrohung, deren Gefahren sie in düsteren Farben ausmalt, aber ihre Chancen nicht erkennt. Ist es nicht so, daß das mittlere Lebensalter der Frauen und Männer in unserer Gesellschaft ständig zunimmt, daß die Sterblichkeit der Mütter und ihrer Kinder aufgrund der in den letzten Jahrzehnten gewonnenen Erkenntnisse in der Pathophysiologie von Schwangerschaft und Geburt noch nie so niedrig war wie heute, daß es uns immer besser gelingt, schwierige Erkrankungen zu behandeln und Leiden zu mildern?

Diese medizinischen Leistungen auf wissenschaftlicher Grundlage werden von einer unqualifizierten „Wissenschaftskritik" nicht zur Kenntnis genommen oder aber als „gegeben" vorausgesetzt.

Was treibt nun Wissenschaftler unter solchen Bedingungen sich in der Forschung zu engagieren, und warum fördert die Gesellschaft diesen Bereich der Wissenschaft?

Die Motive der Wissenschaftler für die Forschung, insbesondere in der Grundlagenforschung sich zu engagieren, haben sehr unterschiedliche Wurzeln. Wenn Wissenschaftler ehrlich sind, dann ist das wesentliche Antriebsmotiv die Neugier, Neues zu entdecken und die Zusammenhänge der Dinge besser zu verstehen. Ohne diese Art der Neugier wären wesentliche Entdeckungen nicht möglich. Ich erkenne allerdings an, daß Neugier oder die Befriedigung von wissenschaftlichen Interessen nicht ausreichen, der Allgemeinheit die Finanzierung der Grundlagenforschung zu begründen. Es muß gelingen der Gesellschaft verständlich zu machen, daß die Grundlagenforschung eine notwendige Voraussetzung für alle weiteren „angewandten" Wissenschaften darstellt. Auch die Medizin kann ohne diese Grundlagenforschung nicht existieren, sich nicht entwickeln. Wissenschaft ist wie die Kunst Ausdruck unseres menschlichen Wesens. Sie ist der Humusboden für Innovationen und technischen Fortschritt. Sie sollte frei sein von staatlichen Nützlichkeits- und politischen Zweckmäßigkeitserwägungen, da diese befreite Wissenschaft dem Wohl der Allgemeinheit am besten dient.

Klinische Forschung – Wissenschaft mit Praxisbezug

Wissenschaftstransfer aus der Grundlagenforschung in die angewandte Medizin erfolgt häufig nur punktuell, wenn nicht verständliche, wirtschaftliche Interessen den Weg ihrer Anwendung ebnen.

Dabei bleiben im globalen Kampf um den Gesundheitsmarkt bei der Einführung neuer Produkte aus der pharmazeutischen Forschung und der industriellen Produktion Schieflagen gelegentlich nicht aus. Spekulationen über Bestechungen und Vorteilsnahme sind ein beliebtes Futter für die Sensationspresse. Sie bringen Wissenschaft und Forschung in Verruf. Der „Herzklappenskandal" ist ein Beispiel. Es wird geurteilt und verurteilt, ohne die Hintergründe zu kennen. Wie aber soll der Bürger Vertrauen in die Wissenschaft haben, wie soll er beurteilen können, ob die aus der Berichterstattung der Medien erhältlichen Informationen wahr oder unzutreffend sind? Ist das Dilemma zu lösen? Ist durch größere Transparenz der Forschung und Reorganisation von Wissenschaftsstrukturen mehr Vertrauen in der Gesellschaft für die Forschung zu gewinnen? „Was muß passieren, damit Professoren weniger doktern und mehr forschen ?" war die polemische Überschrift eines Artikels in einer Stellungnahme zu den Vorstellungen der Kultusminister-Konferenz der Länder. „Chefärzte von Unikliniken sollen sich weniger der lukrativen Patientenversorgung und mehr ihrer Forschungsarbeit als Wissenschaftler widmen", so die lapidare Feststellung zur Lösung des Problems. „Klinische Forschung mit falschem Konzept – Übergewicht der Krankenversorgung – mangelnde Professionalität" so ein Kommentar in der FAZ im April 1995 [23]. Dabei werden nie die besonderen Besoldungsstrukturen klinischer Hochschullehrer, die für den klinischen Wirtschaftsbetrieb mit einem mittleren Umsatz von 20–30 Millionen pro Jahr verantwortlich zeichnen, angesprochen. Vergleichen Sie einmal diese Aufgabe mit einem Ihnen bekannten Wirtschaftsunternehmen und berücksichtigen Sie dabei, daß die medizinische Leistung, wenn man schon die Worte „Betriebsgröße", „Umsatz", „Wirtschaftsunternehmen" verwendet, eine Besonderheit in sich darstellt und uns der Vergleich mit marktwirtschaftlichen Konzepten im Grunde fremd ist. Vor diesem Hintergrund wird völlig verschwiegen, daß die klinischen Hochschullehrer und ihre Mitarbeiter im gegenwärtigen System einen unersättlichen administrativen Rahmen finanzieren. Will die Gesellschaft aber ihren Anspruch an die Medizin aufrecht erhalten, dann muß Wissenschaft und klinische Forschung auch zukünftig attraktiv bleiben.

Die geringe Attraktivität klinischer Forschung wird auf Schritt und Tritt deutlich: Die CI-Positionen für den qualifizierten wissenschaftlichen Nachwuchs gehen mit unangemessenen finanziellen Einschränkungen einher, die Ausstattung der Kliniken mit wissenschaftlichem Personal ist im Regelfall zugunsten der vorklinischen Einrichtungen verlagert. Es fehlt in den Kliniken an Positionen für Grundlagenwissenschaftler, die die Forschung in der Klinik betreuen, und schließlich auch an klinischen Forschergruppen. Es ist zu befürchten, daß die Leistungsbilanz der Forschung an den Universitätskliniken unter den gegebenen Bedingungen zukünftig nicht zu verbessern ist, weil junge engagierte Forscher in andere attraktivere Bereiche abwandern, da diese strukturellen Mängel und eine unzureichende Finanzausstattung der Kliniken die Forschung weiterhin behindern werden.

Es fehlt nicht an Leistungswillen in der Forschung, sondern an ausreichender Personalausstattung, wie eine Umfrage an deutschen Universitäts-Frauenkliniken gezeigt hat [35]. Forschung ist eben neben der Hektik der klinischen Tätigkeit nicht zu leisten. Forschungsprojekte und Ziele können nur in Ruhe reifen und formuliert werden. Auch mit der Trennung der Forschung von Krankenversorgung, sollten die Empfehlungen der KMK-Konferenz [1, 5] Realität werden, wäre das Problem nicht zu lösen. Das bewährte Humboldt'sche Prinzip der Einheit von Forschung und Lehre mit seinen Auswirkungen auf die Krankenversorgung würde empfindlich gestört.

Was Hochschulen benötigen, ist nicht der aufgeblähte Apparat einer zäh funktionierenden Administration, sondern mehr Autonomie, die es ihnen erlaubt, in vorgegebenen Rahmenbedingungen Lehre und Forschung in Abstimmung mit der Krankenversorgung selbst zu gestalten.

Neben Autonomie und mehr Selbstverwaltung ist für die Stärkung der klinischen Forschung die Einrichtung klinischer Forschergruppen, einst ein hoffnungsvolles Programm der DFG, dringend wieder zu fordern. Dieser in die Zukunft weisende Start einer „Entwicklungshilfe" für die klinische Forschung ist bedauerlicherweise zum Erliegen gekommen, da offenbar von seiten der Länder nicht die Bereitschaft besteht, die Folgekosten der Anschubförderung zu übernehmen; was sind schon 35 klinische Forschergruppen in der deutschen Universitätslandschaft mit 37 Universitäten und einem mittleren Spektrum von 20 Fächern. Nach meiner Auffassung ist es Aufgabe der Ministerien, aber auch die Pflicht der Universitäten, attraktive Forschungsprogramme anzusiedeln und klare Entscheidungen über die Förderung zu treffen.

Mit der Verteilung der vom Land zugewiesenen Mittel nach einem Gießkannenprinzip kann weder die Grundlagenforschung noch die klinische Forschung die Erwartungen der Gesellschaft erfüllen. Wir müssen erkennen, daß unsere Leistungen nur durch den gezielten Einsatz der Mittel zu steigern sind. Daraus wird aber ebenso deutlich, daß die Erkenntnisse aus der klinischen Forschung nicht vom Versorgungsauftrag des Krankenhauses als einem leistungsfähigen Zentrum der Maximalversorgung zu trennen sind und die Krankenkassen die Kosten der klinischen Forschung zu tragen haben. Sie schöpfen schließlich den Nutzen aus den Ergebnissen.

Forschungsmanagement – Forschungsförderung

Der 99. Ärztetag in Köln 1996 hat in seinen Entschließungen [24] gefordert, daß die medizinischen Fakultäten auch künftig die einzig legitimierten und von der Gesellschaft dafür ausgestatteten Einrichtungen ärztlicher Ausbildung bis zu deren Abschluß seien. Hierzu dürfe es keine Alternative geben. Damit wird den Medizinischen Fakultäten eine herausragende gesellschaftliche Verantwortung zugewiesen.

Wie lockt man aber helle Köpfe an deutsche Universitäten, wie sollte das Forschungsmanagement gestaltet sein? Zunächst einige Zahlen:

Der Wissenschaftsrat stellte in seinen Leitlinien zur Reform des Medizinstudiums 1992 [16] fest, daß die Zahl der Studenten im Vergleich zu 1960 um 325%, von 26 026 im Jahr 1960 auf 84 700 im Jahr 1990 angestiegen ist. Im gleichen Zeitraum wurden die Planstellen für wissenschaftliches Personal von 3 991 auf 22 638 angehoben. Das ist auf den ersten Blick eine beträchtliche Zunahme des wissenschaftlichen Personals und eine Verbesserung des Studenten-Lehrerverhältnisses, um der Vermehrung der Studentenzahlen gerecht zu werden.

Warum ging aber trotz der gewaltigen Investitionen an Personal die Anzahl der Promotionen und Habilitationen bezogen auf die Zahl der wissenschaftlichen Stellen zurück? Hätte man nicht erwarten müssen, daß mit der Vermehrung des wissenschaftlichen Personals an deutschen Universitäten auch die wissenschaftliche Leistung relativ anwächst? Ein Blick von außen hilft den Sachverhalt deutlicher zu erkennen. Deutsche Universitäten verlieren zunehmend ihre Anziehungskraft auch für ausländische Studenten und Wissenschaftler. Als zu behebende Ursachen werden u. a. ungünstige Studien- und Prüfungszeiten, nicht anerkannte Prüfungszeugnisse, hohe Lebenshaltungskosten und die wenig verbreitete deutsche Sprache genannt.

Hinter diesen, sicherlich nicht unwichtigen Hemmnissen bestehen aber tieferliegende und entscheidende Gründe, die die ausländischen Studierenden und jungen Wissenschaftler der Medizin davon abhalten, in Deutschland zu studieren und zu arbeiten [25].

Qualitätsprobleme werden aber als Gründe für das mangelnde Interesse ausländischer Studenten und Wissenschaftler weder von den Ministerien noch in den Tagesmitteilungen diskutiert. Natürlich gibt es in Deutschland Spitzeninstitute, die keinen internationalen Vergleich zu scheuen brauchen. Im allgemeinen bedarf aber die deutsche Hochschulmedizin einer Reorganisation in Lehre und Forschung, um dem Ziel, die hellsten und besten ausländischen und inländischen Köpfe für unsere Universitäten zu gewinnen, wieder nahe zu kommen. Wir sollten nicht in Agonie verharren und warten, um zu erkennen, daß nicht einschränkende Gesetze und Erlasse, unangemessene Studentenzahlen in der Medizin, soziale Kompetenz, Hierarchie und Versorgungsmentalität attraktiv sind, sondern daß einzig und allein die Leistung im Wettbewerb heute und auch zukünftig für das wissenschaftliche Image einer Universität entscheidend ist.

Mitsprachegremien, die nach irgendeinem Vertretungsschlüssel beschickt sind, haben nach Schweizer Erfahrungen im letzten Vierteljahrhundert keine guten Noten bekommen [27]. Bewährt haben sich vielmehr Organisationsformen, in welchen mit Führungsaufgaben und Verantwortung nicht Gremien, sondern Individuen betraut wurden. Damit aber ein Universitätspräsident bzw. eine -präsidentin oder ein(e) Dekan(in) in diesem Modell der Autonomie ihre Führungsverantwortung wahrnehmen können, müßten sie mit umfassenden Kompetenzen und unternehmerischen Freiheiten ausgestattet werden. Es kann durch inneruniversitären Wettbewerb die Effizienz der Universität oder Fakultät gesteigert werden: Statt Mittel nach dem Gießkannenprinzip wie ein Verwalter kostenbezogen zu verteilen oder wie mit der Heckenschere gleichmäßig zu kürzen, können die Mittel leistungsbezogen zugewiesen werden. Es können – immer gestützt auf den Rat der Experten und nach Dialog mit den Mitwirkungsgremien – Schwerpunkte gesetzt, Verzichte eingeleitet, Fahnen gehißt werden, statt viele Wimpel flattern zu lassen.

Moderner Führungsphilosophie verpflichtet, sollte eine solche Führungspersönlichkeit partizipativ führen, den sektoriellen Sachverstand von Mitgliedern der Fakultät einfordern und sich nicht scheuen, seine Fakultät durch externe Experten auf Stärken, Schwächen, Mehrspurigkeiten oder Lücken hin evaluieren zu lassen. Im Zeitalter der Wissensexplosion kann eine Universität nicht mehr den Anspruch erheben, auf allen Gebieten der Medizin führend zu sein.

Ihre Sichtbarkeit vor allem im internationalen Wettbewerb wird größer, wenn sie eine kluge Auswahl jener Gebiete trifft, in welcher sie brillieren will. Dann wächst in diesen Gebieten auch die Freiheit für Lehrende, Lernende und Forschende.

Das bringt uns zur Frage zukünftiger Strukturen in Frauenheilkunde und Geburtshilfe, um die bestmöglichen Fundamente für die Fortentwicklung des Fachs zu legen.

Forschungsgewinn durch Strukturkonzepte in Gynäkologie und Geburtshilfe

In einer Zeitungskolumne wurde vor einiger Zeit eine anschauliche Metapher gebraucht, um die Schwierigkeit einer Aussage über die Zukunft bildhaft zu machen. Ich zitiere:

Stellt man sich Zeitbegriffe in räumlichen Kategorien vor, so ist die Zukunft das unbekannte Zimmer hinter verschlossener Tür in einem sonst bewohnten Haus. Über den Grundriß dieses Zimmers, über seinen Zweck oder seine Möblierung lassen sich aufgrund der Architektur des Hauses anhand des Stils und Geschmacks seiner Ausstattung begründete Vermutungen anstellen. Aber genau wissen kann man nichts. So ähnlich versuchen wir die Zukunft zu erraten aus den Erfahrungen, die aus der Geschichte übermittelt werden.

Ähnlich spekulativ gehen wir vor, wenn wir über die Zukunft unseres Faches Gynäkologie, Geburtshilfe und Endokrinologie-Fortpflanzungsmedizin nachdenken.

Wir können uns nur auf die Vergangenheit und die Gegenwart beziehen um zukünftige Entwicklungen abzuschätzen.

Aus der Vergangenheit haben wir gelernt, daß der kontinuierliche Entwicklungsprozeß in der Frauenheilkunde eine ständige Anpassung struktureller und baulicher Art erforderte [28, 29, 30]. Die Einrichtung und der Bau von Hebammenschulen stand am Beginn dieser Entwicklung, der Bau großer Kliniken um die Jahrhundertwende war die Fortsetzung. Die Gründung und Schaffung von Perinatalzentren in Frauenkliniken im Verbund mit Kinderkliniken als Einrichtungen der Maximalversorgung bilden den vorläufigen Abschluß struktureller und baulicher Maßnahmen in diesem Jahrhundert. Sie demonstrieren in ihrer architektonischen Entwicklung vom Accouchierhaus über die Frauenklinik zum Perinatalzentrum den umfangreichen Zuwachs an Wissen in unserem Fachgebiet. Die Inhalte der fakultativen Weiterbildung in den drei Gebieten: Spezielle operative Gynäkologie, Spezielle Geburtshilfe und Perinatalmedizin, Endokrinologie und Reproduktionsmedizin, die auf dem Deutschen Ärztetag 1992 verabschiedet wurden, belegen diese eindrucksvolle Entwicklung. Aus der zarten Pflanze der Gynäkologie und Geburtshilfe des vergangenen Jahrhunderts ist ein großer Baum mit kräftigen Ästen und weiten Zweigen geworden, die ihre Kraft aus einer gemeinsamen Wurzel erhalten. Mit Blick auf diese Metapher ist vor der Spaltung und Verselbständigung von Bereichen unseres Faches zu warnen, denn – wenn wir im Bild bleiben – es werden die abgespaltenen Bereiche nicht leben können, weil ihnen, wie den abgetrennten Ästen eines Baumes, die nährende Kraft des gemeinsamen Stammes fehlen wird.

Strukturen dürfen den Weg in die Zukunft nicht verstellen. Sie müssen für den wissenschaftlichen Fortschritt in unserem Fach auch über das Jahr 2000 hinaus weitere Entwicklungen zulassen.

Die rapide Zunahme des Wissens in allen Fächern der Medizin nahm 1968 der Wissenschaftsrat zum Anlaß mit einer *Denkschrift zur Lage der medizinischen Forschung in Deutschland* [32] Empfehlungen für zukünftige Strukturen für die Fächer der klinischen Medizin zu geben. Die Empfehlungen des Wissenschaftsrates flossen in das vom 26. Januar 1976 verabschiedete Hochschulrahmengesetz ein, das die Grundlage für die Hochschulgesetze der einzelnen Bundesländer bildete.

Die halbherzige Umsetzung der vorgegebenen Departmentstrukturen, die Konstruktion von Abteilungen nach zufälligen Gegebenheiten und der Mangel klarer Abgrenzung und Zuweisung der Aufgaben im wissenschaftlichen wie im klinischen Bereich leiteten jedoch in den vergangenen Jahren eine Entwicklung ein, die den Wissenschaftsrat erneut veranlaßte eine Änderung der bestehenden Strukturen vorzuschlagen [33]. Das führt inzwischen an vielen Universitäten entgegen der wissenschaftlichen und klinischen Entwicklung unter den gegenwärtigen ökonomischen Bedingungen zu einer strukturellen Restauration. Die Zukunft wird zeigen, ob dieser Weg zurück richtig war. Die Deutsche Gesellschaft für Gynäkologie und Geburtshilfe hat mit ihren Empfehlungen zur Struktur an deutschen Universitäts-Frauenkliniken einen gangbaren Weg in die Zukunft aufgezeigt [34]. Nur durch klare Zuweisung der Aufgaben, durch Bildung von Schwerpunkten oder Abteilungen und ihre adäquate personelle Ausstattung wird die Voraussetzung geschaffen, daß sich innovative Kräfte in ihnen entfalten können. Nur diese zusammenwirkenden Kräfte werden das Fach Gynäkologie und Geburtshilfe zukünftig zugleich in seiner Einheit bewahren und den Teilgebieten einen innovativen Freiraum lassen. Durchdachte Strukturen bilden dann das Gerüst, an dem sich die zukünftige Forschung weiter entwickeln und emporranken kann.

Meine sehr verehrten Damen, meine Herren, die Gründungsväter dieser Gesellschaft haben vor 110 Jahren in München mit der Gründung der Deutschen Gesellschaft für Gynäkologie den Grundstein für eine atemberaubenden Entwicklung für Fortschritt und Erfolg durch Forschung und Wissenschaft in unserem Fachgebiet gelegt. Die augenfälligen Ergebnisse in der Geburtshilfe – der Rückgang der kindlichen und mütterlichen Mortalität, die Fortschritte in der gynäkologischen Onkologie, Früherkennungsmaßnahmen onkologischer Erkrankungen und deren Therapie sowie der enorme Erkenntnisgewinn in der Endokrinologie: das Verständnis für die Funktion endokrinologischer Regelkreise als Voraussetzung für die assistierte Reproduktion – das sind die Meilensteine einer Entwicklung, die die Dynamik von Wissenschaft und Forschung zum Nutzen der Gesellschaft widerspiegeln.

Kongresse dienen der Standortbestimmung, der Vermittlung wichtiger Ergebnisse aus der Forschung an eine interessierte Öffentlichkeit. Auch dieser Kongreß wird mit seinen Ergebnissen aus der Forschung zu den zukünftigen Entwicklungen in unserem Fachgebiet beitragen.

Das 20. Jahrhundert wird als das Jahrhundert der Raumfahrt, der Informationstechnologie, der technischen Entwicklungen in der Medizin in Erinnerung bleiben. Das 21. Jahrhundert aber wird mit seinem Vordringen zum Genom des Menschen und der Entschlüsselung von Krankheiten auf molekularer Ebene als eine intellektuelle Mondlandung in die Geschichte der Wissenschaft eingehen. Lassen Sie uns als Ärzte, Wissenschaftler und Forscher weiter danach streben, unseren Beitrag an die Gesellschaft zu diesem Erbe zu leisten.

Literatur

1. Ständige Konferenz der Kultusminister der Länder in der Bundesrepublik Deutschland. Bericht: Überlegungen von Struktur und Finanzierung der Hochschulmedizin. Beschluß der Kultusministerkonferenz vom 29. September 1995
2. Hepp H (1995) Zwei Leben – Anspruch und Wirklichkeit. Arch Gynec Obstet 257
3. Gesundheitsstrukturgesetz SGB V – Gesetzliche Krankenversicherung mit Nebenbestimmungen, 4. Aufl 15.05.1995. Beck-Texte, dtv
4. Beschluß des 99. Ärztetages Köln 1996. Die Medizinischen Hochschulen im Wandel des Gesundheitswesens. Deutsches Ärzteblatt 93 (1996) C 1191–1195
5. Flöhl R (1994) Was wird aus der Hochschulmedizin? Die Kultusminister wollen die Krankenversorgung von Forschung und Lehre abtrennen. FAZ 05.04.1994
6. Brecht B (1963) Leben des Galilei. Suhrkamp, Frankfurt
7. Schneider W (Hrsg)(1995) Lexikon der Aufklärung: Deutschland und Europa. Beck, München
8. Jörg JCG (1832) Handbuch der Krankheiten des Weibes. J.J.Mäcken'schen Buchhandlung, Reutlingen
9. Wolfrum R (1996) Das Grundverständnis muß sich wandeln. Zur Situation der Forschung in Deutschland. Forschung und Lehre 8: 410–413
10. Goethe JW (1828) Gespräche mit Eckermann
11. Marquard O (1989) Medizinerfolg und Medizinkritik. Die modernen Menschen als Prinzessinnen auf der Erbse. Gynäkologe 22: 339–342
12. Statistisches Bundesamt Wiesbaden. Statistisches Jahrbuch für die Bundesrepublik Deutschland 1995, 391–407
13. Verordnung über die Kapazitätsermittlung, die Curricularnormwerte und die Festsetzung von Zulassungszahlen (Kapazitätsverordnung – Kap VO) 4. Juli 1990 (GVBl, II: 70–154) und GVBl, I: 397 (1. Dezember1986)
14. BÄK (1996). Ärztliche Versorgung in der Bundesrepublik Deutschland. Köln 23.05.1996. Dt Ärzteblatt 93, Heft 19
15. Murrhardter Kreis. Das Arztbild der Zukunft, 3. Auflage. Robert-Bosch-Stiftung
16. Wissenschaftsrat (1992). Leitlinien zur Reform des Medizinstudiums. Drs. 814/92, 3.7.1992
17. Bericht des BMG. Sachverständigenbericht 1993
18. Loo J Van de (1993) Zur Reform des Medizinstudiums. Die Leitlinien des Wissenschaftsrates. Mitt HV 4: 231–234
19. Silbernagel St (1993) Stellungnahme zur Reform des Medizinstudiums. Zu den Leitlinien des Wissenschaftsrates. Mitt HV 4: 236–239
20. Wirsching M (1993) Grundlegende Neuordnung des Medizinstudiums. Die Vorschläge der Expertenkommission beim Bundesgesundheitsminister. Mitt HV 4: 240–243
21. Stark M (1996) Leserbrief FAZ 3/1996
22. Lüst R (1995) Grundlagenforschung und Gesellschaft. A v H-Magazin 66: 3–12

23. Flöhl R (1995) Klinische Forschung mit falschem Konzept. Übergewicht der Krankenversorgung. Mangelnde Professionalität. FAZ 26.04.1995
24. BÄK (1996). Die Medizinischen Hochschulen im Wandel des Gesundheitswesens. Dt Ärzteblatt 93: C-1191–1194
25. Seemann H (1996) Wir brauchen Werbung für unsere Universitäten. FAZ 28.05.96
26. Londen J van (1996) Dutch health care – a study in people. The Lancet 347, 1229
27. Ursprung H (1996) Den Troß bewegen. Was Hochschulautonomie bedeutet. FAZ Nr. 139, 18.06.96
28. Künzel W (1989) Geburtshilfe und Gynäkologie in Gießen – Rückblick und Ausblick. In: Künzel W, Benedum J (Hrsg) Vom Accouchierhaus zur Frauenklinik. 175 Jahre Klinik für Geburtshilfe und Frauenheilkunde in Gießen. Verlag Ferber'sche Universitätsbuchhandlung, 27–70
29. Zander J (1986) Milestones in Gynecology and Obstetrics. In: Ludwig H, Thomsen K (Ed) Gynecology and Obstetrics. Springer, Berlin Heidelberg New York Tokyo, 3–23
30. Zander J (1989) Von der Geburtshilfe zur Frauenheilkunde. Geschichte der Medizin. MMW 131: 676–681
31. Jaschke RTH von (1928) Arzt und Wissenschaft in der Frauenheilkunde. MSCHR Geburtshilfe – Gynäkologie 78: 1–5
32. Wissenschaftsrat. Empfehlungen des Wissenschaftsrates zur Struktur und zum Ausbau der medizinischen Forschungs- und Ausbildungsstätten (März 1968)
33. Wissenschaftsrat. Empfehlungen zur klinischen Forschung in den Hochschulen (1986)
34. Deutsche Gesellschaft für Gynäkologie und Geburtshilfe (1995) Empfehlungen der Deutschen Gesellschaft für Gynäkologie und Geburtshilfe. Gynäkologie und Geburtshilfe an deutschen Hochschulen. Frauenarzt 6: 621–622
35. Künzel W (1996) Forschung in Gynäkologie und Geburtshilfe – gegenwärtige Strukturen und Finanzierung – zukünftige Entwicklungen. Frauenarzt 37: 1194

Verleihung der Wissenschaftspreise

W. Künzel

Sehr verehrte liebe Kolleginnen, liebe Kollegen,
sehr verehrte Gäste,
liebe Preisträgerinnen und Preisträger!

Ein Wissenschaftspreis ist ein Anerkenntnis besonderer Leistungen im Leben eines jungen Forschers.

Ich habe die Verleihung der Wissenschaftspreise bewußt an das Ende dieses Kongresses gelegt. Ich wollte diesem Kongreß, der die Wissenschaft mit der Praxis thematisch und inhaltlich verbunden hat, einen würdigen Abschluß geben. Sie, meine Damen und Herren, bilden mit Ihren herausragenden wissenschaftlichen Arbeiten in den verschiedenen Bereichen unseres Fachs diesen glänzenden Rahmen. Sie sind die Hoffnungsträger der Zukunft, denn Sie werden die Wege der Forschung zukünftig definieren und bestimmen. Lassen Sie sich in Ihrem Vorwärtsstreben durch nichts beirren. Schon Raabe sagte vor mehr als 100 Jahren (1804): „Sooft eine überraschende Erkenntnis durch die Wissenschaft gewonnen wird, ist das erste Wort der Philister, es sei nicht wahr. Das zweite, es sei gegen die Religion, und das dritte, so etwas habe jedermann schon lange vorher gewußt". Der größte Feind des Fortschritts ist aber nicht der Irrtum, sondern die Trägheit.

Besinnung und Ruhe ist bisweilen notwendig, nicht nur, um neue Strategien zu entwickeln, Gedanken zu ordnen, Getanes zu verarbeiten, sondern auch Familie und Freunde am Erfolg teilhaben zu lassen, das Erreichte zu genießen und sich zu freuen. „Wer nicht die Frau hinter sich hat, bringt es in der Welt zu keinem Erfolg", sagt Oscar Wilde.

Wissenschaft sollte trotz der hohen zeitlichen Inanspruchnahme nicht belasten, sie sollte Freude bereiten, Begeisterung hervorrufen, sich auf Mitarbeiter übertragen und diese bewegen, an der Erarbeitung von Erkenntnissen mitzuwirken. „Schließlich und endlich ist die Wissenschaft nichts anderes als die Anstrengung, die wir machen, um etwas zu begreifen", sagte der Philosoph und Soziologe Ortega y Gasset (1883–1955).

Vergessen Sie nicht, daß Sie auch Ihren wissenschaftlichen Lehrern Dank schulden, so wie auch diese dankbar waren, auf den Fundamenten ihrer Vorgänger gründen zu können. Lehrer sein ist in Wahrheit eine Art Weichenstellen, der das kindliche Denken auf die rechte Bahn leitet, ohne die genaue Richtung angeben zu können. Er ist ein geistiger Vater seiner Kinder, der in ihnen ein Feuer entfachen soll. Der Wille zu lehren, ist ein Wille zu schenken. Sie werden diese Erfahrungen im Umgang mit Kollegen und Doktoranden, von denen Sie auf Ihrem wissenschaftlichen Weg begleitet werden, ebenfalls machen. Auch Ihre Mitarbeiter haben einen Anteil an Ihrem persönlichen Erfolg.

Förderstipendien für wissenschaftliche Fortbildung auf dem Gebiet der Gynäkologie und Geburtshilfe (Sponsor: Nourypharma)

Die Firma Nourypharma GmbH hat es ermöglicht, mit einem Förderstipendium für die wissenschaftliche Fortbildung in Höhe von 5000 DM für insgesamt 50.000 DM eine spezielle wissenschaftliche Arbeit, bevorzugt im Ausland, zu fördern und zu unterstützen.

Ich begrüße die Kolleginnen und Kollegen, die das Förderstipendium für die wissenschaftliche Fortbildung erhalten haben und gratuliere Ihnen im Namen der Deutschen Gesellschaft für Gynäkologie und Geburtshilfe zu diesem Stipendium:

Dr. med. Andreas Ebert,
Universitätsklinikum Benjamin Franklin, Frauen- und Poliklinik, 12200 Berlin (Prof. Weitzel.
Projekt: Problematik der Mikrozirkulation des Zervixkarzinoms.

Dr. med. Dolores Foth,
Universitäts-Frauenklinik, 17487 Greifswald (Prof. Straube).
Projekt: Wirkungen von Oestrogenen auf Brustdrüse und Endometrium nach Hormonsubstitution im Klimakterium.
Forschungsaufenthalt: Wake-Forest-University Winston Salem, North Carolina, Prof. TB Clarkson.
Vortrag: Die Wirkung von 17-ß Oestradiol und Phytooestrogenen (Isoflavone) auf das Mamma- und Uterusgewebe von Macaquen (02.10.1996).

Dr. med. Anke Krümmer,
Universitäts-Frauenklinik, 17489 Greifswald (Prof. Straube).
Projekt: Histochemische Untersuchungen an humanem und Primaten-Endometrium.
Forschungsaufenthalt: 3 Monate Wake Forest University, Winston/Salem.

Dr. med. Wolfang Küpker,
Universitäts-Frauenklinik, 23538 Lübeck (Prof. Diedrich).
Projekt: Hintergründe und Pathomechanismen der ausgebliebenen Fertilisierung.
Forschungsaufenthalt: I Monat Department of Molecular, Cellular and Development Biology der University of Colorado.

PD Dr. med. Matthias Beckmann,
Universitäts-Frauenklinik, 40225 Düsseldorf (Prof. Bender).
Projekt: Mikrochirurgische Anastomosierungstechniken für Gefäße und Nerven für freie Lappentransplantate.
Forschungsaufenthalt: Zentrum für Chirurgische Technologie Leuven, Belgien.

Dr. med. Michael Ludwig,
Universitäts-Frauenklinik, 23538 Lübeck (Prof. Diedrich).
Projekt: Grundlagenforschung zur Präimplantationsdiagnostik.
Hospitation an der Freien Universität Brüssel

Dr. med. Matthias Meyer-Wittkopf,
Krankenhaus Siegburg GmbH, 53721 Siegburg (Prof. Schlensker).
Projekt: Wissenschaftliche Untersuchung über die Kalkulation der fetalen Herzventrikelvolumina mittels dreidimensionaler Ultraschalldarstellung.
Unterstützung des Stipendienantrags am Guy's St. Thomas Trust Hospital, London.
Vortrag/Poster: Aussagekraft dreidimensionaler Ultraschalldiagnostik bei der Darstellung fetaler Herzfehler.

Dr. med. Pedro-Antonio Regidor,
Universitäts-Frauenklinik, 45122 Essen (Prof. Schindler).
Projekt: Zelluläre Interaktionen gutartiger proliferativer Erkrankungen der Frau – Endometriose.
Unterstützung von Forschungsaufenthalten: Dallas, Texas, USA, Prof. Garfield oder Chapel Hill, North Carolina, Prof. Lessey.
Vortrag: Ergebnisse eines Langzeit follow-up bei der Behandlung der Endometriose mit dem GnRH-Analogen Buserelinazetat. Expression der Gap Junction Connexine Cx43, Cx26 und Cx32 in Endometrioseherden (03.10.96).

Dr. med. Burkhard Schauf,
Universitäts-Frauenklinik, 35392 Gießen (Prof. Künzel).
Projekt: Messung der intraerythrozytären Calcium- und ATP-Konzentration.
Forschungsaufenthalt: bei Prof. van Assche und Prof. Spitz, UFK Leuven.
Vortrag: Die Verformbarkeit maternaler Erythrozyten bei schwangerschaftsindiziertem Hypertonus und intrauteriner Wachstumsretardierung (03.10.96).

Dr. med. Markus Hermsteiner,
Universitäts-Frauenklinik, 35392 Gießen (Prof. Künzel).
Projekt: Reaktivität von Widerstandsgefäßen zu Beginn der Schwangerschaft.
Unterstützung von Forschungsaufenhalten am Research Department der Abt. für Geburtshilfe und Gynäkologie der University of Vermont, Burlington, USA zum Erlernen von Präparationstechniken für utero-placentare Arterien im Rattenmodell.
Vortrag: Das differenzierte Management der Beckenendlage am Termin – welchen Beitrag liefert die äußere Wendung? (03.10.96).
Ich wünsche Ihnen weiterhin viel Erfolg bei Ihrer wissenschaftlichen Arbeit.

Posterpreise (Sponsor: Jenapharm)

Die Präsentation eines Posters hat sich in vielen Gehirnen als eine zweitklassige Darstellung von Wissenschaft eingeprägt. Ich kann dieser Auffassung nicht zustimmen. In meinen Begrüßungsworten habe ich darauf hingewiesen, daß ich der Präsentation von Postern einen hohen Stellenwert beimesse. Ich hoffe, es ist auf diesem Kongreß klar geworden, daß der wissenschaftliche Disput an einem Poster eine Herausforderung besonderer Art ist. Nirgendwo anders als vor einem Poster ist es möglich, mit dem Finger auf die Stärken und Schwächen einer Arbeit hinzuweisen und – die Vorbereitung eines Posters macht besondere Mühe.

Auch auf diesem Kongreß sind, wie auf dem Kongreß in München 1994, die drei besten Poster eines Tages von einer Jury ausgewählt worden. Den Kollegen, die der Jury angehörten, danke ich für die sorgfältige Auswahl.
Posterpreise zu je 1000.– DM erhielten:

Mittwoch, 02. Oktober 1996:

U. Schüler, M. Kirschbaum, R.H. Bödeker, W. Rascher;
Titel: Der Stellenwert des Neuropeptid Y bei der Streßsituation von Frühgeburten und Entbindungen am Termin".
Postersitzung P1.GS.20 (Frühgeburt).

W. Bunk, J. Gnirs, K.T.M. Schneider, H. Graeff;
Titel: Komplexitätsanalyse der fetalen Herzfrequenz sub partu.
Postersitzung P1.BB.06 (Fetale Überwachung).

F. Gieseking, T. Noessel, H. Maass, C. Linder;
Titel: Chemoendokrine Therapie bei fortgeschrittenem metastasiertem Mammakarzinom.
Postersitzung P1.AH.39 (Mammakarzinom).

J. Schröder, M. Oettel, W. Römer, L. Sobek;
Titel: Das endokrinpharmakologische Profil von 17-alpha-Estradiol.
Postersitzung P1.AM.06 (Experimentelle Endokrinologie).

Donnerstag, 03. Oktober 1996:

T. Fischer, D. Schlembach, M. Schneider, E. Beinder;
Titel: Blutdruck und Herzfrequenzvariabilität bei schwangeren Patientinnen mit HELLP-Syndrom.
Postersitzung P2.GS.09 (Schwangerschaftshypertonie).

N. Maass, M. Zhang, W. Jonat;
Titel: Die Proteasen-Inhibitoren Maspin und Elfain zeigen Tumorsuppressoraktivität in Brustkrebs-Zellinien.
Postersitzung P2.AH.41 (Mammakarzinom).

E. Schleußner, W. Michels;
Titel: Ovulationshemmung durch synthetische Gestagene ohne Beeinflussung der hypothalamisch-hypophysären Achse – eine ovarielle Wirkung?
Postersitzung P2.BB.05 (Endometriose).

Freitag, 04. Oktober 1996:

M. Hofmann, A. Holzer, P. Brockerhoff;
Titel: Erythrozytenmembran-Fettsäuren – ein Vergleich zwischen Schwangeren mit IUGR, unauffälliger Schwangerschaft und Nichtschwangeren.
Postersitzung P3.BB.14 (Fetales Wachstum).

– B. Lefhalm, R. Osmers, R. Pankok, W. Kuhn;
Titel: Zyklusabhängige Veränderungen der extrazellulären Matrix in der Cervix uteri.
Postersitzung P3.GS.35 (Kollumkarzinom).

A. Neuer, P. Ruck, K. Marzusch, J. Dietl;
Titel: Verteilung von Hitzeschockproteinen in der Frühschwangerschaft.
Postersitzung P3.AH.25 (Reproduktionsphysiologie).

Ich danke Ihnen für Ihre Mühe, beglückwünsche Sie zu Ihrem wissenschaftlichen Erfolg und überreiche Ihnen im Namen der Deutschen Gesellschaft für Gynäkologie und Geburtshilfe die Urkunden.

Forschungsstipendium für wissenschaftliche Arbeiten auf dem Gebiet der Geburtshilfe und Perinatologie (Sponsor: Firma Milupa)

Das Forschungsstipendium, das die Firma Milupa zur Verfügung stellt, wird für Arbeiten auf dem Gebiet der Geburtshilfe und Perinatologie vergeben. Es ist mit 15.000 DM dotiert. Zwei Arbeiten haben der Jury zur Beurteilung vorgelegen, beide waren preiswürdige Arbeiten von hoher Qualität. Die Preisrichter haben das Forschungsstipendium

Herrn Priv. Doz. Dr. med. Lang, Gießen,
zuerkannt. Der Titel seiner Arbeit lautet: *Wachstumsretardierung – Konzeption eines Modells.*

Ich freue mich, daß sich das Preisrichterkollegium, aus dem ich mich entpflichten ließ, für Herrn Lang entschieden hat.

Herr Priv. Doz. Dr. Lang ist Hochschulassistent und Oberarzt am Zentrum für Frauenheilkunde und Geburtshilfe der Universität Gießen.

Jahrgang 1957, hat er an den Universitäten Marburg und Würzburg Medizin studiert und 1983 die Approbation erhalten. Von 1985 bis 1991 war Dr. Lang wissenschaftlicher Assistent an der Frauenklinik in Gießen. Das wissenschaftliche Interesse war seit der Promotion 1987 auf den Glucosestoffwechsel des Feten bei diabetischen Schwangeren gerichtet. Dieses Thema führte dann auch zu dem von der DFG geförderter Forschungsaufenthalt von 1991–1993 am Perinatal Research Institute des Departments of Obstetrics and Gynecology der Universität Cincinnati bei Prof. Kenneth Clark. Die Habilitation folgte 1996 mit der Arbeit zur „Wachstumsretardierung", die jetzt durch den von Milupa gestifteten Preis ihre öffentliche Anerkennung erfährt.

Im Tiermodell wurde durch Reduktion der uterinen Durchblutung eine Wachstumsretardierung des Feten erzeugt. Dieses Modell vermittelt interessante Einblicke in die Anpassung fetalen Wachstums und eröffnet die Möglichkeit, die Regulationsvorgänge des Wachstums im Sauerstoffmangel auf zellulärer Ebene zu untersuchen.

Ich wünsche Ihnen, lieber Herr Lang, weiterhin viel Erfolg bei Ihren Forschungsarbeiten auf dem Gebiet der fetalen Physiologie.

Forschungsstipendium für wissenschaftliche Arbeiten auf dem Gebiet der Gynäkologie einschließlich der interdisziplinären Erforschung der menschlichen Fortpflanzung (Sponsor: AKZO/Organon)

Mit dem von der Firma AKZO/Organon vergebenen Forschungsstipendium werden wissenschaftliche Untersuchungen auf dem Gebiet der Gynäkologie mit besonderer Berücksichtigung der interdisziplinären Erforschung der medizinischen Fortpflanzung gefördert. Der Preis ist mit 15.000 DM dotiert. Obgleich eine qualitative hohe Arbeit zur Beurteilung vorlag, hat sich die Jury entschlossen, die Abstracts aus dem Bereich der experimentellen Endokrinologie einer kritischen Würdigung zu unterziehen. Sie kam zu dem Ergebnis, die Forschungsarbeiten von

Herrn Priv. Doz. Dr. Ortmann, Lübeck,
durch die Verleihung des Forschungsstipendiums zu unterstützen. Das Projekt beschäftigt sich mit *Wirkungen von Insulin, IGF-1 und Cytokinen auf die Gonadotropinsekretion.*

Herr Priv. Doz. Dr. Ortmann, 1959 geboren, ist seit Juli 1996 Oberarzt an der Frauenklinik der Medizinischen Universität Lübeck. Er hat in Lübeck und Kiel studiert. Bereits das Thema seiner Promotionsarbeit 1985 war endokrinologisch orientiert. Nach einer Tätigkeit als wissenschaftlicher Mitarbeiter am Institut für Biochemische Endokrinologie in Lübeck folgte ein Forschungsaufenthalt 1985–1986 am NIH Endocrinology and Reproduction Research Branch. Während seiner klinischen Weiterbildung in Lübeck (1986–1989) und Marburg (1990–1993) erfolgte die weitere wissenschaftliche Tätigkeit auf dem Gebiet der Endokrinologie. Für seine Arbeiten erhielt er 1992 den Ludwig-Fraenkel-Preis der DGGG.

Das Forschungsstipendium dient der Finanzierung von Projekten zur Pathophysiologie der Gonadotropinsekretion sowie der Unterstützung für Forschungsaufenthalte mit der kooperierenden Arbeitsgruppe von Dr. K.J. Catt des NIH Bethesda in den USA.

Ich überreiche Ihnen das Forschungsstipendium im Namen der Deutschen Gesellschaft für Gynäkologie und Geburtshilfe und der Firma AKZO/Organon und wünsche Ihnen weiterhin für Ihre Forschungstätigkeit viel Erfolg.

Ludwig-Fraenkel-Preis (Sponsor: Cilag GmbH)

„Die Endokrinologie hält erst 1901, während der neunten Versammlung ihren Einzug in die Gesellschaft", schreibt Herr Kollege Simmerer in dem von Herrn Kollegen Beck herausgegebenen Buch *Zur Geschichte der Gynäkologie und Geburtshilfe*; und weiter: „Zwei Vorträge erscheinen dem Historiker wie Paukenschläge: Der von Ludwig Fraenkel über das Corpus luteum und der von Halban über die Menstruation."

Diesen neunten Kongreß im Jahre 1901 veranstaltete mein Vorgänger Christian Adolf Hermann Löhlein (1847–1901) in Gießen. Ich freue mich über die zufällige

Begebenheit: Ludwig Fraenkel 1901 in Gießen und 95 Jahre später obliegt mir die Verleihung des nach ihm benannten Preises an

Herrn Dr. med. Martin Sillem, Heidelberg,
für seine Arbeit *Regulation von sezernierten endometrialen Proteasen durch Gestagen. Ein neuer Aspekt in der Pathogenese der Endometriose.*

Ich vergebe den Preis im Auftrag der Arbeitsgemeinschaft Gynäkologische Endokrinologie und Fortpflanzungsmedizin unserer Gesellschaft. Der Preis wird von der Firma Cilag GmbH zur Verfügung gestellt und ist mit 15.000 DM dotiert.

Herr Dr. Sillem ist 1962 in Goslar geboren, studierte Medizin an den Universitäten Mainz, Freiburg und London. Die Promotion erfolgte über ein neurophysiologisches Thema. Die Weiterbildung zum Frauenarzt erfolgte an den Frauenkliniken der Universität Göttingen, des Klinikums Aschaffenburg und der Universität Heidelberg. Seit 1992 ist Herr Sillem Mitarbeiter von Prof. Runnebaum an der Abteilung für Gynäkologische Endokrinologie und Fertilitätsstörungen der Universitätsfrauenklinik Heidelberg und seit 1995 Oberarzt der Abteilung und der Frauenklinik. In den Jahren 1993 und 1994 war Herr Dr. Sillem Research Fellow am Jones Institute in Norfolk, Virginia/USA als Stipendiat der DFG. Schwerpunkt seiner Arbeiten sind Pathophysiologische Grundlagen und Therapie der Endometriose.

Ich beglückwünsche Sie zu diesem Preis und wünsche Ihnen für den weiteren wissenschaftlichen Weg alles Gute.

Walter-Hohlweg-Preis
(Sponsor: Schering Forschungsgesellschaft)

Mit dem Walter-Hohlweg-Preis, der zum zweiten Mal vergeben wird, fördert die Schering-Forschungsgesellschaft nach den Statuten der Preisverleihung „wertvolle Originalarbeiten auf dem Gebiet der gynäkologischen Endokrinologie und Onkologie" in Erinnerung an einen bedeutenden Forscher der Schering-Kahlbaum AG (1931); die Arbeiten von Walter Hohlweg (geb. 1902) auf dem Gebiet der Regulierung der Funktion des Hypophysenvorderlappens gehören zu den Highlights der deutschen Endokrinologie.

Es sind fünf Bewerbungen von hoher Qualität eingegangen. Die Jury, bestehend aus drei Sachverständigen der DGGG und einem Repräsentanten der Schering-Forschungsgesellschaft hat den Preis einstimmig

Herrn Prof. Dr. med. W.G. Rossmanith, Ulm,
für seine Arbeit *Galanin gene expression in GnRH-Containing neurous of the rat: a model for autocrine regulation* zuerkannt.

Damit wird die umfassende, zielgerichtete Arbeit des Autors auf dem Gebiet der experimentellen Endokrinologie, der Erforschung regulatorischer Peptide im reproduktiven System gewürdigt.

Herr Prof. Rossmanith, Jahrgang 1955, ist Oberarzt an der Universitäts-Frauenklinik in Ulm. Er hat an den Universitäten Regensburg, München, Wien und London studiert. Er hat 1980 die Approbation erhalten, während der Assistentenzeit hat er Eindrücke und Erfahrungen an Universitäten außerhalb Deutschlands gesammelt: in Durban, Südafrika und San Diego, USA. Nach der Facharztanerkennung folgte die Habilitation 1990 in Gynäkologischer Endokrinologie in Ulm.

Seine wissenschaftlichen Interessen liegen auf dem Gebiet der neuroendokrinen Regulation der menschlichen Reproduktion der Schilddrüse und der Reproduktion und der Neuroendokrinologie der Pubertät und des Alterns. Seine Arbeiten haben durch zahlreiche Auszeichnungen, Preise und Förderungen vielfältige Anerkennung gefunden.

Die Arbeiten Walter Hohlwegs haben durch die Forschungen von Herrn Rossmanith eine Fortsetzung erfahren. Es dürfte für Sie keinen schöneren Augenblick geben, nun auch den nach ihm benannten Preis in den Händen zu halten.

Ich überreiche Ihnen den Preis im Namen des Vorstands der Deutschen Gesellschaft für Gynäkologie und Geburtshilfe und der Schering-Forschungsgesellschaft und wünsche Ihnen weiterhin viel Erfolg bei Ihrer wissenschaftlichen Tätigkeit.

Schmidt-Matthiesen-Preis der Arbeitsgemeinschaft für Gynäkologische Onkologie (AGO) (Sponsor: Pharmacia-Farmitalia)

Die Arbeitsgemeinschaft für Gynäkologische Onkologie zeichnet innovative Leistungen zum Thema Pathogenese, Pathophysiologie, Molekularbiologie und experimentelle Onkologie mit einem Preis aus, der von der Firma Pharmacia-Farmitalia mit 15.000 DM gesponsert ist und den Namen ihres langjährigen Vorsitzenden Schmidt-Matthiesen trägt. Der Schmidt-Matthiesen-Preis ist der einzige wissenschaftliche Preis in der Gynäkologischen Onkologie im deutschsprachigen Raum. Die Ermittlung des Preisträgers erfolgte durch die Jury der Arbeitsgemeinschaft für Gynäkologische Onkologie, der die Herren Professoren Jonat, Kaufmann, Kindermann, Pfleiderer und Dr. Lanius von der Firma Pharmacia angehörten. Aus 13 Einsendungen mit außergewöhnlich guten Arbeiten von hohem Niveau wurde der Preisträger ausgewählt. Der Preis wurde anläßlich des AGO-Symposiums in Freiburg am 20./21. September 1996 bekanntgegeben. Der Preisträger ist

Herr Dr. med. Peter Dall, Düsseldorf.
Er wurde für seine Arbeit *Wachstumshemmung CD 44V exprimierender Tumoren durch rekombinante T-Zellen – ein Gentherapieansatz beim Zervixkarzinom?* ausgezeichnet.

Herr Dr. Dall, geboren 1965, ist Stipendiat der Studienstiftung des Deutschen Volkes, studierte Medizin und promovierte in Bonn. Im Rahmen eines DFG-Ausbildungsstipendiums war er zwei Jahre am Institut für Genetik bei Prof. Herrlich in Karlsruhe tätig. Sein Forschungsthema: CD 44 Expression bei gynäkologischen Malignomen, Entwicklung diagnostischer und therapeutischer Ansätze.

Seit 1995 ist Herr Dall wissenschaftlicher Assistent an der Universitäts-Frauenklinik in Düsseldorf. Sein Literaturverzeichnis weist ihn als einen aktiven jungen Forscher aus.

Herr Kollege Pfleiderer führte in der Laudatio am 21. September 1996 unter anderem aus: Herrn Dall gelang die Aktivierung von T-Lymphozyten, unabhängig von ihrer natürlichen T-Zellrezeptoren-Spezifität gegen 2 Antigene, die auf entdifferenzierten Mamma- und Zervixkarzinomen fast regelmäßig vorkommen: das CD44v6-Antigen und das CD44v7/8-Antigen. Beide Antigene sind nicht im Normalgewebe nachweisbar. Er stelle ein Fusionsgen, bestehend aus der Antigen-Bindungsregion des CD44v6- bzw. CD44v7/8-spezifischen Antikörpers und der Zeta-Kette des T-Zellrezeptors her. Das Fusionskonstrukt wurde in einen retroviralen Vektor inseriert.

Herr Dr. Dall konnte damit zeigen, daß durch gentechnologische Verfahren die Antigenspezifität und Aktivierung zytotoxischer T-Zellen so umgewandelt werden kann, daß diese eine nachweisbare, antitumorale Aktivität gegenüber soliden Tumoren bekommen. Für den Einsatz bei einer Karzinompatientin sollte es möglich sein, autologe, primäre T-Zellen entsprechend gentechnisch zu modifizieren, sie zu expandieren und intravenös zu applizieren. Diese veränderten T-Zellen besitzen dann bei erhaltener Penetrationsfähigkeit in solde Tumoren eine gezielte Spezifität zur Abtötung der entsprechenden Karzinomzelle.

Ich gratuliere Ihnen zu dieser großartigen Leistung und freue mich, Ihnen den Preis im Namen der Arbeitsgemeinschaft Gynäkologische Onkologie überreichen zu können. Ich wünsche Ihnen viel Erfolg für Ihre weitere Forschung.

Hevert-Preis (Sponsor: Dr. Hevert)

Der Hevert-Forschungspreis wird zum ersten Mal vergeben. Der Preis ist mit 10.000 DM dotiert. Sponsor ist Herr Kollege Dr. Hevert. Ich grüße Sie und freue mich, daß Sie der Preisverleihung beiwohnen. Der Preis wird für wissenschaftliche Arbeiten auf dem Gebiet der Homöopathie oder Phytotherapie vergeben. Die Jury hat unter drei Manuskripten eine Arbeit ausgewählt, die den Titel *Placeboeffect und Placebokonzept – eine kritische methodologische und konzeptionelle Analyse von Angaben zum Ausmaß des Placeboeffekts* trägt. Die Preisträgerin ist

Frau Dr. med. Gunver Sophia Kienle, Freiburg.
Frau Dr. Kienle, 1964 geboren, studierte zunächst Physik an der Universität Tübingen, danach Medizin an den Universitäten Witten-Herdecke und Göttingen. Nach dem Staatsexamen 1992 war sie Assistentin an der Medizinischen Klinik im Nordwestkrankenhaus Sanderbusch und an der Klinik für internistische Onkologie in Freiburg. 1995 erfolgt die Promotion über das Thema: „Über das Auftreten des Placeboeffekts". Zur Zeit ist Frau Dr. Kienle wissenschaftliche Mitarbeiterin am Institut für angewandte Erkenntnistheorie und medizinische Methodologie der Universität Freiburg.

Ich bin der Ansicht, daß damit ein wichtiges Feld betreten wird, um Vorurteilen und falschen Einschätzungen zu begegnen. Ich hoffe, daß dieser Preis auch den Grundstein für eine fruchtbare Zusammenarbeit legt. Ich übergebe Ihnen den Hevert-Preis im Namen der Arbeitsgemeinschaft für Naturheilkunde und Umweltmedizin und der Deutschen Gesellschaft für Gynäkologie und Geburtshilfe.

Preis der Zeitschrift für Geburtshilfe und Neonatologie

Der Preis für eine herausragende Publikation in der Zeitschrift für Geburtshilfe und Neonatologie wird vom Ferdinand Enke Verlag gestiftet und auf diesem Kongreß zum ersten Mal vergeben. Er ist mit 4000 DM dotiert. Die Herausgeber der Zeitschrift haben den Preis an

Herrn Dr. med. Chaoui, Frauenklinik der Charité Berlin,
für die Arbeit *Fetale atrioventrikuläre Blutflußgeschwindigkeit in der zweiten Hälfte der Schwangerschaft: eine Doppler-echokardiographische Studie* verliehen.

Herr Dr. Chaoui, 1961 in Beirut, Libanon, geboren, ist Oberarzt an der Universitäts-Frauenklinik der Charité seit 1993. Er studierte an der Humboldt-Universität Berlin, promovierte dort und absolvierte seine Facharztausbildung. Seit 1986 erfolgen Forschungen im Rahmen der Arbeitsgruppe „Pränatale Diagnostik und Therapie" unter der Leitung von Prof. Bollmann. Sein Interessengebiet liegt auf dem Gebiet der Pränatalen Kardiologie. Er erhielt 1993 den Forschungspreis der Charité für die Leistung auf dem Gebiet der sonographischen kardiovaskulären Diagnostik und 1993 den Forschungspreis der Dr. Hakert-Stiftung zur Förderung der pränatalen Medizin. Die Habilitation erfolgte über das Thema, das auch die herausragende Publikation zum Inhalt hat.

Ich freue mich, Ihnen den Preis im Auftrag der Herausgeber der Zeitschrift Geburtshilfe und Neonatologie und des Enke-Verlages überreichen zu können.

Meine sehr verehrten Damen und Herren,
Ist Ihnen bewußt geworden, daß ich mit der Verleihung der Preise an unsere jungen Forscher soeben 139.000 DM verteilt habe? Das wäre nicht möglich gewesen, wenn die pharmazeutischen Firmen diese großzügige Unterstützung nicht zur Verfügung gestellt hätten.

Es ist mir daher ein besonderes Anliegen, den Sponsoren, den Firmen zu danken, daß Sie die Preise trotz knapper werdender Mittel wieder bereitgestellt haben. Von diesen Preisen geht ein ungeheurer Motivationsschub für unsere Assistenten in den Klinken aus. Durch Ihre Unterstützung schaffen Sie für den wissenschaftlichen Nachwuchs in unserem Fachgebiet die Voraussetzung, internationale Beziehungen zu knüpfen und zu pflegen, sich in der wissenschaftlichen Welt umzutun und die gewonnenen Erkenntnisse sogleich oder später der Praxis verfügbar zu machen. Wissenschaft kann ohne Sponsoren nicht gedeihen.

Ich danke Ihnen auch dafür, daß Sie gemeinsam für den Empfang der Preisträger einen würdigen Rahmen im „Italienischen Dörfchen" im Anschluß an die Veranstaltung geschaffen haben. Ihnen, meine sehr verehrten Damen und Herren, danke ich, daß Sie die Preisträger durch Ihre Gegenwart ehren. Ihnen, meine sehr verehrten Kolleginnen und Kollegen, liebe Preisträger wünsche ich weiterhin viel Erfolg bei Ihrer wissenschaftlichen Tätigkeit. Einen Rat von Albert Einstein möchte ich Ihnen nicht vorenthalten. Er sagte: „Wenn A für Erfolg steht, gilt die Formel A = x + y + z: X ist Arbeit, Y ist Muße und Z heißt Mundhalten".

Ich wünsche Ihnen alles Gute für Ihre Zukunft.

Teil II
Geburtshilfe und Perinatologie

Podiumsdiskussionen

Die Frühgeburt von Einlingsschwangerschaften – Prävention und Therapie
(Moderation: K.-H. Wulf)

Einleitung

K.-H. Wulf

Die Frühgeburt ist nach wie vor das zentrale Problem der moderen Geburtshilfe und Perinatologie. Sowohl die perinatale Mortalität als auch die einschlägige Morbidität sind vorrangig durch die Frühgeburtlichkeit belastet. Der Anteil der Frühgeburten an der perinatalen Mortalität liegt unverändert bei 65–70 %. Insgesamt stellt das Frühgeborenenproblem auch eine erhebliche volkswirtschaftliche Belastung dar. Erhöhte Anstrengungen im Rahmen einer primären und sekundären Prävention sind unbedingt erforderlich.

Die Entwicklung in den letzten 10–15 Jahren in der Bundesrepublik ist gekennzeichnet durch eine ständige Verbesserung der perinatalen Mortalität Frühgeborener bei praktisch gleichbleibender Frühgeborenenfrequenz.

Im Vergleich der Jahre 1983 und 1992 hat die perinatale Mortalität aller Neugeborenen mit einem Geburtsgewicht unter 2500 g abgenommen von 9,9 % auf 5,8 %. Dennoch liegt die Frühgeborenenmortalität immer noch um den Faktor 10 höher als die gesamte perinatale Mortalität (1983: 0,93 %, 1992: 0,58 %). Die Frühgeborenenrate blieb im gleichen Zeitraum mit 5,6 % und 5,9 % praktisch konstant. Das gilt auch für die einzelnen Gewichtsklassen. Die bisherigen Präventionsprogramme haben nicht ausreichend gewirkt. Zukünftige Maßnahmen sollten psychosoziale Faktoren stärker berücksichtigen.

Das Podiumgespräch wird sich bewußt auf Einlingsschwangerschaften und auf spontane Frühgeburten beschränken. Die artefizielle Frühgeburt aus materner oder fetaler Indikation wird ausgeklammert. Im Mittelpunkt steht die Prävention und die Therapie der drohenden Frühgeburt, nicht die Geburtsleitung.

Das Frühgeburtensyndrom ist ein heterogener Komplex, sicher auch multikausal. Dennoch gibt es gemeinsame klinische und pathophysiologische Mechanismen. Im Mittelpunkt der Symptomatik steht die vorzeitige Wehentätigkeit: keine spontane Frühgeburt ohne zervixwirksame Uteruskontraktionen. Bei einem Drittel aller

Frühgeburten wirkt die Wehentätigkeit primär als auslösendes Phänomen, bei den verbleibenden 2 Dritteln werden sekundär vorzeitige Wehen beobachtet nach Infektion, vorzeitigem Blasensprung etc.

Die Pathophysiologie vorzeitiger Wehen konzentriert sich auf die Stimulation der Prostaglandinsynthese (Zytokine) und die Sensibilisierung des Myometrium (Corticotropin). Auslösende Faktoren sind Infektionen (bakterielle Endotoxine), uteroplazentare Ischämien (Sauerstoffradikale) und/oder Streßsituationen (Releasinghormone).

Den pathophysiologischen Mechanismen folgend sollten sich die Frühgeburten-Präventionsprogramme auf die Soziopsychoprophylaxe, die Infektionsprophylaxe und die Tokolyse konzentrieren.

Im Rahmen der *primären Prophylaxe* geht es um die Aufdeckung und Vermeidung ursächlicher Faktoren. Dazu gehört eine allgemeine Vorsorge mit Verbesserung der Lebenssituation, der Wissensvermittlung über Schwangerschaft und Geburt, der allgemeinen Gesundheitspflege, der Lebensführung, der Ernährung und dem Genußmittelkonsum.

Bei der *sekundären Prävention* geht es zunächst um die Aufdeckung, Erfassung und Gewichtung von Risikomerkmalen aus Anamnese und Befund im Rahmen einer Früherkennung der drohenden Frühgeburt. Das diagnostische Repertoire ist umfangreich, es umfaßt subjektive und objektive Frühsymptome.

Im Mittelpunkt der therapeutischen Maßnahmen steht die psychosoziale Führung, ggf. unter Herausnahme aus dem Arbeitsprozeß, Bettruhe, Hospitalisation. Gezielt sollten die Tokolyse, die Lungenreifeinduktion, die Antibiose und die Cerclage eingesetzt werden. Die Grenzen präventiver Maßnahmen bei drohender Frühgeburt werden aufgezeigt.

Das Podiumgespräch soll ein Gedankenaustausch zwischen den beteiligten Geburtshelfern und Psychotherapeuten in Klinik und Praxis bringen und, wenn möglich, Behandlungsstrategien aufzeigen.

Literatur

1. Creasy RK (1991) Lifestyle influences on prematurity. J Dev Physiol 15:15–20
2. Creasy RK (1993) Preterm birth prevention: where are we? Am J Obstet Gynecol 168(4):1223–1230
3. Dudenhausen JW (1994) Die Bedeutung sozialer Faktoren für die Frühgeburtlichkeit. Perinatal Med 6:117–120
4. Dudenhausen JW, Büscher U (1996) Zuverlässigkeit der Abschätzung des Frühgeburtsrisikos. Gynäkologe 7:585–589
5. Hedegaard M, Brink Henriksen T, Sabroe S, Secher NJ (1993) Psychological distress in pregnancy and preterm delivery. BMJ 307:234–239
6. Kirby RS, Swanson ME, Kelleher KJ, Bradley RH, Casey PH (1993) Identifying at-risk children for early intervention services: lessons from the Infant Health and Development Program. J Pediatr 122:680–686
7. Künzel W (1995) Epidemiologie und Pathophysiologie der Frühgeburt. In: Künzel W, Kirschbaum M (Hrsg) Gießener Gynäkologische Fortbildung 1995. Springer, Berlin Heidelberg New York Tokyo, S 57–70
8. Papiernik E, Bouyer J, Dreyfus J (1985) Risk factors for preterm births and results of a prevention policy. The Hagenau Perinatal Study 1971–1982. Pediatrics 76:154–158

9. Rettwitz-Volk W (1996) Epidemiologische Aspekte der Frühgeburtlichkeit. Perinatal Med 5:15–18
10. Shiono PH, Klebanoff MA (1993) A review of risk scoring for preterm birth. Clin Perinatol 20(1):107–125
11. Taren DL, Graven SN (1991) The sensitivity and specificity of a preterm risk score for various patient populations. J Perinatol 11(2):130–136
12. Thieme C (1991) Geburtshilfe in Bayern – Frühgeburt. BPE Jahresbericht 1991, S 91–94
13. Wulf K-H (1993) Effizienz und Inanspruchnahme der Schwangerenvorsorge. Perinatal Med 5:73–77
14. Wulf KH (1995) Frühgeburt und Grenzen. Arch Gynecol Obstet 257:447–492

Psychosoziale Betreuung bei drohender Frühgeburt

S. Börgens

Pathophysiologische Mechanismen der vorzeitigen Wehentätigkeit: Psychosoziale Belastungen, Streß

Trotz der in den letzten Jahren gestiegenen Bereitschaft, auch psychosoziale Belastungen als die Ursache vorzeitiger Wehentätigkeit anzunehmen, sind die Befunde entsprechender Untersuchungen enttäuschend, zumindest uneinheitlich. Zum einen basieren viele Studien auf keiner expliziten psychophysiologischen Theorie; die Wirksamkeit psychosozialer Einflüsse wird nur im Umkehrschluß aus der ungeklärten somatischen Ätiologie gefolgert. Auch psychologisch vage Konzepte wie „Streß" oder „belastende Lebensumstände" tragen oft nicht weit genug und führen zu teilweise widersprüchlichen Ergebnissen von epidemiologischen Studien und klinisch-therapeutischen Untersuchungen [9].

Insbesondere zwei psychologische Konzepte, „Angst" und „belastende Lebensereignisse", sind in einer Vielzahl von Studien im Zusammenhang mit vorzeitiger Wehentätigkeit, Frühgeburt, Wachstumsretardierung und verschiedenen Geburtskomplikationen untersucht worden [8]. Ein Zusammenhang von habitueller oder momentaner Angst, erfaßt anhand von Fragebogen, mit den untersuchten Parametern, vor allem Frühgeburtlichkeit und Wachstumsretardierung, konnte nicht gefunden werden. Für „belastende Lebensereignisse" ergibt sich ein uneinheitliches Bild.

Es sollen im folgenden, gestützt auf Ergebnisse der psychophysiologischen Forschung, mögliche Wirkmechanismen belastender Lebensumstände dargestellt und differenziert werden, aus denen gezieltere Hinweise für eine Psychoprophylaxe der Frühgeburt abgeleitet werden können. Nicht vergessen werden darf dabei, daß die Tatsache einer drohenden Frühgeburt, oft verbunden mit einer längerfristigen stationären Aufnahme und medikamentöser Tokolyse, für die werdende Mutter eine große Belastung an sich darstellt. Medikamentöse und psychosomatische Frühgeburtsprophylaxe müssen sich sinnvoll ergänzen.

Verschiedene psychosoziale Variablen i.w.S., also eher soziodemographische Variablen wie niedriger Sozialstatus, niedriger Ausbildungsstand, eher unqualifizierte Berufstätigkeit, einhergehend mit geringerem Gesundheitsbewußtsein und geringerer Inanspruchnahme der Schwangerschafts-Vorsorgeuntersuchungen korrelieren deutlich mit dem Risiko einer Frühgeburt. Diese Variablen, die in epidemiologischen Studien immer wieder ermittelt wurden, sollen nicht im einzelnen betrachtet werden; hier gibt Lukesch einen umfassenden Überblick [9]. Hier soll es vor allem darum gehen, mögliche pathophysiologische Mechanismen aufzuzeigen, mittels derer sich psychosoziale Belastungen auf die Neigung zur Frühgeburt, im Sinne dieses Podiumsgesprächs also die Neigung zu vorzeitiger Wehentätigkeit, auswirken.

Drei Achsen der Einflußnahme sind hier offenkundig:

- das *vegetative Nervensystem*, besonders über die Hormone des Nebennierenmarks,
- das *endokrine System*, vor allem über die Hormone der Nebennierenrinde, und
- das *Immunsystem*.

Ausgehend von Cannons Beschreibung der psychophysischen Notfallreaktion („fight versus flight"; zit. nach Erdmann [3]), die eine generalisierte Sympathikusreaktion darstellt, ist seit den fünfziger Jahren immer wieder zwischen zwei spezifischeren Mustern differenziert worden:

- einer relativ ungezielten Energiemobilisierung, die mit einem Überwiegen der *Adrenalinsekretion* einhergeht, also vor allem die β-Rezeptoren aktiviert, und sich im Erleben durch Situationsunsicherheit, ggf. auch durch „*Angst*", widerspiegelt; und
- einer gezielten Vorbereitung auf motorische Aktivität, Überwiegen der *Noradrenalinsekretion*, entsprechend stärkerem Ansprechen der α-Rezeptoren, erlebensmäßig möglicherweise durch „*Ärger*" oder „*Wut*" charakterisiert oder positiv durch „*leistungsbezogene Aktivierung*".

Die grundsätzliche Gültigkeit dieser Muster wird durch Untersuchungen nahegelegt, bei denen entweder durch Katecholamininjektionen und gleichzeitige Erzeugung von angst- bzw. ärgerinduzierenden Situationen die entsprechenden Emotionen hervorgerufen werden konnten, oder umgekehrt, indem bei Variation der angst- oder ärgerauslösenden Situationsbestandteile bedeutsame Differenzen der Katecholaminsekretion bzw. der von ihnen beeinflußten peripher-physiologischen Parameter gefunden wurden. *Hinreichend* zur Erzeugung einer Emotion ist *nicht* die Katecholamininjektion allein – die Probanden berichten dann eher von einem „Pseudo"-Gefühl. Einen guten Einblick in die Befunde gibt das Buch von Erdmann [3].

Das *α-adrenerge* System mit den bekannten Wirkungen am Uterus – Steigerung der Motilität, Verringerung der Durchblutung – scheint also ein erster Kandidat für die psychophysiologische Beeinflussung der Frühgeburtlichkeit zu sein. Das *β-adrenerge* System hingegen wirkt uterusrelaxierend, so daß das enttäuschende Gesamtergebnismuster der Studien, die nach einem Zusammenhang von Angst und Frühgeburtlichkeit fragten, nicht überraschen kann. Lukeschs [9] Befund, daß signifikante Korrelationen von Angst und Frühgeburtlichkeit nur bei retrospektiver, nicht aber bei prospektiver Vorgehensweise zu finden waren, ist zu beachten; generell sind Ergebnisse retrospektiver Studien gerade in diesem Problembereich nur mit Vorbehalten zu interpretieren, da sich die Ursache-Wirkungs-Richtung einer Korrelation kaum festlegen läßt.

Daß auch Angst Wehen induzieren kann, ist erklärbar: Zum einen handelt es sich keineswegs um eine reine Reaktionsspezifität; es wird bei ängstlicher Stimmungslage auch vermehrt Noradrenalin ausgeschüttet. Zum anderen kann auch emotionale Konditionierung eine Rolle spielen: Wehen in der Schwangerschaft können Angst auslösen, eine Rückwärtskonditionierung führt zum umgekehrten Mechanismus. Ein typischer Auslösereiz ist für viele Patientinnen in Langzeittokolyse der Anblick des Kardiotokographen. Hier ist aber zu fragen, ob diese Kontraktionen aufgrund momentaner Anspannung für die Frühgeburtsgefahr relevant sind. Offenbar gibt es Schwangere, die über Wochen hinweg dokumentierte Wehen haben, ohne daß sich der Zervixbefund wesentlich verändert. Möglicherweise bietet hier die von Spätling vorgestellte Vierkanal-Tokographie einen Ansatzpunkt, zu prognostisch valideren tokographischen Aufzeichnungen zu kommen.

Bei chronischen Belastungen spielen die Hormone der Hypophysen-Nebennierenrinden-Achse eine größere Rolle als die des Nebennierenmarks. Dies ist seit Selyes [10] Beschreibung des allgemeinen Adaptationssyndroms bekannt. Die vermehrte Ausschüttung von Glukokortikoiden kann für die Frühgeburtlichkeit aus zwei Gründen bedeutsam sein: zum einen wird die Immunabwehr geschwächt, und dies kann zu Infektionen des Genitaltraktes führen, die vorzeitige Wehen verursachen. Die Rolle von Infektionen bei der Entstehung vorzeitiger Wehen wird von meinem Mitdiskutanten, Professor Martius, dargelegt. Zum anderen können Glukokortikoide direkt Wehen induzieren; tierexperimentell ist dies nachgewiesen [4], auch klinische Erfahrung spricht dafür. Hier ist auf die Ausführungen der Herren Professoren Spätling und Husslein hinzuweisen, die die Bedeutsamkeit der Hypothalamus-Hypophysen-Nebennierenrinden-Achse für die Stoffwechselvorgänge in der Genese der Wehentätigkeit unterstreichen.

In den letzten Jahren hat sich verstärkt die Psychoneuroimmunologie als verheißungsvolle Disziplin etabliert. Eine Vielzahl von Untersuchungen belegen, daß sowohl akute als auch langdauernde psychische Belastungen zu einer signifikanten Schwächung der Immunkompetenz führen [1]. Dabei kann sowohl eine über die Glukokortikoide vermittelte als auch eine direkte Einflußnahme angenommen werden. Häufig wird als abhängige Variable das sekretorische Immunglobulin A (sIgA) im Speichel als lokale Immunantwort verwendet. Wegen des vergleichbaren Aufbaus der Mucosae erscheint auch die Messung des sIgA im Vaginalsekret vielversprechend [5]. Eine Schwächung der lokalen Immunabwehr könnte die vielfach zu beobachtenden hartnäckigen Infektionen bei Patientinnen mit vorzeitigen Wehen erklären.

Die seelischen Belastungen, die in der Anamnese von Patientinnen mit drohender oder stattgefundener Frühgeburt berichtet werden, bestehen weniger in einzelnen traumatischen Lebensereignissen – selbst die Trennung vom Partner trägt nicht substantiell zum Frühgeburtsrisiko bei [7]. Vielmehr kann die typische psychische Disposition, die zu vorzeitiger Wehentätigkeit führt, so beschrieben werden: chronische Überforderung, verbunden mit unzureichenden Mitteln zu ihrer Bewältigung, Frustration und Ärger. Diese Frauen erleben sich als unkontrollierbaren Einflüssen ausgeliefert, sie können daher ihren Ärger kaum oder gar nicht ausagieren. Dies kann aber, gemäß psychosomatischen Modellvorstellungen [2] und der zuvor erwähnten Differenzierung von Angst und Ärger, zur gesteigerten Aktivierung des noradrenergen Systems führen, mit den unerwünschten Effekten auf Uterusaktivität und Uterusperfusion. Die für Selyes „Widerstandsphase" beschriebene erhöhte Sekretion von Glukokortikoiden hat im Tierexperiment eindeutig negative Wirkungen auf die Tragzeit und das Geburtsgewicht [4].

Es wäre ein Kurzschluß, aus diesen Überlegungen unter psychodynamischen Vorzeichen nun vorschnell eine Verantwortlichkeit der Schwangeren für die vorzeitige Wehentätigkeit abzuleiten, also ihr den Schwarzen Peter zuzuschieben: „Weil du die Schwangerschaft bzw. dein Kind ablehnst, hast du vorzeitige Wehen". Wenn sie ihre Situation einschließlich der Schwangerschaft für schwer erträglich hält und darauf mit vorzeitigen Wehen reagiert, ist es geboten, ihr durch Hilfen verschiedener Art eine unbeschwertere Schwangerschaft zu ermöglichen. Darauf wird unter „Prävention und Therapie" noch näher eingegangen.

In exemplarischer Weise konnte ich die psychische Disposition „chronische Überforderung und Machtlosigkeit" an schwangeren Asylbewerberinnen beobachten, die vom Notaufnahmelager des Landes Hessen in die Uni-Frauenklinik Gießen eingewiesen wurden. Nicht nur vorzeitige Wehen, sondern auch Hypertonie mit Plazentainsuffizienz und Wachstumsretardierung, die dann eine ärztlich induzierte Frühgeburt bedingen, sind bei diesen Frauen häufig.

Primäre Prävention und Therapie

Ergänzend zu den Ausführungen meines Mitdiskutanten Dr. Linder, der über die psychische Einstimmung der werdenden Mutter auf den Zustand „Schwangerschaft" referiert hat, möchte ich die Bedeutung der Berufstätigkeit der Schwangeren für das Frühgeburtsrisiko erwähnen. In letzter Zeit haben vermehrt Schwangere mit vorzeitigen Wehen über regelrechtes Mobbing am Arbeitsplatz nach Bekanntgabe ihrer Schwangerschaft berichtet, so daß sie zwar dank der deutschen Mutterschutz-Richtlinien Kündigungsschutz genossen, trotzdem aber in unzumutbarer Weise belastet wurden. Auch ehrgeizige und gewissenhafte Frauen selbst, die beruflich „ihren Mann stehen", scheinen nur schwer zu akzeptieren, daß die Schwangerschaft zwar „natürlich keine Krankheit" ist, aber doch vermehrte Schonung und Ruhe erfordert. Hier ist der betreuende Frauenarzt/die Frauenärztin gefordert, wachsam auf Signale der Überforderung zu reagieren und die Patientin ggf. krankzuschreiben. Die von Linder praktizierte partielle Krankschreibung erscheint als ein guter Kompromiß zwischen der erforderlichen Schonung und dem Anliegen der werdenden Mutter, noch die wichtigsten Dinge an ihrem Arbeitsplatz zu erledigen. Hausfrauen, die möglicherweise schon Kleinkinder zu versorgen haben, können entsprechend durch die Verordnung einer Haushaltshilfe entlastet werden.

Sekundäre Prävention und Therapie

Eine *Psychotherapie in der Schwangerschaft* im Sinne einer fokalen Kurztherapie kann z. B. angezeigt sein bei einer Problematik sexuellen Mißbrauchs oder bei akuter Trauer oder Depression. Hierzu wird auf die Ausführungen von Linder als ärztlichem Psychotherapeuten verwiesen. Eine *psychologische Begleitung* der Schwangeren, die unter vorzeitigen Wehen leidet, muß hingegen *Bestandteil jedes ärztlichen Handelns* sein. Sie umfaßt fünf Gesichtspunkte:

- Verringerung der Belastungen durch die Lebenssituation,
- Unterstützung bei der Verarbeitung vergangener belastender Ereignisse,
- psychovegetative Harmonisierung und Entspannung,
- psychologische Begleitung der medikamentösen Tokolyse,
- Aufrechterhaltung der Situationskontrolle durch die werdende Mutter.

Verringerung der Belastungen durch die Lebenssituation. Diese Maßnahme ist natürlich seit jeher eingesetzt worden, indem der gefährdeten Schwangeren zunächst körperliche Schonung verordnet wurde und sie, wenn das häusliche oder berufliche Umfeld die körperliche und seelische Schonung nicht gewährleisten konnte, stationär aufgenommen wurde. Dabei ist der Nutzen eines Klinikaufenthaltes stets kritisch abzuwägen, da er selbst eine psychische Belastung darstellen kann. Um wirklich effektiv zu sein, muß die Herausnahme aus belastenden Lebensumständen mit einer Beratung und Unterstützung in offengebliebenen Fragen und Sorgen einhergehen. So können z. B. die kirchlichen Hilfswerke bei der Vermittlung einer Betreuerin für die übrige Familie eingeschaltet werden.

Unterstützung bei der Verarbeitung vergangener belastender Ereignisse. Wenn zuvor erwähnt wurde, daß einzelne traumatische Lebensereignisse nicht substantiell zum Frühgeburtsrisiko beitragen, so gibt es wichtige Ausnahmen: Frühgeburten oder totgeborene oder perinatal verstorbene Kinder in der Anamnese; sie erhöhen das Frühgeburtsrisiko um den Faktor 2 bis 3 [7]. Selbst wenn in Rechnung gestellt wird, daß zum Teil wieder die gleichen organischen Ursachen wirksam werden, so ist es doch offensichtlich, daß mit dem Nahen des traumatischen Schwangerschaftszeitpunkts Angst und Anspannung der Schwangeren extrem zunehmen. Einer solchen Patientin ist nicht damit geholfen, daß man sie auffordert, die trüben oder ängstlichen Gedanken wegzuschieben. Die erneute Schwangerschaft als „Wiedereinsetzung in den alten Zustand" reaktiviert unweigerlich die Trauer und auch die Angst. Rational-persuasive Äußerungen wie „Sie dürfen sich nicht so aufregen, das schadet Ihrem Baby", sind nicht angezeigt. Der Arzt/die Ärztin sollte sich als verständnisvoller Gesprächspartner bereithalten, im eigenen Gesprächsverhalten vor allem auf die Fortschritte der aktuellen Schwangerschaft abheben und versuchen, suggestiv-beruhigend auf die Patientin einzuwirken. Häufige Ultraschallkontrollen, die den Fortschritt der kindlichen Entwicklung dokumentieren, werden von den meisten dieser Risikoschwangeren begrüßt.

Psychovegetative Harmonisierung und Entspannung. Wehentätigkeit während der Schwangerschaft, vor allem im dritten Trimenon, ist ein physiologisches Phänomen, wie auch Spätling ausführte. Jeder Schwangeren sind die gelegentlichen Verhärtungen des Bauches vertraut. Im Falle einer koordinierten und/oder schmerzhaften Kontraktionstätigkeit kann nun eine Symptomfixierung resultieren, die aus der Psychotherapie wohlbekannt ist und in einem Teufelskreis zur Symptomverstärkung führt, wie z. B. bei der Furcht vor dem Erröten oder dem Stottern [6]. Hier können suggestiv- bzw. autosuggestivübende Verfahren wie das Autogene Training segensreich sein: Sie verhelfen zu einer gelasseneren Haltung gegenüber den Wehen und können gerade dadurch ihre Häufigkeit und Stärke verringern. Der Arzt/die Ärztin muß in der Beurteilung des kardiotokographischen Befundes diese gelassene Haltung vermitteln: Wesentlich für das Frühgeburtsrisiko ist nicht die Tatsache der Wehentätigkeit, sondern der Zervixbefund.

Psychologische Begleitung der medikamentösen Tokolyse. Aus psychologischer Sicht ist es ein gravierender Nachteil der medikamentösen Tokolyse mit β_2-Sympathikomimetika wie Fenoterol, daß die durch sie hervorgerufenen Nebenwirkungen wie Tachykardie, Hitzewallungen und Tremor den psychohygienischen Maßnahmen zur Beruhigung und Schonung der frühgeburtsgefährdeten Patientin entgegenwirken. Die zumeist akuten Sorgen um das Wohlergehen des Kindes und den Fortbestand der Schwangerschaft erhalten durch diese Nebenwirkungen eine organische Untermauerung. Es sind, gemäß den zuvor skizzierten Modellvorstellungen, die Voraussetzungen für die Entstehung der Emotion „Angst" in exemplarischer Weise gegeben: die vegetative Erregung und die Sorgen. Durch Angstkonditionierungen können Wehen induziert und somit der Erfolg der Tokolyse gefährdet werden. Gelingt es aber umgekehrt, die vegetative Erregung eindeutig auf die Medikation zu attribuieren, so ist die Angstneigung geringer.

Eine ungeschönte, eher etwas überzeichnete Schilderung der Nebenwirkungen vor Beginn der Tokolyse erleichtert es also den Patientinnen, die unangenehmen Erscheinungen richtig zu deuten, sich innerlich von ihnen zu distanzieren und sie als ein „notwendiges Übel" anzunehmen. Zu diesem Zweck und zur weiteren Aufklärung der Patientin über die gebotenen diagnostischen und therapeutischen Maßnahmen habe ich eine Patientinnen-Informationsbroschüre zu Partusisten verfaßt, die über die Herstellerfirma erhältlich ist.

Die oben beschriebene psychovegetative Harmonisierung und Entspannung ist natürlich für Langzeittokolyse-Patientinnen besonders empfehlenswert.

Aufrechterhaltung der Situationskontrolle durch die werdende Mutter. Die meisten Patientinnen, die längerfristig stationär betreut werden müssen, leiden unter der Hospitalisierung mit weitgehendem Verlust der Intimsphäre, der erzwungenen Bettruhe und Untätigkeit; sie fühlen sich ja subjektiv nicht krank. Das Gefühl der Abhängigkeit von anderen erzeugt Hilflosigkeit, häufig auch Überempfindlichkeit, Klagsamkeit und Groll, so daß das Verhältnis zum Personal auf die Dauer oft gespannt ist. Das Stationsteam sollte regelmäßig den Umgang mit „schwierigen" Patientinnen besprechen, um ihnen angemessen zu begegnen.

Ärger und Frustration sind, wie dargelegt, Emotionen, die sich besonders nachteilig auf die Fortführung der Schwangerschaft auswirken. Alle Maßnahmen, die der Patientin, im Rahmen ihrer Beschränkungen, eine gewisse *Selbständigkeit* und *Situationskontrolle* erhalten, sind daher zu begrüßen. Deshalb sollten möglichst, selbst wenn strenge Bettruhe verordnet ist, der Gang zur Toilette und die Körperpflege gestattet werden. Auch das gelegentliche kurze Verlassen des Krankenzimmers, und sei es nur „um die Ecke" zu einer Sitzgelegenheit im Korridor, verringert das Gefühl der Einschränkung. Ein wichtiger Aspekt der Situationskontrolle ist die *Informiert-*

heit: das weitere Vorgehen sollte regelmäßig mit der Patientin geklärt werden. Nicht eingehaltene Versprechungen, z. B. über den Entlassungstermin, sind zu vermeiden.

Gelingt es, die Patientin in ihren Schwierigkeiten zu unterstützen und ihr trotz allem eine positive Bewertung des Krankenhausaufenthalts zu ermöglichen, als eine Zeit der Schonung und Ruhe, die sie für sich und ihr Kind nutzbar machen kann, so ist man der Psychoprophylaxe der Frühgeburt nähergekommen.

Literatur

1. Ader R, Felten DL, Cohen N (eds) (1991) Psychoneuroimmunology. Academic Press, San Diego
2. Alexander F (1977) Psychosomatische Medizin. De Gruyter, Berlin
3. Erdmann G (1983) Zur Beeinflußbarkeit emotionaler Prozesse durch vegetative Variation. Beltz, Weinheim
4. Gray J (1971) The psychology of fear and stress. McGraw-Hill, New York
5. Hennig J (1994) Die psychobiologische Bedeutung des sekretorischen Immunglobulin A im Speichel. Waxmann, Münster
6. Hoffmann B (1992) Handbuch des Autogenen Trainings. Deutscher Taschenbuch-Verlag, München
7. Koller S (1983) Risikofaktoren der Schwangerschaft. Springer, Berlin Heidelberg New York
8. Lobel M (1994) Conceptualizations, measurement and effects of prenatal maternal stress on birth outcomes. J Behav Med 17: 225–272
9. Lukesch H (1997) Sozialmedizinische und psychosomatische Aspekte der Frühgeburtlichkeit. In: Künzel W, Wulf KH (Hrsg) Klinik der Frauenheilkunde und Geburtshilfe, Bd 7. Urban & Schwarzenberg, München
10. Selye H (1956) The stress of life. McGraw-Hill, New York

Frühgeburten und Infektionen – Prophylaxe und Therapie

J. Martius

Einleitung

Die Senkung der Frühgeburtenrate bleibt eines der wichtigsten Ziele der Geburtshilfe, da etwa 70 % der perinatalen Mortalität auf das Konto der unreif geborenen Kinder geht. Hinzu kommt, daß viele der heute überlebenden Frühgeburten unter den neurologischen Langzeitfolgen zu leiden haben.

Da unser Wissen über die Ätiologie der Frühgeburt nach wie vor begrenzt ist, blieben Versuche, die Frühgeburtenrate zu senken, bisher weitgehend ohne Erfolg.

Neuere Untersuchungsergebnisse machen deutlich, daß urogenitale Infektionen in der Schwangerschaft das Risiko eines vorzeitigen Blasensprunges, einer vorzeitigen Wehentätigkeit und der Frühgeburt erhöhen. Es besteht berechtigte Hoffnung,

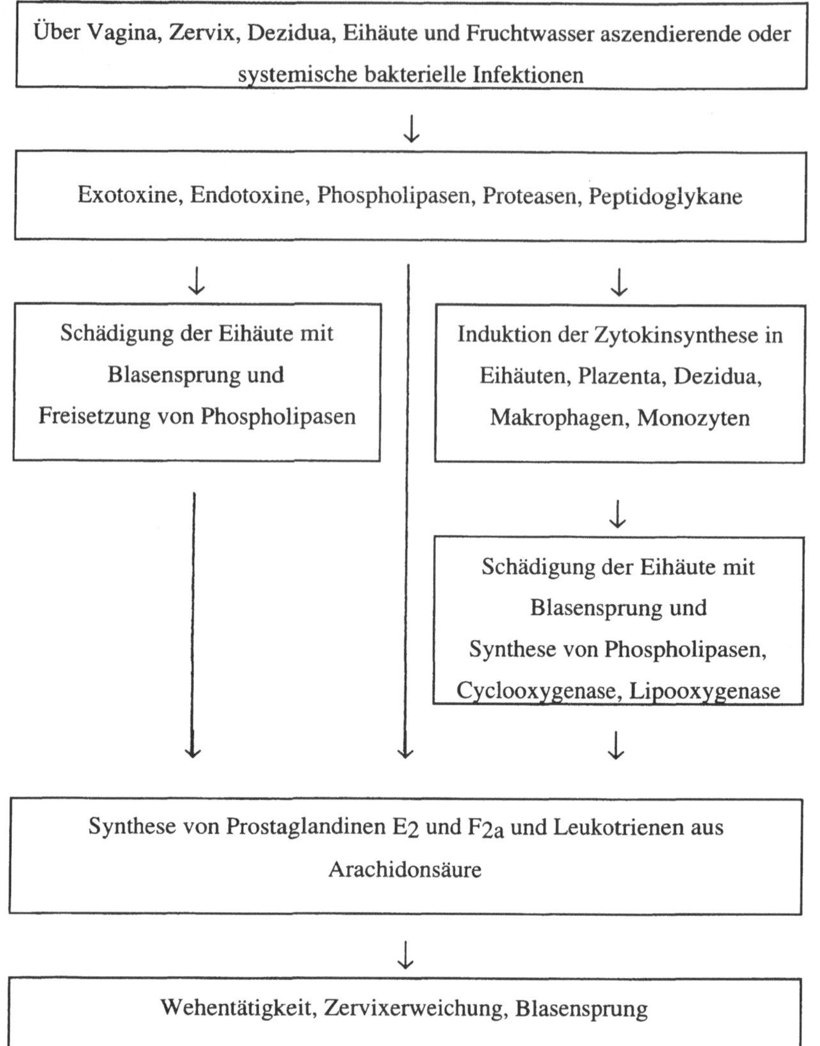

Abb. 1. Infektionen und Frühgeburt: Pathogenese

durch rechtzeitige prophylaktische und therapeutische Maßnahmen zur Verhinderung dieser Infektionen in der Schwangerschaft zu einer Reduzierung der Zahl der Frühgeburten beitragen können.

Infektion und Frühgeburt

Zahlreiche Publikationen aus den letzten Jahren haben gezeigt, daß urogenitale Infektionen während der Schwangerschaft mit einem deutlich erhöhten Risiko einer

Tabelle 1. Urogenitale Infektionen und Komplikationen in der Schwangerschaft

Infektionen	Erhöhte Frühgeburtenrate	Erhöhte Infektionsmorbidität	
		Mutter	Neugeborenes
Bakterielle Vaginose	ja	ja	unklar
Chlamydia trachomatis	ja	ja	ja
Streptokokken B	unklar	ja	ja
Neisseria gonorrhoeae	ja	ja	ja
Trichomonas vaginalis	unklar	unklar	selten
Harnwege	ja	ja	nein

Frühgeburt verbunden sind. Von klinischer Bedeutung ist, daß ein Teil dieser Infektionen auch mit einer erhöhten infektiösen Morbidität von Mutter und Neugeborenem einhergeht (Tabelle 1).

Inzwischen konnten auch einige der zu Grunde liegenden pathogenetischen Mechanismen aufgeklärt werden [9](Abb. 1). So wurde nachgewiesen, daß einige Bakterien Proteasen bilden, die im Bereich der Eihäute zum Verlust der Elastizität führen und so zum vorzeitigen Blasensprung beitragen. Andere Mikroorganismen sind in der Lage, Phospholipase A_2 zu synthetisieren und die Prostaglandinsynthese zu initiieren.

Eine bedeutende Rolle in der Pathogenese der Frühgeburt durch Infektionen spielt nach neuesten Erkenntnissen die lokale zellvermittelte immunologische Reaktion auf die eindringen Mikroorganismen. Die beteiligten Bakterien liefern Phospholipasen, Proteinasen, Endotoxine, Exotoxine und aktivieren Leukozyten, Makrophagen und Monozyten im Bereich der Eihäute, der Dezidua und der Plazenta. Diese stimulierten immunkompetenten Zellen induzieren die Synthese von hochaktiven Zytokinen wie Tumornekrosefaktor (TNF) und Interleukinen (IL) und fördern so die Synthese von Prostaglandinen.

Prophylaxe und Therapie

Es besteht heute Einigkeit darüber, daß es sinnvoll ist, vor einer geplanten Schwangerschaft oder früh in der Schwangerschaft nach urogenitalen (häufig asymptomatischen) Infektionen zu fahnden. Neben der angestrebten Reduzierung der Frühgeburtenhäufigkeit ist hier auch die Verminderung der infektiösen Morbidität der Mutter intra und post partum und des Neugeborenen ein wichtiger Gesichtspunkt.

So konnte für die *bakterielle Vaginose* gezeigt werden, daß die rechtzeitige Behandlung in der Schwangerschaft zu einer signifikanten Verringerung der Frühgeburtenrate beiträgt [3, 7]. Nach dem ersten Trimenon kann nach heutiger Auffassung 2 g Metronidazol in Form einer oralen Einmalbehandlung ohne Gefahr verordnet werden. Mit einer 2 %igen Clindamycincreme steht eine weitere hochwirksame Therapieform zur Verfügung. Die tägliche intravaginale Gabe von 5 g für 5–7 Tage führt zu dem Metronidazol vergleichbaren Heilungsraten und gilt als unbedenklich in der Schwangerschaft. Die *lokale* Behandlung der bakteriellen Vaginose mit Clindamycincreme führte in einer neueren Studie allerdings zu keiner Reduzierung der Frühgeburtenrate [4].

Die AG „Infektionen und Infektionsimmunologie in der Gynäkologie und Geburtshilfe" empfiehlt, vor einer geplanten Schwangerschaft, vor einer Schwangerschaftsunterbrechung und möglichst früh während der Schwangerschaft mit Hilfe des Nativpräparates vom Scheidensekret nach einer bakteriellen Vaginose im Sinne eines Screenings zu fahnden.

Auch für die *sexuell übertragenen Chlamydien* gilt, daß eine Behandlung in der Schwangerschaft zu einer deutlichen Reduzierung von chlamydienbedingten Komplikationen beizutragen vermag [1, 10, 11]. Ein generelles Screening auf Chlamydien ist inzwischen Bestandteil der gültigen Mutterschaftsrichtlinien. Der Nachweis von Chlamydia trachomatis in der Schwangerschaft sollte zu einer oralen antibiotischen Behandlung z. B. in Form von 3 mal 500 mg Amoxicillin pro Tag für 7 Tage führen. Der Behandlungserfolg ist zu kontrollieren und der Partner ist in die Diagnostik und Therapie mit einzubeziehen.

Die Angaben in der Literatur zur möglichen Bedeutung der *Streptokokken der Gruppe B* für die Frühgeburtlichkeit sind nach wie vor widersprüchlich. Gesichert aber ist, daß sie zu den häufigsten Erregern der gefürchteten frühen Form der Neugeborenensepsis gehören. Eine risikoorientierte selektive intrapartuale Antibiotikumprophylaxe der Mutter vermag zu einer signifikanten Reduzierung der Neugeborenensepsis beizutragen. Die AG „Infektionen und Infektionsimmunologie in der Gynäkologie und Geburtshilfe" empfiehlt, daß bei allen Patientinnen mit vorzeitiger Wehentätigkeit oder vorzeitigem Blasensprung vor der 37. Woche durch Kultur eine genitale Besiedlung mit Streptokokken der Gruppe B auszuschließen ist. Ein positiver Befund sollte zur intravenösen Gabe von z. B. 3- bis 4mal 2 g Ampicillin an die Mutter bis zur Geburt führen. Diese Empfehlungen wurden kürzlich weitgehend vom CDC in Amerika bestätigt [12].

Der Nachweis einer *sexuell übertragenen Gonorrhö* während der Schwangerschaft erfordert immer eine antibiotische Therapie z. B. in Form einer einmaligen i.m. Gabe eines Cephalosporins unter Berücksichtigung des Partners, da ein gesicherter Zusammenhang zur Frühgeburtlichkeit, zum Fieber unter der Geburt und nach der Geburt und zur perinatalen Übertragung auf das Neugeborene besteht.

Die Bedeutung einer *urogenitalen Trichomonadeninfektion* während der Schwangerschaft ist nach wie vor unklar. In einigen Untersuchungen wurde eine erhöhte Frühgeburtenrate festgestellt. Zu einem generellen Screening auf Trichomonaden wird zur Zeit nicht geraten. Einigkeit besteht darin, daß eine symptomatische Trichomoniasis während der Schwangerschaft zu behandeln ist. Nach dem ersten Trimenon kann unbedenklich 2 g Metronidazol in Form einer oralen Einmalbehandlung verordnet werden, wobei der Partner zu berücksichtigen ist.

Zwischen *Harnwegsinfektionen* in der Schwangerschaft und einer erhöhten Frühgeburtenrate besteht ein gesicherter Zusammenhang. So konnte gezeigt werden, daß die Behandlung von asymptomatischen Bakteriurien (Prävalenz in der Schwangerschaft ca. 10 %) zu einer signifikanten Reduzierung der Frühgeburtenrate führt [8]. Hinzu kommt, daß 30 % der Patientinnen mit asymptomatischer Bakteriurie im Verlauf der Gravidität eine Pyelonephritis gravidarum entwickeln. In den gültigen Mutterschaftsrichtlinien ist ein generelles Urinscreening vorgesehen. Jeder Nachweis einer Bakteriurie erfordert eine geeignete antibiotische Behandlung.

34.-36. Woche Reife, geringeres Risiko für Sepsis und Chorioamnionitis		Vor 34. Woche Unreife, erhöhtes Risiko für Sepsis und Chorioamnionitis
⇓	⇓	⇓
Aktive Geburt	Keine Wehen	Unabhängig von Wehentätigkeit
⇓	⇓	⇓
Generelle Antibiose für GBS**-Prophylaxe Keine Tokolyse Kein Cortison	Antibiose nur bei GBS-Nachweis Keine Tokolyse Kein Cortison	Generelle Antibiose für Latenz, Sepsis, Chorioamnionitis Tokolyseversuch Cortison

* Keine Infektionszeichen

** Streptokokken der Gruppe B

Abb. 2. Vorzeitiger Blasensprung vor der 37. Woche: Eigenes Vorgehen*

Die Erkenntnis, daß aszendierende Infektionen insbesondere bei sehr unreifen Frühgeburten eine wichtige ätiologische Rolle spielen, hat zur Durchführung von sog. Antibiotikaprophylaxe-Studien bei Patientinnen mit vorzeitiger Wehentätigkeit oder nach vorzeitigem Blasensprung und fehlenden klinischen Zeichen einer Infektion geführt. Das Ziel der Prophylaxe bestand darin, das Gestationsalter bei drohender Unreife zu erhöhen und die infektiöse Morbidität von Mutter und Neugeborenem zu verringern. Die Ergebnisse der einzelnen Studien lassen sich wie folgt zusammenfassen:

Eine generelle Antibiotikumprophylaxe bei vorzeitiger Wehentätigkeit, *stehender Fruchtblase* und fehlenden klinischen Zeichen einer Aszension zeigt keinen Vorteil bezüglich einer relevanten Erhöhung des Schwangerschaftsalters oder einer Reduzierung der infektiösen Morbidität von Mutter und Neugeborenem und ist somit nicht sinnvoll [5].

Dagegen scheint die antibiotische Prophylaxe der Mutter nach *vorzeitigem Blasensprung* zu einer signifikanten Verlängerung der Schwangerschaft und einer Reduzierung der infektiösen Morbidität von Mutter und Neugeborenem beizutragen [2, 6].

Das praktische Vorgehen an der Universitäts-Frauenklinik in Würzburg bei Patientinnen mit vorzeitigem Blasensprung vor der 37. Woche und fehlenden klinischen Zeichen der Infektion ist in Abb. 2 zusammengefaßt.

Zwischen der 34. und 36. Woche wird die Indikation zur Antibiotikaprophylaxe nur vom Ergebnis der B-Streptokokkenkultur abhängig gemacht. Eine generelle Prophylaxe führen wir nicht durch.

Alle Patientinnen mit vorzeitigem Blasensprung vor der 34. Woche erhalten unabhängig vom Ergebnis der B-Streptokokkenkultur eine Antibiotikaprophylaxe z. B. in Form von 3- bis 4mal 2 g Ampicillin i.v. für 3 Tage und anschließend Amoxicillin oral für weitere 4 Tage. Kritisch ist hierbei anzumerken, daß nach wie vor ungeklärt ist, ab welchem Schwangerschaftsalter eine Prophylaxe von Vorteil ist und welche Antibiotika für wie lange zu applizieren sind.

Zusammenfassung

Urogenitale Infektionen erhöhen in der Schwangerschaft das Risiko einer aszendierenden Infektion über die Zervix, die Dezidua, die Plazenta, die Eihäute und das Fruchtwasser. Mögliche Folgen sind eine vorzeitige Wehentätigkeit, ein vorzeitiger Blasensprung, eine Frühgeburt und eine erhöhte infektiöse Morbidität der Mutter und des Neugeborenen. Durch geeignete Untersuchungsmethoden können im Sinne einer Prophylaxe die relevanten Infektionen entweder vor einer geplanten Schwangerschaft, früh in der Schwangerschaft oder auch mit Beginn der Geburt ausgeschlossen werden. Der Nachweis einer Infektion sollte zu einer antibiotischen Therapie führen, da es hierdurch nachweisbar zu einer Reduzierung der mütterlichen und kindlichen Komplikationen kommt.

Literatur

1. Cohen I, Veille J-C, Calkins BM (1990) Improved pregnancy outcome following successful treatment of chlamydial infection. JAMA 263:3160–3163
2. Egarter C, Leitich H, Karas H, Wieser F, Husslein P, Kaider A, Schemper M (1996) Antibiotic treatment in preterm premature rupture of membranes and neonatal mobidity: a metaanalysis. Am J Obstet Gynecol 174:589–597
3. Hauth JC, Goldenberg RL, Andrews WW, DuBard MB, Copper RL (1995) Reduced incidence of preterm delivery with metronidazole and erythromycin in women with bacterial vaginosis. N Engl J Med 333:1732–1736
4. Joesoef MR, Hillier SL, Wiknjosastro G et al. (1995) Intravaginal clindamycin treatment for bacterial vaginosis: effects on preterm delivery and low birth weight. Am J Obstet Gynecol 173:1527–1531
5. Martius J, Roos T (1996) The role of urogenital tract infections in the etiology of preterm birth: a review. Arch Gynecol Obstet 258:1–19
6. Mercer BM, Arheart KL (1995) Antimicrobial therapy in expectant management of preterm premature rupture of the membranes. Lancet 346:1271–1279
7. Morales WJ, Schorr S, Albritton J (1994) Effect of metronidazole in patients with preterm birth in preceding pregnancy and bacterial vaginosis: a placebo-controlled, double-blind study. Am J Obstet Gynecol 171:345–349
8. Romero R, Oyarzun E, Mazor M, Sirtori M, Hobbins JC, Bracken M (1989) Meta-analysis of the relationship between asymptomatic bacteriuria and preterm delivery/low birth weight. Obstet Gynecol 73:576–582
9. Roos T, Martius J (1996) Pathogenese der Frühgeburt: Immunologische Aspekte. Gynäkologe 29:114–121
10. Ryan GM, Abdella TN, McNeeley SG, Baselski VS, Drummond DE (1990) Chlamydia trachomatis infection in pregnancy and effect of treatment on outcome. Am J Obstet Gynecol 162:34–39
11. Schachter J, Sweet RL, Grossman M, Landers D, Robbie M, Bishop E (1986) Experience with the routine use of Erythromycin for chlamydial infections in pregnancy. N Engl J Med 314:276–279
12. Schuchat A, Whitney C, Zangwill K (1996) Prevention of perinatal group B streptococcal disease: a public health perspective. MMWR 45/No.RR-7:1–24

Frühsymptome der drohenden Frühgeburt – Diagnostik

P. Husslein

Um Überlegungen zur frühzeitigen Erfassung unerwünschter vorzeitiger Wehen anstellen zu können, ist ein Grundverständnis über den Geburtsmechanismus Voraussetzung. Bedauerlicherweise verfügen wir – trotz intensiver Forschung in den letzten Jahren – noch immer über keine ausreichende Theorie für das Auftreten vorzeitiger Wehen.

Der Uterus ist ein höchst interessantes Hohlorgan, das im wesentlichen aus 2 Teilen besteht: dem muskelreichen Korpus und der vornehmlich aus Bindegewebe zusammengesetzten Zervix. Diese beiden Abschnitte haben in der Schwangerschaft und unter der Geburt diametral unterschiedliche Aufgaben. Während der Gravidität ist das Corpus uteri entspannt, das Myometrium ruhig gestellt und das Bindegewebe der Zervix fest, so daß die Zervix als Verschlußorgan wirksam werden kann. Unter der Geburt bedarf es einer vollständigen Aufgabenänderung. Der Muskel muß sich kontrahieren und somit Wehen hervorbringen, die Zervix erweichen und kontinuierlich in etwa zur selben Zeit ihren Widerstand verlieren. Diese Aufgabenverschiebung erfordert zwangsläufig ein sehr komplexes Regulationssystem.

Für die Kontraktion der einzelnen Muskelzelle ist der Zusammenschluß der Aktin- und Myosinfäden von zentraler Bedeutung. Ganz offensichtlich spielt dabei die Kalziumionenkonzentration eine zentrale Rolle. Weiter ist die Koordination der einzelnen Myometriumkontraktionen für den regelrechten Ablauf solcher Erregungen unabdingbar notwendig. Sie erfolgt über sog. „gap junctions", das sind elektronenmikroskopisch nachweisbare Zellbrücken, die möglicherweise durch Öffnen von Ionenschleusen eine Anbindung von benachbarten Muskelzellen ermöglichen. Dadurch kommt die klinisch bekannte koordinierte Kontraktion mit ihrem dreifach absteigenden Gradienten zustande.

Der Mechanismus dieser Erregungszunahme ist über weite Strecken noch unverstanden; offenkundig aber spielen Oxytocin und Prostaglandine dabei eine wichtige Rolle. Zwar bleibt während der Schwangerschaft die sezernierte Menge an Oxytocin gleich, durch eine massive Zunahme von Oxytocinrezeptoren im Myometrium und in der Dezidua wird deren Empfindlichkeit dem Hormon gegenüber aber unmittelbar vor Einsetzen von Wehen massiv gesteigert.

Auch Prostaglandine sind für den Mechanismus der Geburt, aber auch der Frühgeburt von größter Bedeutung. Sie werden vor allem von der Dezidua und dem Amnion, aber auch dem Myometrium unter der Geburt in steigender Menge – zum Teil unter dem Einflub von Oxytocin – produziert; sie führen nicht nur zu Myometriumkontraktionen, zur Erweichung der Zervix u. a. durch Auflösung der Kollagenfibrillen, sondern auch zur Induktion der oben genannten „gap junctions".

Alle bisher eingesetzten Methoden zur Wehenhemmung unerwünschter vorzeitiger Wehen sind, was ihre Langzeitwirkung anbelangt, mehr oder weniger gescheitert. Die Erklärung dafür ist, daß einerseits z. B. mit Betamimetika erst ganz am Ende einer Kette von Ereignissen, nämlich an der einzelnen Muskelzelle, eingegriffen wird und andererseits, daß die vorzeitige Wehentätigkeit wahrscheinlich nur ein einzelnes Symptom eines insgesamt sehr komplexen Geschehens darstellt.

Daher hat man in letzter Zeit versucht, immer mehr Gewicht auf die Erkennung von Frühsymptomen – besser noch Vorboten – einer vorzeitigen Wehentätigkeit gelegt.

Bedauerlicherweise muß man zum heutigen Zeitpunkt festhalten, daß die meisten dieser Maßnahmen auch nur bescheidene Erfolge mit sich gebracht haben:

- Die kardiotokographische Aufzeichnung von vorzeitigen Wehen über handliche „Heimtokographen" hat die ursprünglich in sie gesetzte Hoffnung nicht erfüllen können.
- Die im Rahmen der Schwangerenuntersuchung durchgeführte Routine-Zervixpalpation bei asymptomatischen Patientinnen hat – wie Buekens et al. in einer prospektiv-randomisierten Untersuchung an insgesamt 5 600 Frauen nachweisen konnten – keinen Unterschied in der Frühgeburtenfrequenz, der Rate untergewichtiger Kinder bzw. des vorzeitigen Blasensprunges erbracht [1].
- Der vaginale Ultraschall scheint – im Gegensatz dazu – einen gewissen, klinisch aber u. U. nicht sehr bedeutenden Effekt zu erbringen: Frauen, bei denen mittels vaginalem Ultraschall in der Schwangerschaft eine verkürzte Zervix beobachtet werden konnte, hatten ein etwas erhöhtes Risiko einer Frühgeburt – allerdings vornehmlich einer solchen jenseits der 32.Woche – also einer Frühgeburt, bei der heutzutage die Ergebnisse dank der Verbesserung der Neonatologie ohnehin hervorragend und fast mit jenen einer Normalgeburt vergleichbar sind [2].
- Die Bestimmung des fetalen Fibronektins scheint ersten Ergebnissen zufolge eine frühzeitige Erkennung einer Frühgeburt, zumindest in ausgewählten Hochrisikokollektiven, zu ermöglichen [3]. Größere Studien werden allerdings notwendig sein, um die vielversprechenden ersten Resultate zu bestätigen.

Die geradezu unglaublichen Verbesserungen der Ergebnisse der Frühgeburt in den letzten Jahren sind nicht durch eine frühzeitige Diagnostik vorzeitiger Wehen, sondern eher durch organisatorische Verbesserungen im geburtshilflichen Bereich bzw. im Interaktionsbereich Geburtshilfe–Neonatologie zu sehen. Die großartigen Fortschritte der Neonatologie müssen hier als Ursache genauso genannt werden wie das bessere Verständnis von uns Geburtshelfern, daß diese kleinsten Frühgeborenen einer besonders schonenden, jede Hypoxie vermeidenden Geburtsleitung bedürfen.

Außerdem erscheint die Erkenntnis wichtig, daß vorzeitige Wehen und vor allem der vorzeitige Blasensprung eine Folge aszendierender Infektionen darstellen.

Erst ein besseres Verständnis der molekularbiologischen Grundlage, z. B. warum Keime bei bestimmten Frauen die Zervixbarriere durchbrechen können und bei anderen nicht, wird hoffentlich langfristig eine echte Verringerung der für die Geburtshilfe noch immer so bedeutenden Frühgeburtenrate mit sich bringen.

Literatur

1. Buekens P et al. (1994) Randomised controlled trial of routine cervical examinations in pregnancy. Lancet 344:841
2. Iams JD et al. (1996) The lenght of the cervix and the risk of spontenious premature delivery. N Engl J Med 334:567
3. Bartnicky J et al. (1996). Fetal fibronectin in original specimens predicts preterm delivery and very-low-birth infants. Am J Obstet Gynecol 174:971

Psychosoziale Belastung und Frühgeburt – Erfahrungen mit einem psychosomatischen Konzept in der Praxis

R. Linder

In nun 10 Jahren praktischer Erfahrung als niedergelassener Kassenarzt mit den Fachgebieten Gynäkologie/Geburtshilfe und Psychotherapie entwickelte sich ein Konzept, das zu einer erstaunlich geringen Rate von Frühgeburten bei den in meiner Praxis betreuten Schwangeren geführt hat.

Wie Sie bei den Vorrednern verfolgen konnten, hatten die bisherigen Konzepte, Frühgeburten zu verhindern, keinen durchschlagenden Erfolg. Die Frühgeburtenrate ist in den letzten 20 Jahren im wesentlichen unverändert geblieben. Schon während meiner klinischen Ausbildungszeit wurde ich oft mit *drohender Frühgeburt* konfrontiert. In verschiedenen Gesprächen gewann ich damals den Eindruck, daß psychosomatische Faktoren bei diesem Problem eine wichtige Rolle spielen. Es fiel damals schon die offensichtliche Reversibilität der Befunde bei drohender Frühgeburt auf.

In der Praxis konnte sich der Blick auf die Zusammenhänge zwischen sozialer Situation, Familiengefüge, Streß, innerer Befindlichkeit und Tendenzen zu drohender Frühgeburt wesentlich schärfen. Förderlich dafür waren die hohe persönliche Konstanz während der Betreuung ganzer Schwangerschaftsverläufe und die Bereitschaft, zeitlich und qualitativ einen Raum für die Besprechung auch subjektiver Faktoren zur Verfügung zu stellen. Durch die Beobachtung der Reversibilität von Portioveränderungen und vorzeitiger Wehen parallel zu Veränderungen im seelischen und sozialen Befinden verdichtete sich der Eindruck, daß die drohende Frühgeburt sehr wesentlich psychosozial verursacht und damit auch auf diesem Wege behandelbar ist.

Es ergaben sich die folgenden Grundannahmen und Beobachtungen: Drohende Frühgeburt sollte als Gesamtheit körperlicher und seelischer Vorgänge betrachtet werden. Dabei ist Schwangerschaft an sich gewiß keine Krankheit – eher im Gegenteil, mit Sicherheit aber ein Zeitraum starker Veränderungen. Warum treten dabei überhaupt Störungen auf? Das Kind befindet sich normalerweise im Gleichgewicht zwischen Kräften, die es halten, und solchen, die es nach unten drücken. Durch Spannungen im Seelischen können dabei offenbar die körperlich nach unten wirkenden Kräfte verstärkt werden, die Frucht wird nach unten gedrückt. Jedoch kann auch umgekehrt der körperliche Druck zurückverwandelt werden in seelischen, aus dem er ursprünglich gekommen ist. Dabei kommt es nicht selten zu teilweise beträchtlichem seelischen Leiden, das dann aber bearbeitet und gelöst werden kann. Am Ende dieses Prozesses kann so ein neues, günstigeres Gleichgewicht gefunden werden.

Die Zahlen von wirklich erfolgten Frühgeburten gingen parallel zum Entstehen meines Behandlungskonzeptes drastisch zurück, obwohl ungefähr die Hälfte der ca. 100 jährlich von mir betreuten Schwangeren einmal im Laufe der Schwangerschaft Tendenzen zur Frühgeburt zeigt. Abgesehen von wenigen Fällen „harter körperlicher Ursachen" (Transfusionssyndrom bei Zwillingsgravidität, schwere Chromosomenanomalie und 2 weitere pränatale Todesfälle) gab es in den letzten 10 Jahren 5 Frühgeburten vor der 36. Schwangerschaftswoche. Zwei davon ereigneten sich in den ersten 3 Jahren meiner Praxistätigkeit, als sich das Modell erst entwickelte, 3 in den letzten Jahren bei Frauen aus dem ehemaligen Jugoslawien, bei denen die Anwendung des Konzeptes durch Verständigung-Probleme und die schwierige, für mich nur schwer durchschaubare soziale Situation, erschwert war. Weniger gravierende Frühgeburten in der 36./37. SSW gab es bei meinen Patientinnen 8mal. Eine stationäre Einweisung war in 3 Fällen erforderlich.

Zum therapeutischen Vorgehen

Im Folgenden sollen konkrete Möglichkeiten der Verhinderung von Frühgeburten bei Schwangeren mit und ohne Anzeichen drohender Frühgeburt aus psychosomatischer Sicht aufgezeigt werden:

Zur Demonstration des Konzeptes sei zunächst das Vorgehen der *sekundären Prävention* dargestellt, d. h. bei Schwangerschaften, bei denen schon Frühgeburtsbestrebungen erkennbar sind.

Wie präsentiert sich die drohende Frühgeburt in der Praxis? Sie zeigt sich durch:
- den Befund: Veränderungen der Portio und des Muttermundes, Wehentätigkeit u. a.
- Beschwerden; dazu zählen verschiedenste ziehende Schmerzen im Bauch, Druckgefühle nach unten, Hartwerden des Bauches, „Kindsbewegungen nach unten", teilweise auch allgemeine Müdigkeit und Abgeschlagenheit.

Ein Unterschied zum üblichen Vorgehen mag darin bestehen, daß diese Symptome an sich nicht als das Problem gesehen werden, das es zu entfernen gilt, sondern als wichtige Signale, die als Wegweiser zu einem besseren Verhalten genutzt werden sollten. Die Umdeutung der Beschwerden als Zeichen und das Verstehen, was sie der Schwangeren zu verstehen geben wollen, ist aus meiner Sicht ein ganz wichtiger Schritt der Therapie. Insofern ist es prognostisch eher günstig, wenn Schwangere mit Kontraktionsneigung die „Wehen" wahrnehmen und selbst Rückschlüsse ziehen können, nach welcher körperlichen oder seelischen Überanstrengung sie aufgetreten sind, welche innere Verfassung ihnen nicht bekommt oder welche Umstände ihnen gut oder weniger gut tun.

Für die Schwangeren, bei denen Frühgeburtstendenzen durch einen verschlechterten geburtshilflichen Befund auffallen (was seltener vorkommt), ist vorher noch ein weiterer Schritt erforderlich: Es müssen erst die eigenen körperlichen Vorgänge wahrgenommen werden, die zu der Verschlechterung geführt haben und vorher als Kindsbewegungen, Ischialgie oder Beckenschmerzen fehlinterpretiert worden sind.

Nach meiner Erfahrung bleibt dazu jedoch fast immer genügend Zeit, da zwischen den ersten Anzeichen einer erkennbaren Portioverkürzung und einer bedrohlichen Eröffnung des Muttermundes fast immer viele Wochen vergehen, die zur psychosozialen und psychosomatischen Verarbeitung genutzt werden können.

Was kann noch getan werden? Natürlich Entlastung in verschiedenster Form: Bescheinigung von Arbeitsunfähigkeit, Einhalten einer längeren Mittagspause – mög-

lichst richtig im Bett, Verordnung einer Haushaltshilfe, insbesondere bei Mehrgebärenden, meistens nach der völligen Arbeitsunfähigkeit auch eine stufenweise Wiedereingliederung (täglich einige Stunden).

Durch diese Maßnahmen hat die Schwangere aber nicht nur Schonung, sondern vor
allem mehr Gelegenheit, in sich hineinzuspüren, Dinge wahrzunehmen und zu verändern.

Wo entstehen eigentlich die Spannungen, der Streß?

Die Schwangere lebt zweifellos nicht im „luftleeren Raum", sondern ist eingebunden in verschiedene *äußere Beziehungen* (Abb. 1). Eine weitere Einbindung erlebt
die Schwangere in ihren *inneren Gefühlswelten* (Abb. 2).

In allen diesen Beziehungsbereichen nach außen, aber auch durch Wünsche und
Ängste im Inneren können Spannungen entstehen, die sich körperlich in der Verschiebung des Gleichgewichtes am Muttermund und an der Gebärmutter auswirken.

Aber, und jetzt kommt die gute Nachricht, genau da, wo die Spannung entsteht,
kann sie auch gelöst werden, ob äußerlich, oder innerlich. Das können wir der
Schwangeren jedoch nicht abnehmen.

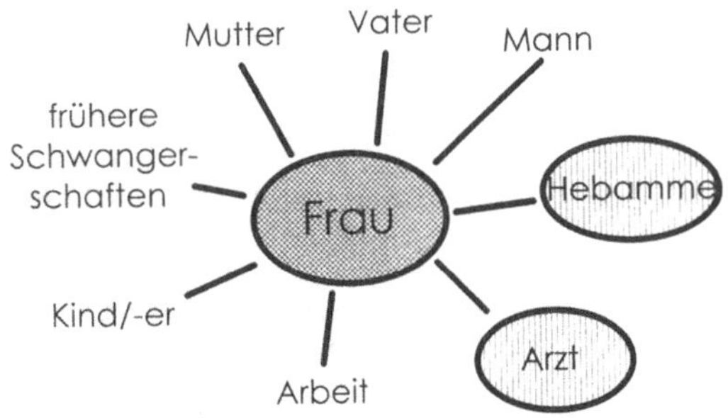

Abb. 1. Äußeres Umfeld der
Schwangeren

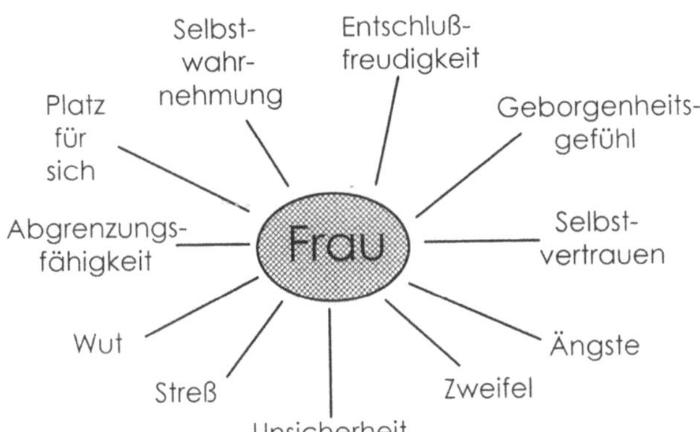

Abb. 2. Innere Gefühlswelten der Schwangeren

Zur Illustration des Konzeptes möchte ich im folgenden einige Beispiele darstellen. Beim ersten, der Managerin, die schließlich sogar ihre Uhr vergessen hat, sind auch die geburtshilflichen Befunde etwas ausführlicher dargestellt:

Eine 32jährige Patientin, von Beruf Produktmanagerin, ist mit ihrem 2. Kind schwanger. In der 24. SSW fällt bei einer Routineuntersuchung die auf 1 cm verkürzte Portio auf, der vorangehende Teil übt leichten Druck auf den Muttermund aus, nach dem Geschlechtsverkehr war eine leichte Blutung aufgetreten. In einem Gespräch wird sie über den Befund informiert, ihr geraten, langsamer zu treten, mehr Ruhe zu finden und äußere Belastungen zu reduzieren. Vielleicht könne sie vermehrt darauf achten, ob sie ziehende Beschwerden im Bereich des Bauches oder am Beckenboden wahrnehme und das wiederum als Zeichen für den Bedarf nach mehr Ruhe ansehen.

Eine Woche später kommt sie wieder, es ginge ihr „so lala". Die Zervix ist mit 0,5 cm Länge noch weiter verkürzt, weiterhin leichter Druck auf dem Muttermund. Sie wird zusätzlich für eine Woche krankgeschrieben, obwohl es beruflich schwer einzurichten ist, da ihr Chef und Abteilungsleiter 2 Wochen später aus der Firma ausscheiden wird.

Wieder eine Woche später ist sie erschöpft, da ihr 2 Jahre alter Sohn krank und sie selbst auch erkältet war. Der Bauch werde allerdings gar nicht mehr hart. Die Portiolänge beträgt weiterhin 0,5 cm, allerdings ist der Bauch insgesamt vom Grundtonus her weicher, ragt weiter hoch fast bis zum Rippenbogen, und der Druck am Muttermund hat nachgelassen. Sie wird weiterhin krankgeschrieben.

Noch eine Woche später geht es ihr subjektiv gut, der Sohn sei ruhiger geworden, die körperlichen Befunde sind unverändert bei normaler Scheidenbakteriologie. Mir fällt auf, daß sie beim Hochkommen in den Untersuchungsraum (er liegt im 1. OG) und nach dem Wiederanziehen nach der Untersuchung ziemlich außer Atem ist. In dem Nachgespräch empfehle ich ihr, die alltäglichen Dinge noch gelassener anzugehen, auch einmal zu probieren, Dinge „im Aus", also während der Ausatmungsphase zu beginnen (im Sinne der Funktionellen Entspannung nach Marianne Fuchs). Sie wird weitere 2 Wochen krank geschrieben.

Beim nächsten Termin, sie ist mittlerweile in der 29. SSW, geht es ihr gut, sie versuche, nicht außer Atem zu kommen. Sie hat sogar vergessen, ihre Uhr umzubinden (!). Diesmal ist die Portiolänge 1,5 cm, der vorangehende Teil ist mobil über dem Beckeneingang. Im Rahmen einer stufenweisen Wiedereingliederung kann sie ab jetzt täglich 3 Stunden arbeiten.

Von da an ging es ihr gut bis hervorragend bei zeitentsprechend guten Schwangerschaftsbefunden. In einem längeren Gespräch wurden die Probleme der ersten Geburt besprochen, sie hatte sich sehr gestört gefühlt durch die Infusionsnadel am Arm, schließlich hatte es damals eine Forcepsentbindung in Periduralanästhesie gegeben. Am Ende hat sie 3 Tage nach dem rechnerischen Termin in 3 1/2 Stunden ihren zweiten Sohn spontan und ohne Wehentropf im Krankenhaus geboren.

An diesem Beispiel kann nachvollzogen werden, wie durch psychosomatische Intervention im sozialen und intrapersonalen Bereich Veränderungen eintreten können, die bei Eigenverantwortung und -kontrolle der Schwangeren zu einem besseren Gleichgewicht führen. Dabei werden hier tieferliegende biographische Hintergründe nicht sichtbar.

Die Gesprächstechnik geht dabei von der aktuellen Situation aus und greift die Stimmung bei Wahrnehmung der tieferliegenden Affekte auf. Anschließend werden Lösungsmöglichkeiten entwickelt und durchgegangen und dabei emotionale Ressourcen erschlossen. Dazu noch weitere Beispiele:

Eine 37jährige Hebamme war seit der 7. SSW in Mutterschaftsvorsorge. In der 13. Woche berichtet sie, daß es letzte Woche so in den Leisten gezogen habe. Sie „tobe" nachts (in Schlaf und Traum) ihre erste Schwangerschaft aus – kurz vor der Geburt ihres ersten Kindes, 8 Jahre vorher, war sie von ihrem damaligen Partner verlassen worden.

In der 18. Woche hatten die Kontraktionen deutlich zugenommen, die Portio war deutlich verkürzt auf 1 cm, weich, und der CK klaffte. In einem längeren Gespräch redeten wir über ihre jetzige Situation, die von der Partnerschaft her gut war, von ihren früheren Erlebnissen, die sie mehr belastet hatten, als sie sich vielleicht bisher bewußt gewesen war. Alles berührte sie jetzt in der Wiederholungssituation sehr stark. Beruflich war sie sehr tüchtig, und es fiel ihr auch nicht leicht, sich selbst den Schonraum, den sie für die Verarbeitung brauchte, zuzugestehen. Sie wurde für knapp 2 Wochen krankgeschrieben, erhielt Viburnum opulus D2 Tropfen rezeptiert und wurde 4 Tage später wieder einbestellt.

Da sie in Tränen die Praxis verließ, auch spürbar war, daß sie sich emotional in einer Ausnahme- bzw. Schlüsselsituation befand, fragte ich am nächsten Tag telefonisch nach ihrem Befinden: es ging ihr deutlich besser. Bei der Vereinbarung der Wiedervorstellungstermine ist immer klar, daß sie für den Fall gelten, daß das Befinden relativ gut ist. Im Fall stärkerer Beschwerden oder negativer Veränderungen ist abgesprochen, daß sich die Schwangeren vorher melden.

Vier Tage später hatte sich der Befund schon spürbar gebessert (Portio weniger zentriert, etwas länger, weniger belastet und auch der Fundus höher). Es waren nur 2 Tage vorher noch mal starke Wehen aufgetreten. Sie hatte sich auch so urlaubsreif gefühlt. Sie wurde jetzt noch einmal für 3 Wochen krank geschrieben und bekam eine Haushaltshilfe für 12 Stunden/Woche.

Gerade bei so engagierten Frauen, die eher zuwenig an sich und die Bedürfnisse ihrer Schwangerschaft denken, ist erst eine deutliche Zäsur im Arbeitsleben erforderlich, damit innere Umstellungen möglich werden. Während meines in der Zwischenzeit stattgefundenen Urlaubs stellte sie sich bei einer befreundeten Hebamme und einem Kollegen vor. Danach hatten sich die Befunde und das Befinden weiter deutlich gebessert, der Uterus war weich, die Portio noch weiter verlängert und der vorangehende Teil gar nicht mehr belastend. Es konnte jetzt eine stufenweise Wiedereingliederung, zunächst 3 Stunden täglich, ins Auge gefaßt werden.

Am Nachmittag des ersten Tages rief sie jedoch an, daß es mit dem Arbeiten einfach nicht gegangen sei, da sie nach 1 1/2 Stunden wieder Wehen bekommen habe. Die Kommentare des Oberarztes hätten ihr zu schaffen gemacht, daß es ja wohl nicht so schlimm gewesen sein könnte, wenn sie nicht stationär gelegen hätte. Und auch der Arbeitsrhythmus – „Machen Sie mal schnell dies, mal schnell das…" – hätte sie überfordert.

Am nächsten Tag berichtete sie, daß sie am Abend so fertig gewesen sei. Sie sei so durchlässig für Dinge gewesen, die ihr sonst nie so nahe gekommen wären. Es hätte ihr so weh getan, 12 Kinder im Kinderzimmer nackt auszuziehen und schreiend in ihren Betten liegen zu lassen, bloß weil der Oberarzt der Kinderklinik nur eine Stunde Zeit gehabt hätte, um alle zu untersuchen.

Der Untersuchungsbefund war etwas verschlechtert (Po. < 1 cm, etwas zentriert, der VT mobil). Danach konnte sie einiges über die Vorgeschichte ergänzen: Die Ruhe hatte ihr gut getan, auch ihrer Familie. Sie habe es in dieser Partnerschaft erstmals genossen, sich versorgen zu lassen, erst war es ihr peinlich gewesen. Dann habe es ihr aber die Sicherheit geben können, nicht wieder verlassen zu werden, habe ihre Angst, ja Panik, besänftigt.

Zu Hause, in ihrer Ursprungsfamilie, seien alle immer im Streß gewesen. Sie war das 4. von 6 Kindern, Der Vater war Pfarrer gewesen, ihre Mutter als Pfarrfrau auch immer eingespannt gewesen. Ihr Vater war vor 12 Jahren gestorben, während der Arbeit, nachdem er sich nach einer schweren Krankheit zu früh wieder habe gesundschreiben lassen. – Ach ja, in der Schwangerschaft liege einfach alles offener.

Neben den im 1. Beispiel deutlichen Faktoren (soziale Arbeitsumgebung und eigene innere Einstellung zum Zeitrhythmus) werden hier weitere biographische Faktoren sehr deutlich: die starke Enttäuschung im partnerschaftlichen Bereich im Verlauf der früheren Schwangerschaft und der hohe berufliche Selbstanspruch, aus dem Familiensystem her tradiert. Ein weiteres Beispiel:

Während der 2. Schwangerschaft hatte die damals 33jährige, erfolgreich in einem künstlerischen Beruf tätige Frau Tendenzen zur drohenden Frühgeburt. Trotz äußerer Schonung wurde es in der 29. SSW erforderlich, ein Arabin-Cerclage-Pessar einzulegen. Am Anfang der 37. SSW wurde das Pessar wegen Wehen entfernt und die Tochter wurde am gleichen Tag gesund geboren.

Jetzt, 2 Jahre später, berichtete sie, daß sie als Kind von ihrem Vater mißbraucht worden war. Auch wenn die äußere Situation durch eine räumliche Trennung erleichtert worden war, hatte die innere Bewältigung wohl erst angefangen. Sie überlegte gerade, in welcher Art eine Therapie sinnvoll sein könnte, als sie beim nächsten Termin wieder schwanger war. Wenn auch im weiteren Schwangerschaftsverlauf deutlich mehr psychische Offenheit möglich war, reagierte sie auch in dieser Schwangerschaft öfter mit Wehen, einige Male deutlich im Zusammenhang mit Kontakten von Familienangehörigen zu ihrem Vater, durch die sie sich sehr gekränkt fühlte. Es wurde in der 30. SSW bei verstrichener Portio wiederum erforderlich, ein Arabin-Pessar einzulegen. Danach wurde auch die psychische Situation, die in dieser Schwangerschaft wesentlich besser besprechbar war, als bei früheren, sehr viel stabiler. Ganz besonders wichtig war ihr in dieser Zeit die Unterstützung durch ihre Mutter und insbesondere auch durch ihren Ehemann. Das Pessar konnte Ende der 36. SSW entfernt werden. Diesmal wurde sie nicht gleich zu diesem Zeitpunkt von der Geburt überrumpelt, sondern auch jetzt, in der 38. SSW ist sie bei Wohlbefinden schwanger und kann sagen: „Wir sind bereit!".

Wie sie an diesem Beispiel sehen, können manchmal schwerwiegende biographische Belastungen eine wichtige pathogenetische Bedeutung haben. Dabei ist ein Mißbrauch durch den eigenen Vater wirklich sehr schwerwiegend. Bemerkenswert ist hier eine deutliche Verbesserung des psychischen Befindens im Sinne offenerer Besprechungsmöglichkeit und dem Zulassen von breiterem psychischen Erleben. Auch in körperlicher Hinsicht konnte die Schwangerschaft dadurch viel „normaler" verlaufen und genossen werden.

So gravierende biographische Belastungen sind m. E. jedoch auch bei Frauen mit Tendenzen zur drohenden Frühgeburt seltener. Aus der Erfahrung würde ich den Anteil bei ca. einem Drittel schätzen. Bei 2 Dritteln sind zur Behandlung Interventionen wie bei den ersten beiden Beispielen ausreichend, d. h., die Schwangeren kommen durch eine bessere Selbstwahrnehmung zu einem besseren inneren Zeitrhythmus und ausgeglichenerem seelischem Gleichgewicht. Natürlich belegt das dritte Beispiel auch, daß, gerade wenn ein Gespräch über tiefere biographische oder soziale Ursachen nicht möglich ist und weitergehende therapeutische Maßnahmen erforderlich werden (Cerclage-Pessar, Krankenhauseinweisung), dennoch emotionale Faktoren wirksam sind, aber zum derzeitigen Zeitpunkt noch nicht besprechbar sind, bzw. das seelische Leiden, das mit dem Wahrnehmen des Problems zunächst verbunden ist, von der Psyche noch nicht ausgehalten werden kann.

Anregungen zur primären Prävention

Nach diesen Beispielen therapeutischen Vorgehens bei der drohenden Frühgeburt sollen noch einige Anregungen zur primären Prävention, d. h. zur Prophylaxe, wenn noch gar keine Beschwerden vorliegen oder Befundveränderungen erkennbar sind, gegeben werden.

Wichtig erscheint mir, werdende Mütter zu ermutigen, auf ihr inneres seelisches und körperliches Befinden zu achten. Auch leichte Störungen können Hinweise sein, die körperliche Anstrengung, die innerliche Anspannung oder sonstige Verhaltensweisen zu ändern. Dabei ist m. E. besonders auf Ziehen im Bauch oder im Rücken (ähnlich wie es früher vor oder bei der Periode wahrgenommen worden war) oder auf allgemeine Erschöpfung zu achten. Bei Wohlbefinden der werdenden Mütter verlaufen Schwangerschaften eben leichter, besser, gesünder und in freudigerer Stimmung. Dazu noch ein letztes Beispiel:

Eine 17jährige kam in der 9. SSW in Mutterschaftsvorsorge. Sie kann offen über ihre Vorgeschichte und emotionale Situation reden: Bis zur 5. SSW hatte sie die Pille genommen. Sieben Monate vorher hatte sie eine Fehlgeburt im dritten Monat in einem benachbarten Krankenhaus.

Besonders getroffen habe sie damals die Äußerung des Chefarztes, daß die Fehlgeburt nicht so schlimm sei, da sie ja noch so jung sei, sie solle sich nicht so anstellen. (Das ist ein gutes Beispiel dafür, wie wichtig manchmal auch das Vermeiden von unbedachten Worten ist. Wie können wir denn als Außenstehende wissen, was nach einem solchen Ereignis in einem anderen Menschen vorgeht?)

Zweifellos ist die soziale Situation nicht einfach gewesen: Die Eltern wurden geschieden, als sie 6 Jahre alt war. Sie habe während der ersten Schwangerschaft viel Streß mit ihrem Vater gehabt, er sei ganz gegen die Schwangerschaft gewesen, seine Freundin sei auch seiner Meinung gewesen. Ihre Mutter hatte die Tochter unterstützt. Einen Abend vor der Fehlgeburt sei sie von dem Vater „abgehauen".

Sie lebt jetzt in einer eigenen Wohnung mit ihrem Freund, hat eine dem Vater zuliebe begonnene, ungeliebte Lehre als Gärtnerin abgebrochen und ist arbeitslos. Später, wenn das Kind da ist, wird sie aber Unterstützung von Pro familia bekommen.

Bei der übernächsten Untersuchung 5 Wochen später berichtet sie, daß sie so Angst hätte, das Kind wieder zu verlieren. Sie hätte aufgehört zu rauchen, aber wisse nicht, wie sie damit umgehen solle, wenn abends in der Gaststätte andere, Freunde, rauchen würden. Bei der Erwiderung erschien es mir jetzt sehr wichtig, beide Bedürfnisse von ihr zu berücksichtigen: dem nach einer gesunden Lebensführung für sie und ihr Kind und dem der noch jugendlichen Frau nach sozialen Kontakten. Einerseits sprachen wir über die Möglichkeit, ihrer Umgebung klarzumachen, daß sie auf verrauchte Luft verzichten wollte. Andererseits waren auch andere Möglichkeiten denkbar, ihre Freunde (Peer-group) zu treffen, sei es z. B. zu anderen Zeiten, in anderen Lokalen oder bei sich zu Hause.

Das Stärken ihrer eigenen Entscheidungsfähigkeit versprach mehr langfristig positive Wirksamkeit als eine zweifellos inhaltlich richtige, aber vielleicht dozierende Aufklärung über die Schädlichkeit des Tabakrauches. Die weitere Schwangerschaft verlief ab und zu seelisch und auch körperlich mit Krisen, jedoch immer nur mit leichten Veränderungen in Richtung drohender Frühgeburt.

Neue Anforderungen an die Betreuenden

Es ist klar, daß die Einbeziehung dieser subjektiven Faktoren in die Mutterschaftsvorsorge neue Anforderungen an die Betreuenden stellt. Voraussetzungen auf der Seite der Betreuer/-innen scheinen mir neben mehr Zeit vor allem ein offenes Ohr und der Wille, aus dem, was die werdenden Mütter uns sagen wollen, etwas zu lernen. Eine abgeschlossene psychotherapeutische Weiterbildung ist keineswegs erforderlich. Sicher mag Balintgruppenarbeit hilfreich sein, vielleicht auch eine themenzentrierte Gruppe auf dem psychosomatisch-gynäkologischen Kongreß.

Die jüngste Entwicklung im Vergütungssystem der ambulanten kassenärztlichen Behandlung (EBM) ist ein großes Problem und eine Schande für die ursprüngliche Intention, die „sprechende Medizin" höher zu bewerten. Frauenärzte dürfen in einem Vierteljahr nur noch ein psychosomatisches Gespräch bei jeder 15. Patientin führen. Die Leistung ist auf DM 2,20 pro Patientin budgetiert. Diese dramatische Entwicklung dürfte ein großes Hindernis auf dem Weg zu einem mehr psychosomatischen und damit effektiveren Umgang mit der drohenden Frühgeburt darstellen. Die gynäkologischen Fachgesellschaften sollten sich daher sehr nachdrücklich für eine Korrektur dieses neuralgischen Punktes einsetzen.

Wo könnten die Grenzen liegen? Entscheidend für eine Wende bei dem psychosomatischen Krankheitsbild der drohenden Frühgeburt erscheinen mir das Ernstnehmen der Probleme auf Seiten der Betreuer und vor allem der Schwangeren. Die Bereitschaft, etwas für die Gesundheit zu lernen, ist jedoch zum Glück in der Schwangerschaft auch besonders groß.

So wird die eigene Verantwortung gestärkt. Dadurch ergeben sich gute Voraussetzungen, auch weitere Schritte erfolgreich zu gehen: die Geburt, das Einstellen auf das Kind, das Stillen, die Veränderungen in der Partnerschaft...

Wie oben erwähnt, sind manchmal weitere Maßnahmen erforderlich, z. B. das Einlegen eines Arabin-Pessars oder (selten) eine stationäre Einweisung. Beides kann jedoch kein Freibrief sein, so weiterzumachen oder zu arbeiten, wie vorher.

Solche psychosomatische Arbeit mit der drohenden Frühgeburt, die die subjektiven Aspekte der werdenden Mütter mit einbezieht, mag zunächst sehr ungewohnt erscheinen. Wer sich darauf einläßt, wird jedoch in verschiedener Weise belohnt werden: durch die steigende Effektivität, durch ein abwechslungsreiches Lernen offensichtlich werdender Zusammenhänge von Seelischem und Körperlichem – und irgendwann hoffentlich auch finanziell.

Vorzeitige Wehen – Pathogenese und Therapie

L. Spätling

Die perinatale Mortalität war in Deutschland noch nie so niedrig wie heute, was in erster Linie Folge einer Abnahme der Neonatalsterblichkeit ist. Mehr als 70 % der Neonatalsterblichkeit ist Folge der Frühgeburtlichkeit. Die Inzidenz der Frühgeburten hat in den letzten Jahren in Deutschland wie auch in den meisten anderen Ländern trotz umfangreicher Anstrengungen in den Bereichen Prävention, Diagnostik und Therapie nicht wesentlich abgenommen. Die Abnahme der Neonatalsterblichkeit ist somit eindeutig Folge von verbesserten Überlebenschancen insbesondere in der Gruppe der sehr kleinen Frühgeburten. Diese erfreuliche Entwicklung ist als Erfolg der modernen Perinatalmedizin anzusehen.

Vorzeitige Wehen sind als klinisches Symptom von zentraler Bedeutung. Allerdings sind nur etwa ein Drittel aller Frühgeburten Folge vorzeitiger Wehen ohne fetale oder mütterliche Begleitpathologie. Zwei Drittel sind Folge eines vorzeitigen Blasensprungs oder aber einer indizierten frühzeitigen Schwangerschaftsbeendigung wegen mütterlicher oder fetaler Pathologie.

Pathogenese

Unterschiedliche Störungen des labilen Gleichgewichts, das für die Aufrechterhaltung des Ruhezustandes des Myometriums in der Schwangerschaft verantwortlich ist, können vorzeitige Wehen auslösen. In Abhängigkeit von der zugrunde liegenden Pathologie können verschiedene zelluläre Reaktionen in der feto-plazentaren Einheit am Anfang einer Kette von biochemischen Reaktionen stehen, die schlußendlich zu regelmäßigen Kontraktionen des Myometriums führen.

Die aszendierende Infektion mit bakterieller Invasion des Amnion-Chorions mit Übergreifen auf die Dezidua ist eine der Hauptursachen für vorzeitige Wehen mit oder ohne vorzeitigem Blasensprung. Durch bakterielle Endotoxine oder durch die als Folge der Aktivierung von Makrophagen freigesetzten Zytokine wie insbesondere Interleukin-1 und Tumornekrosefaktor kommt es zu einer Stimulation der Produktion von kontraktionsfördernden Substanzen in den Eihäuten wie auch in der Dezidua, insbesondere von Prostaglandinen, Endothelin und Leukotrienen. Interleukin-1 und Tumornekrosefaktor stimulieren die Prostaglandinsynthese sowie auch die Produktion von Corticotropin-Releasinghormon (CRH) und Interleukin-6 durch die Dezidua und das Chorion, welche ihrerseits potenzierend auf den Effekt von Interleukin-1 und Tumornekrosefaktor auf die Prostaglandinsynthese wirken.

Der Zusammenhang zwischen vaskulären uteroplazentaren Veränderungen, die zu Ischämien im Bereich der Plazenta wie auch zu retroplazentaren Blutungen führen können, und der Entstehung von vorzeitigen Wehen ist inzwischen gut belegt. Ischämien im Bereich der Plazenta führen zur Bildung von Sauerstoffradikalen mit Peroxidation von Lipiden. Lipidperoxidationsprodukte wie Hydroxyperoxide (HPETEs) wurden vermehrt im peripheren Blut wie auch im Fruchtwasser bei vorzeitiger Wehentätigkeit gefunden. Lipidperoxidationsprodukte können Kontraktionen der glatten Muskulatur hervorrufen und somit auch die Entstehung vorzeitiger Wehen begünstigen.

Für die wehenauslösende Bedeutung von chronischen mütterlichen oder fetalen Streßsituationen kommt der Freisetzung von CRH durch den Trophoblasten besondere Bedeutung zu. CRH wirkt parakrin auf Amnion, Chorion und Dezidua und stimuliert nicht nur die Synthese von Prostaglandinen sondern wirkt zusätzlich direkt auf das Myometrium im Sinne einer Sensibilisierung gegenüber kontraktilen Einflüssen. Die Korrelation von aszendierenden Infektionen oder anderen Schwangerschaftspathologien wie hypertensiven Erkrankungen mit ungünstigen Lebensumständen und damit mit chronischen Streßsituationen ist hinreichend bekannt. Allerdings kann der psychische Streß auch primäre Ursache für vorzeitige Wehentätigkeit sein, ohne daß dies zwingend mit ungünstigen sozioökonomischen Begleitumständen verbunden sein muß.

Therapie

Die Therapie vorzeitiger Wehen darf nicht mit der Hemmung vorzeitiger Wehen, der Tokolyse gleichgesetzt werden. Diese besteht ausschließlich in einer Unterdrückung eines Symptoms der drohenden Frühgeburt und nicht der Behandlung der diesem Problem zugrundeliegenden komplexen Störung der mütterlichen Homöostase.

Für die verschiedenen Störungen, die zu vorzeitigen Wehen oder einem vorzeitigen Blasensprung als gemeinsamen Endpunkten führen, besteht als gemeinsame Basis eine Assoziation mit einer sozial-ökonomischen ungünstigen Lebenssituation. Daher scheinen primär-präventive Maßnahmen, wie häufige Schwangerschaftsvorsorgeuntersuchungen, besondere Beachtung der sozialen Situation, spezielle Beratung und Unterstützung von Frauen mit erhöhtem Risiko angeregt. Papiernik hat in einem umfangreichen Programm die Effektivität von Maßnahmen wie Schonung, Vermeidung von Belastung durch übermäßige körperliche Arbeit, Intensivierung der Schwangerschaftsvorsorgeuntersuchungen, soziale Unterstützungsmaßnahmen etc. geprüft. Aufgrund der Erfolge dieses Ansatzes ist in Frankreich ein entsprechendes staatlich gestütztes Programm angelaufen, und es konnte eine signifikante Senkung der Frühgeburtenrate von 8,2 % 1979 auf 4,8 % 1989 erzielt werden. Der Nutzen einer Intensivierung dieser eher unspezifischen Maßnahmen geht zum Teil auch aus den prospektiv randomisierten Prüfungen der Präventionsprogramme hervor.

Will man erfolgreich Frühgeburten verhindern, so muß eine umfassende Interventionen gefordert werden. Das entsprechendes Konzept einer Frühgeburtenprävention ist in der Regel dreistufig:

1. Identifikation von Schwangeren mit erhöhtem Risiko für eine Frühgeburt.
2. Entdeckung von Frühsymptomen der drohenden Frühgeburt,
3. Intervention zur Behandlung der Symptome mit dem Ziel der Korrektur der Störung und der Verhütung der Frühgeburt.

Im Rahmen dieses Beitrages soll ausschließlich auf den letzten Punkt eingegangen werden.

Prophylaktische Maßnahmen

Antibiotika. Es gibt zunehmend klinische und experimentelle Hinweise, dafür, daß aszendierende Infektionen von Chorion, Amnion und Dezidua in einem beträchtlichen Prozentsatz für die Genese der vorzeitigen Wehen und damit für die Frühgeburt verantwortlich sind.

Der rein prophylaktischen Einsatz von Antibiotika bei Risikopatientinnen hat keinen Nutzeffekt bezüglich Verhütung der Frühgeburt gezeigt. Bei bestehenden Kontraktionen wird die Effektivität der Antibiotika in verschiedenen Studien unterschiedlich beurteilt. Studien wurden durchgeführt mit Ampicillin und Erythromycin, die beide das Spektrum der in Frage kommenden Erreger nicht abdecken.

Vagina und Zervix müssen ebenfalls mit in die therapeutischen Überlegungen einbezogen werden. Zu der diagnostischen Abklärung gehört ein bakteriologischer Abstrich der Zervix mit entsprechender antibiotischer Therapie. Zur Behandlung einer reinen Kolpitis scheint die Verordnung von Polyvidon-Jod-Suppositorien und eine Nachbehandlung mit Lactobazillus- oder lokalen Milchsäurepräparationen sinnvoll.

Progesteron. Progesterongaben beeinflußt die Frühgeburtenrate, vorzeitige Wehentätigkeit und Geburtsgewichte unter 2500 g positiv bei Frauen mit mindestens zwei Fehlgeburten resp. Frühgeburten in ihrer Anamnese. Für dieses Hochrisikokollektiv kann die intramuskuläre Gabe von 250–1000 mg 17β-Hydroxy-progesteron-caproate pro Woche eine sinnvolle Ergänzung der präventiven Maßnahmen bei besonders gefährdeten Schwangerschaften darstellen.

Magnesium. Ausreichend Magnesium ist wesentlich für einen ungestörten Zellstoffwechsel im gesamten Organismus. Niedrige Magnesiumspiegel reduzieren neben der Proteinsynthese die Zellmembranstabilität unterschiedlichen Einflüssen gegenüber. Im Magnesiummangel hat das Myometrium eine erhöhte Sensibilität gegenüber kontraktilen Einflüssen hat. Klinisch zeigt sich dieser Zusammenhang in einem positiven Effekt einer Magnesiumsubstitution bei schwangerschaftsbedingten Wadenkrämpfen einerseits und einer Reduzierung der Frühgeburtlichkeit andererseits. In einer kontrollierten Studie konnte gezeigt werden, daß die Rate der Kinder unter 2500 g bei magnesiumsubstituierten Schwangerschaften signifikant verringert und das fetal outcome verbessert werden konnte.

Die Ursachen eines Teils der Frühgeburtsbestrebungen scheinen in einem Magnesiummangel zu liegen, der einerseits durch den Mehrbedarf wachsender fetaler und maternaler Gewebe und andererseits durch eine verstärkte Magnesiumauscheidung während der Schwangerschaft bedingt ist. Eine prophylaktische Magnesiumsubstitution der Schwangeren mit 10–15 mmol/Tag kann als sinnvolle Maßnahme bei Risikoschwangerschaften und möglicherweise auch bei allen Schwangerschaften angesehen werden.

Therapeutische Maßnahmen

Zu den primären therapeutischen Bemühungen gehört es, die physische und psychische Integrität der Patientin wiederherzustellen. Es sollte versucht werden, die Patientin aus ihrem Umfeld zu lösen, sie durch Hospitalisation gegenüber den vielfältigen Stressoren abzuschirmen, mögliche allgemeine Erkrankungen zu therapieren und eine angemessene Ernährung sicherzustellen. Ein möglicher Magnesiummangel sollte korrigiert werden, da gezeigt werden konnte, daß eine ausreichende Substitution während der Schwangerschaft die Frühgeburtlichkeit, die mütterliche und kindliche Morbidität reduziert. Psychotherapeuten und Sozialarbeiter können bei den vielfältigen psychosozialen Problemen die Therapie sinnvoll ergänzen.

Mit der Einführung und breiten Anwendung potenter Tokolytika wie insbesondere der Betamimetika verband sich die Hoffnung, die Frühgeburtenrate zu senken. Es gibt zahlreiche Gründe, warum sich diese Hoffnung nicht erfüllt hat.

Eine pharmakologische Tokolyse ist bestenfalls eine Symptombekämpfung, ohne daß die zugrundeliegende Pathologie beseitigt wird!

Es muß daran erinnert werden, daß zwischen 30–50% aller Frühgeburten Folge einer vorzeitigen Schwangerschaftsbeendigung wegen mütterlicher oder fetaler Pathologie ist. In dem verbleibenden Drittel mit vorzeitigen Wehen als Leitsymptom sind bis zu 25 % für eine Tokolyse wegen gleichzeitiger fetaler oder mütterlicher Pathologie ungeeignet. Hierbei sind vorzeitige Entbindungen wegen hypertensiver

Schwangerschaftserkrankung, intrauteriner Wachstumsretardierung oder fetalen Mißbildungen zu nennen.

Der Einsatz der Tokolyse muß auf einer sorgfältigen Indikationsstellung mit Ausschluß von Kontraindikationen basieren. In ausgewählten Fällen kommt der Tokolyse bei der Behandlung der drohenden Frühgeburt eine entscheidende Bedeutung zu, da durch die Schwangerschaftsverlängerung nicht nur eine Verbesserung der Überlebenschancen sondern auch eine deutliche Senkung der Morbidität erzielt wird nicht zuletzt durch die Verlegung in ein Zentrum sowie die Gabe von Glukokortikoiden.

Betamimetika. Über eine Stimulation der β_2-Rezeptoren wird das Myometrium sowie die gesamte übrige glatte Muskulatur einschließlich der Gefäße und der Bronchialmuskulatur relaxiert. Die rezeptorvermittelte Aktivitätssteigerung der Adenylcyclase führt zu einer intrazellulären Erhöhung des zyklischen AMP, das die Phosphorylierung von Myosin durch eine Hemmung des Enzyms Myosin-Light-Chain-Kinase verhindert.

Angesichts der vielfach dokumentierten Wirksamkeit der Betamimetika zur Wehenhemmung scheint es schwer verständlich, daß in der Mehrzahl der plazebokontrollierten Studien nur eine kurzfristige Verlängerung der Schwangerschaft erreicht wird, während eine signifikante Senkung der perinatalen Mortalität oder der Inzidenz des schweren Atemnotsyndroms in der Regel nicht gezeigt werden kann. Es scheint nur schwer möglich zu sein, ein zur Beantwortung dieser Fragen geeignetes Studiendesign zu finden.

Das in Deutschland mit Abstand am häufigsten angewandte Betamimetikum ist Fenoterol (Partusisten). Durch seine kurze Halbwertszeit von 22 Minuten hat es bei der i. v.-Therapie eine besonders gute Steuerbarkeit

Ausgehend von dem Konzept, daß eine pulsatile Applikation eines Betamimetikums mit kurzer Halbwertszeit der physiologischen Ausschüttung von Adrenalin entspricht, wurde die Bolustokolyse entwickelt. In einer randomisierten Studie konnte gezeigt werden, daß bei erheblicher Dosisreduktion die gleichen therapeutischen Resultate erzielt werden, wie bei der kontinuierlichen Tokolyse. Die bei der kontinuierlichen Applikation von Betamimetika eintretende Tachyphylaxie infolge einer Desensitisierung der Adenylzyklase und einer Verringerung der Rezeptorenzahl kann durch das Boluskonzept zumindest teilweise vermieden werden.

Wegen des ubiquitären Vorhandenseins von β-Rezeptoren im menschlichen Organismus sind Wirkungen und Nebenwirkungen äußerst vielfältig. Es kommt zu einem Anstieg der Herzfrequenz und des systolischen Blutdrucks; der diastolische Blutdruck sinkt. Es wird eine Erhöhung des Blutzuckerspiegels und passagere Hypokaliämie beobachtet. Weiter kommt es zu einer Oligourie bis hin zur Anurie und in der Folge der Hyperhydratation zu einem Abfall der Hämoglobinkonzentration und des Hämatokrits. Weiter wird eine fetale Tachykardie beobachtet. Bei hochdosierter Langzeittherapie sind beim Neugeborenen im EKG Zeichen von myokardialer Ischämie und auch Ventrikelblutungen gesehen worden.

Die in Folge eines verstärkten Durstgefühls gesteigerte Flüssigkeitsaufnahme kann zusammen mit der vermehrten Herzbelastung sowie einem vergrößerten Plasmavolumen und einer vermehrten vaskulären Permeabilität zum Lungenödem führen. Durch eine Einschränkung der Flüssigkeitszufuhr durch Verwendung von Spritzenpumpen oder besser noch der pulsatilen Applikation durch Bolustokolyse sowie durch eine sorgfältige Flüssigkeitsbilanz kann diese schwerwiegende Komplikation verhindert werden.

Da die zelluläre Kalziumüberladung sowohl die Kontraktilität des Myometriums wie auch des Myokard fördert, wird eine hochdosierte orale Magnesiumsubstitution von ca. 20 mmol/Tag bei jeder Therapie mit Betamimetika empfohlen. Auch die nach Betamimetika beobachteten Myokardnekrosen könnten Folge von Magnesiummangel sein.

Angesichts des in vielen Untersuchungen umstrittenen Nutzens und der erheblichen Nebenwirkungen der Betamimetika sowie der in den letzten Jahren stark verringerten Morbidität und Mortalität älterer Frühgeborener ist eine Langzeittokolyse mit Betamimetika heute kaum noch zu vertreten. Die mütterliche Gesundheit darf nicht für einen fraglichen kindlichen Nutzen belastet werden. Der Einsatz von Betamimetika sollte so kurz und so niedrigdosiert wie möglich erfolgen. Stabilisierung des Umfeldes, Induktion der Lungenreife und ggf. Transfer in ein Zentrum sind erklärte Ziele der kurzfristigen Tokolyse. Die Bolustokolyse, als ein den physiologischen Steuerungprinzipien nachempfundenes Behandlungsverfahren, hat sich als schonendes Tokolyseverfahren bewährt.

Die Gabe von Betamimetika in ihrer oralen Form hat keinen nachweisbaren Effekt auf die Meßparameter der Frühgeburtlichkeit und wird deshalb abgelehnt. Das Bedürfnis der Frauenärzte auf vorzeitige Kontraktionen zu reagieren, hat dazu geführt, daß 10 % aller Schwangeren Betamimetika verordnet bekommen. Es ist kaum verständlich, daß immer noch große Mengen oraler Betamimetika, die deutliche Nebenwirkungen auf Mutter und Fet haben zum Teil bis über die 37. Schwangerschaftswoche hinaus verordnet werden.

Ganz besonders hervorzuheben ist, daß ein völlig kontraktionsfreier Uterus nicht physiologisch und damit therapeutisch auch nicht anzustreben ist!

Magnesium. In pharmakologisch hohen Dosen wirkt Magnesium durch direkten Angriff am Myometrium wehenhemmend. Im Gegensatz zur oralen Magnesiumgabe ist hier nicht das primäre Ziel, den mütterlichen Magnesiummangel zu beseitigen, sondern durch die Erhöhung der extrazellulären Magnesiumkonzentration wird die Aufnahme, Bindung und intrazelluläre Verteilung von Kalzium in der glatten Muskulatur beeinflußt. Ein positiver Einfluß auf Geburtsgewicht, neonatale Morbidität und Mortalität konnte auch für die i.v.-Magnesiumsulfat-Therapie nicht gezeigt werden.

Die Magnesiumsulfatinfusion wird meist mit einer Gabe von 4–6 g (16–24 mmol) in den ersten 20–30 min begonnen und mit 2–4 g/h (8–16 mmol/h) fortgeführt. Zur Hemmung der uterinen Kontraktionen ist ein Plasmaspiegel von ungefähr 2–3 mmol/l notwendig. Der größte Anteil des zugeführten Magnesiums wird über die Niere ausgeschieden.

Durch die Wirkung auf die glatte Muskulatur verursacht Magnesium eine Vasodilatation, die zu Hypotension, Herzklopfen, Kopfschmerzen, Schwindel, Übelkeit und Hitzewallungen führen kann. Ernstere Nebenwirkungen treten nur bei Über-

dosierungen z. B. bei eingeschränkter Nierenfunktion auf. Diese sind mit anstei-
gendem Magnesiumserumspiegel eine deutliche Abschwächung der tiefen Sehnen-
reflexe, Blutdruckabfall, Atemdepression und EKG-Veränderungen bis hin zu einen Herzstillstand. Eine hochdosierte Magnesium-i.v.-Infusion kann die fetalen
Überwachungsparameter des Biophysikalischen Profils und hier besonders die
Atembewegungen und Herzfrequenzvariabilität beeinträchtigen. Dieser Sachverhalt sollte bei klinischen Entscheidungen in Betracht gezogen werden.

Prostaglandinsynthesehemmer. Hauptentstehungsorte der Prostaglandine sind im
schwangeren Uterus Amnion, Chorion und Dezidua. Die Prostaglandine E und F
spielen durch die Begünstigung der Zervixreifung und die Förderung der uterinen
Kontraktionen sowohl bei der drohenden Frühgeburt wie auch bei der physiologischen Geburt am Termin eine zentrale Rolle. Eine Schwangerschaftsverlängerung
bei vorzeitigen Wehen wurde in kontrollierten Studien gezeigt und vergleichende
Untersuchungen mit Betamimetika haben eine Überlegenheit der Prostaglandinsynthesehemmer ergeben.

Am besten untersucht ist Indomethacin, daß sowohl oral (25 und 50 mg) als auch
rektal (50 und 100 mg) applizierbar ist. Üblicherweise wird eine Therapie von
100 mg rektal oder 50 mg oral begonnen, die mit 25 mg oral alle 4 Stunden für
24–48 Stunden weitergeführt
     Prostaglandinsynthesehemmer haben deutlich weniger Nebenwirkungen als die
üblicherweise hochdosierte kontinuierliche Tokolyse mit Betamimetika, aber auch
als Magnesiumsulfatinfusionen. Am häufigsten wird über.Übelkeit und Brechreiz
geklagt. Bei einer Ulcusanamnese ist besondere Vorsicht angezeigt. Die Nebenwirkungen beim Feten sind bedeutsam. So kann es zu einem Verschluß des Ductus
arteriosus Botalli kommen, wobei die maximale Empfindlichkeit bei 30 Wochen
beobachtet wird. Die fetale Urinproduktion nimmt in 5–10 % der mit Indomethacin behandelten Fälle deutlich ab, um sich allerdings nach Beendigung der Therapie wieder zu normalisieren. Die tägliche Bestimmung des Fruchtwasserindexes unter der Therapie ist daher zu empfehlen. Ventrikelblutungen. und nekrotisierende
Enterokolitis bei sehr kleinen Frühgeborenen werden ebenfalls im Zusammenhang
mit einer Indomethacingabe diskutiert.
     Angesichts der Nebenwirkungen beim Feten sollte der Einsatz von Indometha-
cin zur Behandlung von vorzeitigen Wehen nur auf strenge Indikation erfolgen. Die
Anwendung von Indomethacin sollte auf den Zeitraum vor 32 Schwangerschaftswochen beschränkt werden und nicht länger als 48 h gegeben werden. Bei vorzeitigen Wehen im Zusammenhang mit Hydramnion scheint ein Versuch mit Indomethacin zur Beherrschung der Akutproblematik sinnvoll. Fetale Herzfehler, die
intrauterin durch einen offenen Ductus arteriosus kompensiert sind, sowie auch das
Vorliegen eines Oligohydramnions sind dagegen Kontraindikationen für den Einsatz von Indomethacin.

Kalziumantagonisten. Auch Kalziumantagonisten wirken auf der Ebene der Myometriumzelle. Sie wurden als mögliches Therapeutikum vorzeitiger Wehen vorgeschlagen, scheinen gut verträglich und effektiv zu sein. Die Hemmung der Uterus-
kontraktion erfolgt durch die Blockade der spannungsabhängigen Kalziumkanäle

in der Membran der Myometriumzelle, wodurch der Kalziumfluß vom Extrazellulärraum in die Zelle gehemmt wird.

In ersten Untersuchungen wurde eine vergleichbare Wirksamkeit von Nifedipin und Ritodrine aber auch i.v.- Magnesium bei allerdings deutlich reduzierten Nebenwirkungen gesehen.

Als Folge der Senkung des mittleren arteriellen Druckes und einer Vasodilatation werden Tachykardie, Hautrötung und Kopfschmerzen beobachtet. Vor einem gleichzeitigen Einsatz gemeinsam mit Magnesium intravenös oder mit Antihypertensiva muß wegen Summationseffekten auf die glatte Muskulatur gewarnt werden. Kalziumantagonisten stellen wegen ihrer Effektivität bei geringen Nebenwirkungen sowie wegen der oralen Verabreichung eine interessante Bereicherung der Palette unterschiedlicher Tokolytika dar. Wegen begrenzter klinischer Erfahrungen scheint eine abschließende Beurteilung zum gegenwärtigen Zeitpunkt verfrüht.

Oxytocinantagonisten. Ein spezifischer kompetitiv wirkender Oxytocinhemmer wurde zuerst 1986 beschrieben. Vorläufige klinische Untersuchungen haben die wehenhemmende Wirkung von Atosiban als der wirksamsten dieser Substanzen auch in plazebokontrollierten prospektiven Studien belegt. Dabei wird betont, daß praktisch keine mütterlichen oder fetalen Nebenwirkungen auftreten. Wegen der Spezifität der Blockade der Oxytocinrezeptoren, die weitgehend auf den Uterus beschränkt sind, sind diese Substanzen von erheblichem Interesse. Vor einem breiten Einsatz müssen jedoch die Ergebnisse der verschiedenen derzeit laufenden klinischen Studien abgewartet werden.

Ausblick

Die Bemühungen der letzten Jahre können nicht darüber hinwegtäuschen, daß die Aktualität der Problematik einer effizienten Reduzierung der Frühgeburtenrate weiter besteht, da eine Abnahme der Frühgeburtenhäufigkeit bisher nicht zu verzeichnen ist. Die Bedeutung der sozialen Komponente für die Entstehung der Frühgeburtlichkeit läßt eine generelle Verbesserung der Lebensbedingungen der schwangeren Frau im Sinne einer breiten und verstärkten primären Prävention als zentralen Ansatz für die Lösung des Problems erscheinen.

Bei der Therapie von vorzeitigen Wehen stellt sich das Problem der diagnostischen Differenzierung zwischen noch physiologischen Kontraktionen und Wehen mit pathologischer Bedeutung. Das Dilemma zwischen Übertherapie, unnötiger Verängstigung und Stigmatisierung einerseits und der Gefahr der verspäteten Diagnose mit verringerten Erfolgschancen für therapeutische Interventionen bleibt ungelöst.

Die Methoden zur Identifikation der Risikogruppen mit exakterer Vorhersage müssen weiter verbessert werden. Die intensive Überwachung von Risikopatientinnen unter Einsatz der Vaginalsonographie zu Früherfassung von Zervixveränderungen, Fluordiagnostik, Fibronectinbestimmung und möglicherweise der Vierkanaltokographie können helfen, Symptome früher zu erkennen und das zu therapierende Kollektiv einzugrenzen.

Das verbesserte Verständnis der Pathophysiologie der drohenden Frühgeburt macht deutlich, daß es kein Idealtokolytikum geben kann. Die zunehmend breite Palette unterschiedlicher Tokolytika stellt den Kliniker vor die schwierige Aufgabe, die im Einzelfall angepaßte Form der Tokolyse auszuwählen, bietet gleichzeitig jedoch auf die Zukunft gesehen auch die Chance einer effektiveren Therapie.

Resümee und Ausblick

K.-H. Wulf

Die Aufgaben für die Zukunft im Symptomkomplex Frühgeburt liegen in der weiteren Regionalisierung, d. h. Konzentration der Risikogeburten in Perinatalzentren mit ihren besseren Behandlungsmöglichkeiten und in der Prävention. Entscheidende Fortschritte sind erst dann zu erwarten, wenn es gelingt, die Frühgeborenenrate deutlich zu senken oder zumindest den Geburtstermin in die höheren Gewichts- bzw. Tragzeitklassen zu verlagern. Erste Ansatzpunkte zeichnen sich ab. Sie betreffen sowohl die primäre als auch die sekundäre Prävention, d. h. die Aufdeckung und Vermeidung ursächlicher Faktoren der Frühgeburtlichkeit sowie die Früherkennung und Behandlung der drohenden Frühgeburt.

Aus den Daten der Bayerischen Perinatalerhebung lassen sich einige Risikofaktoren im Hinblick auf eine drohende Frühgeburt determinieren. Sie betreffen sowohl anamnestische Daten wie Alter, Staatsangehörigkeit und Familienstand als auch Vorerkrankungen sowie medizinische, insbesondere geburtshilflich-gynäkologische Befunde; auffällig ist die Häufung psychosozialer Faktoren. Bei der Reihung und Gewichtung der Einzelfaktoren sollte zwischen individuellem und Gesamtrisiko unterschieden werden. Aufschlußreich ist auch die Bestimmung des relativen Risikos bezogen auf ein Gesamtrisiko von 1,0 für die einzelnen in den Anamnese- und Befundkatalogen der Mutterschaftsrichtlinien aufgelisteten Faktoren. Eine zusätzliche Gliederung in die frühe Frühgeburt von weniger als 32 Wochen und die späte Frühgeburt von 32–36 Wochen zeigt die große Bedeutung der geburtshilflichen ‚Vorgeschichte" sowie der Amnioninfektion, uteriner Blutungen und der vorzeitigen Wehentätigkeit.

Die Ergebnisse der Perinatalerhebung zeigen auch, daß die in den Risikokatalogen aufgelisteten Prädiktoren insgesamt relevant sind. Die Frühgeborenenrate steigt deutlich mit dem Risikopotential von 3,8 % bei risikofreier Schwangerschaft auf 12,0 % bei einer Kombination von Anamnese- und Befundrisiken.

Generelle Hinweise für Verbesserungsmöglichkeiten ergeben sich auch aus der Schwangerenvorsorge. Es zeigen sich deutliche Korrelationen zwischen der Frühgeburtenfrequenz und der Vorsorgeintensität gemessen an dem Zeitpunkt der Erstuntersuchung und der Anzahl der Untersuchungen. Die Frühgeborenenrate steigt von 1,8 % bei über Standard versorgten Schwangeren über 3,3 % bei nach Standard versorgten auf fast 15 % bei unter Standard versorgten Schwangeren. In letzterer Gruppe ist auch das für Frühgeborene relevante vorgenannte Risikopotential besonders hoch. Unsere Schwangerenvorsorge ist demnach auch im Hinblick auf die Vermeidung der Frühgeburtlichkeit nicht ausreichend risikoadaptiert.

Erforderlich ist ein umfassendes, breitgefächertes Präventionsprogramm. Es sollte nicht erst in der Schwangerschaft beginnen, sondern viel früher im Sinne einer *prepregnancy* oder *preconceptional care*. Wesentliche Bestandteile eines solchen Konzeptes wären die allgemeine Gesundheitspflege, die Eheberatung und genetische Beratung, die Familienplanung (Gebäralter, Geburtenzahl, Geburtenabstand etc.) und die Verbesserung der psychosozialen Lebensbedingungen. Während der Schwangerschaft geht es zusätzlich um Aufklärung, Beratung und Wissensvermittlung über die normale und gestörte Schwangerschaft (eine gemeinsame Aufgabe von Ärzten, Hebammen und Sozialarbeitern), um die Verbesserung der Lebensbedingungen in Familie und Beruf (Mutterschutz, Beschäftigungsschutz, Tätigkeitseinschränkung, Verbesserung der gesellschaftlich-sozialen Position) sowie Fragen der allgemeinen Lebensführung, Gesundheitspflege und Ernährung (Ernährungs- und Kräftezustand, Ausgangsgewicht, Gewichtszunahme, Genußmittelkonsum).

Erfolge in der Frühgeborenenprävention sind nicht von heute auf morgen zu erwarten. Akutmaßnahmen sind unzureichend, Langzeitprogramme sind erforderlich. Neben entsprechenden Investitionen und organisatorischen Maßnahmen ist viel Aufklärungsarbeit erforderlich, sowohl bei den verantwortlichen Gesundheitspolitikern als auch bei den Schwangeren selbst und immer noch in der Ärzteschaft.

Pränataldiagnostik – Screeningmöglichkeiten in der Praxis und spezielle Diagnoseverfahren (Moderation: W. Holzgreve)

Screening mit Ultraschall in der Schwangerschaft: Pro und Kontra?

W. Holzgreve, I. Hösli und S. Tercanli

Nachdem die Ultraschalltechnologie erstmalig bereits in den 60er Jahren in die Schwangerenvorsorge eingebracht wurde, und zwar in Form der sog. Compound-Scanner in Glasgow [1] und etwas später als Realtime-Sonographie [2] in Münster, trat der sog. „Echtzeit-Ultraschall" rasch einen Spielzug an. Die 70er und 80er Jahre erlebten dann einen wahren Boom der Ultraschallanwendung in der Schwangerenvorsorge, und viele Einzelkasuistiken, Übersichtsarbeiten und Lehrbücher wurden publiziert [3]. In Deutschland wurden bereits 1979 routinemäßige Ultraschalluntersuchungen in die Mutterschaftsrichtlinien aufgenommen, und ab 1980 waren entsprechend den „Richtlinien des Bundesausschusses der Ärzte und Krankenkassen über die ärztliche Betreuung während der Schwangerschaft und nach der Entbindung" 2 Untersuchungen während der 16.–20. bzw. 32.–36. SSW vorgesehen. In der Schweiz setzten sich Ultraschallscreeninguntersuchungen in der Schwangerschaft ebenfalls rasch durch, und die Krankenkassen waren in beiden Ländern bereit, diese Untersuchungen zu zahlen.

Wie ein „Paukenschlag" kam daher in der Schweiz die „Verordnung über Leistungen in der obligatorischen Krankenpflegeversicherung (KLV)" vom 29. 9. 1995, die in Artikel 13 festhielt, daß Ultraschalluntersuchungen nur in der Risikoschwangerschaft von den Krankenkassen übernommen werden müßten. Als Begründung für diese dramatische Änderung der Schwangerenvorsorge wurde seinerzeit angeführt, daß der Interventionsnutzen und die Unschädlichkeit einer solchen Maßnahme bei jeder normalen Schwangerschaft nicht erhärtet seien. Es kam in der Folge aber rasch zu zahlreichen Protesten aus den Kreisen der Schwangere betreuenden Ärztinnen und Ärzte sowie aus der allgemeinen Bevölkerung, weil viele den Nutzen von routinemäßigen Ultraschalluntersuchungen für erwiesen erachteten. Im Mai 1996 wurden dann in der Schweiz wieder Ultraschallscreeninguntersuchungen als Pflichtleistungen der Krankenkassen anerkannt, und zwar in normalen Schwangerschaften eine Kontrolle in der 10.–12. sowie eine weitere in der 20.–23. SSW. Gleichzeitig wurde der Fachgruppe Gynäkologie und Geburtshilfe der Schweizerischen Gesellschaft für Ultraschall in Medizin und Biologie der Auftrag erteilt, innerhalb einer Fünfjahresfrist die Qualität, den Nutzen und die Wirtschaftlichkeit des Ultraschallscreenings in der Schwangerschaft zu analysieren. Gerade in Zeiten eines erhöhten Sparzwanges besteht die Verpflichtung zu einer „auf Evidenz basierenden Medizin", die neben einer kritischen Prüfung der eigenen Praxis und der relevanten Literatur auch eine Kostenberechnung mit einschließt und persönliche Voreingenommenheit (Bias) weitgehend ausschließen soll.

Bisherige kontrollierte Untersuchungen

In den letzten 4 Jahren wurde die Diskussion um eine routinemäßige Ultraschalluntersuchung in der Schwangerschaft vor allem durch die Ergebnisse der sog. RADIUS-Studie („Routine antenatal diagnostic ultrasound study") geprägt, da es sich hierbei um die bisher größte randomisierte Untersuchung zu diesem Thema handelt [5]. In der Studie wurden immerhin 15 530 Frauen nach dem Zufallsprinzip in eine Gruppe mit routinemäßigen Ultraschalluntersuchungen zwischen der 15. und 22. sowie 31. und 35. SSW bzw. eine Gruppe mit Ultraschalluntersuchungen nur mit Indikation gelost. Beim Vergleich der beiden Gruppen konnte kein Unterschied in der perinatalen Mortalität und Morbidität festgestellt werden; allerdings wurden in der ersten Gruppe mit 34,8 % deutlich mehr Fehlbildungen entdeckt als in der zweiten Gruppe (11,0 %). Auch vor der 24. SSW (Tabelle 1) war die Sensitivität in der Gruppe mit routinemäßigen Ultraschalluntersuchungen signifikant höher als in der zweiten Gruppe (16,6 vs. 4,9 %). Bemerkenswerterweise führte dieser Unterschied aber nicht zu einem unterschiedlichen Vorgehen bei der Schwangerschaftsbetreuung, z. B. durch erhöhte Raten von Kaiserschnitten, Schwangerschaftsabbrüchen, Fruchtwasserpunktionen, Geburtseinleitungen etc. Wichtig ist auch die Feststellung, daß die Rate der entdeckten Fehlbildungen bei erfahrenen

Wahrscheinlichkeitsquotient
Ultraschall : Kontrolle

Indikation wg. Terminüberschreitung	
Zwillingsdiagnose (Vor der 26 SSW)	
Perinatale Mortalität	
Perinatale Mortalität (incl. let. Anom.)	
Geburtsgewicht < 2500g	
Verlegungen der Neonatologie	

0,1   1   10
Ultraschall besser   Kontrolle besser

Abb. 1. Nutzen der Ultraschalluntersuchungen in der Schwangerschaft: Cochran-Metaanalyse

Tabelle 1. Randomisierte Untersuchung, „Niedrigrisiko-Kollektiv". (E. Ewigman et al., NEJM 329, 821–827, 1993; M. Le Fevre, Am J Obst. Gynecol. 169, 483–489, 1993

Gr: I:	US 15–22 u. 31–35 SSW	(2,2)
Gr: II:	„Bei Indikation"	(0,6)

Kein Unterschied in „adverse fetal outcome" Sensit. (Fehlb.) vor 24. SSW I: II=16,6:4,9% ($P<0,001$)

Tabelle 2. Ultraschall-Screening und perinatale Mortilität. (Nach Saari-Kemppainen [7])

> 9000 Frauen mit US	(16–20 SSW / Kontrollen	
	4,2%	/ 8‰

Reduktion durch Terminbestimmung, Erkennung von Mehrlingen und Fehlbildungen (50%)

Untersuchern in großen Zentren innerhalb der RADIUS-Studie bei 6,8/1 000 lag vs. 1,7/1 000 bei weniger erfahrenen Untersuchern in kleineren Zentren [6]. Der Hauptgrund für die negativen Ergebnisse der RADIUS-Studie im Hinblick auf die Effizienz des Ultraschallscreenings liegt aber wohl in der deutlich niedrigeren Sensitivität bei der Entdeckung fetaler Anomalien im Vergleich zu europäischen Studien z. B. aus Skandinavien [7, 8] bzw. Belgien [9].

In der sog. Helsinki-Studie von Saari-Kemppainen et al. [7] an über 9 000 Frauen mit routinemäßigen Ultraschalluntersuchungen in der 16.–20. SSW im Vergleich zu Kontrollen mit Ultraschalluntersuchungen nur bei Indikationen (Tabelle 2) fand sich bei ebenfalls guter Randomisierung ein deutlicher Unterschied in der perinatalen Mortalität von 4,2 zu 8 ‰, wobei diese Reduktion im wesentlichen auf Vorteile bei der Terminbestimmung sowie der Erkennung von Mehrlingen und Fehlbildungen (50 %) zurückzuführen war.

In diesem Zusammenhang kommt auch der „Cochrane-collaboration" große Bedeutung zu. Die Cochrane-Metaanalyse (Abb. 1) ergab für die routinemäßigen Ul-

Tabelle 3. Europäische Ultraschallstudien

Ort	N	Zeitschrift	Jahr
London	1 571	BR J Ob Gyn	1982
Alesund	1 628	Lancet	1984
Trondheim	1 009	Lancet	1984
Glasgow	877	Br Med J	1984
Uppsala	4 997	Lancet	1988
Helsinki	9 310	Lancet	1990
RADIUS	15 935	N Engl J Med	1993

traschalluntersuchungen während der Schwangerschaft Vorteile im Hinblick auf folgende 6 Punkte: Zwillingsdiagnose, Indikation zur Geburtseinleitung wegen Terminüberschreitung, Geburtsgewicht unter 2500 g, Verlegungen zur Neonatologie und perinatale Mortalität. Eine von Bucher u. Schmidt [10] durchgeführte Metaanalyse von 4 randomisierten Untersuchungen fand in der Gruppe mit routinemäßigen Ultraschalluntersuchungen ebenfalls bessere Entdeckungsraten für Mehrlingsschwangerschaften, wachstumsretardierte Kinder und schwere Fehlbildungen.

Es ist daher überraschend, daß die US-amerikanische Standesvertretung ACOG die RADIUS-Studie als ausreichende Begründung anführte [11], die bereits in ihrem „Technical Bulletin" 1993 geäußerte Auffassung bestätigt zu sehen, daß der routinemäßige Einsatz von Ultraschalluntersuchungen in der Schwangerschaft vom Standpunkt einer Kosten-Nutzen-Analyse nicht befürwortet werden kann.

Immerhin sollten wir neben der RADIUS-Studie die zwar kleineren, aber dennoch ebenso gut entworfenen und durchgeführten randomisierten Ultraschallstudien aus Europa (Tabelle 3) berücksichtigen. Chervenak et al. haben in ihrem Beitrag für die Zeitschrift *ACOG Clinical Review* unter der Überschrift „Advocacy for routine obstetric ultrasound" [12] darauf hingewiesen, daß der Hinweis auf die Verfügbarkeit routinemäßiger Ultraschalluntersuchungen dem Konzept der Autonomie der Schwangeren entgegenkommt, zumal auf diese Weise mindestens 3mal so viele kindliche Anomalien entdeckt werden. Bei einer detaillierten Betrachtung der vorliegenden randomisierten Untersuchungen zum Nutzen routinemäßiger Ultraschalluntersuchungen in der Schwangerschaft fällt außerdem auf, daß die durchschnittliche Anzahl von Ultraschalluntersuchungen in der Schwangerschaft in den Kontrollgruppen, in denen der Ultraschall nur bei Indikation eingesetzt werden sollte, immerhin auch zwischen 0,5 (Uppsala Studie) bzw. 0,6 (RADIUS-Studie) und 1,8 (Helsinki-Studie) lag bei nur geringfügig höheren Untersuchungszahlen in den Screeninggruppen (1,3 bzw. 2,2 und 2,1).

Eik-Nes aus Norwegen, der mit seiner Arbeitsgruppe in Trondheim sehr bedeutende Studien zu Nutzen des Ultraschalls in der Schwangerschaft beigesteuert hat [13], konnte bei einem Vergleich der durchschnittlichen Zahlen der Ultraschalluntersuchungen in Norwegen, dessen Einwohnerzahl sich nicht so sehr von der Einwohnerzahl in der Schweiz unterscheidet, bzw. der Stadt Lillehammer in den Jahren 1986–1994 bzw. 1989–1993 zeigen, daß die durchschnittliche Untersuchungszahl nach Einführung des Ultraschallscreenings nicht nur nicht anstieg, sondern eher

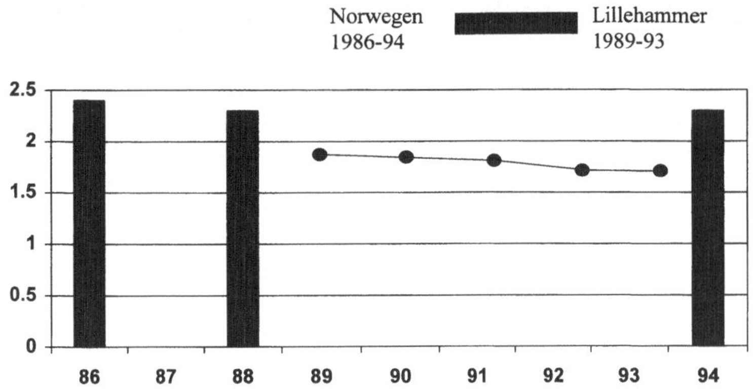

Abb. 2. Durchschnittliche Zahl der Ultraschalluntersuchungen

zurückging und immer unter 2 blieb (Abb. 2). Diese norwegische Gruppe tritt nach
Würdigung seiner eigenen Erfahrung bzw. der Weltliteratur [14] dafür ein, daß die
sonographische Untersuchung des Kindes im Mutterleib („fetal exmination") in Zukunft als ebenso normal anzusehen sei wie die Untersuchung der Mutter („maternal examination") in der Schwangerschaft [15].

Eine der Hauptsorgen der Gegner von routinemäßigen Ultraschallanwendungen
in der Schwangerschaft ist die um falsch-positive Befunde, die im schlimmsten Falle
zu einem Schwangerschaftsabbruch aufgrund falscher Prämissen führen könnten.
Die Kritiker/-innen des Routineultraschalls in der Schwangerschaft haben mit Recht
auf dieses Problem hingewiesen, und der Autor dieses Beitrages war selbst Gut-
achter in einer „Independent Inquiry into Obstetric Ultrasound Proceduresat the
University Hospital of Wales", bei der im Jahre 1994 der Vorwurf einer Frau untersucht wurde, daß bei 2 ihrer Schwangerschaften die fälschliche Diagnose eines
verhaltenen Abortes aufgrund von Ultraschalluntersuchungen gestellt worden war,
obwohl sich die Schwangerschaften bei Kontrolluntersuchungen schließlich als intakt herausstellten. Die Ursache für diese Katastrophen waren eindeutig unsach-
gemäße Handhabung der Ultraschalluntersuchungen und mangelnde Ausbildung.
Es liegen zu wenige Studien vor, um die Frage beantworten zu können, ob es sich
bei diesem skandalösen und unakzeptablen britischen Fall um eine absolute Rarität
oder ein signifikantes Risiko bei der Anwendung von Ultraschall handelt. Rulin et
al. [16] kamen in einer prospektiven Untersuchung zur Frage der diagnostischen
Verläßlichkeit von Ultraschalluntersuchungen in der Schwangerschaft zu dem Ergebnis, daß diese sehr hoch ist und dadurch adäquates klinisches Verhalten ermöglicht wird. In einer prospektiven Untersuchung in der Yorkshire-Region über drei-
einhalb Jahre in 25 Ultraschallabteilungen wurde bei 16 % der 2 261 Schwangerschaften mit kindlichen Anomalien ein Schwangerschaftsabbruch durchgeführt mit
anschließender pathologischer Untersuchung in 97 % der Fälle. Nur in 2 Fällen
wurde der Schwangerschaftsabbruch aufgrund einer Überschätzung des Grades der
kindlichen Anomalien durchgeführt, so daß die sonographische Diagnose in über
99,5 % korrekt war [17].

Tabelle 4. Plazenta-Punktionen (late CVS) im II. und III. Trimenon

Indikationen:	Auffälliger Ultraschall
Technik:	Holzgreve et al.: „Late CVS", NEJM 317, 1159, 1987
	Holzgreve et al.: „International Registry" Prenat Diagn 10, 159, 1990 (2058 Fälle)
Stand (Juni 1996):	1003 Fälle

Chromosomenanomalien	*n*	
45, X	46	
47, +18	45	
47, +21	37	
Triploidie	32	
47, +13	21	
Andere (einschl. Mosaikzust.)	39	
Insgesamt	220	22%

Tabelle 5. Chorionbiopsien (I. Trim): Chromosomenstörungen Indikation: auffällige Ultraschallbefunde

47, +21	13	
45, X	7	
47, *18	4	
Triploidie	1	insges. 27,7%
47,13q+	1	
46, der (20t (7; 20))	1	
47, XXY	1	

Stand: 21. 12. 1994, $n=101$

Im sog. Helsinki-Trial [7] wurde ermittelt, daß die Kosten des Screeningprogramms pro Fall im Durchschnitt 102 US $ und die Ersparnisse für das Gesundheitswesen vor allem aufgrund weniger Krankenhausaufenthalte im Vergleich zur Kontrollgruppe pro Fall 182 US $ betrugen, so daß der Nettogewinn durchschnittlich 80 US $ ausmachte. DeVore [18] hat ermittelt, daß dies für die USA eine jährliche Ersparnis von 280 Millionen $ bedeuten würde. Kürzlich haben Leivo und Mitarbeiter aus Finnland bestätigt, daß eine einmalige routinemäßige Ultraschalluntersuchung in der Schwangerschaft dem Gesundheitswesen signifikant Kosten erspart, und daß die aktuellen Kosten pro vermiedenem perinatalem Todesfall etwa 21 938 US $ betragen [19].

Eigene Erfahrungen: Indirekte Hinweise auf die Effektivität von Ultraschall-Screeninguntersuchungen

Die RADIUS-Studie hat gezeigt, daß routinemäßige Ultraschalluntersuchungen in der Schwangerschaft erst dann effektiv sind, wenn aus den sonographischen Befunden Konsequenzen gezogen werden. Diese können z. B. in einer Änderung der Schwangerenbetreuung bzw. des geburtshilflichen Managements – z. B. bei fetalen

Harnwegsobstruktionen, Zwerchfellhernien, Neuralrohrdefekten etc. – bestehen [13] oder in einer Karyotypisierung, da das Vorhandensein morphologischer Anomalien beim Kind mit einer viel höheren Rate von Chromosomenstörungen assoziiert ist als die etablierten Indikationen wie Alter der Mutter oder auffälliges biochemisches Markerscreening. Wir konnten z. B. bei einer Analyse unserer 1 003 ersten Fälle von Plazentapunktionen im 2. und 3. Trimenon, die wir zur raschen Karyotypisierung bei auffälligem Ultraschallbefund durchführten, in 220 Fällen Aneuploidien feststellen; das entspricht einer Rate von 22 % (Tabelle 4). Im 1. Trimenon lag die Aneuploidierate sogar bei 27,7 % (Tabelle 5). Wir stimmen daher mit der Auffassung von Nicolaides [20] überein, daß der Ultraschall heute der wichtigste Einstieg in die Diagnostik von Aneuploidien geworden ist. Die hohe Rate von Aneuploidien, die in Zentren inzwischen Jahr für Jahr über Ultraschallanomalien entdeckt werden, kann als indirekter Hinweis dafür interpretiert werden, daß die Ultraschallmarker für Chromosomenstörungen in der Peripherie im Verlauf der letzten Jahre immer besser bekannt geworden sind und die Zusammenarbeit zwischen den in der Praxis am Screening beteiligten Kolleginnen und Kollegen mit den Referenzzentren offentsichtlich deutliche Fortschritte gemacht hat.

Auch in Zeiten eines nicht entrinnbaren Spardrucks im Gesundheitswesen sollten wir sehr vorsichtig sein, bevor wir die großartigen Erfolge der perinatalen Medizin wieder leichtfertig zur Disposition stellen.

Psychologische Aspekte

Bereits 1982 konnten Campbell et al. [21] zeigen, daß die Real-time-Ultraschalluntersuchungen schon in utero die Eltern-Kind-Bindung fördern. Field et al. [22] berichteten sogar über eine Senkung perinataler Komplikationen, was möglicherweise auf positve Änderungen der Lebensgewohnheiten, z. B. Aufgabe von Rauchen, zurückzuführen ist.

Eine Voraussetzung für eine Nutzung dieser positiven Auswirkungen ohne ein Risiko für Verunsicherung der Schwangeren einzugehen, ist aber die Fähigkeit der Untersucher, sich verbal und nonverbal angemessen zu verhalten und bei Interpretationsproblemen erfahrenere Untersucher zügig hinzuzuziehen. Die Fähigkeiten zur Beratung und einfühlsamen Begleitung müssen geschult werden, um das Angebot der routinemäßigen Ultraschalluntersuchungen in der Schwangerschaft zu einem echten Gewinn für die Schwangere zu machen. Die Tatsache, daß glücklicherweise die überwältigende Mehrheit der Schwangerschaften problemlos verläuft, sollte uns nicht die Augen vor der Tatsache verschließen lassen, daß die wenigen schwerwiegenden Probleme nur zu einem sehr kleinen Prozentsatz über die Ermittlung anamnestischer Risiken festgestellt werden könnten.

Literatur

1. Donald I (1965) Ultrasonic echo sounding in obstetrical and gynecological diagnosis. Am J Obstet Gynecol 93:935–941
2. Hofmann D, Holländer HJ, Weiser P (1967) The gynaecological and obstetrical importance of ultrasonic diagnosis. Gynaecologia 164:24–36

3. Sohn C, Holzgreve W (1995) Ultraschall in Gynäkologie und Geburtshilfe. Thieme, Stuttgart New York
4. Richtlinien des Bundesausschusses der Ärzte und Krankenkassen über die ärztliche Betreuung während der Schwangerschaft und nach der Entbindung. Mutterschaftsrichtlinien. Neue Fassung vom 10. Dez. 1985
5. Ewigman BG, Crane JP, Frigoletto FD, LeFevre ML, Bain RP, McNellis D, The RADIUS Study Group: A randomized trial of prenatal ultrasound screening in a low risk population: impact on perinatal outcome. N Engl J Med 169:483–489
6. Romero R (1993) Routine obstetric ultrasound. Ultrasound Obstet Gynecol 3:303–307
7. Saari-Kemppainen A, Karjalainen O, Ylostalo P, Heinonen OP (1990) Ultrasound screening and perinatal mortality: controlled trial of systematic one-stage screening in pregnancy. The Helsinki Ultrasound Trial. Lancet 336:387–39
8. Rosendahl H, Kivenen S (1989) Antenatal detection of congenital malformations by routine ultrasonography. Obstet Gynecol 73:947–951
9. Levi S, Hyjazi Y, Schaaps JP, Defoort P, Coulon R, Buekens P (1991) Sensitivity and specificity of routine antenatal screening for congenital anomalies by ultrasound: the Belgian multicentric study. Ultrasound Obstet Gynecol 1: 102–110
10. Bucher HC, Schmidt JG (1993) Does routine ultrasound scanning improve outcome in pregnancy? Metaanalysis of various outcome measures. Br Med J 307: 13–17
11. Frigoletto FD (1996) Commentary on routine Ob ultrasound. ISUOG: März/April 1996
12. Chervenak FA, McCullough LB, Ledger WJ (1996) Advocacy for routine obstetric ultrasound. ISUOG: März/April 1996
13. Holzgreve W (1990) Sonographic screening for anatomic defects. Seminars in Perinatology 14:504–513
14. Eik-Nes SH (1995) Fetal structural disorders – the large series are emerging. Ultrasound Obstet Gynecol 5:364–365
15. Eik-Nes SH (1993) The fetal examination. Ultrasound Obstet Gynecol 3:83–85
16. Rulin MC, Bornstein SG, Campbell JD (1993) The reliability of ultrasonography in the management of spontaneous abortion, clinically thought to be complete: a prospective study. Am J Obstet Gynecol 168:12–15
17. Brand IR, Kaminopetros P, Cave M, Irving HC, Lilford RJ 1994) Specificity of antenatal ultrasound in the Yorkshire Region: a prospective study of 2261 ultrsound detected anomalies. Br J Obstet Gynaecol 101:392–397
18. DeVore GR (1996) Financial implications of routine screening ultrasound. Ultrasound Obstet Gynecol 7:307–308
19. Leivo T, Tuominen R, Saari-Kemppainen A, Ylöstalo P, Karjalainen O, Heinonen OP (1996) Cost-effectiveness of one-stage ultrasound screening in pregnancy: a report from the Helsinki ultrasound trial. Ultrasound Obstet Gynecol 7:309–314
20. Nicolaides KN (1994) Screening for fetal chromosomal abnormalities: need to change the rules. Ultrasound Obstet Gynecol 4:353–354
21. Campbell S, Reading AE, Cox DN et al. (1982) Ultrasound scanning in pregnancy: the short-term psychological effects of early real-time scans. J Psychosom Obstet Gynaecol 1–2:57–61
22. Field T, Sandberg D, Quetel TA et al. (1985) Effects of ultrasound feedback on pregnancy anxiety, fetal activity, and neonatal outcome . Obstet Gynecol 66:525–528
23. Benzie R, Eng F (1996) Time for an electronic colleague? Ultrasound Obstet Gynecol 7:89–91

Serummarker zur Erkennung von fetalen Chromosomenstörungen

I. Bartels

Einleitung

Nachdem ein erhöhter AFP-Wert im Serum der Mutter als akzeptabler, wenn auch nicht sicherer Marker für einen Neuralrohrdefekt in der Praxis etabliert ist, hat seit Beginn der 90er Jahre auch ein Serumtest zur Erkennung von Chromosomenstörungen Einzug in die Routine gehalten. Beim sog. Triple-Test werden zusätzlich zum Alpha-Fetoprotein (AFP) die Serumkonzentrationen an humanem Choriongonadotropin (hCG) und freiem Östriol (uE3) bestimmt. Darüber hinaus kann ein extrem niedriger hCG-Wert, insbesondere in Kombination mit einem ebenfalls erniedrigten uE3-Wert, Hinweis auf eine Trisomie 18 oder Triploidie sein. Abweichend von der zuvor üblichen sog. „Altersindikation" zur pränatalen Chromosomenanalyse ermöglicht dieses Verfahren die Erkennung von Chromosomenanomalien auch bei jüngeren Frauen.

Erfahrungen mit dem Serumscreening für Chromosomenanomalien

Down-Syndrom. Der Test richtet sich in erster Linie auf die Erkennung eines erhöhten Risikos für ein Kind mit Down-Syndrom während des 2. Trimenons. Auf der Grundlage umfangreicher retrospektiver und prospektiver Studien finden zur Zeit in der Praxis hauptsächlich hCG, AFP und uE3 diagnostische Anwendung. Aus der Höhe dieser für die jeweilige Schwangerschaftswoche beurteilten 3 Werte und des altersspezifischen Risikos für ein Kind mit Down-Syndrom läßt sich das individuelle Risiko einer schwangeren Frau errechnen. Die publizierten Ergebnisse von mehr als 300 000 Schwangeren, bei denen ein Serumscreening – teils mit 2, teils mit 3 Serummarkern – durchgeführt wurde, wurden von Cuckle [2] zusammengefaßt (Tabelle 1). Diese Methode diskriminiert wesentlich besser zwischen betroffenen und nicht betroffenen Schwangerschaften als es mit dem bisherigen Vorgehen – nämlich Risikoschwangerschaften allein über das mütterliche Alter zu definieren – möglich war. Bei durchschnittlich etwa 1 % der durchgeführten Chromosomenanalysen aus sog. Altersindikation wird die Diagnose eines Down-Syndroms gestellt, während die Rate im Kollektiv der Schwangeren mit auffälligem Triple-Test 2 % beträgt.

Andere Chromosomenanomalien. Feten mit Turner-Syndrom werden überproportional häufig in der Gruppe der Schwangeren festgestellt, für die sich im Triple-Test ein erhöhtes Risiko für ein Down-Syndrom ergeben hat [4]. Schwangerschaften, bei denen eine Trisomie 18 vorliegt, weisen stark erniedrigte hCG-Werte und niedrige uE3-Werte auf [3]. Für die Trisomie 18, die mit einer Inzidenz von 1 auf 8 000 Lebendgeborene vergleichsweise selten ist, wird durch den Serumtest unter Berücksichtigung niedriger hCG-Werte eine Sensitivität von 80 % bei einer Falsch-positiv-

Tabelle 1. HCG, AFP und uE3 als biochemische Marker für Down-Syndrom. Ergebnisse aus 18 internationalen Studien [2][1]

Untersuchte Schwangerschaften	305 500
Schwangerschaften mit Down-Syndrom	419
Häufigkeit des Down-Syndroms	1 : 728
Primäre Positivenrate	6,5 %
Positivenrate nach Korrektur der SSW	4,6 %
Entdeckungsrate (Sensitivität)	66 %
Positiver Vorhersagewert	1 : 53
Negativer Vorhersagewert	1 : 2040

[1] Diese Daten stammen teils aus Untersuchungen, die 2, teils aus Untersuchungen, die 3 biochemische Parameter und das Altersrisiko berücksichtigt haben. Das grenzwertige Risiko war nicht einheitlich gewählt.

Rate von unter 1 % erreicht. Diese Parameterkonstellation ist auch typisch für eine Triploidie mit doppeltem maternalem Chromosomensatz.

Neue Serummarker. Seit einigen Jahren wird kontrovers diskutiert, ob durch den Austausch des Markers hCG gegen freies β-hCG verbesserte Entdeckungsraten für Schwangerschaften mit Down-Syndrom erzielt werden können. Der diagnostische Einsatz des freien β-hCG ist jedoch durch die thermische Instabilität des Gesamtmoleküls so stark eingeschränkt, daß eine Anwendung nur bei Sicherstellung einer Kühlkette zwischen Blutentnahme und Labortest empfohlen werden kann [5].

Die Suche nach neuen Serummarkern, die eine schärfere Trennung zwischen Schwangerschaften mit Down-Syndrom und normalem Karyotyp ermöglicht, wird mit sehr viel Forschungsaufwand betrieben. Unter den möglichen Kandidaten als Ergänzung oder als Ersatz der bestehenden Marker werden zur Zeit die neutrophile alkalische Phosphatase und Inhibin A [7] favorisiert.

Cuckle et al. [1] haben Untersuchungen zur Messung des β-core-Fragments, einem Abbauprodukt des hCG, im Urin durchgeführt und dabei Konzentrationsunterschiede zwischen betroffenen und nicht betroffenen Schwangerschaften festgestellt. Die praktische Bedeutung dieser Methode ist gering, da zum einen Kreatinin als Bezugsgröße herangezogen werden muß und zum anderen der Vorteil der Nichtinvasivität praktisch wenig relevant ist, da der von den meisten Schwangeren gewünschte AFP-Test zur Erkennung von Neuralrohrdefekten ohnehin eine Blutentnahme erfordert.

Erstes Trimenon. Der derzeitige Triple-Test mit hCG, AFP und uE3 als Markern kann erst ab der 14. Schwangerschaftswoche durchgeführt werden. Die Vorverlegung des Tests ins erste Trimenon wird angestrebt, damit eine sich eventuell anschließende Chromosomendiagnostik möglichst früh erfolgen kann. Im ersten Trimenon ist freies β-hCG als Marker geeignet, wenn man der thermischen Instabilität Rechnung trägt. Aussichtsreicher Marker ist das Pregnancy Associated Plasma Protein A (PAPP-A), das zwischen der 8. und der 14. Schwangerschaftswoche bei Schwangerschaften mit Trisomie signifikant erniedrigt ist [6].

Tabelle 2. Voraussetzungen für die Anwendung des biochemischen Screenings in der Schwangerenbetreuung

- Beratungsgespräch vor dem Test und ausdrückliche Zustimmung der Schwangeren
- Sonographische Bestimmung des Schwangerschaftsalters
- Blutentnahme möglichst in der 15. bis 17. Schwangerschaftswoche
- Verwendung geeigneter Assays und laboreigener Mediane
- Risikoberechnung mit geeigneten Statistikprogrammen.
- Interne und externe Qualitätskontrolle, Follow-up
- Interpretation der Ergebnisse unter Berücksichtigung aller Faktoren
- Angemessene Formulierung des Befundes (Altersrisiko, Grenzwert, Beurteilung)
- Befundmitteilung durch den Arzt, ggf. Beratung vor invasiver Diagnostik

Voraussetzungen für den Einsatz in der Schwangerenbetreuung

Beratung und Aufklärung. Anders als bei Krankheiten, die mit üblichen postnatalen Screeningmethoden erkannt werden (z. B. für Phenylketonurie) gibt es für das Down-Syndrom keine Therapiemöglichkeit. Die einzige Option für die Mutter zur Vermeidung eines erkrankten Kindes ist die Abruptio nach pränataler Diagnostik. Aus dieser Besonderheit ergibt sich eine besondere Pflicht, die Schwangere vor der Durchführung des Serumtests über die möglicherweise aus dem Testergebnis resultierenden weiteren diagnostischen Schritte und Handlungsoptionen aufzuklären.

Die Erfahrung zeigt, daß es für viele Frauen schwierig ist, die Bedeutung des mitgeteilten Risikos für sich selbst zu erkennen und zu gewichten. Ein auffälliges Ergebnis im Triple-Test, z. B. von 1:200 erzeugt ungleich mehr Angst als die Mitteilung an eine nicht getestete 37jährige Schwangere, deren Risiko allein aufgrund des Alters ebenfalls etwa 1:200 beträgt. Zu diesem Problem tragen mangelnde Aufklärung und mißverständliche Formulierung des Testergebnisses („Positiv im Down-Syndrom-Screening") nicht unwesentlich bei. Den Ängsten der Frauen kann durch behutsame und erläuternde Befundmitteilung entgegengewirkt werden.

Angaben zur Schwangerschaft. Zur Vermeidung unnötiger falsch-positiver und falsch-negativer Ergebnisse ist die Bestimmung des exakten Schwangerschaftsalters von großer Bedeutung. Der Vergleich von primärer Positivenrate und Positivenrate nach Korrektur des Gestationsalters durch Fetometrie in Tabelle 1 zeigt, daß bei einem Drittel der auffälligen Befunde die nachfolgende sonographische Untersuchung ein niedrigeres Schwangerschaftsalter und eine Korrektur in Richtung eines niedrigen Risikos ergeben hat. Für Geminischwangerschaften kann der Einsatz des Triple-Tests wegen mangelnder Daten noch nicht empfohlen werden.

Anforderungen an das Labor. Neben einer vertrauensvollen Auseinandersetzung zwischen der Schwangeren, der betreuenden Frauenärztin oder dem betreuenden Frauenarzt und ggf. einer genetischen Beratungsstelle sind auch an das durchführende Labor besondere Qualitätsanforderungen zu stellen. Dazu gehört die Erstellung eigener Mediane, die Durchführung von Qualitätskontrollen und die Verwendung geeigneter Statistikprogramme (s. Übersicht).

Ausblick

Auch wenn zukünftig weitere Fortschritte zur Erhöhung der Sensitivität und Spezifität gemacht werden, so wird mit biochemischen Serummarkern nicht annähernd die Zuverlässigkeit eines diagnostischen Verfahrens (Nachweis dreier Chromosomen 21) erreicht werden können. Forschungsvorhaben zur Entwicklung einer nichtinvasiven pränatalen Chromosomendiagnostik durch die Anreicherung und Isolierung fetaler Zellen aus dem mütterlichen Blut haben gezeigt, daß dieser Weg prinzipiell möglich ist. Der Durchbruch zur diagnostischen Anwendung konnte bislang jedoch noch nicht erreicht werden. Daher steht zum jetzigen Zeitpunkt einer schwangeren Frau – neben der Ultraschalluntersuchung – das biochemische Serumscreening als „nichtinvasives" Verfahren zur Entscheidungsfindung für oder gegen eine Amniozentese zur Verfügung.

Literatur

1. Cuckle HS et al.(1995) Urinary beta-core human chorionic gonadotrophin: a new approach to Down's syndrome screening. Prenat Diagn 14:953–958
2. Cuckle HS (1996) Recent advances in prenatal diagnosis for aneuploidy. 1–3 May, Amsterdam
3. Palomaki G et al. (1995) Risk-based prenatal screening for trisomy 18 using alpha-fetoprotein, unconjugated oestriol and human chorionic gonadotropin. Prenat Diagn 15: 713–723
4. Saller DN et al. (1992) Multiple-marker screening in pregnancies with hydropic and nonhydropic Turner syndrome. Am J Obstet Gynecol 167:1021–1024
5. Sancken U, Bahner D (1995) The effect of thermal instability of intact human chorionic gonadotropin (ihCG) on the application of its free beta-subunit (free beta hCG) as a serum marker in Down syndrome screening. Prenat Diagn 15:731–738
6. Wald NJ et al. (1996) Serum screening for Down's syndrome between 8 and 14 weeks of pregnancy. International Prenatal Screening Research Group. Br J Obstet Gynaecol 103: 407–412
7. Wald NJ et al. (1996) Prenatal screening for Down's syndrome using inhibin-A as a serum marker. Prenat Diagn 16:143–153

Angeborene Herzfehler – Möglichkeiten eines Screenings

U. Gembruch

Mittels der detaillierten Echokardiographie an darauf spezialisierten Zentren unter Einschluß aller zur Verfügung stehender Methoden können etwa 80–90% der angeborenen Herzfehler bereits im 2. Trimenon diagnostiziert werden. Diese Diagnostik wird Patientinnen des High-risk-Kollektivs angeboten. Neben Fällen mit entsprechenden anamnestischen Risiken – wie familiäre Belastung, Teratogenen in der Frühschwangerschaft und maternalen Erkrankungen – sind es überwiegend sonographisch diagnostizierte Anomalien, die in diesem Kollektiv Hinweis auf das Vorliegen eines Herzfehlers bzw. Indikation zur fetalen Echokardiographie sind.

Doch fast 90% aller Lebendgeborenen mit einem Herzfehler weisen keine Risikofaktoren auf und stammen somit aus dem Low-risk-Kollektiv. Hier werden mit dem bisher durchgeführten allgemeinen sonographischen Fehlbildungsscreening sehr selten isolierte Herzfehler diagnostiziert. Somit kann die Diagnostik nur durch eine kardiale Screeninguntersuchung erfolgen. Durch die im 2. Trimenon relativ einfach und schnell zu erreichende Einstellung des Vierkammerblickes, integriert in das allgemeine sonographische Fehlbildungsscreening, erscheint das Erkennen von rund 40% der angeborenen Herzfehler möglich; werden darüber hinaus noch weitere Herzanteile echokardiographisch dargestellt, insbesondere die Strukturen des Ausflußtraktes und der großen Arterien, so können 65–70% der angeborenen Herzfehler, darunter fast alle schweren Herzfehler, diagnostiziert werden. Allerdings zeigen prospektive Studien zum Vierkammerblick-Screening, die auf die Verhältnisse des Mehrstufenkonzepts in Deutschland übertragbar scheinen, daß nur zwischen 5 und 10% aller Herzfehler bzw. nur 20% der im Vierkammerblick entdeckbaren Herzfehler auch diagnostiziert werden. Da aber gerade die pränatale Diagnose eines Herzfehlers zur Optimierung des vorgeburtlichen und perinatalen Managements (extensive Beratung der Eltern, Karyotypisierung, Ausschluß extrakardialer Fehlbildungen, Wahl von Ort und Zeitpunkt der Entbindung, frühe Intervention bei ductusabhängigen und anderen kritischen Vitien) besonders wünschenswert ist, sollten alle Anstrengungen unternommen werden, über eine verbesserte Ausbildung aller Untersucher die Möglichkeiten des Vierkammerblick-Screenings zu nutzen und in weiterer Zukunft auch Ausflußtrakt und große Arterien darzustellen.

Literatur

1. Buskens E, Stewart PA, Hess J, Grobbee DE, Wladimiroff JW (1996) Efficacy of fetal cardiography an yield by risk category. Obstet Gynecol 87:423–428
2. Buskens E, Grobbee DE, Wladimiroff JW, Hess J (1996) Routine screening for congenital heart disease: a prospective study in the Netherlands. In: Wladimiroff JW, Pilu G (eds) Ultrasound and the fetal heart. Parthenon Publishing, New York, pp 71–80
3. Gembruch U, Chaoui R (1997) Möglichkeiten und Grenzen eines Screeningprogramms. Pränatale Diagnostik fetaler Herzfehler durch Untersuchung von „High-Risk“ und „Low-Risk“-Kollektiven. Gynäkologie 30:191–199
4. Stümpflen I, Stümpflen A, Wimmer M, Bernaschek G (1996) Effects of detailed fetal echocardiography as part of routine prenatal ultrasonographic screening on detection of congenital heart disease. Lancet 348:845–857

Die Überwachung der Mehrlingsschwangerschaft (Moderation: A. Huch)

Zusammenfassender Bericht

J. Wisser

Die Überwachung der Mehrlingsschwangerschaft beginnt mit ihrer Diagnostik im Rahmen der Ersttrimester-Ultraschalluntersuchung. Dabei sollen nicht nur die Zahl der Embryonen, sondern auch deren *Chorionizität* und *Amnionizität* festgelegt werden. Dadurch wird eine Risikoklassifizierung für die gesamte Schwangerschaftüberwachung getroffen.

Monochoriale Zwillinge zeigen in einer Chorionhöhle 2 Embryonalkörper, die je nach Amnionizität von einer gemeinsamen oder 2 getrennten Amnionhöhlen umgeben sind. Monochoriale diamniote Zwillinge weisen ein erhöhtes antepartales Risiko auf. Dazu zählen die Komplikationen des fetofetalen Transfusionssyndroms und das Auftreten typischer Zwillingsfehlbildungen, wie der Akranius-Akardius-Malformation. Monochorial-monamniote Zwillinge, die nur 1 % aller monozygoten Zwillinge ausmachen, zeigen zusätzlich eine Erhöhung der subpartualen Risiken durch die Komplikation der Nabelschnurverwicklung und der Verhakung sub partu. Daher sind monochorial-monoamniote Zwillinge nach Abschluß der Frühgeburtlichkeit immer durch Sectio zu entbinden.

Höhergradige Mehrlinge, meist durch reproduktionsmedizinische Maßnahmen bedingt, sind mit einer erhöhten perinatalen Mortalität und Morbidität sowie mit einer erhöhten maternalen Mortalität und Morbidität assoziiert. Daher wird heute bei höhergradigen Mehrlingen mit mehr als 3 Embryonen vielerorts der Fetozid zur Reduktion der Zahl der Embryonen praktiziert. Um dieses ethische Dilemma zu vermeiden, muß eine strikte Überwachung reproduktionsmedizinischer Maßnahmen und eine Beschränkung der Anzahl retransferierter Embryonen eingehalten werden.

Die im Rahmen der Schwangerenvorsorge durchgeführte Erst- und Zweittrimester-Ultraschalluntersuchung schließt die typischen Mehrlingsfehlbildungen (Akranius-Akardius-Malformation, Siamesische Zwillinge) aus. Daneben finden sich fetale Erkrankungen wie Hydrozephalus, Neuralrohrdefekte und Herzfehler häufiger als bei Einlingen. Monochorial-diamniote Zwillinge, die ein erhöhtes Risiko für ein fetofetales Transfusionssyndrom aufweisen, werden bereits im 2. Trimenon engmaschig, d.h. von der 18. SSW an alle 2 Wochen kontrolliert, um die Symptome der Komplikation wie Polyhydramnie und Wachstumsdiskordanz frühzeitig zu erfassen. Bezüglich der Behandlung des fetofetalen Transfusionssyndroms wird gegenwärtig die Methode der Laserkoagulation chorialer Verbindungsgefäße an großen Fallzahlen klinisch evaluiert.

Von allen Gesprächsteilnehmern wird die prophylaktische Cerclage bei Mehrlingsschwangerschaft abgelehnt. Die Indikationen zur Cerclage und zur Tokolyse sind wie bei Einlingen zu stellen, obwohl vorzeitige Wehentätigkeit und Frühgeburtlichkeit im Vergleich mit Einlingen gehäuft auftreten. Desweiteren finden sich in 15–30 % der Mehrlingsschwangerschaften Wachstumsretardierungen, und auch maternale Komplikationen wie Präeklampsie und vorzeitige Plazentalösung sind im Vergleich zur Einlingsschwangerschaft erhöht.

Wird im Rahmen der Schwangerschaft ein diskordantes Wachstum (geschätzte Gewichtsdifferenz von mehr als 20 %) bei dichorialen Mehrlingen beobachtet, besteht eine Indikation zur Blutflußmessung in fetalen und fetoplazentaren Gefäßen. In diesen Fällen wird die Zustandsdiagnostik durch die CTG-Überwachung ergänzt. Auf der Basis dieser Zustandsdiagnostik (Ultraschall, Doppler, CTG) werden dann Geburtszeitpunkt und Geburtsmodus festgelegt.

Alle Gesprächsteilnehmer stimmen darin überein, daß bei unauffälligem Schwangerschaftsverlauf dichorialer Zwillinge der spontane Wehenbeginn am Termin abgewartet und eine Spontangeburt angestrebt werden kann, sofern sich der führende Zwilling in Schädellage präsentiert.

Nur eine differenzierte Betreuung der Mehrlingsschwangerschaft kann die gegenüber Einlingsschwangerschaften heute 5fach erhöhte perinatale Mortalität und Morbidität von Mehrlingen reduzieren.

Grundlagenreferate

Diet, Exercise, and Feto-placental Growth

J. F. Clapp III

Abstract

Background and Objective: Evidence from multiple sources indicates that maternal blood glucose levels correlate directly with size at birth and that both diet and exercise alter them. The purpose of these preliminary studies was to test the hypothesis that the carbohydrate mix in a pregnant woman's diet modifies the primary effect of exercise on feto-placental growth through its effects on maternal blood glucose levels.

Experimental Designs and Methods: A prospective randomized design was used to examine the effects of two isocaloric, high carbohydrate diets combined with regular exercise on maternal blood glucose levels and various indices of morphometric outcome in healthy pregnant women (n = 12). The diets differed only in the type of carbohydrate ingested. Those in one had low glycemic indices and those in the other had high glycemic indices.

Results: During pregnancy, women on the low glycemic carbohydrate diet experienced no significant change in their glycemic response to mixed caloric intake while those who switched to the high glycemic carbohydrate diet experienced a 190 % increase in their response. The later was associated with larger placental size, increased birth weight, and greater maternal weight gain.

Conclusion: These preliminary data indicate that the type of dietary carbohydrate in a physically active pregnant woman's diet influences her blood glucose profile which alters placental growth, size at birth, and weight gain.

Introduction

For many years people thought that what a woman ate and what she did physically during pregnancy should have an impact on fetal growth. This opinion stimulated investigators to gather a large amount of data in humans during times of famine, natural disasters, and food supplementation programs. The data they obtained did not support the initial thought. Rather it indicated that the amount of calories ingested had little if any effect on size at birth over a wide range of intakes and levels of physical activity. However, more recent findings suggest that the type rather than the total number of calories and the type rather than the absolute amount of physical activity do make a real difference in the rate of feto-placental growth [1-6].

It has been recognized for some time that maternal 24 hour blood glucose levels in late gestation correlate directly with fetal growth rate and size at birth in both the sheep and man and the same is true for uterine and/or placental bed blood flow [4, 7–12]. For example, restricting a pregnant ewe's caloric intake lowers her blood sugar which is accompanied by an immediate decrease in fetal growth rate, the same occurs when mechanical methods are used to chronically reduce uterine blood flow, and similar findings are observed in human pregnancies complicated by hypoglycemia or postural hypotension. Studies like these support the general conclusion that one of the primary environmental factors which regulate feto-placental growth is the rate of substrate delivery to the placenta which is calculated as the product of the rate of blood flow and the substrate concentration. Thus, factors which change either the rate of blood flow or maternal blood levels of something like glucose should alter the rate of fetal growth.

Additional experiments in both the sheep and guinea pig reviewed elsewhere [4], indicate that this direct relationship between substrate availability and feto-placental growth rate is quite sensitive, rapidly responsive, and locally regulated by changes in the placental release of growth suppressive peptides into the feto-placental circulation. Again, the initial stimulus appears to be a change in maternal substrate delivery. When it increases, the release of these peptides from the placenta decreases and when it decreases placental release increases. Thus, this simple regulatory mechanism is based on the law of supply and demand. As such, it clearly has fetal survival value and probably is the major reason why the normal range in birth weight is so wide.

This regulatory mechanism can also explain why many factors which are part of a woman's everyday life influence fetal growth and size at birth and initially it seemed to me that it explained the decreased birth weights seen in the offspring of exercising women [5, 6]. Women who continued, regular, moderate to high intensity, weight-bearing exercise throughout pregnancy delivered lean infants who weighed about 300 gm less than matched controls. As this type of exercise during pregnancy decreased both maternal blood glucose and blood flow to the uterus [5, 6, 13–16], it appeared that the difference in birth weight and neonatal fat mass was simply a normal response to the exercised-induced reduction in glucose delivery which increased the placental release of growth suppressive peptides and slowed growth. However, this alone could not explain why wide differences (as much as 600 gm) in birth weight were observed in the infants born of women who had performed approximately the same amounts of exercise during pregnancy.

In an attempt to explain this discrepancy, we focused on dietary carbohydrate because multiple nutritional studies and observations indicated that both the type and amount of carbohydrate in the diet influence blood glucose levels [1–4, 15–19]. In addition, most women who exercise eat a high carbohydrate diet and, as there is a direct relationship between maternal blood glucose levels and size at birth, it appeared likely that dietary carbohydrate might well explain the discrepant birth weight seen in the offspring of some exercising women. This lead to an initial series of dietary intervention studies in nonpregnant women which demonstrated that varying the type of carbohydrates in the diet from those with low glycemic indices to those with high glycemic indices increased the postprandial blood glucose response by approximately 100 % [20]. These findings led to the current study which was designed to test the hypothesis that similar differences in the carbohydrate mix in a pregnant woman's diet modify the primary effect of exercise on feto-placental growth through their effects on maternal blood glucose levels. This report focuses on the morphometric outcomes observed in the initial 12 subjects. The dietary effects on maternal blood glucose levels were similar to those observed in nonpregnant women and have been reported in detail elsewhere [20].

Experimental Design and Methods

Protocol design: The experimental protocol is prospective and dietary assignment is randomized. To date 12 healthy women have enrolled and completed an uncomplicated pregnancy. All gave informed consent and the protocol was approved by the Hospital Ethics Committee. They were enrolled prior to pregnancy and placed on a regular regimen of supervised exercise consisting of 20 minutes of weight-bearing exercise 3 times a week at an intensity equal to 55 % of each individual's maximum capacity ($VO2_{max}$). They also began a weight maintaining diet which contained 55–60 % of its calories as carbohydrate derived from sources with predominantly low glycemic indices. All continued the same exercise regimen throughout pregnancy but at 8 weeks gestation, they were randomized to either continue the preconceptional diet containing carbohydrates derived from low glycemic sources (n = 6), or were switched to an isocaloric diet containing similar quantities of protein, fat, and carbohydrate whose carbohydrates were derived from high glycemic sources (n = 6). Serial measurements of weight, skinfold thicknesses and mid-trimester placental growth were obtained during pregnancy and, at delivery, detailed morphometric measurements of the placenta and newborn infant were performed using carefully standardized techniques.

Table 1. Sample Diets

Aboriginal Carbohydrate Diet	Cafeteria Carbohydrate Diet
Breakfast All bran cereal, skim milk, grapefruit	*Breakfast* Rice chex, skim milk, ripe banana/mango
Lunch Turkey breast, whole grain bread, mayonnaise, low fat fruit yogurt	*Lunch* Turkey breast, Kaiser roll, mayonnaise, corn chips or potato chips
Dinner Roast chicken, fettucini, margarine, green peas, low fat ice cream	*Dinner* Roast chicken, baked potato, margarine, carrots, angel food cake
Snacks Peanuts, apples, oranges, chocolate	*Snacks* Graham crackers, candy bar, coke

The two diets: Both diets were designed to contain 17–19 % protein 20–25 % fat and 55–60 % carbohydrate. Total caloric content was based on fat free mass and weight stability in the nonpregnant state (35–45 kcal/kg lean body mass/day). During pregnancy all women were allowed to increase caloric intake according to appetite with advancing gestation. The diet containing carbohydrates with high glycemic indices used carbohydrate products which came from highly processed grains, root vegetables, and simple sugars whereas the diet containing the carbohydrates with low glycemic indices used carbohydrate products made from unprocessed whole grains, fruits, beans, vegetables and many dairy products. The former includes many highly refined breads, potatoes, instant rice, most breakfast cereals, deserts, and snack type foods (so-called "cafeteria" type carbohydrate). The latter include most dense whole grain and multi grain breads, bran cereals, pastas, fresh fruits and vegetables, yogurt, ice cream and nuts (so-called "aboriginal" type carbohydrate). Dietary compliance was assessed by 24 hour dietary recalls obtained at random times twice each week. Caloric intake, diet composition, the glycemic indices of the carbohydrate portion of the diet, and the overall dietary glycemic index were calculated using a standardized approach [20–22]. A typical day's diet for each group is illustrated in table 1.

Additional methodology: Shortly after enrollment each woman underwent a fitness assessment which included height, weight in light exercise gear, measurement of 5 site skinfold thicknesses with Harpenden calipers [23], and a constant speed, progressive grade treadmill test to determine $VO2_{max}$ [24]. The latter value was used to normalize exercise intensity between the subjects at 55 % of $VO2_{max}$ and the sum of the 5 skinfold thicknesses were used to estimate % body fat and lean body mass using equations developed in a similar populace using hydro densitometry [25]. Measurements of weight and height were repeated each lunar month throughout pregnancy. Placental volume was measured in the 16th, 20th, and 24th week of gestation using B-mode ultrasound and a trimmed, drained placental weight was obtained in a standardized fashion at the time of delivery [26]. Neonatal measurements were obtained within 24 hours of birth and measures of fat mass were repeated at 5 days of age. Birth weight was measured to the nearest 10 gm and length to the nearest mm using a specially constructed measurement box [27]. Circumferential measures were obtained with a cloth tape to the nearest mm in mid-inspiration with the infant quiet, and neonatal fat mass was estimated using both skinfold thicknesses and total body electrical conductivity [28]. Statistically significant between group differences were detected using analysis of variance. The data are expressed as the mean ± s.e.m. and significance was set at the 0.05 level.

Results

Subject characteristics and blood glucose responses: These data have been detailed in an earlier report [20]. Briefly, at the time of entry, the 6 women eventually randomized to each of the dietary regimens were similar in age (35 ± 1 versus 34 ± 1 years), preconceptional weight (62.0 ± 2.1 versus 62.5 ± 3.1 kg), % body fat (20.7 ± 1.9 versus 20.5 ± 1.9, and parity (0–1 versus 0–3). Two subjects in each group ex-

Table 2. Neonatal Morphometrics

Parameters	Aboriginal Carbohydrate Diet	Cafeteria Carbohydrate Diet
Birthweight (kg)	3.27 ± 0.12	4.25 ± 0.11*
Length (cm)	50.3 ± 0.7	53.1 ± 0.5*
Head circumference (cm)	34.6 ± 0.3	36.6 ± 0.7*
Abd. circumference (cm)	29.9 ± 0.3	32.4 ± 0.4*
% Body fat	9.4 ± 1.5	11.1 ± 1.9
Fat mass (gm)	301 ± 51	402 ± 80*
Lean body mass (kg)	2.98 ± 0.09	3.84 ± 0.09*

Data presented as the mean ± s.e.m., * = $p < 0.01$, Abd. = abdominal

ercised regularly at the time of enrollment and all save one were totally compliant with the prescribed exercise regimen throughout pregnancy. The single exception performed approximately 3 times more exercise than prescribed.

Dietary compliance was equal in the two groups with average daily caloric intakes and % dietary carbohydrate of 47 ± 3 versus 44 ± 2 Kcal/kg/day and 59 ± 3 versus 56 ± 2 % in the groups who ate the cafeteria and aboriginal type of carbohydrates respectively. However, their average glycemic indices differed significantly ($p < 0.001$), being 84 ± 1 on the cafeteria carbohydrate diet and 71 ± 1 on the aboriginal carbohydrate diet. In addition, both the response pattern and the area under their 3 hour postprandial glucose curves differed significantly in mid and late gestation averaging approximately 15 mg/min higher in the women whose diets contained the cafeteria types of carbohydrates and similar trends were seen in the blood glucose response to exercise in the two groups [20].

Placental growth: The rate at which placental volume increased between the 16th and 24th week of gestation was significantly different ($p < 0.01$) between the two diet groups. The placental volumes of the women who ate the diet containing aboriginal types of carbohydrates increased at an average rate of 19 ± 4 cc/week whereas those of the women who ate the diet containing cafeteria types of carbohydrate increased more than a third faster (34 ± 5 cc/week), over the same time interval. As a result there was a marked difference in absolute volume in the 24th week (248 ± 25 versus 411 ± 30 cc, $p < 0.001$) and, at the time of delivery, a similar difference ($p < 0.001$) in the weight of placental tissue (after removal of the membranes, clots, and expressible blood) was observed. The placentae delivered of the women whose diets contained aboriginal types of carbohydrates weighed 396 ± 18 gram while those from the women whose diets contained cafeteria types of carbohydrate weighed 575 ± 52 gram.

Neonatal morphometrics: The neonatal measurements obtained in the two groups are detailed in Table 2. Note that the morphometric measures in the 6 infants born of the women whose diets contained aboriginal types of carbohydrates were average, most being between the 40th and 50th percentile when compared to normative values for healthy term neonates. The one exception was body fat which ranged between the 10th and 35th percentile. In contrast, the morphometric measures in the 6 offspring of the women who ate cafeteria types of carbohydrates indicated that they were symmetrically overgrown with all parameters other than body fat at or above the 90th percentile. However, neither measure of body fat was significantly different from that obtained in the offspring of the aboriginal carbohydrate group.

Maternal morphometrics: To date, despite equivalent caloric intakes, the women in the two dietary groups have experienced significantly different (p < 0.01) pregnancy weight gain. The 6 women whose diet contained the aboriginal types of carbohydrates had an overall weight gain of 11.8 ± 2.3 kg while overall weight gain in those whose diet contained cafeteria types of carbohydrates was 19.7 ± 1.2 kg. The increase in the Σ of the skinfold thicknesses at 5 sites followed a similar pattern (14.4 ± 2.2 versus 27.8 ± 3.1 mm) suggesting that a moderate amount of the difference in weight gain was do to a significant difference in maternal fat deposition and/or retention.

Discussion

This study was undertaken to examine the possibility that dietary induced differences in maternal blood glucose levels modify the effects of regular exercise on feto-placental growth and the preliminary data for these initial 12 subjects suggests that this is indeed the case. Compliance has been excellent and the differences in morphometric outcome on the two diets has been wide so it is unlikely that a larger sample size will substantially alter the results obtained to date.

These results support both the idea that substrate delivery to the placental site is a major determinant of feto-placental growth and the existence of a placental regulatory mechanism which is responsive to changes in substrate delivery. Indeed, the differences in birth weight are similar to those observed by Langer et al. in women who have been treated for minor abnormalities in blood glucose levels in late gestation [8, 9]. They found that a difference in maternal blood sugar level of 15 to 20 mg/dl had a dramatic effect on the incidence of small for gestational age and large for gestational age infants. However, there is one major difference. The offspring of the gestation diabetic characteristically have a large increase in fat mass. In the current series, this was not the case in the offspring of the women whose diet contained cafeteria types of carbohydrate. Although they were overgrown, the overgrowth was symmetrical and their % body fat was well within the normal range. This probably reflects the effect of exercise on fetal fat deposition in late pregnancy [4–6].

These findings support earlier work indicating that the addition of regular exercise to the usual dietary regimen in gestational diabetes may help to reduce maternal blood sugar and avoid the necessity for insulin therapy [15, 16]. In addition, they suggest that the limiting dietary carbohydrates to those of the aboriginal type may offer an additional advantage. Finally, they suggest that the addition of cafeteria types of carbohydrate to the diet may have preventative and/or therapeutic value in cases at risk for intrauterine growth retardation [4]. Clearly randomized clinical trials will be necessary to determine if either is the case.

The magnitude of the difference in overall energy retention in the form of new tissue (mother, fetus, and placenta) on the two diets was quite unanticipated. As there were no large differences in caloric intake between the two groups, it suggests that the amount and type of carbohydrate in the diet may also influence one or more aspects of energy expenditure (resting metabolic rate, dietary induced thermogenesis, or physical efficiency). Experiments are currently being designed to assess each of these possibilities.

Conclusions

These preliminary results indicate that type of dietary carbohydrate in a healthy, physically active woman's diet influences weight gain, placental growth, and size at birth. They support the idea that substrate availability is a major determinant of feto-placental growth and suggest that exercise combined with an alteration in dietary carbohydrate intake may have a preventative and/or therapeutic role in a variety of clinical situations.

Acknowledgment

The author would also like to acknowledge the dedication of Ms. Susan Ridzon, R. D. whose attention to detail was essential to the protocol's success.

References

1. Fraser RB (1981) The effect of pregnancy on the normal range of the oral glucose tolerance test in the African female: pregnant and non-pregnant. E Afr Med J 58:90–94
2. Fraser RB, Ford FA, Lawrence GF (1988) Insulin sensitivity in third trimester pregnancy. A randomized study of dietary effects. Br J Obstet Gynaecol 95:223–229
3. Ziegler E (1976) Sugar consumption and prenatal acceleration I. Studies in the history of medicine on the coincidence and connection of these 2 secular phenomena. Helv Paediatr Acta 31:347–363
4. Fukagawa N, Anderson JW, Hageman G, Young VR, Minaker KL (1990) High-carbohydrate, high-fiber diets increase peripheral insulin sensitivity in healthy young and old adults. Am J Clin Nutr 52:524–528
4. Clapp JF (1994) Physiological adaptation to intrauterine growth retardation. In: Ward RNT, Smith SK, Donnai D (eds) Early fetal growth and development. RCOG Press, London, pp 371–382.
5. Clapp JF (1996) Exercise during pregnancy. In: Bar-Or O, Lamb D, Clarkson P (eds) Perspectives in exercise science and sports medicine: exercise and the female – a life span approach. Cooper, Carmel, IN, pp 413–451
6. Clapp JF, Capeless EL (1991) The changing glycemic response to exercise during pregnancy. Am J Obstet Gynecol 165:1678–1683
7. Mellor D (1983) Nutritional and placental determinants of fetal growth rate in sheep and consequences for the newborn lamb. Br Vet J 139:307–324
8. Langer O, Anyaegbunam A, Brustman L, Divon M (1989) Management of women with one abnormal oral glucose tolerance test value reduces adverse outcome in pregnancy. Am J Obstet Gynecol 161:593–599

9. Langer O, Levy J, Brustman L, Anyaegbunam A, Merkatz R, Divon M (1989) Glycemic control in diabetes mellitus-How tight is tight enough: small for gestational age versus large for gestational age. Am J Obstet Gynecol 161:646–653

10. Jovanovic-Peterson L, Peterson CM, Reed GF, Metzger BE, Mills JL, Knopp RH, Arrons JH (1991) NICHD diabetes in early pregnancy study. Maternal postprandial glucose levels and infant birth weight: The diabetes and early pregnancy study. Am J Obstet Gynecol 164:103–111

11. Clapp JF, Szeto HH, Larrow RW, Hewitt J, Mann LI (1981) Fetal metabolic response to experimental placental vascular damage. Am J Obstet Gynecol 140:446–454

12. Lang U, Baker RS, Yang DS, Khoury J, Künzel W, Clark KE (1996) Umbilikale Perfusion bei experimenteller fetaler Wachstumsretardierung. Perinatal-Medizin 8:71–75

13. Clapp JF, Little KD, Capeless EL (1993) Fetal heart rate response to various intensities of recreational exercise during mid and late pregnancy. Am J Obstet Gynecol 168:198–206

14. Bonnen A, Campagna P, Gilchrist L, Young DC, Beresford P (1992) Substrate and endocrine responses during exercise at selected stages of pregnancy. J Appl Physiol 73:134–142

15. Jovanovic-Peterson L, Peterson CM (1991) Is exercise safe or useful for gestational diabetic women? Diabetes 40 (suppl 2):189–181

16. Bung P, Artal R, Khodiginan N, Kjos S (1991) Exercise in gestational diabetes: an optional therapeutic approach. Diabetes 40 (suppl 2):182–185

17. Peterson CM, Jovanovic-Peterson L (1991) Percentage of carbohydrate and glycemic response to breakfast, lunch, and dinner in women with gestational diabetes. Diabetes 40 (suppl 2):172–174

18. Bogardus C, Ravussin E, Robbins DC, Wolfe RR, Horton ES, Sims EA (1984) Effects of physical training and diet therapy on carbohydrate metabolism in patients with glucose intolerance and non-insulin-dependent diabetes mellitus. Diabetes 33:311–318

19. Kiens B, Richter EA (1996) Types of carbohydrate in an ordinary diet affect insulin action and muscle substrates in humans. Am J Clin Nutr 63:47–53

20. Clapp JF (1997) The potential value of diet and exercise in the prevention and treatment of gestational diabetes mellitus. Diabetes (in press)

21. Foster-Powell K, Miller JB (1995) International tables of glycemic index. Am J Clin Nutr 62:871S–893S

22. Wolever TMS, Jenkins DJA (1986) The use of the glycemic index in predicting the blood glucose response to mixed meals. Am J Clin Nutr 43:167–172

23. Harrison GC, Buskirk ER, Carter JEL et al. (1988) Skinfold thicknesses and measurement technique. In: Lohman TG, Roche AF, Martorell R (eds) Anthropometric Standardization Reference Manual. Human Kinetics, Champaign, IL, pp 55–70

24. Clapp JF, Capeless EL (1991) The VO2 max of recreational athletes before and after pregnancy. Med Sci Sports Exerc 23: 1128–1191

25. Golding LA, Myers CR, Sinning WE (eds) (1989) Y's Way To Physical Fitness. The Complete Guide to Fitness Testing and Instruction. Human Kinetics, Champaign, IL, pp 68–89

26. Clapp JF, Rizk KH, Appleby-Wineberg S, Crass JR (1995) Second-trimester placental volumes predict birth weight at term. J Soc Gynecol Invest 2:19–22

27. Clapp JF (1996) Morphometric and neurodevelopmental outcome at age five years of the offspring of women who continued to exercise during pregnancy. J Pediatr 129:856–863

28. Catalano PM, Thomas AJ, Avalone DA, Amini SB (1995) Antropometric estimation of neonatal body composition. Am J Obstet Gynecol 173:1176–1181

Prostaglandins and Parturition

J. R. G. Challis

Introduction

The regulation of myometrial contractility and uterine responsiveness during pregnancy can be considered in different phases ([1]; Fig. 1). For much of pregnancy (Phase 0) the myometrium is in a state of relative quiescence. It is acted upon by inhibitors that may include progesterone, prostacyclin, relaxin, parathyroid hormone related peptide and nitric oxide. It is evident that withdrawal of the action of one or more of these compounds from the myometrium may occur in relationship to labor at term. It is also apparent that premature withdrawal of one or more of these compounds from the myometrium could predispose to premature delivery. Uterine contractility at term can be considered in two stages; activation (Phase 1) and stimulation (Phase 2). During activation the myometrium is influenced by uterotrophins, amongst which it is presumed that estrogen has a dominant role. Estrogen increases the expression of contraction-associated proteins (CAPS). These include connexin-43, the major protein comprising gap junctions between myocytes during labor, receptors for oxytocin and prostaglandins, and changes leading to increased functional activity of ion channels. With activation, the uterus can then be stimulated by the action of uterotonins, amongst which oxytocin and prostaglandins are believed to have a predominant role [2].

It is meaningful to ask two critical questions: *First*; Are prostaglandins initiators of parturition? Clearly, the answer is no. The initiation of parturition can be considered at the latest during the switch from quiescence to activation (Phase 0 to Phase 1), and probably much earlier. *Second*; Are prostaglandins obligatory for parturition? Again, the answer is likely no. Lessons from experiments with gene null mutations and transgenesis in a variety of systems have indicated the existence of backup and alternative processes. Prostaglandin synthase Type II knock-out mice have reduced fertility and have not been studied in relation to gestation length [3]. Prostaglandin synthase Type 1 knock-out mice may have protracted labor, and do deliver, although the young have poor viability [4]. The best indications for an important role of prostaglandins in the parturitional process include evidence for increased PG production prior to the appearance of labor-like myometrial contractility, and the effects of PGHS inhibitors such as indomethacin in suppressing myometrial contractility and prolonging the length of gestation [5].

Prostaglandin synthesis and metabolism

Primary prostaglandins are formed from unesterified arachidonic acid, derived in turn from membrane phospholipids (Fig. 2). Free arachidonic acid is liberated through the activities of one or more isozymes of phospholipase C, or of forms of phospholipase A_2. Cytosolic PLA_2 ($cPLA_2$) is an 84 kDalton protein, and levels of its mRNA increase in placental tissue taken from patients in late gestation. Secre-

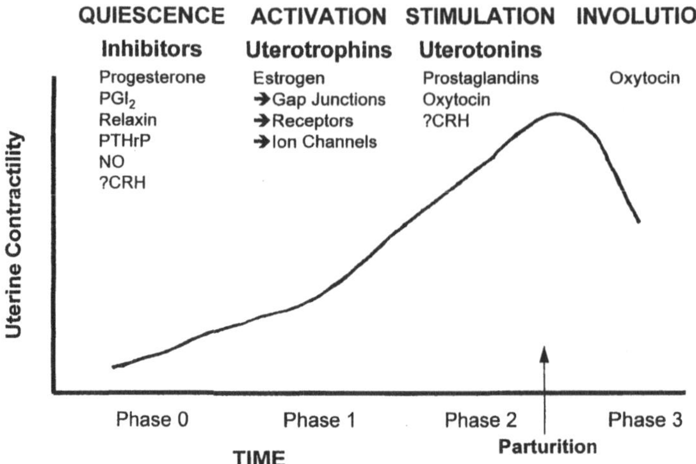

Fig. 1. Relationship between regulators of myometrial contractility, patterns of uterine contractility and time in relation to the onset of parturition. PGI_2, prostacyclin; PTHrP, parathyroid hormone-related peptide; NO, nitric oxide; CRH, corticotrophin-releasing hormone

tory PLA_2 ($sPLA_2$) is a 14 kDalton protein that is produced and secreted by trophoblast, and then acts through extra-cellular receptors. Free arachidonic acid is converted to PGG_2/PGH_2, which are intermediate in the formation of PGE_2, $PGF_{2\alpha}$, thromboxane and prostacyclin. Formation of PGH_2 is catalyzed by PGH-synthase (PGHS) which is rate-limiting in the regulation of prostaglandin formation in a number of systems.

Two forms of PGHS have now been identified, cloned and characterized. Both are heme proteins composed of two 70 kDa subunits, and containing both cyclooxygenase and peroxidase activities. Non-steroidal anti-inflammatory drugs (NSAIDs) act through inhibition of the cyclooxygenase activity of PGHS. Regulation of PGHS transcription and translation is important in many cell systems. The constitutive form of PGHS (PGHS-1) has been purified, characterized, and cloned from mouse, ram and human. Regulation of PGHS-1 expression can occur in some cell types, and the term "constitutive" may be misleading in this sense. PGHS-2 has been cloned from several species including human, mouse, rat and chicken. It has considerable homology with PGHS-1, but contains a unique 17 amino acid residue C-terminal segment. cDNA's for the two PGHS isoforms have approximately 60–65% homology. In many cell types glucocorticoids suppress expression of PGHS-2, whereas this gene is upregulated by cytokines and growth factors. NSAID's differ in their Ki values of PGHS-1 and PGHS-2. For reasons that will become apparent, development of NSAID's that preferentially inhibit PGHS-2 may be of particular value in the management of preterm labor.

Arachidonic acid may also be metabolized through one of at least four distinct lipoxygenase pathways. These include 5-lipoxygenase, leukocyte-type 12-lipoxygenase, platelet-type 12-lipoxygenase and 15-lipoxygenase. Arachidonic acid is converted through 5 lipoxygenase to form 5-H(P)ETE, which can be converted

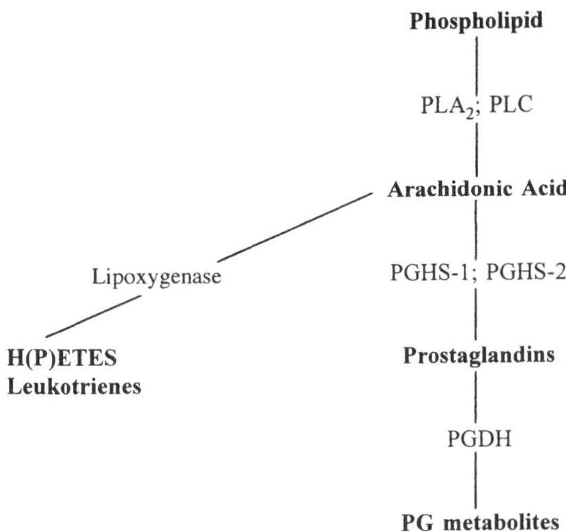

Fig. 2. Pathways of arachidonic acid metabolism. PLA$_2$, phospholipase A$_2$; PLC, phospholipase C; PGHS-1, prostaglandin synthase-1; PGHS-2, prostaglandin synthase-2; PGDH, 15-hydroxyprostaglandin dehydrogenase

to leukotriene A$_4$ (LTA$_4$), which in turn may by hydrolyzed into LTB$_4$ or LTC$_4$. 12- and 15-lipoxygenase activities result in formation from arachidonic acid of 12-H(P)ETE and 15-H(P)ETE. Production of these compounds may be elevated at labor and preterm labor, and they can affect contractility of smooth muscle. However, regulation of these lipoxygenase enzymes has been studied much less that PGHS.

The major metabolizing enzymes for PG's include an NAD$^+$ dependent 15-hydroxyprostaglandin dehydrogenase (PGDH) which catalyzes oxidation of the 15-OH group of PG's of the E and F series. The initial step in PG metabolism results in formation of 15-keto and 13, 14-dihydro 15-keto metabolites, which have reduced biological activity. This step may be important in preventing biologically active prostaglandins derived from amnion and/or chorion from reaching decidua and myometrium through most of pregnancy. The failure of this inactivation may be one cause of preterm delivery.

Prostaglandins act through specific receptors including the four main sub-types, EP$_1$, EP$_2$, EP$_3$ and EP$_4$ for PGE$_2$ and FP receptors for PGF$_{2\alpha}$ [7]. EP$_1$ and EP$_3$ receptors mediate contractions of smooth muscle in the number of tissues through mechanisms that include calcium mobilization and inhibition of intracellular cyclic AMP. EP$_3$ receptors exist as a number of isoforms produced following alternative RNA splicing of a single gene product. EP$_2$ and EP$_4$ receptors act through increased cAMP formation and relax smooth muscle. Expression of EP$_1$, EP$_3$, EP$_4$ and FP receptors in the human myometrium and fetal membranes has been established (Teoh and Lye, unpublished) during pregnancy. Information is now urgently required on the distribution and possible differential regulation of these different receptor sub-types in human fetal membranes and intrauterine tissues with the onset of labor.

Prostaglandins and ovine parturition

Parturition is initiated in animals such as sheep by the fetus, through activation of the fetal hypothalamic-pituitary-adrenal axis [8]. Fetal plasma cortisol concentrations rise in late gestation and precede a decrease in the output of progesterone, and an increase in the output of estrogen from the placenta. It has been suggested that fetal glucocorticoids trigger these changes through activation in the placenta of the enzyme $P450_{C17}$, thereby allowing placental metabolism of C_{21} steroids completely through to estrogen [9, 10]. The changes in steroid output are accompanied by an increase in the concentrations of $PGF_{2\alpha}$, measurable in the maternal utero-ovarian venous blood, during the last 12–24 h before delivery occurs [11]. In the fetal circulation, however, PGE_2 is the principal PG, and its concentration increases progressively over the last 15–20 days of gestation [12]. The difference in profiles of PGE_2 and $PGF_{2\alpha}$ in the fetal and maternal circulation raises the possibility that these may be derived from different tissues. PGE_2 in the fetal circulation may be derived predominantly from placental trophoblast (fetal tissue), whereas $PGF_{2\alpha}$, in the maternal circulation, may be derived predominantly from endometrium and myometrium (maternal tissues).

Metabolism of arachidonic acid occurs through both prostaglandin synthase and lipoxygenase pathways in amnion, chorion and placenta from as early as day 50 of gestation [13]. The rate of arachidonic acid metabolism by amnion exceeds that in chorion and placenta at days 50, 100 and 125 (term = 145 days). At term, however, metabolism of arachidonic acid by placental tissue increases. Further, arachidonic acid is now processed preferentially through the PGHS rather than through the lipoxygenase pathway. A similar, directed pathway of arachidonate metabolism has been reported in human amnion obtained at the time of labor [14]. The increase in PGHS activity and PGHS protein in sheep placenta with advancing gestation is due to increased expression of PGHS-2 mRNA. Using immunohistochemistry and *in situ* hybridization, PGHS-2 localizes to the trophoblast component of placenta and PGHS-2 mRNA levels and PGHS immunoreactivity increase with advancing gestation. There was no change in PGHS-1 mRNA in placenta over this period of time. Levels of PGHS-2 mRNA but not PGHS-1 mRNA were elevated in maternal endometrium and myometrium during the progression of labor, both at term and after the administration of glucocorticoid to fetal sheep. We (Gibb and Challis, unpublished) have found that PGHS-2 localizes predominantly to the luminal epithelium in the endometrium and to myocytes in myometrium, whereas PGHS-1 mRNA was detectable only in myometrium.

After infusion of glucocorticoid to the fetal lamb *in utero* there is an increase in PGHS activity in the placenta [13], and in PGHS-2, but not PGHS-1 mRNA in placental trophoblast (Jeffray, Gibb & Challis, unpublished). Current studies suggest that this is not mediated by the rise in estrogen, although estrogen can increase levels of PGHS-2 mRNA in myometrium and endometrium (maternal tissues) from non-pregnant sheep [16]. Previously, Liggins et al. [17] had shown that estrogen increased the $PGF_{2\alpha}$ content of the maternal component of placenta, the endometrium and myometrium, but did not alter $PGF_{2\alpha}$ concentrations in the fetal part of the placenta. Hence, we (Challis, Lye and Gibb 1997 unpublished) suggest that there is little evidence that estrogen can upregulate PGHS-2 expression in fetal tissues and

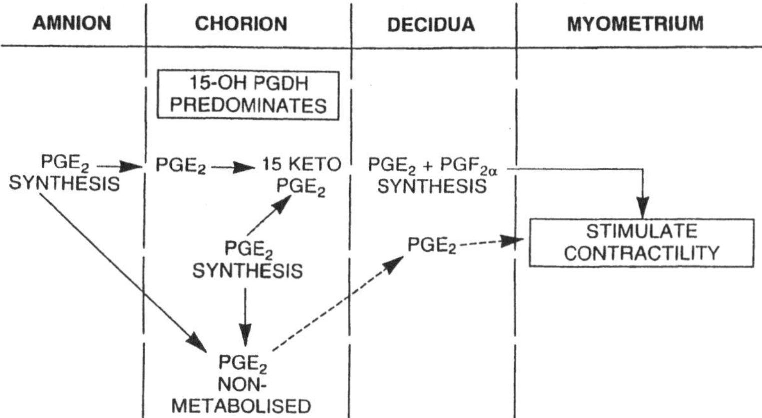

Fig. 3. Compartmentalization of prostaglandin synthesis and metabolism within the human fetal membranes, decidua and myometrium in late gestation

that the sequence of events concerned with regulation of prostaglandin production and parturition in sheep (see above) may need to be re-evaluated.

It is suggested, based in part on the direct stimulatory effects of glucocorticoids on prostaglandin production in human fetal tissues (see below), that in sheep, the rising levels of fetal cortisol directly upregulate PGHS-2 expression in placental trophoblast. This leads to increased PGF_2 synthesis and output from the placenta. This $PGF_{2\alpha}$, acting in a paracrine/autocrine fashion, alters placental $P450_{C17}$ expression, causing an altered pattern of placental steroidogenesis, resulting in a fall in progesterone, and increased estrogen output. Placental estrogen is then responsible for upregulating the contraction-associated proteins (connexin-43, OT-receptor, PG receptors) of the endometrium and myometrium. Estrogen may also be responsible for increased PGHS activity in maternal tissues as one of the final maternal events leading to increased uterotonin production and birth.

Prostaglandins and human parturition

In women, prostaglandin production is discretely compartmentalized within the fetal membranes. In amnion, PGHS activity predominates, $PGF_{2\alpha}$ is the principal prostaglandin formed, and there is an increase in prostaglandin synthase activity and PGHS-2 mRNA in amnion collected from patients at term spontaneous labor compared to term Caesarean section [1]. There are significantly higher levels of PGHS-2 mRNA in amnion from patients in preterm labor [20]. Decidua also has potential for prostaglandin production. Output of PG's from decidual tissue has been reported, in some studies, to be significantly higher at spontaneous labor than from patients at elective Caesarean section [21]. Decidual PG production may result from the activity of PGHS-1, since there is comparatively little PGHS-2 mRNA expressed in this tissue [22].

The chorion, interposed between amnion and decidua, has both PGHS and 15-hydroxyprostaglandin dehydrogenase (PGDH) activities, but the metabolizing enzyme predominates ([23], Fig. 3). Olson and colleagues have shown that the output of prostaglandins, prostaglandin synthase activity, and PGHS-2 mRNA is significantly higher in chorion collected from patients at spontaneous labor compared to patients at elective Caesarean section (D. M. Olson, personal communication). It has been suggested that for much of pregnancy chorion forms a relative metabolic barrier preventing passage of prostaglandins generated within amnion or chorion from reaching underlying decidua or myometrium [24]. This suggests that unless the synthetic activity of amnion/chorion exceeds the metabolic potential of the chorion, prostaglandins driving the myometrium would have to be generated within decidual tissue, or the myometrium itself. Preliminary data suggest that labor is associated with increases in PGHS-2 but not PGHS-1 expression in the human myometrium (Panter and Lye, unpublished).

Prostaglandin synthesis

In human fetal membranes in late gestation, expression of PGHS-2 mRNA occurs in amnion epithelium, in sub-epithelial fibroblasts, and in chorion trophoblasts. PGHS-2 mRNA localizes to blood vessels in decidual tissue, but in general is expressed at low levels in decidual stromal cells of tissue collected from patients at term, in the absence of active labor [22, 25].

The distribution of PGHS-2 mRNA in the human fetal membranes is similar to the pattern of localization of glucocorticoid receptors, detected by immunohistochemistry. Immunoreactive (ir-)Type-2 glucocorticoid receptor (GR) localized to the amnion epithelium, to cells within the sub-epithelial mesenchymal tissue, to the chorion trophoblasts, and to decidual stromal cells [26]. The number of cells that were immunopositive for Type-2 GR was significantly higher in tissues collected fom patients at preterm labor.

It is now clear that *in vitro* glucocorticoids stimulate prostaglandin synthase Type-2 mRNA and activity in human amnion [27–29]. However, the ir-PGHS-2 and PGHS-2 mRNA localizes primarily to the fibroblast cell population of amnion, and not to the amnion epithelial cells [27]. Since both amnion epithelial cells and fibroblasts contain glucocorticoid receptors, the effects of glucocorticoids on PGHS-2 could be direct or indirect. An indirect effect of glucocorticoid on fibroblasts could be mediated through the amnion epithelial cells. These cell types express activators such as corticotrophin-releasing hormone [30]. It is possible that glucocorticoids stimulate output from these cells of locally acting peptides such as CRH, and these then act on the fibroblasts to upregulate prostaglandin production.

Evidence consistent with this proposal has been produced in unpublished studies by Phil Bennett and colleagues in London, England. Bennett has cultured mixed human amnion cell preparations as monolayers, and then treated the cells with corticotrophin-releasing hormone (10^{-8} M). He confirmed observations [31, 32] showing that CRH increased output of prostaglandins (PGE_2) from amnion cells maintained in culture. Using RT-PCR, it was found that CRH teatment increased levels of PGHS-2 mRNA several fold over control cultures, and this correlated with the increase in PGE_2 output by the cells (P. R. Bennett, personal communication). Thus direct evidence is now available for stimulatory effects of CRH on PGHS-2 expression, and PGE_2 output from amnion cells. These data suggest that glucocorticoids may either stimulate amnion cells directly to produce prostaglandins, or may stimulate adjacent epithelial cells to produce CRH, which in turn stimulate prostaglandin production, and increase PGHS-2 expression from the sub-epithelial fibroblast and macrophage layer.

In vitro studies have delineated many other factors that increase prostaglandin output by human fetal membranes [1, 37]. Importantly, cytokines, produced in the setting of infection can upregulate expression of PLA_2 and PGHS-2, and increase PG output. Growth factors, including EGF and TGF also promote PG biosynthesis. At pesent, however, extrapolation from these *in vitro* measurements to the physiologic regulation of enhanced PG output *in vivo* remains speculative, and is limited to generating a (growing) list of potential agonists.

Prostaglandin metabolism

Chorion trophoblasts express abundant 15-hydroxyprostaglandin dehydrogenase (PGDH). Cheung et al. [24] using immunohistochemistry, found that approximately 60–70% of chorion trophoblast cells were immunopositive for PGDH in most preparations of membranes from patients at term. PGDH was not detected in amnion, nor in the underlying decidual tissue. Studies by Sangha et al. [33] showed that a subset of patients in idiopathic preterm labor in the absence of infection had very low levels or absent PGDH in chorionic trophoblast cells. In these patients, there was a corresponding reduction in PGDH activity, and in PGDH mRNA, determined by northern blotting. Approximately 10–15% of patients presenting in idiopathic preterm labor did so in association with a relative deficiency of the PGDH enzyme. The activity and levels of ir-PGDH in membranes from patient in preterm labor with an underlying infective process are also extremely low [34]. Loss of PGDH in the presence of infection is associated with the destruction and loss of the chorionic trophoblast cells.

The mean level of PGDH activity ($PGF_{2\alpha}$ to PGFM conversion) in chorion was lower in patients at spontaneous labor compared to that at Caesarean section at term [35]. It was reduced further in patients in idiopathic preterm labor and further still in patients in preterm labor in the presence of an underlying infective process. The loss of PGDH expression was specific for chorion, because there were no changes in PGDH activity in placental tissue from these same groups of patients. Levels of PGDH mRNA followed essentially the same pattern.

We suggest that in normal pregnancy, PGDH expression and activity in chorion is high (Fig. 4). Prostaglandins generated within amnion or chorion are rapidly metabolized and pass to decidua and myometrium in only very small amounts, Thus the prostaglandins that drive myometrial activity seem likely to be derived from decidua or myometrium. It is not surprising that until recently it had been very difficult to demonstrate changes in prostaglandin concentrations in amniotic fluid in association with labor in normal patients [36], since it seems unlikely that prostaglandin concentrations in amniotic fluid reflect at all in absolute terms, levels produced

PG metabolism at term and pre-term

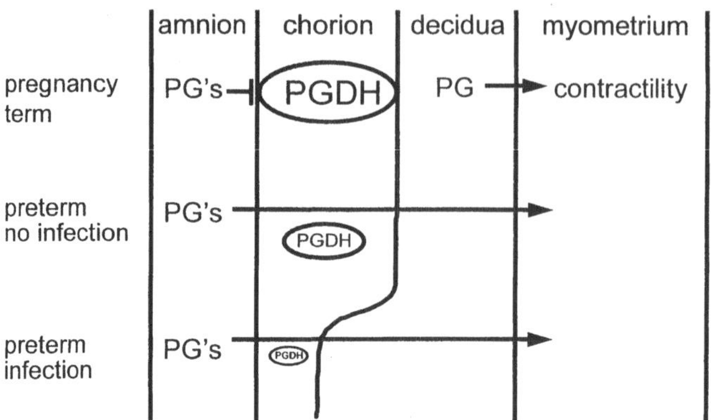

Fig. 4. Prostaglandin metabolism at term, and at preterm labour in the absence, or in the presence of infection

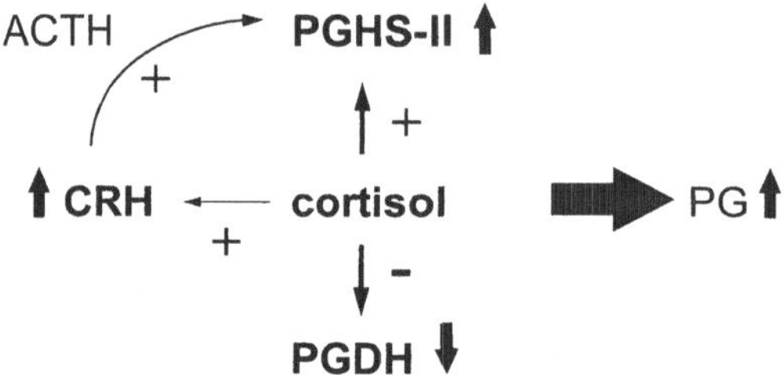

Fig. 5. Postulated relationships between cortisol and prostaglandin synthase in intrauterine tissues. CRH, corticotrophin-releasing hormone; PGHS-2, prostaglandin synthase type 2; PGDH, 15-hydroxyprostaglandin dehydrogenase

locally in decidua and/or myometrium. In some patients in idiopathic preterm labor levels of chorionic PGDH are clearly reduced. In these patients prostaglandin generated within amnion or chorion, in response to a variety of potential stimuli, would be metabolized only poorly, and could therefore pass to the underlying decidual tissue and myometrium. In patients with infection, where trophoblasts are destroyed, PGDH activity is lost. In these patients potent prostaglandin synthetic machinery is established [37], and in the absence of metabolism, those prostaglandins are likely to provide a potent drive to myometrial concentrations.

Figure 5 indicates our current thinking on the interrelationships between prostaglandins and glucocorticoids in human intrauterine tissues in late pregnancy, and at labor. Elevated levels of glucocorticoids stimulate prostaglandin production by increasing expression of PGHS-2 mRNA in trophoblast cells, and thereby increasing the output of prostaglandin E_2. Glucocorticoids also decrease activity of the prostaglandin-metabolizing enzyme, PGDH (Patel, Clifton and Challis, unpublished), and stimulate output of CRH. CRH promotes prostaglandin synthase expression and PG output at least by amnion cells. Collectively therefore, these pathways contribute to increased prostaglandin production by intrauterine tissues. Increased production of the uterotonins, acting through appropriate stimulatory receptor subtypes participate in the drive to contractile activity and parturition. Finally, it should be remembered that not all PG receptors are stimulatory. Effects of PGE_2 on EP_2 and EP_4 receptors may be very important in relaxing smooth muscle, particularly in the lower uterine segment. In unpublished studies, Teoh and Lye have found significant increases in expression of EP_4 receptor in myometrium of the lower uterine segment with the onset of labor. This might allow passage of the fetus through the lower segment while prostaglandins acting through EP_1 and EP_3 receptors in other areas of the uterus, promote contractility.

Acknowledgements

Work in the author's laboratory was supported through the Canadian Medical Research Council (MRC Group in Fetal and Neonatal Health and Development). The author would like to acknowledge particularly the help and assistance of Drs. William Gibb and Steven Lye in the conduct of these experiments, and Mrs. Linda Vranic for her help in the preparation of the manuscript.

References

1. Challis JRG, Mitchell MD (1994) Basic mechanisms of preterm labor. New perspectives for the effective treatment of preterm labor – an international consensus. Res Clin Forums 16:39–52
2. Lye SJ, Challis JRG (1989) Paracrine and endocrine control of myometrial activity. In: Gluckman PD, Johnston BM, Nathanielsz PW (eds) Advances in fetal physiology: Review in honour of G.C. Liggins. Perinatology Press, Ithaca NY, pp 361–375 (Advances in Perinatal Medicine VIII)
3. Morham SG, Langenbach R, Loftin CE et al. (1995) Prostaglandin synthase 2 gene disruption causes severe renal pathology in the mouse. Cell 83:473–482
4. Langenbach R, Morham SG, Tiano HF et al. (1995) Prostaglandin synthase 1 gene disruption in mice reduces arachidonic acid-induced inflammation and indomethacin-induced gastric ulceration. Cell 83:483–492
5. Challis JRG, Lye SJ (1994) Parturition. In: Knobil E, Neill JD (eds) The physiology of reproduction, vol 2. Raven, pp 985–1031
6. Hla T, Neilson K (1992) Human cyclooxygenase-2 cDNA. Proc Nat Acad Sci (USA) 89:7384–7388
7. Negishi M, Sugimoto Y, Ichikawa A (1995) Molecular mechanisms of diverse actions of prostanoid receptors. Biochim Biophys Acta 1259:109–120
8. Liggins BJ, Fairclough RJ, Grieves SA, Kendall JZ, Knox BS (1973) The mechanism of initiation of parturition in the ewe. Recent Prog Horm Res 29:111–159
9. Fint APF, Anderson ABM, Steele PA, Turnbull AC (1975) The mechanism by which foetal cortisol controls the onset of parturition in the sheep. Biochem Soc Trans 3:1189
10. Mason JL, France JT, Magness RR, Murray AB, Rosenfeld CR (1989) Ovine placental steroid 17 α-hydroxylase/C-17, 20-lyase, aromatase and sulphatase in dexamethasone-induced and natural parturition. J Endocrinol 122:351

11. Thorburn GD, Challis JRG (1979) Control of parturition. Physiol Rev 59: 863–918
12. Challis JRG, Dilley SR, Robinson JS, Thorburn G (1976) Prostaglandins in the circulation of the fetal lamb. Prostaglandins 11: 1041–1052
13. Langlois DA, Fraher LJ, Khalil MW, Fraser M, Challis JRG (1993) Preferential increase in cyclooxygenase compared to lipoxygenase activity in sheep placenta and amnion at term pregnancy and after intrafetal glucocorticoid administration. J Endocrinol 139: 195–204
14, Bennett PR, Slater D, Sullivan M, Elder MG, Moore GE (1993) Changes in amniotic arachidonic acid metabolism associated with increased cyclooxygenase gene expression. Br J Obstet Gynaecol 100: 1037–1042
15. Gibb W, Matthews SG, Challis JRG (1996) Localization of prostaglandin H synthase (PGHS) and PGHS mRNA in ovine placenta throughout gestation. Biol Reprod 54: 654–659
16. Wu WX, Ma XH, Zhang Q, Owiny JR, Nathanielsz PW (1996) Regulation of prostaglandin (PG) endoperoxide synthase (PGHS) 1 and 2 by estradiol (E_2) in nonpregnant ovine myometrium (MYO) and endometrium (ENDO) in vivo. 10th Intern. Congress of Endocrinology, San Francisco. The Endocrine Society Press, Bethesda, MD. Abstract P1–250: 197
17. Liggins GC (1973) Hormonal interactions in the mechanism of parturition. In: Klopper A, Gardner J (eds) Endocrine factors in labour: Proc. Symp. At Univ. of Aberdeen, July 19–22, 1972, Memoirs of the Soc for Endocrin, Nr. 20. Cambridge University Press, London (UK), pp 119–139
18. Rainey WE, Danielle N, Cline N, Mason JI (1991) Prostaglandin E_2 is a positive regulator of adrenocorticotropin receptors, 3β-hydroxysteroid dehydrogenase, and 17α-hydroxylase expression in bovine adrenocortical cells. Endocrinology 129: 1333–1339
19. Boggaram V, Simpson ER, Waterman MR (1984) Induction of synthesis of bovine adrenocortical cytochromes $P450_{SCC}$, $P450_{11\beta}$, $P450_{C21}$, and adrenodoxin by prostaglandins E_2 and $F_{2\alpha}$ and cholera toxin. Arch Biochem Biophys 231: 271–279
20. Hirst JJ, Taixeira FJ, Zakar T, Olson DM (1995) Prostaglandin endoperoxide-H synthase-1 and -2 messenger ribonucleic acid levels in human amnion with spontaneous labor onset. J Clin Endocrin Metab 80: 517–523
21. Skinner KA, Challis JRG (1985) Changes in the synthesis and metabolism of prostaglandins by human fetal membranes and decidua at labor. Am J Obstet Gynecol 151: 519–523
22. Gibb W, Sun M (1996) Localization of prostaglandin H synthase type 2 protein and mRNA in term human fetal membranes and decidua. J Endocr 150: 497–503
23. Cheung PYC, Walton JC, Tai H-H, Riley SC, Challis JRG (1990) Immunohistocytochemical distribution and localization of 15-hydroxyprostaglandin dehydrogenase in human fetal membranes, decidua and placenta. Am J Obstet Gynecol 163: 1445–1449
24. Nakla S, Skinner K, Mitchell BF, Challis JRG (1986) Changes in prostaglandin transfer across human fetal membranes obtained after spontaneous labour. Am J Obstet Gynecol 155: 1337–1341
25. Slater DM, Berger LC, Newton R, Moore GE, Bennett PR (1995) Expression of cyclooxygenase type-1 and type-2 in human fetal membranes at term. Am J Obstet Gynecol 172: 77–82
26. Sun M, Ramirez M, Challis JRG, Gibb W (1996) Immunohistochemical localization of the glucocorticoid receptor in human fetal membranes and decidua at term and preterm delivery. J Endocr 149: 243–248
27. Economopoulos P, Sun M, Purgina B, Gibb W (1996) Glucocorticoids stimulate prostaglandin H synthase type 2 (PGHS-2) in the fibroblast cells in human amnion cultures. Mol Cell Endocrinol 117: 141–147
28. Gibb W, Lavoie JC (1990) Effects of glucocorticoids on prostaglandin formation by human amnion. Can J Physiol Pharmacol 68: 671–676
29. Potestio F, Zakar T, Olson DM (1988) Glucocorticoids stimulate prostaglandin synthesis in human amnion cells by a receptor-mediated mechanism. J Clin Endocrinol Metab 67: 1205–1210

30. Riley SC, Walton JC, Herlick JM, Challis JRG (1991) The localization and distribution of corticotrophin-releasing hormone in the human placenta and fetal membranes throughout gestation. J Clin Endocrinol Metab 72: 1001–1007
31. Jones SA, Challis JRG (1990) Effects of corticotrophin-releasing hormone (CRH) and adrenocorticotrophin (ACTH) on prostaglandin output by human placenta and fetal membranes. Gynecol Obstet Invest 29: 165–168
32. Benedetto C, Petraglia F, Marozio L, Chiarolini L, Florio P, Genazzani AR, Massobrio M (1994) Corticotropin-releasing hormone increases prostaglandin F_2 activity on human myometrium in vitro. Am J Obstet Gynecol 171: 126–131
33. Sangha RK, Walton JC, Ensor CM, Tai H-H, Challis JRG (1994) Immunohistochemical localization, mRNA abundance and activity of 15-hydroxyprostaglandin dehydrogenase in placenta and fetal membranes during term and preterm labor. J Clin Endocrinol Metab 78: 982–989
34. Van Meir CA, Sangha RK, Walton JC, Matthews SG, Keirse MJNC, Challis JRG (1996) Immunoreactive 15-hydroxyprostaglandin dehydrogenase (PGDH) is reduced in fetal membranes from patients at preterm delivery in the presence of infection. Placenta 17: 291–297
35. Van Meir CA, Matthews SG, Keirse MJNC, Ramirez MM, Bocking A, Challis JRG (1997) 15-hydroxyprostaglandin dehydrogenase (PGDH): implications in preterm labor with and without ascending infection. J Clin Endocrinol Metab 82: 969–972
36. Romero R, Munoz H, Gomez R et al. (1996) Increase in prostaglandin bioavailability precedes the onset of human parturition. Prostaglandins, Leukotrienes and Essential Fatty Acids 54: 187–191
37. Romero R, Avila C, Brekus CA, Morotti R (1991) The role of systemic and intrauterine infection in preterm parturition. Ann NY Acad Sci 662: 355–375

Warum ist die antepartale Sterblichkeit höher als die frühe Neonatalsterblichkeit?

H.-K. Selbmann

Fakten

Die Beantwortung der Frage „Warum ist die antepartale Sterblichkeit höher als die frühe Neonatalsterblichkeit?" scheint auf den ersten Blick einfach zu sein. Beim zweiten Blick machen sich allerdings schnell die ersten Schwierigkeiten bemerkbar. Sie fangen bei den Definitionen und der Datenlage an und hören bei der Suche nach möglichen Gründen für eventuelle Unterschiede auf. Erwarten Sie jedoch von einem Epidemiologen keine endgültigen Antworten auf eine Frage, an deren Beantwortung sich nach Durchsicht der Literatur wohl noch kaum jemand bisher gewagt hat.

Zunächst bestätigt ein Blick auf die verfügbaren Daten des Statistischen Bundesamtes die Aussage (Tabelle 1): In der Bundesrepublik Deutschland war die antepartale Sterblichkeit in den Jahren 1992 bis 1994 stets höher als die Frühneonatalsterblichkeit gewesen und wird dies auch in Zukunft sein. Während sie in den Jahren 1992 und 1993 in etwa in der Mitte zwischen Neonatal- und Frühneonatalsterblichkeit lag, machte sie in 1994 einen kräftigen Sprung nach oben (auf 3,6 ‰)

Tabelle 1. Fakten in Promille (Statistisches Bundesamt)

Sterblichkeit	1992	1993	1994
Antepartale Sterblichkeit[a]	3,0	2,8	3,6
Frühneonatalsterblichkeit (1.–7. Tag)	2,5	2,4	2,4
Neonatalsterblichkeit (1.–28. Tag)	3,4	3,2	3,3
Säuglingssterblichkeit (bis 1 Jahr)	6,1	5,8	6,0

[a] Geschätzt als 90% der amtlichen Totgeburtlichkeit, da die Daten des Statistischen Bundesamtes keine Unterscheidung zwischen ante- und subpartaler Totgeburtlichkeit kennen.

und lag sogar über der Neonatalsterblichkeit. Der Grund für diesen Sprung liegt jedoch nicht in einem veränderten Leistungsgeschehen, sondern in einer Änderung der amtlichen Definition „Totgeburtlichkeit".

Definitionen

Die Definitionen der antepartalen Sterblichkeit und der frühen Neonatalsterblichkeit enthalten zum Teil natürliche, zum Teil statistische Unschärfen, die sie interpretationsfähig machen.

Eine *Totgeburt* ist definiert als ein ohne Lebenszeichen (mindestens eines der Kriterien: Herzschlag, Einsetzen der natürlichen Atmung oder Pulsieren der Nabelschnur muß erfüllt sein) geborenes Kind mit einem Geburtsgewicht von mindestens 500 g. Bis zu der erfreulichen Änderung des Personenstandsgesetzes zum 1. 4. 1994 lag die Mindestgewichtsgrenze bei 1 000 g. Bereits mehrere Jahre zuvor hatten die meisten Perinatologischen Arbeitsgemeinschaften diese Änderung durch ihre Empfehlung an die Kliniken, alle Geborenen ab 500 g in die Perinatalerhebungen aufzunehmen, schon vorweggenommen.

Die amtliche Senkung des Mindestgeburtsgewichts bei Totgeborenen hat zur Folge, daß ab 1994 in Deutschland die Zeitreihen der Totgeburtlichkeit und der Perinatalen Mortalität – nicht jedoch der Neonatalsterblichkeiten – neu bewertet werden müssen. Geändert haben sich durch die Änderung der Mindestgewichtsgrenze bei Totgeburten auch die Relationen der geburtshilflichen Qualitätsindikatoren zu einander (s. Tabelle 1).

Eine *antepartale Totgeburt* eine Totgeburt, die vor Geburtsbeginn (mindestens eines der Kriterien: Regelmäßige Wehen alle 10 min, Sprung der Fruchtblase oder Ausstoßung des Zervixschleimpropfes muß erfüllt sein) geboren wurde. Die Abgrenzung zur subpartalen Totgeburt ist insbesondere bezüglich der Regelmäßigkeit der Wehen interpretationsfähig. Zudem unterscheidet die amtliche Statistik nicht zwischen ante- und subpartaler Sterblichkeit.

Eine Abschätzung des Anteils der subpartal verstorbenen Kinder an allen Totgeborenen kann nur an Hand der Daten der Perinatalerhebungen vorgenommen werden. Abbildung 1 zeigt den zeitlichen Verlauf des Anteils der subpartal verstorbenen Kinder an den Totgeborenen in der Bayerischen Perinatalerhebung. Bei den Totgeborenen ab 1 000 g liegt er einigermaßen konstant bei ca. 9–10 %. Der Einbruch im Jahr 1990 (ca. 30 Kinder) ist nicht erklärbar. Der Anstieg des Anteils subpartal

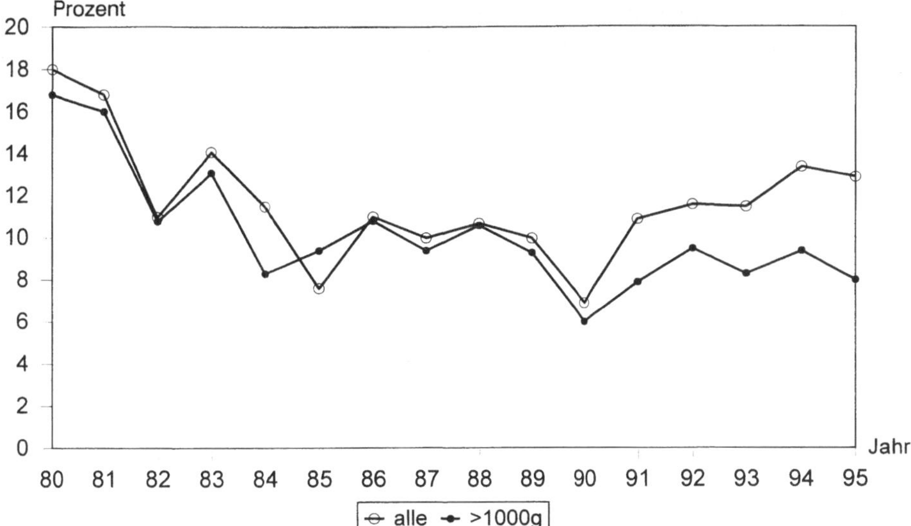

Abb. 1. Zeitlicher Verlauf des Anteils der subpartal verstorbenen Kinder an den Totgeborenen in der Bayerischen Perinatalerhebung

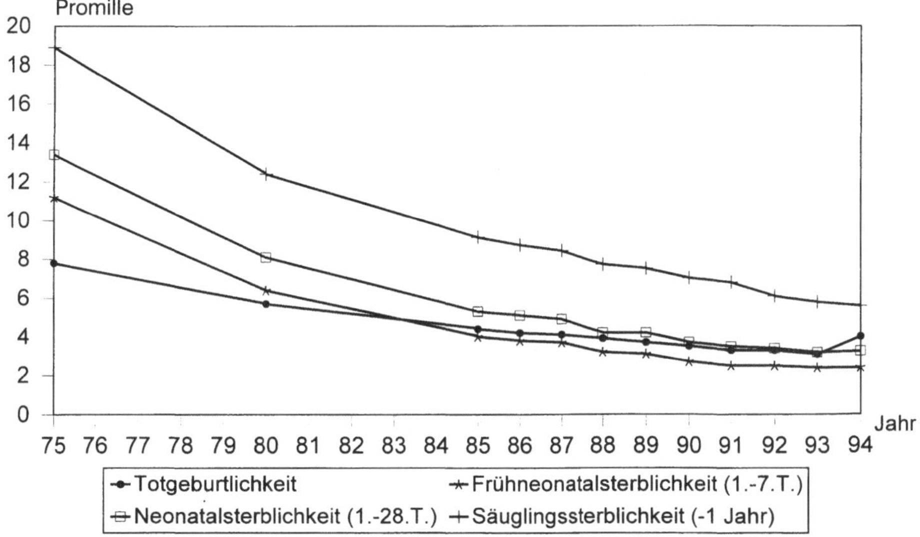

Abb. 2. Entwicklung der Totgeburtlichkeit, Frühneonatal-, Neonatal- und Säuglingssterblichkeit in Deutschland (alte und neue Bundesländer zusammen) im Verlauf von 20 Jahren (Quelle: Jahrbücher des Statistischen Bundesamtes)

verstorbener Kinder an allen Totgeborenen ab 1991 ist auf die bereits erwähnte Vorwegnahme der Personenstandsgesetzänderung in den Perinatalerhebungen zurückzuführen.

Frühneonatalsterblichkeit und Neonatalsterblichkeit sind definiert als die Anteile der zwischen dem 1. und 7. bzw. 1. und 28. Tag Verstorbenen an allen lebendgeborenen Kindern. Nur wenige Geburtskliniken kennen wegen der fehlenden systematischen Rückmeldung ihre Neonatalsterblichkeit und selbst die Frühneonatalsterblichkeit ist nicht immer exakt bekannt. Auch die amtliche Statistik hat damit ihre Schwierigkeiten, da zur exakten Berechnung der Neonatalsterblichkeiten eine – nicht immer und in allen Bundesländern durchgeführte – Zusammenführung der Geburts- und der Todesbescheinigungen notwendig ist.

Die Grenze zwischen der Früh- und der Spätneonatalsterblichkeit (8.–28. Tag) erscheint heute etwas arbiträr zu sein, denn mit dem derzeitigen Stand der Neonatalmedizin ist die Erreichung des 7. Lebenstages selbst für einen Anenzephalus kein Problem mehr. Die Gefahr, daß Neugeborene nur aus dem Kompartment der Frühneonatalsterblichkeit in das Kompartment der Spätneonatalsterblichkeit wechseln, ist nicht von der Hand zu weisen.

Frühneonatalsterblichkeit und *Neonatalsterblichkeit* haben per definitionem einen anderen Populationsbezug als die Totgeburtlichkeit. Für die folgenden statistischen Vergleiche zwischen der antepartalen und der frühneonatalen Sterblichkeit wird letztere daher als der Anteil der zwischen dem 1. und 7. Tag Verstorbenen an allen Tot- und Lebendgeborenen neu definiert. So definiert addieren sich zudem Totgeburtlichkeit und Frühneonatalsterblichkeit zur perinatalen Mortalität und ein im Verlauf der Zeit gleichbleibendes Verhältnis von Totgeburtlichkeit zu perinataler Mortalität besagt, daß sich Totgeburtlichkeit und neu definierte Frühneonatalsterblichkeit gleichförmig verändern.

Die eingangs gestellte Frage läßt sich – wenig befriedigend – allein durch die oft interpretationsfähigen und zum Teil arbiträren Definitionen erklären. Interessanter ist jedoch die im folgenden zu diskutierende Frage: *"Warum verbesserte sich in den vergangenen 20 Jahren die antepartale Sterblichkeit nicht in gleichem Maße wie die (neu definierte) frühe Neonatalsterblichkeit?*

Daß dem so ist, zeigt Abb. 2. Zwischen 1975 und 1993 sanken in der Bundesrepublik Deutschland (alte und neue Bundesländer zusammen) die Säuglingssterblichkeit um 69 %, die Neonatalsterblichkeit um 76 % und die Frühneonatalsterblichkeit um 79 %, aber die Totgeburtlichkeit nur um 60 %. Bedauerlicherweise enthalten die Jahrbücher des Statistischen Bundesamtes wegen der begrenzten Verfügbarkeit der Neonatal- und Säuglingsterblichkeiten der ehemaligen DDR die Qualitätsindikatoren nur in 5 Jahresabständen für die ersten 10 Jahre des Beobachtungszeitraumes.

Nationale, internationale, und regionale Vergleiche im Verlauf der Zeit

Neben der beeindruckenden Senkung aller Qualitätsindikatoren der Geburts- und Neonatalperiode zeigt Abb. 2 noch 3 weitere Effekte:

- den Anstieg der Totgeburtlichkeit in 1994 auf Grund des geänderten Personenstandsgesetzes,

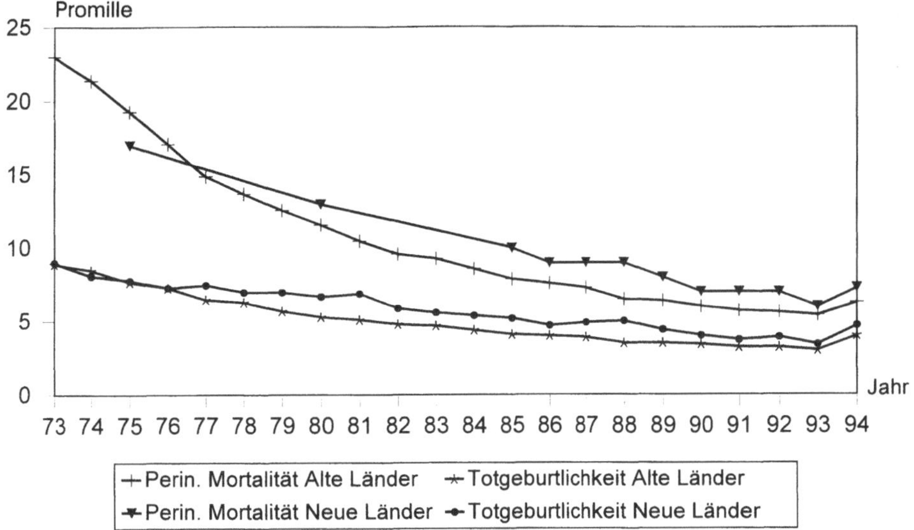

Abb. 3. Entwicklung von Totgeburtlichkeit und Perinataler Mortalität in den alten und den neuen Bundesländern Deutschlands (Quelle: Jahrbücher des Statistischen Bundesamtes)

– die gleichförmige Senkung von Neonatal- und Frühneonatalsterblichkeit, die nicht auf eine Verschiebung der Frühneonataltodesfälle in die Spätneonatalperiode hindeutet, und
– die Überschneidung von Totgeburtlichkeit und Frühneonatalsterblichkeit zwischen 1983 und 1984.

Betrachtet man Totgeburtlichkeit und perinatale Mortalität getrennt für die *alten und neuen Bundesländer Deutschlands*, so stellt man fest, daß die alten Bundesländer in den Jahren ab 1977 stets besser als die neuen abgeschnitten haben, ohne daß sich die Unterschiede jedoch im Verlauf der Jahre erheblich vergrößert hätten (Abb. 3).

Wenn der Anteil der Totgeburten an den perinatal verstorbenen Kindern kontinuierlich ansteigt, ist dies ein Zeichen dafür, daß die Totgeburtlichkeit nicht in gleichem Maße sinkt wie die (neu definierte) Frühneonatalsterblichkeit. Genau dies ist aber sowohl für die alten als auch die neuen Bundesländer seit 1975 der Fall (Abb. 4). Der Hauptanstieg – etwas steiler in den alten Bundesländern – fand zwischen 1975 und 1985 statt. Ein Grund dafür könnte sein, daß die Neonatalmedizin in dieser Zeit erheblich erfolgreicher im Verhindern von Todesfällen war als die Geburtshilfe. Aber auch zwischen 1985 und 1993 verlor die Totgeburtlichkeit in beiden Landesteilen weiter an Boden. Erstaunlich ist dabei die Gleichförmigkeit, denn immerhin nahm in dieser Zeit die Geburtenzahl in den neuen Bundesländern um 60 % ab, während sie in den alten Bundesländern zwischenzeitlich um 6 % zugenommen hatte. Das Jahr 1994 ist wieder geprägt durch die Änderung des Personenstandsgesetzes. Nunmehr sind nahezu 2 Drittel aller perinatal verstorbenen Kinder Totgeburten.

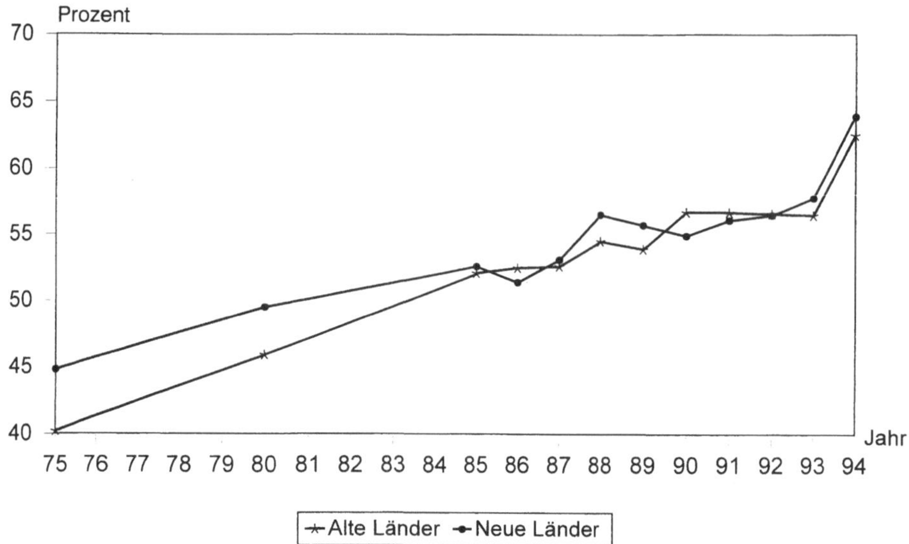

Abb. 4. Anteil der Totgeburten an den perinatal Verstorbenen in den alten und den neuen Bundesländern (Quelle: Jahrbücher des Statistischen Bundesamtes)

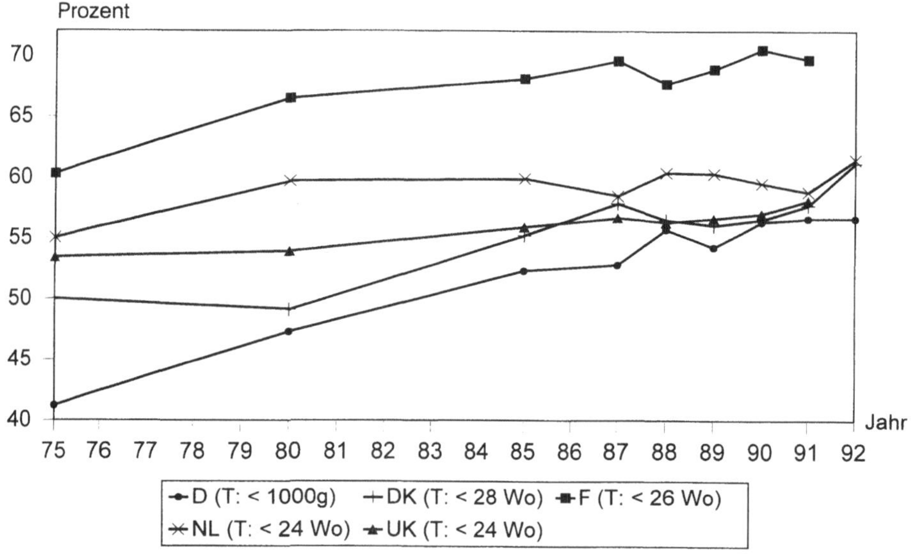

Abb. 5. Anteil der Totgeburten an den perinatal Verstorbenen im internationalen Vergleich (Quelle: Eurostat)

Internationale Vergleiche der perinatalen Mortalität hinken wegen der unterschiedlichen Definition der Totgeburten immer. So schließen zum Beispiel Großbritannien und die Niederlande alle Totgeborenen unter 24, Frankreich unter 26 und Dänemark alle unter 28 Schwangerschaftswochen bei der Berechnung der Totge-

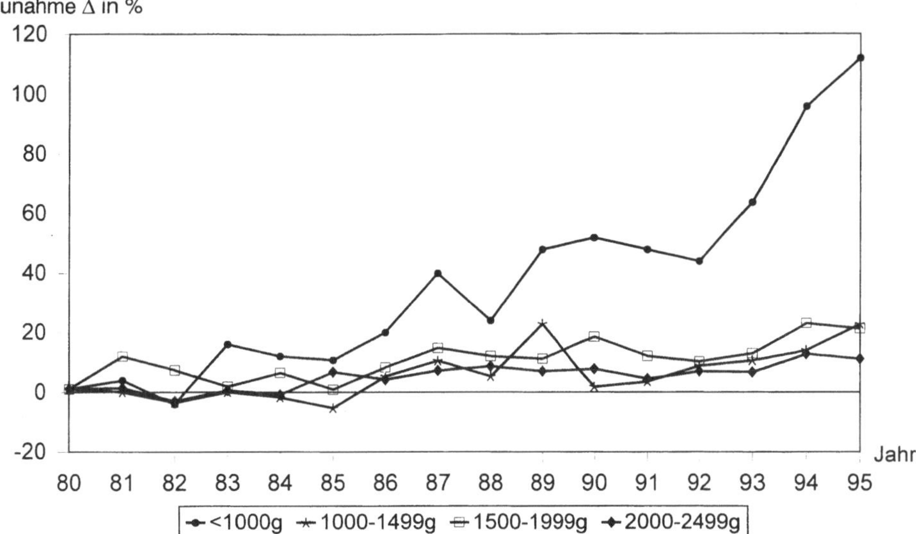

Abb. 6. Zunahme der Geburten in den unteren Geburtsgewichtsklassen gegenüber 1980 in der Bayerischen Perinatalerhebung

burtlichkeit aus. Der deutschen Mindestgeburtsgewichtsgrenze von 1 000 g (bis 31.3.1994) am nächsten kommt wohl die dänische Definition mit 28 SSW. Im internationalen Vergleich besonders auffällig verhält sich der Anteil der Totgeburten an den perinatal Verstorbenen in Frankreich (Abb. 5). Dies liegt an der französischen Totgeburtenrate, die in Europa zu den höheren gehört, während Frankreich bezüglich der Frühneonatalsterblichkeit in Europa an der Spitze steht.

Besonders auffällig ist auch Großbritannien mit einem sehr niedrigen Totgeburtenanteil, obwohl dort nur die Totgeburten bis zur 24. SSW aus der Berechnung der Totgeburtlichkeit ausgeschlossen werden; ein Zeichen dafür, daß die Frühneonatalsterblichkeit verhältnismäßig hoch sein muß. Nicht erstaunlich ist, daß sich das Verhältnis Totgeburtlichkeit zu perinataler Mortalität in den Niederlanden und Großbritannien zwischen 1975 und 1991 kaum verändert hat, weil dort schon immer nur Totgeburten unter 24 SSW aus der Berechnung der Totgeburtlichkeit ausgeschlossen worden sind. Deutschland ist nur auf Grund seiner niedrigen Totgeburtenrate europäischer Spitzenreiter in der perinatalen Mortalität. Dies hat sich ab 1994 geändert.

Einfluß des Geburtsgewichts

Ein wesentlicher Grund für die geringere Abnahme der Totgeburtlichkeit gegenüber der Frühneonatalsterblichkeit könnte in der zahlenmäßigen Zunahme der unteren Geburtsgewichtsklassen mit den höheren Mortalitätsraten liegen. In der Tat haben nach den Statistiken der Bayerischen Perinatalerhebung zwischen 1980 und 1995 die unteren Geburtsgewichtsklassen erheblich zugenommen: die Kinder zwi-

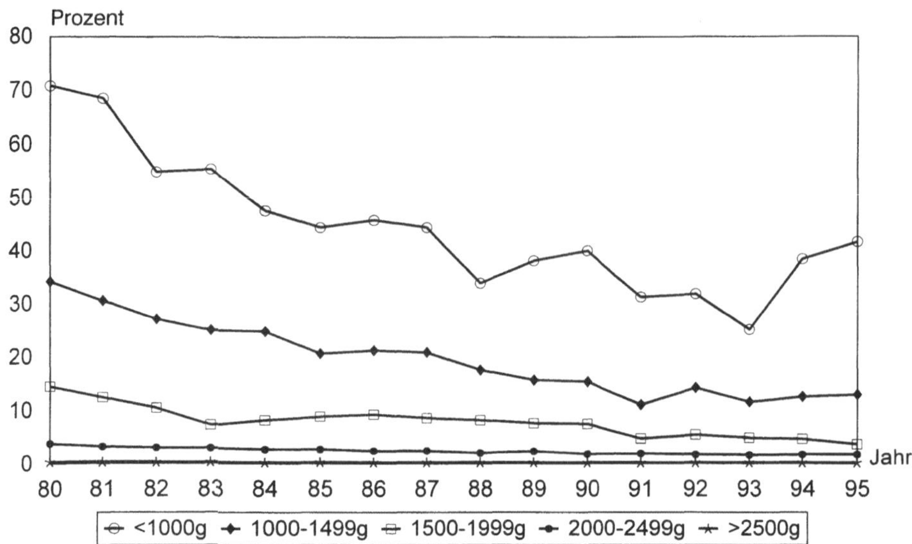

Abb. 7. Abnahme der Perinatalen Mortalität nach Geburtsgewichtsklassen in der Bayerischen Perinatalerhebung

schen 2 499 und 2 000 g um 11 %, zwischen 1 999 und 1 500 g um 21 %, zwischen 1 499 und 1 000 g um 23 % und unter 1 000 g sogar um 112 % (Abb. 6). Bei letzteren macht sich seit 1994 wiederum die Änderung des Personenstandsgesetzes deutlich bemerkbar. Es scheint so, als ob die Vorwegnahmeeffekte der Änderung der Personenstandsgesetzes in den Perinatalerhebungen seit 1990 auch zu einem deutlicheren Anstieg der Geburten zwischen 1 000 und 1 499 g geführt haben. Der Sprung der Geburtenzahlen in dieser Gewichtsklasse in 1989 kann nicht erklärt werden.

Die zu den Geburtsgewichtsklassen gehörende perinatale Mortalität ist Abb. 7 zu entnehmen. Zwischen 1980 und 1993 nahm die perinatale Mortalität der Kinder zwischen 2 499 und 2 000 g um 58 %, zwischen 1 999 und 1 500 g um 67 %, zwischen 1 499 und 1 000 g um 66 % und unter 1 000 g um 65 % ab. Die Abnahme der perinatalen Mortalität zwischen 58 und 66 % oder fast 5 % pro Jahr ist sicher ein Verdienst der gesteigerten Qualität von Geburtshilfe und Neonatalversorgung. Mit Ausnahme der Geburtsgewichtsklasse unter 1 000 g setzte sich dieser Abwärtstrend auch in den Jahren 1994 und 1995 fort. Bei den Kindern unter 1 000 g machte sich jedoch die Änderung des Personenstandsgesetzes wieder bemerkbar: die Zahl der Totgeborenen unter 1 000 g verdrei- bis -vierfachte sich zwischen 1993 und 1995.

Doch zurück zu der Frage, ob der in Abb. 4 dargestellte unterschiedliche Rückgang von antepartaler Sterblichkeit gegenüber der (neu definierten) Frühneonatalsterblichkeit für alle Geburtsgewichtsklassen gleichermaßen zutrifft. Dazu wurde an Hand der Daten der Bayerischen Perinatalerhebung getrennt für alle Geburtsgewichtsklassen der Anteil der Totgeborenen an den perinatal verstorbenen Kindern berechnet und in Abb. 8 mit Hilfe gleitender Mittelwerte graphisch dargestellt.

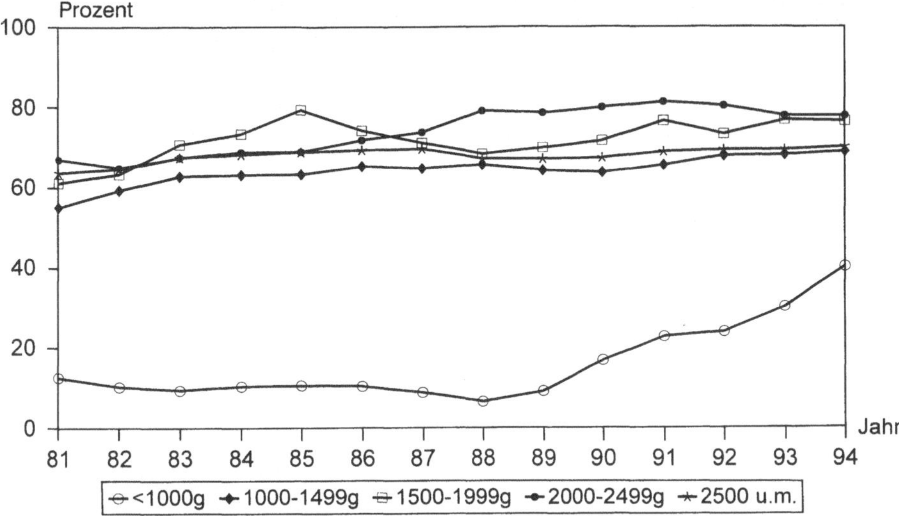

Abb. 8. Veränderungen des Anteils der Totgeborenen an den perinatal verstorbenen Kindern in der Bayerischen Perinatalerhebung (gleitende Mittelwerte aus drei Jahreswerten)

Der Abb. 8 lassen sich für die einzelnen Geburtsgewichtsklassen im Zeitraum von 1980 bis 1995 folgende Beobachtungen entnehmen:

– Die Zahl der Totgeborenen ist in allen Gewichtsklassen stets größer als die Zahl der frühen Neonatal-Verstorbenen (Anteil der Totgeburten an der perinatalen Mortalität immer größer als 50 %), ausgenommen die Geburtsgewichtsklasse bis 1 000 g.
– Bei den Kinder über 2 500 g verbesserten sich Totgeburtlichkeit und Frühneonatalsterblichkeit gleichmäßig zwischen 1981 und 1994 (Anteil Totgeburten ca. 69 %). Offensichtlich waren Geburtshelfer und Neonatologen bei den reif geborenen Kindern gleichermaßen erfolgreich bzw. gelang es beiden nicht, spektakuläre Erfolge zu verwirklichen.
– Bei den Kindern zwischen 2 499 und 2 000 g verbesserten sich Totgeburtlichkeit und Frühneonatalsterblichkeit gleichmäßig zwischen 1988 und 1994 (Anteil Totgeburten ca. 80 %). Davor hatte jedoch die Zahl der frühen Neonatal-Verstorbenen schneller abgenommen als die der Totgeburten.
– Bei den Kindern zwischen 1 999 und 1 500 g nahm seit 1988 die Frühneonatalsterblichkeit schneller ab als die Totgeburtlichkeit. 1994 landete das Verhältnis von Totgeburtlichkeit zu perinataler Mortalität auf dem gleichen Niveau wie das der nächst höheren Gewichtsklasse (Anteil Totgeburten ca. 80 %). Dafür, daß es dort 1985 schon einmal war, fehlt eine Erklärung.
– Bei den Kindern zwischen 1 499 und 1 000 g verbesserten sich Totgeburtlichkeit und Frühneonatalsterblichkeit gleichmäßig zwischen 1983 und 1994. Der Anteil von ca. 66 % Totgeburten an der perinatalen Mortalität läßt, verglichen mit den nächst höheren Geburtsgewichtsklassen, eine weitere Steigerung erwarten.

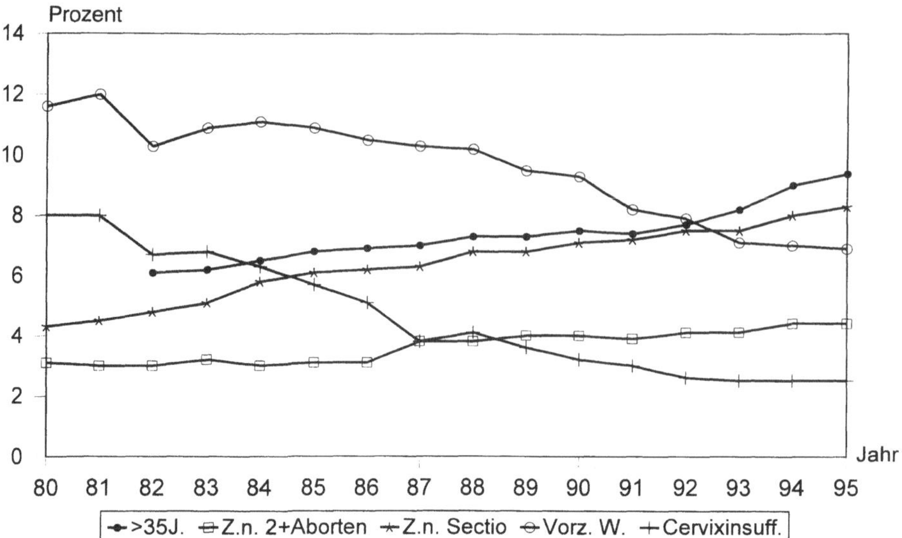

Abb. 9. Veränderungen von einigen Schwangerschaftsrisiken in der Bayerischen Perinatal-erhebung

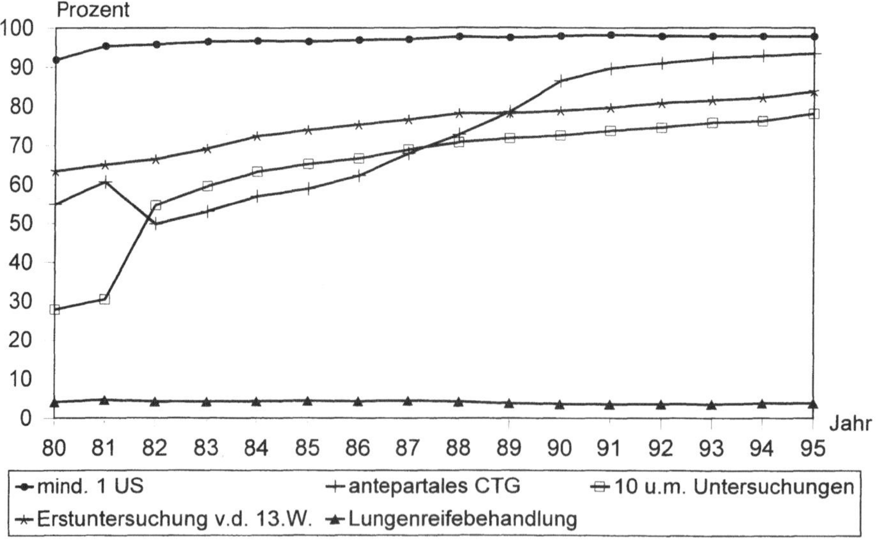

Abb. 10. Veränderungen der Schwangerschaftsbetreuung in der Bayerischen Perinatalerhe-bung

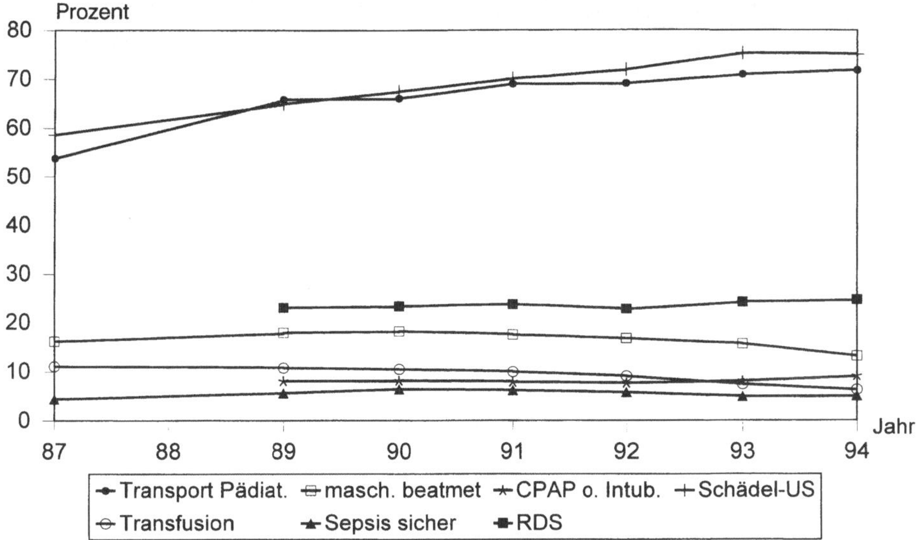

Abb. 11. Veränderungen von einigen Neonatalrisiken und der Neonatalversorgung in der Bayerischen Neonatalerhebung

– Bei den Kindern unter 1 000 g dominierte hauptsächlich der Vorwegnahmeeffekt der Personenstandsgesetzänderung ab 1990.

Zusammenfassend läßt sich also festhalten, daß die Reduktion von Totgeburtlichkeit und Frühneonatalsterblichkeit in den verschiedenen Geburtsgewichtsklassen unterschiedlich verlief. Die Gewichtsklassen zwischen 1 500 und 2 499 g haben in den letzten Jahren erheblich aufgeholt.

Veränderungen von Schwangerschaftsrisiken, Schwangerschaftsüberwachung, Geburtsmanagement und Neonatalversorgung

Die Perinatal- und Neonatalerhebungen können mit ihren Daten Hinweise auf einige nicht unerhebliche Veränderungen der *Schwangerschaftsrisiken*, der Schwangerschaftsüberwachung, des Geburtsmanagements und der Neonatalversorgung im Verlauf der Jahre geben. So haben zwischen 1982 und 1995 Erstgebärende über 35 Jahre um gut ein Drittel zugenommen, während die Geburtenziffer von 1,45 auf 1,22 abfiel (Abb. 9).

Ebenfalls zugenommen hat der Zustand nach Kaiserschnitt (von 4,3 auf 8,3 %) und der Zustand nach 2 und mehr Aborten (von 3,1 auf 4,4 %). Bei den beobachteten steigenden Zahlen untergewichtiger Neugeborenen (s. Abb. 6) überraschend stark rückläufig waren vorzeitige Wehen (von 11,6 auf 6,9 %) und die Zervixinsuffizienz (von 8,0 auf 2,5 %).

Die Schwangerschaftsüberwachung hat durch 11 Novellen der Mutterschaftsrichtlinien an Frühzeitigkeit und Intensität zugenommen (Abb. 10). Unter anderem

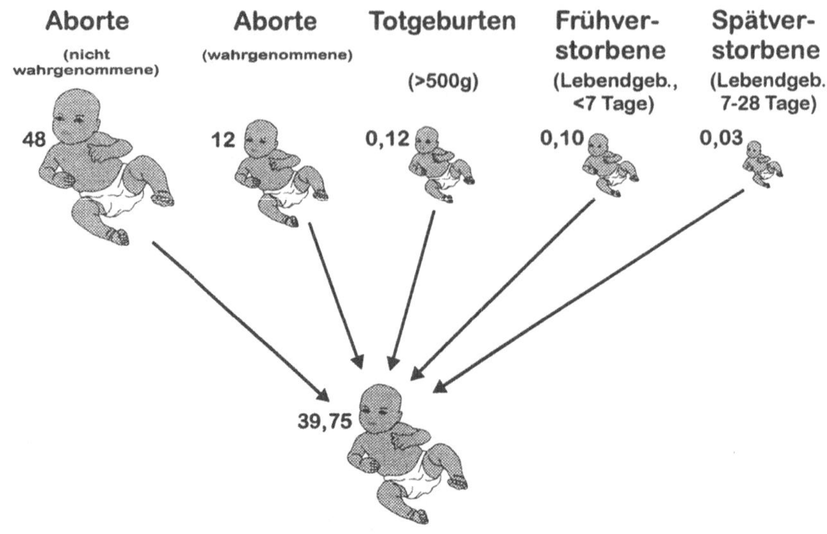

Abb. 12. Kompartments der Peri- und Neonatalversorgung

wurden in Deutschland als erstem europäischem Land schon 1980 Ultraschalluntersuchungen mit der Möglichkeit der Erkennung von Fehlbildungen und Wachstumsretardierungen in die Mutterschaftsvorsorge aufgenommen.

Obwohl die Frühzeitigkeit des Überwachungsbeginns (vor der 13. SSW) und die Häufigkeit der Teilnahme (10 und mehr Untersuchungen) in den 15 Jahren stetig zugenommen haben, bleibt auch in 1995 von 16 % bzw. 22 % der Schwangeren zu berichten, die erst nach der 13. SSW zur ersten Schwangerschaftsuntersuchung kamen bzw. bei der Geburt weniger als 10 Untersuchungen aufwiesen. Lungenreifebehandlungen blieben weitgehend konstant. Die Datenbrüche beim antepartalen CTG und der Häufigkeit der Teilnahme an der Schwangerschaftsüberwachung in 1981 sind auf Veränderungen des Auswertungsprogramms zurückzuführen.

Im *Geburtsmanagement* waren die größten Veränderungen zwischen 1980 und 1995 bei der pH-Bestimmung (von 15 auf 93 %), der Kaiserschnittfrequenz (von 11,3 auf 17,7 %), der Wehenmittelgabe (von 57 auf 34 %) und der Pufferung (von 3,5 auf 0,2 %) zu beobachten. Regelwidrige Schädellagen, Beckenendlagen und Querlagen waren über die Jahre konstant geblieben.

Leider liegen zur *Neonatalversorgung* flächendeckende Daten erst seit 1987 vor (Abb. 11).

Lediglich die Surfactant-Therapie wurde in diesem Zeitraum breit etabliert, CPAP (seit 1978) und Pulsoximetrie (seit 1986) standen schon länger zur Verfügung. Die größten Veränderungen fanden sich in der Neonatalversorgung beim Schädelsonogramm (von 59 auf 75 %) und beim vom Pädiater begleiteten Transport der Neugeborenen (von 54 auf 72 %). Bei der maschinellen Beatmung (von 16 auf 13 %) und bei Transfusion (von 11 auf 6 %) setzte sich eine strengere Indikationsstellung durch. CPAP/Intubation, Sepsen, RDS oder Bilirubin über 10 mg/dl blieben weitgehend konstant.

Zusammenfassend läßt sich festhalten, daß sich Schwangerschaftsrisiken und -überwachung, Geburtsmanagement und Neonatalversorgung in den 15 Beobachtungsjahren erheblich verändert haben, ohne daß man jedoch Ursachen für die geringere Reduktion der Totgeburtlichkeit im Vergleich zur Frühneonatalsterblichkeit ausmachen kann.

Je größer der medizinische Fortschritt, desto kranker wird die Bevölkerung.

Der allgemeine medizinische Fortschritt könnte dazu führen, daß die Zahl der Totgeburten, der Neonatal-Verstorbenen, der verstorbenen Säuglinge und der Behinderten in der Bevölkerung immer größer wird. In Abb. 12 sind 6 chronologisch geordnete Kompartments „Nicht wahrgenommener Abort", „Wahrgenommener Abort", „Totgeburt", „Frühneonatal verstorbenes Kind", „Spätneonatal verstorbenes Kind" und „Den 28. Tag überlebendes Kind" symbolisch dargestellt. In einem komplizierteren Modell wäre auch noch die Morbidität als Charakteristikum von Kompartments zu berücksichtigen.

Angenommen 60 % der Konzeptionen werden mit einem Abort abgeschlossen – 20 % davon von der Mutter wahrgenommen – dann führen unter Zugrundelegung der gegenwärtigen Verhältnisse 39,75 % der Konzeptionen zu einem den 28. Tag überlebenden Kind. Die restlichen 0,25 % verteilen sich auf die 3 Kompartments „Totgeburt", „Früh-" und „Spätneonal verstorbenes Kind", deren Verkleinerung bekanntlich das primäre Ziel der Geburtshilfe und Neonatalversorgung ist. Ideale soziale Bedingungen und maximale Schwangerschaftsüberwachung, Geburtsmanagement und Neonatalversorgung würden dazu führen, daß alle Konzeptionen im Kompartment „Den 28. Tag überlebendes Kind" enden. Es könnte aber auch sein, daß der – nicht maximale – medizinische Fortschritt nur zu einem Wechsel des Neugeborenen in das chronologisch folgende Kompartment führt: aus Aborten würden dann Totgeborene, aus Totgeborenen frühneonatal verstorbene Kinder und aus frühneonatal verstorbenen Kindern spätneonatal verstorbene. Das Kompartment der Totgeborenen verfügt dann über das mit Abstand größte Reservoir. Auch dies könnte also ein Grund für die geringere Reduktion der Totgeburtlichkeit gegenüber der Frühsterblichkeit in den letzten 15 Jahren sein.

Zusammenfassung und Schlußfolgerungen

- Große Verbesserungen wurden in der Geburtshilfe und der Neonatalmedizin in den letzten 15 Jahren erreicht, gemessen sowohl an der antepartalen Sterblichkeit, an der Neonatalsterblichkeit als auch an der Säuglingssterblichkeit. In Zahlen ausgedrückt bedeutet das zum Beispiel: von den Säuglingen, die 1980 verstarben, könnten nach dem heutigen Stand der Geburtshilfe und Neonatalmedizin ca. 70 % noch am Leben sein.
- Die Frühneonatalsterblichkeit konnte national und international zwischen 1975 und 1985 erheblich stärker reduziert werden als die Totgeburtlichkeit.

- Mit Ausnahme der sehr, sehr kleinen Frühgeborenen (unter 1 000 g) war die Totgeburtlichkeit im Beobachtungszeitraum 1980 bis 1995 immer größer als die Frühneonatalsterblichkeit.
- Der größere Rückgang der Frühneonatalsterblichkeit gegenüber der Totgeburtlichkeit setzte sich bis 1995 fort, allerdings in den einzelnen Geburtsgewichtsklassen recht unterschiedlich:
  - Frühsterblichkeit und Totgeburtlichkeit wurden bei den reifen Neugeborenen gleichmäßig reduziert. Zwei von 3 perinatal verstorbenen Kindern (69 %) waren Totgeburten.
  - Bei den Neugeborenen von 1 500–2 499 g kommen 1994 auf ein frühes Neonatal-Verstorbenes 4 Totgeborene (80 %). Während dieses Niveau bei den Neugeborenen von 2 000—2 499 g schon 1988 erreicht wurde, gelang dies bei den 1 500—bis 1 999 g-Kindern erst 1993/94. Entweder war die Bekämpfung der Totgeburtlichkeit in diesen Klassen weniger erfolgreich als die der Frühneonatalsterblichkeit oder es kommen durch den Fortschritt der Geburtshilfe immer neue Risikokinder nach.
- In den letzten 15 Jahren hat sich in der Schwangerschaftsüberwachung, dem Geburtsmanagement und der Neonatalversorgung viel verändert, wie z. B.:
  - die flächendeckende Einführung der Perinatalerhebungen mit einer Sensibilisierung der Geburtshelfer und Neonatalogen für die Frage nach Qualität und Qualitätsmanagement,
  - die 11 Novellen der Mutterschaftsrichtlinien mit der Einführung der Ultraschalluntersuchungen, der Untersuchungen der Hepatitis-Antikörper, der Anti-D-Prophylaxe etc., die zu den ersten, heute überall geforderten Leitlinien gehören,
  - die Intensivierung der Schwangerschaftsüberwachung, zu der auch die Schwangeren erheblich beigetragen haben,
  - der Siegeszug der Pulsoximetrie, der Surfactant- und der CPAP-Therapie in der Neonatalversorgung oder
  - die engere Kooperation zwischen ambulant und stationär tätigen Geburtshelfern und Neonatologen.
- Auch für die Geburtshilfe und die Neonatalmedizin gilt die alte Weisheit: daß der medizinische Fortschritt zwar dem einzelnen Patienten zu gute kommt, aber nicht immer der Bevölkerung. So hat die Zahl der sehr, sehr kleinen Frühgeborenen mit den hohen Risiken und den schlechteren Prognosen erheblich zu genommen, obwohl auch deren Prognose erheblich verbessert werden konnte.
- Zeitreihenvergleiche haben den Nachteil, daß sie nur mit großer Unsicherheit Schlüsse auf Kausalzusammenhänge zulassen. Hierfür wären größere Zahlen von Einzelfallanalysen zur Vermeidbarkeit von Totgeburtlichkeit und Frühneonatalsterblichkeit von Nöten.
- Die nach wie vor in Deutschland unterentwickelte Versorgungsforschung läßt das Erkennen eindeutig zuordenbarer Ursachen nicht zu, insbesondere dann nicht, wenn es sich um multifaktorielle Geschehen handelt.

Neue Aspekte zur Physiologie und Funktion der Säuglingshaut (Vorsitz: J. Bitzer)*

Die Haut des Säuglings – Psychosomatische Aspekte

J. Bitzer

Die Haut des neugeborenen Kindes übt auf die Mutter, den Vater, aber auch alle umgebenden Personen, eine besondere Anziehung aus. Sie ist zart, weich, wie geschaffen zum zärtlichen Berühren. Sie riecht frisch und angenehm, so daß man gern daran schnuppert. Sie sieht glatt aus, hat eine rosa Farbe und lädt ein zum Anschauen, zieht den Blick auf sich. Mit anderen Worten: Die Haut des Neugeborenen stimuliert die Sinne der Pflegeperson bzw. der Pflegepersonen und lädt ein zur positiven Beziehungsaufnahme. Damit ist die Haut ein primäres Signal- und Kontaktorgan für das kleine Wesen, das, um zu überleben, existentiell auf Kontakt und Beziehung angewiesen ist.

In der weiteren Entwicklung wird dieses primäre Signal- und Kontaktorgan ausdifferenziert. Zunächst einmal geht es um die früheste Form der Kommunikation: Kommunikation via Berührung. Mutter und Kind tasten sich zueinander und entwickeln ihre erste gemeinsame Sprache, nämlich die der Berührungen. Berühren und Berührtwerden, also Tastempfindungen, werden an das Neugeborenengehirn weitergegeben und schaffen durch frühe Verbindungen zum limbischen System erste körperlich-emotionale Erfahrungen: Die beruhigende Berührung, die schützende Berührung, die anregende Berührung, die tragende Berührung, die lustvolle Berührung, die schmerzhafte Berührung, die angstauslösende Berührung etc. Damit werden via Berührungen die ersten sensorisch-emotionalen Kommunikationsformen etabliert.

Diese ersten sensorisch-emotionalen Erfahrungen schaffen eine Matrix, aus der sich mit Hilfe der Hauterfahrung eine zweite psychosomatische Funktion dieses Organs herauskristallisiert, nämlich die Empfindung für Grenzen, für innen und außen, für „zu mir gehörend" und „außer mir befindend". Die Haut als Grenzorgan bekommt damit psychosomatisch gesehen eine wichtige Funktion der Grenzziehung

---

* Sponsor der Veranstaltung: Beiersdorf AG, Hamburg

und damit der Identität. Die Haut wird zunehmend erlebt als Hülle, als Umhüllung und damit Abgrenzung gegen außen. In dieser identitätsstiftenden Funktion entwickelt sich so etwas wie ein Haut-Ich, also das Gefühl der personalen Einheit auf der körperlichen Ebene.

Neben der kommunikativen und identitätsstiftenden Funktion der Haut lassen sich weitere psychosomatische Funktionen differenzieren. Die Haut ist ein Schutzorgan, ein Organ der Abwehr gegen außen. Sie reagiert auf Bedrohungen der Integrität von außen, sie setzt Heilungs- und Abgrenzungsvorgänge in Gang und schafft eine Barriere gegen Invasion und Übergriffe von draußen. Auch im psychosomatischen Sinn geht es darum, gegen potentielle Traumata eine dicke Haut zu entwickeln, d. h. über ausreichende Abwehrfunktionen zu verfügen, um durch Kränkungen nicht in seiner Integrität und Ganzheit verletzt zu werden.

Bereits mit der allerersten Kommunikation und Kontaktfunktion ist die Lustdimension der Haut verbunden. Die sensorischen Informationen der Haut werden in Zentren des Zwischenhirns registriert, in denen Lust und im wahrsten Sinne des Wortes Sinnlichkeit erlebt wird. Hautafferenzen stimulieren die Sexualzentren, sie sind ein adäquater auslösender Reiz für Lustempfinden und setzen so Libido in Gang.

Aufgrund zahlreicher Untersuchungen in der Säuglingsperiode und später glauben wir heute, daß die kommunikative, die identitätsstiftende, die schützende und die libidinöse Funktion der Haut bereits am Lebensbeginn vorhanden sind und Verbindungen zwischen dem Hautorgan und den zentral verarbeitenden zerebralen Instanzen bestehen, die in aufeinanderfolgenden Entwicklungsschritten zu immer komplexeren Integrationsstufen hinführen. Dabei kommt der Haut bereits früh im Leben, aber auch später, eine sensomotorisch aktivierende Funktion zu. Über die Haut werden zahlreiche andere Systeme gewissermaßen aufgeladen und in einen Zustand des „Arousal", also der Bereitschaft zur Aktivität, versetzt. Dieser im weitesten Sinne unspezifischen aber generalisierten Arousal-Funktion der Haut, insbesondere im Bereich der Formatio reticularis, kann heute eine zentrale Bedeutung für die körperlich-seelische Gesundheit zugeschrieben werden. Kommt es nämlich zur sensorischen Deprivation in diesem Bereich, also zum Fehlen dieser von der Haut kommenden Rückmeldungen an die übergeordneten Zentren, so entsteht nicht nur ein Verlust an Umwelt, sondern auch ein Verlust an psychischer Innenwelt. Der ständige Austausch zwischen Haut und zentralen Instanzen schafft erst das psychische Erleben der Innenwelt.

In diesem Sinn hat Haut auch eine eigene Gedächtnisfunktion. Hauterfahrungen, so konnten die Untersuchungen des Psychoanalytikers Didier Anzieu zeigen, bleiben gewissermaßen als Körpergedächtnis eingeschrieben und weisen ebenfalls auf diese enge Beziehung zwischen Haut und zentralem Nervensystem hin. Auch die Untersuchungen von Montagu zeigen, daß von der Haut nicht nur Informationen an das zentrale Nervensystem weitergegeben werden, sondern daß eine Wechselwirkung dergestalt besteht, daß da, wo im ZNS neue Verschaltungen entstehen, diese ihrerseits auf die Sensorik der Haut zurückwirken. Damit verändern sich dann die rezeptiven Fähigkeiten und so entsteht die Grundlage für die via Körperkontakt sich entwickelnden unterschiedlichen Persönlichkeitsstrukturen. Der sorgsame Umgang mit den Neugeborenen unter und nach der Geburt beinhaltet also einen bewußten Umgang mit der Haut als einem für die körperlich-seelische Gesundheit primordialen Organ.

Prenatal Care – A World-wide View

D. Berg (Chairman)

In Germany, prenatal care is regulated by guidelines, which were first passed by a Standing Committee on Prenatal Care in 1966. This standing committee consists of representatives of the Chamber of Physicians, who developed the guidelines together with specialists of OBGYN, and of Legal Health Insurances, who have to pay for prenatal care.

Meanwhile, there were several adaptations of the guidelines according to changing medical procedures. Especially, it was 1980 when 2 ultrasound investigations were introduced into routine prenatal care. Since 1995, 3 ultrasound examinations are recommended, being performed at 10, 20 and 30 weeks of gestation.

In 1975, first attempts were made to introduce quality assurance into obstetrics. The Bavarian Perinatal Survey was founded, run and paid by medical associations. Up to the presence, all German states participate, but the German Perinatal Survey is still decentrally organized according to the federal structure of Germany. The survey includes approx. 700 000 births per year, this accounts for about 85% of all deliveries.

According to standards, the doctors involved in the survey collect answers to a large number of questions. These results are either documented on paper or on electronic data base and sent to the evaluating institution. There are checks for plausibility to confirm the data's validity. By coding the identity of the participants, anonymity of the data is guaranteed – and therefore validity, too.

The evaluating institution presents the data according to the following statistics:
- Short and large statistics of data of this clinic
- Short and large statistics of the total population
- Profiles of this clinic, related to the total population
- List of perinatal deaths
- List of missing data

There are 6 different profiles, presenting percentiles of events and thus allowing the presentation of special problems in order to demonstrate visually the position of this clinic related to the total population:
- General clinic profile: Pregnancy
- General clinic profile: Delivery/Newborn
- Breech presentations
- Cesarian sections
- Preterms <37 wks.
- Special clinic profile

These statistics are sent to the participating clinic or doctor, who is being enabled to find his own position in the group of clinics in his area. There is a booklet published every year, summarizing the results of the certain German state.

By now we differentiate three levels of obstetric quality assurance:
1. Internal quality assurance.
2. External quality assurance.
3. Anonymous and automatic feedback.

Internal quality assurance consists of single case analysis, and of collecting and evaluating the lists and statistics. For external quality assurance an intercomparison of all the presented data is indicated. Consultations and conferences are conducted accordingly, as is a search for standards and bench marks.

Table 1. Quality Indicators

Indicator	Numerator	Denominator
Prim. ces. section	Prim.c.s. at risk-free pregnancies	All prim. ces. sections
Indication for sec. c.s.	Sec. c.s. for "protracted labor"	All sec. c.s.
Indiation for sec. c.s.	Sec. c.s. for "misproportion"	All sec. c.s.
Sec. c.s.	Sec. c.s. between 6 h p.m. and 10 h p.m.	All sec. c.s.

Table 2. Quality Indicators (selection)

Indicator	50. Percentile (Bavarian Perinatal Survey) [%]	Conspicuous limits/ Standards [%]
Smoking >5 Cig/day	7.1	0
1st Examination <13th wks	82.1	>85
>10 Examinations/pregn	76.1	>93
Unknown date of Delivery	2.4	<5
Cerclage	1.4	<2
CTG at Admission	97.5	>97

Table 3. Quality Indicators (selection)

Indicator	Numerator	Denominator
Prenatal diagnosis	Amniocentesis	Women >35 ys.
FBA Index	FBA	All pathol. CTGs
Acidosis Index	UApH <7.10	All UApH
Control of Protracted Labor	Continuous CTG	Protracted Labor >8 h
Oxitocin during Labor	Oxitocin	All vaginal deliveries
CTG Controlling	FBA in path. CTGs	All pathol. CTGs
Operation Controlling	FBA in VE, Forceps, sec.	All VE, Forceps and sec.
	C.s. for "Asphyxia"	C.s. for "Asphyxia"

The final level of quality assurance consists of automatic and anonymous feedback to the participants regarding conspicuous data within their own data sets. Each one may be advised in the interpretation of his own data, he can be requested to change his working procedures. Finally, if advice and warnings are of no avail, various punishments may be pointed out.

As an example of such an anonymous feedback, the participant may find a note when reading his statistics:

> "pH measurement is a means of quality assessment. The benchmark for pH-measurements in the umbilical artery is 95%. Your rate of pH measurements was 63%, only. Please, check the following possibilities:
> – Your equipment is insufficient
> – There is a lack of medical quality in your department
> – You are not interested in quality of management
> – Your department is not suitable for patients at risk"

The development of quality indicators is of high significane. So, a special working group "Obstetrics" developed about 20 quality indicators (Tab. 1, 2 and 3). Although caesarean section, for instance, is an important indicator, it cannot really be interpreted without a detailed knowledge of the patient group. We assume, that the following three factors could help as indicators for good or bad quality:

1. Section frequency in breech presentation and preterm delivery, which should be high.
2. Frequency of primary section within the low-risk pregnancy group, which should be below.
3. Frequency of secondary section between 6 p.m. and 10 p.m., which should be 16.7% if al cesarian sections – and not more.

As a result of our efforts in developing prenatal care guidelines and quality assurance German perinatal mortality was reduced to a very low level (0.56%). This is very pleasant, but on the other hand I am sure, we can obtain this level with even less financial input. And this seems to be very important in a country, where considerable increases of input result in only slight improvements of output.

So I think, that this panel is important for any of us to learn from each other and to find out the indispensible level of clinical and financial input without jeopardizing maternal and fetal results.

Discussion

As can be seen on the first table, Japan has the lowest rate of smokers in pregnancy, the lowest rate of preterm babies and the lowest perinatal mortality.

The next figures give a survey over precedures of prenatal care management in our countries. As can be seen, there are some, but not very significant differences.

Please, note that prenatal care is provided by physicians and very seldom by midwives. Fees are as a rule payed by legal insurance institutions.

It is interesting to notice that though our prenatal care programs are rather identical, there is a deficit in quality assessment. I.e., there is a lack of studies eviden-

Table 4. Data of Prenatal Care in Our Countries

	USA	Germany	Spain	France	Japan	Hungary
Mean Birth Rate	2.4	1.3	1.2		1.4	2
Non smokers	85%	87%	>10: 26.6%	75%	95,4%	
Preterms <37 wks	10.9%	7.3%	7.6%	5.6%	4.8%	8–9%
Preterms <32 wks	1.9%	1.2%	1.4%	1%	0.6%	
Perinatal Mortality	0.87%	0.56%	0.7%	0.75	0.5%	
No. of Ultrasound Invest.	>1:61%	median 5.6	3	median 3–4	avrge. 6	
Amniocentesis >35 years	33.8	45.5		>38 ys: 60%	27.9%	
Cerclage	0.4%	1.1%	0.6%	1%	1.0%	
i.v. Tocolysis	1.7%	3.8%			1.2%	

Table 5. Prenatal Care – A World-wide View

	Is there a uniform prenat.care program?	Who developed the program?	By whom is prenatal care provided	Wo pays for the fees?
USA	Not uniform	ACOG Guidelines	80–90% ND 1–5% midwives	68% Private Ins. 11% Medicaid 16% Self-pay
Germany	Uniform	Medical Assoc. +Health Insurances	90% OBGYN 9% GP <1% midwives	90% Legal Health Insurance 10% Private Ins.
Japan				
Spain	Nearly uniform	Government + specialists	Midwives (+OBGYN) till 38th week	National Health Care (NHC)+ Private insur.
France	Uniform	Government + specialists	OBGYN	Legal health Ins.
Hungary				

cing the significance of procedures like vaginal examination, STD control, ultrasound examination and routinely used CTG.

This figure demonstrates that prenatal care programs ar nearly identical. There are slight differences in screening programs for diabetes, hepatitis C, STD and maternal serum AFP. So, I feel that our countries have developed guidelines without previous consultations, which can be accepted by all of us.

Table 6. Prenatal Care – A World-wide View

	How often are examinations?	Financial benefits for the patient?	Quality assurance and control of efficiency?
USA	12.2	No	Yes, but deficits
Germany	1–4: 1.5% 5–9: 20.9% >9: 76%	No	Yes, 85% of clinics, but deficits
Japan			
Spain	>6–7	No	
France	1–4: 1% 5–9: 70% >9: 28%	No	
Hungary			

Table 7. Guidelines for Routine Perinatal Care

	USA	Germany	Spain	France
Routine Control at every visit of Hb, Hkt, Urine, Weight, Fundal height etc.	×	×	×	×
Blood group, Rh type, Antibodies at first visit	×	×	×	×
Rubella, Syphilis at first visit	×	×	×	×
HIV at demand	×	×	×	×
Toxoplasmosis			×	×
Hepatitis B	×	×	×	×
Hepatitis C				×
AFP-Screening	×			
Diabetes-Screening	×		×	
Ultrasound	2×	3×	3×	
Antibodies 28. wk	×	×		×
Rh-Immunglobulin 28. wk	×	×		
STD-Screening	×			

Berichte der Arbeitsgemeinschaften

Schwangerschaftshypertonie und Gestose in der Praxis des Frauenarztes (Seminar der AG Schwangerschaftshypertonie/ Gestose, Moderation: W. Rath und U. Retzke)

H. Graf und U. Retzke

Zum Gestaltwandel der hypertensiven Erkrankungen in der Schwangerschaft (R. Schwarz)

Nach der gesamtdeutschen Eklampsiestatistik (Kyank 1960, 1962) und den Klinikstatistiken der Universitätsfrauenklinik Leipzig der 50er Jahre und der Universitätsfrauenklinik Rostock von 1959–1995 hat sich die Symptomatik der hypertensiven Erkrankungen in der Schwangerschaft deutlich gewandelt.

War vor 40 Jahren überwiegend das periphere Kreislaufsystem sowie die Endstrombahn im Zerebrum befallen und hatten die Organmanifestationen nur den Charakter untergeordneter Begleiterscheinungen, sind es jetzt die Gefäße in den parenchymatösen Organen, die neben den Veränderungen im Hämostasesystem sekundär zu lebensbedrohlichen Zuständen führen.

Ätiologie und Pathophysiologie unter dem Blickwinkel rationeller Diagnostik und Therapie (H. P. Zahradnik)

Die Ätiologie der Gestationshypertonie und Präeklampsie ist bis heute nicht geklärt. Zweifel (nomen est omen) bezeichnete deshalb auch dieses Krankheitsbild als das der Theorien. Diese Aussage ist auch heute noch berechtigt.

Es gibt derzeit eine Fülle experimenteller Daten, die bei wiederholtem Abortgeschehen und Präeklampsie immunologische Besonderheiten aufzeigen. Die Tatsache der komplikationsloseren zweiten Schwangerschaft steht ebenso dafür wie unterschiedliche Rassenzugehörigkeiten und unterschiedlicher Schwangerschaftsverlauf bei verschiedenen Partnern. Es ist sehr wahrscheinlich, daß hypertensive Erkrankungen in der Schwangerschaft unter genetischer Kontrolle stehen. Die Inzidenz ist bei Töchtern von Müttern nach einer Eklampsie 8fach erhöht. Eine bestimmte Genlokalisation ist bis jetzt noch nicht bekannt. Es ist indirekt aber anzunehmen, daß es sich um ein Gen handelt, das eine Schlüsselrolle bei Immunantworten spielt. Diagnostisch sind die ätiologischen Hinweise äußerst wichtig, entscheidende therapeutische Maßnahmen davon abzuleiten, fällt heute noch sehr schwer.

Am Beginn der Pathophysiologie einer Präeklampsie steht funktionell ein Vasospasmus, der zu einer verminderten Durchblutung von Uterus und anderen Organen sowie zu einer Reduktion des intravasalen Volumens und schließlich zum Bluthochdruck führt. Beteiligt an diesen Vorgängen sind hämodynamische Veränderungen.

Ursächlich im Zentrum des Interesses stehen endotheliale Besonderheiten, vor allem im Bereich der Plazenta. Für die klinische Manifestation ausschlaggebend sind die Nieren. Für die Wachstumsretardierung des Kindes bedeutsam sind deziduale Veränderungen. Eine gesteigerte Thrombozytenklebrigkeit spielt eine wesentliche Rolle, wobei die thrombozytäre Funktionsstörung besonders beim HELLP-Syndrom ins Gewicht fällt.

Welche pathogenetische Rolle Magnesiumveränderungen tatsächlich spielen, muß noch durch aussagekräftigere Untersuchungen belegt werden. Auch der „Platelet-activating-factor" ist zwar in alle Immunkomplex-vermittelten Erkrankungen eingebunden, ob er allerdings die ihm oft nachgesagte zentrale Bedeutung hat, ist noch unbekannt. Fest steht jedenfalls, daß die Arachidonsäureabkömmlinge (Eicosanoide), die Cyclooxygenase und Lipoxygenase Stoffwechselprodukte beim gesamten klinischen Manifestationsmuster der Gestose Veränderungen aufweisen, welche die Klinik pathophysiologisch erklären könnten. Kooperierend oder antagonistisch wirken Eicosanoide bei den meßbaren präeklampsiebedingten Alterationen im Renin-Angiotensin-Vasopressin-Aldosteron-System mit. Ob Katecholamine allein oder wiederum in Abhängigkeit von anderen Substanzen, z. B. den Eicosanoiden, eine entscheidende pathogenetische Bedeutung bei den Hochdruckerkrankungen in der Schwangerschaft aufweisen, ist noch unentschieden. Möglicherweise stellt das Kinin-Kallikrein-System eine Brücke zwischen den einzelnen pathophysiologischen Prinzipien dar, wie auch die direkte Beziehung zwischen dem Vasodilatator Prostacyclin und dem sehr stark vasokontrahierend wirkenden Endothelin ein wesentlicher blutdruckregulierender Faktor in der Schwangerschaft ist. Entsprechend der Tatsache, daß die Präeklampsie eine mütterliche und trophoblastäre Gefäßerkrankung darstellt, ist es natürlich logisch, daß alle endothelial gebildeten und auf das Gefäßendothel wirkenden Substanzen pathogenetisch in Betracht gezogen werden. Serotonin, wohl auch das ehemals als „Endothelial-derived relaxing factor" (EDRF) bezeichnete Stickstoffmonoxid (NO) gehören dazu, und es wird sicherlich jeder lokal wirkende Zellmediator über kurz oder lang auf seine Bedeutung bei der Präeklampsie hin überprüft werden.

Helfen uns unser mangelhaftes Wissen um die Ätiologie und unsere vielfältigen Erkenntnisse um die Pathophysiologie wesentlich weiter bei Diagnostik und Therapie der schwangerschaftsinduzierten Hochdruckerkrankungen, der Präeklampsie oder beim HELLP-Syndrom? Sicherlich werden weitere Untersuchungen zeigen, welche der zunehmend besser meßbaren Parameter für diagnostische Aussagen oder Prognosen sinnvoll verwendet werden können. Im Moment sollten alle meßbaren Faktoren ihre Überlegenheit nur dadurch unter Beweis stellen, daß sie „besser" sind als anamnestische Hinweise oder eine sorgfältige klinische Betrachtungsweise. Dies wird leider sehr oft vergessen. Auch eine Reihe neuer Substanzen werden in absehbarer Zeit auf ihre therapeutische Relevanz hin zu überprüfen sein. Teilweise ist dies dann von der Pathophysiologie her ableitbar. Teilweise ist der Hintergrund aber auch nicht erkennbar, wie die neuesten Erkenntnisse über die Magnesiumtherapie eindrücklich vor Augen führen. Eines steht aber auch für alle therapeutischen Überlegungen fest: Je früher die Gefahr erkannt wird, um so eher ist ein Schaden für Mutter und Kind abwendbar. Hier ist wiederum der klinisch versierte Diagnostiker zunächst gefragt.

Klinische und klinisch-chemische Diagnostik (F. Casper und R. Seufert)

Da bisher außer der Entbindung keine kausale Behandlung der Präeklampsie möglich ist, wurden in den vergangenen 15 Jahren zahlreiche Anstrengungen unternommen, das Auftreten der schwangerschaftsbedingten Hypertonie wenigstens rechtzeitig zu erkennen bzw. dieses Risiko sogar schon vor dem Blutdruckanstieg abschätzen zu können. Die wichtigsten klinischen Funktionstests und biochemischen Parameter sowie ihre Aussagekraft sollen im folgenden diskutiert werden.

MAD-II-Wert

Da die Druckverhältnisse in den einzelnen Phasen des Herzzyklus unterschiedlich sind, kann der eigentliche Blutdruck am besten aus der Höhe des mittleren arteriellen Drucks abgelesen werden. Der mittlere arterielle Blutdruck im II. Trimenon (MAD-II) kann mit Hilfe der von Burton empfohlenen Formel „systolischer Blutdruck plus zwei mal diastolischer Blutdruck geteilt durch drei" berechnet oder von einem Nomogramm abgelesen werden. In der Praxis hat es sich bewährt, den MAD durch Berechnung der Summe von diastolischem Druck und einem Drittel der Blutdruckamplitude zu ermitteln. Die Wertigkeit des MAD-II-Wertes wird in der Literatur sehr kontrovers diskutiert. Insbesondere wird bei einer großen Empfindlichkeit eine hohe Rate von falschpositiven Befunden festgestellt. Die große Diskrepanz in diesen Untersuchungen dürfte auf unterschiedliche Körperpositionen der Schwangeren während der Blutdruckmessung, die unterschiedliche Art der Blutdruckmessung und vor allem aufgrund von retrospektiven Untersuchungen zurückzuführen sein. Ein großer Vorteil dieses Testes ist jedoch die Vereinfachung der Interpretation von Blutdruckmessungen über einen bestimmten Zeitraum hinweg, hier empfehlenswert zwischen der 16. und 28. SSW. Trotz der häufig falschpositiven Testergebnisse empfiehlt es sich, den MAD-II-Wert bei einer Erstgebärenden zu errechnen und im Mutterpaß zu protokollieren. Dies könnte zu einer höheren „Sensibilisierung" für die Früherkennung hypertensiver Erkrankungen führen.

Lagerungstest („roll over test")

Zwischen der 28. und 32. SSW wird zunächst in Linksseitenlage ein konstanter diastolischer Blutdruck abgewartet (20–30 min Messung am rechten Arm). Danach legt sich die Schwangere flach auf den Rücken. Bei Anstieg des diastolischen Blutdruckes nach 5 min Rückenlage um mehr als 20 mmHg wird der Test als positiv gewertet. Gant (1974) berichtet, daß bei positivem Lagerungstest es in 90 % der Patientinnen im weiteren Verlauf der Schwangereschaft zu einer schwangerschaftsbedingten Hypertonie kommt. Bei unauffälligem Lagerungstest fand er nur in 9 % der untersuchten Frauen nachfolgend eine Hypertonie. Diese sehr euphorisch stimmenden Resultate konnten eigentlich weltweit nicht bestätigt werden. Ebenso wird von Öney (1983) die hohe Rate (2/3) an falschpositiven Resultaten hervorgehoben.

Angiotensinbelastungstest (ABT)

Bei diesem Funktionstest wird zwischen der 28. und 32. SSW in Linksseitenlage die Ansprechbarkeit des diastolischen Blutdruckes auf geringe Infusionsraten von Angiotensin-II-Amid überprüft. Führen Dosen von weniger als 8 bzw. 10 mg/kg Körpergewicht und min zu einem Anstieg von 20 mmHg, so gilt der ABT als positiv (Gant 1993).

Kaulhausen und Öney (1982) fanden bei einer prospektiven Untersuchung von 236 Erstgebärenden eine Voraussagekraft bei einem auffälligen ABT von 50 %. Falschnegative Ergebnisse wurden lediglich bei 5 % der Schwangeren beobachtet. Trotz seiner guten Aussagekraft wird der ABT wegen seines einerseits hohen personellen und zeitlichen Aufwandes, vor allem aber aufgrund seiner Invasivität in der heutigen Schwangerenvorsorge keine Anwendung finden können.

Isometrischer Handgrifftest

Nach Erreichen des Ruhedrucks wird dieser Provokationstest durch die submaximale Kompression einer Blutdruckmanschette mittels isometrischem Handgriff durchgeführt. Als positiv gilt dieser Test bei Anstieg des diastolischen Blutdruckes um mindestens 20 mm Hg, gemessen am anderen Arm. Deghani (1985) berichtet bei Erstgebärenden zwischen der 28. und 32. SSW von einer Empfindlichkeit dieses Tests von 81 % bei einer Spezifität von 96 %. Aufgrund dieser guten Ergebnisse wäre sicher eine weitere Überprüfung anhand von prospektiven Untersuchungen wünschenswert.

Eiswasserimmersionstest („Cold-Pressor-Test")

Diese Untersuchung hat nach überwiegender Literaturansicht keinen präventiven Wert bei der Präeklampsie, noch ist sie zur Differenzierung zwischen Gestationshypertonie und essentieller Hypertonie geeignet.

Klinisch-chemische Parameter

Als laborchemische Screeningparameter sind letztlich nur die Bewertung eines Hämatokrit >37 % oder eine Hämoglobinkonzentration >14 g/l anzusehen. Diese Parameter weisen auf eine Hämokonzentration hin und gehen mit einer hohen Rate von intrauteriner Mangelentwicklung und einem Anstieg der perinatalen Mortalität einher. Die Erhöhung der Harnsäurewerte im Blutplasma präeklamptischer Schwangerer konnte bis heute pathophysiologisch noch nicht erklärt werden. Diese Veränderung stellt kein Frühdiagnostikum dar, jedoch scheint der Grad der Harnsäure mit der Schwere des klinischen Bildes zu korrelieren sowie mit der kindlichen Prognose. Als Grenzwerte werden bis zur 32. SSW 3,6 mg/dl und nach der 32. SSW 5,0 mg/dl angegeben. Bei anamnestischen Risiken (vorausgegangene Präeklampsie und/oder HELLP-Syndrom), belastende Familienanamnese, Borderline-Hypertonie oder bereits begonnener antihypertensiver Therapie während der Schwangerschaft sind weitere laborchemische Untersuchungen im Praxisalltag angezeigt. Sie umfassen insbesondere die Beurteilung der Leberfunktion (GOT, GPT) und die Thrombozytenzahl. Sollten hier Pathologika vorliegen, ist eine stationäre Einweisung der Schwangeren dringend anzuraten und eine weiterführende Diagnostik, z. B. zum Ausschluß einer intravasalen Hämolyse, angezeigt.

Urindiagnostik

Proteinmengen < 300 mg im 24-Stunden-Urin werden als physiologische Schwangerschaftsproteinurie angesehen. In der Schwangerenvorsorge haben sich als Screeningmethode die üblichen Teststreifen durchgesetzt. Sollte sich jedoch hier eine Proteinurie aufzeigen, wäre dann eine Quantifizierung mittels 24-h-Urin angezeigt. Die diagnostische Bedeutung einer Hypokalziurie bei einer Präeklampsie wurde von Taufield (1987) herausgestellt. Für den Quotienten aus Kalzium und Kreatinin im Morgenurin (Quotient > 0,04) lag die Voraussagekraft positiver Befunde bei 64 %. Diese guten Ergebnisse konnten jedoch von anderen Arbeitsgruppen (Öney 1983) nicht bestätigt werden. Die elektrophoretische Auftrennung der Urinproteine zeigt bei Gestationshypertonie häufig Abweichungen vom physiologischen Elektrophoresemuster z. B. das Fehlen bzw. die Abschwächung von Proteinbanden im Molekularbereich von 200 kD bis unter 20 kD. Unter den Proteinbanden, die abgeschwächt werden oder nicht mehr nachweisbar sind, ist die von einem Molekulargewicht von 105 kD hervorzuheben (81 %). Bei schweren Verlaufsformen kann das Verschwinden dieser Proteinbande (Tamm-Horsfall-Protein) mit einer Inzidenz von 91 % nahezu als pathognomonisch bezeichnet werden (Nesselhut 1988).

Trotz zahlreicher Einzeluntersuchungen vergleichender Studien existiert bis heute kein Funktionstest und kein allgemein zu empfehlendes Gestoseprofil zur Risikoabschätzung oder Früherkennung der Gestationshypertonie und Präeklampsie. Für die routinemäßige Schwangerenvorsorge ist die Berechnung des MAD-II-Wertes empfehlenswert, da eine gute Beobachtung des Blutdruckverhaltens zwischen der 16. und 28. SSW gewährleistet wird. In der biochemischen Diagnostik bleiben letztendlich lediglich Hämatokritbestimmungen und Hämoglobin als Hinweisparameter für eine vorliegende Hämokonzentration.

Sonographie und Dopplersonographie (K. Vetter)

Entsprechend den Mutterschaftsrichtlinien für Risikoschwangerschaften stellen schwangerschaftsassoziierte Hypertonie, Präeklampsie und Eklampsie eine Indikation für eine Dopplersonographie in der 2. Schwangerschaftshälfte dar.

Sonographie

Warum die schwangerschaftsassoziierte Hypertonie/Präeklampsie keine Indikation für die Durchführung einer sonoanatomischen Untersuchung darstellt, ist nicht einfach zu verstehen. Schließlich stellen gerade solche Chromosomenveränderungen, die mit erheblichen anatomischen Veränderungen des Feten einhergehen, ein Reservoir für die Entwicklung einer Präeklampsie bzw. eines Mirror-Syndroms dar. Die Befunde können aber auch an der Plazenta zu finden sein, insbesondere im Rahmen einer Triploidie. Auch ohne spektakuläre Bilder von kranken Feten ist die Sonographie ein wichtiges Instrument zur Erfassung seiner Situation; so kann nicht nur die längerfristige nutritive Situation durch Messung des Abdomenumfangs, sondern auch die aktuelle Anpassung an die gegebene Situation durch die Fruchtwassermenge erfaßt werden.

Dopplersonographie

Die Dopplersonographie erfaßt die aktuelle hämodynamische Situation in einem klar umschriebenen Gefäßgebiet. Gerade bei der schwangerschaftsassoziierten Hypertonie/Präeklampsie findet sich häufig eine Inzisur in der Strömungskurve der uteroplazentaren Arterien (Aa. uterinae bzw. Aa. arcuatae). Diese Veränderung wird als Äquivalent der unvollkommenen Trophoblastinvasion angesehen, die ihrerseits als Ursache einer gestörten Versorgung des intervillösen Raums gilt und damit die Basis einer hämodynamisch begründeten Plazentafunktionsstörung ist. Da eine Plazentafunktionsstörung als häufigste Ursache für die Entwicklung einer schwangerschaftsassoziierten Hypertonie/Präeklampsie gilt, stellt die Strömungskurve mit Inzisur das funktionelle Beweisstück für eine anatomische Ursache der Schwangerschaftserkrankung dar. Die Analyse der Strömungskurven von fetoplazentaren Arterien, den Aa. umbilicales, ermöglicht eine grobe Orientierung über die generelle anatomische Situation der fetalen plazentaren Strombahn. Störungen manifestieren sich in einer verminderten oder fehlenden diastolischen Strömung, im Extremfall in einer Rückwärtsströmung (reverse flow). Über die Situation des Kindes, insbesondere über seine Anpassung an eine möglicherweise mißliche Versorgungssituation geben die Resultate von Untersuchungen an fetalen Gefäßen, d. h. seinen eigenen Gefäßregionen am besten Auskunft. Im Zentrum stehen dabei die qualitative und die quantiative Analyse der Blutströmung der Aorta. Bei einer Störung im arteriellen fetalen oder fetoplazentaren Strombett ist es sinnvoll, sich ein Bild von der selektiven Verteilung des Blutes im Körper, der Redistribution, zu machen. Am einfachsten zugänglich dafür ist die A. cerebri media, die mit einer Erhöhung des diastolischen Strömungsanteils, aber auch mit einer Erhöhung der Strömungsgeschwindigkeiten insgesamt entsprechende Aussagen zuläßt. Neben der fetalen Echokardiographie hilft zur Differenzierung einer gestörten Hämodynamik im Feten eine Analyse der zentralen venösen Strombahn weiter. Die Strömung in den Venen repräsentiert u. a. die kardiale Situation des Feten, meist als Resultante einer gestörten Versorgungslage. Das bedeutet: Wenn die im arteriellen Schenkel sichtbare Störung in eine Kreislaufdekompensation übergeht, manifestiert sich dies in der Blutströmung in den zentralen Venen.

Ausgerüstet mit diesem diagnostischen Rüstzeug läßt sich die „black box" der gestörten Schwangerschaft erheblich erhellen, um prospektiv therapeutisch im Sinne von Mutter und Kind tätig zu werden.

Indikationen zur stationären Einweisung bei Schwangeren mit Gestationshypertonie und Präeklampsie (A. Faridi und W. Rath)

Von entscheidender Bedeutung für die Früherkennung einer hypertensiven Erkrankung in der Schwangerschaft sind die sorgfältige Erhebung der Anamnese und die gewissenhaft durchgeführten Vorsorgeuntersuchungen.

Bei Hinweiszeichen für eine Gestose/Präeklampsie muß die rechtzeitige Einweisung dieser Schwangeren zur stationären Abklärung und Überwachung in ein Perinatalzentrum oder in ein Schwerpunktkrankenhaus mit einer neonatologischen Intensivstation unter einem Dach erfolgen, da jederzeit eine akute Verschlechterung der Situation sowohl für die Mutter als auch für das Kind eintreten kann. Nur so kann ein wesentlicher Beitrag zur Verminderung der perinatalen und maternalen Mortalität und Morbidität geleistet werden.

Indikationen zur stationären Einweisung hypertensiver Schwangerer:

- RR-Werte > 140/90 (MAD > 105 mmHg): Einweisung zur kurzfristigen weiteren Abklärung.
- Ambulant weiterhin gemessene Werte von > 160/100, trotz einer vorher stationär eingeleiteten antihypertensiven Therapie: Stationäre Weiterbetreuung bis zur Entbindung.

- Proteinurie (Streifentest + bis +++) und rasche Ödembildung bzw. Gewichtszunahme über 2 kg/Woche (Gefahr der Eklampsie ohne Hypertonie)
- Prodromalsymptome unabhängig vom Schweregrad der Hypertonie/ Proteinurie, z. B.
- zentrale Symptome (z. B. Augenflimmern, Kopfschmerzen) und
- Oberbauchschmerzen (Präeklampsie, HELLP-Syndrom, drohende Eklampsie).
- Hypertonie mit/ohne Proteinurie und Risikofaktoren, u. a.
- vorbestehende mütterliche Erkrankungen,
- Mehrlingsgravidität,
- fetale Wachstumsretardierung,
- frühes Gestationsalter (26. bis 34. SSW),
- mangelnde Kooperation der Mutter.
- Oberbauchschmerzen unklarer Genese und Thrombozytopenie unter 150.000 (V.a. HELLP-Syndrom).

Indikation zur Entbindung bei maternaler Gestose (F. Louwen)

Prinzipiell steht die Gesundheit von Mutter und Kind bei Entscheidungen des Geburtshelfers über eine anstehende Entbindung im Vordergrund. Maternale Risiken, die sich aus der Anamnese, aus gestationsbedingten Komplikationen, aus hämostaseologischen Störungen oder Organ- bis hin zum Multiorganversagen ergeben, stehen fetalen Risiken mit geburtsmodusrelevanten fetalen Anomalien, einem frühen Gestationsalter, Hinweisen auf eine gestörte fetoplazentare Zirkulation oder Lage und Einstellungsanomalien, gegenüber.

Besonderheiten ergeben sich bei der Wahl des Geburtsmodus darüber hinaus für relevante Beckenanomalien oder für Schwangerschaften mit diagnostiziertem intrauterinem Fruchttod. Insbesondere bei gestotischen Erkrankungen lassen sich häufig Kombinationen maternaler und fetaler Risiken diagnostizieren, eine Abwägung über die Indikation oder Möglichkeit einer Entbindung und über einen adäquaten Geburtsmodus bedürfen daher einer eingehenden häufig auch invasiven Diagnostik.

Das diagnostische Vorgehen in einem Perinatalzentrum sollte über die eingehende Evaluation anamnestischer Risiken auch die Kreislaufsituation der Patientin berücksichtigen. Dabei spielen über den maternalen arteriellen Blutdruck und die Herzfrequenz hinaus hämodynamische invasive Diagnoseverfahren eine große Rolle. Die Erarbeitung einer dezidierten Gestosedefinition unter Berücksichtigung der Labor- und Urinbefunde sowie des neurologischen Status ist unbedingte Voraussetzung zur adäquaten Weiterbehandlung.

Der Ausschluß gestotischer Komplikationen über zentrale Venendruckmessungen, ggf. den Röntgenthorax oder die Anlage eines Swan-Ganz-Katheters wie auch maternaler Abdomensonographie sowie ggf. eines CCTs oder möglicherweise der transkraniellen Dopplersonographie zur frühzeitigen Erkennung neurozerebraler Komplikationen darf wie die fetale Zustandsdiagnostik mittels Fetometrie sowie arteriellem und in jüngster Zeit venösem Doppler im fetalen Gefäßsystem unter

Berücksichtigung der Kardiotokographie vorausgesetzt werden. Aufgrund einer signifikant erhöhten Korrelation zu fetalen Fehlbildungen und Aneuploidien muß auch eine Fehlbildungsdiagnostik ggf. mit Karyotypisierung durch Cordozentese oder Plazentapunktion bei sonographischen Auffälligkeiten angestrebt werden.

Nach Feststellung der maternalen Risiken sollten folgende Fragen über die Indikationsstellung zur Entbindung bzw. zur Wahl des Geburtsmodus initial bzw. bei konservativer Therapie fortlaufend beantwortet werden:

- Verbessert sich die maternale Konstitution durch sofortige Entbindung (z. B. bei therapieresistentem Lungenödem, Eklampsie, Nierenversagen)?
- Verbessert sich die maternale Konstitution durch elektive Entbindung nach stabilisierendem, konservatiem Vorgehen (HELLP-Syndrom, Präeklampsie)?
- Beeinflußt der Entbindungsmodus die maternale Konstitution (z. B. ophthalmologische Komplikationen bei Diabetes mellitus, Präeklampsie)?

Notfallsituationen bezüglich der maternalen Risiken stellen dabei weiterhin intraabdominale oder intrakranielle Blutungen bzw. die akute Schwangerschaftsfettleber dar. Bezüglich fetaler Risiken ähneln sich die Fragen sehr:

- Verbessert sich die fetale Konstitution durch sofortige Entbindung (z. B. bei schwerer Plazentainsuffizienz mit pathologischem CTG und/oder pathologischem Doppler der A. cerebri media/bzw. des venösen fetalen Gefäßsystems)?
- Verbessert sich die fetale Konstitution durch elektive Entbindung nach stabilisierendem konservativem Vorgehen (z. B. zur RDS-Prophylaxe, zur Plazentaperfusion bzw. zur Verminderung fetaler Komplikationen im Rahmen der Frühgeburtlichkeit) sowie schließlich
- beeinflußt der Entbindungsmodus die fetale Konstitution, z. B. bezüglich eines frühen Gestationsalters oder bei entsprechenden fetalen Fehlbildungen (Arnold-Chiari-Komplex, Gastrochisis etc.)?

Auch hier sind notfalls Situationen wie geburtshifliche Indikation oder drohende intrauterine Asphyxie bei lebensfähigem Kind selbstverständlich zu berücksichtigen.

Indikationen zur Entbindung bei Niereninsuffizienz und Lungenödem sollten allerdings abhängig gemacht werden von einem optimalen diagnostischen Vorgehen. Daraus ergibt sich als Vorbedingung für die Indikationsstellung ein invasiv hämodynamisches Monitoring.

Ein niedriger „pulmonary capillary wedge pressure" (PCWP), kombiniert mit milder „systemic vascular resistance" (SVR) sollten zunächst durch Volumensubstitution therapiert werden. Demgegenüber begegnet man einem normalen PCWP in Kombination mit normalem SVR mit einer medikamentösen pre- und afterload Reduktion. Im Falle einer erhöhten PCWP, kombiniert mit erhöhter SVR sollte eine Volumenrestriktion und eine medikamentöse afterload-Reduktion erfolgen.

Sollte trotz adäquater Therapie eine Anurie bzw. signifikante Zunahme des Serumkreatinins oder ein therapieresistentes Lungenödem fortbestehen, so ergibt sich aus dieser Konstellation eine Indikation zur Schwangerschaftsbeendigung. Dabei ist zu berücksichtigen, daß nicht jede Niereninsuffizienz, insbesondere nicht jede vorbestehende Niereninsuffizienz eine Indikation darstellt. Es kommt bei Patientinnen mit vorbestehender Niereninsuffizienz zu einem hochsignifikanten Anstieg des Serum-Kreatinins. Darüber hinaus erhöht sich der Anteil der Hypertension vom ersten bis zum dritten Trimenon von knapp einem Drittel auf die Hälfte der Patientinnen. Auch eine ausgeprägte Proteinurie von mehr als 3 g/l findet sich mit einem hochsignifikanten Anstieg zwischen dem ersten und dritten Trimenon. Zwar ist die Frühgeburtlichkeit bei solchen Patientinnen wie auch der Anteil der Kinder mit einem Geburtsgewicht < der 10. Perzentile deutlich erhöht. Die Sektiorate liegt bei fast 60 %, wovon ein Drittel aus mütterlicher Indikation erfolgte. Die perinatale Mortalität ist allerdings, bezogen auf den hohen Anteil an Frühgeburtlichkeit, mit 7 % erstaunlich gering. Die Hypertension geht in der Einzelfallanalyse zwar mit einer signifikanten Erhöhung der Frühgeburtsrate einher, nicht aber erhöht sich die Rate an intrauterinen Wachstumsretardierungen oder perinataler Mortalität. Eine höhergradige Proteinurie hat in diesem Kollektiv von Patientinnen mit vorbestehender Niereninsuffizienz keinen Einfluß auf Frühgeburtlichkeit, Wachstumsretardierung, Sektiorate oder perinatale Mortalität. Somit steht auch für diese Patientinnen die individualisierte, eingehende Diagnostik mit adäquater Behandlung im Vordergrund [Jones DC, Hayslett JP (1996) New Engl J Med 335: 226–232].

Die Indikation zur umgehenden Sektio bei Patientinnen mit diagnostiziertem HELLP-Syndrom wird durch neuere Studien zumindest in Frage gestellt. Eigene Ergebnisse bei nunmehr fast 90 Patientinnen mit konservatiem Behandlungsprotokoll zeigen bei einer mittleren Verlängerung der Schwangerschaftsdauer von zwei Wochen in Fallkontroll-Studien eine Zunahme der kindlichen Gewichte und eine geringere perinatale Mortalität ohne Gefährdung der Mütter. Dabei zeigt sich, daß weder der Entbindungsmodus noch die Entbindung selbst einen Einfluß auf die das HELLP-Syndrom definierenden Laborparameter hat. Wie alle Patientinnen mit vorbestehenden Nierenerkrankungen oder Pfropfgestose im Rahmen eines insulinpflichtigen Diabetes mellitus sowie mit schwerer Präeklampsie sollten auch die Patientinnen mit HELLP-Syndrom ausschließlich in entsprechend erfahrenen Perinatalzentren behandelt werden. Unter diesen Bedingungen mit optimalem maternalem und fetalem Monitoring ist ein konservatives Management nach eingehender Diagnostik zu rechtfertigen. Bei einem optimalen maternalen Monitoring darf die fetale Diagnostik nicht vernachlässigt werden. Neben der konventionellen Kardiotokographie kommt hier die spezielle Fehlbildungsdiagnostik und die Dopplersonographie im arteriellen fetalen Gefäßsystem zur Anwendung. Über die dopplersonographische Diagnostik der Arteria umbilicalis und der Arteria cerebri media hinaus scheint die Dopplersonographie des fetalen venösen Gefäßsystems, insbesondere der intraabdominalen Vena umbilicalis, dem Ductus venosus und der Vena cava inferior in Fällen schwerer Plazentainsuffizienzen ein hoher Stellenwert zukünftig zuzukommen.

Zusammenfassend stellt das Multiorganversagen, der Verdacht auf eine akute Schwangerschaftsfettleber, der Verdacht auf eine fetale Asphyxie sowie ein Gestationsalter > 35. SSW neben der Eklampsie eine Indikation zur Entbindung bei schwerer Präeklampsie dar. Bezüglich der Frühdiagnostik einer drohenden Eklampsie und ihrer intracerebralen Verlaufsform deuten eigene Studien den Einsatz der maternalen transkraniellen Dopplersonographie an [Ultrasound Obstet Gynecol 6 (1995) 411—415]. Die neonatale Mortalität und Morbidität sind aber durch konservatives Management reduzierbar [Odendaal H (1990) Obstet Gynecol 76: 1070–1075]; Sibai BM (1994) Am J Obstet Gynecol 171: 818—822].

Als unbedingte Voraussetzung einer optimalen Behandlung schwerer Präeklampsien, Pfropfgestosen und des HELLP-Syndroms gilt die Therapie im Perinatalzentrum unter optimalem maternalem und fetalem Monotoring [Sibai BM (1996) New Engl J Med 335: 257—265].

Ernährung in der Schwangerschaft unter dem Blickwinkel der Gestoseprophylaxe (U. Retzke, H. Graf und B. Spitz)

Limitierung der gestationsbedingten Gewichtszunahme. Durch Reduktionsdiät ist es zweifellos möglich, erhöhte wöchentliche und Gesamtgewichtszunahme in graviditate zu begrenzen. Damit verbindet sich aber keine Herabsetzung der Gestose-Inzidenz! Die tägliche Kalorienaufnahme bei normgewichtigen Schwangeren soll deshalb nicht beschnitten werden und im Mittel etwa 2500–2600 kcal betragen.

Gewichtsreduktion bei Adipositas? Schwangerschaftsbedingte Komplikationen (auch die Gestoserate) sind bei Adipositas häufiger als bei Normgewichtigkeit. Trotzdem sollte nicht gerade in graviditate mit der Gewichtsreduktion begonnen werden. Sie gefährdet den Konzeptus und steigert dessen neonatale und frühkindliche Morbidität. Außerdem hat die Gewichtsreduktion der adipösen Schwangeren keinen Einfluß auf die Gestose-Inzidenz. Die Gewichtsangleichung ist ein Anliegen, welches außerhalb der Gestation zu realisieren ist.

Besondere Eiweißzulagen in graviditate? Es gibt keinen Beweis für die Hypothese, daß eine besonders eiweißangereicherte Diät in der Lage wäre, die Gestoseentstehung zu verhindern. Eine „ausgewogene" Ernährung ist in graviditate deshalb unter normalen Umständen ausreichend. Bei pathologischer Hypalbuminämie sind zur Aufrechterhaltung des normalen kolloidosmotischen Druckes Eiweißzulagen sinnvoll.

Fischöl. Fischöle mit hohem Gehalt an omega-3 mehrfach ungesättigten langkettigen Fettsäuren (Makrele, Lachs, Hering) sind in der Lage, die PGI_2-Produktion zu erhöhen und deshalb kardiovaskuläre Komplikationen zu vermindern. Der exakte Beweis für eine Senkung der Gestose-Inzidenz steht aber noch aus. Mehrere Studien laufen und stehen vor ihrem Abschluß. Derzeit spricht nichts gegen eine prophylaktische Verabfolgung von Fischölkapseln mit hohem EPA- und DCHA-Gehalt bzw. gegen den bevorzugten Verzehr von Makrele, Hering und Lachs (Kaltwasser-Meeresfische) im Rahmen der ansonsten ausgewogenen Ernährung.

Vitamin E. Vitamin E ist das einzige lipophile Antioxidans. Ob ihm bei der Schadensbegrenzung durch die bei Gestose erhöhte Lipidperoxidation eine Bedeutung zukommt gilt bisher als unbewiesen. Trotzdem dürfte die tägliche Verabfolgung von 400 IE Vitamin E bei besonderem Gestoserisiko nicht abwegig sein. Die Gabe von Multivitaminpräparaten wird bei der in Deutschland allgemein obst- und gemüsereichen Kost als unnötig erachtet.

Magnesium und Zink. Bisher steht der Nachweis aus, daß durch Zulagen von Magnesium und Zink die Gestose-Inzidenz zu senken wäre. Zugegeben fehlen aber entsprechende prospektiv angelegte und randomisierte Doppelblindstudien. Sie sind abzuwarten, bis ein endgültiges Urteil möglich ist. Zur Therapie und Prophylaxe der Eklampsie ist der hohe Stellenwert von Magnesium sulfur. unbestritten.

Calcium. Daß Ca^{++}-reiche Diät auch in graviditate den arteriellen Druck mindert, gilt als erwiesen, auch wenn die exakte wissenschaftliche Interpretation noch immer schwierig ist. Deshalb sind Ca^{++}-Zulagen in Tablettenform oder der Verzehr von z. B. mindestens 2 Glas (möglichst aber 4 Glas) Milch täglich empfehlenswert.

Kochsalzarme Diät? Sie hat sich für die Gestoseprohylaxe (und sogar hinsichtlich -therapie) als wertlos erwiesen und sollte deshalb endgültig aufgegeben werden! Ob in Ergänzung zur normalgesalzenen Kost weitere Kochsalzzulagen (evtl. auch als NaCl-Kapseln) sinnvoll sind, deutet sich derzeit an. Entsprechende Studien laufen.

Therapie der Gestationshypertonie/Präeklampsie (U. Retzke und H. Graf)

Marker für Therapiebedürftigkeit. Marker sind:
- Blutdruckwerte ab 160/110 Hg (vor allem bei rapidem Auftreten),
- Proteinurie >1g/24 h,
- Epigastrische Schmerzen,
- Hyperreflexie oder Kloni,
- Frontalkopfschmerzen, Photophobie, Sehstörungen.

Blutdruck unter 160/110 mm Hg: Milde Hypertonie (RR <160/110 mm Hg) wird heute von vielen Autoren als „physiologic response to a relatively ischaemic fetal-placental unit" betrachtet. Aus diesem Grund wird in solchen Fällen die pharmakologische Blutdrucksenkung mehr und mehr abgelehnt.

Blutdrucksenkung: wie weit? „Do not reduce blood pressure too far or too fast" (F. Broughton-Pipkin)
- Ziel für systolischen Blutruck: 150–160 mm Hg,
- Ziel für diastolischen Blutdruck: 90–100 mm Hg

Blutdrucksenkung: womit? Bevorzugte Pharmaka sind:
- Dihydralazin (z. B. Depressan, Nepresol),
- Methyldopa (z. B. Presinol),
- Nifedipin (z. B. Adalat, Pidalat),
- Urapidil (z. B. Ebrantil).

Nicht zu verwenden sind ACE-Hemmer.

Allgemeine Regeln. Folgende Regeln lassen sich aufstellen:
- Je früher sich die Hypertonie in graviditate entwickelt, um so schwerer und gefährlicher kann die Krankheit werden.

- Alleinige Hypertonie, die sich nach der 37. SSW entwickelt, hat allgemein eine gute Prognose und läßt größere Neonaten erwarten.
- Bettruhe? Ihr Effekt ist umstritten, trotzdem wird sie allgemein befürwortet.
- Wenn Proteinurie zur Hypertonie hinzukommt, sollte jede hypertensive Patientin stationär kontrolliert werden. Proteinurie bedeutet Verschlechterung der Prognose bei Hypertonie.

Eklampsieprophylaxe. Zur Eklampsie-Prophylaxe sollte $MgSO_4$ intravenös gegeben werden. Unter dieser Therapie ist eine Kontrolle des Mg-Spiegels (Normbereich: 2–3 mmol/l) zunächst nach 60 min. und dann alle 4 Stunden erforderlich.

Welche Bedeutung haben die Ödeme und die Veränderungen im Flüssigkeitshaushalt bei Präeklampsie? (J. Wacker)

Neuere pathophysiologische Erkenntnisse messen dem Austritt von Flüssigkeit aus den Blutgefäßen als Folge eines Endothelschadens wieder größere Bedeutung bei.

Die Einbeziehung der Nieren in die Pathophysiologie der Präeklampsie ist eng mit der Aufrechterhaltung des Flüssigkeitshaushaltes des Menschen verbunden. Nachdem die Einstellung des Bluthochdruckes mit bewährten (Dihydralazin) und neueren (Urapidil) Antihypertensiva keine allzugroßen Probleme mehr bereitet, stellt die Oligurie oder Anurie der Schwangeren mit Präeklampsie den Geburtshelfer vor große Probleme. Ferner ist das Risiko für das Auftreten eines Lungenödems bei bestehender Präeklampsie erhöht.

Für die klinische Praxis der Präeklampsie sind die folgenden diagnostischen und therapeutischen Aspekte des Flüssigkeitshaushaltes bedeutend:

- Überwachung der Ausscheidung und Bilanzierung der präeklamptischen Patientin. Die Ausscheidung sollte pro Stunde nicht weniger als 50 ml betragen!
- Wiegen der Patientin zur Registrierung von Flüssigkeitsverlagerungen in das Interstitium! Gewichtszunahmen von mehr als 1 kg/Woche sind suspekt, mehr als 2 kg/Woche sind pathologisch!
- Überwachung des zentralvenösen Druckes mit einem zentralen Venenkatheter bei Schwangeren mit Präeklampsie, bei denen eine Lungenreifung mit Kortikoiden und/ oder eine tokolytische Behandlung mit Fenoterol durchgeführt wird. Der zentralvenöse Druck sollte nicht höher als 5 cm H_2O liegen!
- Kontrolle des Blutbildes, insbesondere des Hämatokritwertes zur rechtzeitigen Erkennung einer Hämokonzentration. Bei Hämatokritwerten höher als 37 % und geringer Urinausscheidung sollte Flüssigkeit zugeführt werden.
- Bei anhaltender Oligurie/Anurie sollte man versuchen, die Urinproduktion durch kontinuierliche Gabe niedrig dosierten Dopamins zu steigern!

Literatur bei den Verfassern

Indikation zur Dopplersonographie während der Schwangerschaft (Seminar der AG Dopplersonographie und maternofetale Medizin, Moderation: K. T. M. Schneider)

K. T. M. Schneider

Dopplersonographische Untersuchungen sind seit 1995 integraler Bestandteil der Mutterschaftsrichtlinien. Prospektiv randomisierte Studien zeigen, daß der Einsatz der Dopplersonographie (DS) in präselektionierten Risikokollektiven die perinatale Morbidität wie Mortalität signifikant zu senken vermag. Ziel der Arbeitsgemeinschaft „Dopplersonographie und maternofetale Medizin" ist es in vorliegender Arbeit den sinnvollen Einsatz und den damit verbundenen Nutzen der Methode bei den entsprechenden Indikationsstellungen klar zu umreißen. In einem gesonderten Beitrag werden die Indikationen für die DS im venösen Stromgebiet dargestellt.

Dopplersonographie bei anamnestischen Schwangerschaftsrisiken (J. Wisser)

Die DS ermöglicht das Studium maternofetaler Hämodynamik und leistet damit wesentliche Beiträge zum Verständnis cardiovaskulärer Adaptation bei anamnestischen Schwangerschaftsrisiken, die mit einer gestörten fetalen oder maternalen Hämodynamik einhergehen. Zu den Erkrankungen, bei denen primär eine gestörte *maternale Hämodynamik* beobachtet wird, gehören die chronische Hypertonie, der Diabetes mellitus, gefäßrelevante Autoimmunerkrankungen und der Z. n. Transplantation. Davon abzugrenzen sind Risiken die primär eine Störung der *fetalen Hämodynamik* zur Folge haben können, wie die Blutgruppenunverträglichkeit bzw. auch der Diabetes mellitus.

Die Bedeutung der DS in der Überwachung der schwangeren Diabetikerin wird sehr unterschiedlich beurteilt. Einige Autoren halten wegen gehäuft festgestellter pathologischer Dopplerwerte die DS bei der Betreuung der schwangeren Diabetikerin für indiziert. Mehrheitlich zeigt die internationale Literatur jedoch in Übereinstimmung mit eigenen Befunden, daß sich die Dopplerindices bei Diabetikerinnen nicht vom Referenzkollektiv unterscheiden. Versuche, mittels DS die Blutzuckerkonzentration, den Hb-A1c-Wert (Johnstone 1992) oder das White-Stadium (Zimmermann 1994) vorherzusagen, sind verständlicherweise fehlgeschlagen. Für die Betreuung der diabetischen Schwangeren ist nach wie vor die optimale Stoffwechselführung, die bereits präkonzeptionell beginnen sollte, das oberste Prinzip. Die zweite US-Untersuchung sollte als Detailsonographie unter spezieller Berücksichtigung der kardialen Fehlbildungsdiagnostik geführt werden. Der Nutzen einer routinemäßigen DS bei der Betreuung schwangerer Diabetiker ist nicht belegt. Jedoch scheint bei schwerster vaskulärer Komplikation wie der Nephropathie, einer Hypertonie oder der Entwicklung eines intrauterin retardierten Kindes, die DS für die Verlaufsbeobachtung sinnvoll.

Wesentlicher Bestandteil der Betreuung von Schwangeren mit Blutgruppenunverträglichkeit ist die Abschätzung des fetalen Anämiegrades. Sonographische Parameter waren diesbezüglich nicht erfolgreich (Nicolaides 1988). Die durch fetale Anämie bedingte Hyperzirkulation kann dopplersonographisch erfasst werden und wurde im Hinblick auf die Prognose des Anämiegrades evaluiert. Winkelunabhängige Indices und die Messung der mittleren Strömungsgeschwindigkeiten in der fetalen Aorta führten zwar zu einem theoretisch brauchbaren Modell, das jedoch nie prospektiv getestet wurde (Rightmire 1986). 1995 berichtete Mari über eine Methode zur Vorhersage des fetalen Anämiegrades durch die Bestimmung der absoluten Flußgeschwindigkeit der Art. cerebri media des Feten: Diese kann mit einer intra-observer-Variabilität von 2.3 % bestimmt werden, wobei gleichzeitig 50 % der invasiv-diagnostischen Maßnahmen eingespart werden können ohne einen anämischen Feten zu übersehen (Mari 1995).

Das anamnestische Schwangerschaftsrisiko einer Erkrankung, die mit einer Beeinträchtigung der maternalen Hämodynamik einhergeht ist selten und beinhaltet eine Gefährdung für Mutter und Kind. Neben einer Detailsonographie zum Fehlbildungsausschluß einschließlich einer fetalen Echokardiographie, sollte ab der 24. SSW die Intensivüberwachung ebenfalls an einem Zentrum erfolgen. Unter optimaler medikamentöser Behandlung kann, wie Weiner 1992 für die Schwangerschaftsbetreuung bei Lupus erythematodes zeigen konnte, ein normaler Resistance Index (RI) der Uterinarterien bestimmt werden. Die Festlegung des Entbindungszeitpunktes erfolgt unter Nutzung aller verfügbarer antepartualer Überwachungsmethoden. Dabei hat neben der sonographischen Wachstumskontrolle die Kardiotokographie und die dopplersonographische Beurteilung der maternofetalen Hämodynamik Bedeutung. Kerslake (1992) sieht im Auftreten des AEDV einen wesentlichen Prädiktor für die Durchführung einer Sectio.

Bei Schwangeren mit chronischer Hypertonie besteht mütterlicherseits die Gefahr der Entwicklung einer Präeklampsie, während beim Feten die intrauterine Wachstumsretardierung droht (McCowan 1996). Daher erscheint primär die Dopplernuntersuchung der Uteringefässe zwischen der 20. und 24. SSW sinnvoll, während die Doppleruntersuchung des fetoplazentaren Gefässbetts nur bei auffälliger Biometrie zur Überprüfung der kindlichen Zustands Bedeutung erlangt.

Dopplersonographie bei der intrauterinen Wachstumsretardierung (J. Gnirs und K. T. M. Schneider)

Schwangerschaften mit fetaler Wachstumsretardierung weisen ein besonders hohes Morbiditäts- und Mortalitätsrisiko auf. Die Problematik der antepartualen Überwachung besteht darin, zwischen unbeeinträchtigten genetisch kleinen und nutritiv minderversorgten Feten zu unterscheiden und die gefährdeten Kinder möglichst frühzeitig zu identifizieren. In 40 % liegen bei fetaler Mangelversorgung (IUGR) bekannte Risikofaktoren wie anamnestisch dystrophe Kinder, Blutungen in der Frühschwangerschaft, Gestoseerkrankungen, genetische Störungen oder Nikotinabusus vor. Die restlichen 60 % können zu den Fällen mit idiopathischem Minderwachstum gerechnet werden. Hier lassen sich drei Hauptgruppen unterscheiden: 1. Eine primär abnormale uteroplazentare Perfusion, 2. Eine primär abnormale fetoplazentare Perfusion, 3. Abnormale villöse Strukturen am Übergang zwischen fetaler und mütterlicher Zirkulation (A. Ghidini 1996).

Ziel ist zunächst die korrekte Erkennung des zu kleinen und damit potentiell gefährdeten Kindes. Dies ist nach wie vor die Domäne der Ultraschalldiagnostik, welche allerdings auch bei Einsatz der erweiterten Ultraschall-Biometrie (Kopfumfang, Abdomenumfang) nach Metaanalyse von 27 prospektiven Studien lediglich einen positiven Vorhersagewert von 62 % erreicht (Schneider 1993).

Grundsätzlich sind in *unselektierten* Kollektiven weder klinische (z. B. Symphysen-Fundusmessungen), laborchemische (HPL-, Östriol-)Verfahren, noch die DS oder Ultraschall-Biometrie als Screening zur Erkennung des untergewichtigen (SGA-)Fetus geeignet. Allerdings steigt die Treffsicherheit biometrischer Ultraschalluntersuchungen deutlich in präselektierten Kollektiven mit anamnestischen oder befundeten Risiken. Sie übertrifft dabei alle anderen Überwachungsverfahren, insbesondere auch die DS. Solche Risikofaktoren sind leicht zu diagnostizieren und finden sich immerhin bei 75 % aller IUGR-Fälle. Entsprechend neueren Studien läßt sich die Treffsicherheit der Ultraschalldiagnostik bei der Erkennung von SGA-Kindern (Screening) nicht durch Einbindung weiterer Überwachungsverfahren wie z. B. der DS erhöhen. Dagegen sind Verbesserungen durch individuell an die jeweilige Patientin angepaßte fetale Wachstumskurven zu erwarten (Gardosi 1992).

Die DS ist zwar nicht zur primären Diagnose eines fetalen Minderwachstums, jedoch sehr gut zur Überwachung von Risikoschwangerschaften (z. B. IUGR) geeignet. Bereits bis zu 21 Tage vor einer akuten Dekompensation des Feten mit entsprechend pathologischem CTG-Befund lassen sich mit dieser Methode adaptive Veränderungen im feto-plazentaren Strombett (Gefäßwiderstandserhöhung in der A. umbilicalis) nachweisen. Mit zunehmend pathologischem Dopplerflußmuster [„brain sparing effect", enddiastolischer Flußverlust („zero flow"), Flußumkehr („reverse flow")] nimmt die perinatale Morbidität und Mortalität signifikant zu. Gerade die hochpathologischen Dopplerbefunde sind in 80–100 % mit einer Azidose, in 14–24 % mit einem intrauterinen Fruchttod, in 27–51 % mit postpartualen Todesfällen sowie in 9–35 % mit schweren Hirnblutungen vergesellschaftet (Schneider 1993; Karsdorp 1994).

Sofern auf eine so erkannte fetale Gefährdung mit einer engmaschigen Überwachung, evtl. unter stationären Bedingungen, bzw. in Abhängigkeit vom Gestationsalter und den Leistungszahlen der zuständigen Neonatologie mit der Beendigung der Schwangerschaft reagiert wird, kann zumindest in präselektierten Risikokollektiven die Zahl der intrauterinen Todesfälle und neuromotorischen Störungen signifikant auf die Hälfte reduziert werden (Metaanalyse prospektiv randomisierter Studien, Cochrane Pregnancy and Childbirth Database, Oxford 1996).

Bei Schwangerschaften mit schwerer fetaler Wachstumsretardierung ergaben prospektive Untersuchungen, daß im Median ca. eine Woche nach erstmaligem Auftreten reproduzierbarer pathologischer Dopplerbefunde eine signifikante Verkürzung der *Dauer* fetaler Körper- und Extremitätenbewegungen im fetalen Bewegungsprofil (KCTG) sowie einige Tage später eine Verminderung der Fruchtwassermenge (AFI) nachweisbar wird. Erst am Ende der Kaskade einer fetalen Zustandsverschlechterung kommt es zu pathologischen CTG-Mustern und etwa gleichzeitig zu einem Sistieren fetaler Bewegungen (Gnirs 1995). Dann ist allerdings häufig bereits eine teilweise notfallmäßige Entbindung notwendig.

Der sequentielle Einsatz der oben genannten Untersuchungsmethoden kann bei größtmöglicher Sicherheit für das Kind zu einer ökonomischeren und für die Schwangeren wie das medizinische Personal geringeren Belastung beitragen. Dabei muß auch zukünftig der Stellenwert etablierter und vor allem neuer Überwachungsverfahren anhand valider (prospektiv randomisierter) Studien überprüft und diese gegebenenfalls zugunsten effizienterer Methoden wieder verlassen werden. Dieser Forderung wurde die DS wie bisher kein anderes antepartuales Überwachungsverfahren gerecht.

Dopplersonographie bei schwangerschaftsinduzierter Hypertonie (H. Steiner)

Schwangerschaftsinduzierte Hypertonie (SIH), Präeklampsie und Eklampsie stellen für die Schwangerschaft ein relevantes Risiko dar. In diesen Fällen ermöglicht eine korrekt durchgeführte dopplersonographische Untersuchung des uteroplazentaren und umbilikalen Gefäßgebietes einen Einblick in die aktuelle Hämodynamik und erlaubt damit eine Risikoabschätzung, wobei aber im Falle der Eklampsie die DS nicht als indiziert sondern eher kontraindiziert ist (vgl. Mutterschaftsrichtlinien). Weiterhin erscheint eine Prädiktion von hypertensiven Komplikationen durch die Untersuchung der Uterinarterien im zweiten Trimenon möglich.

Für die Anwendung der DS bei der Hypertonie spielt die Kenntnis der Physiologie und Pathophysiologie der uteroplazentaren Zirkulation eine entscheidende Rolle. Die mangelnde Adaptation der Spiralarterien an die Erfordernisse des 2.Trimenon spiegelt sich in den Flußmustern der Aa. uterinae oder der Aa. arcuatae wider. Durch den Umbau der Gefäßwände und der dramatischen Ausweitung des nachgeschalteten Gefäßgebietes findet man physiologischerweise ein Verschwinden der postsystolischen Inzisur in der A. uterina (bis zur 24. bis spätestens 26. Woche) und ausgeprägt mit Beginn des zweiten Trimenons, eine Zunahme der Blutströmung, vor allem im diastolischen Flußanteil. Diese Veränderung des Flußprofils widerspiegelt die Impedanzabnahme und wird an der Abnahme der Widerstandsindizes (RI, PI, A/B-Ratio) meßbar. Im dritten Trimenon ist der Plazentationsprozeß weitgehend abgeschlossen und es lassen sich am Dopplersonogramm der uteroplazentaren Gefäße keine wesentlichen Änderungen mehr nachweisen. Eine abnorme Zirkulation ist typischerweise mit dem Ausbleiben der beschriebenen Veränderungen (persistierender Notch, hohe Widerstandsindizes) assoziiert. Eine plazentare Reifungsstörung im Rahmen einer Hypertonie in der Schwangerschaft zeigt auch Auswirkungen auf das Dopplersonogramm der Nabelarterie(n) im Sinne erhöhter Widerstandsindizes bis hin zur diastolischen Flußumkehr.

Die Untersuchung des uteroplazentaren Stromgebietes erfolgt im klinischen Einsatz an den Uterin-, oder, weniger aussagekräftig, an den Arkadenarterien. Bei der Beurteilung der Dopplersonogramme der Arkadenarterien ist der Plazentasitz miteinzubeziehen, da eine stark lateralisierte Plazenta auf der kontralateralen Seite die Plazentationsauswirkungen nicht widerspiegeln kann und somit auch im Normalfall hohe Widerstandsindexwerte zu finden sind. Die Messung an den uteroplazentaren Gefäßen (wie auch der Nabelarterie) ist sowohl mittels CW-, als auch gepulster Dopplertechnik möglich. Die Anwendung der Farbkodierung erleichtert allerdings die Untersuchung und hilft in Zweifelsfällen Meßfehler zu eliminieren.

In der klinischen Anwendung ist der typische SIH-Fall durch einen Notch in der A. uterina und erhöhte Indizes in den uteroplazentaren Gefäßen und in der Nabelarterie gekennzeichnet. Interressant erscheint, daß einigen Autoren ein Notch in der A. uterina als ein besserer Prädiktor für schlechtes Schwangerschafts-Outcome erscheint als die Widerstandsindizes. Große Übereinstimmung besteht in der Literatur darüber, daß die Prädiktionswerte der DS besser sind, je schwerer das Krankheitsbild ist (Ausmaß der Hypertonie, Proteinurie, hoher Gestoseindex, Vorhandensein intrauteriner Wachstumsrestriktion (IUGR)). In Risikokollektiven mit SIH und Präeklampsie werden in der Literatur für uteroplazentare Gefäße Werte für Sensitivität und Spezifität um die 80 % und mehr angegeben. In Screeningkollektiven erweist sich der Notch der Uteringefäße als gutes Kriterium. Für die Praxis ist daraus abzuleiten, daß rund ein Viertel bis ein Drittel aller Patienten mit diesem Kriterium eine Präeklampsie im Verlauf der Schwangerschaft entwickeln wird, so daß die Betreuung der Schwangeren entsprechend intensiviert werden muß. Dagegen kann bei unauffälligem Befund in diesem Gefäßgebiet (unter Beachtung des Gestationsalters, s. o.) mit einem negativen prädiktiven Wert zwischen 90 und 100 % die Schwangere begründet beruhigt und die Kontrollintervalle gelockert werden.

Im Gegensatz zur diagnostischen Wertigkeit der DS bei SIH und Präeklampsie mit definierten Prädiktionskriterien ist die klinische Wertigkeit weniger präzise in Zahlen zu fassen, da naturgemäß dieser Krankheitskomplex häufig mit IUGR oder anderen „high-risk"-Faktoren vergesellschaftet ist. Aus diesem Grund liegen keine prospektiv klinisch kontrollierten randomisierten Managementstudien (CRT) allein bezogen auf Hypertonie vor. Trotzdem kann aus den vorliegenden Metaanalysen der CRT mit einem hohen Prozentsatz an SIH- und Präeklampsie-Patienten ein Benefit bei Anwendung der DS, nicht nur gemessen an der Reduktion der perinatalen Mortalität abgeleitet werden. Allerdings liegt in der täglichen klinischen Praxis das Problem noch darin, daß keine weltweit akzeptierten, detaillierten Management Protokolle vorliegen. Hier müssen die für die IUGR ausgearbeiteten Managementstrategien in Abhängigkeit von den klinischen Befunden bei SIH und Präeklampsie modifiziert werden.

Mehrlingsschwangerschaft und Dopplersonographie
(K. Vetter)

Mutterschaftsrichtlinien

Die Mutterschaftsrichtlinien sehen die DS in der 2. Schwangerschaftshälfte bei diskordantem Zwillingswachstum vor.

Theoretischer Hintergrund

Zwillingsschwangerschaften sind Risikoschwangerschaften, unter anderem wegen der gegenüber Einlingen häufiger bestehenden Versorgungsprobleme eines oder beider Zwillinge. Außerdem sind schwangerschaftsbedingte Störungen der Mutter gehäuft, die bei Einlingen in einen Zusammenhang mit einer gestörten uteroplazentaren Versorgung gebracht werden. Durch die Möglichkeit der selektiven Darstellung der Blutströmungsverhältnisse im fetoplazentaren und im fetalen Strombett könnte die DS dazu prädestiniert sein, frühzeitig entsprechende individuelle Probleme zu entdecken oder auszuschließen mit dem Ziel, Überwachungs- und Therapiestrategien zu optimieren.

Daten

Trotz geringer Zahlen in Studien läßt sich feststellen:
- Bei Mehrlingen können Einlings-Referenzwerte angewandt werden.
- Bei diskordantem Wachstum verhilft die DS zu differentialdiagnostisch wertvollen Erkenntnissen insbesondere bei differenzierter Analyse des fetalen Kreislaufs.
- Bei Zwillingen, die konkordant wachstumsreduziert sind, gelten die Regeln, die beim wachstumsretardierten Einling angewandt werden.
- Die uteroplazentare Blutströmung hat bei Zwillingen nicht den Stellenwert wie bei Einlingen. Der Versorgungsengpaß liegt eher beim Austauschvolumen der Plazenta als bei einer Zufuhrstörung. Hypertensive Störungen der Schwangerschaft lassen sich bei Zwillingen schlechter mit Hilfe gestörter uteroplazentaren Blutströmung vorhersagen als bei Einlingen.
- Sehr viel Literatur gibt es zu den spektakulären Problemen monochorialer Zwillinge: Fetofetales Transfusionssyndrom, Acardius und TRAP (twin reversed arterial perfusion). Beim Acardius kann eine paradoxe rückwärtige Versorgung des lebensunfähigen Zwillings nachgewiesen werden, deren Unterbrechung das Ziel vielfältiger therapeutischer Bemühungen ist. Das Fetofetale Transfusionssyndrom weist nach wie vor nicht nur definitorische, sondern auch differentialdiagnostische und nicht zuletzt therapeutische Probleme auf. Weder die Ätiologie diskordanten Wachstums noch die Entstehung von Imbalancen der Versorgung bei kommunizierenden Kreisläufen sind auch nur annähernd geklärt. So erstaunt es nicht, daß sowohl theoretische Vorstellungen als auch Resultate der DS wi-

dersprüchlich erscheinen. Einzelbeobachtungen der Blutströmung nach dem Tod eines Zwillings weisen darauf hin, daß der zweite durch den Tod des ersten sofort existentiell bedroht sein kann.
- Absolute Raritäten sind Nabelschnurkomplikationen bei monoamnioten Zwillingen. Wie beim Nabelschnurknoten kann ein sonst unüblicher Hüllkurvenverlauf der A. umbilicalis mit einer Inzisur (notch) ein Hinweis darauf sein.

Klinischer Einsatz

Die DS wird als differentialdiagnostisches Instrument häufiger eingesetzt als es den Richtlinien entspricht, da nicht nur diskordantes Wachstum eine Indikation darstellt.

Schlußfolgerungen

Die DS eignet sich insbesondere bei Mehrlingen zur selektiven Beurteilung ihrer Versorgungssituation. Imbalancen, die bei monochorialer Anlage der Ausgangspunkt eines fetofetalen Transfusionssyndroms sein können, können frühzeitig nur mittels DS erkannt werden. In einer prospektiv orientierten Betreuung von Mehrlingsschwangerschaften hat die DS ihren festen Platz neben der Sonographie und der CTG-Analyse errungen.

Dopplersonographie bei fetalen Fehlbildungen (R. Chaoui)

Bei Fehlbildungen findet man häufiger als sonst pathologische Dopplerindices in der Umbilicalarterie. Diese korrelieren vor allem mit niedrigem Geburtsgewicht, aber nicht mit dem Schweregrad der Anomalie bzw. ihrer Prognose (Trudinger 1993). Fehlbildungen, die letal enden, wie z. B. bilaterale Nierenagenesie (Potter-Syndrom), kombinierte ventrale und dorsale Spaltbildungen, thanatophorer Zwergwuchs, weisen in den meisten Fällen unauffällige Dopplerwerte auf. Dagegen kann die DS in den Fällen Pathologie anzeigen, in denen die fetoplazentare Perfusion gestört ist. Dies wird z. B. bei assoziierten Chromosomenstörungen (Triploidie, Trisomie 18, 13, seltener 21) bzw. bei einer schweren Beeinträchtigung der kardialen Hämodynamik, insbesondere bei nichtimmunologischen Hydrops fetalis (NIHF) beobachtet. Unabhängig davon kann der Einsatz der Farb- und Spektral-Dopplertechnik bei *gezielter* Fragestellung zu einer Bereicherung der Diagnose führen.
Ein wichtiger Einsatz der DS besteht in der *Differentialdiagnose der Oligoanhydramnie*. Häufigste Ursachen sind der vorzeitige Blasensprung, die intrauterine Wachstumsretardierung, das Potter-Syndrom bzw. die multizystische Nierendegeneration und andere nicht spezifische Fehlbildungen. Die DS ermöglicht eine gute Differenzierung: während beim Potter-Syndrom und Blasensprung die Widerstandsindices in der A. umbilicalis im Normbereich liegen, sind sie bei der Wachstumsretardierung pathologisch. Ferner hilft der Einsatz der Farbdopplertechnik in der Darstellung der Nierenarterien, so daß trotz schlechter Sicht im B-Bild eine Agenesie der Nieren ausgeschlossen oder bestätigt werden kann.

Die DS der Umbilikalarterie kann bei *Chromosomenanomalien* pathologisch sein, da in solchen Fällen häufig eine gestörte Gefäßentwicklung in den Plazentazotten vorliegt. So finden Trudinger et al. in 72 % bei Aneuploidien pathologische Dopplerwerte. Wir selbst beobachten, daß im 2. Trimenon diese Werte oft im Normbereich liegen, daß diese aber in den letzten Wochen der Schwangerschaft eine Verschlechterung erfahren, die sogar als Zero-flow imponieren kann. Hier sollte als Faustregel gelten, daß bei Zero-flow in der A. umbilicalis, wenn keine typischen Zeichen einer Trophoblaststörung wie z. B. Widerstanderhöhung in den Aa. uterinae kombiniert mit IUGR und Oligohydramnie vorhanden sind, der dringende Verdacht auf eine Chromosomenanomalie ausgesprochen werden muß (Chaoui 1991). Gleiches gilt für die Kombination von IUGR und Polyhydramnie.

Bei der *fetalen Echokardiographie* hilft die Farbdopplertechnik in der Perfusionsdarstellung einer kardialen Struktur, der Erkennung der Blutflußrichtung (ante- bzw. retrograd), vor allem aber in der Entdeckung von Klappeninsuffizienzen, -stenosen sowie von Shunts bei Vorliegen eines Ventrikelseptumdefektes (Chaoui 1994). Sie erlaubt ferner die korrekte Positionierung des gepulsten Dopplerfensters zur Durchführung quantitativer Messungen an den Herzklappen (Chaoui 1995). Eine wichtige diagnostische Hilfe bietet die DS bei der Diagnostik der fetalen Herzrhythmusstörungen sowie als Methode zum Follow-up bei fetaler Tachykardie im Falle einer intrauterinen Therapie. Die DS hilft auch bei der Beurteilung extrakardial bedingter Herzbelastungen. Typische Beispiele sind das fetofetale Trasnsfusionssyndrom, die fetale Anämie, das Vorliegen einer peripheren arteriovenösen Fistel (Teratom, Aneurysma der V. Galeni, Chorangiom etc.).

Die DS des Herzens und der peripheren Gefäße ist auch in der *Differentialdiagnose des NIHF* von Bedeutung. Denn beim Nachweis von AV-Klappeninsuffizienzien und retrograden Wellen in den venösen Gefäßen kann die kardiale Komponente erfaßt werden. Hinweise für eine Dekompensation sind eine Abnahme und Negativierung der A-Welle in den herznahen Venen (Lebervenen, V. cava inferior sowie Ductus venosus), (Chaoui 1993). Bei ausgeprägten Formen von NIHF kann (auch bei normaler kardialer Funktion) durch den plazentaren Hydrops bedingt, eine Verschlechterung der Widerstandsindices bis hin zum ARED-flow beobachtet werden, die einem pathologischen CTG und dem Fruchttod vorausgeht.

Darüber hinaus kann die DS unter Umständen bei *einzelnen fetalen Fehlbildungen* ebenfalls zu einer verbesserten diagnostischen Sicherheit bzw. zu einer „Funktionseinschätzung" des betroffenen Organs verhelfen: So fanden Voigt et al. (1995), daß die DS der A. cerebri media bei Feten mit einem *Hydrocephalus* in der Entdeckung einer Zunahme des intrakraniellen Druckes behilflich ist. Bei Feten mit einer *multizystischen Nierendegeneration* findet man erhöhte Indices in der A. renalis und bei *Hydronephrose* korreliert der Schweregrad der Stauung mit einer Zunahme des PI. Die Farb-DS hilft weiterhin enorm in der Differenzierung von unklaren Fehlbildungen der *Lunge* durch die Darstellung der Gefäßversorgung. So kann beim Nachweis einer echogenen Lungenstruktur eine Lungensequestration von einer kleinzystischen adenomatoiden Malformation durch die unterschiedlichen Arterienverläufe abgegrenzt werden. Bei *Zwerchfelldefekten* können im Thoraxraum die Leber- bzw. Milzgefäße dargestellt werden. Bei Entdeckung eines *fetalen Tumors* kann seine Perfusion erfaßt sowie die kardiale Situation analysiert werden (av-Fistel und Herzinsuffizienz). Ferner kann beim Nachweis von unklaren runden echoarmen Strukturen (Gefäß oder Zyste?) die Farb-DS in der Differenzierung behilflich sein. Beispiele dafür sind Abgrenzungen eines „Hydrocephalus" von einem Aneurysma der V. Galeni oder einer Urachuszyste von einer Ektasie der Umbilikalvene oder einer Placentazyste von einer Plazentavakuole etc.

Der Einsatz der DS bei fetalen Fehlbildungen liegt vor allem in der Differentialdiagnostik bei Oligohydramnion, immunologischem und NIHF. Bei Organfehlbildungen hilft die DS bei der Diagnosesicherung. Pathologische Dopplerbefunde finden sich insbesondere bei Chromosomenstörungen, ausgeprägtem Hydrops, bei Störung der kardialen Funktion sowie bei unterschiedlichen Fehlbildungen im präfinalen Stadium vor dem Fruchttod.

Indikationen zur venösen Dopplersonographie (M. Gonser und W. Erz)

Die Dopplersonographie fetaler Venen begann eher zufällig und zwar mit der Beobachtung von Pulsationen in der Nabelvene bei Feten mit enddiastolischem Block in der Aorta descendens und Sectio wegen pathologischem CTG. Die systematische Analyse venöser Strömungsmuster war jedoch zunächst auf die V. cava inferior (VCI) gerichtet. Die ausgeprägten Strömungsbeschleunigungen im Ductus venosus (DV), die in Form eines Jets via Foramen ovale die Versorgung des fetalen Gehirns und Myokards mit sauerstoffreichem Blut garantieren, haben den DV in den letzten Jahren zu einem der bestuntersuchten fetalen Gefäße gemacht.

Physiologische Strömungsmuster

Das Strömungsmuster der großen herznahen Venen wird durch die Herzaktion moduliert und zeigt zwei Ventrikelphasen (S und D) und eine Vorhofphase (A). Während der Ventrikelsystole S kommt es durch das Tiefertreten der AV-Klappenebene und während der anschließenden Ventrikeldiastole D durch den AV-Einstrom zu Strömungsbeschleunigungen zum Herzen. Die enddiastolische Vorhofkontraktion A (Atrium) führt im DV zu einer deutlichen Strömungsverlangsamung und in der VCI bzw. den Lebervenen (LVV) sogar zu einem kurzfristigen Rückstrom.

Diese Vorhofphase A ist im Dopplersonogramm der großen herznahen Venen deutlich als Inzisur erkennbar und eignet sich damit zur Differenzierung fetaler Arrhythmien.

Pathologische Strömungsmuster

Bei massiver fetaler Kreislaufzentralisation ist diese Inzisur im Strömungsmuster des DV überproportional ausgeprägt und in der VCI und den LVV zeigt sich ein überhöhter Rückstrom. Eine solche pathologische Ausprägung dieser Vorhofinzisur ist ein indirektes Maß für die beginnende myokardiale Depression bei erhöhter Nachlast (durch die generalisierte periphere Vasokonstriktion) mit kardialem Durchstau (Hecher 1996).

Schwere Herzvitien mit oder ohne Hydrops, Stenosen im Bereich des Aortenisthmus (Kiserud 1993) oder des Ductus arteriosus, aber auch die Volumenüberlastung des Akzeptors im Rahmen eines fetofetalen Transfusions-syndroms (Tulzer 1995) können ebenfalls zu einer pathologischen Ausprägung dieser Vorhof-Inzisur im Strömungsmuster der großen herznahen Venen führen. Bei Trikuspidalinsuffizienz kommt es zusätzlich zu einer Reduktion der diastolischen Ventrikelphase D, wahrscheinlich infolge der Vorhofüberdehnung oder der mangelhaften Ventrikelcompliance.

Damit ergeben sich folgende Indikationen zur DS venöser Gefäße des Feten:

- fetale Arrhythmien,
- V. a. fetofetales Transfusionssyndrom,
- nichtimmunologischer Hydrops fetalis,
- V. a. Stenosen im Bereich der kardialen Ausflußbahnen,
- kongenitale Herzfehler,
- schwere fetale Kreislaufzentralisation,
- suspektes CTG.

Literatur bei den Verfassern

Ärztliche Beratungs- und Aufklärungspflichten während der Schwangerschaftsbetreuung (Rundtischgespräch der AG Medizinrecht, Moderation: H. Franzki)

An das folgende Referat von Dr. Pelz schloß sich eine angeregte und lange Diskussion an, bei der es u. a. auch um die Aufklärung und das Einverständnis bei Schwangerschaftsabbrüchen in verschiedenen Stadien ging.

Die ärztliche Aufklärung – Erwartung und Realität

F. J. Pelz

Die folgende Ausführungen beschränken sich auf die Bereiche Schwangerschaft und Geburt. Die übrigen Bereiche der Gynäkologie weisen – mit Ausnahme der Sterilisation – im Vergleich zur sonstigen ärztlichen Behandlung keine Besonderheiten auf.

Bei der rechtlichen Würdigung der ärztlichen Behandlung während der Schwangerschaft und der Geburt sind 2 Besonderheiten zu beachten:

- Es geht nicht um eine Unregelmäßigkeit in der Gesundheit oder um die Krankheit eines Patienten, sondern um die ärztliche Begleitung eines natürlichen Vorgangs.
- Es geht nicht nur um Leben und Gesundheit eines Patienten – der Mutter –, sondern auch um Leben und Gesundheit ihres oder ihrer Kinder.

Aus der Sicht des Juristen liegt im Verhältnis Arzt/Mutter ein *Dienstvertrag* vor. Ich erspare Ihnen die juristischen Feinheiten und Unterschiede zwischen Kassenpatient und Privatpatient. Entscheidend ist, daß der Arzt der Patientin

- aus dem Dienstvertrag und
- zur Wahrung ihres Selbstbestimmungsrechts

umfassende Information und Aufklärung schuldet und daß er bei der Verletzung dieser Pflichten der Mutter und dem Kind schadensersatzpflichtig werden kann.

Ich will an dieser Stelle nicht eingehen auf den – juristisch erheblichen – Unterschied zwischen der Pflicht des Arztes, die Patienten zu informieren und zu beraten (Sicherheitsaufklärung), und der Pflicht des Arztes, die Patienten auf Gefahren und Risiken der ärztlichen Behandlung hinzuweisen (Eingriffsaufklärung). Diese Unterscheidung ist gelegentlich nicht ganz einfach und in dem hier zu behandelnden Bereich „Umfang – Zeitpunkt – Dokumentation der Aufklärung" nicht primär von Bedeutung. Soweit sich Unterschiede ergeben, gehe ich im folgenden darauf ein.

„Normale" Schwangerschaft und Geburt

1. Steht fest, daß eine Schwangerschaft vorliegt und sind die notwendigen Erhebungen und Untersuchungen vorgenommen worden und haben sich keine Hinweise auf irgendwelche Risiken ergeben, bedarf es aus *juristischer* Sicht keiner besonderen Beratung und Aufklärung der Schwangeren. Sie bekommt den Mutterpaß und den Hinweis, sich zu regelmäßigen Terminen wieder vorzustellen. Ist ein normaler Schwangerschaftsverlauf zu erwarten, bedarf es auch keines weiteren Hinweises darauf, daß es wichtig ist, zu diesen Untersuchungen zu erscheinen. Ebensowenig bedarf es eines Hinweises darauf, daß die Schwangere besser nicht raucht, keinen Alkohol trinkt, bestimmte gefährliche Sportarten meide o. ä. Dies alles ist dem mündigen Patienten bekannt oder muß ihm jedenfalls bekannt sein.

Nur wenn der Arzt *konkrete* Hinweise hat, daß die Schwangere entweder die Gefahren ihres Verhaltens nicht kennt oder geneigt ist, sich über ihre eigenen Erkenntnisse hinwegzusetzen, hat er die Pflicht, entsprechende Hinweise und Warnungen zu geben. Ein solcher Hinweis muß nach den Grundsätzen, die die Rechtsprechung über die Dokumentationspflichten aufgestellt hat, festgehalten werden.

Dokumentationspflichtig sind die wichtigsten diagnostischen und therapeutischen Maßnahmen, im hier infrage kommenden Bereich also alles, was im Mutterpaß aufgeführt ist, ferner die Medikation, die Hinweise auf Verhaltensweisen für die Schwangere, soweit sie wegen der Besonderheiten bei ihr notwendig sind, schließlich besondere Ereignisse, soweit sie für Mutter und Kind von Bedeutung sein können.

Über die Art der Dokumentation entscheidet der Arzt. Die ärztliche Praxis ist kein Notarbüro und die Behandlungskarteikarte keine notarielle Urkunde. Die ärztliche Praxis ist aber auch kein Künstleratelier, in dem bruchstückhafte schriftliche Aufzeichnungen den Beweis für genialische Unordnung erbringen. Es müssen zeitliche geordnete Aufzeichnungen gemacht werden, die aber in Stichworten und Abkürzungen bestehen können, wenn daraus – auch für den etwa nachbehandelnden Arzt – alles für die weitere Behandlung des Patienten Notwendige steht. Details sind nur anzugeben, wenn anders die Angaben für den Fachmann nicht hinreichend klar sind[1]. Routinehandreichungen und Routinekontrollen brauchen nicht aufgezeichnet zu werden.

Es gibt keine Verpflichtung zur Dokumentation nur aus forensischen Gründen. Davon zu unterscheiden ist aber die Frage, ob es für den Arzt *zweckmäßig* ist, dies gleichwohl zu tun. Die Frage ist besonders für den Bereich der ärztlichen Behandlung während der Schwangerschaft und der Geburt uneingeschränkt zu bejahen. Zwar liegt die Beweislast bei dem Patienten, soweit er Beratungsfehler behauptet. Die gerichtliche Praxis zeigt aber, daß der Arzt, der darüber nichts dokumentiert hat, oft in erhebliche Bedrängnis gerät. Nicht selten streitet nicht nur die Schwangere selbst ab, beraten worden zu sein; auch ihr Ehemann oder sonstige Dritte (Mütter, Verwandte, Lebensgefährte), die ja nicht selten bei Gesprächen zwischen dem Arzt und der Schwangeren anwesend sind, „bestätigen", daß es Warnungen und Hinweise des Arztes nicht gegeben habe oder sie sich jedenfalls an solche nicht erinnern könnten. In einer derartigen Konstellation kommt der ärztlichen Dokumentation nahezu ausnahmslos die prozeßentscheidende Bedeutung zu.

2. Während über den Verlauf einer „normalen" Schwangerschaft nicht informiert werden muß, auch nicht darüber, daß es auch da zu Komplikationen kommen kann, besteht eine begrenzte Aufklärungspflicht über den Ablauf der Geburt. Zwar ist die Geburt ein natürlicher Vorgang und keine Krankheit. Sie ist auch nicht Folge ärztlichen Verhaltens. Jedoch steht auch nach unkomplizierter Schwangerschaft und ohne daß es irgendeine Besonderheit gäbe in nicht wenigen Fällen zu erwarten, daß die Geburt nicht ganz ohne Eingreifen des Arztes erfolgen kann. Und darüber ist die Patientin zu informieren. Denn dieses Eingreifen des Arztes – und/oder der Hebamme – hat Auswirkungen auf Mutter und Kind. Es geht nicht darum, die Schwangere mit allen Einzelheiten und gar allen möglichen schrecklichen Komplikationen und Gefahren bekannt zu machen, die ihr im Extremfall drohen können. Sie braucht auch nicht auf die veschiedenen Entbindungsarten hingewiesen zu werden; insbesondere bedarf es keiner Information über die – theoretische – Möglichkeit einer Schnittentbindung[2].

Geboten ist aber m. E. folgendes:

– Ein deutlicher Hinweis darauf, daß es so etwas wie eine „sanfte Geburt" in aller Regel nicht gibt. Die Tatsache, daß die Geburt ein natürlicher Vorgang ist, und der Umstand, wie in großen Teilen der Öffentlichkeit über die „sanfte Geburt" berichtet wird, dürfte bei vielen Schwangeren das Wissen verschüttet haben, daß die Geburt oft ein dramatischer, mit großen Schmerzen verbundener, buchstäblich existenzieller Vorgang ist.

---

[1] Steffen, Neue Entwicklungslinien der BGH-Rechtsprechung zum Arzthaftungsrecht, 6. Aufl., 137
[2] BGH MedR 89, 141

– Aufklärung darüber, daß der Einsatz von schmerzhemmenden Mitteln geboten ist oder jedenfalls in Betracht kommt. Darüber ist mit der Patientin zu sprechen. Auch hier bedarf es nicht der Aufzählung aller in Betracht kommenden Möglichkeiten der Schmerzbehandlung. Wohl aber hat der Arzt über die von ihm bevorzugte Schmerzbehandlung und deren Vor- und Nachteile aufzuklären, und zwar im Hinblick auf Mutter und Kind[3].
– Zwingend ist m.E. auch die Information über die Möglichkeit und/oder Erforderlichkeit eines Dammschnitts. Die verhältnismäßig große Zahl der Episiotomien zeigt, daß diese Maßnahme nicht gerade zu den Seltenheiten bei „normaler" Geburt gehört. Da aber in der Situation eines drohenden Dammrisses wohl kaum eine abgewogene Entscheidung der Kreißenden nach entsprechender Aufklärung möglich ist, hat die Information vorher zu geschehen.

Wann hat nun diese Aufklärung zu erfolgen?

Die eindeutige Antwort ist: *Wochen* vor dem errechneten Geburtstermin. Für die hier aufgezeigten Aufklärungspunkte bedarf es keiner Untersuchungen oder des Eintritts irgendwelcher Ereignisse mehr. Sie sind von Beginn der Schwangerschaft gegeben. Wenn die Schwangere einige Wochen vor der Geburt aufgeklärt wird, hat sie einerseits Zeit, sich alles zu überlegen, auch mit ihren Partner; andererseits steht die Geburt nicht erst in weiter Ferne. Wenn die Aufklärung erst einige Tage vor dem errechneten Geburtstermin geplant ist, beteht die Gefahr, daß eine vorzeitig einsetzende Geburt die Aufklärung unmöglich macht. Dies wäre dem Arzt anzulasten.

Ich sehe auch das Problem, das entsteht, wenn der die Schwangerschaft betreuende und der die Geburt leitende Arzt nicht identisch sind. Die sich daraus ergebenden organisatorischen Schwierigkeiten entlasten mit Sicherheit nicht den die Geburt leitenden Arzt, aber wohl auch den die Schwangerschaft betreuenden Arzt nicht, wenn von Anfang an klar war, daß nicht er die Geburt leiten werde. Dies gilt nicht für die mit Wehen in das Krankenhaus eingelieferte Patientin, die sich vorher nicht zur Geburt angemeldet hatte oder angemeldet worden war.

Risikoschwangerschaft

Hier stellt sich die Situation anders dar. Es ist im Rahmen dieser Ausführungen nicht möglich, mehr als einen Überblick über die Problematik zu geben und die Aufklärungspflichten anhand einiger ausgewählter Fallbeispiele darzustellen.

1. Das erheblich zunehmende Alter Erst- und Mehrfachgebärender bringt ein erhöhtes Risiko von Chromosomenanomalien mit sich. Deshalb ist jedenfalls bei einer Schwangeren, die 35 Jahre oder älter ist, eine umfassende Beratung über die Möglichkeiten eine pränatalen diagnostischen Untersuchung geboten: Dies gehört zu den vertraglich geschuldeten Pflichten des Arztes. Das über diesem Problemkreis zu führende Gespräch ist – ich möchte sagen – streng dokumentationspflichtig. Es hat nicht nur forensische, sondern auch medizinische Bedeutung. Es gibt dem die Schwangerschaft und die Geburt betreuenden Arzt die Sicherheit, das von der Schwangeren Gewollte auch tatsächlich tun zu können. Hinsichtlich der ge-

---

[3] z.B. bei PCB: OLG Hamm VersR 1985, 599

schuldeten Beratung brauche ich im einzelnen in diesem Kreise nichts zu sagen, nur
soviel: Die Patientin muß wissen, daß die Amniozentese nicht risikolos ist, keinesfalls alle möglichen genetischen Defekte erkennen läßt und zudem nicht einmal hinsichtlich der erkennbaren Anomalien stets sichere Ergebnisse bringt. Sehr wichtig
sind 2 Punkte: Der BGH verlangt eine Aufklärung so früh wie möglich. Die Schwangere muß einerseits Zeit zur Überlegung haben; andererseits muß die Untersuchung
so früh wie möglich erfolgen, damit notfalls eine zweite Amniozentese noch möglich ist und der Schwangerschaftsabbruch nicht erst ganz am Ende der 22. Schwangerschaftswoche erfolgen kann.

Der BGH hat dies in folgendem Fall sehr nachdrücklich bekräftigt[4]:

Der Arzt hatte aus von ihm zu vertretenden Gründen – Urlaub – die Fruchtwasserentnahme
so spät angesetzt, daß das Ergebnis – keine sichere Aussage möglich – erst ein oder 2 Wochen vor Ablauf der Frist eintraf. Er riet der Patientin daraufhin zu einer 2. Untersuchung.
Diese lehnte im Hinblick auf die fortgeschrittene Zeit und Sinnesänderung eine erneute Untersuchung ab. Als ein mongoloides Kind geboren wurde, verklagte sie den Arzt. Der BGH
hat ihr Recht gegeben. Er hielt die spätere Ablehnung der Patientin für unerheblich und mein-
te, wenn der Arzt seiner Pflicht zur Unterrichtung der Patientin über das mögliche Versagen
der ersten Amniozentese nachgekommen wäre und ihr die Notwendigkeit einer schnellen Untersuchung vor Augen geführt hätte, hätte die Patientin zugestimmt.

Aus der eigenen Praxis möchte ich darauf hinweisen, daß die Information über die
Möglichkeit einer Fruchtwasseruntersuchung ausnahmslos erforderlich ist. Der
Umstand, daß die Schwangere in den Diensten einer Kirche steht, die jeglichen
Schwangerschaftsabbruch strikt ablehnt, entbindet den Arzt, der dies alles weiß,
nicht von der Verpflichtung zur Aufklärung.

In einer m. E. sehr extensiven Weise hat der BGH in einer Entscheidung den Umfang der Beratungspflicht über das Medizinische hinaus erweitert. Er hat ausgeführt, daß

„bei der genetischen Beratung ... der Arzt sich nicht darauf beschränken darf, die Geburt eines mongoloiden Kindes zu erwähnen. Er hat (der Patientin) vielmehr im einzelnen zu er-
läutern, was auf sie an Belastungen zukommen kann. Ebenso verletzt er seine Beratungspflicht, wenn er einseitig und übertrieben die Risiken einer Fruchtwasseruntersuchung her-
ausstellt".[5]
Die Aufklärung ist, wie oben aufgeführt, zu dokumentieren. Überaus wichtig ist aus
forensischen Gründen die Dokumentation der Ablehnung einer solchen Untersuchung – unbeschadet des Umstandes, daß die Beweislast die Patientin trifft.

2. Bereits oben ist ausgeführt, daß eine Beratung über gesunde Lebensführung,
die Meidung von Alkohol und Nikotin bei einer „normalen" Schwangerschaft nicht
erforderlich ist. Ganz anders liegen die Dinge bei einer Risikoschwangerschaft.
Denn in einer solchen Situation drohen der Schwangeren und ihrem Kind Lebens-
und Gesundheitsgefahren, die der Schwangeren in der Regel nicht bekannt sein werden. Über diese Risiken und die Möglichkeiten, den drohenden Gefahren zu begegnen, muß die Patientin informiert werden. Dies ist um so wichtiger, als der körperliche Zustand und die Befindlichkeit der Schwangeren ihr oft nicht den geringsten Hinweis auf eine etwaige Gefahr für sie und ihr Kind geben.

---

[4] AHRS 3120/23
[5] AHRS 3120/22

Es reicht in diesen Fällen nicht aus, der Schwangeren bestimmte Verhaltensmaßnahmen zu empfehlen. Jedenfalls dann, wenn auch nur geringe Anzeichen vorhanden sind, daß die Schwangere die Situation verkennt oder nicht ernst genug nimmt, ist eine Belehrung über die drohenden Gefahren erforderlich. Diese Verpflichtung resultiert aus der vertraglich übernommenen Behandlung, die Schaden vom Patienten abzuwenden bestrebt sein muß.

Die Gerichtspraxis zeigt, daß in nicht wenigen Fällen die Schwangere die wegen drohender Frühgeburtlichkeit verordnete Bettruhe und/oder stationäre Beobachtung nicht einhält. Sie muß dann über die Gefahren ihrer Sorglosigkeit belehrt werden. Dies und das Verlassen des Krankenhauses gegen ärztlichen Rat müssen dokumentiert werden[6].

3. Risikogeburt: Anders als bei einer „normalen" Schwangerschaft ist bei einer Risikoschwangerschaft rechtzeitig vor der Geburt zwischen Arzt und Patientin das Vorgehen während der Geburt zu besprechen, insbesondere ist die Alternative „vaginale oder Schnittentbindung" zu erörtern. Juristen können gerade in dieser sehr komplexen Problematik nur allgemeine Hinweise geben und sind im einzelnen Fall mehr noch als sonst auf die medizinischen Erkenntnisse und Erfahrungen angewiesen, die die Grundlage für die juristische Wertung abgeben. Einfach ist der Fall, daß nach medizinischer Erkenntnis und Erfahrung nur die Sectio infrage kommt – etwa wegen *Beckendeformitäten* oder befürchteter und eingetretener schwerer Hypoxie des Feten. In einer solchen Situation muß die Schwangere rechtzeitig vor Geburtsbeginn über die Notwendigkeit einer Schnittentbindung aufgeklärt werden. Sie muß zustimmen. Eine ohne oder gar gegen ihren Willen vorgenommene Sectio wäre rechtswidrig.

Schwieriger wird es, wenn eine vaginale Entbindung möglich oder gar wahrscheinlich erscheint, aber auch eine Sectio in Betracht kommt oder aus medizinischer Sicht gar als insgesamt „bessere" Entbindung anzusehen ist.

Die Rechtsprechung hat dazu den Grundsatz aufgestellt, daß die Auswahl der Behandlungsmethode grundsätzlich dem Arzt obliegt. Er braucht den Patienten nicht darüber aufzuklären, daß es mehrere, gleich erfolgversprechende und gleichermaßen anerkannte Behandlungsmethoden gibt. Eine Aufklärungspflicht besteht indessen, wenn verschiedene Methoden *für den Patienten unterschiedliche Risiken* mit sich bringen und für den Arzt in der konkreten Behandlungssituation eine echte Wahlmöglichkeit besteht[7].

Für die Geburt bedeutet dies: Bei einer normalen Entbindungssituation braucht der Arzt ohne besondere Veranlassung von sich aus nicht auf die Möglichkeit einer Schnittentbindung hinzuweisen. Wenn aber für den Fall einer vaginalen Geburt dem Kind ernstzunehmende Gefahren drohen, daher im Interesse des Kindes gewichtige Gründe für eine Kaiserschnittentbindung sprechen und diese unter Berücksichtigung der Konstitution und der Befindlichkeit der Mutter in der konkreten Situation eine medizinisch verantwortbare Alternative darstellt, muß er die Patientin über die für sie und das Kind bestehenden Risiken aufklären und ihre Einwilligung für die Art der Entbindung einholen[8]. Bei der Anwendung dieser Grundsätze auf die ein-

---

[6] BGH NJW 1987, 2300; Steffen aaO, S. 136
[7] BGH NJW 1984, 1811; OLG Braunschweig MedR 1989, 143
[8] BGH NJW 1989, 1539

zelnen Fallkonstellationen tauchen aber Schwierigkeiten auf. So hat der 3. ZS des
OLG Hamm in einer Entscheidung aus dem Jahre 1981 die Notwendigkeit der Aufklärung über eine Schnittentbindung bei einer Beckenendlage verneint, weil „bei
einer Mehrgebärenden nur ein kleiner Kreis von Geburtshelfern grundsätzlich eine
Sectio vornimmt, man im übrigen mehr zur vaginalen Entbindung neigt". Der BGH
hat die Revision nicht angenommen[9]. Diese Entscheidung dürfte heute nicht mehr
aufrechtzuerhalten sein. Bei einer Beckenendlage[10] ist über die Alternative Schnittentbindung aufzukären.

Keiner Aufklärung bedarf es über die Alternative vaginale/Schnittentbindung
nur deshalb, weil eine abdominale Schnittentbindung bei der 1. Geburt stattgefunden hat. Es kommt darauf an, aus welchem Grund es zu der ersten Schnittentbindung gekommen ist. Nach Dudenhausen[11] besteht aus wissenschaftlicher Sicht
keine echte Alternative zwischen primärer erneuter Sectio und vaginaler Entbindung. Gleichwohl empfiehlt Dudenhausen in dieser Situation ein Aufklärungsgespräch. Dem kann man nur beipflichten.

Das OLG München hat in einer neuen Entscheidung[12] eine Aufklärungspflicht
für den Fall bejaht, daß ein Cerclage angelegt worden war, am Tag vor der Geburt
etwas Fruchtwaser abgegangen war und der Verdacht eines hohen Blasensprungs
nahelag.

Sehr problematisch ist der Fall der *Schulterdystokie*. Er spielt in der Praxis eine
große Rolle. Bei neurologischen Schäden als Folge einer Schulterdystokie wird oft
der Arzt verantwortlich gemacht. Eine generelle Pflicht zur Aufklärung gibt es nicht.
Zweifelhaft wird es aber, wenn im konkreten Fall die deutlich erhöhte Gefahr einer
solchen Situation besteht. Das fürfte bei Kindern mit einem Geburtsgewicht von
über 4000 g der Fall sein, weil bei ihnen die Schulterdystokie etwa 10mal häufiger
ist als bei Kindern unter 4000 g. In einer solchen Lage spricht einiges dafür, die
Entscheidung der Mutter über die Geburtsmethode einzuholen. Auch hier gilt aber,
daß der Arzt das höhere Mortalitäts- und Morbiditätsrisiko der Mutter bei der Sectio erwähnen und durchaus auf eine vaginale Geburt drängen darf, wenn diese Ent-
bindungsart nach seiner Auffassung insgesamt zu bevorzugen ist. Dudenhausen[13]
vertritt die Auffassung, daß auch bei makrosomen Kindern „primär eine Aufklärungspflicht vor der Geburt über die verschiedenen Entbindungsalternativen
nicht besteht". Auch der 3. ZS des OLG Hamm hat dies mehrfach entschieden, zuletzt noch im Jahre 1989[14]. Im letzten Fall waren allerdings zuvor zwei makrosome
Kinder vaginal problemlos geboren worden. Ich habe Zweifel, ob diese Auffassung
heute noch so vertreten werden kann. Denn: Gynäkologen erklären immer wieder,
daß sich die Mutter im Konfliktfall nahezu immer für das geringere Risiko für das
Kind entscheide, eine höhere eigene Gefährdung also in Kauf nehme. Als Richter
findet man dies regelmäßig bestätigt. Im Prozeß hat noch jede Mutter gesagt, sie
hätte jeder Maßnahme zugestimmt, die Vorteile für ihr Kind gebracht hätte. Wenn

---

[9] AHRS 2500/11
[10] vgl. OLG Braunschweig aaO
[11] Zeitschrift für ärztliche Fortbildung 1994, S. 1017/1018
[12] VersR 1994, 1345
[13] Zeitschrift für ärztliche Fortbildung 1994, S. 1018
[14] AHRS 5000/31

aber im Verlauf der Schwangerschaft, was der Regelfall sein dürfte, die Schwangere zu erkennen gegeben hat, daß sie für ihr Kind alles zu tun bereit ist, habe ich Zweifel daran, ob der Arzt ihr das Wissen vorenthalten darf, welche Gefahren bei makrosomen Kindern bestehen.

Unter der Geburt plötzlich auftretende Notsituation

In diesem Fall muß der Arzt rasch handeln. Hierzu zählen nicht diejenigen Komplikationen, mit denen – jedenfalls mit einiger Wahrscheinlichkeit – gerechnet werden muß. Über sie ist vorher zu informieren. In einer plötzlich auftretenden Notsituation ist im Regelfall eine ausführliche Aufklärung unmöglich; auch dürfte für die Schwangere kaum die Möglichkeit bestehen, in Ruhe das Für und Wider der notwendigen Maßnahmen abzuwägen.

Dies bedeutet aber nicht, daß jede Aufklärung unterbleiben darf. Der Arzt muß auch in solchen Situationen zumindest versuchen, der Schwangeren die Situation und die möglichen Maßnahmen zu erklären und ihre Entscheidung herbeizuführen. Ich möchte hier etwas näher auf die vieldiskutierte Entscheidung des BGH vom 16.2.1993 [15] eingehen.

Der Entscheidung lag der Fall zugrunde, daß bei einer Vaginalentbindung ein Geburtsstillstand eintrat, und zwar zu einem Zeitpunkt, als die Mutter infolge starker Schmerzen und der Medikation nicht mehr in der Lage war, eine eigenverantwortliche Entscheidung zu treffen. Der Arzt hat dann eine Vakuumextractio durchgeführt; das Kind wurde mit schweren Behinderungen geboren, die vermieden worden wären, wenn eine rechtzeitige Sectio erfolgt wäre.

Der BGH hat dazu ausgeführt, daß eine Aufklärung nicht erst erfolgen darf, wenn die Entscheidung über das weitere Vorgehen *aktuell* wird, jedenfalls dann nicht, wenn abzusehen ist, daß die Schwangere zu diesem Zeitpunkt nicht mehr eigenverantwortlich entscheiden kann. Der BGH hat dann dargelegt, daß bei einer „normalen" Operation eine notwendig werdende Operationserweiterung ohne vorherige Zustimmung nicht erfolgen darf, vielmehr in einem solchen Fall die Operation zu beenden ist und der Patient nach Abklingen der Narkoseeinwirkung aufzuklären ist. Da dies bei einer Entbindung nicht möglich ist, so führt der BGH weiter aus, sei

„der geburtsleitende Arzt in noch stärkerem Maße als ein Chirurg bei chirurgischen Eingriffen verpflichtet, in allen Fällen, in denen die ernsthafte Möglichkeit besteht, daß während des Geburtsvorgangs eine Situation eintritt, in der sein weiteres rechtmäßiges Vorgehen von einer besonderen Einwilligung der Patientin abhängig ist, rechtzeitig vorher die für diesen Fall erforderliche Einwilligung der Patientin einzuholen".

Der BGH hat dann klargestellt, daß eine nur theoretische Möglichkeit einer Komplikation noch nicht zur Aufklärung verpflichte. Er fährt dann fort:

„Eine solche Aufklärung ist jedoch immer dann erforderlich und muß dann bereits zu einem Zeitpunkt vorgenommen werden, zu dem die Patientin sich noch in einem Zustand befindet, in dem diese Problematik mit ihr besprochen werden kann, wenn deutliche Anzeichen dafür bestehen, daß sich der Geburtsvorgang in Richtung auf eine solche Entscheidungssituation

---

[15] NJW 1993, 2372 mit Anmerkung Laufs/Hiersche

entwickeln kann, in der die Schnittentbindung notwendig oder zumindest zu einer echten Alternative zur vaginalen Entbindung wird. Das ist etwa dann der Fall, wenn sich bei einer Risikogeburt konkret abzeichnet, daß sich die Risiken in Richtung auf die Notwendigkeit oder die relative Indikation einer Schnittentbindung entwickeln können."

Laufs und Hiersche haben in einer Anmerkung zu diesem Urteil „den Grundlagen der Entscheidung und dem Ansatz" zugestimmt, jedoch erhebliche Zweifel an der Praktikabilität dieser Grundsätze geäußert und vor allem darauf hingewiesen, daß dem Geburtshelfer, der in einer Notsituation alles darn setzen müsse, nichts falsch zu machen, nun auch noch die Verpflichtung zur Aufklärung treffe.

Dies leuchtet ein. Hinzu kommt noch, daß Formulierungen des Urteils wie „ernsthafte Möglichkeit", „deutliche Anzeichen" alles andere als eindeutig sind. Ich befürchte, daß es darüber nahezu in jedem Einzelfall Streit geben kann. Schließlich wird von Gynäkologen darauf hingewiesen, daß gerade in Situationen, in denen es auch auf die tatkräftige Mitwirkung der Gebärenden ankomme, der Hinweis auf die Sectio oft jede Mitwirkung erlahmen lasse mit der Folge, daß die Aufklärung schon für sich genommen die Indikation der Schnittentbindung mit sich bringe.

Ich befürchte, daß dies alles den 6. Senat des BGH kaum zu einer Änderung seiner Rechtsprechung veranlassen wird. Der Vorsitzende und weitere Mitglieder des Senats haben im November 1994 anläßlich eines Symposions (in Mühlheim a.d. Ruhr) ihre Entscheidung verteidigt und dezidiert daran festgehalten, daß grundsätzlich auch unter der Geburt von einer Aufklärungspflicht des Arztes und einer Entscheidungmöglichkeit der Schwangeren auszugehen sei. Ob im Einzelfall die Gebärende noch in der Lage gewesen sei, den Inhalt der Aufklärung zu erfassen und eine eigenverantwortliche Entscheidung zu fällen, bleibe sachverständlicher Begutachtung vorbehalten.

Wie der vorliegende Fall zeigt, ist der Arzt aber auch dann noch nicht entlastet, wenn feststehen sollte, daß die Gebärende zu einer eigenverantwortlichen Entscheidung nicht mehr in der Lage war. Denn in diesem Fall kommt es allein auf ihren mutmaßlichen Willen an [16]. In der Entscheidung heißt es dann wie folgt:

„Um den mutmaßlichen Willen der jeweiligen Patientin zu ermitteln, muß der Arzt daher prüfen, ob diese früher ihm oder anderen Personen gegenüber etwa gewisse Andeutungen gemacht hat, aus denen er Rückschlüsse auf ihr Sinnesrichtung hinsichtlich der Gefahrtragung ziehen kann."

Mir scheint, daß diese Erwägungen – aber das mögen die Ärzte sagen, die als Geburtshelfer tätig sind – schlicht lebensfremd sind. Die Entscheidung belegt aber m. E. eindrucksvoll die Notwendigkeit – jedenfalls dann, wenn während der Schwangerschaft oder aus der Vorgeschichte der Patientin irgendwelche Risiken bekannt sind, die einen „normalen" Geburtsverlauf nicht zweifelsfrei erwarten lassen –, rechtzeitig vor Beginn der Geburt die unterschiedlichen Geburtsmethoden zu besprechen und jedenfalls eine Tendenzentscheidung der Schwangeren einzuholen. Wer als Arzt auf der „sicheren Seite" stehen will, führt mit seiner Patientin ein Gespräch darüber, was geschehen soll, wenn sich die Alternative varginale/Schnittentbindung stellt.

---

[16] BGH aaO, S. 2374

Abschließend ist zu bemerken, daß die Aufklärung der Patientin unter der Geburt und ihre Entscheidung in den Krankenunterlagen festzuhalten sind. Auch in diesem Fall bedarf es – ebenso wie in anderen Fällen – entgegen landläufiger Meinung *nicht* der Unterschrift der Patientin unter einem Schriftstück, das die Aufklärung belegt. Entscheidend ist, daß das Aufklärungsgespräch und die Entscheidung der Schwangeren festgehalten werden. Dazu genügen handschriftliche Eintragungen des Arztes, auch nach der Geburt. Sie bringen im Regelfall ausreichend Beweis für die Erfüllung der Aufklärungspflicht. Bei Ausländerinnen ist die Zuziehung eines Dolmetschers jedenfalls dann erforderlich, wenn sie die Erklärungen des Arztes in deutscher Sprache nicht verstehen. Darüber muß sich der Arzt Gewißheit verschaffen. Eine Besonderheit stellt dies allerdings nicht dar, weil der Arzt, soweit dies möglich ist, sich stets darüber vergewissern muß, ob der Patient die Aufklärung verstanden hat.

Vortragssitzungen und Posterpräsentationen [1]

Allgemeine Geburtshilfe

Experimentelle Geburtshilfe

[1] Die Abstracts sind unter der jeweils angegebenen Nummern in den *Archives of Gynecology and Obstetrics 258 [Suppl. 1] 1996* publiziert

Geburtshilfe – Verschiedenes

Schwangerschaftshypertonie

Pränatale Diagnostik

Fetale Überwachung

Fetale Oxygenation

Fetales Wachstum

Fetale Fehlbildungen

Frühgeburt

Risikogeburtshilfe

Beckenendlage

Sectio caesarea

Teil III
Gynäkologie und Onkologie

Gynäkologie

Inkontinenzdiagnostik als Basis für eine suffiziente Therapie (Moderation: B. Schüssler)

H. Kölbl, E. Petri, B. Schüssler, F. Staufer und R. Voigt

Die Arbeitsgemeinschaft Urogynäkologie hat bezüglich der Inkontinenzdiagnostik sehr detaillierte und verallgemeinerungsfähige Richtlinien erarbeitet, die eine gute Anleitung für die Arbeit sowohl des niedergelassenen Gynäkologen als auch des klinisch tätigen Urogynäkologen ermöglichen und auch im internationalen Vergleich sicher bestehen können. Diese Richtlinien sind in den beiden Fachorganen „Geburtshilfe und Frauenheilkunde" und „Der Frauenarzt" publiziert worden. Besonders wichtig ist hierbei, daß die Diagnostik stets im Rahmen einer Stufendiagnostik erfolgt. Dies erleichtert sicherlich die Umsetzung in den klinischen Alltag.

In einer von *H. Kölbl* dargestellten Umfrage an deutschsprachigen Universitäts- und anderen Kliniken zur Diagnostik und Therapie der weiblichen Harninkontinenz zeigte sich, daß die Antwortrate der befragten Kliniken sehr niedrig im gesamten deutschsprachigen Raum war. Die Diagnostik der weiblichen Harninkontinenz stellt sicherlich eine wichtige Voraussetzung für die Therapie bei den in die Umfragebewertung einbezogenen Kliniken dar. Als schwierig erweist sich dabei, daß die Umsetzung der von der Arbeitsgemeinschaft Urogynäkologie erarbeiteten Hinweise doch nicht die geforderte Breite in allen Kliniken erreicht. Das erscheint um so notwendiger, da nach *E. Petri* die Diagnostik der weiblichen Harninkontinenz sich am Leidensdruck sowie an der daraus folgenden Bereitschaft der Patientin orientiert, eine bestimmte Therapie durchführen zu lassen. Diese Therapie wird ihr vom behandelnden Arzt vorgeschlagen. Nach *Petri* ist eine weiterführende, über die Anamneseerhebung sowie die rein klinische Untersuchung hinausgehende Diagnostik dann erforderlich, wenn:

- sich eine Diskrepanz zwischen den subjektiven Beschwerden und dem klinischen Bild sich ergibt,
- es sich bereits um ein Rezidiv nach einer Operation handelt,
- eine operative Therapie geplant ist.

Die Inkontinenzdiagnostik wurde im Rahmen dieses Rundtischgespräches unter folgenden Aspekten diskutiert:

- Diagnostische Erfordernisse,
- Zusammenarbeit gynäkologische Praxis und urogynäkologisches Zentrum,
- Leistungserstattung,
- Diagnostik vor konservativer Therapie,
- Diagnostik vor operativer Therapie,
- Diagnostik vor Rezidivchirurgie,
- Diagnostik vor Prolapschirurgie,
- Bewertung neuer Methoden,
- forensische Probleme.

Dabei ist es besonders wichtig, daß die vorgestellten Statements auf soliden klinischen und wissenschaftlichen Erfahrungen beruhen. Auf der anderen Seite wurden auch Hinweise über neue Methoden vorgestellt.

Diagnostische Erfordernisse

Besonders wichtig war die Darstellung der Stufendiagnostik der weiblichen Harninkontinenz. Dabei wurde von *R. Voigt* auf die in den Richtlinien publizierten Abläufe hingewiesen und diese nochmals präzisiert. An erster Stelle steht eine gezielte Anamnese unter besonderer Berücksichtigung von Inkontinenz-, Infekt- und Sexualanamnese sowie Miktionsbeschwerden. Auch bisherige und aktuelle Behandlungen müssen mit berücksichtigt werden. An zweiter Stelle findet die gynäkologische Untersuchung mit besonderer Beachtung pathologischer Veränderungen der Beckenbodenanatomie in Ruhe, beim Husten, beim Pressen und Kneifen ihren Platz. Dabei müssen auch Atrophie des Gewebes und Infektzeichen erfaßt werden. Die Harnuntersuchung mittels Teststreifen bzw. Urinkultur nimmt die dritte Stelle ein. An vierter Stelle erfolgt die klinische Untersuchung des Blasenverschlußmechanismus durch wiederholtes Husten und Pressen bei *gefüllter* Harnblase im Liegen und im Stehen. Wenn ein Descensus der Vaginalwände und des Uterus vorliegt, muß dieser Streßtest nach Reposition wiederholt werden, um eine larvierte Inkontinenz zu erkennen. Die als fünftes angegebene Restharnbestimmung sollte bevorzugt mittels Ultraschall erfolgen. Dabei ist durch Bestimmung von 2 Ebenen eine näherungsweise Erfassung des Restharnvolumens gewährleistet. Die orientierende Sonographie der ableitenden Harnwege wird im Rahmen dieser Stufendiagnostik als sechster Punkt empfohlen. Die urodynamische Funktionsdiagnostik mittels Zystometrie und Urethrozystometrie an siebenter Stelle gestattet den Ausschluß von Urge-Inkontinenz bzw. Urgency-Beschwerden und zeigt gleichzeitig den Grad einer Streßinkontinenz auf. Die an achter Stelle angeführte morphologische Diagnostik mittels Sonographie oder radiologischer Darstellung (laterales Urethrozystogramm) zur Erfassung der zysturethralen Morphologie ist besonders wichtig für eine künftige operative Therapie. Die Urethrozystoskopie mit möglicherweise angeschlossener Kalibrierung der Harnröhre ist zur Erfassung von Stenosen sowie von Entzündungen besonders wichtig. Die Uroflowmetrie als zehnter Punkt ist besonders bei Blasenentleerungsstörungen unerläßlich, sie gestattet gleichzeitig auch einen Hinweis auf mögliche Detrusorfunktionsstörungen.

Zusammenarbeit gynäkologische Praxis und urogynäkologisches Zentrum

Die Frage nach Durchführung der Diagnostik in Praxis und urogynäkologischem Zentrum wurde insbesondere von *R. Voigt* und *F. Staufer* dahingehend beantwortet, daß die Punkte 1–6 sicherlich vorzugsweise in der Praxis und die Punkte 7–10 vorzugsweise vor einer weitergehenden Therapie in einem urogynäkologischen Zentrum realisiert werden sollten. *F. Staufer* hat die Frage nach einer solchen Unterteilung klar bejaht und in seinen Ausführungen auf die in der Praxis notwendige und mögliche Erkennung und Therapie akuter Inkontinenzformen wie Harnwegsinfekt, atrophischer Urethritis usw. durch Anamnese, gynäkologische Untersuchung sowie Fluor-Diagnostik und Urinanalyse hingewiesen. In der 2. Stufe kann von darauf spezialisierten Gynäkologen, aber auch in anderen Praxen, die gezielte Anamnese einschließlich Inkontinenzfragebogen, Miktionsprotokoll, psychosomatischen Fragebögen sowie internistisch-neurologischer Anamnese und durch erweiterte gynäkologische Untersuchung inklusive Streßtest, Descensusabklärung und Sonographie die Differentialdiagnose Streß-Urge-Inkontinenz zu einem großen Teil erfolgen und damit bei überwiegender Urge-Inkontinenz die Indikation zur konservativen Therapie gestellt werden. Für eine solche Arbeit im Bereich der niedergelassenen Gynäkologen im Rahmen dieser Stufendiagnostik ist die Grundvoraussetzung eine gute Ausbildung des Gynäkologen sowie eine stetige Weiterbildung. Dafür hat die Arbeitsgemeinschaft Urogynäkologie gerade in letzter Zeit eine Menge getan, insbesondere das Symposium zur operativen Therapie der Harninkontinenz in München im November 1995 hat hier wichtige Impulse auch zur konservativen Therapie geleistet. Allgemein wurde von der Expertenrunde festgehalten, daß die Basisdiagnostik durchaus als eine Voraussetzung für eine konservative Therapie gelten kann.

Zur Leistungserstattung

Dabei wurden von *F. Staufer* Hinweise zur Abrechnung solcher Leistungen gegeben. Dadurch wurden den niedergelassenen Gynäkologen hier Hinweise für die Abrechnung ihrer Leistungen aufgezeigt, die insbesondere im gegenwärtigen Umstellungsprozeß des EBM eminent wichtig waren.

Diagnostik vor konservativer Therapie

Allgemein wurde von der Expertenrunde festgehalten, daß die Basisdiagnostik durchaus als eine Voraussetzung für eine konservative Therapie gelten kann. Dies wurde auch auf dem bereits angesprochenen Symposium in München 1995 angeregt.

Diagnostik vor operativer Therapie

In einem weiteren Komplex wurde zur Therapie vor einer Operation auf die Richtlinien der United States Agency for Health Care Policy and Research (AHCPR) verwiesen, die ebenfalls ein Stufenprogramm erstellt hat. Dieses Stufenprogramm teilt sich etwas anders auf. Die Stufe I umfaßt Anamnese, eingenommene Medikamente und Ergebnis der Urinuntersuchung. Die Stufen II bis III beruhen auf der Diagnostik akuter Formen der Urininkontinenz. Die Stufe IV beinhaltet die Durchführung des Streßtestes und Erfassung des Resturins. Erst in Stufe V wird in Form einer Ausschlußdiagnostik die Streßinkontinenzoperation als Möglichkeit erfaßt, wenn keine Radikaloperation oder Streßinkontinenzoperation vorausgegangen waren, die Urethra beweglich und mobil sich darstellt, neurologische Erkrankungen nicht vorliegen und die Patientin bei fehlendem Resturin nicht über Pollakisurie und Nykturie klagt. Nach diesem Algorithmus würden 65 % der Frauen nicht urodynamisch untersucht und hätten sich dabei in 32 % einer inadäquaten operativen Therapie unterzogen. Diese Aussage von Handa, Jensen und Ostergard sollte uns eigentlich aufrütteln und als wichtiger Hinweis auf den Sinn der präoperativen Diagnostik gelten. *E. Petri* hat diesen Sinn der präoperativen Diagnostik sehr gut zusammengefaßt und präzisiert. *B. Schüssler* formulierte die notwendigen Bedingungen für die Durchführung der Zystometrie zum Nachweis einer Detrusorinstabilität. Dabei wurde auf die Bedeutung der Subtraktionszystometrie zum Ausschluß dieser blasenbedingten Störung hingewiesen. Auch auf die Notwendigkeit, während der Auffüllung der Blase Provokationstests durchzuführen, wurde unterstrichen. Als Bedingungen für die Urethrometrie hat *B. Schüssler* den Ausschluß der hypotonen Urethra angeführt und gefordert, daß zur Untersuchung der Beckenboden relaxiert ist. Ein bestehender Prolaps muß vor der Untersuchung reponiert werden. Das bedeutet, daß das zum Teil geschmähte Urethraruhedruckprofil zum Ausschluß der hypotonen Urethra wieder an Bedeutung gewinnt, während das zum Beweis der Streßinkontinenz durchzuführende Urethrastreßdruckprofil bei kombinierter Streß- und Urge-Inkontinenz hilfreich ist. Die Voraussetzung dafür ist, daß keine Artefakte auftreten. Die Grenzen der konventionellen urodynamischen Untersuchung bestehen darin, daß eine Harninkontinenz nicht immer unter Untersuchungsbedingungen nachweisbar ist. Die Objektivierung der Urge-Inkontinenz stellt sich dabei schwieriger dar als die der Streßinkontinenz; die Diagnostik der Mischinkontinenz ist oft insuffizient, insbesondere im Hinblick auf die Operationsplanung.

Diagnostik vor Rezidivchirurgie

Die urogynäkologische Funktionsdiagnostik bei Rezidivinkontinenz soll nach *H. Kölbl* den Ausschluß eines Harnwegsinfektes, die Restharnprüfung sowie Durchführung einer urodynamischen Untersuchung, bildgebender Diagnostik und den klinischen Streßtest umfassen. Letzterer kann gegebenenfalls als Quantifizierung durch den Pad-weight-Test ergänzt werden. Wichtig ist dabei vor allem, daß insbesondere die Harnröhrenmobilität erfaßt wird. In dem anschließenden Aufklärungsgespräch müssen die Möglichkeiten der Rezidivoperation mit der Patientin gemeinsam erwogen sowie deren Erwartungen diskutiert werden.

Diagnostik vor Prolapschirurgie

Auch vor der Operation eines vorbestehenden Prolaps von Scheide und Uterus ist eine exakte Diagnostik eminent wichtig. Die Potenzen von Würfelpessaren zur konservativen Lagekorrektur und damit zur temporären Behandlung bis zur geplanten Operation sind zunehmend anerkannt, wobei durch die lokale Verabfolgung von Östrogenen sicherlich eine gute Vorbereitung für eine Operation geleistet wird. Ganz besonders wichtig ist der Ausschluß einer larvierten Inkontinenz. Falls eine solche nachgewiesen werden soll, ist die komplette Diagnostik inklusive morphologischer Abklärung erforderlich. Daraus kann auch die Notwendigkeit der Durchführung eines MRT sich ergeben. Dadurch kann erfaßt werden, welche Organe sich im Beckenbodenbruchsack befinden. Somit kann die operative Behandlungsstrategie exakter überdacht werden.

Bewertung neuer Methoden

Auch neue Methoden, insbesondere die Sonographie, die ambulante Urodynamik, der Fluid-Bridge-Test sowie der Valsalva-Leak-Point-Pressure-Test wurden mit dargestellt. Die ambulante Urodynamik ist zum Ausschluß einer Urgency-Komponente sicherlich sehr hilfreich, da nach Untersuchungen von Petri und Van Waalwijk van Doorn ein Großteil von Patientinnen mit Urgency unter herkömmlicher Urodynamik nicht erfaßt werden. Gerade die Harndrangsymptomatik ist wesentlich schwieriger zu objektivieren als die Streßinkontinenz-Beschwerden.

Die Bedeutung der Sonographie steht eigentlich außer Frage. So hat diese Methode doch bereits zu einem weitgehenden Ersatz der Urethrozystographie geführt. Insofern muß man sagen, daß die Sonographie heute eine sehr wichtige neue Diagnostik in der Harninkontinenz-Untersuchung darstellt. Ihr Hauptvorteil besteht in ihrer Nichtinvasivität. Sie ist bereits in der Identifizierung supravesikaler Harnabflußstauungen sowie zur Erfassung des Restharns eingeführt. Die Perinealsonographie gestattet eine Quantifizierung der Mobilität des urethrovesikalen Übergangs. Sie ist in dieser Hinsicht eine bereits gut validierte Methode. Die Sonographie gestattet, im Gegensatz zur Röntgendiagnostik, den exakten Nachweis der Beckenbodenaktivität sowie den Nachweis eines Beckenbodendefektes. Als Biofeedback für ein Beckenbodentraining ist sie für Arzt und Patientin sehr hilfreich.

Der Fluid-Bridge-Test wird von amerikanischen Kollegen sehr favorisiert; ist aber aufgrund seiner Invasivität anderen morphologischen Verfahren wie der Sonographie unterlegen. Zur Validität des Leak-Point-Pressure-Tests sind weitere Erfahrungen notwendig, inwieweit dadurch andere Verfahren ergänzt oder ersetzt werden können.

Forensische Probleme

Im letzten Komplex zu forensischen Problemen hat *E. Petri* auf die Bedeutung der präoperativen Aufklärung hingewiesen. Diese sollte insbesondere Erfolgsaussichten der Operation aus Literatur und eigenen Daten umfassen. Andererseits muß auch auf mögliche Komplikationen, wie postoperativ auftretende obstruktive Miktionsbeschwerden, postoperative Dranginkontinenz, Kohabitationsbeschwerden und auch seltenere typische andere Beschwerden wie eine Ostitis ossis pubis hingewiesen werden. Allerdings, und hier sind sowohl die Kollegen aus der gynäkologischen

Praxis, als auch in den Zentren angesprochen, sollte auf Äußerungen über vor- und nachbehandelnde Kollegen zu Auswahl und Qualität eines Therapieverfahrens verzichtet werden. Diese Äußerungen sind oftmals Auslöser für Klagebegehren bei nicht optimalem Therapieerfolg.

Resümee

In den Hinweisen dieses Rundtischgespräches sind viele Ansatzpunkte zur Optimierung von Diagnostik und Therapie gegeben. Als besonders wichtig stellt sich der Hinweis auf die von der Arbeitsgemeinschaft Urogynäkologie erarbeiteten Richtlinien dar.

Im Rahmen dieses Rundtischgespräches wurde ganz kurz der gegenwärtige internationale Stand zusammengefaßt, der auch auf der Tagung der International Urogynecological Association in Wien einen Konsens gefunden hat. Es sollte, ausgehend von diesem Rundtischgespräch, das Ziel sein, in Deutschland durch gute Zusammenarbeit zum Wohl unserer Patientinnen eine exakte prä- und postoperative Diagnostik zu gewährleisten, um so die Voraussetzungen für eine optimale Therapie zu besitzen, die individuell entweder mit konservativen Mitteln, durch eine Operation oder durch eine Kombination beider Behandlungsarme erfolgen kann.

Literatur

Schüssler B, Eberhard J, Kölbl H et al. (1993) Empfehlungen der Arbeitsgemeinschaft Urogynäkologie zu urogynäkologischer Diagnostik und Therapie. Gynäkol Rdsch 33: 193–196; Kontinenz 2:137–140
Schär G, Kölbl H, Voigt R et al. (1996) Empfehlungen der Arbeitsgemeinschaft Urogynäkologie zur Sonographie des unteren Harntraktes im Rahmen der urogynäkologischen Funktionsdiagnostik. Gynäkol Rdsch 36:33–36; Frauenarzt 37:220–225
Fischer W, Kölbl H (Hrsg) (1995) Urogynäkologie in Praxis und Klinik
De Gruyter, Berlin
Petri E (Hrsg) (1996) Gynäkologische Urologie, 2. Aufl. Thieme, Stuttgart
Schüssler B, Laycock J, Norton P, Stanton S (Hrsg) (1994) Pelvic floor reeducation: principles and practice. Springer, London

Qualitätssicherung in der operativen Gynäkologie

P. Scheidel

Einleitung

Die Qualitätssicherung operativer Eingriffe ist ein Baustein des heute geforderten umfassenden Qualitätsmanagements von Kliniken. Da im Zusammenhang mit operativen Eingriffen eine leicht zu erfassende Zahl von Zwischenfällen, Ereignissen und Komplikationen auftritt, liegt es nahe, einen Zusammenhang zwischen diesen Ereignissen und der erbrachten Qualität zu ziehen. In der Praxis hat sich jedoch gezeigt, daß die Erfassung von Komplikationen und Zwischenfällen nur selten zu brauchbaren, das künftige Verhalten von Operateuren beeinflussenden Qualitätsmonitoren führt. Bei einer vergleichenden Beurteilung müßte die Schwere der Grunderkrankung, der präoperative Allgemeinzustand von Patientinnen, die Radikalität, bzw. Angepaßtheit des operativen Eingriffs, die Wahl des operativen Eingriffs und viele weitere Faktoren in ein angemessenes Verhältnis zueinander gebracht werden. In vielen Bereichen sind Komplikationen, bzw. gravierende Ereignisse so selten, daß sie sich einer statistisch sinnvollen Vergleichbarkeit entziehen. Vor allem in gravierenden Fällen können solche Daten bei der Beurteilung von Qualität hilfreich sein. So wurde im März 1997 in Großbritannien einem Herzchirurgen die Operationserlaubnis entzogen, dessen 30-Tage-Mortalitätsrate bei coronaren Bypaßoperationen bei 13,4% lag, während der Durchschnitt der Operateure nur eine Mortalitätsrate von 4,1% aufwies. Aus dem gesagten Beispiel läßt sich ableiten, daß die Erhebung von Komplikation, Zwischenfällen und Ereignissen vor allen Dingen als Kontrollinstrument geeignet ist. Zur Analyse von Schwachstellen im Sinne einer kontinuierlichen Qualitätsverbesserung, bzw. zum wichtigen Gebiet der Indikationsüberprüfung leisten sie eher einen bescheidenen Beitrag.

Qualitätssicherung in der operativen Gynäkologie bedeutet deshalb:

- sicherzustellen, daß keine unnötigen Operationen durchgeführt werden;
- indikationsbezogen zu überprüfen, ob das bestmögliche Verfahren gewählt wurde;
- zu kontrollieren, ob das eingetretene Ergebnis mit dem angestrebten übereinstimmt;
- vergleichend darzulegen, daß Zwischenfälle, Ereignisse und Komplikationen nicht unangemessen häufig auftreten;

- zu überprüfen, ob Aufwand und Ergebnis (Kosten/Nutzen) im vertretbaren Verhältnis zu einander stehen.

So verstanden ist Qualität in der operativen Gynäkologie durch Instrumente zur Erhebung von Komplikationsdaten nur unzureichend abzubilden. Dennoch ist die Erhebung von Daten über Indikation, präoperative Diagnostik, Komplikationen und Operationsverläufe der unvermeidbare Einstieg in ein weiterführendes Qualitätsmanagement.

Projekt

Die Deutsche Gesellschaft für Gynäkologie und Geburtshilfe hat sich in einem gemeinsamen Projekt mit dem Institut für medizinische Informationsverarbeitung der Universität Tübingen bemüht, den aktuellen Stand der Qualitätserbringung in der operativen Gynäkologie zu erfassen, daraus Standards und Referenzbereiche zu formulieren, um daraus abzuleiten, in welchem Falle eingriffsbezogen bestimmte Ereignisse besonders häufig bzw. auffällig selten sind. Neben der traditionellen Erfassung von Komplikationen wurde von der Arbeitsgruppe unter Leitung von Herrn Prof. Koester (Mitglieder Dr. M. Geraedts, Prof. Dr. D. Berg, Prof. Dr. Rauskolb, Prof. Dr. H.-K. Selbmann, Prof. Dr. P. Scheidel) die Indikation zum Eingriff besonders berücksichtigt. Die Indikation zu einem operativen Eingriff ist nur dann gegeben, wenn mit einer gewissen (hohen) Wahrscheinlichkeit mit einem pathologischen Befund zu rechnen ist. Es ist unbestritten, daß die diagnostische Sicherheit aller uns zur Verfügung stehenden klinischen Maßnahmen, einschließlich der bildgebenden Verfahren immer noch relativ unscharf ist, so daß es einen Bereich der diagnostischen Unsicherheit geben wird. Qualitätssichernde Maßnahmen haben zum Ziel, diesen Bereich zu definieren und den Standard der Besten als mögliches, zu erreichendes Ziel vorzugeben. Um eine möglichst exakte Abbildung der Leistungsfähigkeit gynäkologischer Abteilungen zu bekommen, wurden 51 operativ-gynäkologische Einrichtungen unterschiedlicher Größe und unterschiedlicher Trägerschaft in die Datenerhebung einbezogen. Insgesamt konnten 42.433 operative Eingriffe bei 40.023 Patientinnen im Jahre 1994 erfaßt werden.

Aus der Vielzahl der erhobenen Daten wurde von der Arbeitsgruppe eine Liste von Qualitätsindikatoren erstellt. Dabei wurden folgende Kriterien angelegt (Selbmann 1996):

- Die Qualitätsindikatoren sollten „relevant, **u**nderstandable, **m**easurable, **b**ehaviourable und **a**chievable" sein (RUMBA-Regel).
- Die mit diesen Qualitätsindikatoren zu betrachtenden Aspekte sollten mit hoher Frequenz durchgeführt, mit hohem Risiko behaftet und bekanntermaßen problemträchtig sein.
- Die Indikatoren sollten hinsichtlich Fallzahl und abgebildeter Variabilität zwischen den einzelnen Kliniken für eine vergleichende Beurteilung in Frage kommen.

Aus dieser initialen Liste wurden dann nach nochmaliger Überprüfung insgesamt 20 Qualitätsindikatoren als besonders relevant betrachtet, die Grundlage für künftige Qualitätssicherungsprojekte in der operativen Gynäkologie sein sollten.

Die Arbeitsgruppe unterschied hier 4 Gruppen von Indikatoren (s. Übersicht).

- Allgemeine Indikatoren
- Indikatoren zur Beurteilung der Versorgung bei Adnexeingriffen
- Indikatoren zur Beurteilung der Versorgung bei Mammaeingriffen
- Indikatoren zur Beurteilung der Qualität bei Uteruseingriffen

Unter diesen Indikatoren finden sich sowohl allgemein-operative Indikatoren als auch Indikatoren, die an spezielle Eingriffslokalisationen geknüpft sind. Bei diesen Indikatoren werden auch üblicherweise seltene und schwerwiegende Ereignisse erfaßt, bei deren Auftreten *immer* eine Einzelfallanalyse erfolgen sollte. Zusätzlich aber wurden Indikatoren gewählt, für die ein konsensfähiger Referenzbereich für gute Qualität beschrieben werden kann. Ziel dieser Indikatoren ist es, den operative Eingriffe in der Gynäkologie durchführenden Kliniken zwei Ziele des Qualitätsmanagements vorzugeben:

- die Zahl der *vermeidbaren* schwerwiegenden Zwischenfälle, Ereignisse und Komplikationen auf 0 zu reduzieren und
- innerhalb des Referenzbereiches die Qualität des „best performers" zu erreichen.

Dieses Konzept soll nachfolgend beispielhaft für jeweils einen Indikator dargestellt werden.

Ergebnisse

Um die Daten übersichtlich und didaktisch einprägsam aufzubereiten, wurde vom Institut für medizinische Informationsverarbeitung der Universität Tübingen eine graphische Umsetzung der Ergebnisse erarbeitet, die jede einzelne Klinik darstellt, wo sie sich im grünen (unauffälligen), wo im roten (auffälligen) Bereich befindet (Abb. 1). In dieser Graphik des Qualitätsprofils der Frauenklinik des Marienkrankenhauses Hamburg ist leicht erkennbar, daß z. B. für die Qualitätsindikatoren 21 und 46 eine Steigerung der Qualität anzustreben ist.

Betrachtet man jedoch die Analyse anderer Kliniken für den Qualitätsindikator 21 (Anteil Fälle ohne histologische Organpathologie oder mit Follikel-, bzw. Corpus luteum-Zyste unter allen Fällen mit isolierten Adnexeingriffen) so zeigt sich, daß hier die Auffälligkeitsgrenze (Referenzbereich) bei 22% angesetzt werden muß, d. h. daß die überwiegende Zahl der Kliniken dieses Ziel nur knapp bzw. gar nicht erreicht. So betrachtet findet sich die Frauenklinik des Marienkrankenhauses im Referenzbereich „guter Qualität". Aber es gibt andere Kliniken, die offenbar noch bessere Resultate erzielen und deshalb sollte durch ein optimiertes internes Qualitätsmanagement die Leistungsfähigkeit steigerbar sein (Abb. 2).

Was den Qualitätsindikator 46 betrifft, so beinhaltet dieser den Anteil der Fälle mit Heparinprophylaxe unter allen Fällen mit Beckenkarzinomoperationen.

Hier zeigte sich in unserer Klinik ein Dokumentationsproblem. Da wir zum Zeitpunkt der Datenerhebung noch überwiegend die Thromboseprophylaxe mit unfraktioniertem Heparin durchführten, wurden diejenigen Patientinnen, die damals

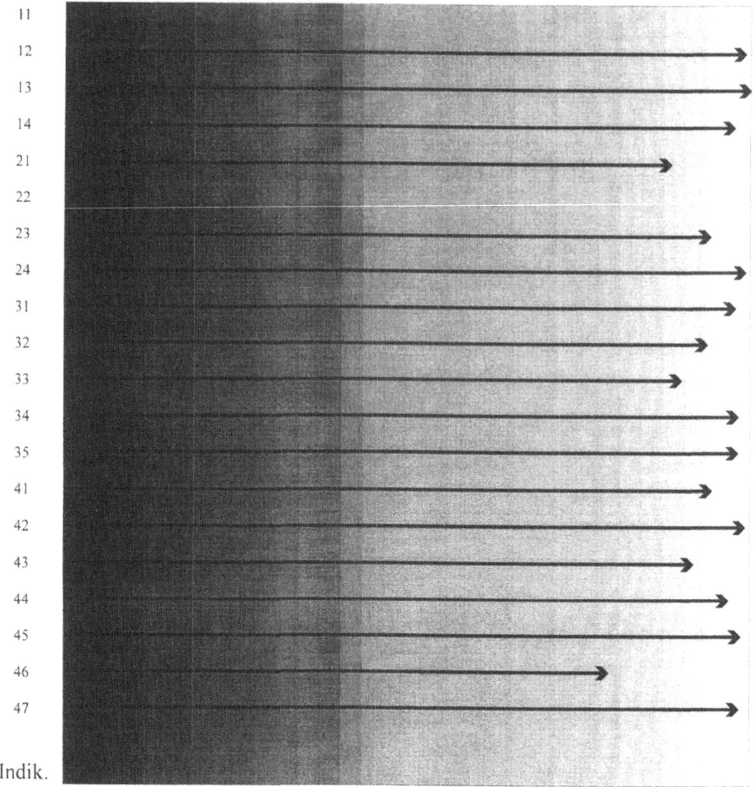

Abb. 1. Werte für alle Qualitätsindikatoren (Nr. 11–47) der Klinik. In der Horizontalen weisen die Pfeile in die Richtung der optimalen Qualität (Geraedts/Arend, IMI Tübingen)

bereits mit niedermolekularem Heparin behandelt wurden, nicht dokumentiert, so daß wir bei der retrospektiven Überprüfung feststellen konnten, daß 100% aller unserer Patientinnen eine Heparinprophylaxe erhielten; die Patientinnen mit niedermolekularer Heparinprophylaxe jedoch durch eine Fehlinterpretation des Erhebungsbogens nicht erfaßt wurden.

Hier wird deutlich, wie die einzelnen Informationen für in die Klinik bei der internen Schwachstellenanalyse behilflich ist und damit das Konzept einer kontinuierlichen Qualitätsüberprüfung und -verbesserung fördert.

Ein weiteres Beispiel soll diese Vorgehensweise verdeutlichen: Ein immer wieder diskutierter Qualitätsindikator ist der Anteil der Fälle mit der Histologie Ektopie, bzw. ohne histologische Organpathologie unter allen Fällen mit Konisation (Abb. 3).

Hier zeigt sich eine erhebliche Streubreite. 13 Kliniken waren in der Lage, in *allen* Fällen mit Konisation eine entsprechende Organpathologie (Dysplasie–Karzinom) nachzuweisen. Man muß deshalb davon ausgehen, daß grundsätzlich mit den heute zur Verfügung stehenden diagnostischen Maßnahmen dieses Ereignis (un-

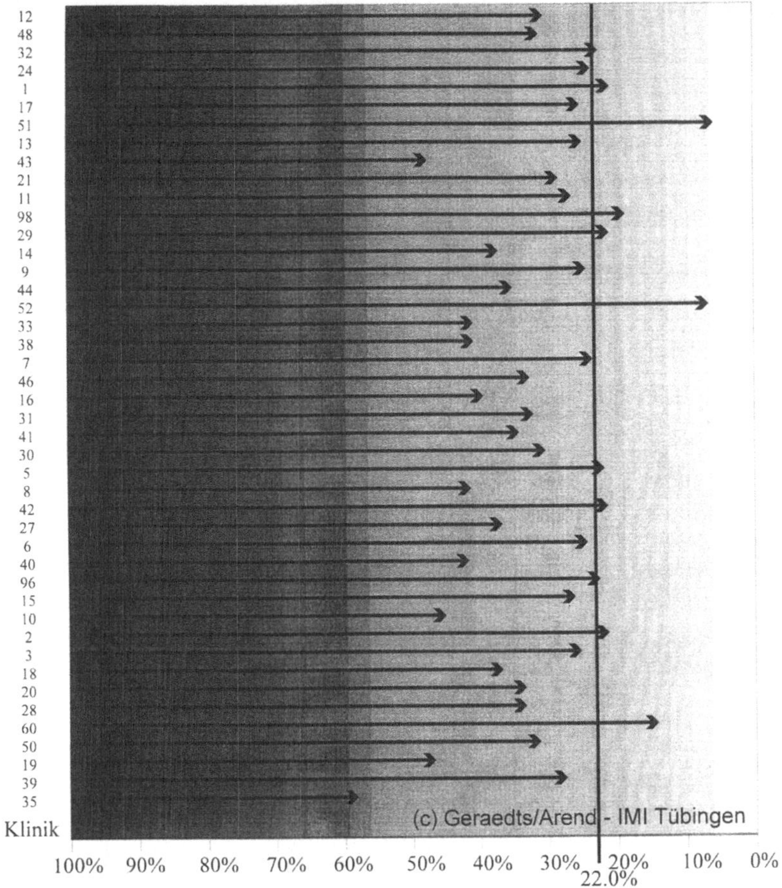

Abb. 2. Für den o. a. Qualitätsindikator zeigt die Abbildung die Werte aller beteiligten Projektkliniken. Die Kliniken sind vertikal anhand der anonymen Kliniknummern aufsteigend nach der Eingriffsfrequenz der jeweils betroffenen OP-Lokalisation angeordnet. In der Horizontalen weisen die Pfeile in die Richtung der optimalen Qualität. Den Beginn des Referenzbereichs zeigt die vertikale Linie. (Geraedts/Arend, IMI Tübingen)

auffällige Histologie) ausgeschlossen werden kann. Deshalb wurde der Referenzbereich auf 0 festgelegt, auch wenn die überwiegende Mehrzahl der Kliniken diesen Wert, zumindest im Rahmen diese Datenerhebung, nicht erreicht haben.

Diskussion

Mit diesen Qualitätsindikatoren und der graphischen Umsetzung steht ein Instrument zur Verfügung, welches in Analogie zur Perinatalerhebung einen Überblick über die Leistungsfähigkeit der eigenen Klinik und einen direkten Vergleich mit anderen Kliniken ermöglicht. Dieses Instrument dient in erster Linie nicht der Kon-

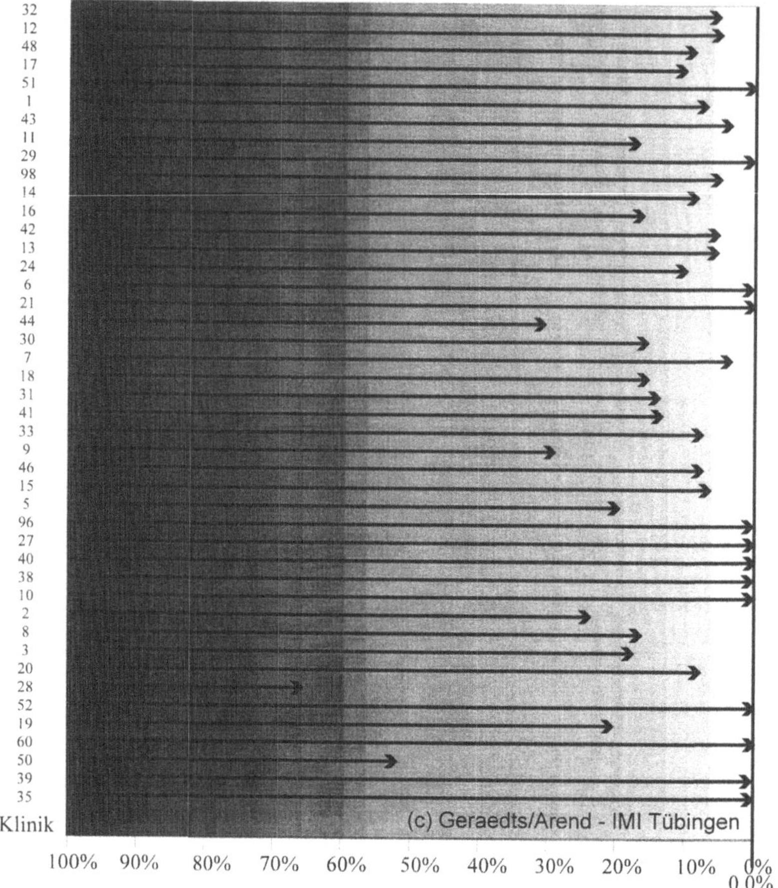

Abb. 3. Für den o. a. Qualitätsindikator zeigt die Abbildung die Werte aller beteiligten Projektkliniken. Die Kliniken sind vertikal anhand der anonymen Kliniknummern aufsteigend nach der Eingriffsfrequenz der jeweils betroffenen OP-Lokalisation angeordnet. In der Horizontalen weisen die Pfeile in die Richtung der optimalen Qualität. Den Beginn des Referenzbereichs zeigt die vertikale Linie. (Geraedts/Arend, IMI Tübingen)

trolle, sondern soll den Anreiz fördern, die klinische Leistungsfähigkeit zu steigern und damit die operierende Einrichtung zu einem der „best performers" zu machen (Benchmarking-Prinzip). Diese ständige Orientierung der Leistungsfähigkeit an den Besten ist wohl eine der praktikabelsten Formen der Qualitätssicherung und berücksichtigt, daß im Einzelfall auch die Besten keine 100%ige Qualität erreichen.

Zusammenfassend liegt der Deutschen Gesellschaft für Gynäkologie und Geburtshilfe ein Konzept vor, welches folgende Vorteile bietet:

- Die Qualität der Ergebnisse und Referenzbereiche werden auf den ersten Blick sichtbar.

- Die graphische Darstellung fördert die Orientierung am Besten und nicht am Mittelmaß.
- Die Ergebnisse werden die einzelnen Kliniken zur Qualitätsverbesserung motivieren.

Es ist den beteiligten Kliniken zu danken, daß sie auf freiwilliger Basis diese Daten erhoben haben und somit einen Beitrag dazu leisten, daß für die künftige externe Qualitätssicherung bei Sonderentgelten und Fallpauschalen ein ausgereiftes, vernünftiges und für die Kliniker ebenso wie für die Biomathematiker nachvollziehbares Modell zur Verfügung steht. Damit hat die Deutsche Gesellschaft für Gynäkologie und Geburtshilfe auch bei der Qualitätssicherung operativer Eingriffe wesentliche Pionierarbeit geleistet, die künftig ihren Mitgliedern zum Vorteil gereichen werden.

Kritische Anmerkung

Es soll jedoch abschließend nicht versäumt werden, darauf hinzuweisen, daß es ganz andere Ansatzpunkte für eine Qualitätsverbesserung in der operativen Gynäkologie gibt:

- *Änderung der Anreizsysteme*: GOÄ, EBM, Sonderentgelte, Fallpauschalen, OP-Kataloge, alle diese Anreizsysteme fördern eher schlechte Qualität. So lange man dafür honoriert wird, daß man etwas tut und nicht dafür honoriert wird, daß man etwas unterläßt, wird die allgemeine Tendenz dazu bestehen, im Zweifelsfall lieber einen operativen Eingriff zuviel durchzuführen. Hinzu kommt ein gesellschaftliches Problem, daß derjenige, der etwas tut („Macher"), in der Regel ein höheres Ansehen genießt, als derjenige, der dazu rät, etwas zu unterlassen.
- *Defizite in der Ausbildung, Probleme der Selbsteinschätzung*: Wir erkennen heute zunehmend, daß Bildung und Ausbildung der Mediziner durch den enormen Zuwachs an Information und Wissen immer größere Defizite aufweisen. Hinzu kommt ein Verlust der moralischen Autorität von Meinungsbildnern, ein Phänomen, welches ebenfalls gesamtgesellschaftlich zu beobachten ist. Ein großes Problem der Qualitätssicherung ist die Schwierigkeit der Selbsteinschätzung von Operateuren. Durch den extremen Druck zur Außendarstellung verlieren Operateure die kritische Distanz zu ihren eigenen Fähigkeiten und Fertigkeiten. Das ungezügelte Verbreiten endoskopischer Operationstechniken mit einer Vielzahl von Verfahren bei den Schiedsstellen der Ärztekammern legen indirektes Zeugnis davon ab. In einem System, in dem jeder alles darf, gibt es keine Möglichkeit, jemanden nahe zu bringen, warum er nicht von diesen Möglichkeiten Gebrauch machen sollte. Hier wird in Zukunft ein von außen gesteuerter Regulationsprozeß ärztliche Selbstbestimmung einschränken.

  Nach vorliegenden Arbeiten zeigt sich ein deutlicher Zusammenhang zwischen Quantität und Qualität sowohl bei der Durchführung operativer Eingriffe, wie auch bei der Versorgung z.B. onkologischer Patientinnen. Es gibt bereits heute Überlegungen beim medizinischen Dienst der Krankenkassen, bei künftig frei zu vereinbarenden Budgets für Sonderentgelte und Fallpauschalen quantitative Mindestanforderungen zu stellen (z.B. Hüftendoprothesen mindestens 50 Fälle pro Jahr).

- *Defizite in der Informationsweitergabe:* Ein wesentlicher Faktor für die Qualitätssicherung operativer Eingriffe ist die Sicherstellung einer lückenlosen und vollständigen Informationsweitergabe. So ist z.B. im Einzelfall bei der Analyse von Nachblutungen festzustellen, daß anamnestische Angaben über vorausgegangene operative Eingriffe nicht ausreichend gewichtet bzw. an die Verantwortlichen nicht weitergegeben wurden. Der Verlust solcher Informationen (z.B. Latexallergie) kann im Einzelfall zu lebensbedrohlichen Zwischenfällen im Zusammenhang mit der Operation führen. Neue Methoden der Informationsweitergabe-, bzw. -bereitstellung müssen hier die Defizite („Freizeitausgleich") beseitigen.
- *Kommunikationsstörung:* Bei einer Untersuchung von Abteilungen mit besonders hoher Qualität ist regelhaft festzustellen, daß die Mitarbeiter dort ein gutes Betriebsklima pflegen und wenig Probleme im Umgang miteinander haben. In Abteilungen mit ungestörter Kommunikation ist auch das Besprechen von Komplikationen ohne individuelle Schuldzuweisung möglich. Nur bei der Pflege einer entsprechenden Kommunikationskultur können z.B. Qualitätszirkel effektiv werden. Die Vorstellung, daß jede entdeckte Schwachstelle, auch wenn sie im Einzelfall auf persönliche Unzulänglichkeit zurückzuführen ist, ein positiver Faktor ist, wird nicht a priori von allen Mitarbeitern geteilt. Angstfreie Kommunikation ist deshalb Grundvoraussetzung für kontinuierliche Qualitätsverbesserung. Wird Qualitätssicherung assoziiert mit Angst vor Bestrafung, ist regelhaft davon auszugehen, daß der bedrohte Mitarbeiter sein eigenes Fehlverhalten möglichst verschleiern wird. In diesem Fall werden alle Datenerhebungen sinnlos und eine positive Beeinflussung des individuellen Verhaltens kann nicht erwartet werden.
- *Sehnsucht nach Sicherheit:* Wie allgemein zu beobachten, sehnen sich auch Mitarbeiter von Kliniken zunehmend nach Sicherheit. Dies steht im eklatanten Widerspruch zu der Erkenntnis, daß es ein nicht riskantes Verhalten in der Medizin nie gegeben hat und voraussichtlich auch nie geben wird. Die ungeklärten Fragen der künftigen Krankenhausfinanzierung, mögliche Betten- und Personalreduzierung und die Angst vor anklagenden Patientinnen (bzw. Staatsanwälten) führen nicht nur zu einer teuren Defensivmedizin, sondern auch zu einem Verlust an Innovation und Kreativität. Nur aus der Sehnsucht nach Sicherheit ist der ausufernde Hang zu Leitlinien, Richtlinien und Empfehlungen zu erklären. Individuelle fallbezogene ärztliche Entscheidungsstrategien tragen immer das Risiko des Scheiterns in sich. Immer weniger Menschen sind bereit, die „Schuld" dafür zu tragen, daß das angestrebte Ergebnis nicht erreicht werden konnte. Insofern sind qualitätssichernde Maßnahmen Hilfe und eine Gefahr gleichzeitig. Sie helfen den Schwachen ihre Leistung zu verbessern, aber sie hemmen die Besten bei der Suche nach einem noch besseren Weg.

Reizblase und Dranginkontinenz – Genese, Differentialdiagnostik, Therapie (Fortbildungsseminar Urogynäkologie, Moderation: W. Distler, G. de Gregorio und M. Link)

W. Distler

Einführung

Funktionsstörungen der Harnblase sind dadurch gekennzeichnet, daß sich die Harnblase entweder unkontrolliert entleert oder ein unzeitiger, teilweise schmerzhafter Harndrang auftritt. Nur durch den Einsatz der Willkürkontrolle wird die Kontinenz aufrechterhalten (Schwenzer 1992). Klinisch wird zwischen Drangsymptomatik und Dranginkontinenz unterschieden, wobei die Übergänge fließend sind. Die Dranginkontinenz ist eine Störung der Reservoirfunktion des Detrusors und wird nach der aktuellen Klassifikation der International Continence Society (ICS) urodynamisch in den Formenkreis der Detrusorhyperaktivität eingeordnet. Der urethrale Verschluß ist intakt. Das klinische Substrat der Hyperaktivität, erhaltene Sensibilität vorausgesetzt, bildet die Trias Pollakisurie, imperativer Harndrang und Nykturie mit oder ohne Inkontinenz (Höfner 1992).

Im Rahmen des 51. Kongresses der Deutschen Gesellschaft für Gynäkologie und Geburtshilfe (DGGG) 1996 in Dresden fand ein Fortbildungsseminar zum Thema *Reizblase oder Dranginkontinenz* unter der Schirmherrschaft der Sächsischen Landesärztekammer und der Frauenärztlichen Akademie der DGGG sowie des Berufsverbandes der Frauenärzte statt.

Die Apogepha Arzneimittel GmbH, Dresden, hat namhafte Referenten gewinnen können, die über den aktuellen Wissensstand zur Genese, Differentialdiagnostik und Therapie dieser Funktionsstörungen der Harnblase referierten. Ziel des Seminars unter der Moderation von W. Distler (Dresden) G. de Gregorio (Friedrichshafen) und M. Link (Dresden) war, einen Konsens zu finden, der besonders für den

Seminar unter der Schirmherrschaft der Landesärztekammer Sachsen; Sponsor: Apogepha Arzneimittel GmbH, Dresden

Gynäkologen in Klinik und Praxis Empfehlungen für diagnostisches Vorgehen sowie eine optimale Behandlung ihrer Patientinnen geben soll.

Einteilung und Definition (G. de Gregorio)

Dem Begriff der Reizblase wird historisch eine große Vielzahl von Erkrankungen zugeordnet. Dazu zählen die sensorische oder motorische Dranginkontinenz, infektiöse Blasenerkrankungen, aber auch andere Diagnosen wie irritable Blase, Zystospasmus, Kaltfußdysurie oder Blasenneurose.

Im engeren Sinne bietet die Reizblase ein neurovegetatives Krankheitsbild, das mit gehäuftem und schmerzhaftem Harndrang einhergeht. Eine Diagnose kann oft erst nach Ausschluß anderer organischer Erkrankungen gestellt werden. Eine Reizblase im weiteren Sinne umfaßt häufigen Harndrang, imperativen Harndrang, schmerzhaften Harndrang, jedoch ohne Inkontinenz. Im englischen Sprachgebrauch wird diese Symptomatik mit *frequency/urgency* beschrieben. Nach heutigem Kenntnisstand sollte der Terminus *Harndrangsyndrom* verwendet werden. Davon abzugrenzen ist die eigentliche *Dranginkontinenz*, der Urinabgang im Zusammenhang mit starkem Harndrang. Hier verwendet die ICS auch den Begriff der Detrusorinstabilität und differenziert in eine Detrusorhyperaktivität (auch als motorische Urge-Inkontinenz bezeichnet) und eine Detrusorhypersensitivität (auch als sensorische Urge-Inkontinenz bezeichnet). Schließlich definiert die ICS noch den Begriff der Detrusorhyperreflexie als Detrusorhyperaktivität auf dem Boden einer neurogenen Grunderkrankung. Zwischen der Reizblase im weiteren Sinne und der Dranginkontinenz können, vor allen Dingen bei den symptomatischen Formen, fließende Übergänge bestehen.

Um die Detrusorfunktion zu beschreiben, sind folgende Begriffe durch die ICS standardisiert:

- Detrusoraktivität:
  - normal,
  - hyperaktiv (Detrusorkontraktionen spontan oder auf Provokation mit einer Amplitude von mehr als 15 cm H_2O).
- Blasensensorik:
  - normal,
  - gesteigert (Hypersensitivität),
  - vermindert,
  - fehlend.

Die Einteilung erfolgt nach den verschiedenen Harndrangangaben bei der Zystometrie bzw. durch Stimulation mit Elektroden.

In neuerer Zeit wird jedoch an diesen ICS-Definitionen Kritik geübt. Sie werden als ergänzungsbedürftig beurteilt, und von Fall (1995), z. B. eingeteilt in:

- Ungehemmte, überaktive Blase (gestörtes Blasenfüllungsgefühl, unwillkürliche Detrusorkontraktionen, koordinierte Miktion).

- Phasische Detrusorinstabilität (imperativer Harndrang, verstärktes Füllungsgefühl, phasische Detrusorkontraktionen über 15 cm H_2O, erhaltene willkürliche Miktionskontrolle, Miktion koordiniert).
- Spinale Detrusorhyperreflexie (neurologische Genese, Verlust des Blasenfüllungsgefühls, unkoordinierte Miktion mit Detrusor-Sphinkter-Dyssynergie).

Ein weiterer urodynamischer Begriff, der im Zusammenhang mit einer gestörten Detrusorfunktion und Reizsymptomatik des unteren Harntrakts erwähnt werden muß, ist der Begriff der *Low compliance bladder.* Diesem Phänomen liegt eine gestörte Druck-Volumen-Beziehung der Blase mit einem überdurchschnittlich hohen Anstieg des Blasendrucks bei steigender Blasenfüllung zugrunde. In vielen Fällen ist die Blasenkapazität reduziert, so daß Symptome im Sinne einer Reizblase auftreten können. Andere Begriffe, wie z. B. die instabile Urethra, als mögliche Ursache der sensorischen Dranginkontinenz, sind noch nicht in die Standardisierung der ICS aufgenommen. Nicht zuvergessen das Urethralsyndrom, eine ätiologisch ungeklärte Einheit aus Reizsymptomatik, Dysurie und suprasymphysärem Schmerz. Urodynamisch kann dieses Syndrom eine Vielzahl von Veränderungen im Bereich der Detrusorfunktion und bei der Miktion aufweisen. Übereinstimmend stellten alle Referenten fest, daß diese Diagnose in der Regel per Ausschluß gestellt wird.

Pathogenese aus gynäkologischer Sicht (E. Petri)

Reizblase wird häufig als Sammelbegriff für Blasendysfunktionen nichtentzündlicher Genese verwendet. Von Rütte hat zum Thema der Reizblase im engeren Sinne (s. auch G. de Gregorio) eigens ein interessantes Buch veröffentlicht und sie daselbst als hormonale Dysfunktion bei psychovegetativer Erschöpfung beschrieben.

Im übrigen besitzt die Reizblase einen Altersgipfel, der zwischen dem 30. und 50. Lebensjahr liegt. Der Begriff der Reizblase im weiteren Sinne sollte erst dann verwendet werden, wenn typische zystitische Beschwerden mit Pollakisurie, Harndrangsymptomen, evtl. auch Dysurie und suprapubische Schmerzen nur bei Tag, jedoch nicht in der Nacht auftreten. Die praktisch ausschließlich bei Tage auftretende Symptomatik, assoziiert mit nicht eindeutig objektivierbaren pathologischen Befunden, legt die Beteiligung psychogener bzw. psychosomatischer Ursachen nahe. Häufig werden auch andere Symptome einer neurovegetativen Dystonie wie Dermographismus, fleckförmige, flüchtige Hautrötungen am Hals und in den oberen Brustabschnitten, Cutis marmorata, Akrozyanose (kalte Füße, kalte Hände – häufig auch Kaltfußzystitis genannt), Hyperhidrosis, Zyklusstörungen angegeben und in erster Linie über Kohabitationsbeschwerden mit Reizblasensymptomen geklagt.

Relative Meatusstenosen, polypöse Residuen des Hymenalringes, hypospade Urethramündungen lassen ein Urethralsyndrom und die Reizblase mitunter nur schwer differenzieren.

Den Stellenwert einer Urethrozystoskopie bei der Reizblase sieht E. Petri darin, morphologisch faßbare urologische Erkrankungen auszuschließen. Negative Befunde in Richtung von Harnweginfektion durch Bakterien, Pilze, Trichomonaden,

Mykoplasmen und Chlamydien, evtl. Harnröhrenkalibrierung sowie von Obstruktionen und nach Urodynamik zur Differenzierung einer motorischen oder sensorischen Dranginkontinenz sind nach E. Petri Indikationen zur Urethrozystoskopie. Die Bestimmung der lokalen Hormonsättigung, z. B. durch Errechnung des karyopyknotischen Index in Scheidenhaut oder Urothel, kann Hinweise für ein relatives Estrogendefizit geben und begründet eine systemische, zumindest jedoch lokale Substitution.

Aufgrund der Ätiologie bzw. Pathogenese ist eine spasmolytische Behandlung der Reizblase im weiteren Sinne, z. B. mit Propiverin, sinnvoll. Natürlich sollte auch der psychotrope Effekt der Estrogene genutzt werden. Bei ätiologisch begründeten Fällen (Reizblase im engeren Sinne) bieten sich zusätzlich eine Psychotherapie oder eine individuelle psychosomatische Betreuung an. Unterstützt wird der Effekt jeder Therapie, auch die der Pharmakotherapie, durch verständnisvolle Zuwendung und Akzeptanz der Symptomatik von Patientinnen seitens des behandelnden Arztes.

Urologische Aspekte der Pathogenese aus Sicht des niedergelassenen Gynäkologen (R. Lange)

Trotz hoher Prävalenz von Harninkontinenz und Reizblase können diese Erkrankungen in den gynäkologischen Fachpraxen, im Gegensatz zu früher, relativ selten konservativ behandelt werden. Eine Ursache hierfür ist die Verunsicherung besonders der Kollegen im niedergelassenen Bereich durch die vereinzelt kontrovers geführten Diskussionen auf diesem Gebiet zwischen Gynäkologen und Urologen. Es existieren Diskrepanzen über die Zuständigkeit und Darstellung der Erkrankung zwischen den Anhängern der Urodynamik und konservativ tätigen Gynäkologen über die grundsätzliche Notwendigkeit einer technisch aufwendigen urodynamischen Diagnostik. Lebhaft wurde zur Prävalenz, Altersrelation, Ätiologie und vor allem zur in der Praxis möglichen Diagnostik unter den Gesichtspunkten: *„Wieviel Diagnostik ist vor der konservativen Therapie nötig – wieviel Diagnostik ist in einer gynäkologischen Praxis möglich?"* referiert.

In der Praxis eines niedergelassenen Arztes ist die Differentialdiagnostik weder in allen Fällen notwendig noch möglich. Es werden zwar genügend Meßplätze angeboten, jedoch wird sich nicht jede Patientin mit einer Symptomatik ohne oder mit nur geringer Inkontinenz zu einer urodynamischen Untersuchung bereit erklären. Die Forderung von urologischer Seite, jede Inkontinenz grundsätzlich urodynamisch zu messen, wird von Fachvertretern der Gynäkologie als überzogene Forderung in Frage gestellt.

Diagnostik in der Praxis: Die Anamnese dient der Diagnose und der Feststellung und Einordnung des Leidensdruckes einer Patientin.

- Erstuntersuchung – leere Blase:
  - Ausschluß Vulvovaginitis – atrophische Kolpitis.
  - Smear (nativ oder gefärbt): Hormonstatus.

- Sonographie: Restharnbestimmung: $a \times b \times c \times 0{,}6 \ll 10$ ml. Wenn Restharn
  > 100 ml, Kontrolle nach Entleerung! Falls idem: Überweisung an Urodynami-
  ker.
- Spontan-/Katheterurin: Harnweginfektion – atrophische Zystitis.

- Miktionsprotokoll:
  - Nur bei ausreichender Trinkmenge (3 Liter/Tag)!
  - 24 h – rund um die Uhr über 2 Tage. „Leerwert"=Ausgangswert.
  - Wenn < 8 Miktionen/Tag: keine weiteren Maßnahmen.
  - Wenn > 8 Miktionen/Tag: Intervalle verlängern, bis die Miktionsfrequenz auf
    ca. 6–7/Tag gesunken ist.
  - Verstärkten Harndrang medikamentös behandeln.
- Untersuchung mit voller Blase:
  - Blasenkapazität: < 300 ml und Miktionsfrequenz > 8/Tag: Miktionstraining,
    Miktionsfrequenz < 8/Tag: Blase nicht voll?
  - Blasenkapazität > 300 ml und Miktionsfrequenz < 8/Tag: normal, Miktions-
    frequenz > 8/Tag: Miktionstraining.
  - Perinealsonographie: Deszensusart und -ausmaß, Eröffnung der proximalen
    Urethra (sog. Trichterbildung – Drangsymptomatik!).
- Streßtest: Breitbeinig Husten im Stehen mit und ohne Pessar bei voller Blase zur
  weiteren Differentialdiagnostik.

Diagnostik und Differentialdiagnostik (R. Gaudenz)

Die Symptome sind sehr unspezifisch und sie geben lediglich einen groben diffe-
rentialdiagnostschen Hinweis. Systematische diagnostische Schritte müssen durchgeführt werden, um die jeweils zutreffende Diagnose zu stellen. Die Anamnese erlaubt für klinische und praktische Belange eine gewisse Abgrenzung zwischen
Streßinkontinenz und Urge-Inkontinenz. Auf eine differenzierte gynäkologische
und spezifische Inkontinenzanamnese folgt die klnische Untersuchung. In jedem
Fall von Reizblase und Dranginkontinenz ist eine Zystitis auszuschließen. Auch an
ein Urethralsyndrom ist zu denken. Um die Erkrankungen, die der jeweiligen Symptomatik zugrundeliegen, zu eruieren, ist eine weitergehende, abgestufte Diagnostik erforderlich: Mit der Zystoskopie werden die vesikalen Ursachen einer Reizblase erfaßt bzw. ausgeschlossen. Es ist darauf hinzuweisen, daß auch bei markan-
tem Deszensus und Genitalprolaps in 18 % eine Reizblasensymptomatik und wegen eines erhöhten urethralen Widerstandes oft eine motorische Dranginkontinenz
vorliegt. Ein Pessartest ist unbedingt angezeigt.

Die Verdachtsdiagnosen Reizblase, Drang- und gemischte Inkontinenz müssen
bei der urodynamischen Befundkontrolle in bis zu 30 % der Fälle als Fehleinschät-
zung korrigiert werden. Die Zystourethrotonometrie erlaubt die Unterscheidung
zwischen der sensorischen und motorischen Dranginkontinenz, die entsprechend
der aktuellen ICS-Terminologie als Detrusorhyperaktivität und -sensitivität bezeichnet werden. Bei simultaner Urethralinsuffizienz liegt eine gemischte Inkon-

tinenz vor. Die hyperaktive Blase manifestiert sich klinisch als Reizblase (Harndrangsyndrom), die mit Drangsymptomatik, Pollakisurie und erhöhter Miktionsfrequenz einhergeht. Die Blasenkapazität ist dabei wesentlich kleiner als bei einer stabilen Blase. Die Perinealsonographie gewinnt zunehmend an Bedeutung. Bei einer motorischen Dranginkontinenz öffnet sich der Blasenhals sichtbar als Zeichen des erhöhten Detrusordruckes. Obwohl das EMG der perinealen Muskulatur während der Zystometrie bei Frauen mit Urge-Inkontinenz oft abnormal ist, gibt das EMG keine zusätzliche Information über die Ursachen der Blasen- und Urethrainstabilität. Da bei 80 % der Fälle mit Reizblase und Dranginkontinenz die Ursache idiopathisch ist, hilft möglicherweise ätiologisch die Psychodiagnostik weiter. Der Referent schloß mit zwei provokativen Aussagen: „Die Anhänger der Urodynamik sagen: ‚Die Anamnese bringt nichts‘, ‚Die Gynäkologen, die sich mehr als konservative Fachvertreter verstehen, fragen: Was bringt uns die Urodynamik in Bezug auf Ätiologie und Management der Reizblase und Dranginkontinenz der Frau?‘“

Trotzdem besitzen beide Aussagen für das richtige therapeutische Vorgehen eine zentrale Bedeutung.

Konservative und medikamentöse Therapie
(H.-D. Methfessel)

Nach Ausschluß organischer und entzündlicher Prozesse am Urogenitale schlug der Referent vor, sich an einem Zweistufenprogramm zu orientieren.

Die erste Stufe der Behandlung ist relativ einfach durchzuführen und umfaßt Blasentraining, Pharmako- und Elektrotherapie. Die Patientin protokolliert regelmäßig alle Toilettengänge, Drang- und Inkontinenzepisoden und mißt an zwei Tagen pro Woche auch die miktionierte Harnmenge. Dann wird sie aufgefordert, die durch den Drang induzierten Toilettengänge zu unterdrücken und täglich um 10 bis 15 Minuten zu verschieben, bis Miktionsintervalle von > 2 Stunden erreicht werden. Dabei empfiehlt es sich, das Blasentraining primär mit der Pharmakotherapie zu kombinieren. Besonders geeignet sind Anticholinergika wie Emepronium, Trospiumchlorid und Oxybutynin. Bei der medikamentösen Behandlung sind neben myotropen Spasmolytika (Flavoxat) auch Betaadrenergika (Clenbuterol), trizyklische Antidepressva mit anticholinerger und alphaadrenerger Wirkung (Imipramin) üblich. Aufgrund seines dualen Wirkmechanismus (calciumantagonistisch vermittelt spasmolytisch und anticholinerg) sollte man das allgemein anerkannte Propiverin besonders hervorheben. Es ist jedoch bei der jeweiligen Substanzklasse ratsam, auf bekannte Kontraindikationen zu achten.

Die Elektrotherapie mit tragbarem Gerät und Intravaginalelektrode soll der Inhibition des Detrusors über einen spinalen Reflexmechanismus durch Stimulation pudendaler Afferenzen und Hemmung pelviner und hypogastrischer Fasern dienen. Stimuliert werden muß mit niedrigen Frequenzen zwischen 5 und 10 Hz täglich 20 Minuten über mindestens 3 Monate. Die Kosten (Leasing) für die Geräte werden von den Kassen übernommen.

Erzielt man mit Blasentraining, Pharmaka und Elektrotherapie keine Erfolge, können Maßnahmen der zweiten Stufe versucht werden. Dazu zählen Psychotherapie, Hypnotherapie, Biofeedback und Akupunktur. Sie sind wesentlich aufwendiger und erfordern erhebliche Compliance seitens der Patienten.

Da sich hinter einem Drangsyndrom nicht selten psychosomatische Ursachen verbergen, können in Einzelfällen Psycho- und Hypnotherapie aussichtsreich helfen. Das Biofeedback – mit über Blasen- und Beckenbodenkontraktionen ausgelösten optischen bzw. akustischen Signalen – konnte sich wegen der anspruchsvollen apparativen Ausstattung bisher nicht allgemein durchsetzen. Zur Akupunktur bzw. Elektropunktur fehlen noch Berichte über Langzeitergebnisse bei größeren Patientengruppen.

Die konservative Therapie des Drangsyndroms ist eine Herausforderung für den im urogynäkologischen Grenzgebiet tätigen Arzt. Schnelle Therapieerfolge sind – vor allem bei mehrjähriger Anamnese – nur selten zu erwarten. Die Pharmakotherapie ist sinnvoll, weil sie frühzeitig die Symptomatik wie imperativer Harndrang und erhöhte Miktionsfrequenz verbessert und dadurch den Patienten ermutigt, Therapiemethoden, die erst nach längeren Behandlungszeiträumen positive Therapieergebnisse bringen, konsequent durchzuführen.

Bei den Krankheitsbildern, bei denen eine kausale Therapie nicht möglich ist, wird häufig eine Langzeitbehandlung erforderlich.

Psychodiagnostik und Psychotherapie (P. Franke)

Die Harninkontinenz kann unter anderem auch Symptom einer psychosomatischen Störung sein. In solchen Kasuistiken ist die Therapie auch eine psychosomatische, d. h. eine Kombination aus Psychotherapie und Somatotherapie, wobei der jeweilige Anteil nach vorheriger Wichtung unterschiedlich groß sein kann. Immer handelt es sich dabei um eine individuelle Therapie, so daß Schemata in der psychosomatischen Therapie nur von sehr eingeschränktem Wert sein müssen. Die Psychotherapie und die Erfolgsaussichten der individuellen, kombinierten psychosomatischen Therapieformen für verschiedene Inkontinenzformen einschließlich der Reizblase wurden vorgestellt und bewertet. Auf die Vorteile einer Therapie durch einen psychosomatisch erfahrenen Frauenarzt wird nachdrücklich hingewiesen, da dann Diagnostik und somatische wie psychotherapeutische Therapie in der Hand eines Arztes liegen, was der Patientin entgegenkommt und ihr den Aufbau einer Vertrauensbeziehung erleichtert.

Erfahrungen mit der medikamentösen Langzeittherapie (R. Voigt)

Die Symptome wie häufiger Harndrang und häufiges Wasserlassen (Pollakisurie), vermehrtes nächtliches Wasserlassen, mit und ohne unwillkürlichen Harnabgang,

werden durch konservative Maßnahmen, überwiegend medikamentös, behandelt.
Nach übereinstimmender Meinung der Literatur haben anticholinerg und spasmolytisch wirkende Medikamente die besten Therapieeffekte bei der Harndrangsymptomatik der Frau. Als bekannteste und seit längerer Zeit eingesetzte Medikamente
sind Propiverin, Oxybutynin und Trospiumchlorid anzusehen, die, in Abhängigkeit
von der verwendeten Dosis, vergleichbare Wirkungen und ein ähnliches Nebenwirkungsprofil aufweisen, wie Vergleichsstudien berichteten.

Voigt et al. verfügen über gute, langjährige Erfahrungen mit den Präparaten,
wobei die Arbeitsgruppe mit Propiverin seit 1985 ein relativ großes Patientinnenkollektiv überblickt. Die Behandlungsergebnisse bei Frauen, die mit Propiverin
(Mictonorm) bis 1987 behandelt wurden, konnten von Voigt und Mitarbeitern sub-
til ausgewertet werden. Der Altersdurchschnitt der Patientinnen lag bei 53,5 Jahren. Als außerordentlich hilfreich erwies sich der Umstand, daß es gelang, einen be-
achtlichen Teil der Patientinnen wiederholt zu kontrollieren. 1987 fanden Voigt et
al. nach Angaben der Patientinnen eine sehr gute Wirksamkeit bei 29 Frauen (38 %),
eine gute Wirksamkeit bei 35 Frauen (50,7 %), befriedigende Therapieerfolge bei
9 Patientinnen (11,7 %) und unveränderte Beschwerden bei 2 Patientinnen (2,3 %).
Dabei standen Veränderungen subjektiver und objektiver Parameter im Vordergrund: deutlich vermindert waren die Nykturie (um 43 %) und die Miktionsfrequenz
am Tag (um 35 %), statistisch signifikante Zunahme wiesen die Volumina sowohl
des ersten Harndrangs (um 69 %) als auch bei starkem Harndrang (um 38 %) und
die Compliance (um 92 %) auf (Voigt et al. 1993).

Die Nebenwirkungen wurden unter der Langzeittherapie deutlich niedriger und
waren mit 13 % anticholinerger Störungen im Verhältnis zu Vergleichsprodukten
signifikant geringer.

Voigt et al. haben dieses Patientinnenkollektiv teilweise nach einem Zeitinter-
vall von nahezu zehn Jahren erneut untersucht. Sie stellten bei den Nachuntersuchungen fest, daß 29 Frauen bei meist kontinuierlicher Einnahme von Propiverin
praktisch keine Beschwerden mehr aufwiesen. Dabei hatten einige Patientinnen berichtet, daß durch „Selbstabsetzen" der Medikation die Symptome partiell wieder-
kehrten, aber bei selbständiger erneuter Einnahme von Propiverin ohne Einschränkung wieder zum Abklingen gebracht werden konnten.

Zusammenfassend konstatierte R. Voigt, daß eine Pharmakotherapie als Langzeittherapie angezeigt ist. Unter solchen Bedingungen (Langzeitanwendung) reduziert sich die Nebenwirkungsrate im Vergleich zur Kurzzeittherapie. Dieses Phänomen, das insbesondere für Propiverin dokumentiert und nach eigener Einschätzung nicht allein durch Patientenselektion erklärbar ist, könnte, wie man weiß, auf
einem allgemeinen pharmakodynamischen Effekt beruhen, und wird heute als ge-
netisch-enzymatische Anpassung interpretiert.

Zusammenfassung

Nach der abschließenden Diskussion im Plenum formulierten die Referenten zusammenfassend:

- *G. de Gregorio*: Heute sollte der Begriff *Harndrangsyndrom* verwendet werden.
  Klinische Symptomatik sind häufiger Harndrang und imperativer Harndrang mit

oder ohne Inkontinenz. In schwereren Fällen sprechen wir von der *Dranginkontinenz*. Symptomatische Fälle sind von der idiopathischen Form abzugrenzen. Die Klassifikation ist mittels Urodynamik und intensiver Patientenbeobachtung möglich.

- *E. Petri:* Beim Harnddrangsyndrom handelt es sich um ein komplexes Krankheitsgeschehen, das zu keinem schnellen Therapieerfolge führt. Schritt für Schritt muß es in seiner komplexen Pathophysiologie für erfolgreiche therapeutische Ansätze aufgedeckt werden. Bei diesem Krankheitsbild braucht der behandelnde Arzt für die betroffene Patientin unbedingt Geduld.
- *R. Lange:* Die Gynäkologen müssen wieder anfangen, selbst eine intensive Diagnostik bei Patienten mit Inkontinenz in der Praxis zu betreiben. Das ist ohne apparativen Aufwand als Basisdiagnostik möglich und resultiert in einem erfolgreichen therapeutischen Vorgehen.
- *R. Gaudenz:* Diagnostik, auch unter Zuhilfenahme der Urodynamik, ist von hohem prognostischen Wert für die Therapieerfolge, die bei der sensorischen Dranginkontinenz besser als bei der motorischen Dranginkontinenz sind. Zentrale Bedeutung hat die Urodynamik vor Operationen und bei gemischten Formen der Inkontinenz.
- *H.-D. Methfessel:* Es ist darauf zu achten, daß die Patientin mit Estrogenhormonen biologisch optimal eingestellt werden, denn dies ist die Basis für eine erfolgreiche Therapie der Dranginkontinenz und des Harndrangsyndroms. Wichtig ist eine ausführliche Miktionsanalyse. Therapeutisch werden Miktionstraining über 8–10 Tage mit Verlängerung des Miktionsintervalls und dann Einbezug von anticholinerger (blasenspasmolytischer) Therapie und Elektrostimulation empfohlen. In therapierefraktären Fällen sollten Psychotherapie, Hypnotherapie und Akupunktur als nächster Schritt folgen. Völlig erfolglose Fälle müßten letztendlich der sakralen Elektrostimulation zugeführt werden.
- *P. Franke:* Jeder Gynäkologe sollte bei Patienten mit Harndrangsyndrom bzw. Dranginkontinenz einen psychotherapeutischen Fragebogen ausfüllen lassen, was wenig aufwendig ist, aber großen Nutzen verspricht. Neurogene Blasenhyperaktivitäten sind auszuschließen.
- *R. Voigt:* Die medikamentöse Langzeittherapie der Drangsymptomatik hat – wie Studien mit Propiverin nachweisen – einen sicheren Erfolg. Die Patientinnen profitieren davon, selbst dann, wenn sie die Therapie intermittierend abbrachen und später, dem Leidensdruck folgend, wieder neu anfingen, sich mit Propiverin zu behandeln. Auf jeden Fall sollten die Frauen dahingehend belehrt werden, Propiverin dann wieder einzunehmen, wenn die belastenden Symptome erneut auftreten. Die Verträglichkeit von Propiverin ist gut, die wenig schädigende Langzeitanwendung ist belegt, so daß eine längerfristige Therapie ohne Ängste durchgeführt werden kann.

Abschließende Empfehlung

In Übereinstimmung mit allen Referenten und Moderatoren läßt sich als Empfehlung für Diagnostik und Therapie von Harndrangsyndrom und Dranginkontinenz der Frau folgendes zusammenfassen:

Der konservativen Therapie des idiopathischen Harndrangsyndroms ist ein zunehmender Stellenwert beizumessen. Die erste Stufe der Diagnostik kann in der Praxis geleistet werden. Sie resultiert aus der Anamnese, gezielter klinischer Untersuchung, Ausschluß eines Harnweginfektes, einer Restharnbestimmung, Sonographie des oberen Harntrakts und einem Miktionsprotokoll, das über mindestens eine Woche zu führen ist. Diese Basisdiagnostik ist nach Ausschluß von Kontraindikationen zur primären blasenspasmolytischen Therapie – z. B. mit Mictonorm – vollkommen ausreichend. Erst nach erfolglosem medikamentösem Therapieversuch über einen Zeitraum von vier Wochen besteht die Notwendigkeit einer vertieften, invasiven Diagnostik. Urodynamik, Sonographie, Radiologie, Urethrozystoskopie und Uroflowmetrie erfordern in der Regel die Einschaltung einer Spezialambulanz. Dieses abgestufte diagnostische Vorgehen steht in Einklang mit den aktuell verabschiedeten Empfehlungen der Arbeitsgemeinschaft Urogynäkologie (AUG) „Inkontinenzdiagnostik als Basis für eine suffiziente Therapie" (1996).

4. Nationales Enantone-Gyn Symposium – GnRHa in der Gynäkologie

Teil I: Mammakarzinom
(Vorsitz: R. Kreienberg und F. Jänicke)

Tumorbiologische Faktoren und Krankheitsverlauf beim Mammakarzinom

F. Jänicke

Der Verlauf der Erkrankung beim Mammakarzinom nach Primärdiagnose und auch nach der Metastasierung wird im wesentlichen durch die tumorbiologisch begründeten Eigenschaften der Tumorzellen und erst in zweiter Linie durch die adjuvante und palliative Therapie bestimmt. In der Entscheidung zur adjuvanten Therapie spielen neue, tumorbiologisch begründete Prognosefaktoren eine zunehmende Rolle. Diese Faktoren ermöglichen nicht nur eine Vorhersage des weiteren Krankheitsverlaufs (Prognosefaktor), sondern darüber hinaus auch eine Abschätzung der Wahrscheinlichkeit des Ansprechens auf adjuvante und/oder palliative Therapiemaßnahmen (prädiktiver Faktor).

Tumorbiologische Faktoren haben ihre Basis in den malignen Eigenschaften der Tumorzelle: Es sind dies die Fähigkeit zur Proliferation und Wachstum auf der einen sowie die Kapazität zur Invasion und Metastasierung auf der anderen Seite. Es

---

Sponsor: Takeda Pharma GmbH, Aachen

ist bemerkenswert, daß die meisten Prognosefaktoren wie S-Phase, Ki 67, EGF-R, her-2/neu und auch die Hormonrezeptoren im wesentlichen die proliferativen Eigenschaften der Tumorzelle widerspiegeln. Invasive und metastatische Kapazität von Tumorzellen können durch die Bestimmung von tumorassoziierten Proteasen und deren Inhibitoren quantifiziert werden. Es sind dies vor allem der Urokinase-Plasminogenaktivator uPA und sein spezifischer Inhibitor PAI-1 sowie die Kathepsine D, B und L und die Kollagenasen.

In einer Reihe unabhängiger Untersuchungen wurde die prognostische Bedeutung von uPA und PAI-1 beim Mammakarzinom nachgewiesen. Dies ist von besonderer Bedeutung beim nodalnegativen Mammakarzinom. In einer eigenen Untersuchung von 143 nodalnegativen Patientinnen wurde die prognostische Wertigkeit von uPA und PAI-1 mit der von Kathepsin D, her-2/neu, MIB-1, p53 und S-Phase verglichen. In der univarianten Analyse des rezidivfreien Überlebens erwiesen sich neben PAI-1 ($p < 0{,}001$) und uPA ($p = 0{,}004$), die S-Phase ($p = 0{,}003$), p53 ($p = 0{,}01$) und MIB-1 ($p = 0{,}01$) als prognostisch signifikante Einzelfaktoren. Tumorgröße, Hormonrezeptorstatus, Grading, Menopausenstatus und her-2/neu hatten keinen Einfluß auf die Prognose. In der Multivarianzanalyse verblieben ausschließlich PAI-1 und uPA als unabhängige prognostische Faktoren. Daß der Nachweis positiver Hormonrezeptoren mit Hormonsensibilität einhergeht, ist allgemein akzeptiert. Es mehren sich die Hinweise, daß eine hohe S-Phasen-Fraktion mit erhöhter Chemosensitivität, der Nachweis von her-2/neu sowie von p53 mit Chemoresistenz einhergehen können. Auch hohe Werte von uPA und PAI-1 sowie von EGF-R im Tumorgewebe scheinen mit einer verminderten Hormonansprechbarkeit der Tumoren verknüpft zu sein.

Somit können tumorbiologische Faktoren in Zukunft nicht nur über den Verlauf der Erkrankung, sondern auch über die Effektivität systemischer Therapieformen Auskunft geben. Dies dürfte zu einer weitergehenden Individualisierung der Therapiemaßnahmen beim Mammakarzinom beitragen.

Aktuelle operative Aspekte in der Behandlung des Mammakarzinoms

P. Schmidt-Rhode

Die Operation hat nach wie vor einen zentralen Stellenwert in der primären Behandlung des Mammakarzinoms. Die operative Strategie hat sich jedoch in den letzten 10–15 Jahren erheblich gewandelt. Neben der bis dahin üblichen modifizierten radikalen Mastektomie hat sich die brusterhaltende Behandlung (BET) als Standardverfahren zur operativen Primärbehandlung etabliert.

Integraler Bestandteil der BET ist die adjuvante postoperative Nachbestrahlung der operierten Brust. Überwiegend auf der Basis pathohistologischer Kriterien sind umfangreiche Empfehlungen zur Indikation bzw. Kontraindikation einer brusterhaltenden Therapie erarbeitet worden. Dennoch ist nach internationalen Studien in etwa 8–20 % nach 10 Jahren mit einem lokalen Rezidiv in der operierten und bestrahlten Brust zu rechnen. Die genannten Indikationen bzw. Kontraindikationen für die BET machen zum heutigen Zeitpunkt bei 30–40 % der Patientinnen nach wie vor ein radikales operatives Vorgehen (modifiziert-radikale Mastektomie) notwendig.

Zur Erzielung eines optimalen kosmetischen Ergebnisses finden im Rahmen der brusterhaltenden Therapie mittlerweile zahlreiche differenzierte plastisch-chirurgische Operationstechniken Anwendung. Der obligatorische Verschluß der durch die Tumorentfernung entstandenen Wundhöhle macht unter Umständen zur Füllung des Gewebedefektes das Einschwenken kutaner oder myokutaner Strukturen und/oder die Reduktion des Hautmantels notwendig. Dieses ist nicht nur vor dem Hintergrund der äußeren Kosmetik, sondern insbesondere auch der „inneren Kosmetik" (gute mammographische und sonographische) Kontrollierbarkeit der Brust nach OP und Radiatio) wichtig. Im Rahmen der primären und sekundären Rekonstruktion nach Mastektomie finden heterologe, autologe und kombiniert heterolog-autologe Verfahren Anwendung. Die Oberbauchverschiebeplastik (OVP), der thorakoepigastrische Lappen (TEL), der Latissimus-dorsi-Lappen (LAT) oder der Transversusrectus-abdominis-musculocutaneus-Lappen (TRAM) sind im Rahmen aktueller Mammachirurgiekonzepte als Standardverfahren anzusehen.

Die Rekonstruktion, ob primär oder sekundär, hat keinen negativen Einfluß auf die Prognose der Erkrankung. Das operative Behandlungskonzept der Wahl ist die Entwicklung eines individuellen Therapieverfahrens für jede einzelne Patientin unter Berücksichtigung des Krankheitsstadiums, des onkologischen Gesamttherapiekonzeptes, der Kalkulation individuell kosmetischer Gesichtspunkte sowie die Einbeziehung der Wünsche der Patientin unter Berücksichtigung der kognitiven Fähigkeiten.

Adjuvante endokrine Therapie des Mammakarzinoms

K. Diedrich

Ziel einer adjuvanten, medikamentösen Therapie nach der Operation eines Mammakarzinoms ist es, die rezidivfreie und gesamte Überlebenszeit unter einer Therapie mit geringer Toxizität und Nebenwirkungen so günstig wie möglich zu gestalten. Die Indikation zu einer adjuvanten Therapie ergibt sich aus der Erkenntnis, daß eine hämatogene Metastasierung bei der Mehrzahl der Mammakarzinome schon zum Zeitpunkt der Primärtherapie – wenn auch okkult – stattgefunden hat und somit das Mammakarzinom im Regelfall als systemische Erkrankung aufgefaßt werden muß. Es liegen heute die Zehnjahresergebnisse von über 100 000 Patientinnen vor, die mit unterschiedlichen Therapieverfahren in kontrollierten randomisierten Studien adjuvant behandelt wurden. Auf dem Boden dieser Studien können heute Therapieempfehlungen zur adjuvanten medikamentösen Therapie gegeben werden, die der Arzt mit der Patientin diskutieren muß, um dann der Patientin die Entscheidung über diese Therapieempfehlungen zu überlassen.

Als Ergebnis der bisher vorliegenden Studien kann gesagt werden, daß durch eine adjuvante medikamtenöse Therapie sowohl die Mortalität als auch die rezidivfreie Überlebenszeit um etwa 20 % verbessert werden kann. Dieses gilt auch für die adjuvante endokrine Therapie, die, wenn immer es der Östrogenrezeptorstatus zuläßt, in Abhängigkeit vom Menopausenstatus gewählt werden sollte. Während in der Prämenopause als endokrine adjuvante Therapie die Ovarausschaltung eingesetzt wird, wird derzeit noch in Studien geprüft, ob diese radikale Maßnahme durch eine medikamentöse Kastration in Form der GnRH-Agonisten ersetzt werden kann. In der Postmenopause sind nach wie vor die Antiöstrogene bei der adjuvanten Therapie die endokrine Maßnahme der ersten Wahl. Zusammenfassend kann derzeit zur adjuvanten medikamentösen Therapie bei der Behandlung des Mammakarzinom gesagt werden:

– Die adjuvante Therapie steigert Langzeitüberleben und rezidivfreies Überleben.
– Ein positiver Effekt ist bewiesen:
  – durch die Ovarausschaltung (Ovarektomie) in der Prämenopause,
  – durch die Chemotherapie in der Prämenopause,
  – durch die antiöstrogene Behandlung in der Postmenopause.

Weitere Fragen zur endokrinen adjuvanten Therapie werden derzeit in der GABG-4-Studie und der TABLE-Studie geprüft.

GnRH-Analoga beim metastasierten Mammakarzinom

M. Untch

Das metastasierte Mammakarzinom ist nicht heilbar. Aus diesem Grunde stehen therapeutische Maßnahmen in diesem Erkrankungsstadium unter dem Vorzeichen der Lebensqualität der betroffenen Frauen. Ein für alle metastasierten Mammakarzinome gültiges Behandlungskonzept gibt es nicht. Es muß vielmehr der Heterogenität der Erkrankung und der individuellen Situation der Patientin Rechnung getragen werden. Die beiden wichtigsten medikamentösen Therapiesäulen sind auf der einen Seite die Antagonisierung hormonaler Effekte und die direkte zytotoxische Behandlung auf der anderen Seite. Anhand von klinischen Risikofaktoren wird versucht, eine Niedrigrisiko- von einer Hochrisikoerkrankung zu unterscheiden und entsprechend der einen oder anderen Therapie zuzuführen. Die hormonelle Ablation in der Prämenopause sollte nach gängiger Meinung medikamentös erfolgen. Eine operative oder radiologische Ausschaltung der Ovarien ist mit Nachteilen und Nebenwirkungen behaftet, die in der unheilbaren Situation nicht vertretbar sind. Durch GnRH-Analoga wird sowohl eine Ausschaltung der Ovarialfunktion wie auch eine Unterbrechung von autokrinen Regulationskreisen erreicht. Wir haben bei 50 prämenopausalen Mammakarzinom-Patientinnen Leuprorelinacetat (Enantone-Gyn Monats-Depot, Takeda Pharma GmbH, Aachen) eingesetzt. Das mittlere Patientinnenalter betrug 42 ± 6 Jahre. In 30 % wurde ein Therapieansprechen verzeichnet. Die mediane Zeit bis zur Tumorprogression betrug in der Kaplan-Meier-Analyse 12 Monate. Eine permanente Unterdrückung der Ovarialfunktion mit Serumkonzentrationen des Östradiols unter 30 pg/ml wurde erreicht. Die Nebenwirkungen waren mild: klimakterische Beschwerden, leichte Kopfschmerzen, Schwindel und Übelkeit.

Wir konnten in unserer Studie vergleichbare Ergebnisse mit anderen internationalen Studiengruppen mit Leuprorelinacetat sowie auch mit anderen GnRH-Analoga erreichen. Im Vordergrund steht die niedrige Nebenwirkungsrate. Die Ein-Monatsdepotapplikation von Leuprorelinacetat (Enantone-Gyn Monats-Depot) ist mittlerweile für die palliative Therapie des prä- bzw. perimenopausalen Mammakarzinoms in Deutschland zugelassen.

Bei erneuter Progression der Erkrankung sollte die GnRHa-Therapie fortgeführt werden unter Hinzunahme von: Antiöstrogenen (Tamoxifen), danach Aromatasehemmer (Lentaron), sowie anschließend Gestagene. Bei einer foudroyanten Metastasierung mit entsprechender klinischer Beeinträchtigung kann eine zusätzliche Chemotherapie erforderlich sein.

Standards in der Therapie des Mammakarzinoms: möglich und sinnvoll?

R. Kreienberg

Obwohl die lokale Kontrolle weiterhin uneingeschränkt im Zentrum der Bemühungen um die Therapie des primären Mammakarzinoms steht, wird das Schicksal der betroffenen Patientinnen von Mikrometastasen zum Zeitpunkt der Primärtherapie bestimmt. In diesem Zusammenhang kommt dem Standard der operativen Primärtherapie des Mammakarzinoms besondere Bedeutung zu. Einerseits muß die lokale Sanierung nach bestmöglichem Wissen erfolgen, andererseits ist die Gewinnung von Prognosefaktoren erforderlich, um die adjuvante Therapie stadiengerecht und situationsgerecht individuell entscheiden zu können. Die brusterhaltende Operation ist heute die bevorzugte Primärtherapie für die Mehrheit der Frauen mit Mammakarzinom (60 bis 70 %), da die Überlebensrate im Vergleich zur totalen Mastektomie gleich ist.

Ausschlußkriterien für eine brusterhaltende Therapie sind morphologische Kriterien, wie Exzision nicht im Gesunden (auch durch Nachresektion nicht erreichbar), lymphangitische Karzinose intramammär oder intrakutan, Multizentrizität bei nachgewiesenen Karzinomherden in anderen Segmenten. Die begleitende intraduktale Komponente schließt ein brusterhaltendes Vorgehen grundsätzlich nicht aus. Ausnahmen bilden Tumoren mit exzessiver intraduktaler Komponente. Ausschlußkriterien sind darüber hinaus die nicht ausreichende mammographische Kontrollierbarkeit der Brust, bei z. B. diffusen Mikroverkalkungen. Das operative Vorgehen ist sowohl bei der brusterhaltenden Therapie wie auch bei der ablativen operativen Therapie weitestgehend standardisiert. Gleiches gilt für die axilliäre Lymphonodektomie. Hier werden in der Regel mindestens Level I und Level II der regionalen axillären Lymphknoten entfernt. Bei makroskopisch erkennbaren, axillären Lymphknotenmetastasen wird die Lymphonodektomie bis zum Level III ausgedehnt. Zu einer kompetenten diagnostischen Aussage über den Lymphknotenbefall ist die Entfernung von mindestens 10 axilliären Lymphknoten zu fordern. Besonders wichtig ist die sorgfältige histopathologische Beurteilung des Primärtumors und der Lymphknoten. Tumorgröße, Tumorstatus und die nicht invasive Begleitkomponente des Tumors müssen untersucht und beschrieben werden. Besondere Bedeutung kommt der Untersuchung der Tumorresektionsränder zu. Die histo-pathologische Beurteilung der Lymphknoten muß Angaben über die Zahl der metastatisch befallen zur Zahl der entfernten Lymphknoten pro Level enthalten. Informationen, ob kapselübergreifende Infiltrationen vorliegen bzw. ob eine Mikrometastasierung vorliegt, sind wichtig. Insgesamt ist die Einhaltung von Standards in der Therapie des Mammakarzinoms sowohl in der operativen brusterhaltenden Therapie, wie auch in der adjuvanten Therapie möglich und sinnvoll. Nur so kann dann im begründeten Einzelfall auf rationaler Basis die Therapie individualisiert werden.

Teil II: Endometriose
(Vorsitz: K.-W. Schweppe und A.-E. Schindler)

Biochemie der Ovarialendometriose

U. Cirkel

Das Vorkommen von Endometriose innerhalb der weiblichen Bevölkerung mit intakter Ovarialfunktion wird mit einer Inzidenz von 6–44 % angegeben (Vercellini u. Crosignani 1993). Diese Angaben schließen sämtliche Endometriose-Stadien ein, inklusive des Stadium I – Minimale Endometriose (rAFS 1985). Bis heute ist allerdings nicht geklärt, ob Veränderungen des Stadium I überhaupt einen Krankheitswert besitzen oder aber als ein physiologisches Phänomen betrachtet werden müssen, das jede Frau früher oder später durchlaufen wird. Anders verhalten sich hingegen die ausgeprägten Endometriose-Stadien (III, IV rAFS 1985), denen häufig ausgedehnte ovarielle Endometriome zugrunde liegen (Stadium IV: 94 % der Patientinnen mit Ovarbefall) und mit einer völligen Zerstörung der Anatomie des weiblichen Beckens einhergehen können.

In einer prospektiven Studie wurden 11 Frauen mit einer normalen Beckenanatomie 27 Patientinnen mit ovariellen Endometriomata (11 ohne, 16 nach einer GnRH-Analoga-Therapie) der Endometriose-Stadien III und IV gegenübergestellt. In Serum, retrouteriner Flüssigkeit (Douglas-Sekret) und ovariellem Zysteninhalt wurden neben den endokrinen Standardparametern Prostaglandine und Zytokine bestimmt. Keinerlei Unterschiede bestanden zwischen den untersuchten Parametern in der Analyse der Serumproben. Signifikante Erhöhungen fanden sich hingegen im Vergleich zwischen dem Endometriosezysteninhalt, dem Douglas-Sekret und dem Serum der jeweiligen Patientinnen für alle gemessenen Parameter (PGF2a, PGE2; PGFM, 6-keto-PGF1a, TXB2, TNFa und IL-6). Das Zytokin Interleukin-6 war signifikant erniedrigt in mit GnRH-Analoga vorbehandelten ovariellen Endometriomata im Vergleich zu den unbehandelten Endometriomen. Diese Ergebnisse sprechen für ein biologisch aktives Milieu innerhalb von Endometrioseimplantaten, dem in der Pathogenese der ovariellen Dysfunktion eine große Bedeutung beigemessen werden muß.

Differenzierung der Therapiestrategien bei Endometriose und Sterilität

H. Kentenich

Ist die Endometriose Ursache der Sterilität oder kann die Unfruchtbarkeit zur Endometrioseentstehung beitragen? In der Literatur gibt es Hinweise, daß 30 bis 40 % aller Frauen mit Endometriose Probleme mit der Fertilität haben [1]. Umgekehrt haben etwa 30 bis 50 % aller unfreiwillig kinderlosen Frauen eine Endometriose [2, 3], so daß von einer möglichen ursächlichen Beziehung auszugehen ist. Diskutierte Faktoren sind autokrinen, parakrinen, immunologischen bzw. mechanischen Ursprungs.

Die Diagnostik bei ungewollter Kinderlosigkeit umfaßt insbesondere Situs und Funktion der Tube (Hystero-Kontrastsonographie, Laparoskopie). Bei anamnestischen Hinweisen auf Endometriose (Leitsymptome: Dysmenorrhoe, Dyspareunie, prämenstrueller Unterbauchschmerz) ist der Laparoskopie der Vorzug zu geben. Insbesondere ist bei der Laparoskopie nach aktiven Endometrioseherden (rote Läsionen) [4] zu suchen. In jedem Fall sind die Ovarien zu luxieren. Zur Therapie makroskopisch sichtbarer Endometrioseherde eignet sich die Destruktion der Herde durch HF-Strom, Endokoagulation oder die Lasertherapie. Endometriome bedürfen nach medikamentöser Vorbehandlung einer operativen Therapie. Nach Punktion der Zyste und Aspiration des Zysteninhalts sind Endometrioseherde in der Zystenwand zu destruieren; die Zyste ist wieder zu verschließen. Auch eine totale Zystenwandresektion und Endonaht mit Adaption des Gewebes ist als sinnvolles therapeutisches Vorgehen anzusehen. Bei operativem Vorgehen müssen Sicherheitsaspekte (Malignom, Corpus-luteum-Zyste, Verlust von Ovargewebe) im Vordergrund stehen.

Bei Sterilität und Minimal-Endometriose (AFS-Stadium I u. II) ohne Adhäsionen und ohne subjektive Beschwerden (Nebenbefund) sollte die Therapie so erfolgen, als ob keine Endometriose vorhanden ist. Für die Therapie der Sterilität bei Endometriose fortgeschrittener Stadien (III u. IV AFS) empfiehlt sich – nach operativer Korrektur – durchaus invasives Vorgehen wie IVF. Eine Vorbereitung dieser Zyklen mit GnRH-Analoga dient sowohl zur Nachbehandlung der Endometriose als auch einer guten Vorbereitung des IVF-Zyklus (Down-Regulation im „long protocol" = 1 Monat bzw. „ultralong protocol" = 3 Monate). Es gibt Hinweise, daß die Ergebnisse von IUI und IVF nach Down-Regulation bei Endometriose günstiger sind [5].

Langzeitergebnisse nach GnRH-Agonistentherapie unter besonderer Berücksichtigung der Lebensqualität

A. E. Schindler

Durch eine Follow-up-Untersuchung wurden insgesamt 112 von 198 Patientinnen, die im Rahmen einer Dreistufentherapie mit dem GnRH-Agonisten „Leuprorelin-

acetat-Depot" behandelt wurden, mit einem speziell dazu entwickelten Fragebogen über den Verlauf ihres unerfüllten Kinderwunsches bzw. zur Rezidivhäufigkeit der Endometriose befragt. Die Patientinnen wurden im Median 33,5 Monate nach Abschluß der Endometriosebehandlung erfaßt. 51,5 % bzw. 32,7 % der 112 Patientinnen waren bereits ein- oder mehrmals operativ und/oder medikamentös wegen Endometriose vorbehandelt worden. Von 91 Patientinnen mit unerfülltem Kinderwunsch – bei Abschluß der Endometriosebehandlung – konnten 43 (47,3 %) diesen im follow-up realisieren. Es traten 55 Schwangerschaften ein, wobei in über der Hälfte der Fälle ein spontaner Schwangerschaftseintritt erfolgte. 19 von 55 (34,5 %) Schwangerschaften wurden nicht ausgetragen (5 extrauterine Graviditäten, 14 Aborte).
Als Rezidiv wurde das erneute Auftreten einer endometriosetypischen Symptomatik gewertet. Dazu gehören Dysmenorrhoe, prämenstruelle Schmerzen, zyklusunabhängige Beschwerden und Dyspareunie, 70 von 112 Patientinnen (62,5 %) gaben im Follow-up erneut Beschwerden an. Die früheste Nennung erfolgte im median 11 Monate nach Beendigung der Endometriosebehandlung.

Im Follow-up ergab sich bei der Betrachtung der rAFS-Scores vor und nach Leuprorelinbehandlung kein signifikanter Unterschied zwischen den Patientinnen mit und ohne Beschwerden (p < 0.31 bzw. 0.75). Eine erneute Endometriosebehandlung war nur bei 20 von 70 (28,6 %) der Patientinnen erforderlich. Bei den erneut angegebenen einzelnen Beschwerdekategorien dominierten Angaben, die die Beschwerdeintensität als leicht bzw. mäßig beschrieben.

Von einer Subgruppe von 51 Patientinnen standen Daten zur Selbsteinschätzung zur Verfügung. Jeweils 28 von 51 (54,9 %) bzw. 27 von 51 (52,9 %) der Patientinnen dokumentierten, daß ihnen die Behandlung eine deutliche Besserung bzw. ein Plus an Lebensqualität gebracht habe.

Insgesamt konnt mit dieser Follow-up-Studie gezeigt werden, daß die Dreistufentherapie mit dem GnRH-Agonisten Leuprorelinacetat-Depot zu einer ausgezeichneten Schwangerschaftsrate und zu einer deutlichen, langanhaltenden Verbesserung endometriosetypischer Beschwerden führte.

Gezielter Einsatz von GnRH-Agonisten bei ausgedehnter und rezidivierender Endometriose

K.-W. Schweppe

Trotz erheblicher Fortschritte in der operativen und medikamentösen Behandlung der Endometriose gilt heute, daß die Endometriose eine chronische, rezidivierende Erkrankung darstellt, deren dauerhafte Heilung nur durch permanenten Östrogenentzug zu erzielen ist. Je nach Operationsart und eingesetzter Substanz wurden Rezidivraten innerhalb von 3 Jahren von 32 % bis 50 % berichtet (SEF 1993). Da die Rezidivraten abhängig sind vom Schweregrad der Erkrankung (geringe Stadien 30 %, fortgeschrittene 66 % und Stadium IV 90 % innerhalb von 5 Jahren [Sahl et al. 1996]) ist zur Optimierung der Therapieerfolge einerseits die Frühdiagnostik von entscheidender Bedeutung und andererseits die Behandlung ausgedehnter Endometriosen zu verbessern.

Bei konservativer Operation ist die komplette Exzision der Endometrioseherde unter Erhalt der reproduktiven Funktion das Behandlungsziel. Die präoperative medikamentöse Behandlung der Endometriose wird empfohlen, um das Ausmaß des Operationstraumas zu reduzieren (mehr Organerhalt, weniger postoperative Adhäsionen) und um die Operation zu erleichtern (kürzere OP-Zeiten, weniger Blutverlust, Pelviskopie statt Laparotomie). Ob die Erfolgsraten und Rezidivraten durch den präoperativen Einsatz von GnRH-Agonisten in Depotform verbessert werden, haben wir anhand einer prospektiven Vergleichsstudie bei Endometrioserezidiven im Stadium IV geprüft.

Die Analyse von 157 Fällen mit einer mittleren Nachuntersuchungszeit von 2 bis 13 Jahren (Mittelwert 6,2 Jahre) ergab Rezidivraten von 100 % nach alleiniger medikamentöser Therapie, von 27 % nach Operation ohne und 5 % nach operativer Sanierung mit GnRH-Agonisten Vorbehandlung. Daraus folgt, daß bei schwerster Endometriose mit ausgedehntem zystischen Adnexbefall oder tief infiltrierender Erkrankung (Douglas, Septum rectovaginale, Rectum, Sigma) eine präoperative Behandlung z. B. mit Leuprorelinacetat-Depot indiziert ist. Ob eine dreimonatige Therapiedauer dem bisherigen Standard von 6 Monaten gleichwertig ist, werden zukünftige Untersuchungen klären müssen.

Literatur bei den Verfassern

Endogene und exogene Funktionsstörungen des Endometriums, Seminar der AG Gynäkologische Pathologie, Moderation: G. Dallenbach-Hellweg und G. Kindermann

G. Dallenbach-Hellweg und G. Kindermann

Das Seminar sollte dem Dialog von Wissenschaft (Labor) und Klinik (Praxis) dienen und sollte auch und vor allem auf die notwendige Kommunikation zwischen Praxis (Anamnese, Diagnostik) und gynäkologischer Histopathologie (unter Einschluß neuerer molekularbiologischer Verfahren) hinweisen.

Funktionsdiagnostik des Endometriums unter endogenen Hormonen (G. Dallenbach-Hellweg, G. Kindermann, H. Pickartz)

Am Anfang dieses Teils standen interdisziplinäre Fragestellungen und diesbezügliche Antworten: Der Gynäkologe erwartet vom Pathologen eine möglichst präzise histologische Funktionsdiagnostik als Grundlage für eine darauffolgende zielgerechte hormonelle oder gegebenenfalls operative Therapie. Der Pathologe andererseits erwartet vom Gynäkologen ebenso präzise anamnestische Angaben über die Patientin, insbesondere zur Zyklusanamnese, Zahl der Geburten oder Aborte sowie Zeitpunkt, Dauer und Zusammensetzung einer vorausgegangenen Hormontherapie. Die Gründe hierfür liegen auf der Hand: Die funktionelle Deutung des Endometriums ist nur möglich beim Vergleich von endogener und exogener Vorstimulation mit dem am Entnahmetag angetroffenen Proliferations- und Differenzierungsgrad. Hilfreich erscheint auch die Mitteilung des sonographischen und, falls erfolgt, des hysteroskopischen Befundes zur Korrelation mit der Histologie. Art und Ausmaß der funktionellen Abweichung lassen sich bei Vergleich der Endometriumshistologie mit der am Entnahmetag zu erwartenden physiologischen Tagesdiagnostik erkennen. Die Biopsieentnahme sollte möglichst am Ende eines Zyklus erfolgen, da nur zu diesem Zeitpunkt die Art des Zyklusablaufes überschaubar und das volle Ausmaß der Funktionsstörung beurteilbar ist.

Für die Uterusdiagnostik durchgesetzt als Methode der Wahl hat sich die fraktionierte Kürettage von Zervix und Corpus uteri, im Regelfall die Vollkürettage. Das dabei gewonnene Material soll sorgfältig von Blut und Schleim (Endozervix) gereinigt werden, um so die histopathologische Untersuchung der entnommenen Gewebsanteile zu erleichtern. Es ist eine Unsitte, das herauskürettierte Material unausgelesen in die Fixierungsflüssigkeit zu geben. Der Praktiker bzw. der Kliniker muß dann damit rechnen, daß der Aussagewert der histopathologischen Diagnostik schon dadurch eingeschränkt wird, daß bei den Übersichtsschnitten Verunreinigungen durch Blut und Schleim das Bild beherrschen. Geschieht diese kleine Sorgfalt des Auslesens aber, läßt sich das entnommene Gewebe konzentriert auf das Wesentliche zusammenlegen und auch in wenigen histologischen Schnitten repräsentativ unter das Mikroskop bringen.

Neben funktionellen Abweichungen im Vergleich zum Zyklustag mit Bestimmungen des Rezeptorstatus sind gegebenenfalls Aussagen über die Wachstumsfaktoren und andere immunhistochemische Marker, weiterhin molekularbiologische Untersuchungen im Rahmen der histologischen Diagnostik möglich und von klinischer Bedeutung. Es wird aber herausgestellt, daß die traditionelle HE-Färbung derzeit immer noch die Basis für die histomorphologische Funktionsdiagnostik ist und die möglichen und praktizierten immunhistochemischen Methoden lediglich elektive Zusatzinstrumente bei zweifelhaften Befunden oder besonderen Fragestellungen darstellen. Eine routinemäßige Bestimmung derartiger Marker (etwa Östrogen- und Progesteron-Rezeptoren, Wachstumsfaktoren, Onkogene) findet wegen des in der Regel nur mäßigen Informationsgewinns und auch der Kostenfrage keine Zustimmung.

Der normale zyklusgerechte Aufbau des Endometrium ist u.a. die wichtigste Voraussetzung für die reguläre Implantation einer befruchteten Eizelle. Abweichungen in Struktur und Funktion des Endometrium sind daher oft eigentliche Ursache eines unerfüllten Kinderwunsches. Dementsprechend kommt der histologischen Untersuchung einer Endometriumbiopsie z.B. im Rahmen der Abklärung der Sterilitätsursache eine zentrale Bedeutung zu. Dies gilt im besonderen Maße auch für die hormontherapeutische Feinabstimmung im Rahmen der In-vitro-Fertilisation.

Wenn man Follikelwachstum und -differenzierung während des Zyklus verfolgt, lassen sich die vorzeitige Unterbrechung, die Verzögerung und der Stillstand der verschiedenen Reifestadien jeweils in anovulatorische und ovulatorische Funktionsstörungen untergliedern. Unabhängig vom Alter können sowohl funktionslose Ovarien als auch eine zentral oder ovariell bedingte unterwertige oder verlängerte follikuläre Stimulation anovulatorische Funktionsstörungen auslösen. Histologisch kommen je nach Menge des produzierten Östrogens alle Ruhe- und Proliferationsstadien des Endometrium von der Atrophie bis zur Hyperplasie vor. Je nach Höhe und Ausmaß der Drüsenproliferation läßt sich eine unterwertige von einer unregelmäßigen Proliferation unterscheiden sowie als Steigerung der Proliferation die glandulär-zystische und die unterschiedlichen Stadien der adenomatösen (komplexe und atypische) Hyperplasien klassifizieren. Dabei ist die Erkennung einer adenomatösen Hyperplasie vom Schweregrad 3 (atypische Hyperplasie) als bereits obligate Präkanzerose von besonderer Bedeutung, da dieser Grad der Proliferation in jedem Fall behandlungs- und kontrollbedürftig ist, sofern die prophylaktische Uterusexstirpation nicht in Betracht kommt.

Gelegentlich kommt es innerhalb des persistierenden anovulatorischen Follikels zu geringen sporadischen Luteinisierungen, welche in Form abortiver Sekretionserscheinungen am Drüsenepithel erkennbar und als prognostisch günstiges Zeichen zu werten sind.

Ist nach erfolger Ovulation die Entwicklung des Corpus luteum insuffizient, so bleibt die sekretorische Umwandlung des Endometrium unterwertig. Eine Blastozyste kann sich nicht implantieren und wird infolge einer zu oberflächlichen, oft polypösen Implantation frühzeitig und zuweilen unbemerkt als Abortivei ausgestoßen. Histologisch unterscheidet man verschiedene Grade der Unterwertigkeit: Die dissoziierte Reifungsverzögerung deutet auf Progesteronrezeptordefekte im Endometrium oder aber auch eine zentral bedingte Störung hin. Demgegenüber kommt es bei vorausgegangener Follikelinsuffizienz und sich daran anschließender Corpus-luteum-Insuffizienz zur echten koordinierten Reifungsverzögerung von Drüsen und Stroma, bei vorausgegangener Follikelpersistenz mit relativer Corpus-luteum-Insuffizienz jedoch zur scheinbaren Reifungsverzögerung bei hochentwickeltem Endometrium mit teilweise zystisch ausgeweiteten und lediglich verzögert sezernierenden Drüsen. Diese histologisch erkennbaren und differenzierbaren Abweichungen von der normalen Sekretionsphase bedürfen unterschiedlicher hormoneller Therapien zur Erzielung eines implantationsfähigen Zyklus.

Endometrium unter Hormonmedikation
(H.-E. Stegner, J. Torhorst)

In diesem Teil befaßten sich die Referenten mit der morphologischen Antwort des Endometriums auf zugeführte Hormone. Zur Sprache kamen einerseits Veränderungen unter der Einnahme von Ovulationshemmern während des reproduktiven Alters, andererseits unter hormoneller Substitution während der Postmenopause.

Veränderungen durch Ovulationshemmer

Die neuen, heute überwiegend zur Anwendung kommenden niedrig dosierten Kombinationspräparate aus synthetischen Östrogenen und Gestagenen haben in der Regel eine mehr oder weniger ausgeprägte antiproliferative gestagenbetonte Auswirkung am Endometrium. Schon während der ersten Zyklushälfte wird die physiologische Proliferation des Endometriums durch frühzeitige präovulatorische Zufuhr von Gestagenen gebremst; die noch unterentwickelten endometrialen Drüsen beginnen eine vorzeitige sekretorische Umwandlung, die dementsprechend abortiv bleibt. Die Drüsen sind englumig, geradeverlaufend und von sehr niedrigem Epithel mit rundlichen, pyknotischen Kernen und nur winzigen Sekretvakuolen ausgekleidet. Das Stroma kann gegenüber den spärlichen Drüsen relativ zellreich erscheinen bei nur geringer großzelliger Umwandlung. Die Gesamthöhe bleibt weit unter der des physiologischen Schleimhautaufbaues zurück. Die meist regelrecht zyklisch einsetzende Abbruchblutung ist gegenüber der physiologischen Menstruation vermindert, da nur wenig Schleimhaut abgestoßen wird. Bei Langzeitanwendung von Ovulationshemmern kann auch die abortive Sekretion ausbleiben zugunsten einer sich entwickelnden Endometriumatrophie. Überschießende Proliferationen, wie sie vor allem in den USA bei Überwiegen der Östrogenkomponente, z.B. in Sequenzpräparaten, gelegentlich beobachtet wurden, kommen unter Einnahme der neuen niedrig dosierten Kombinationspräparate nicht mehr vor.

Hormonelle Substitution perimenopausal und in der Postmenopause

Das natürliche Versiegen der endogenen Produktion der ovariellen Hormone macht bei der Mehrzahl der Patientinnen eine hormonelle Substitutionstherapie zur Behandlung und Vorbeugung klimakterischer Beschwerden sowie auch der Alterungsprozesse, insbesondere an Haut und Knochen, erforderlich. Alle Frauen, die ihren Arzt mit einschlägigen Beschwerden oder Symptomen in dieser Lebensphase aufsuchen, ist daher eine hormonelle Substitutionstherapie von Beginn des Klimakteriums an und gegebenenfalls bis zum Lebensende anzuraten.

Die meisten synthetischen Hormone sind hochwirksame Substanzen. Ihre Targetzellen reagieren bereits auf niedrige Konzentrationen mit charakteristischen Veränderungen, welche sich oft von denen der natürlichen Hormone unterscheiden. Zur Vermeidung unerwünschter Nebenwirkungen der Therapie ist daher eine genaue individuelle Abstimmung der Hormondosis und -kombination erforderlich. Diese Abstimmung kann nicht allein am Verschwinden möglicher subjektiver klimakterischer Beschwerden gemessen werden, vielmehr muß die gegebenenfalls wachstumsstimulierende Auswirkung der Hormontherapie auf das Endometrium im Auge des behandelnden Arztes bleiben. Bei verdächtigem sonographischem Befund ist die histologische Untersuchung des Endometrium als nächster Schritt anzustreben zum Ausschluß oder zur frühzeitigen Erkennung einer sich entwickelnden atypischen Hyperplasie.

Präkanzerosen und Karzinome traten vor allem unter einer vor 10–20 Jahren üblichen reinen Östrogensubstitution auf. Seit Bekanntwerden dieser Zusammenhänge werden den Östrogenpräparaten nahezu regelmäßig Gestagene zugesetzt. Unter diesen kombinierten Substitutionen sind Endometriumhyperplasien zwar extrem selten geworden, dabei aber andere funktionelle und morphologische Nebenwirkungen aufgetreten. Da bei diesen Kombinationspräparaten meist die Gestagenwirkung überwiegt, treten in aller Regel beginnende bis vorgeschrittene Endometriumatrophien auf. Aufgrund atrophischer Gefäßwandläsionen kommt es häufig zu Zwischenblutungen trotz der bestehenden Endometriumatrophie. Zusätzlich werden gelegentliche muzinöse (endozervikale) und klarzellige Metaplasien in diesem atrophischen Endometrium beobachtet, welche in wenigen Fällen später maligne entarten können.

Endometrium und Tamoxifen
(G. Dallenbach-Hellweg, B. Lampe)

Tamoxifen ist eines der meist verordneten Medikamente in der adjuvanten hormonalen Therapie des rezeptorpositiven, primär in die Achselhöhle metastasierenden Mammakarzinoms, wie auch ein hormonales Behandlungsprinzip beim metastasierenden Mammakarzinom in Progression (Knochenmetastasen, viszerale Metastasen u. a.). Bei der erheblichen Verbreitung dieses Medikamentes im Rahmen der überwachten primär oder sekundär behandelten Mammakarzinompatientinnen fielen nun im Laufe der vergangenen Jahre non-neoplastische Läsionen am Endometrium, vor allem aber Endometriumkarzinome als Zweitmalignome auf. Die Koinzidenz zum Behandlungsmodus mit Tamoxifen führte neben der deskriptiven Definition derartiger Veränderungen auch zu der Frage eines Kausalzusammenhangs. Dies veranlaßte in den USA die nationale Gesundheitsbehörde und Sachverständigengremien zu Stellungnahmen, um auf die erhebliche Beunruhigung in der Öffentlichkeit durch Aufklärung zu reagieren.

Den Referenten ging es darum, die Besonderheit dieser Veränderungen histomorphologisch zu beschreiben, sie abzugrenzen von üblichen Hyperplasien und Metaplasien sowie auch von den bekannten Bildern des Endometriumkarzinoms (1, 2). Daneben aber sollten auch durch kritische Analyse der vorliegenden Untersuchungsergebnisse der Literatur sowie der Stellungnahme von Sachverständigen-Gremien und Gesundheitsbehörden die klinischen Konsequenzen aus den Befunden sowie der Hypothese eines eventuellen Zusammenhangs mit Tamoxifen-Behandlung geschildert werden (3).

Non-neoplastische Veränderungen

In der überwiegenden Mehrzahl aller behandelten Fälle reagiert das Endometrium auf Tamoxifen mit einer mehr oder weniger ausgeprägten Atrophie. Dies gilt insbesondere dann, wenn vor Therapiebeginn ein ruhendes oder nur schwach proliferiertes Endometrium vorlag infolge eines physiologischen postmenopausalen Östrogenabfalls. Hat die Patientin jedoch aufgrund eines prätherapeutisch erhöhten endogenen Östrogenspiegels bereits eine Hyperplasie entwickelt, so kommt es unter Tamoxifen unter Beibehaltung der sonographisch meßbaren Endometriumdicke zur zystischen Atrophie der Drüsen und zur fibrösen Umwandlung des endometrialen Stromas als Ausgangspunkt für zuweilen multiple Polypenbildungen. Im durchweg atrophischen Epithel dieser zystischen Polypen entstehen bei einigen Patientinnen unter der Stimulation mit Tamoxifen muzinöse (endozervikale) oder klarzellige, zuweilen auch serös-papilläre Metaplasien, wie sie auch unter Gestagentherapie vorkommen bei gleichzeitiger überschießender Proliferation des intrazervikal gelegenen endozervikalen Epithels.

Adenokarzinom

Die bisher unter Therapie mit Tamoxifen beobachteten Endometriumkarzinome entsprachen alle nicht dem häufigsten, unter östrogener Stimulation auftretenden endometrioiden Typ, sondern überwiegend dem muzinösen oder dem klarzelligen Typ, seltener entwickelten sich auch serös-papilläre Karzinome. In der Umgebung dieser Karzinome fanden sich in der Regel Herde präexistenter analoger Metaplasien in einem atrophischen Restendometrium. Diese Befunde erlauben den Schluß, daß Tamoxifen am Endometrium eine ganz überwiegend antiöstrogene, d. h. gestagenähnliche Wirkung hat, indem es, ebenso wie synthetische Gestagene, zur Hyperproliferation der Zervixschleimhaut und zur Atrophie des Endometriums führt, gelegentlich mit hyperproliferierten endozervikalen Metaplasien, welche zur karzinomatösen Entartung neigen. Offensichtlich blockiert die geringe östrogene Restwirkung des Tamoxifen die Östrogenrezeptoren und löst damit die Bildung von Progesteronrezeptoren aus; damit steigert Tamoxifen noch zusätzlich seine eigene antiöstrogene gestagenähnliche Wirkung am Endometrium. Diese Überlegungen gewinnen an Bedeutung bei der adjuvanten Hormontherapie des Endometriumkarzinomes: Die beim endometrioiden Adenokarzinom mit Erfolg angewandte adjuvante Therapie mit Gestagenen erscheint unter diesem Aspekt bei Tamoxifen-induzierten muzinösen und klarzelligen Karzinomen kontraindiziert.

Konsequenzen

Die von der FDA und dem NIH in USA veranlaßte kritische Evaluierung der bisher vorliegenden Kasuistiken sowie Literaturberichte kommt zu einer sehr zurückhaltenden Stellungnahme bezüglich eines möglichen Zusammenhangs in diesen Formen von Endometriumkarzinom und Tamoxifenbehandlung. Ähnliches gilt für die geschilderten non-neoplastischen Veränderungen unter bzw. während einer Tamoxifenbehandlung. Die Sachverständigenkommission rückt ab von dem Begriff eines Tamoxifen-induzierten Karzinoms und begründet dies mit der fehlenden Belegbarkeit durch das bisher vorliegende Material.

Das Risiko für ein Endometriumkarzinom bei Patientinnen, die wegen eines Mammakarzinoms Tamoxifen einnehmen, wird auf 0,08 pro Tausend Patientinnen geschätzt, nachdem in den Jahren 1985–1995 250 Fälle bei etwa 3 Mio. Frauen mit Tamoxifeneinnahme diskutiert werden. Das Risiko gilt, wenn überhaupt, nach Ansicht der Epidemiologen als dosis- und zeitabhängig. Auf der Basis der Literatur überwiegt jedoch der Benefit des Tamoxifen in der Behandlung des metastasierenden Mammakarzinoms bzw. bei der adjuvanten Hormontherapie des primären Mammakarzinoms bei weitem die theoretisch erörterten Risiken bezüglich eines Endometriumkarzinoms. Daher kommt das American College of Obstetrics and Gynecology (ACOG) auch zu einer Bejahung dieser Therapie, bei allerdings erhöhter Wachsamkeit gegenüber Genitalsymptomen wie Blutung oder Ausfluß unter einer solchen Behandlung. Solche Frauen mit Brustkrebs sollten jährlich gynäkologisch untersucht werden, inklusive Zervixzytologie. Sollte sich dabei eine atypische Hyperplasie des Endometriums histologisch ergeben, sollte die Hysterektomie erwogen werden, um die Tamoxifenbehandlung fortführen zu können. Im

Falle einer Hysterektomie wegen Endometriumkarzinom wird die Fortsetzung der Tamoxifenbehandlung nach dem Eingriff empfohlen, im Interesse einer günstigeren Brustkrebsprognose.

Die Bedeutung der Kolposkopie für Prophylaxe, Diagnostik und Therapie gynäkologischer Erkrankungen (Seminar der AG Zervixpathologie und Kolposkopie, Moderation: J. Heinrich)

J. Heinrich

Screening und Differentialkolposkopie (H.-G. Hillemanns)

In diesem Beitrag wird die Kolposkopie in ihrer Bedeutung für Krebsfrüherkennung, Prophylaxe und Therapie zervikaler intraepithelialer Neoplasien hervorgehoben.

1925 führte Hinselmann die Kolposkopie als ein neues Forschungsinstrument ein. Seine Methode deckte morphogenetische Fakten am Modell des Zervixkarzinoms auf, bis dahin undenkbar, und bei anderen Krebsen nicht zu gewinnen.

Das fundamentale Ereignis war die Erkenntnis, daß dem invasiven Krebs ein präinvasives Stadium immer vorausgeht. Daraus resultierte die Möglichkeit, und durch Kolposkopie die Realität der Frühdiagnose, der Konsequenz der Vermeidung des invasiven Krebses durch Destruktion des präinvasiven Stadiums. Seither fundierten alle Theorien der Entstehung des Krebses, seines Wachstums, auf der Erkenntnis der Kolposkopie, der mikrochirurgischen Kolposkopie mit histologischer Basis.

So vor allem auch die Frage der uni- und der multifokalen Entstehung des Krebses, seiner Latenzzeit, des Einflusses von Alter, Parität, entzündlicher und sexuell übertragbarer ätiologischer Faktoren.

Gustav Mestwerdt definierte 1946 das Konzept des Mikrokarzinoms auf der Basis der Kolposkopie. Dies bedeutete eine Revolution auch in der Krebstherapie, Modell für andere menschliche Krebse, so vor allem auch den Brustkrebs.

Die Züricher Schule durch Wespi und Glatthaar und andere machten den Pap Smear erst auf der Basis ihrer Kolposkopie effizient. Die mikrochirurgisch, kolposkopisch gezielte Biopsie, die Knipsbiopsie der Freiburger Schule (Hillemanns 1956) wurde die effiziente Methode der histopathologischen Diagnostik in therapeutischer Entscheidung – ebenso zur Analyse aller morphometrischen, zytometrischen und immunologischen Forschungen. Das Konzept von Dysplasie, Carcinoma in situ und Mikrokarzinom wurde so erarbeitet, die Entwicklung des Tumors, seine Progression und Regression erkannt (Ralph Richart u. a.).

So erweiterte die Kolposkopie mit mikrochirurgisch gezielter Knipsbiopsie (Punch biopsy) unsere Kenntnis über die Ätiologie und Morphogenese des Krebses und wurde das Basisinstrument auf den meisten Gebieten der Forschung im Genitalbereich. Darüber hinaus wurden die Kolposkopie und die mikrochirurgisch kolposkopisch gezielte Knipsbiopsie essentiell nicht nur für die Früherkennung, sondern vor allem für die Mikrochirurgie, in Benutzung der differenten Konisationsmethoden, der Laserchirurgie und der Kryochirurgie.

Die Struktur der Kolposkopie beruht zuerst auf ihrer Anwendung als Screening-Kolposkopie, der Routinemethode für die Krebsfrüherkennung in der Praxis.

Im zweiten Schritt erfolgt dann die Differentialkolposkopie, die klinische Kolposkopie mit Differentialanalyse aller erfaßten suspekten und positiven Fälle im sichtbaren Genitalbereich – zur Entscheidung weiterer diagnostischer und therapeutischer Schritte.

Ein Basistraining des Kolposkopie in der Früherkennung anwendenden Arztes ist zu unterscheiden vom intensiven Training des in Kolposkopie, Histopathologie, Zytodiagnostik und in Anwendung aller mikrochirurgischen Methoden erfahrenen Spezialisten.

So ist in den universitären, gynäkologischen und onkologischen Zentren eine Spezialausbildung im Rahmen eines erfahrenen Teams essentiell, auf der Basis einer gynäkologischen Histopathologie, gynäkologischen Zytodiagnostik, einer großen Spezialsprechstunde zur prätherapeutischen differenzierten Analyse suspekter und positiver Fälle.

Die Ausrüstung erfordert neben moderner kolposkopischer, fotokolposkopischer und videokolposkopischer Ausrüstung das gesamte technische Instrumentarium für kolposkopisch gezielte Biopsieverfahren, für die HPV-Analyse, für die Bakteriologie, die Virologie und schließlich für die dann notwendige Mikrochirurgie präinvasiver und frühinvasiver Fälle. Dies bezieht sich auf das gesamte äußere Genitale, auch auf die Analyse suspekter und pathologischer Fälle in der Schwangerschaft.

Jedes universitäre Zentrum sollte eine derartige klinische Kolposkopieeinheit in Ausbildung und in Therapie verfügbar haben – auf der genannten breiten diagnostischen und wissenschaftlichen Basis.

Klinisch-wissenschaftliche Grundlagen (M. Menton)

M. Menton nimmt Stellung zu den klinisch-wissenschaftlichen Grundlagen der kolposkopischen Diagnostik bei der Vorsorge und stützt sich dabei auf zahlreiche Publikationen. Die Inzidenz des Zervixkarzinoms konnte nach Einführung der zytologischen Vorsorge deutlich gesenkt werden. Trotz des unbestritten erfolgreichen Einsatzes der zytologischen Vorsorge bei der Bekämpfung des Zervixkarzinoms müssen die Ergebnisse heute neu bewertet werden. So kann die in vielen Studien belegte hohe falsch-negative Rate heute nicht mehr befriedigen. Auch wird der Schweregrad einer Präkanzerose häufig nicht richtig eingeschätzt. Ein optimales Management unter Einsatz minimal-invasiver Therapieverfahren wird schwierig oder unmöglich. Die einseitige Ausrichtung der Primärdiagnostik auf das zytologische Screening entspricht deshalb heute nicht mehr dem Stand der Wissenschaft.

Demgegenüber sind die Vorteile des Einsatzes der Kolposkopie bei der Primärdiagnostik schon seit Jahrzehnten bekannt und belegt worden. In jüngster Zeit wurden diese Ergebnisse in großen umfangreichen Studien bestätigt und ergänzt. Tawa und Mitarbeiter führten 1988 eine 4jährige prospektive Studie durch, bei der 3 271 Patientinnen gleichzeitig einer zytologischen und kolposkopischen Untersuchung zugeführt wurden. Die zytologischen und kolposkopischen Befunde wurden unabhängigen Untersuchern zur Auswertung vorgelegt. Zusammenfassend fanden die Autoren, daß allein aufgrund der kolposkopischen Untersuchungen fünfmal mehr CIN III-Läsionen gefunden wurden als mit dem zytologischen Abstrich. Coibion und Mitarbeiter verglichen 1994 das Screeningergebnis bei 4 015 Frauen und fanden eine höhere Sensitivität der Zervikographie. Besonders deutliche Unterschiede wurden bei leichtgradigen Läsionen und bei Frauen unter 35 Jahren mit schwergradigen Läsionen beobachtet.

Aufgrund der heute vorliegenden Untersuchungen kann festgehalten werden:

- Die falsch-negative Rate der zytologisch gestützten Vorsorge ist deutlich höher als allgemein angenommen und heute nicht mehr akzeptabel.
- Die Sensitivität der Kolposkopie ist deutlich höher als die der Zytologie.
- Ein kombinierter Einsatz könnte die Ergebnisse bei der Früherkennung von Präkanzerosen deutlich verbessern.
- Mit der Weiterentwicklung der kolposkopischen Nomenklatur (Europäische Nomenklatur – Internationale Nomenklatur) sind auch die praktischen Voraussetzungen für einen definierten Einsatz erfüllt worden.

Als Konsequenz aus den vorliegenden Daten ergibt sich die Forderung nach Integrierung der kolposkopischen Diagnostik in die gynäkologische Vorsorge. Hierfür müssen allerdings die strukturellen Voraussetzungen geschaffen werden.

Diagnostische und morphologische Kriterien bei CIN (S. Heinzl)

S. Heinzl berichtet über diagnostische und morphologische Kriterien bei CIN und eine daraus abgeleitete differenzierte Therapie. In den letzten 3 Jahrzehnten hat sich die Behandlung der zervikalen intraepithelialen Neoplasie (CIN) bzw. der squamösen intraepithelialen Läsionen (SIL) stark geändert. Früher galt die Messerkonisation als Methode der Wahl. In den siebziger Jahren begann ein Umdenken, wobei die Gründe sehr unterschiedlich waren:

- Aufgrund von Langzeitbeobachtungen wuchsen die Kenntnisse über das biologische Verhalten dieser Läsionen.
- Die betroffenen Frauen wurden immer jünger.
- Es wurden immer mehr Berichte über falsche Zytologieresultate bekannt.
- Auch wurde Kritik an der Messerkonisation laut. Zum einen ist die Operation relativ komplikationsreich, zum anderen wurde die Konisation häufig nicht im Gesunden durchgeführt.

– Es wurden neue Technologien wie Kryochirurgie, Laser, Diathermie, Thermokoagulation und neuerdings die LOOP-Schlinge eingeführt.

Alle diese Punkte führten dazu, daß man nach einfacheren Abklärungsmöglichkeiten suchte. Dies führte zur Etablierung von sogenannten Dysplasiesprechstunden.
Dabei hat sich gezeigt, daß mittels Differentialzytologie, Differentialkolposkopie
sowie mittels kolposkopisch gezielter Biopsie und Zervixcurettage eine sichere
prätherapeutische Abklärung möglich ist. Die Vorteile dieser prätherapeutischen
Therapie sind:

– Falsche Befunde können eliminiert werden.
– Unnötige Operationen können vermieden werden.
– Das Vorgehen ist komplikationsarm.
– Die Abklärung ist relativ billig.
– Es wird kein Präjudiz für etwaige zukünftige Therapien geschaffen.

Kann mit dieser therapeutischen Abklärung kein klarer Befund erhoben werden, ist
eine diagnostische Konisation indiziert. Als Therapien stehen einmal die lokal destruierenden Methoden wie Diathermie, Thermokoagulation, Kryochirurgie und Laservaporisation sowie die Konisation, sei es mit dem Messer, dem Laser oder dem
LOOP, als auch die Hysterektomie zur Verfügung.
   Welche Therapie gewählt wird, ist abhängig von folgenden Faktoren:

– vom Schweregrad der Läsion,
– von der Lokalisation und Ausdehnung,
– vom Alter der Patientin,
– vom Vorhandensein oder Fehlen anderer pathologischer Zustände im Bereich des
  Genitales,
– von der Möglichkeit der postoperativen Überwachung,
– vom apparativen und ärztlichen Know-how,
– von der Einstellung von Patientin und Arzt zur Erkrankung.

Bei Beachtung all dieser Punkte kann dann für die Patientin die optimale Therapie
gefunden werden. Bei diesem individuellen Vorgehen hat sich gezeigt, daß weitreichende Operationen heute sehr häufig durch die einfacheren ambulanten destruierenden Methoden ersetzt werden können. So gesehen müssen heute bei Vorliegen
einer CIN deutlich weniger Hospitalisationen und deutlich weniger Narkosen durchgeführt werden. Desweiteren ist dieses differenzierte Vorhaben sehr komplikationsarm, patientenfreundlich und, was in der heutigen Zeit vor allem wichtig ist,
deutlich billiger.

Biopsieverfahren bei CIN (J. Heinrich)

J. Heinrich gibt ein Statement zu den Biopsieverfahren bei CIN und favorisiert Portioabschabung, kolposkopisch dirigierte Exzision und Zervixabrasio gegenüber der
Konisation.

In Deutschland ist auch 1996 noch die Konisation die bevorzugte Methode der Diagnostik bei zervikaler intraepithelialer Neoplasie (CIN). Wesentliches Argument für die Konisation ist die hohe Übereinstimmung von topographisch idealer morphologischer Beurteilbarkeit der Läsion im Konus bei gleichzeitig definitiver Therapie. Die Vorteile der Konisation sind allerdings bereits 1979 von H. Egger und Mitarbeiter auf Grund 15jähriger Erfahrungen mit der Portioabschabung und Zervixabrasio in Frage gestellt worden. Dennoch haben sich diese einfacheren Biopsiemethoden in der Praxis nicht durchsetzen können.

Die neueren Erkenntnisse zur Bedeutung der HPV-Infektion für die Entstehung der unterschiedlichen Dysplasiegrade an der Zervix bei immer jüngeren Frauen verstärken aber die Forderung nach effektiven einfacheren Methoden der histologischen Sicherung.

In den USA und zahlreichen westeuropäischen Ländern wird die Probeexzision in Kombination mit einer Zervixabrasio gegenüber der Konisation favorisiert.

Unsere vergleichenden Untersuchungen zu einer kombinierten bioptischen Abklärung durch kolposkopisch gezielte Exzision (n = 106), nachfolgende Portioabschabung des Oberflächenepithels und Zervixabrasio (n = 519) haben zu folgenden Ergebnissen geführt:

- Biopsie und Portioabschabung ergaben für die Zytologiegruppen PAP III und PAP IV in 46 % eine histologische Übereinstimmung.
- In 25 % der Fälle wurde der höchste CIN-Grad in der kolposkopisch lokalisierten Probeexzision gefunden.
- In 29 % der Fälle fand sich der höchste Dysplasiegrad im Material der Portioabschabung.
- Bei 5 Patientinnen (< 1 %) fand sich der höchste Dysplasiegrad im Material der Zervixabrasio.

Die weiter fortgesetzte Studie begründet nachstehende Arbeitshypothesen: Die Konisation ist als diagnostischer Eingriff unnötig und kann mit gleicher Sicherheit durch einfachere Biopsieverfahren ersetzt werden. Als therapeutischer Eingriff behält sie selbstverständlich in der Gruppe der CIN 3-Läsionen bei weiterhin bestehendem Kinderwunsch ihre Bedeutung, obwohl in diesem Zusammenhang alternative Verfahren wie eine flache Loopexcision unter kolposkopischer und zytologischer Nachsorge an Bedeutung gewinnen.

Zahlreiche Konisationen wären bei Zusatzindikationen und abgeschlossenem Kinderwunsch besser von vornherein durch eine vaginale Hysterektomie zu ersetzen. Bei allen invasiven Zervixkarzinomen ist die Konisation nur im Ausnahmefall die definitive Therapie und sollte daher möglichst nicht diagnostisch eingesetzt werden.

Die einfache oder mehrfache Biopsie an der Ektozervix, kombiniert mit einer Zervixcurettage, ist im durchschnittlichen Klinikbetrieb mit einer diagnostischen Unsicherheit von 29 % verbunden. Diese histologische Unsicherheit kann durch eine zusätzlich durchgeführte Portioabschabung vermieden werden. Diese Angaben gelten nicht im gleichen Umfang für ausgewiesene Dysplasiesprechstunden.

Nach Literaturangaben sind Portioabschabung und Zervixabrasio bereits allein zur diagnostischen CIN-Abklärung ausreichend. Wir führen dennoch weiterhin gezielte Portioexzisionen bei allen umschriebenen auffälligen Befunden wie Papillomen oder anderen essigweißen erhabenen Epithelbezirken und Gefäßatypien durch.

Die Auswertung der histologischen Befunde dieser Exzisionsbiopsien kann im Rahmen der kolposkopischen Ausbildung zur Qualitätssicherung herangezogen werden.

Dieses bioptische Procedere im CIN-Management wird im Zusammenhang mit einer steigenden Zahl von Zytologiebefunden PAP III und schwer zu differenzierenden virusassoziierten CIN I- und CIN II-Läsionen dringend empfohlen. In Kombination mit einer nachfolgenden Laservaporisation und/oder Loopexcision ist in der überwiegenden Zahl der Fälle gleichzeitig die Therapie abgeschlossen. Konisationen ohne Nachweis einer Epithelatypie oder lediglich leichter CIN I-Befunde sollten der Vergangenheit angehören.

Stellenwert der Kolposkopie in der Facharztweiterbildung (S. Seidl)

Der kritische Beitrag von S. Seidl befaßt sich mit dem Stellenwert der Kolposkopie in der Facharztweiterbildungsordnung sowie im neuen EBM.

Es ist unter Fachleuten unstrittig, daß eine gynäkologische Untersuchung ohne Kolposkopie unvollständig ist. Dies gilt für jede „normale" und „präventive" Untersuchung. In Verdachtsfällen und im Rahmen einer sogenannten Dysplasiesprechstunde ist die Kolposkopie als differentialdiagnostische Methode sogar unabdingbare Voraussetzung für eine optimale Therapieplanung und -durchführung! Diese Auffassungen sind in vielen Ländern längst Allgemeingut! In Deutschland, dem Mutterland der Kolposkopie durch Hinselmann, haben hier Mestwerdt und dort Ganse die Methode noch gepflegt. In Ausbildung, Weiterbildung und Lehre aber haben in erster Linie unsere führenden Gynäkologen den Wert der Kolposkopie mißachtet und haben es zugelassen, daß sie nicht in die F.-E.-Untersuchung eingebaut wurde (s. auch Runnebaum-Rummel, Einschätzung der Kolposkopie). Auch die jahrzehntelangen Bemühungen der Arge für Zervixpathologie und Kolposkopie mit Fortbildungen und wissenschaftlichen Arbeiten haben es nicht vermocht, der Methode zum grundsätzlichen Durchbruch zu verhelfen. Als einen zwar wichtigen aber noch nicht ausreichenden Erfolg kann die Arge für sich verbuchen, ein Weiterbildungskonzept ausgearbeitet zu haben, das auf dem Ärztetag 1992 in Dresden mit Grundzügen in die Musterweiterbildungs-Richtlinien aufgenommen wurde.

Dies war jedoch nur ein theoretischer Erfolg. Denn in der Musterweiterbildungsordnung der Bundesärztekammer ist die Kolposkopie in Richtlinien fixiert! Die ablehnende Haltung der Bundesärztekammer und auch der KBV (aus ähnlichen Gründen?) zur Kolposkopie kommt auch bei einem weiteren Aspekt zur Geltung. Seit Jahren werden Zytologen mit der Qualitätssicherung in der Zytodiagnostik konfrontiert. Dabei werden zur Optimierung der Diagnostik harte, z. T. auch berechtigte Anforderungen an Labor und Zytologen gestellt. Jeder Eingeweihte weiß aber, daß etwa nur 1 Drittel der Fehlerquote in der Zytologie in diesen Bereich fällt. Etwa

2 Drittel der Fehler passieren bei der Entnahme des Abstrichs etc. bis zum Eintreffen im Labor. Unsere Bemühungen, diesen Hauptteil der Fehler zu minimieren, indem die Zellentnahme unter kolposkopischer Kontrolle gefordert wird, wurden und werden ständig blockiert. Dabei scheut sich die Bundesärztekammer nicht, trotz der anerkannten Richtlinien und obwohl zugegebenerweise diese Forderung „von Experten und Fachkreisen" aufgestellt wurde, die Verpflichtung zur Zellentnahme unter kolposkopischer Sicht in die Leitlinien zur Qualitätssicherung abzulehnen. Zur Begründung dieser Haltung führt die BÄK u. a. auch den Arbeitskreis „Pathologie" (!) an, der diese Verpflichtung ebenfalls ablehnte.

Die ebenfalls gebetsmühlenartig aufgestellte Behauptung, für die Qualitätszunahme in der Krebsfrühdiagnostik durch die zusätzliche Kolposkopie gäbe es keinen wissenschaftlichen Beweis, ist längst widerlegt. Arbeiten aus der Arge für Zervixpathologie und vor allem die Westfalen-Lippe-Studie haben eindeutig belegt, daß durch die zusätzliche Kolposkopie Vor- und Frühstadien des Zervixkrebses wesentlich häufiger entdeckt wurden.

Die Mißachtung dieser Ergebnisse hat natürlich Methode und ist m. E. letztlich darauf zurückzuführen, daß gynäkologische Experten überhaupt keinen Einfluß auf die Maßnahmen und Anordnungen der BÄK und KBV haben. Hier regieren nicht Fachleute, sondern Buchhalter und Allgemeinpraktiker in einer heiligen Allianz, die aus Prinzip bestimmte Änderungen in ihrer Denkweise nicht akzeptieren wollen. Besonders deutlich wurde diese seit vielen Jahren zu beobachtende Tendenz (s. Prof. Häussler) im für 1966 verabschiedeten EBM. Bekanntlich ist die Kolposkopie darin als obligate Methode überhaupt nicht mehr enthalten (s. Nr. 1 und, gegebenenfalls einschl. Kolp.; betriebswirtschaftlich?).

Was ist jetzt (noch) zu tun – bei dem Wissen um die grundsätzliche Ablehnung in BÄK und KBV!? Wir sollten trotzdem eine wissenschaftlich fundierte Resolution mit Begründung für die Kolposkopie verfassen und diese an die entsprechenden Gremien richten. Verhallt auch diese Bemühung ohne positives Ergebnis, dann sollten wir an die Öffentlichkeit gehen und die Verantwortlichen für die Minderqualität in der Krebsvorsorge beim Namen nennen und schließlich auch – wie Dr. Malter, Vorsitzender des Berufsverbandes der Frauenärzte vorschlug – den Ausstieg aus dem Gesamtsystem der kassenärztlichen Versorgung erwägen!

Nachweistechniken von Vaginalinfektionen und deren Bewertung
(Seminar der AG Infektiologie und Infektionsimmunologie – Infektionsdiagnostik in der Schwangerschaft, Moderation: E. R. Weissenbacher)

E. R. Weissenbacher und L. N. Baumgartner

Einleitung

Nach den Erfahrungen der täglichen Praxis sind alle pathologischen Veränderungen im Bereich von Vulva bzw. Vagina und hier insbesondere der vaginale Fluor, möglicherweise auch noch vergesellschaftet mit den vielfältigen Erscheinungsformen von Mißempfindung, für die Patientinnen mit besonders hohem Leidensdruck verbunden. Ein ganz wesentlicher Anteil aller frauenärztlichen Konsultationen erfolgt aus diesem im weitesten Sinne infektiologischen Problemkreis heraus, so daß dem entsprechenden fachärztlichen Basiswissen wie auch den differenzierten Strategieüberlegungen von Spezialinstitutionen entscheidende Bedeutung zukommt. Die vorliegende Zusammenstellung soll einen Überblick über aktuelle und gleichzeitig breit verfügbare Möglichkeiten des technischen Nachweises von Vaginalinfektionen im Sinne problemadaptierter und damit rationeller Diagnostik erlauben, auf deren Boden dann mit möglichst wenig Aufwand ein Maximum an individualisierter Therapieentscheidung für gynäkologische und geburtshilfliche Krankheitsbilder getroffen werden kann.

Material und Methode

Als Grundlage dieser Zusammenschau dienen alle (nach dem im Rahmen moderner frauenärztlichen Qualitätssicherung zu fordernden Leistungsstandard) allgemein zugänglichen und zur Abklärung vaginaler Infektionen als sinnvoll eingeschätzten diagnostischen Methoden sowie darauf bezogen alle für die jeweiligen Leitindikationen zugelassenen Medikamente. Eventuell darüber hinausgehende Beurteilungen oder Empfehlungen entspringen von spezialisierten Forschungsgruppen erkannten medizinischen Notwendigkeiten und werden als durchaus noch wissenschaftlich geprägte Ansätze einer weiteren Evaluierung der Relation von Nutzen zu Risiko, Verträglichkeit oder Kosten standhalten müssen. Die eigentlich auf Vulva und Zervix bezogenen Krankheisbilder wie vor allem HPV- und Chlamydieninfektionen werden in dieser Arbeit nur grundsätzlich mitbetrachtet, da sie zwar im Rahmen der Diagnostik von Vaginalinfektionen auffallen, aber nicht wirklich darin aufgehen.

Ergebnisse

Zur Beurteilung der genitalen Lokalsituation bzw. der daraus resultierenden Diagnose einer Vaginalinfektion gibt es einige prinzipiell sowohl in der Frauenheilkunde wie auch in der Geburtshilfe gültige Grundsätzlichkeiten, die vor und zur Diagnosestellung zu berücksichtigen sind: insbesondere im gynäkologischen Bereich kommt dabei einer umfassenden Anamnese eine wesentliche Bedeutung zu, da nicht zuletzt die Frage nach der Therapiebedürftigkeit nur mit dem Wissen um den von der Patientin geäußerten Leidensdruck zu beantworten ist, der sich aus mehr oder weniger exakten Angaben über Art, Schweregrad und Dauer der typischen Symptome wie z.B. Schmerzen und Geruch ergibt. Bei sorgfältiger Inspektion wird nach erythematösen Veränderungen ebenso wie nach sonstigen Effloreszenzen gefahndet sowie eventuell vorhandener vaginaler oder zervikaler Flour nach Menge, Aussehen, Konsistenz und Geruch beurteilt; in diesen Untersuchungsgang sollte auch die Bestimmung des vaginalen pH-Wertes aus dem Bereich des mittleren seitlichen Scheidengewölbes integriert werden, wobei bei einem pH-Wert über 4,5 der KOH-Test angeschlossen werden sollte. Routinemäßig im Rahmen der Spiegeleinstellung entnommene Abstriche werden sowohl der Mikroskopie im Sinne eines Nativprärarates oder einer Methylenblaufärbung (sowie auch Gram- und weiterer Spezialfärbungen) zum Nachweis von Leukozyten, Laktobazillenflora, Clue cells, Trichomonaden und Hefepilzen wie auch der Zytologie zugeführt, während das Anlegen von Kulturen prinzipiell nur bei besonderen Fragestellungen notwendig ist.

Diese mikrobiologischen Kulturverfahren sind je nach dem vermuteten Erreger oder -spektrum getrennt aufzuarbeiten, wobei darauf hinzuweisen ist, daß alle zur Kultivierung vorgesehenen Abstriche immer aus dem seitlichen mittleren Scheidendrittel entnommen und in für den jeweiligen Verdachtskeim geeigneten Transportmedien auf kürzestem Weg in das zuständige Labor verbracht werden sollen:

- *Pilze:* Pilzkulturen gelten als obligat bei klinisch dringendem Verdacht auf eine Vaginalcandidose, ohne daß im Nativpräparat bzw. in der Methylenblaufärbung ein Pilznachweis gelingen konnte; darüber hinaus ist sie sinnvoll bei chronisch-rezidivierenden und/oder persistierenden Vulvovaginalmykosen, wobei dann auch stets eine Artbestimmung erfolgen sollte.
- *Bakterien:* Bakterienkulturen werden nur dann angelegt, wenn es um die Abklärung mikroskopisch nicht zu diagnostizierender Beschwerdebilder geht, die vor allem den Ausschluß von Neisseria gonorrhoeae, Streptokokken der Gruppen A und B sowie Staphylokokkus aureus erfordern; zusätzlich kommt sie bei Patientinnen in Frage, die eine belastete Anamnese mit z.B einer B-Streptokokken-Infektion in einer vorangegangenen Gravidität oder eine Risiko-Konstellation mit z. B. einer drohenden Frürgeburt aufweisen.
- *Viren:* Viruskulturen werden zunehmend durch die modernen DNA-Verfahren der PCR und/oder LCR abgelöst und treten somit diagnostisch in den Hintergrund.
- *Trichomonaden:* Trichomonadenkulturen sind insgesamt als nur fakultativ anzusehen.

Für die Schwangerschaft gilt es über diese Grundlagen hinaus besonders zu beachten, daß alle und auch nur geringfügige Abweichungen von der sogenannten Normalflora als dann sogenannte Dysbiose während der Gravidität aufgrund ihrer möglichen und zum Teil drastischen Auswirkungen auf Mutter und Kind im Sinne des Komplexes Frühgeburtlichkeit und infektiöse Morbidität genauestens abgeklärt, verlaufsverfolgt und vor allem rechtzeitig therapiert werden müssen. Die regelmäßige vaginale pH-Messung sowie die mikroskopische Beurteilung des Fluors sind dazu unerläßlich, wobei die Dokumentation von pH-Wert und mikrobiologischem Untersuchungsergebnis im Mutterpaß zu empfehlen ist. Während das routinemäßige Anlegen bakteriologischer Kulturen bei asymptomatischen Schwangeren mit unbelasteter Anamnese nicht erforderlich erscheint, ist die kulturelle Screeninguntersuchung auf B-Streptokokken überaus hilfreich und sollte routinemäßig durchgeführt werden: im Bereich der Schwangerschaftswochen 36–38 kann somit frühzeitig eine antibiotische bzw. antimykotische Therapie zunächst der werdenden Mutter eingeleitet werden, durch die aufgrund der mikrobiologischen Sanierung des äußeren Genitales die kindliche peripartale bzw. neonatale Morbidität und Mortalität deutlich verringert werden können. Liegt eine Dysbiose vor, lassen sich durch lokale Applikation z. B. eines niedrig dosierten Milchsäurepräparates wie Eubiolac eubiotische Verhältnisse erzielen, die ihrerseits geradezu klassischer Garant für eine geringe Frequenz kindlicher und mütterlicher Infektionsmorbidität sind.

Diskussion

Aus den dargestellten diagnostischen Überlegungen und Verfahren heraus sind entsprechende Therapieempfehlungen abzuleiten, die nach den einzelnen Krankheitsbildern aufzugliedern sind:

- *Vulvovaginalcandidose, Akutformen:* Hier sind Kurztherapien von 1–3 Tagen Dauer zu bevorzugen, die den asymptomatischen Partner nicht grundsätzlich miteinschließen; dabei kommt eine lokale Therapie mit Imidazolen oder Polyenen ebenso in Frage wie eine systemische Gabe von Triazolen, die allerdings eine bessere Compliance erwarten lassen. Eine asymptomatische Kolonisation außerhalb der Gravidität gilt als nicht behandlungsbedürftig.
- *Vulvovaginalcandidose, chronisch-rezidivierende und persistierende Formen:* Hier ist der systemischen Therapie mit Triazolen, auch im Sinne einer Langzeitprophylaxe, der Vorzug zu geben, wobei in Einzelfällen die Partnerdiagnostik und -behandlung sehr hilfreich sein kann.
- *Bakterielle Vaginose:* Hier kann die Therapie systemisch oder lokal erfolgen, wobei als Mittel der Wahl Clindamycin und Metronidazol zu nennen sind; Form und Dauer der Behandlung hängen von der Schwere der Erkrankung ab, die Indikation zur Partnerbehandlung ist in diesen Fällen nicht belegt.
- *Trichomoniasis:* Hier besteht die Standardtherapie in der oralen Gabe von 1mal 2 g Metronidazol oder 1mal 2 g Tinidazol, eine Partnerbehandlung ist obligat.
- *Dysbiose (Mischflora):* Hier haben sich in der Praxis ansäuernde Medikamente (z. B. täglich 1mal 50 mg Acidum lacticum über einige Tage) sowie Laktobazillenpräparate und Antiseptika bewährt.
- *Kolpitis (Streptokokken der Gruppen A und B oder Staphylokokkus aureus):* Hier erfolgt die Therapie entweder über systemisch applizierte Antibiotika (vorzugsweise Penicilline bzw. nach Antibiogramm bei Staph. aureus) oder lokal mit Antiinfektiva (z. B. Dequaliniumchlorid).

In der Gravidität gelten nach der 14. Schwangerschaftswoche prinzipiell die gleichen Verhältnisse wie für nicht-schwangere Patientinnen, wobei insbesondere in Hinblick auf die ja sehr häufigen Pilzinfektionen zwei wichtige Aspekte zu beachten sind: zum einen ist eine orale Triazoltherapie in der Schwangerschaft noch nicht zugelassen und zum anderen gilt eine asymptomatische Pilzkolonisation der Vagina bei der Schwangeren im Gegensatz zur nicht-schwangeren Frau entsprechend den beschriebenen üblichen Richtlininien als praepartal behandlungsbedürftig. Bei der bakteriellen Vaginose kann die Therapie auch in graviditate bedenkenlos mit Clindamycin oder Metronidazol durchgeführt werden, während bei der Dysbiose auch hier zur Unterstützung der Vaginalflora ansäuernde Medikamente als ausreichend zu betrachten sind.

Zusammenfassung

Infektionen des unteren Genitaltraktes nehmen im frauenärztlichen Alltag breiten Raum ein und erfordern deshalb ein rationelles und gleichzeitig differenziertes Diagnostik- und Therapiekonzept. Zum Nachweis des Vorliegens einer Vaginalinfektion und deren spezieller bakteriologischer Zuordnung in Abhängigkeit von der Gesamtsituation der Patientin liegt ein relativ einfaches aber breit gefächertes Spektrum an diagnostischen Instrumenten vor: aus Anamnese, Inspektion, pH-Messung, KOH-Test, Nativpräparat bzw. Methylenblaufärbung, Zytologie und mikrobiologischen Kulturen sowie den PCR- und LCR-Tests kann ein problemadaptiertes Stufenprogramm zusammengestellt werden, das nicht zuletzt vor dem Hintergrund steigenden Kostendruckes eine zuverlässige Diagnosestellung mit minimalem Aufwand erlaubt, die ihr Korrelat in den darauf aufgebauten und somit maximal effizienten Therapieschemata findet.

Neue Instrumente in der gynäkologischen Endoskopie (Seminar der AG Gynäkologische Endoskopie, Moderation: L. Mettler und K. J. Neis)

3 D-Technologie für minimal-invasive Chirurgie

L. Mettler

Mit der 3 D-Display-Technologie, die eine exakte Tiefensensibilität ermöglicht, ist eine der bisher nicht gegebenen Voraussetzungen zur endoskopischen Chirurgie endlich verwirklicht worden (L. Mettler). Während alle bisherigen endoskopischen Optiksysteme die konventionale Mono-Optik anwenden und die zweidimensionalen Videobilder keine Tiefenschärfe ermöglichen, erlaubt die moderne 3 D-Technik erst die exakte und genaue Führung der Instrumente, die beim laparoskopischen Ope-

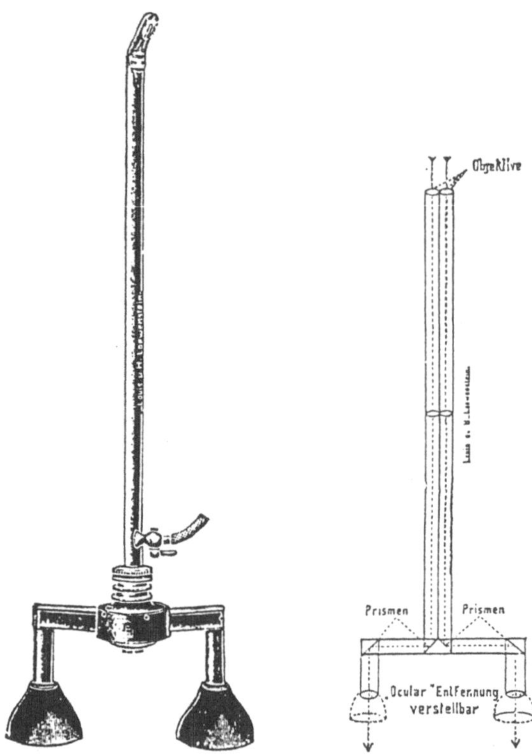

Abb. 1. Stereozystoskop von Jakoby (Jakoby 1995)

rieren nötig ist. Es wurde versucht, vibrierende Laser und andere 3 D-Modalitäten zum Aufbau eines stereoskopischen Videosystems heranzuziehen.

Derzeit gibt es einige Produzenten von Optiken im Bereich der Technik der laparoskopischen Chirurgie, die ein 2-Linsen-System anwenden.

Das Telepresence-System aus Vancouver/Canada verwendet eine spezielle Optik in der Phase zwischen einer Linse und der Kamera, die das Licht in 2 Kanäle teilt, um den Stereoeffekt zu erzeugen. Das Deep-Vision-System arbeitet nur mit einer Linse mit elektronischer digitaler Verarbeitung (Garcia u. Greenstein). Alle Systeme verwenden 2 Kanäle, um visuelle Daten in ein Einkanalsystem zu fixieren. Das Prinzip besteht in einer Darstellung von Bildern für das rechte und linke Auge in schneller Reihenfolge. Um ein Flackern auf dem Monitor zu vermeiden, werden die Bilder elektronisch synchronisiert und durch Shutter-Gläser verarbeitet.

Im folgenden erlaube ich mir, die Prinzipien der vier bekanntesten Systeme darzustellen.

Endoskope mit 2 Stablinsensystemen

Die Idee, der ein 3 D-Endoskop mit 2 Stablinsensystemen zugrunde legt, ist bereits sehr alt; Jakoby legte diese mit seiner Stereozystoskopie bereits 1905 zur Veröf-

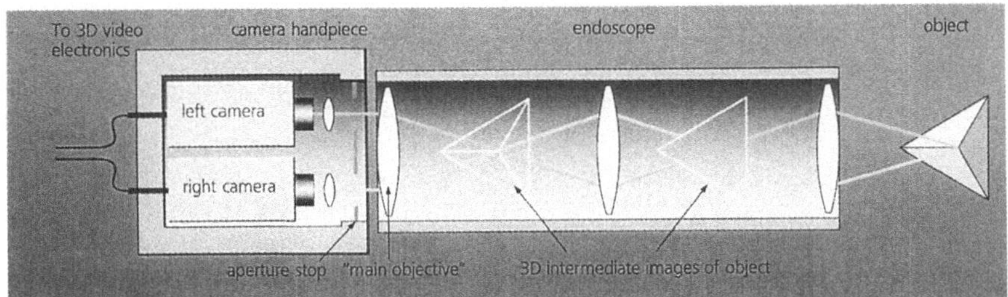

Abb. 2. 3 D-Videoendoskop mit *einem* Stablinsensystem (Carl Zeiss)

fentlichung vor. Er nahm 2 Optiken, die eine für das linke und die andere für das rechte Bild und baute sie nebeneinander in ein Endoskoprohr ein (Abb. 1). Dieses Zystoskop ist natürlich kein Videoendoskop, sondern für den direkten, visuellen Einblick gebaut. Im Aufbau eines Videoendoskopes nach diesem Funktionsprinzip benötigt man 2 Kameras, die die von den beiden Teilendoskopen übertragenen Bilder aufnehmen (Abb. 2). Die Bilder dieser Kamera werden dann von einem 3 D-Videosystem verarbeitet.

Endoskope mit 2 CCD-Kameraships am distalen Ende des Endoskopes

Typische Eigenschaften dieser Systeme unterscheiden sich nur wenig von den erstgenannten Systemen.

3 D-Endoskop-Systeme mit nur einem Stablinsensystem, wie sie von Carl Zeiss angeboten werden (Abb. 2)

Das Endoskop selbst hat einen ähnlichen Aufbau wie ein gewöhnliches Endoskop, jedoch sind im Kamerahandstück 2 Kameras für die linken und rechten Teilbilder untergebracht.

Im Vergleich zu einem zweikanaligem System entstehen: höhere Bildauflösung und Helligkeit, d. h., die Bildqualität ist besser.

Der optische Strahlengang ist so ausgelegt, daß diese beiden Kameras unter leicht verschieblichen Winkeln auf das Objekt schauen, so daß die zum Erzeugen eines 3 D-Bildes notwendigen Unterschiede in den beiden Bildern entstehen.

Dieses System liefert ein natürliches und unverzerrtes 3 D-Bild. Grund dafür ist die Stereobasis von etwa 1 mm. Die Stereobasis ist der Abstand der beiden Eintrittspupillen des Systems oder vereinfacht gesagt, der Abstand der beiden Teilstrahlengänge am distalen Ende des Endoskopes.

Der genannte Wert der Stereobasis sorgt dafür, daß das mit diesem Endoskop betrachtete Objekt in seinen natürlichen Proportionen wiedergegeben wird. Dagegen werden bei Systemen, die 2-Bild-Übertragungsoptiken bzw. Stablinsensysteme verwenden, aufgrund der höheren Stereobasis von etwa 5 mm die Objekte stark verzerrt wiedergegeben. Die höhere Stereobasis ist dabei systembedingt, da sie durch

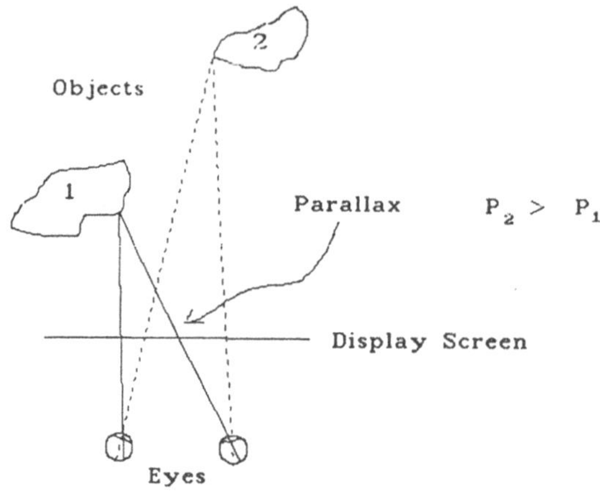

Abb. 3. Objekte in unterschiedlichen Entfernungen projezieren
sich auf der Retina mit binokula-
ren Abweichungen und auf dem
Videoschirm mit unterschiedlichen Paralaxen

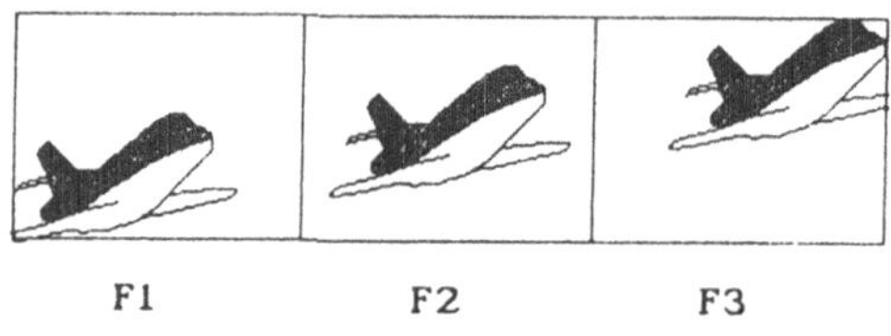

Three consecutive frames of an object in motion.

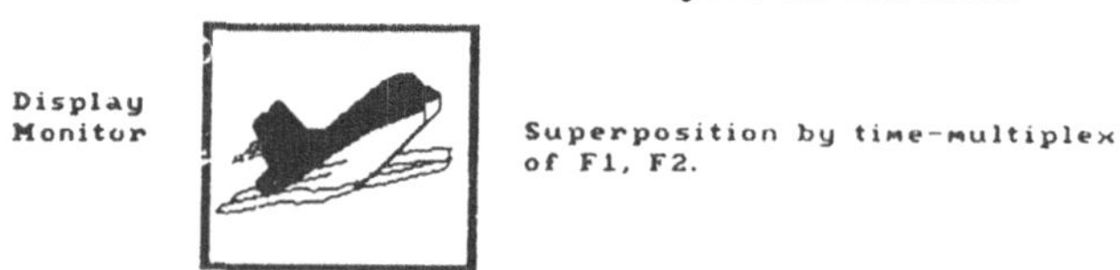

Abb. 4. Jede Bewegung auf dem Videoschirm erzeugt Bild zu Bild Unterschiede. Diese verschiedenen Bilder werden zu einem stereoskopischen Bild manipuliert

den Durchmesser der einzelnen optikschen Kanäle vorgesehen ist. Doppelbilder entstehen bei diesem System mit nur einer Bildübertragungsoptik im Abstandsbereich
zwischen etwa 15 mm und unendlich vom distalen Ende des Endoskopes nicht.

Ein Zoomen ist möglich, d. h. der Operateur kann das Endoskop nahe an ein Objekt heranführen, um es vergrößert zu sehen bzw. kleine Details erkennen zu können. Systeme mit 2-Stablinsen-Systemen liefern dagegen nur in einem sehr kleinen
Abstandsbereich zwischen distalem Endoskopende und Objekt keine Doppelbilder,
so daß Vergrößerungsänderungen schwierig bzw. unmöglich sind.

Stereoskopisches Video mit monoskopischen Quellen. Deep-Vision-System für minimal-invasive Chirurgie

Der stereoskopische Scheineffekt täuscht die binokulare Vision vor. Das menschliche Sehsystem erzeugt 2 geringgradig differente Bilder, um die Tiefenschärfe zu

erreichen. Die monokulare Ablenkung durch 2 verschiedene Blickpunkte eines Objektes reicht aus, um einen Tiefeneffekt zu bewirken (Abb. 3). Deep-Vision verwendet die Parameter des Bewegungsvideo. Es nützt Charakteristika des menschlichen Sehprozesses aus. Die Haupteigenschaften, die im Deep-Vision-System verwendet werden, sind „summation" und „persistence". Der Motion-Video umfaßt einen Strom visueller Daten, in Abb. 4 dargestellt. Die Bewegung im Videostrombild entwickelt Unterschiede. Diese Bildunterschiede werden manipuliert, um ein Stereobild zu erhalten.

Ergebnisse und Zusammenfassung

Die Vorteile der 3 D-Chirurgie auf dem Videoschirm sind evident. Eine echte Tiefendarstellung erlaubt ein besseres Erkennen von Gefäßen, Nerven, ein exakteres Plazieren von Nähten und eine exaktere Blutstillung als es bei dem zweidimensionalen Verfahren möglich ist.

Den technisch überzeugenden Effekt der Zwei-Kanal-Systeme, speziell der Zeiss- und Opticon-Systeme, steht der Entwicklung eines digitalen Videosystems gegenüber, wo im Gegensatz zu den traditionellen Zwei-Linsen-Methoden zur Erstellung des stereoskopischen Bildes der Stereoeffekt durch die Manipulierung von Bildern erzeugt wird.

Das Deep-Vision-System hat daher auch Nachteile, die bei dem Prinzip des digitalen Festhaltens und späteren Abspielens in allen Systemen entstehen.

Es bleibt abzuwarten, welches System das beste und effektvollste zweidimensionale Bild ergibt, welches im Rahmen der minimal-invasiven Chirurgie notwendig ist. Das von der Firma Storz entwickelte Digi-Video bietet bereits eine Intensivierung der Tiefenschärfe, die dem 3 D-System näherkommt.

Besonders dem Anfänger fällt das endoskopische Operieren leichter, wenn er es sofort mit Hilfe der 3 D-Technologie erlernt. Der Fortgeschrittene wird bei der Anwendung der 3 D-Technologie mehr Freude am exakten Arbeiten haben. Es ist nicht zu verstehen, warum Operateure, wenn man den finanziellen Aspekt einmal außer Acht läßt, sich nicht alle und sofort dem dreidimensionalen Bild zuwenden, da dieses Bild in unseren täglichen Lebenssituationen allen geläufig ist.

Nach 2jähriger Tätigkeit mit der dreidimensionalen, endoskopischen Videochirurgie, bei der gynäkologischen Laparoskopie und Pelviskopie ist mir ein exakteres Arbeiten im Vergleich zur 2 D-Chirurgie möglich, auf welches ich nicht mehr verzichten möchte.

Literatur

Garcia BJ, Greenstein RJ (1994) True stereoscopic video from monoscopic sources: The Deep-Vision-System from minimally invasive surgery. Virtual Reality 1:52–57
Jakoby S (1905) Die Stereozystoskopie. Zentralbl Harn Sexualorg 16:535–537
Mettler L (1995) 3 D-Video-Laparoskopie in der Gynäkologie. Medizin im Bild 35:19–25

Ein Makromorcellator mit horizontaler Einstichtechnik

K. Semm

Seit 1977 entfernen wir kleine Myome bei der operativen Pelviskopie mit zunehmender Verbesserung der operativen Technik (Beherrschung von Blutungen etc.). Es wurden Myome bis zur Größe eines Gänseeies fast blutungsfrei ausgeschält. Zu deren Morcellement benötigte man mit der 1972 entwickelten Gewebestanze bis zu 3 h. Seit 1991 verwendet man dazu aber weltweit den handbetriebenen S. E. M. M. (*S*errated-*E*dged *M*acro-*M*orcellator, Abb. 1). Damit lassen sich auch intramural liegende Myome bis zu einer Größe von 8 cm fast blutungsfrei morcellieren.

Nachteil des S. E. M. M.-Sets (Abb. 2) war, daß sehr viel Handarbeit und Kraft erforderlich war, um manuelles Rotieren der Gewebestanze mit Wellenschliff zu ermöglichen.

Die Schwierigkeit der Motorisierung dieses Stanzrohres war einerseits der geforderte Durchmesser von etwa 20 mm, um auch große Myome in sinnvoller Zeit zu morcellieren. Erst die Idee, das Morcellement nicht mehr senkrecht – wie in Abb. 1 gezeigt – durchzuführen, sondern horizontal (Abb. 3) brachte die Sicherheit,

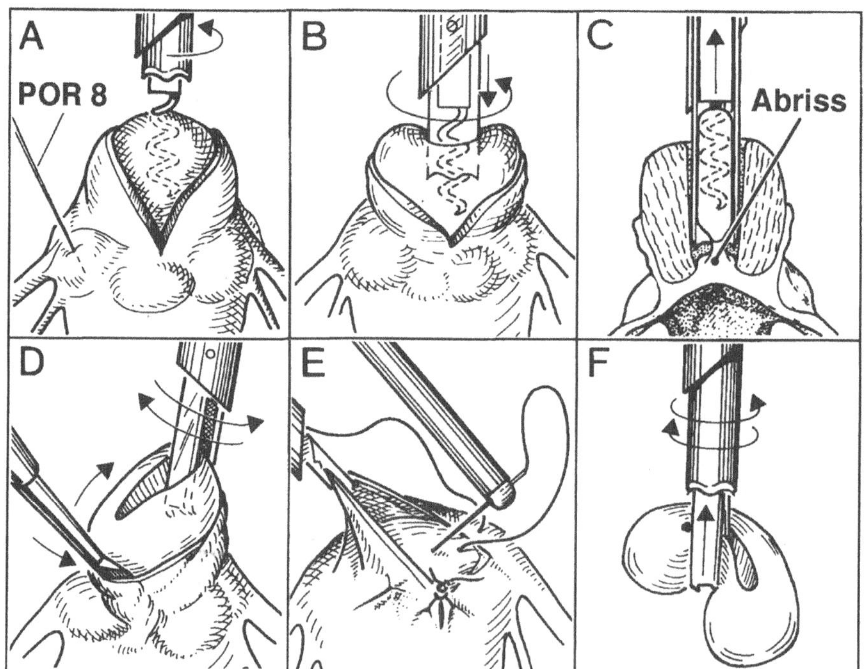

Abb. 1. Schematische Darstellung der Enukleation eines intramuralen Myomes mit Spaltung der Kapsel, Enukleation, Naht der zurückbleibenden Myomkapsel und Morcellement des Knotens

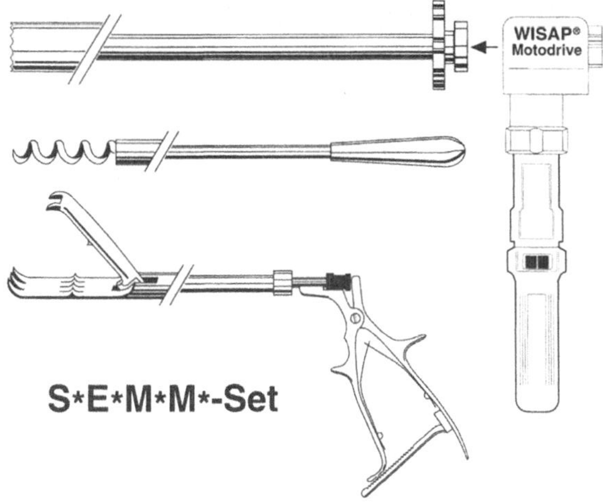

Abb. 2. S. E. M. M.-Set (Serrated-Edged Macro-Morcellator) mit Wellenschliffrohr (10, 15, 20 oder 24 mm Durchmesser), Myombohrer, großer Krallenzange und WISAP Moto-Drive

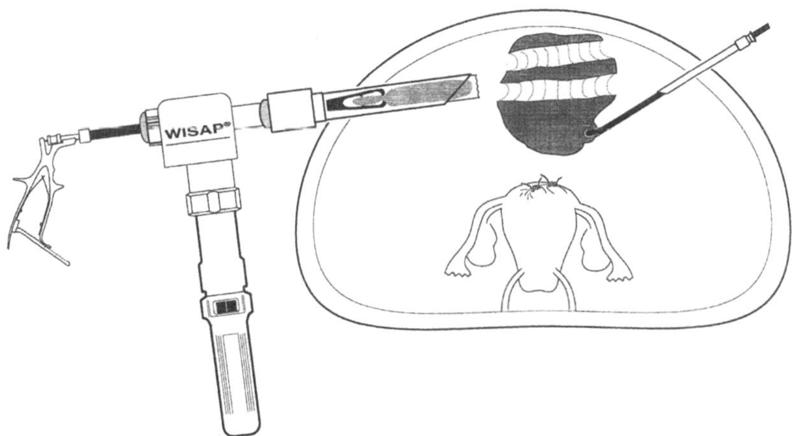

Abb. 3. Schematische Darstellung des horizontalen Morzellements

die 10-, 15-, 20- und 24-mm-Wellenschliff-Rohre in den Bauchraum ohne Verletzungsgefahr einzuführen. Die Idee des horizontalen Einführens wurde bei der subtotalen Hysterektomie geboren. Dabei wird der Zervix-Cavum-uteri-Fundus-Zylinder mit C. U. R. T. (*Calibrated Uterine Resection Tool*) mit 15, 20 und 24 mm Durchmesser transvaginal, d. h. horizontal ausgebohrt. Dies geschah unter völliger Sichtkontrolle aus der Perspektive des Nabels. Weltweit trat keinerlei Verletzung auf.

Heute ist das 10-, 15-, 20- und 24-mm-S. E. M. M.-Set, einstmals senkrecht von Hand betrieben, für das horizontale Morcellement durch den WISAP-Moto-Drive elektrifiziert. Selbst faustgroße Myome lassen sich innerhalb von 5–10 min in 20 mm Dicke, bis zu 18 cm lange Gewebezylinder intraabdominal zerschneiden. Das horizontale Motor-Morcellement ließ die Operationstechnik für das Ausschälen

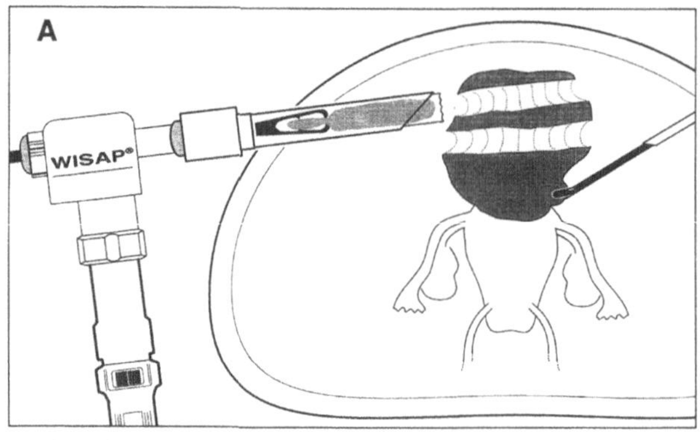

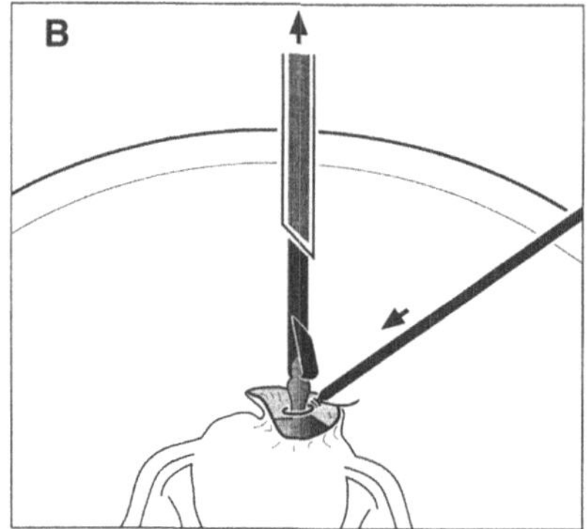

Abb. 4. A Schematische Darstellung der Myomkonten-Verkleinerung in situ. **B** Schematische Darstellung der Ligatur des Myomstieles zur Vermeidung von Myombett-Blutungen durch eine Roedersche Schlinge

intramuraler Myome wesentlich erweitern. Bevor man mit dem Morcellement begann, enukleierte man bisher die Myomknoten nach Spaltung der Myomkapsel völlig aus der Gebärmutter heraus.

Mit der horizontalen Technik ist man gut beraten, zunächst nur die Myomkapsel zu spalten. Dann werden aus einem z. B. bis zum Nabel ragenden Myom mehrfach Gewebezylinder mit 20 mm Durchmesser und bis zu 15 cm Länge ausgestanzt (Abb. 4 A). Dabei verringert sich mit jedem ausgestanzten Zylinder das Volumen des Myomes wesentlich. Letztlich läßt sich ein kleiner verbleibender Myomstumpf mit einer Roeder'schen Schlinge (Abb. 4 B) ligieren, um Blutungen aus der Tiefe des Nidationsbettes des Myoms zu vermeiden. Am Ende wird die Myomkapsel vernäht.

Die histologische Aufarbeitung des Gewebezylinders bereitet keine Schwierigkeiten. Das horizontal in das Abdomen einführbare, motorbetriebene Instrument ist sterilisierbar, arbeitet kabellos, d. h. es ist akkubetrieben und daher elektrisch völlig ungefährlich. Auch Netzanschluß ist möglich.

Die Technik wird auch für das Morcellieren von Nierengewebe empfohlen (Fahlenkamp et al. 1994).

Technik: Das Ausschälen des Myoms beginnt man normalerweise aus 3 suprasymphisär eingestochenen 5-mm-Trokaren. Nach Darstellung des Myoms und Spalten der Kapsel wird ein lateraler, nach dem Z-Stich eingestochener 5-mm-Trokar mit dem atraumatischen Dilatator auf 15 oder besser 20 mm aufdilatiert, bevor man mit dem Morcellement beginnt. Vorbedingung ist, daß der primäre 5-mm-Trokarein-stich nach der Z-Stich-Methode erfolgt, damit sich beim Herausziehen des 20-mm-Trokars die 3 Stichkanäle überlappend schließen und keine Gefahr einer späteren Hernienbildung besteht.

Zusammenfassend ist festzustellen, daß mit der Elektrifizierung des S. E. M. M.-Sets das Morcellement wesentlich erleichtert ist. Gelegentlich läßt sich ein subfas-zial abgesetzter Gebärmutterkörper bis zu Faustgröße in einem Stück extrahieren, da der Uterusmuskel sehr elastisch ist. Das horizontale Morcellement von auch bis zu 15 cm großen Myomknoten mit dem WISAP Moto-Drive ist gefahrlos und wird die Zahl der Indikationen für eine Uterusexstirpation wegen Uterusmyomatosus in hohem Maße senken.

Zusammenfassung

Es wird ein elektrischer, ohne Kabel (Akku) oder mit Kabel in den Durchmessern von 10, 15, 20 bis zu 24 mm Durchmesser arbeitender Myom-, Uterus- und Nie-rengewebe-Makromorcellator vorgestellt. Die exzidierten Gewebezylinder messen bis zu 20 mm Durchmesser und sind bis zu 18 cm lang, d. h. bis zu 70 g schwer. Das Gerät arbeitet bei horizontaler Einstechweise gefahrlos, ist sehr robust und preis-wert. Die Indikation zur Hysterektomie wegen Uterusmyomatosus entfällt in vie-len Fällen.

Literatur

Claymen RV, Kavouss LR, Soper N et al. (1991) Laparoscopic nephrectomy: initial case re-port. Journal Urology 146–276

Fahlenkamp D, Türk I, Rudolph B, Lindeke A, Schönberger B (1994) Erste Erfahrungen mit einem neuen Morzellator bei der laparoskopischen Nephrektomie und Adrenalektomie. Endoskopie heute 225–258

Goldstein DS, Winfeld HN (1994) Perioperative laparoscopic preparation. In: Gomella LG, Kozminski M, Winfield HN. Laparoscopic urologic surgery. Raven Press 21

Lehmann-Willenbrock E, Semm K, Lüttges J, Mettler L (1995) Sonographic and histologi-cal morphometry of the uterine cervix – an assessment of laparoscopic and other intra-fascial hysterectomy techniques. Diagnostic and therapeutic endoscopy, Vol 2, pp 71–77

Rassweiler JJ, Henkel TO, Stock C et al. (1994) Retroperitoneale laparoskopische Nephrek-tomie (RLN) und andere retroperitoneoskopische Eingriffe – Technik und erste Ergeb-nisse. Akt urol 25:154

Semm K (1977) Pelviskopische Chirurgie in der Gynäkologie. Geburtsh und Frauenheilk 37:909–920

Semm K (1984) Operationslehre für endoskopische Abdominal-Chirurgie. Schattauer

Semm K (1987) Operative Manual for Endoscopic Abdominal Surgery. Year Book Medical Publisher Chicago. London

Semm K (1991) Hysterektomie per laparotomiam oder per pelviskopiam. Ein neuer Weg oh-ne Kolpotomie durch C*A*S*H. Geburtsh u Frauenheilk 51:996–1003

Semm K (1992) Totale Uterus Mucosa Ablation (TUMA) – C*U*R*T* anstelle Endometri-um-Ablation. Geburtsh u Frauenheilk 52:773–777

Semm K (1995) Morcellation at Endoscopy. The Journal for European Private Hospital. Winter Edition, 69–72
Semm K, Lehmann-Willenbrock E, Mettler L (1995) Laparoscopic and other intrafascial hysterectomy techniques or mucosal ablation – a choice for maximum organ conservation. Diagnostic and therapeutic endoscopy, Vol. 2, pp 61–70
Steiner RA, Wight E, Tadir Y, Haller U (1993) Electronical cutting device for laparoscopic removal of tissue from the abdominal cavity. Obstetrics and Gynecology, Vol 81, No 3: 471–474
Volz J, Köster S, Potempa D, Volz E, Wischnik A, Melchert F (1993) Pelviskopische Ovarialchirurgie: Eine neue Methode zur gefahrlosen Organbergung. Geburtsh u Frauenheilk 53: 132–134

Neue Technologien in der endoskopischen Chirurgie – Minihysteroskope

P. Brandner und K. J. Neis

Fragestellung

Bei der Hysteroskopie in Narkose oder Lokalanästhesie sind heute Instrumente mit einem Durchmesser von 5 mm etabliert. Defizite in der Durchführbarkeit der Untersuchung ergeben sich lediglich bei der analgesiefreien Hysteroskopie und hier vorwiegend im Kollektiv der Sterilitätspatientinnen. Durch den Einsatz von sog. Minihysteroskopen wird versucht, diese Indikationslücke zu schließen. Die von den Endoskopiefirmen angebotenen Systeme müssen vorwiegend danach unterschieden werden, ob sie als bildführendes System eine Stablinsenoptik („rod lens") oder eine Faseroptik („fiberoptics") beinhalten. Stellvertretend für alle Minihysteroskope wurde daher ein System mit Stablinsen sowie eines mit Faseroptik untersucht.

Ergebnisse

Das System der Fa. Wolf, Knittlingen, besteht aus einer *Stablinsenoptik,* welche mit Schäften verschiedenen Durchmessers kombiniert werden kann. Die Optik weist einen Durchmesser von 2,7 mm, einen Blickwinkel von 25° und ein Gesichtsfeld von 80° auf. Der dünnste Schaft (CO_2, single flow) durchmißt 3,5 mm. Darüber hinaus stehen Schäfte von 4 mm oval (continuous flow, Arbeitskanal 3 Ch) und 5 mm (continuous flow, Arbeitskanal 7 Ch) zur Verfügung. Das Stablinsensystem zeigt in der Praxis der analgesiefreien Hysteroskopie eine gute Handhabbarkeit und Akzeptanz. Das Bild ist kontrastreich und die Bildauflösung hervorragend. Der Blickwinkel von 25° erlaubt die Beurteilung der Tubenwinkel durch Rotation der Optik. Unter wirtschaftlichen Aspekten ist die Kombinationsmöglichkeit einer Optik mit mehreren Schäften interessant. Der praktische Nachteil der Optik liegt neben der mechanischen Fragilität vor allem in der eingeschränkten Lichtstärke, welche die Übersicht über das Cavum uteri beeinträchtigt. Insbesondere weniger geübten Untersuchern wird dadurch die Diagnostik erschwert.

Bei dem *faseroptischen System* der Fa. Circon, Taufkirchen, sind Optik und Distensionskanal in einem integrierten Hysteroskop zusammengefaßt. Das Gerät enthält ein optisches Bündel von 30000 Fasern, welche einen Blickwinkel von 12° und ein Gesichtsfeld von 67° aufweisen. Der Durchmesser dieses Single-flow-Instrumentes liegt bei 2,4 mm und steigt auf 3,0 mm, wenn zur Continuous-flow-Untersuchung ein Außenschaft aufgesetzt wird. Da dieses Gerät ausschließlich in der Diagnostik einsetzbar ist, bietet der Hersteller für mechanisch-operative Eingriffe ein separates Instrument mit 5 Ch-Arbeitskanal und 4 mm (single flow) bzw. 4,7 mm (Continuous-flow-Schaft) an. Die Vorzüge des Faseroptiksystemes sind seine hervorragende Akzeptanz durch den geringen Durchmesser von nur 2,4 mm. Dazu kommt die exzellente Lichtausbeute, welche eine gute Übersicht über das Cavum uteri zuläßt und dadurch die Handhabbarkeit des Instrumentes erleichtert. Trotz seinen kleinen Durchmessers ist das Gerät mechanisch relativ robust, da es semiflexibel ist. Obgleich die neuartige Optik mit 30000 Fasern im Vergleich zu ihren Vorgängern nicht mehr den Nachteil des „Insektenblickes" aufweist, sind Auflösung und Kontrastreichtum des faseroptischen Bildes spürbar geringer als bei Verwendung einer Stablinsenoptik. Für die Praxis sind die optischen Qualitäten aber in jedem Falle ausreichend.

Zusammenfassung

Trotz zunehmender Miniaturisierung ist die lichtstarke, hochauflösende und mechanisch relativ belastbare 5-mm-Stablinsenoptik heute weiterhin das Standardhysteroskop für diagnostische Eingriffe. Wie aber die Abbildungsqualität und die gute Akzeptanz der Untersuchung zeigt, haben die Minisysteme das Experimentalstadium verlassen und ihre Indikationsnische in der analgesiefreien Hysteroskopie, insbesondere bei Sterilitätspatientinnen, gefunden. Allerdings weisen beide Systemvarianten – Faser – wie auch Linsenoptik – spezifische Nachteile auf. Ob die Entscheidung im Einzelfall zugunsten der robusteren, lichtstärkeren Faseroptik oder zugunsten der in der Abbildung kontrastreicheren und höher auflösenden Stablinsenoptik fallen wird, ist dem einzelnen Untersucher zu überlassen.

Neue Technologien in der endoskopischen Chirurgie – Minilaparoskope

P. Brandner und K. J. Neis

Fragestellung

Durch konsequente Verfolgung des Gedankens des wenigst invasiven Zugangsweges bei der Laparoskopie und durch Fortschritte im Instrumentenbau verfügen wir heute über Optiksysteme, welche einschließlich des sie umgebenden Trokares nur etwa 2 mm durchmessen. Da allerdings die Vor- und Nachteile der Minilaparoskope bislang noch nicht ausreichend evaluiert und die Indikationsstellung für die Untersuchung nicht definiert sind, wurde eine einjährige Anwendungsbeobachtung mit laparoskopischen Minioptiken verschiedener Hersteller durchgeführt.

Ergebnisse

Seitens der Instrumentenhersteller werden faseroptische und linsenoptische Systeme mit Durchmessern zwischen 1,2 mm und 2,0 mm angeboten. Allen gemeinsam ist, daß die Optik durch eine Veressnadel oder eine sie umgebende Hülse eingeführt wird. Eine zusätzliche Trokarinsertion nach erfolgter Gasinsufflation wird dadurch überflüssig.

Stellvertretend für alle Systeme gelangten in unserer Klinik Minilaparoskope der Firmen Wolf (Knittlingen), Storz (Tuttlingen) und Imagin (Heidelberg) zum Einsatz. Insbesondere eine 1,9-mm-Stablinsenoptik, welche direkt durch eine modifizierte, 2,75 mm durchmessende Veresskanüle eingeführt wurde, zeigte ein Bild, welches in Lichtausbeute, Blickfeld und Kontrastreichtum den praktischen Anforderungen genügte. Dem Zerbrechen der Optik wurde bei diesem System Rechnung getragen, indem die Optik in ganzer Länge durch die umgebende Veresskanüle armiert war. Die erprobten Faseroptiken zeigten weitaus weniger definierte Bilder und wirkten, insbesondere bei einem abdominalen Rundumblick, bruchgefährdet.

Gegenüber Standardoptiken von 5 und 10 mm zeigte allerdings selbst das zufriedenstellendste der Minisysteme Mängel in der Lichtausbeute. Während diese Defizite bei der normalen Diagnostik und operativen Kleineingriffen (z. B. Sterilisation) nicht zum Tragen kamen, machten sie sich bei schwierigen Verhältnissen (z. B. ausgedehnten Adhäsionen) oder bei blutungsbedingt erhöhter Lichtabsorption durch eine eingeschränkte Übersicht nachteilig bemerkbar.

Zusammenfassung

Den Vorzügen eines nur minimalen umbilikalen Traumas und des Vermeidens eines umbilikalen Einbringen eines Trokares durch Insertion der Optik in die Veresskanüle stehen bei den Minilaparoskopen als Nachteil neben der mechanischen Fragilität vor allem die in schwierigen Siten eingeschränkte Übersicht gegenüber. Ihren Platz wird die Minilaparoskopie vorläufig am ehesten bei diagnostischen und einfachen operativen Eingriffen finden. Bei komplexeren Problemstellungen sollte die Minioptik durch ein 5-mm-Instrument oder ein Standardinstrument mit 10 mm Durchmesser ersetzt werden. Möglicherweise wird der geringe Durchmesser der Mininstrumente darüber hinaus dazu beitragen, Angst- und Hemmschwellen gegenüber der Laparoskopie noch weiter zu reduzieren und die Technik noch konsequenter, z. B. in der Abklärung unklarer abdominaler Schmerzzustände, einzusetzen.

Methoden der transzervikalen Falloposkopie

S. Rimbach, D. Wallwiener und G. Bastert

Einleitung

Die Beurteilung von Art und Ausmaß intraluminaler Tubenpathologie ist Voraussetzung für eine differenzierte Indikationsstellung tubenrekonstruktiver Maßnahmen, aber auch für die Einschätzung des zu erwartenden Risikos einer Tubargravidität. Etablierte diagnostische Verfahren sind jedoch bisher nicht in der Lage, ausreichend Auskunft über intratubare Befunde zu geben. Die bestehende „diagnostische Lücke" wird geschlossen durch die endoskopische Untersuchung des Tubenlumens mit Hilfe von Fiberskopen, die über spezielle Transzervikalkatheter die Tube erreichen (Falloposkopie [1]).

Um die Bedeutung dieses neuen mikroendoskopischen Verfahrens zu evaluieren, wurde eine multizentrische Studie ins Leben gerufen. Dabei wird untersucht, wie gut die technische Durchführbarkeit der Tubenkatheterisierung und -visualisierung ist, wie hoch die Komplikationsrate ist und ob die Falloposkopie (FSK) diagnostische Informationen über die Tube liefert, die etablierte Methoden wie die Hysterosalpingographie (HSG) oder die Chromolaparoskopie nicht erfassen.

Operatives Vorgehen

Zur Katheterisierung unter hysteroskopischer Kontrolle kommen im wesentlichen Over-the-wire-Systeme und entsprechend ausgestattete Arbeitshysteroskope zur Anwendung. Mit dem Hysteroskop werden die Ostien nach Beurteilung des Cavums aufgesucht. Nun wird über den Arbeitskanal der Tubenkatheter bis zum Ostium geführt. Die Tube wird möglichst in voller Länge, gegebenenfalls bis in die Peritonalhöhle katheterisiert. Dann erfolgt nach Entfernung des Führungsdrahts das Einführen des Falloposkops. Zur erfolgreichen Katheterisierung ist ein ausreichender sogenannter Back-up support notwendig. Ist die Distanz zwischen Hysteroskop und Ostium zu groß, führt ein zu geringer Back-up support zum Durchbiegen und gegebenenfalls sogar Knicken des Katheters noch im Uteruscavum. Die Visualisierung des Tubenlumens erfolgt dann unter langsamem Zurückziehen des Katheters und des Falloposkops bei kontinuierlicher Flüssigkeitsdistension. Im optimalen Fall ist auf diese Weise die gesamte Tube zu untersuchen.

Auswertung

Für die Katheterisierung und die Visualisierung wurden die Erfolgsraten ermittelt. Bezüglich der Komplikationen wurden die Häufigkeiten der einzelnen Komplikationen ermittelt und die Gesamtkomplikationsrate berechnet. Die erhobenen Ergebnisse der FSK wurden mit denen vorangegangener Hysterosalpingographien und vorangegangener oder in gleicher Sitzung erfolgter Chromolaparoskopien verglichen.

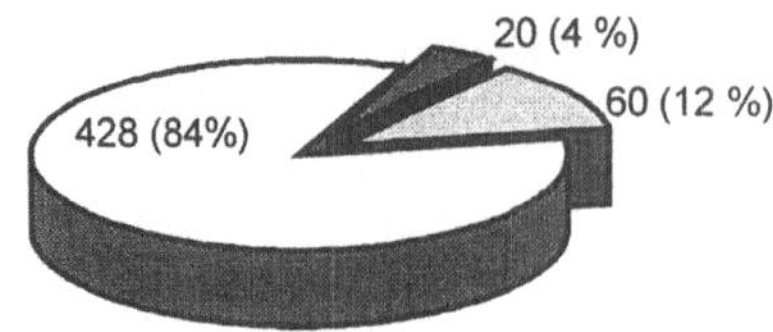

Abb. 1. Katheterisierung

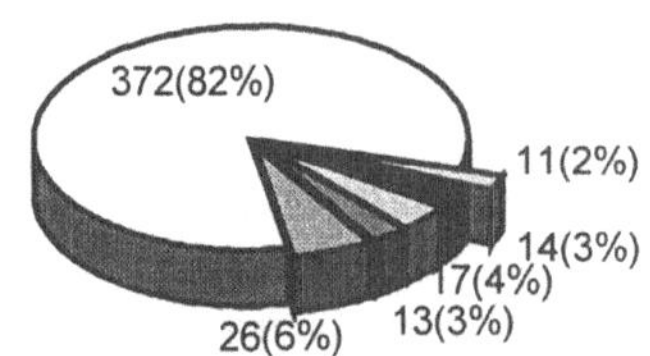

Abb. 2. Visualisierung

Ergebnisse

Insgesamt gingen bislang n = 315 Patientinnen in die Studie ein. Von 589 Tuben wurden 508 Tuben katheterisiert. Die Katheterisierung war erfolgreich bei 428/508 Tuben (84 %). Bei 20 Tuben (4 %) konnte wegen technischer Probleme und in 60 Fällen (12 %) wegen klinischer Hindernisse keine Katheterisierung erfolgen (Abb. 1).

Zusätzlich zu den erfolgreich katheterisierten Tuben konnten 25 nicht komplett katheterisierte Tuben visualisiert werden. Die Visualisierung war bei 372/453 Tuben (82 %) erfolgreich (Abb. 2). Komplikationen traten in 3,7 % der Fälle auf, wobei es sich hierbei um 10 Perforationen und 9 Dissektionen handelt.

Beim Vergleich HSG versus FSK wurden 131 Patientinnen (170 Tuben) einbezogen. Bei 48 Tuben (28 %) stimmten die Ergebnisse der FSK und HSG überein. In 74 Fällen (44 %) lieferte die FSK zusätzliche Informationen und korrigierte die hysterosalpingographisch gestellte Diagnose bei 48 Tuben (28 %).

Beim Vergleich LSK versus FSK wurden 247 Patientinnen (347 Tuben) ausgewertet. Hier wurde in 138 Fällen (40 %) das laparoskopische Ergebnis durch die Falloposkopie bestätigt. Korrigiert wurde die laparoskopisch gestellte Diagnose bei 93 Tuben (27 %) und zusätzliche Informationen konnten in 116 Tuben (33 %) durch die FSK erhoben werden

Schlußfolgerung

Die Ergebnisse der Katheterisierung und Visualisierung sprechen für eine reproduzierbar erfolgreiche technische Durchführbarkeit der falloposkopischen Untersuchung unter laparoskopischer Kontrolle. Die Komplikationsrate ist niedrig, wobei bislang nur geringe Informationen über die Tubenfunktion nach Perforation oder Dissektion vorliegen.

Diese vorläufigen Ergebnisse zeigen, daß mit der Falloposkopie eine erweiterte Tubendiagnostik möglich ist. Eine Aussage über den klinischen Wert wird jedoch erst mit langfristigen Follow-up-Ergebnissen möglich sein.

Literatur

1. Kerin J, Daykhovsky L, Segalowitz J et al. (1990) Falloposcopy: a microendoscopic technique for visual exploration of the human fallopian tube from the uterotubal ostium to the fimbria using a transvaginal approach. Fertil Steril 54: 390–399

Etablierung von Standards und Richtlinien zum gynäkologisch endoskopischen Operieren (L. Mettler)

Grundsatzpapier zum ambulanten endoskopischen Operieren

W. Stolz, R. P. Luecken, E. Dewitt, R. Deckardt

Die Arbeitsgemeinschaft gynäkologische und geburtshilfliche Endoskopie e. V. der deutschen Gesellschaft für Gynäkologie und Geburtshilfe hat über Herrn Prof. Dr. D. Wallwiener ihre Anforderungen an Prozeß und Strukturqualität bezüglich der operativen Endoskopie im Zentralblatt dargestellt.

Auf der Arbeitstagung der Deutschen Gesellschaft für gynäkologische und geburtshilfliche Endoskopie in Saarbrücken unter der Leitung von Herrn Prof. Dr. K. Neis wurde die Sektion „Ambulantes Operieren" in der o. g. Gesellschaft aufgefordert, Empfehlungen für die operative Endoskopie im ambulanten Bereich zu erarbeiten.

Die Bedeutung dieser Empfehlungen wurde auf der Sitzung der Deutschen Gesellschaft für gynäkologische und geburtshilfliche Endoskopie in Kiel unter der Leitung von Frau Prof. Dr. L. Mettler unterstrichen.

Die durch die Sektion „Ambulantes Operieren" der Deutschen Gesellschaft für gynäkologische und geburtshilfliche Endoskopie erarbeiteten Empfehlungen sind mit der Arbeitsgemeinschaft unter dem Vorsitz von Frau Prof. Dr. L. Mettler und dem Gesamtvorstand abgestimmt.

Ein Einwurf der Empfehlungen zum ambulanten endoskopischen Operieren wurde im Vorfeld bereits eingebracht.

Präambel

Ambulante und stationäre Endoskopie unterscheiden sich nicht. Die von der AGE als Ausbildungsklinik anerkannten ambulanten Operationszentren betonen die Bedeutung der „Empfehlung der AGE der DGGG zur Aus- und Weiterbildung in der operativen Endoskopie".

Die Unterzeichner dieses Arbeitspapieres nehmen zur Präambel der Empfehlungen der Arbeitsgemeinschaft für gynäkologische und geburtshilfliche Endoskopie der Deutschen Gesellschaft für Gynäkologie und Geburtshilfe zur Aus- und Weiterbildung in der operativen Endoskopie für den ambulanten Bereich ergänzend Stellung.

Die durch den überweisenden Arzt getroffene Indikationsstellung enthebt den Operateur nicht von seiner Pflicht, sich ein eigenes Urteil über die Richtigkeit und Notwendigkeit des geplanten operativen Eingriffes zu bilden und mit der Patientin im Sinne einer second opinion darüber zu beraten.

Insbesondere bedeutet dies, daß der Operateur neben der Anamnese auch die für die sorgfältige Indikationsstellung und Durchführung der Operation notwendigen präoperativen Untersuchungen gewissenhaft zu begutachten, bzw. erneut vorzunehmen hat. Da die alleinige Verantwortung für den Eingriff beim Operateur liegt, schafft dies die notwendige Sicherheit und beugt gleichzeitig einer Leistungsausweitung vor.

Die Indikationsstellung zum ambulanten Operieren darf nicht das Spiegelbild einer Marktanalyse sein.

Grundvoraussetzung für die Durchführung ambulant-operativer Eingriffe ist die Facharztanerkennung. Nur der stufenweise, zusätzliche Erwerb und Nachweis der Weiterbildungsinhalte „Spezielle operative Gynäkologie"[1] berechtigt zur eigenverantwortlichen Durchführung der darin präzisierten Operationen.

In Abhängigkeit vom Schwierigkeitsgrad und der zu erwartenden Dauer eines Eingriffes ist präoperativ sicherzustellen, daß für die Durchführung und Beendigung des Eingriffes bezüglich der Anzahl und Qualifikation ausreichende Assistenz verfügbar ist.

Auch bei korrekter Indikationsstellung, richtiger Selektion der Patientin und einem operativ erfahrenen Team treten Komplikationen auf, die nur mittels einer Laparotomie beherrscht werden können. Der verantwortliche Operateur muß jederzeit in der Lage sein, jedwede Komplikation während eines geplanten Eingriffes nach den Regeln der Kunst zu versorgen oder die Möglichkeit haben, sachverständige Hilfe rechtzeitig herbeizuholen.

In der Literatur liegen eindeutige Zahlen über Komplikationen vor, die zu einer ungeplanten Laparotomie während endoskopischer Eingriffe führten. Diese sind 1,7

---

[1] D. Wallwiener; Empfehlungen der Arbeitsgemeinschaft Gynäkologische Endoskopie (AGE) der deutschen Gesellschaft für Gynäkologie und Geburtshilfe (DGGG) zur Aus- und Weiterbildung in der Operativen Endoskopie. Zentralbl. Gynäkologie 118 (1996): 117–119

auf 1 000 bei diagnostischen Laparo-/Pelviskopien. Für kleinere endoskopische Eingriffe wie Adhäsiolyse, Abtragung von minimaler Endometriose, ovarielle Biopsie, Tubensterilisation beträgt diese Rate 0,4 pro 1 000. Für weitergehende chirurgische Eingriffe, wie ausgedehnte Adhäsiolyse, Behandlung der Tubargravidität, der entzündlichen Adnexveränderungen und höhergradiger Endometriose, steigt diese Zahl auf 4,8 und auf 8,9 bei großen chirurgischen Eingriffen wie der laparoskopischen Hysterektomie, Adnektomie, Myomenukleation, Kolposuspension nach Burch und der Lymphadenektomie.

Diese Zahlen unterstreichen die Notwendigkeit einer permanenten Laparotomiebereitschaft, auch wenn in den einzelnen Ausbildungszentren die individuellen, laparotomiebedürftigen Komplikationsraten, die in der Literatur angegebenen 1,7 pro 1 000 unterschreiten.

Endoskopische Chirurgie ist Teamarbeit, und der Operateur ist Teil desselben. Der Anästhesist muß mit den Besonderheiten der endoskopischen Eingriffe vertraut sein. Diese bezieht sich speziell auf die physiologischen und physikalischen Auswirkungen der verschiedenen Distensionsmedien, dieses gilt insbesondere für die operative Hysteroskopie.

Seine Arbeitsweise muß sich an die speziellen Anforderungen der endoskopischen Chirurgie anpassen. Der erfahrene Anästhesiologe erkennt schon bei der präoperativen Untersuchung besondere Risikofaktoren. Da alle endoskopisch chirurgischen Eingriffe in Intubationsnarkose vorgenommen werden, ist das adäquate, intraoperative Monitoring und die permanente Präsenz des Anästhesiologen eine Conditio sine qua non. Da die Videoendoskopie die Norm ist, verfolgt der Narkosearzt den Eingriff auf dem Bildschirm und kann sich sofort den unterschiedlichen Bedingungen anpassen und insbesondere auf Komplikationen reagieren. Die Anwesenheit des Anästhesiologen ist bis zur Entlassung der Patienten zu fordern. Vor der Entlassung steht eine letzte Visite des Operateurs und des Anästhesiologen. Die Möglichkeit, postoperativ die Patienten durch Monitoring zu überwachen, muß gewährleistet sein. Intra- und postoperative Blutgasanalysen sind empfehlenswert.

Die operative Endoskopieeinheit wird im Idealfall von Anästhesiologen und gynäkologischen Endoskopikern zusammen betrieben. Beide haben ihren Praxissitz an dem Ort, an dem auch die Operationen durchgeführt werden. Der Dienst ist so einzuteilen, daß jeweils ein Vertreter der unterschiedlichen Disziplinen für seinen Bereich verantwortlich ist. Erst nach Entlassung der letzten Patientin endet ihre Präsenzpflicht. Die postoperative Nachsorge nach der Entlassung aus der Tagesklinik liegt ebenfalls bei dem Anästhesiologen und Operateur, die beide erreichbar sein müssen und in Notfällen miteinander kommunizieren.

Voraussetzung ist ferner, daß pro Operationssaal eine Op-Schwester und ein Springer vorhanden sein müssen.

Für den Sterilisationsraum muß eine Fachkraft zuständig sein, die dafür Sorge trägt, daß die Instrumente fachmännisch gesäubert, die Siebe entsprechend gepackt und die Sterilität gewährleistet ist.

Der Aufwachraum muß von einer Schwester betreut werden, die Erfahrung mit der direkten postoperativen Betreuung hat.

Es geht nicht an, daß Untersuchungsräume zwischendurch zu Eingriffsräumen umfunktioniert werden. Die Eingriffsräume müssen von den Untersuchungsräumen getrennt und entsprechend ausgerüstet vorgewiesen werden. Dies gilt auch für Aufwachräume.

Um eine entsprechende Qualitätskontrolle zu garantieren, ist eine detaillierte Dokumentation der prä-, peri- und postoperativen Phase zu fordern. In der Form von Rücklaufbögen kann der postoperative Verlauf erfaßt werden. Komplikationen sind entsprechend zu dokumentieren und ggf. an das Komplikationsregister der AGE weiterzumelden. Diese Unterlagen müssen bei Bedarf auch einsehbar sein.

Die Sicherstellung der Nachsorge ist im präoperativen Feld zu klären. Dieses beinhaltet die Verpflichtung des Operateurs, sich über die Voraussetzungen der häuslichen und transportbedingten Betreuung zu informieren, den Kontakt mit dem Einweiser sicherzustellen und für die operierte Patientin im postoperativen Bereich für die Dauer von 24 Stunden jederzeit erreichbar zu sein. Die dabei zur Verfügung stehende Auswahl der technischen Mittel obliegt dem Operateur. Die entsprechende Planung schließt im Bedarfsfall die Möglichkeit der reibungslosen Klinikverlegung ein.

Die Patientinnen sind über diese Möglichkeiten im prä- und postoperativen Zeitraum zu informieren, der Einweiser ist in dieses Konzept einzubinden.

Um die Bedeutung des ambulanten Operierens weiterhin zu validieren, verpflichten sich die Tageskliniken, regelmäßig die Jahresstatistiken zu präsentieren. Hierin enthalten sind die Art der Eingriffe, die Anzahl der Eingriffe und die Komplikationen. Durch dieses Offenlegen soll bewirkt werden, daß die ambulant operative Tätigkeit hinterfragt, öffentlich diskutiert und in ihrer Bedeutung etabliert werden kann.

Standortbestimmung des Einsatzes endoskopischer Techniken in der Kinderwunschbehandlung

L. Mettler, J. Gauwerky, J. Hucke, J. Keckstein, M. Korell, E. H. Schmidt

Die gynäkologische Pelviskopie/Laparoskopie/Hysteroskopie und Falloposkopie stellen endoskopische Methoden im Rahmen der minimal invasiven Chirurgie dar, die im Bereich der Diagnostik und Therapie der Sterilität schon lange Anwendung finden.

Zusammen mit den bildgebenden Verfahren der Ultraschalldiagnostik und Hystersalpingographie bietet die endoskopische Diagnostik eine rationale Basis zur Sterilitätstherapie. Die Sonographie, vaginal und abdominal, hat bei Veränderungen am Uterus, wie Uterus myomatosus, Adenomyosis und Adnextumoren einen sicheren Stellenwert.

Auch die operativ endoskopischen Techniken werden durch Mikrosystemtechnik und Sensorik mit neuen Zugangswegen durch Katheter und Endoskope, durch Veränderung der Instrumente im Sinne des Schaffens von vermehrten Freiheitsgraden und besserer Steuerung der Geräte sowie durch dreidimensionale bildgebende Verfahren und stimmengesteuerte Optikarme ständig verfeinert.

Pelviskopie/Laparoskopie

Die organorientierte Klassifizierung pelviskopisch diagnostischer und therapeutischer Eingriffe im Rahmen der Sterilität und Infertilitätsbehandlung gliedert sich wie folgt auf:

Pelviskopische Chirurgie

1. Am Uterus
2. Konservativ an den Adnexen
3. Radikal an den Adnexen
4. Bei Extrauteringravidität
5. Bei Endometriose

1. Am Uterus
Myomenukleation bei subseröser intramuraler und intraligamentärer Lokalisation

2. Konservativ an den Adnexen
2.1   Ovariolyse
2.2   Ovarialbiopsie
2.3   Ovarialzystenpunktion
2.4   Ovarialzystenenukleation
2.5   Fimbriolyse
2.6   Salpingolyse
2.7   Fimbrioplastik
2.8   Salpingostomie
2.9   End-zu-End-Anastomose
2.10   Entfernung von Morganischen Hydatiden (gestielte und retroperitoneale)
2.11   Parovarialzystenenukleation
2.12   Partielle Ovarresektion
2.13   Bei Adnexitis/Pyovar-Pysalpinx bei Abszessen
2.14   (Tuben)sterilisation
2.15   PCO-Syndrom-Stichelung

3. Radikal an den Adnexen
3.1   Ovarektomie
3.2   Tubektomie
3.3   Adnexektomie

4. Bei Extrauteringravidität
4.1   In der Tuba Falloppii total/konservativ
4.2   Im Ovar
4.3   In der Bauchhöhle
4.4   Biochemische Lokalbehandlung

5. Bei Endometriose
5.1   Lokalisation:

5.1.1   auf dem Peritoneum
5.1.2   im Bereich der Ligg. sacrouterina
5.1.3   auf dem Ovar
5.1.4   im Ovar
5.1.5   im Uterus
5.1.6   im Tubenbereich
5.1.7   auf dem Blasendach, Ureter
5.1.8   auf dem Darm
5.1.9   retrozervikal
5.2   Drei-Stufen-Therapie der Endometriose

6. Thesen

1. Im Rahmen der Sterilitätsdiagnostik ist die operative Pelviskopie mit einer Chromosalpingoskopie zu kombinieren.
2. Bei Sterilitätspatienten sollte die diagnostische Laparoskopie nur von einem in der Materie erfahrenen Untersucher, bzw. in Anwesenheit desselben durchgeführt werden. Um eine richtige Diagnose zu gewährleisten, ist ein Zweit- und ggf. ein Dritteinstich neben dem Optikeinstich erforderlich. Nur so können z. B. retroovarielle Endometrioseherde gesehen werden. Ein Versuch der Tubenrekonstruktion bei peripheren und proximalen Tubenverschlüssen – Salpingostomie, End-zu-End Anastomose – sollte nur in einem erfahrenen operativen Zentrum erfolgen.
3. Bei der Sterilitätsbehandlung ist eine Qualitätssicherung notwendig. Sie erfordert eine ausreichende Anzahl von Operationen.
4. Wird eine endoskopische Salpingostomie durchgeführt, soll diese mikrochirurgischen Techniken vergleichbar erfolgen. Obwohl endoskopisch schwer durchführbar, ist das Lösen der Tube von der Ovaroberfläche für eine freie Fimbrienbeweglichkeit notwendig.
5. Alle zur Verbesserung der Erfüllung des Kinderwunsches möglichen operativen Eingriffe sollen bei der diagnostischen Pelviskopie und ihrer Umwandlung in eine therapeutische Pelviskopie eingesetzt werden.
6a. Zur Qualitätskontrolle ist nach rekonstruktiver Tubenchirurgie eine regelmäßige Folgeerhebung zur Feststellung der postoperativen Schwangerschaftsraten (Follow-up) dringend zu empfehlen.
6b. Der Einsatz von Second-look-Pelvi-Laparoskopien ist neben der Second-Look Adhäsiolyse zur Erfassung der postoperativen Resultate und damit auch der eigenen Qualitätskontrolle sehr geeignet und daher empfehlenswert.
7. Die endoskopische Entfernung von subserösen bzw. intramuralen Myomen sollte möglichst immer vollständig erfolgen. Insbesondere bei nach intramural reichenden Myomen muß auf eine korrekte Rekonstruktion der Uterusanatomie geachtet werden, da häufig postoperative Verwachsungen auftreten.
8. Die endoskopische Ovarialzystenexstirpation sollte nur unter Berücksichtigung entsprechender Richtlinien zur präoperativen Ovarialtumordiagnostik (reproduktives Alter, klarer Zysteninhalt – Ausnahme: Myom und Dermoid, im Ultraschall keine echodichten Zonen, keine soliden Anteile, möglichst einkammerig . . .) durchgeführt werden. Sie erfolgt zunächst als Screening-(= Staging-)Laparoskopie, wobei der intraoperative Situs den letzten Entscheid zur endoskopi-

schen Zystenexzision gibt. Diese sollte möglichst komplett in einem Endobag (Bergungsbeutel) erfolgen.

Hysteroskopie

1. Die diagnostische Hysteroskopie ist eine bei der Sterilitätsdiagnostik grundsätzlich anzuwendende Basisuntersuchung in der Sprechstunde. Der Einsatz der Flüssigkeitshysteroskopie empfiehlt sich die Kombination mit anderen invasiv diagnostischen Verfahren (wie z. B. operative Pelviskopie).
2. Die Hysteroskopie ist im Rahmen der Sterilitätsdiagnostik der Sonographie und Hysterosalpingographie in bezug auf die Diagnostik des uterinen Cavums eindeutig überlegen.
3. Die operative Hysteroskopie ist Methode der Wahl für die Resektion intrakavitärer und submuköser Myome sowie für die Resektion uteriner Septen oder Synechien. Die abdominale Metroplastik ist nur bei Fusionsstörungen mit kompletter Separierung der Corpora uteri im Fundusbereich indiziert.

Salpingoskopie, Falloposkopie

Definitionsgemäß ist die Salpingoskopie die laparoskopisch durchgeführte endoskopische Inspektion des gesamten ampullären Tubenanteils, während die Falloposkopie die transzervikal durchgeführte Inspektion des isthmischen und evtl. ampullären Tubenanteils darstellt.

1. Die Salpingoskopie liefert wertvolle Aussagen über die Qualität der Tubenmukosa. Eine Klassifizierung mit subtiler Einschätzung der Tubenpathologie muß erstellt werden.
2. Die Salpingoskopie sollte nur vom erfahrenen Operateur durchgeführt werden, um eine iatrogene Tubenschädigung zu vermeiden.
3. Die Falloposkopie ist zum augenblicklichen Zeitpunkt als eine in der Entwicklung begriffenen Technik zu bezeichnen, die mit zunehmender Bildqualität bessere Ergebnisse liefern wird. Der Einnsatz eines koaxialen Katheters und des Linear-Eversionskatheters ist möglich. Die Falloposkopie wird sich als diagnostische und auch als therapeutische Methode in Zukunft etablieren.

Zusammenfassung

Die Wertigkeit des Einsatzes endoskopischer Techniken zur Diagnose und Therapie der Sterilität und Infertilität fassen wir in einer Skala über drei Stufen zusammen. Alternative nichtendoskopische Techniken sind in der endoskopischen Diagnostik mit dargestellt. Sie unterscheiden sich durch Normaldruck im Vergleich zu den endoskopischen Techniken, die im Fettdruck (Tabelle 1 und 2) wiedergegeben sind.

Tabelle 1. Die Wertigkeit der endoskopischen Diagnostik bei Sterilität und Infertilität

	Methode	Diagnose	Wertigkeit
Uterus	**HSK**	**Ut. myomatosus**	++
		Mißbildungen	+++
		Synechien	+++
	HSG	Ut. myomatosus	+
		Mißbildungen	+++
		Synechien	++
	Sonographie	Ut. myomatosus	+++
		Mißbildungen	+
		Synechien	(+)
Tube	**LSK/Pelviskopie**	**Dist. Verschluß**	+++
		Prox. Verschluß	++
		Adhäsionen	+++
	Salpingoskopie	**Dist. Verschluß**	(+)
		Prox. Verschluß	–
		Intratub. Adhäsion	++
	Falloposkopie	**Prox. Verschluß**	+++
		Dist. Verschluß	–
		Intratub. Adhäsion	+
	HSG	Prox. Verschluß	++
		Dist. Verschluß	+++
		Intratub. Adhäs.	+
		Peritub. Adhäs.	+
	Pertubation	Tub. Sterilität	(+)
		Keine Differenz. mögl.	
	Sonographie (z.B. Kontrast) wie Echovist)	Prox. Verschluß	(++)
		Dist. Verschluß	(+)
		Adhäsionen	–
	Intraluminalsono (exp)		
Ovar	**LSK/Pelviskopie**	**LUF-Syndrom**	(+)
		PCO-Syndrom	+
		Adhäsionen	+++
		Endometriose	+++
	Sonographie	LUF-Syndrom	(+)
		PCO-Syndrom	+
		Adhäsionen	–
		Endometriose	+
		Ovarialzysten	+++
Kleines Becken	**LSK/Pelviskopie**	**Adhäsionen**	+++
		Endometriose	+++
	Sonographie	**Adhäsionen**	–
		Endometriose	(+)

Tabelle 2. Wertigkeit der endoskopischen Therapie bei Sterilität und Infertilität

	Methode	Diagnose	Wertigkeit
Uterus	**HSK**	**Ut. myomatosus**	+
		Synechien	+++
		Mißbildungen	++
		Sonstige	(+)
	LSK/Pelviskopie	**Ut. myomatosus**	++
Tube	**LSK/Pelviskopie**	**Dist. Tubenpath. incl. Adhäsionen**	+++
		Prox. Tubenpath.	(+)
	Falloposkopie	**Prox. Verschluß**	++
		Dist. Verschluß	–
	Salpingoskopie	**Intratub. Adhäsion**	(+)
Ovar	**LSK/Pelviskopie**	**PCO**	(+)
		LUF	–
		Adhäsionen	+++
		Endometriose	+++
Kleines Becken	**LSK/Pelviskopie**	**Adhäsionen**	+++
		Endometriose	+++

Empfehlungen zur laparoskopischen Operation von Ovarial-, Zervix- und Korpuskarzinomen

P. G. Knappstein, K. Neis, L. Mettler, D. Wallwiener, A. Pfleiderer,
G. Kindermann

Ovarialkarzinom

- *Prognosefaktoren:* FIGO Stadien
  Histopathologie (Typ/Grading/Invasion Infiltration)
  Proliferationsmarker, Ploidie, Onkogene Proteasen
  (UPA/PAI-1)
  Primär-/Sekundärtherapie

- *Indikation:* Wie bei konventionellen Operationen

- *Prinzip:* Nur gutartige Tumoren endoskopisch entfernen!
  Präoperativ Malignität auschließen
  Falls intraop. SS, dennoch positiv: Laparotomie!
  Chemotherapie!
  Diagn. Laparoskopie bei Verdacht auf Malignität nur
  bei unklarem Primärtumor

- *Präop. Diagnostik (imperativ):* Tumormarker (V.a. CA 125)
  Vaginal-/Dopplersonographie (Außen-/Innenstruktur)
  MRT
  Aufklärung der Patientin

- *Mindestanforderungen:*   Onkologische Erfahrung
  Möglichkeit zum SS intraop. Möglichkeit zur Laparo-
  tomie stadiengerecht, LK-Ektomie
  Bei Überraschung 2. Op. innerhalb von 1 Woche,
  Chemotherapie innerhalb von 12 Tagen postoperativ

- *Endoskopische Methode:*   Inspektion Abdomen – Tumor
  Saubere Präparation „in toto"
  Punktion, wenn sicher benigne
  Bergesack (reißfest)
  Kein Morcellement intraperitoneal

- *Offene Fragen:*   Verschlechterung der Prognose bei Ruptur, Bauch-
  deckenmetastasen, falls innerhalb von 12 Tagen
  Chemotherapie
  Stellenwert der Second-look-Operation

- *Zukunft:*   Verbesserte präop. Diagnostik
  Venöse Blutflußmessung
  Bildgebende Sonographie
  Dynamische MRT
  Neue Tumormarker
  Gentest

- *Ziel:*   Anteil der unvorhergesehenen Malignome unter 0,5%
  der operierten Fälle

Korpuskarzinom

- *Prognosefaktoren:*   FIGO-Stadien
  Histol. Typ/Grading/HR
  Proliferationsmarker, p53
  Ploidie

- *Indikation:*   IA-CA/II

- *Mindestanforderungen:*   15 pelvine/4 p.o. LKs
  Parametrien bei FIGO II
  Scheidenmanschette

- *Endoskopische Methode:*   LAVH bzw. „Coelio Schauta"
  LKs trans- oder extraperitoneal
  Präop. Hysteroskopie!

- *Nachteile:*   Bei FIGO II wie bei Zervixkarzinom

- *Zukunft:*   Bessere Prognose präoperativ durch neue US-Verfah-
  ren (venöser Doppler) Hydro-Sono-Tumor-Front- im
  Myometrium
  Proliferationsmarker, Ploidie, präoperativ

Zervixkarzinom

* *Prognosefaktoren:*   FIGO-Stadien
Histopathologie: Vol/N/Angiosis/Typ
Proliferationsmarker/p53/Alter?

* *Indikation:*   I B/II A

* *Mindestanforderungen:*   25 LKs pelvin/4 p.o.
Parametrien
Scheidenmanschette
Erfahrung in konventioneller Op. (n=25)

* *Endoskopische Methode:*   „Coelio Schauta"
LKs trans- oder extraperitoneal

* *Nachteile:*   Lange Op.-Zeit
Ureter-Gefäßverletzung

* *Zukunft:*   Bessere Prognose (präoperativ) des biologischen Verhaltens (LKs)
Dynam. MRT (LKs)
Proliferationsmarker an Stanze/pO_2

* *Ziel:*   Indikation zur radikalen LK-Ektomie individuell??

Neue Technologien in der Gynäkologischen Endoskopie

D. Kruschinski, P. Brandner, R. L. De Wilde, K. Neis, L. Mettler,
S. Rimbach, H. Rininsland, T. Römer, C. Sohn

Ziel des Arbeitskreises war die Formulierung von Standards und Richtlinien für den Bereich „Neue Technologien in der gynäkologischen Endoskopie". Zu den Themenbererichen gehören neben Telekonsultation und Telepräsenz über die Teleoperationen und Telemanipulationen bis hin zu „Virtual Reality Surgical Simulator" sowie Miniaturisierung von Optiken und Instrumenten. Auch die Bereiche Multifunktionsinstrumente sowie die Mikrofiberendoskopie als auch der endoskopische Ultraschall wurden von uns eingearbeitet. Da diese modernen Technologien Entwicklungen im ersten Anfangstadium und meistens noch ohne Indikationen sind, kann es sich bei den nachfolgenden Zeilen nur um Statements zum Stand dieser Technik handeln. Standards oder Richtlinien zum Einsatz oder über Indikationsbereiche dieser Technologieform können zum jetzigen Zeitpunkt zu keiner dieser Methoden formuliert werden. Da aber die neuen Technologien unsere Operationsprozeduren im 21. Jahrhundert immens beeinflussen werden, sollten diese bereits im „Aufkeimen" erforscht und ihrer Übertragbarkeit in die gynäkologische Endoskopie überprüft werden.

Alle operativen Fächer werden in den nächsten 10–20 Jahren durch die Symbiose von Medizinern und Technikern revolutioniert. Innovationen der Medizintechnik werden den Arbeitsplatz der Ärzte und die Qualität ihrer Arbeit massiv verändern. Es wird auch schon der Arzt der Zukunft kreiert, der „Gesundheitsingenieur", eine Symbiose aus Arzt und Techniker.

Schonender, schneller und sicherer sollen die Standardoperationen mit High-Tech werden. Die Zukunftsvision ist: Die Konstruktion extrem kleiner Roboter, die in der Lage sein werden, durch die Adern des Menschen zu schwimmen, Kalkablagerungen zu entfernen oder Medikamente an Krankheitsherde zu transportieren.

Die Telekonsultation ist die einfachste Form dieser Technologie. Bilder vom Körperinneren, Röntgenbilder, Histologiebefunde oder Ultraschallbilder werden z.B. aus einer Klinik von einem Untersucher angefertigt und an einem entfernt in einer anderen Klinik sitzenden Experten per Telekommunikationsleitung gesendet, der diese online befundet und dem Untersucher damit bei der Diagnosestellung unterstützt. Es wird angenommen, daß durch diese Praxis, unnötig viele Überweisungen von Patienten mit Normalbefunden in die Abteilung des Experten vermieden werden, was zu einer Senkung des administrativen Aufwandes und der Wartezeiten von Patienten zur Folge haben könnte. Während einer *Telepräsenz-Sitzung* beobachtet der Experte Bildinformationen, die ein anderer Untersucher in einer entfernt liegenden Abteilung anfertigt. Durch eine Telefonverbindung kann der Experte zusätzlich den Untersuchungshergang steuern und dirigieren.

Das Ziel der *Telemanipulation* und *Teleoperation* ist es, dem Chirurgen eine Technologie zur Verfügung zu stellen, die präzisere Operationen mit hoher Qualität erlauben. Das Telemanipulations- und Telepräsenz-System wird über ein Mensch-Maschine-Interface (MMI) von einem Chirurgen, der auch weit entfernt vom Operationsort sich aufhalten kann, gesteuert. Für diesen Zweck kann der Chirurg „Endoaffektoren" wie Optik oder Instrumente durch ein Instrumenten-Führungs-System mittels des Mensch-Maschine-Interfaces telemanipulieren. In diesem Konzept sitzt der Mediziner an einer Art Kommandozentrale und sein Steuerpult ist als multimediale Funktionseinheit ausgelegt, bestückt mit Monitoren, die ihm verschiedenste Informationen vom Zustand des Patienten und Bilder vom Operationsgebiet sowie Online-Verbindungen zu internen oder externen Experten ermöglichen. So können gleichzeitig mehrere Experten bei einem Eingriff mitwirken. Das erste experimentelle Telemanipulations-System wurde vom Forschungszentrum in Karlsruhe unter dem Namen *ARTEMIS* (*A*dvanced *R*obotic *T*elemanipulator for *M*inimal *I*nvasive *S*urgery) unter Mitarbeit der Abteilung für endoskopische Chirurgie der Universität Tübingen entwickelt. Die ersten Operationen wurden vom neurochirurgischen Team der Universität Mainz durchgeführt.

Die Technologie der *virtuellen Realität* wird in der Medizin zur Zeit schon zum Zwecke der Simulation von virtuellen Körpern oder Organsystemen benutzt. Durch die Möglichkeiten solcher Computer-Systeme sind wir nicht mehr weit von der „Cyber medicine" entfernt. Über das Einlesen von MRT- oder CT-Bildern und mit Hilfe spezieller graphischer Workstations kann ein „virtueller Körper" simuliert werden. Der Chirurg bewegt verschiedene speziell kontrollierte Instrumente durch diesen virtuellen Körper. Das Greifen oder Schneiden von „Gewebestrukturen" ist sehr nahe an der Realität, obwohl es sich nur um eine Simulation handelt. Mit einer hohen graphischen Kapazität können Organe anatomisch exakt nachempfunden oder Blutungen simuliert werden. Eine andere Applikation der virtuellen Realität kommt aus dem Bereich der Operationsplanung- und Simulation. Aus Bildmaterial einer echten Patientin z. B. mit einem schwierigen Situs kann ein „virtueller" Körper erstellt werden. Auch eine spezielle Operationstechnik oder Prozedur kann so simuliert werden. Der Chirurg kann nun in diesem „Körper" die Operationsschritte immer wieder trainieren. Nach erfolgtem „virtuellen Training" im Körper dieser Patientin kann der Chirurg nun mit viel „Erfahrung" sich an die Operation an der „echten" Patientin begeben. Dadurch, daß er die Operation nun „mehrmals" durchgeführt hat, kann er die Operation präziser und v. a. ungefährlicher gestalten. Für den endoskopischen Bereich steht bereits *„LAVIRESS"* (*L*aparoscopic, *V*irtual *R*eality *S*urgical *S*imulator), der in Connecticut/USA unter Mitarbeit der gynäkologischen Endoskopie aus Bochum entwickelt wurde, zur Verfügung. Zukunftschancen besitzen diese Systeme v. a. aber auch in der Aus- und Weiterbildung.

Trotz dieser Entwicklungen stecken wir aber im Bereich dieser Technologien im Bereich der gynäkologischen Endoskopie noch in den Kinderschuhen. Die Allgemein- oder die Neurochirurgie ist uns auf diesen Gebieten weit davon gelaufen. Zaghafte Versuche, wenigstens einen Anfang dieser Technik auch in der Gynäkologie zu etablieren, werden unternommen. In der Praxis kann z. B. per Einsatz der *Voice-control-Manipulation* eine exakte Positionierung von Optik und Instrumenten kontrolliert werden. Es resultiert ein ermüdungs- und stressfreieres Arbeiten, welches durch eine exakte und schnelle Positionierung der Optik gewährleistet wird. Für manche Eingriffe kann sogar die Kammeraassistenz eingespart werden. Da das System z. Zt. aber zu teuer ist (ca. 50000,– DM und Folgekosten durch Einmalartikel), kann als sicher gelten, daß eine breite Anwendung dadurch ausbleiben wird.

Im Bereich von neuen Techniken und Instrumenten sind die Mikrofiberendoskopie, die Multifunktionsinstrumente und der endoskopische Ultraschall besonders zu erwähnen. In der Mikrofiberendoskopie sind die Falloposkopie, die Galaktoskopie und die Fetoskopie noch im Versuchsstadium Allen gemeinsam ist die Tatsache, daß mit Hilfe von speziellen fiberoptischen Systemen mit einem Kaliber von etwa 0,5 mm über Micro-access-Systeme wie Minitroikare, Tubenkatheter oder Katheter für die Galaktoskopie, auch Räume, die bisher einer visuellen Diagnostik entgangen waren, einer makroendoskopischen Diagnostik und Therapie zugänglich werden. Gerade im Bereich der Fetoskopie müssen noch Indikationsbereiche sehr gründlich und vorsichtig an Zentren für intrauterine Diagnostik und Therapie unter Studienbedingungen erarbeitet werden, damit dem Patient „Fet" die „minimal invasive Chirurgie" einen wirklichen Benefit bringen kann.

Auch für die Minilaparoskopie und die Minihysteroskopie werden Optiken mit kleineren Durchmessern hergestellt. Dadurch werden z. B. gerade in der Hysteroskopie ambulante Eingriffe ohne Narkose möglich. Neue Indikationsbereiche wie das Endometriumscreening bei Risikopatientinnen müssen erst auf ihren Stellenwert untersucht werden. In der Laparoskopie kann durch die Minioptik mit einem Durchmesser von ca. 1,2 mm das Trauma an der Bauchdecke noch weiter gesenkt werden. Schon heute existieren Instrumente, wie z. B. die bipolare HF-Chirurgie, die durch die Mini-access-Systeme eingebracht werden können und so z. B. eine Sterilisation mit minimalem Trauma, bald evtl. auch unter Lokal- oder Regionalanästhesie, möglich machen. Auch der Einsatz zur intraoperativen Evaluierung, z. B. hinsichtlich der Schnittführung oder weiterer laparoskopischer Schritte, muß noch erarbeitet werden.

Beim endoskopischen oder intraoperativen Ultraschall ergeben sich enorme Vorteile durch die „Nähe" zum Organ. Der Untersuchungsgang wird durch Störfaktoren wie Darmgasüberlagerung etc. nicht behindert, Organe lassen sich z. B. beim Vorliegen eines massiven Adhäsionssitus darstellen und auffinden. Mittels des Farbdopplers kann z. B. die Gefäßversorgung von Myomen für die intraoperative Planung berücksichtigt werden. Im Falle von Ovarialtumoren ergibt sich eine bessere Darstellung intrazystischer Strukturen und Septen. Es bleibt abzuwarten, ob der endoskopische Ultraschall uns gerade in einer Zeit kontroverser Diskussionen über die endoskopische Adnexchirurgie einen neuen Parameter in der prätherapeutischen Diagnostik von Ovarialtumoren bringen wird. Festzuhalten bleibt zur Zeit, daß für die endoskopische Ultraschalldiagnostik eine ausreichende Erfahrung des Untersuchers notwendig ist, die auch durch den „Miniaturschallkopf" der endoskopischen Sonden erschwert wird. Auch ist der endoskopische Ultraschall nur als Ergänzung zur präoperativen Vaginalsonographie und keinesfalls als Ersatz dafür anzusehen.

Empfehlungen zur Aus- und Weiterbildung in der operativen Endoskopie

D. Wallwiener, K. Neis

Präambel

Die operative Endoskopie besitzt in der Gynäkologie einen sehr hohen Stellenwert. Hieraus ergibt sich ein großer Aus- und Weiterbildungsbedarf.

Ergänzend zur Weiterbildungsordnung sollen daher Empfehlungen zur endoskopischen Ausbildung in Zusammenarbeit mit dem Vorstand der DGGG, dem Berufsverband der Frauenärzte und der Frauenärztlichen Akademie erarbeitet und an die Bundesärztekammer und die Landesärztekammern weitergegeben werden, damit die Qualitätsanforderungen an der Ausübung der gynäkologischen Endoskopie erfüllt werden können.

Unter dem Oberbegriff gynäkologische Endoskopie werden die Laparoskopie, die Hysteroskopie, die Retziusskopie sowie die Fetoskopie und Falloposkopie zusammengefaßt.

Da das Schlagwort „minimal invasive Chirurgie" (MIC) leicht den Beigeschmack des Etikettenschwindels aufkommen läßt, soll als Terminus technicus „operative Endoskopie" gewählt werden, also konventionelle Chirurgie über einen minimalen Zugang.

Die eigentlichen Operationsverfahren sind die gleichen geblieben. Das gynäkologisch operative Gesamtspektrum wird durch den Baustein der Endoskopie ergänzt.

Da sich die innovativen Perspektiven der Zukunft zum jetzigen Zeitpunkt noch nicht absehen lassen, müssen mögliche Risiken frühzeitig ausgeschlossen werden.

Die folgenden Ansätze sollen dem Training der neuen Techniken und der Vermeidung von Komplikationen dienen:

- Die Endoskopie darf keine Verführung durch das Machbare darstellen, sondern kontrollierte Studien müssen aufzeigen, was vom technisch Machbaren sinnvoll ist.
- Die Konversion, das Umschalten von einem endoskopischen Zugang auf einen konventionellen, ist keine Komplikation, sondern eine Weiterführung der endoskopisch begonnenen Operation. Die Konversion ist entweder sinnvoll oder notfallmäßig nötig. Sinnvoll ist sie dann, wenn die Grenzen des Machbaren erreicht sind. Ein sofortiger Umstieg auf konventionelle Operationsverfahren muß möglich sein.
- Es muß eine komplette technische Ausrüstung mit Ersatzinstrumentarium zur Verfügung stehen.
- Die Nachteile der „Videoendoskopie" müssen beachtet werden: Der Zielsitus wird deutlicher, die Übersicht aber kleiner, so daß zur Beherrschung von Komplikationen der laparoskopische Zugang zu klein sein kann.
- Der „Druck des Marktes" darf nicht der Katalysator für die Indikationsstellung zum endoskopischen Vorgehen sein, schon gar nicht vor dem Hintergrund eines insuffizienten technischen Equipments oder der mangelnden Ausbildung und Erfahrung des Operateurs.
- Die Erweiterung des Indikationsspektrums darf nicht willkürlich sein, sondern muß sich an gesicherten wissenschaftlichen Fakten orientieren.

In jedem Fall muß die Handlungsmaxime der Operationserfolg sein und somit das Wohl des Patienten, nicht aber Endoskopie um jeden Preis!

Integration der Ausbildung „operative Endoskopie" in die Weiter- bzw. Fortbildung

A) Empfehlungen für die Integration der Ausbildung in die fakultative Weiterbildung „Spezielle operative Gynäkologie"

Die Ausbildung in der gynäkologischen Endoskopie ist integraler Bestandteil der fakultativen Weiterbildung „Spezielle operative Gynäkologie" (Punkt 9 B 3 der Weiterbildungsordnung der Landesärztekammer Baden-Württemberg vom 17. März 1995) im Hinblick auf die Spezialisierung in der operativen Gynäkologie.

Weiterzubildende müssen im Rahmen ihrer operativen Spezialisierung die im folgenden aufgelistete Mindestzahl selbständig durchgeführter endoskopischer Eingriffe nachweisen.

Eingriffe des endoskopischen Kataloges können auf die im Operationskatalog geforderten Leistungen im Rahmen der operativen Weiterbildung angerechnet werden.

Diagnostische Laparoskopien	100
Operative Laparoskopien	50

Hier fällt die operativ-laparoskopische Versorgung von Tubargraviditäten, Adhäsionen, Endometriose Grad I und II, Adnexerkrankungen, Myomen, Inkontinenz, ggf. auch endoskopisch assistierte Hysterektomien an.

Diagnostische Hysteroskopien   50
Operative Hysteroskopien   10

B) Empfehlungen für die Ausbildung in „operativer Endoskopie" nach abgeschlossener fakultativer Weiterbildung „operative Gynäkologie"

Für Weiterzubildende oder Operateure nach abgeschlossener fakultativer Weiterbildung in der operativen Gynäkologie aus Kliniken, die nicht über die entsprechende Infrastruktur verfügen oder noch keine Routine in der operativen Endoskopie haben, wir die Absolvierung der Kurse entsprechend des Studienkonzeptes (Stufe I und II) empfohlen.

C) Ausbildungszentren der AGE bzw. DGGG

Hinsichtlich der Qualitätssicherung soll darauf hingewirkt werden, daß nur Ausbildungszentren offiziell anerkannt werden, die sich verpflichten, die Ausbildung entsprechend der erarbeitenden Richtlinien durchzuführen.

Mit der Zentralisierung der Ausbildungsstätten und der Beratung der offiziellen Institutionen, wie der Ärztekammern, soll eine bessere Koordinierung und eine Transparenz der Qualität der Ausbildung erreicht werden.

Voraussetzungen für die Anerkennung von Ausbildungszentren durch die Frauenärztliche Akademie der DGGG und des Berufsverbandes gemeinsam mit der AGE:

1. Erfüllte Voraussetzungen entsprechend des Ausbildungskonzeptes (s. o.)
2. Herausragende eigene Erfahrungen in der selbständigen Durchführung endoskopischer Operationsverfahren.

Die Anerkennung erfolgt durch die Frauenärztliche Akademie der DGGG und des Berufsverbandes gemeinsam mit der AGE.

Die Ausbildung anhand des Studienkonzeptes (s. u.) sollte an Zentren mit ständig vorhandenen Ausbildungsplätzen erfolgen.

Gefördert wird auch eine Zusammenarbeit von zwei oder mehr Kliniken gegebenenfalls mit Aufteilung der einzelnen Stufen.

Im Bedarfsfalle können fakultativ Ausbildungsstätten der Industrie unter wissenschaftlicher Leitung der AGE bzw. DGGG genutzt werden.

Empfehlungen für die Anerkennung als Ausbildungsklinik:

1. Die folgenden Zahlen jährlich durchgeführter operativ-endoskopischer Eingriffe sollen Mindestanforderungen für die Anerkennung als Ausbildungsklinik sein:

Operative Laparoskopien   300
Operative Hysteroskopien   40

2. Als weitere Voraussetzungen müssen folgende Qualitätsnormen hinsichtlich Struktur, Prozeß- und Ergebnisqualität erfüllt werden.

ad I: Vorhandensein des gesamten endoskopischen Equipments, insbesondere Qualitätskontrolle und Dokumentation über die Datenverarbeitung entsprechend des Komplikationsregisters der AGE bzw. DGGG.

Stufenkonzept zur Ausbildung „Operative Endoskopie"

Ziel des Stufenkonzeptes zur Ausbildung „Operative Endoskopie" ist die Vermittlung der Theorie und der praktischen Fähigkeiten zur Durchführung der neuen Technologien und zur Erkennung und Vermeidung der Fehlermöglichkeiten und Gefahren.

Stufe I – Laparoskopie: Interdisziplinärer Basiskurs mit theoretischen und praktischen Kursinhalten
(in vitro-Simulationen)

Voraussetzungen
Ausbildung in konventionellen gynäkologischen Operationstechniken

Vermittlung von theoretischen Kenntnissen
Neben dem Erwerb praktischer Fähigkeiten bei den einzelnen Trainingskursen, soll Basiswissen vermittelt werden, im speziellen Informationen zur Verringerung der Komplikationshäufigkeit.

Praktische Schwerpunkte
- Handhabung mechanischer Instrumente.
  Aufgrund der unterschiedlichen Zugangsweise zum Operationsgebiet muß natürlich auch das Instrumentarium anders gestaltet sein als bei den konventionellen Chirurgie.
  Die Instrumente werden über verschiedene Arten von Troikaren, welche über eine spezielle Dichtungstechnik das Abfließen der benutzten Distensionsmedien verhindern, in die entsprechenden Körperhöhlen gebracht. Daraus ergeben sich entscheidende Unterschiede zur konventionellen Chirurgie, vor allem eine eingeschränkte Bewegungsmöglichkeit im Raum. Des weiteren muß eine Koordination zweier Instrumente erlernt werden. Dies sollte zunächst unter direkter Sicht erfolgen.
- Aufbau des Operationsteams
- Bewegungskoordination über den Bildschirm
- Vermeidung von Fehlern und Gefahren.
  Höchstes Ziel sollte es sein, möglichst gewebeschonend zu operieren und Komplikationen zu verhindern. Aus diesem Grund muß während der Ausbildung über mögliche Risiken und deren Vermeidung aufgeklärt werden. Da jedoch trotzdem die Gefahr einer Komplikation besteht, muß durch intensive Schulung der Operateur in die Lage versetzt werden, diese zu beherrschen.
- Einarbeitung in Hilfstechnologien.
  Während der Ausbildung müssen Kenntnisse über neue Techniken und Hilfstechniken (Laser, HF-Energie) vermittelt werden, da bei diesen Techniken eine besondere Gefahr von Verletzungen und Komplikationen besteht.
  Diese Ausbildung darf jedoch nicht nur den reinen Umgang mit der neuen Technik vermitteln, sondern muß auch grundliegende physikalische Hintergründe klären, um damit verbundene Komplikationen vermeidbar zu machen.

Kursziele
1. Erlernen der theoretischen Basiskenntnisse, wie z.B. Indikationen und Kontra-indikationen für eine Laparoskopie sowie deren typische Komplikationen.
2. Erlernen der Handhabung und Umgangsweise mit typischen Instrumenten (Basisequipment), die bei laparoskopischen Operationen zum Einsatz kommen (auch Laser und HF-Energie), wobei auch die physikalischen Prinzipien und die damit verbundenen Sicherheitsaspekte vermittelt werden müssen.
3. Erlernen der Bewegungskoordination bei indirekter Sicht (zweidimensional, dreidimensional).
4. Erlernen der Arbeit in einem Team unter Beteiligung sämtlicher Personen, die für einen solchen Eingriff notwendig sind (Operateur, Assistent, Kameramann, OP-Pflegepersonal).
5. Training grundlegender Techniken, z.B.: Veressnadel und Troikareinstich, Anlegen des Pneumoperitoneums, Greifübungen (siehe auch Punkt 1 und 2), Präparationstechniken mit Schere, HF-Strom und Laser, Cliptechniken, Ligaturen und Knotentechniken, Nahttechniken, Blutstillung, Spül-Saug-Verfahren und Einlegen von Drainagen.
6. Folgende Operationen sollten trainiert werden: diagnostische Laparoskopien, laparoskopische Sterilisationen, kleinere Adhäsiolysen (Laser, HF), Endometriosekoagulation bei Endometriose Stadium AFS I und II (Laser, HF), Salpingotomie, bzw. Salpingektomie bei Extrauteringravidität.

Beispielhafte Ausbildungsblöcke
Basiskurs Hands-on-Training Anfänger:
½ Tag Theorie und Videodemonstration
1 Tag Pelvitrainer-Übungen

Stufe-II-Laparoskopie

Voraussetzungen
- Ausbildung in konventionellen gynäkologischen Operationstechniken
- Erfahrungen in der Abdominalchirurgie der gleichen Operationen
- Stufe I

Kursziele
1. Weiterführung bereits erlernter laparoskopischer Techniken.
2. Anwendung des gesamten Equipments (einschließlich spezieller Instrumente) sowie Erarbeiten der damit möglichen Operationstechniken.

Beispielhafte Ausbildungsblöcke
1. Theoretische Ausbildung (Vorträge und Round-Table-Diskussionen mit Experten):
   Möglichkeiten und Grenzen der operativen Endoskopie, endoskopische Präparationstechniken, endoskopische Eingriffe in der Evaluierung, Prävention chirurgischer Komplikationen
2. Experimentelle Ausbildung in kleinen Gruppen:
   Laparoskopie am Pelvitrainer: Vorstellung von speziellem laparoskopischem Instrumentarium am Pelvitrainer, Training am Pelvitrainer

In-vivo-Laparoskopie am Schwein: Anatomie des Schweines, videoskopische Orientierung, Präparationstechniken: thermisch/athermisch
3. Hospitationskurse (in kleinen Gruppen) und Einzelhospitationen (auch internationaler Erfahrungsaustausch)
4. Durchführung der operativen Eingriffe unter Anleitung von erfahrenen Endoskopikern
5. Video-Live-Übertragungen, interaktive Diskussionsrunden, internationale Expertenworkshops

Stufe-I – Hysteroskopie

Voraussetzungen
- Ausbildung in konventionellen gynäkologischen Operationstechniken
- Laparoskopische Ausbildung der Stufe I

Kursziele
1. Erlernen der Handhabung und Umgangsweise mit typischen Instrumenten, die bei hysteroskopischen Operationen zum Einsatz kommen (auch Laser und HF-Energie).
2. Folgende Operationen sollten durchgeführt werden:
   • Diagnostische Hysteroskopien
   • Synechiolysen
   • Adhäsiolysen und Probeentnahmen
   • Einfache Polypenresektionen
   • IUD-Entfernung (Lost-IUD)

Stufe II – Hysteroskopie

Voraussetzungen
- Ausbildung in konventionellen gynäkologischen Operationstechniken
- Laparoskopie siehe Ausbildung der Stufe I
- Hysteroskopische Ausbildung der Stufe I

Kursziele
1. Weiterführung und Verfeinerung bereits erlernter hysteroskopischer Techniken.
2. Anwendung des gesamten Equipments sowie der Erarbeitung damit möglicher Operationstechniken.
3. Folgende Operationen sollten durchgeführt werden:
   • Endometriumablationen
   • Entfernung von Myomen und Polypen
   • Durchtrennung bzw. Resektion von Uterussepten
   • Endoskopische Sanierung von Asherman-Syndromen
   • Resektion von submukösen Myomen

Beispielhafte Ausbildungsblöcke für HSK Stufe I und Stufe II
Praktische und theoretische Ausbildung
- Theoretische Ausbildung in Indikationen, Möglicheiten und Grenzen, Komplikationen und deren Beherrschung (Vorträge, interaktive Diskussionen mit Experten) (siehe auch Ausbildung Laparoskopie)

- Demonstrationen des Hysteroskopieequipments
- Simulationstraining, z. B. mit dem Hystero-Trainer
- Videodiskussionen bzw. Video-Live-Übertragungen
- Hospitationen und Durchführung von Eingriffen unter Anleitung

Diagnostische Hysteroskopie
- Einbringen des hysteroskopischen Equipments
- Videoskopische Orientierung
- Visualisierung und Erkennen von intrakavitären Pathologien
- CO_2-Gas-Distension des Cavum uteri
- Flüssigkeitsdistension mittels Continuous-flow-Technik
- Vorstellung der Möglichkeiten des Trainings mittels Hystero-Trainer/Fallopo-
  Trainer
- Training unter Anleitung

Operative Hysteroskopie
- Equipment
- Training unter Anleitung, Biopsie, Losi-IUD-Entfernung, Septumresektion, Syn-
  echiolyse; Myomresektion, Endometriumablation

Standards in der gynäkologischen Endoskopie – Komplikationsregister Gynäkologische Endoskopie

E. H. Schmidt, V. Frank, M. Wischnewski, T. Demmig

Einleitung

Seit dem 01. Januar 1989 besteht für die Krankenhäuser die gesetzliche Verpflichtung zur Qualitätssicherung. Diese ist im Gesundheitsreformgesetz GRG §§ 112
und 137 in einem zweiseitigen Vertrag niedergelegt.

Mit dem Ziel der *Qualitätssicherung in der Gynäkologischen Endoskopie* hat
die Frauenklinik der Evangelischen Diakonissenanstalt Bremen in Zusammenarbeit
mit der Arbeitsgemeinschaft Endoskopie und dem Institut für Künstliche Intelligenz der Universität Bremen ein „Komplikationsregister Gynäkologische Endoskopie" erarbeitet.

Ziel dieses Programms ist die differenzierte Beurteilung des Erfolgs von gynä-
kologisch-endoskopischen Operationen.

Material und Methoden

Das Programm wurde entwickelt unter Paradox für Windows 5.0. Das Programm
läuft unter Microsoft Windows 3.x, d.h. Voraussetzung ist ein IBM-kompatibler

Rechner. Hardware-Voraussetzung ist mindestens ein 486 DX2 mit 66 MHz und 8 MB RAM.

Mit Hilfe dieses Programms können alle relevanten *Daten erfaßt,* dazugehörige *Formulare* gedruckt und *interne Statistiken* erstellt werden; die Datenerfassung beinhaltet:

- Stammdaten der Patienten,
- Anamnese,
- Voroperationen,
- Operationsindikation,
- Operations-Daten wie OP-Dauer, Narkosedauer, Narkoseart, Operateure sowie instrumentierende Schwester,
- intraoperative Diagnose, Therapie und Besonderheiten bei hysteroskopischen und laparoskopischen Operationen,
- Komplikationen und daraus folgende
- Maßnahmen und Komplikationsfolgen,
- Histologie
- Operationserfolg.

Die Daten können auf einem dem Programm angepaßten Bogen (Abb. 1 und 2) aufgenommen oder direkt über Bildschirmmasken eingegeben werden. Insgesamt werden rund 400 Items erfaßt; bei der sog. Kurzversion müssen mindestens 13 Items bei der Dokumentation eines Eingriffes erfolgen. Eine beliebige Anzahl von Daten kann aus vorgegebenen Auswahltabellen aufgenommen werden.

Der Zugriff auf das Programm bzw. die Daten ist reglementiert und durch Paßwörter geschützt, so daß auch für den Datenschutz gesorgt ist. Weiterhin existiert ein umfangreicher Verwaltungsteil, mit dem die Programmdaten modifiziert werden können, und zwar die OP-Team-Auswahl, Benutzerliste sowie die Textbausteine für den Operationsbericht und den Arztbrief.

Neben der Datenerfassung selbst können eine Reihe von vordefinierten Formularen zur Operation ausgegeben werden:

- *Operationsbericht,* der neben einer stichwortmäßigen Aufzählung der wichtigsten Operationsdaten auch einem aus Textbausteinen aufgebauten ausführlichen Text zu jedem einzelnen Eingriff enthält.
- *Kurzer Arztbrief,* der ebenfalls die wichtigsten Daten tabellarisch enthält und weiterhin einen kurzen Text an den einweisenden Arzt. Dieser Text ist veränderbar.
- *ICPM-Bogen,* der die ICPM-Codes aller während der Operation durchgeführten Eingriffe enthält.
- *Kleine Operations-Statistik,* in der alle Operationen aufgezählt sind und OP- und Narkosezeiten monatlich aufsummiert werden.

Die Formulare können am Bildschirm betrachtet und ausgedruckt werden.

Die 3. und wichtigtse Option dieses Programms ist die *statistische Auswertung.* Eine interne Statistik ist von einer Gesamtauswertung zu unterscheiden:

- Mit der internen Statistik können die Daten der eigenen Abteilung abgefragt werden. Über vorgefertigte Module kann die Anzahl jeder vorgekommenen Diagnose, jedes Eingriffes, jeder Komplikation etc. ermittelt werden. Es können aber

Komplikationsregister gynäkologische Endoskopie

Frauenklinik der evangelischen Diakonissenanstalt Bremen / KI-Labor der Universität Bremen

Seite 1/2
Stand: 10.10.96

Vorgeschichte

Patientendaten (Aufkleber)
- Pat.-Nr.:
- Nachname:
- Vorname:
- Straße:
- PLZ, Ort:
- Geburtsdatum:
- Station:
- Fachrichtung:

- OP-Dat.:
- OP-Nr.:
- Saal:
- LR: □ k.A.
- G:__ P:__ A:__ □ k.A
- □ weiblich □ männlich
- □ stationär □ ambulant
- einweisender Arzt:

OP-Info — *Narkose*
- Operateure:
  - □ ITN
  - □ Maske
  - □ PDA
  - □ spinal
- Schwester:
  - □ lokal
  - □ keine
- OP-Beginn: ___:___
- OP-Zeit: ______ min
- Narkosezeit: ______ min
- J □ N □ Antibiotika-Prophyl.
- J □ N □ Heparin-Prophyl.

Kurzfassung
- Risikofaktor (ASA): □ I □ II □ III □ IV
- HSK: □ diagnostisch □ therapeutisch
- LSK: □ diagnostisch □ therapeutisch
- Komplikation: □ nein □ ja → Seite 2

Risikofaktor
- *keiner*
- □ Adipositas > 90 kg
- □ Hypertonie
- □ Cardial
- □ Pulmonal
- ■ Koagulopathie
  - □ Markumar
  - □ genetisch
- □ Thromboembol. Erkr.
- □ Diabetes mellitus
- □ Asthma
- □ Schilddrüsenerkr.
- □ Medikamente
- □ Allergie
- □ Kachexie
- □ Vorbestrahlung
- □ Karzinom
- □ Anämie; Hb < 7
- □ *anderer*

Vor-OP □ *keine* □ *andere*
- □ LSK diagnostisch: Anz.:___

	LSK	LAP	operativ
	□	□	Anz.:___/___
	□	□	Sterilisatio
	L□R□	L□R□	EU: Anz.:___
	L□R□	L□R□	Tuboovarialabszeß
	L□R□	L□R□	Salpingektomie
	L□R□	L□R□	Ovarektomie
	L□R□	L□R□	Adnexektomie
	L□R□	L□R□	Zystektomie
	□	□	Endometr.res./-koag.
	□	□	Hysterektomie
	□	□	Adhäsiolyse
	□	□	Kolposuspension
		□	Sectio: Anz.:___
	□	□	Schlingen-Abszeß
	□	□	gyn. Karzinom-OP
	□	□	chir. Karzinom-OP
	□	□	Karz.-Rezidiv-OP
	□	□	Appendektomie
	□	□	Cholezystektomie
	□	□	Darm-OP
	□	□	Pelveoperitonitis
	□	□	andere HIK-OP
		□	*andere*

vaginale OP
- □ Hysterektomie
- L□R□ Adnexektomie
- □ Frakt. Curret. / instr. Nachtastung
- □ Konisation Anz.:___/___
- □ Endometriumablation
- □ op. HSK-Myomextirpation
- □ op. HSK-Septum-Resektion
- □ vordere/hintere Plastik
- □ Vag.fixatio sacrospin.(AR II)
- □ *andere*

Indikation
- □ primäre Sterilität
- □ sekundäre Sterilität
- □ erfüllter Kinderw.
- □ Blutungsstörungen
- □ Schmerzen
  - L□R□ Unterbauch
  - L□R□ Mittelbauch
  - L□R□ Oberbauch
  - □ regelabh.
  - □ regelunabh.
  - □ Mittelschmerz
  - □ akut
  - □ chronisch
- □ Verdacht auf EU
- ■ Unterbauch-Tumor
  - □ unklar
  - □ Ovarial-Tumor
  - □ Uterus myomatos.
- □ path. Tastbefund
- □ Descensus genitalis
- □ Prolaps
- □ Enterocele
- □ Streßinkontinenz
- □ Überkorr.(Z.n.HIK-OP)
- □ suspekter PAP
- □ Cervix-NPL
- □ V. a. Cervix-NPL
- □ Corpus-NPL
- □ V. a. Corpus-NPL
- ■ Second look
- □ Z. n. Ca
- □ Z.n.Sterilit.-OP
- □ postop. Nachblutung
- □ V. a. Peritonitis
- □ *andere*

Ultraschallbefund
- □ ohne pathologischen Befund
- *Tube*
- □ mehrere echofreie Areale
- □ echofreier Raum
- □ echofr. Raum m. Strukturen od. HA (1- 2- n-kammrig)
- *Ovar*
- ■ glattwandige Zyste □ □ □
- ■ Zyste m. Binnenstruktur □ □ □
- □ Polyzystisches Ovar
- □ Solider Ovarialtumor
- *Uterus*
- □ cervikales Myom Anz.:___ max. Größe:___cm
- □ subseröses Myom Anz.:___ max. Größe:___cm
- □ intramurales Myom Anz.:___ max. Größe:___cm
- □ submuköses Myom
- □ Uterus myom. (diffus, mehrere)
- □ Uterus bicornis, duplex u. a.
- □ disloziertes IUD
- □ hochaufgeb. Endometr. >10mm oder suspektes Endom.
- *Kleines Becken*
- □ freie Flüssigkeit
- □ Verdacht auf Abszeß
- □ Solider Tumor
- □ Pseudozyste
- □ Lymphzyste
- *Sono-LSK-Befund Übereinstim.*
- □ Ja
- □ Nein
- □ Entfällt

HSK

HSK-Distension
- □ CO₂
- □ Purisole
- □ Hyskon
- □ NaCl

HSK-Energie
- □ Nd:YAG
- □ Mechanisch
- ■ HF
  - □ Loop
  - □ Nadel
  - □ Roller

HSK-Diagnose
- □ *ohne pathologischen Befund*
- □ Verdacht auf Ca
- □ Atrophie
- □ Hyperplasie
- □ Hämato- / Pyo- / Serometra
- □ Polyp: Anz.:___ maximale Größe:___cm
- □ Uterus-Doppelbildung: AFS:___
- □ Myom: Anz.:___ maximale Größe:___cm
- □ > 50% intramural: Anz.:___ max.Gr.:___cm
- ■ Synechie Wamsteker □ I □ II □ III
- □ V. a. Tubenverschluß: Fülldruck:___mmHg

HSK-Therapie
- □ *keine*
- □ IUD-Extirpation per HSK
- □ PE-Endometrium per HSK
- □ Polypextirpation per HSK
- □ Frakt. Curettage/instr. Nachtastung
- □ Konisation
- □ Portio-PE; Laservaporisation
- □ Endometriumablation
- □ Myomextirpation
- □ Synechiolyse total
- □ Synechiolyse subtotal
- □ Septumdissektion
- ■ Falloposkopie
  - L□R□ o. B.
  - L□R□ Proximaler Verschluß
  - L□R□ Prox. Verschluß eröffnet
- ■ Mucosa Brosens
  - L□R□ I L□R□ II
  - L□R□ III L□R□ IV

HSK-Besonderheit
- □ *keine* □ *andere*
- □ Mehrfachversuch: Anz.:___
- □ Wechsel d. Distensionsmediums

LSK

LSK-Distension
- □ CO₂
- □ N₂
- □ gaslos

LSK-Energie
- □ mechanisch
- □ HF-mono
- □ HF-bipolar
- □ Laser
- □ Endothermie

LSK-Diagnose □ *ohne pathologischen Befund*

Tuben □ o. B.	*Ovarien* □ o. B.	*Peritoneum*	A*	E*	M*	□ o. B.
L□R□ Adhäsionen	L□R□ Adhäsionen	Blasenumschlagsfalte	□	□	□	□ Pelveoperitonitis
L□R□ Tubenphimose	□ PCO	Fossa ovarica	L□R□	L□R□	L□R□	□ Peritonitis
L□R□ Verschluß proximal	L□R□ Zyste serös	Lig. sacrouterinum	L□R□	L□R□	L□R□	□ Pseudoperit.zyste
L□R□ Salpingitis isthm. nod.	Anz.:___max.Gr.:___cm	Ligamentum rotundum	L□R□	L□R□	L□R□	□ diff. Karzinose
L□R□ Saktosalpinx	L□R□ Zyste muzinös	Douglas	□	□	□	□ Aszites
□ Adnexitis	Anz.:___max.Gr.:___cm	Subphrenium	□	□	□	□ Leistenhernie
L□R□ TOA	L□R□ Zyste eingebl.	Bauchwand	□	□	□	□ Nabelhernie
L□R□ EU	Anz.:___max.Gr.:___cm	ohne Lokalisation	□	□	□	□ Narbenhernie

Uterus □ o. B.		*Ovarien*	*Retroperitoneum*	*Darm u.a.*			□ o. B.
L□R□ Salpingoskopie o.B.		L□R□ Endometriose	□ o. B.		A E M		□ Enteritis
□ Adhäsionen	■ Mucosa Brosens	L□R□ Endometriom	□ Narben	Leber			□ Colitis
Anz./max.Größe	L□R□ I L□R□ II	L□R□ Dermoid	□ Endometriose	Gallenblase	□ □ □		■ Appendizitis
	L□R□ III L□R□ IV	L□R□ Fibrom	□ pelvic congest.	Rectum	□ □ □		□ akut
□ Myom ___/___	L□R□ Hydatide	L□R□ Paraovarialzyste	L□R□ Ureterpatholog.	Sigma	□ □ □		□ chronisch
□ gestie./subser. ___/___	L□R□ Paratubarzyste	L□R□ Stieldrehung	■ LK-Filiae	Colon	□ □ □		□ Pelveoperitonitis
□ > 50% intram. ___/___	L□R□ Mißbildungen	L□R□ Borderline-Tu	L□R□ pelvin	Appendix	□ □ □		□ Peritonitis
□ diff.Myomatose ___/___	*Chromopertubation*	■ maligne: FIGO:	□ paraaort.	Dünndarm	□ □ □		□ Abszeß
□ Karzinom: FIGO:___	L□R□ durchgängig	L□R□ I a L□R□ I b	□ Douglasocele	Magen	□ □ □		□ Divertikel
□ Doppelbild.: AFS:___	■ Verschluß	L□R□ I c L□R□ IIa		Netz	□ □ □		□ Meckel
□ Retroflexio fixata	L□R□ proximal	L□R□ IIb L□R□ IIc		Subphrenium	□ □ □		□ Tumor
	L□R□ distal	L□R□ III L□R□ IV		Meso	□ □ □		□ Karzinose
		L□R□ nicht beurteilbar		Milz	□ □ □		

* A=Adhäsionen, E=Endometriose, M=Metastasen
Für Endometriose und dadurch bedingte Adhäsionen siehe AFS-Schema auf der Rückseite!

Fortsetzung auf der Rückseite . . .

Abb. 1

Seite 2/2
Stand: 10.10.96

Komplikationsregister gynäkologische Endoskopie

KI-Labor der Universität Bremen / Frauenklinik der evangelischen Diakonissenanstalt Bremen

LSK · **LSK-Therapie** □ keine □ andere J□N□ Drainage

Uterus	Tuben	Ovarien	Peritoneum	Retroperitoneum
□ Adhäsiolyse	L□R□ Adhäsiolyse	L□R□ Adhäsiolyse	■ Adhäsiolyse	□ PE
□ Myomektomie	L□R□ Fimbrioplastik	L□R□ PE	□ komplett	■ Lymphonodektomie
■ Hysterektomie	L□R□ Salpingotomie	□ Zysten	□ partiell	□ sampling
□ subtotal	L□R□ Salpingostomie	L□R□ -punktion	□ PE	□ radikal
□ total	L□R□ Salpingoneostomie	L□R□ -stichelung	■ Endometriose part. kompl.	L□R□ pelvin
□ radikal	■ Salpingektomie	L□R□ -fensterung	■ Koagulation □ □	□ paraaortal
□ LAVH Typ:___	L□R□ partiell	L□R□ -ektomie	■ Vaporisation □ □	□ Burch
□ LAVH m. radik.	L□R□ total	■ Endometriose	■ Resektion □ □	□ Narbenlysis i.Cav.Retzii
Lymphonodektom.	L□R□ melking out	L□R□ Koagulation	□ Peritonealablation	□ McCall
□ CISH	□ Sterilisatio	L□R□ Vaporisation	□ Fenster.d.Pseudoperitonealzyste	□ Moszkowicz
□ Antefixation	L□R□ Entf.Hydatide/Paratubarz.	L□R□ Resektion	■ Metastasen part. kompl.	□ Sacropexie
		L□R□ Ovarektomie	■ Koagulation □ □	L□R□ Ureterpräperation
□ andere	L□R□ Adnexektomie	L□R□ Bag-Technik	■ Vaporisation □ □	**Darm u. a.**
LSK-Abbruch und .... LAP vag. OP OP-		□ Spilling ja	■ Resektion □ □	□ Adhäsiolyse komplett
wg. Myomenukleation □ Abbr.		□ Spilling nein	□ Luna	□ Adhäsiolyse partiell
Ca □ □ □			L□R□ Herniotomie	□ PE
zu schwierigem Situs □ □ □			□ Zytologie	□ Appendektomie
Komplikation □ □ □		□ andere		□ Darmübernähung

LSK-Besonderheit □ keine □ Verres mehrfach □ Optik: Trokar mehrfach □ Verres Rippenbogen □ Verresnadel intercostal
□ vag. Verresnadel □ LSK < 14 Jahre □ LSK in Grav.: SSW:___ □ Mini-LSK □ offene LSK

Komplikation □ keine □ Narkosezwischenfall

HSK	Datum:___ ___ ___		LSK		Datum:___ ___ ___
Geräteproblem	manuelles Problem	Spätkomplikationen	Geräteproblem	manuelles Problem	Spätkomplikationen
□ Insufflator	■ mechanisch	□ Nachblutung	□ Insufflator	■ mechanisch	□ Nahtdehiszenz
□ Distensions-	□ Sonde	□ Hämatometra	□ Aquapurator	□ Verresnadel	□ Bauchdeckenhämatom
pumpe	□ Hegar	□ sekund. Hysterektom.	□ HF	□ Trokar 1 (Optik)	□ Bauchdeckeninfektion
□ HF	□ optisch. System	□ andere	□ Laser	□ 2 □ 3	□ Bauchdeckenhernie
□ Laser	□ Kuvette		■ Morcellator	□ 4 □ 5	□ Nachblutung
	■ elektrisch. System			□ Instrumente	□ Subphren. Schmerz
	□ Schlinge		□ 2 cm-Trokar	□ Hysteroadapter	□ verschlepptes Ovarial-Ca
	□ Haken		□ andere	■ elektrisch	□ Blasenentleerungs-Störung > 10 Tage
	□ Roller			□ monopolar	□ Fieber > 38°C, > 3 Tage
	□ Laser			□ bipolar	□ gedeckte Darmperforation
				□ Endothermie	□ Peritonitis
				■ Laser	□ andere
				□ CO₂	
				□ Nd:YAG	

Komplikationsart □ keine

HSK		LSK □ andere				□ Eröffnung,e.
□ via falsa	□ Fluid-Overload	Darmperforation	Emphysem	Gefäßverletzung	Organverletzung	Ovarial-Ca
□ Perforation	□ CO₂-Embolie	□ Dünndarm	□ Haut	□ Aorta	□ Blase	■ OP-Abbruch
□ Falloposkopie: Perforation	□ OP-Abbruch wg. Komplikationen	□ Dickdarm	□ Periton.	□ A. iliaca	□ Magen	□ wg. Komplik.
□ Verletzung der Blase	□ OP-Abbruch wg. frustranem Versuch		□ Medlast.	□ A. epigastria	□ Leber	□ wg. frustr. V.
□ Verletzung des Darms			□ Pneu	□ V. cava	□ Milz	□ Blutung im
	□ andere			□ V. iliaca	□ Genitale	OP-Gebiet

Maßnahmen n. Komplikation □ keine	Uterusnaht	Darmnaht	Blasennaht	Gefäßnaht	Darmresektion	andere
Endoskopische Revision	□	□	□	□	□	□
Laparotomie	□	□	□	□	□	□
Vaginale Revision			□			□

Komplikationsfolge □ keine □ chronische Schmerzen □ Sepsis □ Bluttransfus.___ml □ OP-Ziel nicht erreicht
□ 2. OP erforderlich □ Intensivstation □ KKH-Aufenthalt verlängert □ Exitus letalis

Post-OP Histologie:
Entlassungsdatum: ___ ___ ___

OP-Erfolg nach □ 6 □ 12 □ 24 □ 60 Monaten . . .

b. Meno-Metrorrh.	b. Sterilisatio	bei Kinderwunsch	b. Schmerzen	bei Zysten	b.Inkontin.	bei Karzinom	b. Uterus myomat.
□ Amenorrhoe	□ o.B.	□ Gravidität	□ schmerzfrei	□ o.B.	□ kontinent	□ rezidivfrei	□ rezidivfrei
□ Oligomenorrhoe	□ Gravidität	■ intrauterin	□ geringer	□ -rezidiv	□ -rezidiv	□ -rezidiv	□ -rezidiv
□ Eumenorrhoe		□ Entbindung	□ -rezidiv				
□ kein Erfolg		□ Abort					
		L□R□ EU					
		□ keine Gravidität					

AFS-Score

Endometriose							Adhäsionen									Stadien:
Organ	betroffene Oberfläche						Organ	betroffene Oberfläche								
	< 1cm		1-3 cm		> 3 cm			1/3		2/3		3/3				I: Minimal 1-5 Punkte
	obfl.	tief	obfl.	tief	obfl.	tief		zart	dicht	zart	dicht	zart	dicht			II: Mild 6-15 Punkte
Peritoneum	□ 1	□ 2	□ 2	□ 4	□ 4	□ 6	Ovarien re.	□ 1	□ 4	□ 2	□ 8	□ 4	□ 16			III: Mäßig 16-40 Punkte
Ovar re.	□ 1	□ 4	□ 2	□ 16	□ 4	□ 20	li.	□ 1	□ 4	□ 2	□ 8	□ 4	□ 16			IV: Schwer > 40 Punkte
li.	□ 1	□ 4	□ 2	□ 16	□ 4	□ 20	Tuben re.	□ 1	□ 4	□ 2	□ 8	□ 4	□ 16	□ Verschluß	16	Punkte: ____
Douglasobliteration	partiell □ 4		komplett □ 40				li.	□ 1	□ 4	□ 2	□ 8	□ 4	□ 16	□ Verschluß	16	Stadium: ____

Abb. 2

auch definierte Patienten (z. B. mit bestimmten Operationsverfahren) ausgewählt und andere Informationen angezeigt werden. Weiterhin ist es möglich, per SQL-Abfrage beliebige Abfragerelationen zu erstellen.

– Die Gesamtauswertung wird an zentraler Stelle im Institut für Künstliche Intelligenz der Universität Bremen vorgenommen und berücksichtigt die Daten aller teilnehmenden Krankenhäuser. Nach der Auswertung, die jährlich erfolgt, erhält jede teilnehmende Klinik eine Übersicht, die einen Vergleich der Daten der eigenen mit denen aller Kliniken erlaubt (externe Qualitätssicherung).

Ergebnisse

Vom 01. Januar 1995 bis zum 31. Dezember 1995 lief das Programm im Sinne einer Pilotstude in der Frauenklinik des Pius-Hospitals Oldenburg sowie in der Frauenklinik der Evangelischen Diakonissenanstalt in Bremen. Seit Januar 1996 wird das Komplikationsregister an fünf Kliniken angewandt. Seit dem zweiten Halbjahr 1996 sind über 30 Kliniken mit dem Programm ausgestattet.

Im folgenden ist die Auswertung der Daten des ersten Halbjahres 1996 des St. Vincent-Hospitals im Coesfeld, der Universitätsfrauenklinik Heidelberg, des Pius-

Tabelle 1. Komplikationsregister Gynäkologische Endoskopie (Auswertung 1. Halbjahr 1996)

	Alle Kliniken		Einzelklinik	
	$[n = 2402]$	[%]	[678]	[%]
HSK-Patienten	1060	100	271	100
Diagnostisch	207	19,5	127	46,9
Operativ	423	39,9	30	11,1
LSK-Patienten	1861	100	567	100
Diagnostisch	208	11,2	56	9,9
Operativ	1653	88,8	511	90,1
Pat. mit Kompl.	46	1,9	20	2,9

Tabelle 2. Komplikationsregister Gynäkologische Endoskopie HSK- und LSK-Indikationen

	Alle Kliniken $[n = 2402]$	Einzelklinik $[n = 678]$
Schmerzen	24,4	30,1
Blutungsstörungen	22,7	12,8
Sterilität	12,6	22,4
Erf. Kinderwunsch	9,9	6,6
Path. Tastbefund	1,0	1,8
Streßharninkontinenz	1,2	2,9

Tabelle 3. Komplikationsregister Gynäkologische Endoskopie LSK-Abbruch und Lap., vag. Op. oder Op.-Abbruch wegen

	Alle Kliniken		Einzelklinik	
	[$n = 1861$]	[%]	[$n = 567$]	[%]
LSK-Abbruch ges.	77 (4,1%)	100	9 (1,6%)	100
Myomektomie	14	18,2	3	33,3
Karzinom	9	11,7	1	11,1
Schwier. Situs	41	53,2	4	44,4
Komplikation	1	1,3	0	0
Ohne Angaben	12	15,6	1	11,1

Tabelle 4. Komplikationsregister Gynäkologische Endoskopie LSK-Komplikationen

	Alle Kliniken		Einzelklinik	
	[$n = 1861$]	[%]	[$n = 567$]	[%]
Komplikationen gesamt	42	1,7	17	2,5
		davon		
Akutkomplikationen	28	66,7	11	64,7
Spätkomplikationen	14	33,3	6	35,3

Hospitals Oldenburg, des Klinikums Südstadt Rostock sowie der Evangelischen Diakonissenanstalt Bremen dargestellt. Die endoskopischen Operationen von 2402 Patientinnen wurden ausgewertet, davon 1060 hysteroskopische und 1861 laparoskopische Eingriffe (Tabelle 1). Im Sinne einer externen Qualitätssicherung ist das Profil einer Klinik dem Mittelwert aller fünf beteiligten Kliniken gegenübergestellt. Auf eine Interpretation der Daten muß an dieser Stelle verzichtet werden.

In Tabelle 2 sind die Indikationen für den endoskopischen Eingriff der Einzelklinik im Vergleich zur Gesamtheit aller Kliniken dargestellt.

In Tabelle 3 sind die Therapieabbrüche wiedergegeben.

In Tabelle 4 sind neben der Gesamtkomplikationsrate Akut- und Spätkomplikationen differenziert.

In Tabelle 5 sind exemplarisch die Akutkomplikationen und deren Häufigkeit aufgelistet.

Zusammenfassend ist mit dem „Komplikationsregister Gynäkologische Endoskopie" eine Möglichkeit zur Erfüllung der gesetzlichen Verpflichtung zur internen und externen Qualitätssicherung gegeben. Weiterhin sind Auswertungen durch die differenzierte Datenerhebung für wissenschaftliche Zwecke möglich.

Für die weitere Entwicklung des Programmes ist die Erarbeitung von Schnittstellen für vorhandene Patientenadministrations- und Operationsprogramme und somit die Herstellung einer Netzwerkfähigkeit des Komplikationsregisters geplant.

Tabelle 5. Komplikationsregister Gynäkologische Endoskopie LSK-Komplikationen

	Komplikationsart			
	Alle Kliniken		Einzelklinik	
	$n=42$ [1,7%]	[%]	$n=17$ [2,5%]	[%]
Akut-Kompl. ges.	28	66,7	11	64,7
Verletzung d. A. epig.	6	14,3	2	11,8
Blasenverletz.	4	9,5	2	11,8
Dickdarmperf.	3	7,1	0	0
Verl. Genitale	3	7,1	1	5,9
Eröff. Ov.-Ca	1	2,4	1	5,9
Andere	11	26,2	5	29,4

Weiterhin ist die Zertifizierung des Programms und die Entwicklung von Qualitätsindikatoren erforderlich.

Kolposkopie und Hysteroskopie

K. Neis, P. Brandner, E. Dewitt, J. Hucke, T. Römer, W. Stolz

Kolposkopie

Die Kolposkopie stellt einen integralen Bestandteil der gynäkologischen Untersuchung dar. Es handelt sich um eine endoskopische Methode, die bei jeder Vorsor-
geuntersuchung, jeder entzündlichen Veränderung der Scheide und der Portio, insbesondere jedoch bei jedem auffälligen Abstrich zur Lokalisation der vermuteten
zervikalen intraepithelialen Neoplasie eingesetzt werden muß.

Diagnostische Hysteroskopie

Indikationen zur diagnostischen Hysteroskopie sind Blutungsstörungen, ein auffäl-
liger Befund des Endometriums im Transvaginalschall, Sterilität, Infertilität, Lost
IUD, der unklare Abstrich mit Hinweis auf ein intrazervikales oder intracavitäres
Geschehen sowie das Staging des Endometriumkarzinoms.
   Da durch die „blinde" Abrasio Polypen, Myome, Karzinome und Sarkome vielfach übersehen werden, ist die Hysteroskopie bei jeder Abrasio indiziert.
   Durch die Hysteroskopie ist auch eine effektive ambulante Diagnostik intracavitärer Veränderungen möglich. Je nach Durchmesser des Hysteroskops ist hierzu
eine Parazervikalblockade empfehlenswert. Die morphologische Sicherung des Befundes erfolgt mit gezielter Strichabrasio. Die Validität dieser Diagnostik ist der der

„blinden" fraktionierten Abrasio überlegen. Das weitere Vorgehen erfolgt in Zusammenschau des endoskopischen und histologischen Befundes.

Operative Hysteroskopie

In der operativen Hysteroskopie konnte in den letzten Jahren ein umschriebenes Indikationsspektrum herausgearbeitet werden: Klinisch feste Indikationsbereiche stellen die Septumdissektion, die Resektion submuköser Myome sowie die Präparation des Cavum uteri bei Vorliegen eines Ashermannsyndroms dar.

Die Endometriumsablation ist technisch ebenfalls ausgereift. Die exakte Indikationsstellung wird derzeit noch evaluiert.

Dilatationsmedien

Als Dilatationsmedien werden bei der diagnostischen Hysteroskopie CO_2 sowie Flüssigkeit benutzt. Bei der operativen Hysteroskopie mit Hochfrequenzstrom dürfen nur elektrolytfreie Flüssigkeiten Verwendung finden.

Komplikationen

Komplikationen bei diagnostischen Hysteroskopien sind äußerst selten. Gelegentlich wurden Perforationen beobachtet. In Einzelfällen traten darüber hinaus entzündliche Veränderungen im Bereich des inneren Genitales auf. Als schwerwiegende Komplikation gilt die Luftembolie, welche sowohl bei der CO_2-Hysteroskopie als auch bei der Flüssigkeitshysteroskopie vorkommen kann, falls die im System befindliche Luft vor Beginn der Untersuchung nicht völlig durch das Dilatationsmedium ersetzt wurde.

Bei der operativen Hysteroskopie wurden als Komplikationen beschrieben: Perforationen des Myometriums mit der monopolaren Schlinge und konsequtiver Darmläsion, fluid Overload bei Übertritt der Dilatationsflüssigkeit in den Blutkreislauf sowie postoperative Blutungen.

Die Perforation des Myometriums kann durch eine sorgfältige Operationstechnik minimiert werden, der fluid Overload durch eine exakte Bilanzierung. Postoperative Blutungen reagieren auf Kontraktionsmittel im Extremfall ist eine Tamponade des Uterus notwendig.

Rehabilitation nach gynäkologischen Operationen (Seminar der AG Gynäkologische Balneologie, Physiotherapie und Rehabilitation, Moderation: W. Kauffels, J. Gille und M. Mesrogli)

Rehabilitation nach Mammakarzinom, insbesondere Krankengymnastik, Körperbild und Krankheitsbewältigung

C. Niehues

Im Rahmen der stationären Rehabilitation erreichen uns Frauen nach Mammakarzinomoperation und Behandlung in ganz unterschiedlichem Zeitabstand zur Primärtherapie. Zum einen findet der Aufenthalt unmittelbar nach operativer Therapie im Akutkrankenhaus statt als Anschlußheilbehandlung AHB, zum anderen im Rahmen der sog. Nachsorgeheilverfahren in den Nachfolgejahren. Die für die Rehabilitation wichtigen Aspekte sind: Funktionseinschränkungen im Schultergelenksbereich, Lymphödembildung, sekundäre Verspannungszustände durch Fehlbelastung, neurogene Störungen wie Schmerzen, Hyp- und Parästhesien, körperlich-seelische Erschöpfung, mangelhafte und depressive Krankheitsbewältigung, Informationsdefizit. In einer Testphase haben wir in zwei gynäkologischen Rehabilitationsabteilungen in Bad Salzuflen und Horn-Bad Meinberg mittels Erhebungsbogen und als gemeinsame Therapievereinbarung mit der Patientin die Beschwerden, Funktionseinschränkungen und das Befinden bei Beginn und Ende des stationären Aufenthaltes erfaßt. Geplant sind Follow-up-Befragungen nach 6 und 12 Monaten. Zum einen werden am Beginn der Heilmaßnahme ein gemeinsamer „Behandlungsvertrag" unter Mitwirkung von Patientin und Ärztin geschlossen und Therapieziele vereinbart. Dieses ist gleichzeitig ein therapeutisches Setting, in dem die aktive Gestaltung des Genesungsprozesses durch die Patientin selbst gefördert wird. Zum anderen ermöglichen uns die gewonnenen Daten eine Qualitätskontrolle unserer Arbeit und wissenschaftliche Aufarbeitung.

Im allgemeinen wird davon ausgegangen, daß bei längerdauernder Rezidivfreiheit das Mammakarzinom geheilt ist. Was häufig übersehen wird, sind verbleibende Leïstungseinschränkungen, die sich auch nach Jahren noch bemerkbar machen, nicht nur die Lymphödemneigung. Kraftminderung im betroffenen Arm, Fehlhaltungen mit sekundären Schäden, Schonhaltung durch Schmerzen und Depressivität im Rahmen der Erkrankung haben eine nicht unerhebliche sozialmedizinische Bedeutung. Sie können auch im weiterem Verlauf die intensive Therapie eines stationären Heilverfahrens sinnvoll machen. Am Anfang jeder Therapie steht auch bei einem Heilverfahren die Diagnose. Bei der fachgynäkologischen Untersuchung werden unter Einbeziehung der Vorbefunde das Tumorstadium gesichert, die bestehenden Funktionsstörungen und der Erschöpfungsgrad festgestellt. Hiervon ausgehend wird die individuelle Therapie geplant. Ein Großteil der Frauen benötigt zunächst Ruhe und Abstand von der Mehrfachbelastung zu Hause. Es braucht Zeit und Vertrauen, um sich auf neuartige Gedanken und Beziehungen einzulassen. Viele Frauen nutzen die Angebote zu Gesprächsgruppen, Entspannungsverfahren und psychologischer Einzelberatung.

Nach primärer Mammakarzinomtherapie, die obligatorisch die Lymphonodektomie im Axillabereich beinhaltet – unabhängig von ablativer oder brusterhaltender Therapie – ist eine möglichst frühzeitige Mobilisierung der Schulter-Arm-Region zwingend erforderlich. Diese sollte unmittelbar postoperativ im Krankenhaus der Akutversorgung beginnen, um Schultersteifen durch Schonhaltung vorzubeugen. Leider erreichen uns immer noch Frauen, bei denen die Frühmobilisierung versäumt wurde. Während des Heilverfahrens wird intensiviert ein weiteres Training erfolgen. Vorsichtige Lockerung der Axilla erfolgt in Abhängigkeit von der individuellen Ausgangssituation. Ebenso werden die Bänder und Sehnenstrukturen des Schultergelenkes gedehnt und die beteiligten Muskelgruppen gekräftigt, um die Armbeweglichkeit in alle physiologischen Richtungen zu erhalten oder wiederherzustellen. Hier kommt neben Krankengymnastik auch funktionelle Ergotherapie zum Einsatz. Ein Problem bieten Patientinnen bei vorbestehenden Schmerzen und Einschränkungen im Sinne einer Periarthropathia humeroscapularis. Brüske Mobilisierungsversuche sind auch hier auf jeden Fall zu vermeiden. Einzeltherapie, in schweren Fallen auch als Unterwassergymnastik, kann notwendig sein. Eine Wassertemperatur von 28–30°C sollte wegen der Lymphödemgefahr nicht überschritten werden.

Wichtig ist es, nicht über die Schmerzgrenze hinaus zu belasten, keine den Lymphfluß anregenden hyperämisierenden Zusatzverfahren und auch keine Kryotherapie einzusetzen. Mögliche Ergänzung sind lokale Ultraschallanwendung und lokale oder systemische Antiphlogistikagabe. Eingriffe an Brust und Achselhöhle, nach Ablatio auch der Gewichtsunterschied durch die verbliebene Brust, führen häufig zu Ungleichgewicht und Asymmetrie mit nachfolgenden statischen Veränderungen und Fehlhaltungen, die durch narbenbedingte Schmerzzustände, neuralgieforme und radiogene Schmerzen verstärkt werden können. Betroffen ist besonders die Schulter-Nacken-Region, wo viele Frauen mit Verspannungszuständen reagieren bis hin zum sog. HWS-Syndrom mit Kopfschmerzen und eingeschränkter Beweglichkeit des Kopfes und Halses. Auch Fehlbelastungen der gesamten Rückenmuskulatur setzen sich als schmerzhafte Myalgien fort, betroffen ist im oberen Anteil die Scapularegion sowie die paravertebrale Muskulatur. Ausgleichende aktive Trainingsmaßnahmen stellen hier ein Gleichgewicht her. Der Einsatz von klassischen Massagen in der oberen Rückenhälfte ist wegen des Einflusses auf den Lymphstrom nicht indiziert. Wohl können leichte Streichmassagen im Rahmen der Lymphdrainage vorgenommen werden. Im Thoraxwandbereich ist speziell nach Ablatio mammae mit Präparation des Pectoralismuskels ein schmerzhafter Schwachpunkt zusätzlich zur eigentlichen Narbe. Thoraxwanddehnende Elemente unter Einbeziehung von Atemgymnastik sind ein therapeutischer Ansatz.

Im Frühstadium nach der Operation, z. B. während eines Anschlußheilverfahrens, ist häufig die Wundheilung noch nicht vollständig abgeschlossen. Lokale Reizungen, Wunddehiszenzen benötigen fachgerechte Behandlung. Abschwellende Externa, chirurgische Wundversorgung oder medikamentöse Therapie sind entbehrlich. Im späteren Verlauf werden Lokaltherapeutika eingesetzt, um fixierte Narben zu lockern, um so die Beweglichkeit zu verbessern. Nach Radiatio bleiben monate- und oft jahrelange Haut- und Gewebsveränderungen, die angepaßter Behandlung bedürfen. Einige Frauen leiden – auch ohne Tumorprogreß – unter beträchtlichen neuralgieformen Schmerzen im Bereich der Axilla, Thoraxwand oder in den Arm der betreffenden Seite ziehend. Besonders häufig treten diese Beschwerden im Anschluß an die Radiatio der Axilla auf. Hierbei besteht während des Heilverfahrens für die Patientin die Chance zu lernen, mit den und nicht gegen die Schmerzen zu leben. Eine komplexe Schmerztherapie, d. h. angepaßte rationale Analgetikatherapie, psychologische Hilfestellung und Teilnahme an einer Schmerzgruppe sowie Entspannungsverfahren werden stationär begonnen und können am Heimatort fortgeführt werden. Lymphdrainage hat häufig auf die Schmerzzustände sowie die Hyp- oder Parästhesien einen günstigen Einfluß. Wenn Patientinnen auch von anderen Frauen erfahren, daß die nach längerer Zeit noch bestehenden Mißempfindungen meist mehr oder weniger dauerhaft sind, kann diese Störung besser akzeptiert werden.

Unabhängig von Schmerzen und tatsächlich vorhandenen Funktionseinschränkungen beobachten wir oft eine „eingesunkene Haltung", um die fehlende oder erkrankte Brust zu verbergen. Im geschützten Rahmen mit gleichbetroffenen Frauen in einer indikationsspezifischen Gruppengymnastik beginnt ein langsamer Prozeß, sich wieder zu öffnen und aus der Isolation herauszukommen, Bewegungen werden wieder entdeckt oder neu erlernt und führen sowohl zur körperlichen als auch seelischen Stabilisierung. Es besteht die zwanglose Möglichkeit zu Austausch und Kontakt und bezieht auch Frauen ein, die anderen Angeboten zur Krankheitsbewältigung fernbleiben. Ein zusätzlicher bekannter Effekt der Aktivierung durch Bewegungstherapie ist der antidepressive Effekt. Balneotherapeutische Verfahren setzten rhythmische Reize und wirken stabilisierend auf den vegetativen Zustand. Geeignet sind z. B. regelmäßige Tretbäder und Hauffsche Beinbäder. Hier kann auch das CO_2-Trockenbad zur Anwendung kommen, das zusätzlich entstauend wirkt. Im unteren Rückenbereich können bei Myalgien und Schmerzen nicht zu heiße Fango- oder Moorpackungen angewendet werden.

In einer fachärztlich geleiteten Gesprächsgruppe wird Information vermittelt über die kurz-, mittel- und langfristigen Therapiefolgen nach Mammakarzinombehandlung. Hierbei geht es um Bewegung, Belastung und Lymphödem, Narbenschmerzen und neurogene Störunge; Fragen der Diagnostik, medizinische Behandlungsmethoden – Operation, Hormontherapie, Chemotherapie, Bestrahlung – und die Bedeutung der Nachsorge werden erläutert. Die Patientin soll einen Überblick über die diagnostischen und medizinischen Maßnahmen erhalten. Hieraus kann sie gezielte Fragen an ihre Behandler am Heimatort stellen. Sie erhält die Möglichkeit, Therapieentscheidungen aktiv mitzutragen. Falls gewünscht, ist sie über Wege weiterer Informationsbeschaffung unterrichtet.

Die Gruppe bietet den Patientinnen ferner Raum dafür, subjektive Krankheitstheorien zu beschreiben. Kenntnisse über wissenschaftlich nachweisbare Zusammenhänge bei der Krebsentstehung werden dargelegt und erlauben Vergleich und Reflexion der subjektiven Sicht. Viele Fragen bestehen bei den Frauen hinsichtlich der Möglichkeit, das Immunsystem günstig zu beeinflussen. Hier werden einerseits Kenntnisse über zusätzliche Behandlungsmethoden wie Misteltherapie, Vitamine, Spurenelemente und andere naturheilkundliche Verfahren, über Wirkungen und Nebenwirkungen vermittelt. Aber auch so simpel erscheinende Dinge wie regelmäßiger Spaziergang an frischer Luft, genügend Ruhepausen und Schlaf, vollwertige Ernährung und die Vermeidung von Genußgiften gehören dazu. Andererseits wird über den Zusammenhang zwischen Psyche und Immunsystem gesprochen. Es sollte unter anderem zur Sprache kommen, daß psychische Belastung allein keinen Krebs auslösen kann, wobei diese aber für den Verlauf der Erkrankung eine Rolle spielen kann.

Seit Beginn der 80er Jahre hat sich der Bereich der Psychoonkologie stetig weiterentwickelt. Die psychologische Forschung und Betreuung in der Onkologie hat inzwischen ihren festen Platz sowohl in der individuellen Betreuung Tumorkranker als auch in der Supervision medizinischen Personals. Die Zukunft liegt in der Integration der verschiedenen Berufsgruppen und der gemeinsamen Arbeit in einem Team, dem Festlegen gemeinsamer Ziele und Strukturen mit der Aufteilung der Rollen und Aufgaben. Ausreichender Raum zur Supervision und Weiterentwicklung ist dabei notwendig. Im Mittelpunkt steht der krebskranke Mensch mit seinen Beziehungen – zu sich selbst, seinen Bezugspersonen, seinen Vorerfahrungen mit dem medizinischen System. Diese „mitgebrachten" Beziehungen werden verändert durch die während des Heilverfahrens notwendigerweise entstehenden Beziehungen zu Mitpatientinnen, Ärzten, dem Krankenpflegepersonal, Physiotherapeuten, Psychologinnen und sozialen sowie sonstigen Diensten.

Zentrale Punkte bei der Krankheitsbewältigung im Rahmen eines Heilverfahrens sind:

- die Realangst vor weiteren, die Lebensqualität einschränkenden Behandlungen und die Angst vor Metastasen und Tod;
- der Umgang mit Depressionen, Wut und Verzweiflung in Zusammenhang mit der Diagnose Krebs;
- Strategien zur Aufhebung der Isolation, Abbau des Gefühls der Minderwertigkeit und sozialer Diskriminierung;
- Entkräftung von Krebsmythen;
- Fragen der Endlichkeit, religiöse und philosophische Fragen;
- Bearbeitung partnerschaftlicher und sexueller Probleme, die bei Brustoperationen und nach Organverlust auftreten können;
- Erkennen pathologischer und krankheitsfördernder Beziehungssysteme.

Alle genannten Aspekte benötigen Zeit und den richtigen Zeitpunkt der Bearbeitung. Während eines HV wird eher fokussiert psychotherapeutisch gearbeitet, an genau dem Punkt, an dem sich die Patientin gerade befindet. Es geht nicht darum, die zum Teil überlebensnotwendige Abwehr zu durchbrechen, sondern zur langfristigen Stabilisierung beizutragen und Hilfestellung für die weitere Entwicklung zu geben.

Angeschlossen werden an diese Überlegungen sollen noch Betrachtungen zur Weiblichkeit in Verbindung mit dem Mammakarzinom. Die weibliche Brust ist für eine Frau nicht irgend ein von einer bedrohlichen Erkrankung befallenes Organ – was auch bei brusterhaltender Therapie zu berücksichtigen ist – und nicht vergleichbar mit Darmkrebs, Lymphkrebs oder Lungenkrebs.

Die weiblichen Brüste entwickeln sich zwischen dem 8. und 10. Lebensjahr, einer Zeit, in der bereits bewußtes Erleben möglich ist. Sie sind das Organ, das jeder

Frau ihren Weg zum Frau-Werden symbolisiert. Die biologische und physiologische Funktion der Brust liegt im sexuellen und mütterlichen Bereich. Zusätzlich hat die Brust Repräsentanzen im Seelischen: zum einen in der Fähigkeit, Potenz des Nährens als der zweiten lebensnotwendigen Verbindung des Kindes mit der Mutter, zum anderen ist sie beim Stillen ein Verbindungs- und Kommunikationsorgan von gegenseitigem Nutzen. Die Vielschichtigkeit zeigt, daß es bei Brustkrebs nicht nur um die kosmetischen Veränderungen und das Leben mit der Diagnose Krebs geht. Zusätzlich sind die Selbstdefinition und das Selbstwertgefühl der Frau betroffen. Neben Informations- und Gruppengesprächen sowie psychologischer Einzeltherapie eröffnen nonverbale Verfahren wie Musik- und Maltherapie zusätzliche Möglichkeiten der thematischen Bearbeitung und Krankheitsbewältigung. Körperarbeit über die Krankengymnastik hinaus bietet einen weiteren Ansatz, das Körperbild und Selbstverständnis neu zu organisieren (Feldenkrais, Tai Chi, u. a.).

Spezielle Visualisierungsübungen nach Simonton werden genutzt, um Energien zur Gesundung zu mobilisieren. Schließlich kommen auch bei Karzinompatientinnen die bekannten und bewährten Entspannungsverfahren zur Anwendung: das AT und die TME nach Jacobson. Qualifizierte Sozialberatung in Kenntnis der krankheitsbedingten Einschränkungen und Funktionsstörungen ergänzen die Maßnahmen der Rehabilitation besonders hinsichtlich der beruflichen und häuslichen Situation. Die Vermittlung weiterführender sozialer Hilfen am Heimatort sowie Adressen von Selbsthilfegruppen wird angeboten. Insgesamt bietet sich durch die komplexe, integrierte Therapie während eines stationären Heilverfahrens, losgelöst von häuslichen Beziehungen und Alltagsbelastungen in mehrfacher Hinsicht die Chance auf eine erfolgreiche Rehabilitation. Zum einen ist eine intensive Behandlung der körperlichen Beeinträchtigungen möglich und damit eine Verbesserung des Leistungsvermögens. Aufklärung und Empfehlungen hinsichtlich weiterer Lymphtherapie und Funktionseinschränkungen im Schulter-Arm-Bereich erfolgen unter besonderer Berücksichtigung der häuslichen und beruflichen Bedingungen. Die erlernten Übungen können selbständig oder in einer Gruppe fortgeführt werden. Zum anderen entfaltet bei der Krankheitsbewältigung ein ineinander spielendes Gefüge von Beziehungen therapeutische Wirkungen: in der Gruppe, unter Gleichbetroffenen und zu professionellen Helfern des medizinischen und psychologischen Personals, wie es unter Bedingungen am Heimatort in der Komplexität nicht denkbar ist.

Rehabilitation nach Mammakarzinom, insbesondere Lymphdrainage und komplexe physikalische Entstauungstherapie (KPE)

W. Jentsch

Da es durch Entfernung des Fett- und Lymphknotengewebes aus der Achselhöhle bei Mammakarzinomoperationen in einem Viertel der Fälle zu leichten und in etwa 10 % der Fälle zu mittelschweren bis schweren Armödemen kommen kann, muß über spezielle Behandlungen zur Verminderung dieser Risiken berichtet werden und es soll dargestellt werden, daß solche Therapieformen, insbesondere im Rehabilitationsbereich, effizient durchgeführt werden können. Dieses ist natürlich auch eine Frage der Struktur-, Prozeß- und Ergebnisqualität. Hinzu kommt, daß bekanntermaßen 70–80 % der Fälle von brustamputierten Frauen deutliche Mängel hinsichtlich der Beratung und Betreuung von Ödem- und Infektionsvorbeugung aufweisen. Hier kann ganz besonders in der Rehabilitation nach Mammakarzinom wertvolle persönliche und auch volkswirtschaftliche Arbeit geleistet werden.

Da heute bereits ca. 70 % der Mammakarzinom-Operationen brusterhaltend durchgeführt werden und deshalb auch eine Radiatio erfolgt, muß mit einer noch höheren Rate, in diesem Falle ca. 30 %, von sekundären Lymphödemen auch noch nach Jahren gerechnet werden. Wenn andererseits nur 20–25 % aller gynäkologischen primärtherapierten Krebserkrankungen, einschließlich des Mammakarzinoms, in ein AHB-Verfahren kommen, so muß in Zukunft darüber nachgedacht werden – auch im Rahmen schwindender finanzieller Ressourcen – , für solche Patientinnen einen besseren Zugang zur Rehabilitation im Sinne von Anschlußheilmaßnahmen zu ermöglichen. Es soll hier ganz besonders auf diese Anschlußheilbehandlungen abgehoben werden, da gerade in dem definitionsgemäß engen Zeitrahmen einer AHB-Maßnahme nach Primärtherapie die wichtigsten Therapien und Strategien durchgeführt und erlernt werden können. Die wichtigsten Therapien sind: manuelle Lymphdrainage und komplexe physikalische Entstauungstherapie (KPE) sowie parallel dazu die spezielle Krankengymnastik einzeln oder in der Gruppe. Diese Therapieformen müssen sich sinnvoll in einem vorgegebenen zeitlichen und örtlichen Rahmen mit entsprechend fortgebildeten Therapeuten ergänzen. Die Therapeuten sollten entsprechend fortgebildet sein und in einem internen Qualitätszirkel über die betreffenden Patientinnen informiert sein. Die wichtigsten Strategien sind: Abbau von Informationsdefiziten bei den Patientinnen, Behebung der Mängel in Beratung und Betreuung hinsichtlich der Ödeme und Infektionsprophylaxe, Hilfe zur Selbsthilfe und Sozialberatung, Befähigung zur frühzeitigen Erkennung leichter Armschwellungen, die den sofortigen Beginn einer individuellen Entstauungstherapie zur Folge haben müssen. Da das Armlymphödem nach Brustkrebsoperationen schwerste physische und psychische Behinderungen bis zur Invalidität zur Folge haben kann, sind diese Maßnahmen, besonders im Sinne einer Anschlußheilbehandlung, aber auch in den beiden darauffolgenden Jahren als Rehabilitationsmaßnahme von vielleicht nicht unbedingt vierwöchiger Dauer, ausgesprochen sinnvoll, um diesen Schaden abzuwenden.

Bei den Gymnastikformen, die in der Rehabilitation zur Anwendung kommen, sind Atemgymnastik und Mammagymnastik zu nennen. Die Atemgymnastik ist geeignet, die Atmung bewußt zu machen, das Zwerchfell zu schonen (Kräftigung und Lockerung), den Brustkorb zu mobilisieren und die Haltung zu schulen. Bei der spezifischen Mammagymnastik geht es darum, das Bewegungsausmaß des betroffenen Armes im Schultergelenk zu erhalten bzw. zu verbessern; außerdem soll eine Lockerung im Schulter-/Thoraxbereich eintreten, die Haltung soll ebenfalls geschult werden, insbesondere bei schmerzbedingter Schonhaltung. Es sollen außerdem die Stauungstendenz des betroffenen Armes vermindert werden und gleichzeitig auch Hinweise auf die Durchführung der erlernten Gymnastik im Alltag gegeben werden.

Bei der Lymphtherapie sind 2 grundsätzlich unterschiedliche Ausgangssituationen zu unterscheiden. Die erste Situation betrifft das bereits vorhandene manifeste Lymphödem und die zweite Situation betrifft die prophylaktische Lymphtherapie zur Vermeidung eines sekundären Lymphödems. Bei Vorlage eines manifesten sekundären Lymphödems, das so gut wie nie im Anschlußheilverfahren anzutreffen ist, bedarf es einer dem Befund angepaßten manuellen Lymphdrainage mit nachfolgender Bandagierung zur Stabilisierung der lymphatischen Entstauung. Ein manifestes sekundäres Lymphödem macht eine solche sog. KPE (Komplexe physikalische Entstauungstherapie) absolut nötig. Zu dieser komplexen physikalischen Entstauungstherapie gehören neben der manuellen Lymphdrainage und der Bandagierung auch eine entsprechende Hautpflege und die diversen Hinweise auf die Vorsichtsmaßregeln für den betroffenen Arm. Die Patientin sollte möglichst in der Rehabilitation nach dieser KPE auch an der spezifischen Mammagymnastik mit der Bandage teilnehmen.

Bei der Lymphtherapie im Anschlußheilverfahren, insbesondere nach brusterhaltender Operation und postoperativer Radiatio, wenden wir die manuelle Lymphdrainage in Kombination mit der spezifischen Mammagymnastik zur möglichst dauerhaften Prophylaxe eines sekundären Lymphödems an, hierbei kommt es darauf an, innerhalb eines Zeitraums von vier Wochen nach Abschluß der Primärtherapie die Möglichkeit zu ergreifen, daß es durch die manuelle Lymphdrainage zu einer vermehrten Regeneration von Lymphkollektoren durch die Narbe hindurch kommen kann und daß ebenso eine Wiederherstellung der Drainage durch Benutzung von Kollateralwegen möglich wird, genauso wie auch eine Ausbildung neuer Kollateralwege und Gefäßneubildungen dadurch angeregt wird. Weiterhin ist zu erwähnen, daß auch die Entstehung von lymphovenösen Anastomosen und die Überbrückung von Wasserscheiden durch praelymphatische Kanäle ermöglicht wird. Da in über 70 % der Falle bei brusterhaltenden Operationen radiogene Fibrosen vorhanden sind, können diese so aktiv behandelt werden, um schließlich die 30 %-Rate von sekundären Lymphödemen bei dieser Art des Vorgehens zu senken.

Abschließend sollte noch auf Fehler hingewiesen werden, die immer wieder, insbesondere im ambulanten Bereich auffallen: es werden häufig brustkrebsoperierten Frauen klassische detonisierende Massagen verordnet, um insbesondere den Nacken- und Schultergürtel zu behandeln. Dies führt leider zwangsläufig zu einer unzulässigen Blutüberfüllung im Bereich des Schultergürtels und leistet damit einer Lymphstauung im Bereich der betroffenen Seite eher Vorschub.

. Von unseren Patientinnen wird häufig die Furcht geäußert, daß Baden und Schwimmen in warmem Wasser für den Arm bzw. die Achselhöhle schädlich sei. Dazu ist zu sagen, daß es sicherlich nicht der Fall ist, solange die Wassertemperatur nicht über 34°C beträgt und Kraft- und Schleuderübungen mit den Armen vermieden werden. Die Patientinnen sollten sich im Gegenteil möglichst viel im warmen Wasser bewegen, ohne große Kraftanstrengungen zu machen.

Rehabilitation nach Genitalkarzinom
(Zervix-, Korpus-, Ovarialkarzinom)

I. Nowitzki

Die onkologische Rehabilitation bei Genitalkarzinomen beinhaltet die Wiederherstellung bzw. Verbesserung der Gesundheit auf physischer, psychischer und beruflich-sozialer Ebene einschließlich der Nachsorge. Beim Cervixkarzinom zeigt die Inzidenz und Mortalität über die letzten Jahrzehnte eine abnehmende Tendenz, während prämaligne und mikroinvasive Befunde der Zervix zunehmend häufiger diagnostiziert werden. Auch beim Endometriumkarzinom werden ungefähr 75 % im Stadium L festgestellt. Beim Ovarialkarzinom ergibt sich jedoch eine andere Situation, da bei 60–70 % der Patientinnen die Erkrankung erst in den fortgeschrittenen Stadien FIGO III und IV erkannt wird. Die Fünfjahresüberlebensrate bei jüngeren Frauen in Stadium III, für die auf das kleine Becken begrenzten Karzinome und die Keimzelltumoren besteht noch eine relativ günstige Prognose. Dank der verbesserten diagnostischen und therapeutischen Möglichkeiten können heute viele an Genitalkarzinom erkrankte Frauen kurativ behandelt werden. Dennoch sind die Patientinnen aufgrund der Unberechenbarkeit des weiteren Krankheits- und Behandlungsverlaufes als chronisch Kranke anzusehen und bedürfen einer komplexen intensiven Nachbetreuung, genau wie Patientinnen mit fortgeschrittenen Genitalkarzinomen.

In der Rehaklinik steht täglich für einen zeitlich begrenzten Rahmen ein qualifiziertes, eng kooperierendes Team aus Ärzten, Schwestern, Psychologen, Physiotherapeuten, Ergotherapeuten, Sporttherapeuten, Diätassistentinnen und Sozialarbeiterinnen zur komplexen, aber auch individuellen und krankheitsübergreifenden Therapie der Patientin zur Verfügung, das die Ganzheitlichkeit der Frau sieht und nicht nur die krebserkrankten Unterleibsorgane.

Physische Rehabilitation

Die physische Rehabilitation beinhaltet die Wiederherstellung und Erhaltung der körperlichen Leistungsfähigkeit sowie die Überwindung der oft schweren Therapiefolgen. Bei jeder Patientin erfolgt eine ausführliche Anamnese und eingehende körperliche Untersuchung. Weiterhin soll die Patientin den Umgang mit passageren und bleibenden Krankheitsdefiziten und Behandlungsfolgen erlernen, z. B. bei Parästhesien nach Chemotherapie oder Blasenentleerungsstörungen nach Wertheim-Operationen.

Allgemeine therapeutische Maßnahmen dienen der Roborierung und Konditionierung. In unserer Klinik in Bad Schmiedeberg kommen dabei zur Anwendung: Bewegungsbäder, therapeutisches Schwimmen, Gestaltungstherapie, rhythmische Bewegungstherapie Fahrradergometrie und Kohlensäure- bzw. Bioplantzusatzbäder. Der Einsatz der Bewegungs- und Gestaltungstherapie verfolgt aber auch emotionale und soziale Aspekte mit der Absicht, der Tendenz zu sozialem Rückzug entgegenzuwirken und die Patientin für weitere Aktivitäten zu Hause zu motivieren.

In den ersten drei Jahren sollte vierteljährlich eine ausführliche Anamnese und eingehende körperliche Untersuchung stattfinden, im 4. und 5. Jahr halbjährlich, dann jährlich.

Die speziellen krankheitsspezifischen Therapien umfassen beim Genitalkarzinom die Beckenbodengymnastik zur verbesserten Körperwahrnehmung und Kräftigung der Beckenbodenmuskulatur, die komplexe physikalische Entstauungstherapie, die Rückenschule zum Erlernen eines wirbelsäulengerechten Verhaltens, die Impuls-Ultraschallbehandlungen für den LWS- und Kreuzbeinbereich, die Fortführung der Chemo- und Hormontherapie, die Schmerztherapie, die Behandlung von Therapiefolgezuständen. Weiterhin sind folgende Punkte für die Patientinnen von Interesse und Wichtigkeit: Aufklärung über die Krebserkrankung, Lymphödemprophylaxe und -therapie, Hormonsubstitution, Erklärung der therapiebedingten Nebenwirkungen, z. B. Blasenentleerungsstörungen nach Wertheim-Operation, Möglichkeit der Freizeitgestaltung mit Angabe von sinnvollen Verboten, gesunde Ernährung bei Tumorpatienten und Warnung vor sog. Krebsdiäten, Ansprechen alternativer Behandlungsmöglichkeiten, Fragen der Sexualität, Sinn und Zweck der langfristigen Krebsnachsorge, auch unter dem Aspekt des neuen Denkens in der Krebsnachsorge.

Psychische Rehabilitation

In der Akutklinik erlebt die Patientin die Diagnose Krebs oft als „Schock" und ist meist nicht in der Lage, Informationen richtig aufzunehmen bzw. sich mit der Krankheit auseinanderzusetzen.

Meist erst nach der Krankenhausentlassung wird der Krebskranken bewußt, daß sich ihr Leben verändert hat. Die psychologische Rehabilitation ist deshalb als Hilfestellung zur Befähigung zum Leben mit der Krankheit notwendig. Dies ist nicht nur Aufgabe der Psychologen, sondern des gesamten Rehateams, auch der Ärzte. Die Krankheits- und Angstbewältigung stehen bei Einzel- und Gruppengesprächen im Vordergrund, aber auch Probleme wie Hoffnungslosigkeit, Depressionen, Sinnverlust, Pessimismus, Verminderung des Selbstwertgefühls, Tendenz zu sozialer Isolation; Kommunikationsstörungen in der Familie und Partnerschaft bzw. im sexuellen Bereich werden diskutiert. Die Kontakte zu gleichbetroffenen Frauen, der Erfahrungsaustausch und die Konfrontation mit körperlich stark behinderten Patienten aus dem orthopädischen Bereich sind für die Patientinnen wesentliche motivierende Faktoren.

Beruflich-soziale Rehabilitation

Während des stationären Aufenthaltes in der Rehabilitationsklinik werden soziale und berufliche Probleme besprochen. Die Patientinnen sollen in der Sozialberatung über rechtliche und finanzielle Fragen aufgeklärt werden, Informationen über Selbsthilfegruppen oder psychosoziale Beratungsstellen erhalten. Bei Notwendigkeit wird die häusliche Versorgung der Patientin organisiert. Für viele an Genitalkarzinom erkrankte Frauen sollte die berufliche Rehabilitation angestrebt werden, da sie zur Krankheitsbewältigung und Findung von Selbstvertrauen in die eigene Leistungsfähigkeit beiträgt. Die Erfolge der onkologischen Rehabilitation nach Genitalkarzinom sind schwer meßbar. Bisherige Untersuchungen liegen von Mamma- und gastrointestinalen Karzinomen vor.

Im Sinne einer Bestandsaufnahme wurde in unserer Klinik zu eruieren versucht, welches Patientengut in der Rehabilitationsklinik behandelt wird und welche Ergebnisse auf physischer, psychischer und beruflich-sozialer Ebene zu verzeichnen sind. 236 Patientinnen mit Genitalkarzinomen weilten im Entlassungszeitraum vom 01. 01. 1996–30. 06. 1996 in unserer Klinik, die einen Fragebogen im August 1996 erhielten. 145 Fragebögen wurden zurückgesandt, 8 ohne Absender, 4 Patientinnen waren verstorben und 2 unbekannt verzogen, so daß insgesamt 137 Patientinnen zur Auswertung kamen (58 %). Bei 22 Erkrankten erfolgte eine Anschlußheilbehandlung und bei 115 Erkrankten wurde ein stationäres Heilverfahren durchgeführt. Zur Altersverteilung: von den 137 Patientinnen befanden sich 20,4 % im Alter von 41–50 Jahren, 30,7 % im Alter von 51–60 Jahren und 22,6 % im Alter von 61–70 Jahren. 59 % (n = 81) waren im erwerbsfähigen Alter, ausgehend von der Antragsmöglichkeit der Altersrente ab dem 60. Lebensjahr. Zur Diagnoseverteilung: 21,9 % (n = 30) der Frauen waren an einem Zervixkarzinom, 32,8 % (n = 45) an einem Korpuskarzinom und 39,5 % (n = 54) an einem Ovarialkarzinom einschließlich eines Tubenkarzinoms erkrankt. Jeweils 2,9 % (n = 4) hatten ein Vaginal- bzw. Vulvamalignom. 101mal traten krebsspezifische Nebenwirkungen und Therapiefolgen auf, wobei Mehrfachbenennungen zutreffen. Insgesamt gesehen ist die Zahl der krebsspezifischen Nebenwirkungen und Therapiefolgen abgesehen von den Unterbauchbeschwerden, die sich gut beeinflussen ließen, gering. Mittels Fragebogen wurde im somatischen Bereich die Besserung von Unterbauchschmerzen, häufigem Wasserlassen, klimakterischen Beschwerden, Stuhlgangproblemen, eines Lymphödems sowie Bestrahlungs- und Chemotherapiefolgen erfragt. Unterbauchbeschwerden konnten bei 51,8 % der Patientinnen mäßig bis sehr gut gebessert werden. Bei den klimakterischen Beschwerden betraf es nur 26,3 %, wobei für etwa 50 % der Frauen, nach deren Angabe, diese Frage nicht zutraf. Das häufige Wasserlassen zeigte bei 43,1 % der Befragten eine Besserung und bei den Stuhlgangproblemen bei 41,6 %. Etwa 20 % der Patientinnen gaben eine mäßige bis sehr gute Besserung bei Lymphödem, Bestrahlungs- und Chemotherapiefolgen an. Zwei Drittel der Erkrankten gaben jedoch an, daß dieser Themenkomplex für sie nicht zutrifft. Im Bereich psychischer Beschwerden wurden Störungen wie innere Unruhe, Schlafstörungen, Erschöpfung, Angstgefühle und depressive Stimmungen erfaßt. 52,5 % der Patientinnen gaben eine mäßige bis sehr gute Änderung der inneren Unruhe an, 55,7 % bei Schlafstörungen und 54,7 % bei Erschöpfung.

Während bei den vorgenannten Beschwerdekomplexen in der Bewertungsskala „mäßig" bis „sehr gut" eine Besserung bei 50–55 % der Patientinnen eintrat, liegt die positive Änderung der Angst nur bei 38 % und die der depressiven Verstimmung bei 31,6 % im obengenannten Wertungsbereich. Angst und Verunsicherung verstärken sich erfahrungsgemäß schnell bei erneuten Belastungssituationen. Zur Erfassung interpersoneller Beziehungen wurde die Frage nach der Verbesserung von Kontakten zu anderen Menschen bzw. partnerschaftlicher und sexueller Beziehungen gestellt. 59,2 % der Patientinnen gaben einen positiven Effekt in den Kontakten zu anderen Menschen an. Gerade die Kontaktaufnahme zu anderen Personen ist wichtig, um einer sozialen Isolation vorzubeugen. So äußerte z. B. eine Patientin, daß sie froh sei, daß sich die anderen Menschen nicht von ihr abwendeten, weil sie Krebs habe. Partnerschaftliche Beziehungen konnten nur bei 26,3 % der Patientinnen mäßig bis sehr gut gebessert werden und die sexuellen Beziehungen bei 21,1 %. Die Unterstützung beruflicher Probleme traf bei 66,5 % (n = 91) der Patientinnen nicht zu. Nur 20 Frauen (ungefähr 15 %) gaben eine „mäßige" bis „sehr gute" Unterstützung bei der Klärung beruflicher Probleme an. Die Wirkung onkologischer Rehabilitationsverfahren wurde überwiegend positiv eingeschätzt. 71,6 % der an Genitalkrebs erkrankten Patientinnen gaben eine Verbesserung des Gesundheitszustandes in der Wertung von „mäßig" bis „sehr gut" an. Die Verbesserung spezifischer Beschwerden wurde subjektiv von 63,5 % in obengenannter Skalierung angegeben. Bei 70,8 % der Frauen war eine Verbesserung der Krankheitsbewältigung und bei 68,6 % eine Verbesserung des seelischen Gleichgewichtes von „mäßig" bis „sehr gut" zu verzeichnen. 67,8 % der Patientinnen gaben eine Verbesserung des Wissens über die Erkrankung an. Zusammenfassend kann festgestellt werden, daß die stationäre Rehabilitation, auch besonders in Form der Anschlußheilbehandlung, zur Verbesserung der Lebensqualität der an Genitalkarzinom erkrankten Patientin notwendig ist und ein wichtiges Bindeglied zwischen Akutklinik und nachbetreuenden Gynäkologen darstellt.

Urogynäkologische Ergebnisse des Therapieplanes im Rahmen der Anschlußheilbehandlung nach Harninkontinenz-Operationen

R. Voigt et al.

In eine postoperative Kontrollstudie wurden 58 Patientinnen aufgenommen, bei denen nach einer urogynäkologischen Operation eine Anschlußheilbehandlung veranlaßt wurde. Dabei wurde mit den Kureinrichtungen in Bad Elster (Paracelsus-Klinik n = 16 Pat., Vogtland-Klinik n = 119 Pat.), Bad Schmiedeberg (n = 22 Pat.) sowie Kurklinik Bad Wildungen (n = 1 Pat.) zusammengearbeitet. Die Resultate wurden mit Kollegen aus der Tschechischen Republik, die sowohl gute operativ-urogynäkologische wie auch balneologische Erfahrungen haben, diskutiert und daraus ein gemeinsames Therapiekonzept entwickelt.

Von den 58 Frauen waren 32 bereits einmal oder mehrmals voroperiert. Die Ziele der Anschlußheilbehandlung wurden postoperativ festgelegt und mit den Patientinnen besprochen: eine schnellere und gründlichere Erholung postoperativ, eine deutliche Verbesserung der Beckenbodenfunktion durch konsequente Beckenbodengymnastik und Elektrostimulation des Beckenbodens, eine raschere Beseitigung von Verwachsungen und Vernarbungen durch Mooranwendungen als Moorbäder und lokale Mooranwendungen. Als weiterer unterstützender Faktor wurden stets weibliche Sexualsteroide entweder systemisch (Östrogen/Gestagen-Kombinationen) oder vor allem lokal (Cremes, Vaginalsuppositorien, zunehmend Vaginalring) verabfolgt.

Die Resultate der gemeinsamen Bemühungen scheinen vielversprechend zu sein: alle 58 Patientinnen waren mit der AHB postoperativ zufrieden. Als subjektiven Haupteffekt haben sie die selbst verspürte bessere Beherrschung des Beckenbodens durch intensive Übung angegeben, die ihnen zuhause bei der normalerweise nachlassenden Motivation zur konsequenten Beckenbodenübung geholfen hat, die konsequente Behandlung eigenständig weiterzuführen. Als objektiver Effekt konnte eine deutlich gebesserte Beckenbodenfunktion bei 49 von 58 Patientinnen palpatorisch sowie durch Sonogramm nachgewiesen werden. Durch ein intensives Gespräch sollte bei allen Patientinnen vor der AHB erreicht werden, daß sie selbst mit dem Kurarzt über die Erfordernisse ihrer Behandlung sprechen können. Das hat sich anscheinend sehr bewährt, wie von den Patientinnen bestätigt wurde. Deshalb werden postoperativ weiterhin Informationen für den Kurarzt mitgegeben, die die vom Operateur gewünschten Behandlungen beinhalten. Als sehr positiv wird auch die Beratung der Patientin durch den sozialmedizinischen Dienst der Kureinrichtung eingeschätzt, in der den Frauen die Ziele der konservativen Behandlung bei Beckenbodeninsuffizienz und Harninkontinenz verdeutlicht werden, aber auch die Ängste und Nöte der Patientinnen bezüglich ihrer weiteren beruflichen Tätigkeit angesprochen werden.

Wünschenswert erscheint auch eine urogynäkologische Aufarbeitung der Befunde sowohl postoperativ als auch am Ende der AHB. Versucht wurde dies von der Arbeitsgruppe durch sonographische Kontrolle des Befundes mittels Perineal- und Introitussonographie, wobei für die Patientin ein Feedbackmechanismus über die erreichte Beckenbodenfunktion ausgelöst, gleichzeitig die Notwendigkeit weiterer eigenständiger konsequenter Beckenbodenübungen verdeutlicht wird und für den untersuchenden Arzt ein objektiver Nachweis über die postoperative Lage sowie Funktion des Beckenbodens ermöglicht wird. Es wurden einige der 1995 operierten Frauen nach der AHB auch urodynamisch nachkontrolliert. Es konnte ein guter Effekt der Komplexbehandlung durch Zunahme des Transmissionsfaktors nachgewiesen werden. Allerdings ist eine strikte Trennung von Wirkung der Operation und Wirkung der AHB nicht möglich. Eine generelle und kurzfristige urodynamische Untersuchung (vor und nach AHB) wird nicht in jedem Fall möglich sein, könnte aber auf die Bedeutung der konsequenten Beckenbodenübung hinweisen. Als Qualitätskontrolle wäre dies sicher ein zu großer Aufwand. Dagegen kann die perinealsonographische bzw. introitussonographische Erfassung der Beckenbodenfunktion als Erfolgsparameter sicher schnell realisiert werden.

Gesundheits- und kostenpolitischer Stellenwert der postoperativen Rehabilitation in der Frauenheilkunde aus der Sicht der Kostenträger (Kurzfassung)

P. Widekamp

Die Angebote und Möglichkeiten der medizinischen Rehabilitation haben einen hohen Qualitätsstandard erreicht. Dies gilt besonders für die postoperative Rehabilitation, z. B. im Rahmen der sog. Anschlußheilbehandlungen. Während früher Patienten u. U. monatelang im Krankenhaus gelegen haben, ist heute eine wesentlich frühzeitigere Entlassung und Verweisung an Rehakliniken festzustellen, ohne Zweifel in jüngster Zeit auch wesentlich beeinflußt durch die Fallpauschalen. Es muß sorgfältig beobachtet werden, ob hier nicht des Guten zuviel getan wird, denn der Patient muß natürlich rehabilitationsfähig sein, d. h. an der Wiederherstellung verlorengegangener oder beeinträchtigter Funktionen aktiv mitwirken können.

Leider ist immer wieder festzustellen, daß der „Akutbehandler", also der Krankenhausarzt oder sein niedergelassener Kollege, viel zu wenig Kenntnisse besitzen über das, was die Rehabilitation zu leisten vermag, wann sie einsetzen sollte und welche Leistungen der Sozialversicherung beansprucht werden können. Vielen Ärzten sind gerade noch die „Heilverfahren" der Rentenversicherung geläufig. Daß auch die Krankenversicherung z. B. für den immer größer werdenden Personenkreis der Rentner für die medizinische Rehabilitation zuständig ist, wissen schon viel weniger! Hier ist sicherlich mehr Aufklärung, aber auch Fortbildung notwendig.

Insgesamt muß es das Ziel sein, die Akutmedizin mit der Rehabilitation eng zu verknüpfen. Der Patient muß so schnell wie möglich aktiviert werden, die Rehabilitation muß frühzeitig beginnen und dosiert eingesetzt werden. Nur auf diese Weise ist es möglich, den gesamten Heilungsprozeß zu wirtschaftlich vertretbaren Bedingungen zu erreichen: ein Aspekt, der angesichts der Kostenentwicklung im Gesundheitswesen und der bereits beschlossenen bzw. in nächster Zeit zu erwartenden (weiteren) Einschränkungen der Leistungen besonders zu beachten ist.

Rehabilitation nach Hysterektomie

B. Ehret-Wagener

Nach Hysterektomie mit perioperativen Komplikationen ist eine stationäre Anschlußheilbehandlung vorgesehen, die vom Krankenhaus nach besonderen Vorgaben der Rentenversicherungsträger und der Krankenkassen eingeleitet und in gynäkologischen Rehabilitationskliniken durchgeführt werden. Angestrebt wird eine rasche Rekonvaleszenz unter Wiedererlangung der iatrogen lädierten Funktionen mit speziellen Trainingsverfahren und unter Berücksichtigung psychosozialer Belastungsfunktionen. Eine wichtige Rolle spielen ärztlich geleitete Gruppengespräche, die der Information über Art, Umfang und Folgen der Operation dienen und Selbsthilfemechanismen in Gang setzen. Heilungsprozesse und das vegetative Nervensystem werden positiv beeinflußt durch gezielte balneotherapeutische Maßnahmen, die auch eine psychotrope Wirkung entfalten. Gynäkologische Rehabilitationsmaßnahmen nach Ablauf der AHB-Phase werden dann notwendig, wenn der poststationäre Verlauf nicht den Erwartungen entspricht und organische oder funktionelle Störungen eintreten. Dabei handelt es sich am häufigsten um Harninkontinenzprobleme der verschiedensten Art, um chronische Unterbauchschmerzen, um Störungen der sexuellen Erlebnisfähigkeit und um depressive Verstimmungen.

Schwerpunkt der Rehabilitation liegt hier auf klinischer Diagnostik und Therapie, auf gezielten Trainingsmaßnahmen, konfliktzentrierter Psychotherapie, auf Sexualtherapie, informativen Gesprächsgruppen, der Gynäkobalneotherapie und soziotherapeutischen Interventionen. Die sozialmedizinische Beurteilung in Hinblick auf die Erwerbsfähigkeit ist am Ende der Rehabiltationsmaßnahme von großer Bedeutung für die Patientin sowie für den Versicherungsträger.

Was können Naturheilverfahren in der Gynäkologie leisten? (Seminar der AG Naturheilkunde und Umweltmedizin, Moderation: I. Gerhard)

Naturheilverfahren bei klimakterischen und hormonellen Störungen

I. Gerhard

In den letzten Jahren treten die Frauen immer häufiger an ihren Arzt mit dem Wunsch heran, bei Hormon- und Fertilitätsproblemen zunächst Versuche mit naturheilkundlichen Methoden zu machen, ehe Hormonpräparate eingesetzt werden. Da es bisher kaum Studien gibt, die den Einsatzbereich konventioneller und naturheilkundlicher Methoden miteinander vergleichen, muß der Arzt eigene Erfahrungen sammeln, wobei es jedoch wichtig ist, im Vorfeld einige grundsätzliche Erwägungen mit den Patientinnen auszudiskutieren.

Im folgenden soll das Vorgehen bei den beiden großen Zielgruppen von Frauen mit Hormonstörungen illustriert werden: dem klimakterischen Syndrom und der weiblichen Sterilität.

Bei Patientinnen mit klimakterischen Beschwerden muß zunächst durch eine genaue Anamneseerhebung geklärt werden, welche Indikationen bzw. Kontraindikationen es für eine Hormontherapie gibt (Tabelle 1). So wird man zum Beispiel Frauen mit Osteoporose in der Familie eher von den Vorteilen einer Hormontherapie überzeugen können, als solche, bei denen ein erhöhtes Brustkrebsrisiko durch ein Mammakarzinom bei der Mutter besteht. Bei Vorliegen von Lebererkrankungen wird man gerne auf ganzheitliche Therapieformen ausweichen, während man bei Frauen, die in ihrem Leben lange Amenorrhöphasen durchgemacht haben und mit einer niedrigen Knochendichte in das Klimakterium gehen, großzügig mit Östrogenen substituieren wird.

Liegt keine dringende Indikation für eine Hormontherapie vor, so können ganzheitliche Verfahren zur Anwendung kommen (Tabelle 2). Neben der eingehenden psychosozialen Beratung, der Aufklärung über Ernährung und Bewegung, können Nahrungsergänzungsstoffe eingesetzt werden. Von den naturheilkundlichen Methoden werden im folgenden drei näher beleuchtet.

Tabelle 1. Check-up vor Hormon-/alternativer Therapie im Klimakterium

---

1. Anamnese

Familienanamnese	*Eigenanamnese*
Osteoporose	Wie bei der Familienanamnese
Herz-/Kreislaufkrankheiten	Lebererkrankung
Gehirnfunktion	Rheuma
Krebs	Amenorrhöphasen
	Ernährung
	Sport
	Nahrungsmittelergänzung

2. Psychosozialanamnese

	Umweltanamnese
Ehe	Zähne
Kinder	Holzschutzmittel
Arbeitsplatz	Lösungsmittel
Eltern	Strahlen

3. Beschwerden

Depressionen

Wallungen

Trockene Vagina

Rez. Blasenentzündung

Schlaflosigkeit

4. Gynäkologischer Befund

	Mammographie
Abstriche	Ultraschall
– Portio: wie üblich zur Krebsvorsorge	Myome
– Vagina: Frage: Hormonstatus	Endometrium

5. Sonstige Diagnostik

Knochendichte	Leberwerte
Hormone	Nierenwerte
FSH, Östradiol	Fette, HDL

Tabelle 2. Ganzheitliche Therapie im Klimakterium

---

1. Ernährung

Günstig:	viel Gemüse	wenig Fleisch, Fisch,
	Vollkorngetreide	ungesättigte Fette
	Obst	Milchsäureprodukte
	mäßig Milchprodukte	
Ungünstig:	raffinierter Zucker	Kaffee
	Gepökeltes	Alkohol
	gesättigte Fette	Nikotin

Verhinderung der Übersäuerung

2. Bewegung

Sport (Muskeltraining!)

Tanzen

Yoga, Tai Chi etc.

3. Psyche

– Bewegung und Entspannung

– Kreative Tätigkeiten

– Paar-/Familientherapie

– Pychotherapie

Tabelle 2. (Fortsetzung)

---

4. Nahrungsergänzungsstoffe

– Zum Entgiften:	Selen	Vitamin B_6
	Zink	Vitamin C
	Vitamin E	Carotinoide
– Arterioskleroseschutz:	Folsäure	
	Vitamin B_{12}	
	Magnesium	
	ungesättigte Fettsäuren	
– Osteoporoseprophylaxe:	Kalzium	Bor, Vitamin D
	Mangan	Strontium u. a.

Kombinationspräparate von Formula, Orthica u. a.

5. Pflanzenmittel

– Cimicifuga
– Agnus castus
– Sonstige

6. Sonstige Naturheilverfahren

– Akupunktur und Kräutertees
– Homöopathie
– Organpräparate (Milz, Ovar)

7. Hormone

– Konjugierte Östrogene
– Östradiol
– Östradiolvalerat

– Progesteron

Phytotherapie bei klimakterischen Störungen

M. Wiesenauer

Gemäß der Definition der European Scientific Cooperative on Phytotherapy (ESCOP) bezeichnet Phytotherapie die Verwendung von und Behandlung mit Arzneipflanzen-Zubereitungen in einem sachgerechten, Nutzen/Risiko abwägenden Einsatz zur Heilung und/oder Linderung von Krankheitszuständen, sowie zur Erhaltung der Gesundheit und zur Vorbeugung.

Pflanzliche Heilmittel sind medizinisch genutzte Erzeugnisse, die als wirksame Bestandteile nur Pflanzen, Pflanzenteile, pflanzliche Stoffe oder Kombinationen hiervon in unbearbeiteter oder bearbeiteter Form enthalten. Phytopharmaka müssen den rechtlichen Anforderungen von Wirksamkeit, Qualität und Unbedenklichkeit entsprechen und folgen damit naturwissenschaftlichen Kriterien. Bei gegebener Indikation besteht grundsätzlich eine Erstattungsfähigkeit.

Vor diesem Hintergrund sollen insbesondere drei Pflanzen als phytotherapeutische Empfehlung bei klimakterischen Störungen genannt werden:

– *Cimicifuga racemosa* (Traubensilberkerze). Verwendet wird der Wurzelstock. Die Pflanze enthält strukturell unterschiedliche *Phytoöstrogene*, welche nicht nur an den Estrogenrezeptor binden, sondern auch mit den gängigen klinisch-immunologischen Bestimmungsmethoden von Estrogenen kreuzreagieren und somit wahrscheinlich eine ähnliche räumliche Struktur bezüglich der aktiven Zentren einnehmen können wie das bei der Frau physiologisch vorkommende 17-β-Östradiol.

Cimicifuga-Extrakte haben keine toxischen oder mutagenen Eigenschaften. Die therapeutische Anwendung ist angezeigt bei klimakterisch bedingter Beschwerdesymptomatik. Es liegen zahlreiche experimentelle und klinische Studien vor. Beispiele für standardisierte Fertigarzneimittel sind Klimadynon und Remifemin.

- *Hypericum perforatum* (Johanniskraut). Die Droge enthält u. a. Hypericine und Flavonoide. Das antidepressive Wirkprinzip kann nach derzeitigem Erkenntnisstand nur zum Teil über eine MAO-Hemmung erklärt werden. In tierexperimentellen Modellen war isoliertes Hypericin bei äquivalenter Dosierung schwächer wirksam als der Hypericum-Gesamtextrakt.

Die therapeutische Anwendung erfolgt bei leichteren und mittelschweren Depressionen und eignet sich deshalb auch zur Behandlung klimakterisch bedingter Verstimmungszustände. Beispiele für hochkonzentrierte und standardisierte Fertigarzneimittel sind u. a. Esbericum, Helarium, Jarsin.

- *Kava-Kava* (Piper methysticum). Verwendet wird die Wurzel. Wirksamkeitsbestimmende Inhaltsstoffe der Droge sind die Kavapyrone (=Kavalactone). Experimentell konnte gezeigt werden, daß diese Stoffe muskelrelaxierende und den Hypnotika ähnliche Wirkungen zeigen, auch kommt es zu einer Verringerung der Erregbarkeit des limbischen Systems im Sinne einer Dämpfung der emotionalen Erregung.

Die therapeutische Anwendung erfolgt bei Angst-, Spannungs und Erregungszuständen und kann deshalb auch zur Behandlung des klimakterischen Syndroms eingesetzt werden. Beispiele für standardisierte Fertigarzneimittel sind u. a. Kavatino, Kavosporal, Laitan.

Darüber hinaus gibt es eine Reihe weiterer, insbesondere auch volksheilkundlich verwendeter Pflanzen zur Behandlung klimakterischer Beschwerden; ihre Anwendung kann nicht als gesichert gelten.

Homöopathie bei klimakterischen Störungen

M. Schmück

Wechseljahre sind, ähnlich wie die Zeit der Pubertät, Jahre der Umstellung. Sie werden von den Frauen unterschiedlich erlebt. Ob und in welchem Maße Beschwerden auftreten, hängt von verschiedenen Faktoren ab. Konstitution, Lebensführung, Lebensumstände und die Reaktionsfähigkeit der einzelnen Frau spielen dabei eine große Rolle. Vorübergehende und mäßige Beschwerden sind in dieser Phase als physiologisch zu betrachten. Stärkere Beschwerden sind pathologisch und sollten behandelt werden.

Üblicherweise besteht die Behandlung in der Substitution von Hormonen, Mineralien und unter Umständen der Verabreichung von Psychopharmaka. Manche Frauen sind durch diese Behandlung beschwerdefrei und zufrieden. Bei anderen Frauen hingegen können die Beschwerden nicht hinreichend behoben werden und/oder die Hormoneinnahme wird nicht gut vertragen. Andere Frauen lehnen eine Hormontherapie ab.

In der Endokrinologischen Ambulanz der Universitäts-Frauenklinik Heidelberg können sich Frauen mit klimakterischen Beschwerden homöopathisch behandeln lassen. Verlaufsbeobachtungen gibt es seit 1991.

Die Homöopathie ist eine ganzheitliche Behandlungsmethode, die – 1796 erstmals veröffentlicht – seither in Deutschland praktiziert wird. Behandelt wird mit speziell zubereiteten Arzneimitteln (potenziert, d. h. verdünnt und verschüttelt). Dazu werden pflanzliche, tierische, mineralische und metallische Substanzen sowie Stoffe aus Krankheitsprodukten, verwendet. Diese Substanzen sind als Einzelmittel oder Komplexmittel verfügbar. Bei den Komplexmitteln handelt es sich meistens um pflanzliche oder mineralische Bestandteile, die sich bei den typischen Symptomen des Klimakteriums bewährt haben und in niedriger Potenz in einer Tablette vereint sind. Wenn wenig Erfahrung mit der Homöopathie besteht, kann man durchaus bei den gängigen klimakterischen Beschwerden im Sinne der bewährten Indikation zu diesen Mitteln greifen. Will man jedoch einen langfristigen Erfolg einleiten, so sollte nach typischer Repertorisation das Konstitutionsmittel gesucht werden.

Um das jeweils passende Medikament zu verifizieren, wird das gesamte Beschwerdebild der Patientin berücksichtigt. Seelische Ursachen, wie unverarbeitete Trennungen, können bei gleichzeitigen massiven körperlichen Beschwerden (Hitzewallungen) mittelweisend sein.

Ist die Behandlung erfolgreich, verlieren die Patientinnen ihre körperlichen Beschwerden, werden ausgeglichener, können ihre depressiven Anteile verarbeiten und gewinnen wieder neue Lebensfreude.

Akupunktur bei klimakterischen Störungen

K. H. Junghanns

Das klimakterische Syndrom tritt unter einer Vielzahl von Beschwerden auf. Es sind dies Hitzewallungen, intermittierende Schweißausbrüche, Schlafstörungen, eine erhöhte seelische Empfindsamkeit bis hin zu Depressionen und funktionelle Herzbeschwerden. Trotz konventioneller hormoneller Substitution lassen sich diese vornehmlich vegetativen Störungen nicht immer beseitigen. Mit Hilfe der Akupunktur gelingt es, die Beschwerden der Wechseljahre zu lindern. Insbesondere bietet sich die Behandlung über die Ohrmuschel an. Hier finden sich Hormonpunkte und vegetative Punkte. Gute Erfolge werden auch bei Einsatz der Körperakupunktur berichtet. In der Literatur werden folgende Punkte angegeben. Blase 31 (Meisterpunkt des Klimakteriums), Herz 3, LG 19, LG 20, Kreislauf 6, Niere 27, Magen 36, Dickdarm 4 und Milz-Pankreas 6.

In meiner gynäkologischen Ambulanz setze ich vorzugsweise die aurikulome-
dizinische Behandlung über die entsprechenden Ohrpunkte ein. Es hat sich folgendes Vorgehen bewährt:

Die Behandlung der hormonellen Achse (Abb.1)

Östrogenpunkt und Gestagenpunkt werden stimuliert, der Gonadotropinpunkt wird
sediert. Die Regulation gelingt am besten mit dem Laser. Zusätzlich erfolgt eine
Behandlung der Beschwerden über die entsprechenden Korrespondenzpunkte im
Ohr. So lassen sich Aggressivität, Hitzewallungen und intermittierende Schweißausbrüche sowie Unruhe über den Aggressionspunkt und die Punkte Vegetativum
I und Vegetativum II, Schlafstörungen über den Point de Jérome und den valium-
analogen Punkt günstig beeinflussen. Das gleiche gilt für die Tachykardien, welche
über den funktionellen Herzpunkt zu behandeln sind.
   Eine Zusatzbehandlung erfordern immer die häufig auftretenden Depressionen.
Hier erfolgt die Beeinflussung über den Depressionspunkt. Es empfiehlt sich auch
hier wieder die Behandlung der Depressionsachse (Abb.2).

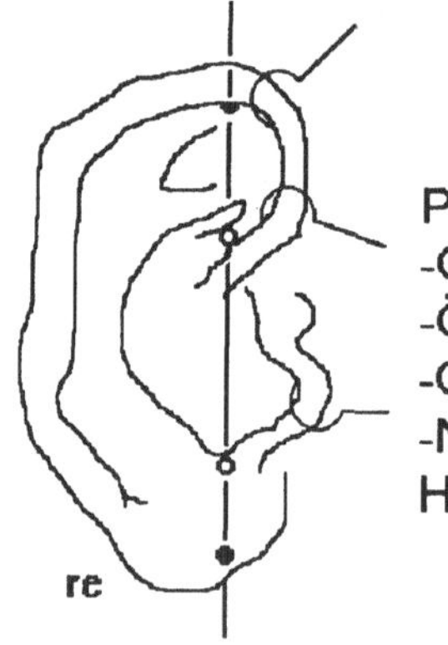

Abb. 1. Hormonelle Achse.
Rechtes Ohr Frequenz 7
(299, 750 Hz)

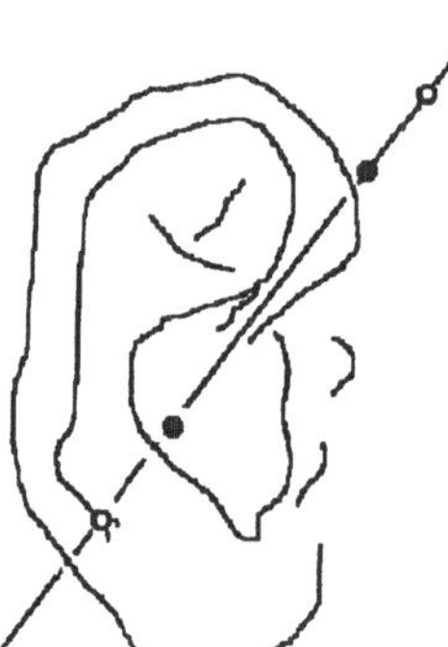

Abb. 2. Achse gegen
Depressionen I. Rechtes Ohr
Frequenz 7 (299, 750 Hz)

Aufgrund meiner praktischen Erfahrung mit der Akupunkturbehandlung klimakterischer Beschwerden über die entsprechenden Korrespondenzpunkte am Ohr läßt sich die Aussage machen, daß die Akupunkturbehandlung klimakterischer Beschwerden gut möglich ist. Die Beeinflussung über das Ohr ist sehr effektiv. Bis zur völligen Beschwerdefreiheit sind 10–15 Sitzungen erforderlich. Die Reizung der Ohrpunkte kann mit Hilfe von sterilen Einmalnadeln aus Stahl nach vorheriger Desinfektion erfolgen oder aber über den Laser mit der entsprechenden Resonanzfrequenz des Ohrareals. Eine Kombinationsbehandlung mit der Phytotherapie oder der Homöopathie ist möglich, in den meisten Fällen aber wird mit der Akupunkturbehandlung alleine eine völlige Beschwerdefreiheit erreicht.

Naturheilverfahren bei Sterilität

I. Gerhard

Bei Frauen mit hormonell bedingter oder idiopathischer Sterilität ist die übliche Hormontherapie mit dem Risiko von Mehrlingsschwangerschaften, Ovarialzysten und Überstimulierungen behaftet. Die Abortrate und komplizierte Schwangerschaftsverläufe sind höher als nach spontan eingetretenen Schwangerschaften. Insgesamt liegt die Baby-take-home-Rate noch deutlich hinter den Erwartungen, besonders der betroffenen Paare, zurück. Vor der Festlegung auf ein Therapieverfahren ist, auch bei dringendem Wunsch der Frauen nach einer ganzheitlichen Behandlung, eine systematische Sterilitätsdiagnostik erforderlich (Tabelle 3), damit die Indikation sinnvoll gestellt und Enttäuschungen vermieden werden können. Alter, Dauer des Kinderwunsches und Art der Sterilität sowie Art der bisher eingesetzten frustranen Behandlungsversuche spielen sicher eine Rolle bei der Entscheidung, ob den Patientinnen die modernen Reproduktionstechniken oder ganzheitliche Methoden, wie z. B. die Homöopathie, empfohlen werden müssen. Psychische Belastungen müssen eruiert und Umweltbelastungen ausgeschlossen werden. Ein Schwerpunkt sollte auf der Ernährungs- und Suchtmittelberatung liegen.

Tabelle 3. Check up vor Hormon-/alternativer Therapie bei Sterilität

– Allgemein:
  – Alter
  – Kinderwunsch-Dauer
  – Art der Sterilität
– Psychische Belastung?
– Umweltbelastung?
– Ernährung, Suchtmittel
– Andrologie
– Spermien-Zervikalmukus-Interaktion
– Tuben/Uterusfaktor
– Ovarialfunktion

Schwere andrologische Störungen, Hindernisse in der Spermien-Zervikalmukus-Interaktion (z. B. Sims-Huhner-Postcoitaltest) und Tubenverschlüsse müssen ausgeschlossen werden. Durch Hormonuntersuchungen sollte gesichert sein, daß kein Prolaktinom, keine behandlungsbedürftigen Schilddrüsenfunktionsstörungen oder primäre Ovarialinsuffizienzen bestehen. Als große Indikationsgebiete für ganzheitliche Verfahren haben sich bei uns die hormonelle Sterilität, die idiopathische Sterilität und die Sterilität bei Endometriose herausgestellt. Im folgenden soll auf drei Schwerpunkte der ganzheitlichen Sterilitätstherapie näher eingegangen werden.

Ernährung und „Entgiftung" in der Sterilitätstherapie

I. Gerhard

Frauen mit Unter- und Übergewicht haben häufiger Hormon- und Zyklusstörungen als Frauen mit Normalgewicht. Berücksichtigt man die individuellen Ernährungsgewohnheiten, so wird deutlich, daß nicht allein der Body-Mass-Index im Zusammenhang mit den Hormonen steht, sondern daß die Art der zugeführten Nahrung offenbar direkt auf die Hormonproduktion wirkt. So wurden z. B. bei Frauen, die angaben, selten Butter und Sahne zu essen, signifikant niedrigere Östrogen- und Progesteronkonzentrationen in der Lutealphase gemessen, dagegen signifkant höhere adrenale Steroide als bei Frauen, die häufig Butter und Sahne verspeisten. Bei überwiegendem Genuß von Weißmehl und Teigwaen waren die Gonadotropine in der frühen Follikelphase höher und das Östradiol niedriger, als wenn Vollkornprodukte gegessen wurden. Wurden häufig Süßigkeiten gegessen und nicht auf eine vollwertige Nahrung geachtet, so wurden signifikante Veränderungen bei den Lymphozytensubpopulationen gefunden.

Erhöhte Schwermetallkonzentrationen im Speichel und Urin gingen mit erhöhten Prolaktin- und erniedrigten Östrogenwerten einher. Die Lymphozytensubpopulationen zeigten ein unterschiedliches Bild, je nachdem, ob die Blei-, Quecksilber- oder Kadmiumbelastung am höchsten war. Erhöhte Konzentrationen von DDT und PCB im Blut wurden besonders bei Frauen gemessen, die viel Gemüse- und Obstkonsum angaben. Ihre Nebennierenrindenhormone lagen signifikant niedriger als bei Frauen mit niedrigen Chlorkohlenwasserstoffkonzentrationen im Blut.

Die obigen Zusammenhänge sollen illustrieren, wie wichtig bei Frauen mit Fertilitätsstörungen eine eingehende Ernährungsberatung ist (Tabelle 4). Man wird erstaunt sein, welche großen Mengen von Kaffee, Tee und Alkohol von vielen Patientinnen konsumiert werden, während Raucherinnen eher seltener als in der Normalbevölkerung sind. Sehr viele Frauen essen kaum Fleisch, ohne jedoch die Nahrung vollwertig genug zu gestalten. Der Konsum von Süßigkeiten ist bei vielen Frauen besonders in der zweiten Zyklushälfte sehr groß. Durch berufliche Überbeanspruchung wird zu selten und zu unregelmäßig gegessen und viel zu wenig Frischkost aufgenommen. Das schlanke Schönheitsideal verführt dazu, möglichst fettarm zu essen, wobei die Bedeutung von pflanzlichen Ölen oft nicht bekannt ist.

Tabelle 4. Ernährungsvorschläge bei Fertilitätsstörungen

- Vermeidung von Genußgiften (Rauchen, Kaffee, Tee, Alkohol)
- Vollwertkost:
  - vitamin-, mineral-, ballaststoffreich
  - biologisch angebaut

Viel Frischkost
  - schonend garen
  - keine Mikrowelle
- Fett überwiegend als pflanzliche Öle
- Meidung von Industriezucker
  - wenig „Süßes"
  - Reduktion von Industriemehl

Ausreichend trinken (Kräutertees, Mineralwasser)

Tabelle 5. „Entgiftende" Maßnahmen bei Fertilitätsstörungen

- Entfernung möglicher Schadstoffquellen (z. B. Amalgam, Teppiche, HSM)
- Viel Bewegung an frischer Luft
- Saunen
- Reduktion von Streß
- Restitution der Darmökologie (z. B. Pilztherapie, Symbiontengabe, milchsaure
  Getränke/Nahrungsmittel)
- Schwermetallbinder (z. B. Spurenelemente, Algen, Knoblauch, schwefelhaltige AS,
  ev. Chelatbildner)
- Weitere Antioxidantien (z. B. Vit. E, B-Komplex, C)
- Ev. immunstimulierende Maßnahmen (z. B. Eigenblut, Thymus, Echinacin)

Bereits in früheren Untersuchungen konnten wir zeigen, daß durch eine gezielte Ernährungsberatung sowie sog. „entgiftende" Maßnahmen die Fertilitätsprognose verbessert werden konnte (Tabelle 5). Ein Schwerpunkt ist hierbei die Berücksichtigung der gestörten Darmökologie sowie einer Schwermetallbelastung, die durch geeignete Spurenelemente und pflanzliche Mittel reduziert werden kann. Weitere Antioxidantien können den Stoffwechsel und damit die hormonelle Situation verbessern. Besonders bei Frauen mit habituellen Aborten haben sich immunstimulierende Maßnahmen bewährt.

Leider war es uns bisher nicht möglich, eine randomisierte Therapiestudie zum Vergleich ganzheitlicher Therapieverfahren mit der konventionellen Hormontherapie durchzuführen. Allerdings liegen die Zahlen von zwei Doktorarbeiten vor, die sich in zwei verschiedenen Zeiträumen mit dem Schwangerschaftsverlauf von Sterilitätspatientinnen beschäftigten (Abb. 3): Während in den Jahren 1982–1988 zwei Drittel aller Schwangerschaften nach hormoneller Therapie eintraten, waren es in den Jahren 1991–1994 nur noch knapp 20 %. Jede fünfte der Schwangeren konzipierte nach umweltmedizinischer Therapie und jede vierte nach Anwendung naturheilkundlicher Verfahren. Die Rate der Spontanschwangeren war mit 42 bzw. 35 % in beiden Zeitintervallen gleich.

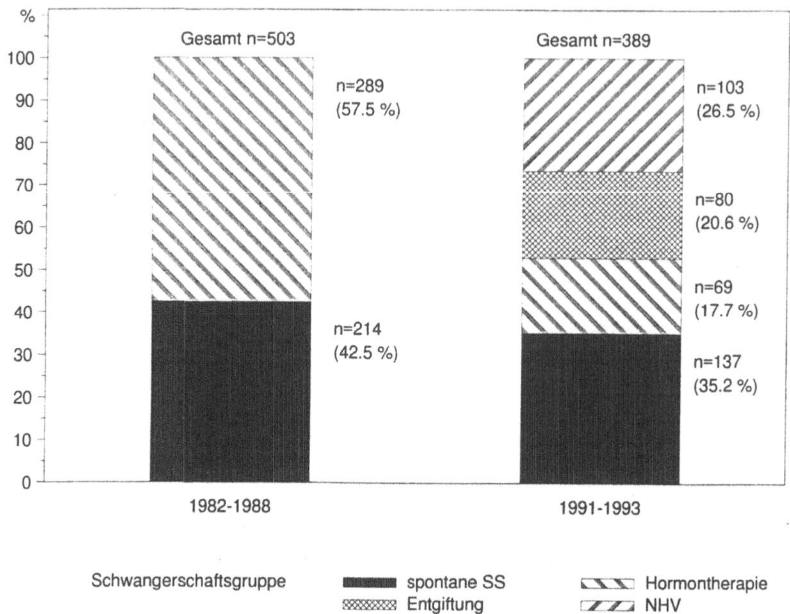

Abb. 3. Schwangerschaften in der Sterilitätssprechstunde in 2 Therapiezeiträumen

Phytotherapie bei Sterilität

B. Tietze

Die Phytotherapie ist bei der Behandlung von Sterilitätspatientinnen eine fast nebenwirkungsfreie komplementäre Behandlungsmethode. Im wesentlichen wird hier *Agnus castus* (Mönchspfeffer, Keuschlamm) eingesetzt.

Zahlreiche stoffliche und nichtstoffliche Noxen verursachen beim Menschen eine latente Hyperprolaktinämie. Diese erhöhten Prolaktinspiegel führen in unterschiedlichem Ausmaß zu Zyklusstörungen, die von einer Corpus-luteum-Insuffizienz und deren Beschwerdebildern bis hin zur Amenorrhö reichen können. Bei fast der Hälfte der Frauen mit einer Gelbkörperinsuffizienz oder Amenorrhö soll eine manifeste oder latente Hyperprolaktinämie vorliegen.

Durch Senkung der erhöhten Prolaktinspiegel läßt sich eine gestörte Ovarialfunktion meist normalisieren, so daß die Zyklusstörungen und die damit verbundenen Beschwerden beseitigt oder zumindest gebessert werden.

An Hypophysenzellkulturen konnte der dopaminerge Effekt von Agnus castus nachgewiesen werden, was sich in Tierversuchen und bei Frauen mit Lutealinsuffizienz bestätigen ließ.

Agnus castus kann als Monosubstanz eingesetzt werden (z. B. Agnucaston, Strotan, Agnolyt, Hewekliman, Agnufemil, Castufemin) oder in Kombination mit weiteren Inhaltsstoffen (Mastodynon N, Agnus castus Hevert, Bomaklim) sowie homöopathisch potenziert (Phyto-Hypophyson L). Während die Dosisempfehlung der Monographie von 1985 20 mg Droge/Tag betrug, werden in der revidierten Monographie von 1992 30–40 mg Droge/Tag angegeben. Indikationsbereiche sind alle Formen der Zyklusstörungen, des prämenstruellen Syndroms sowie die Mastopathie.

Umgang mit Sterilitätspatientinnen

J. Derbolowsky

Als Naturheilverfahren werden die Vorgehensweisen bezeichnet, die für die Krankenbehandlung in der Natur vorkommende Substanzen und Gegebenheiten benutzen. Das schließt viele psychotherapeutische Verfahren ein, die an der Art und Weise ansetzen, wie der Betroffene lebt und mit Krankheit umgeht, z. B. Ordnungstherapie (S. Kneipp), bionome Psychotherapie (J. H. Schultz), Psychopädie (U. Derbolowsky). Denn durch Veränderungen der Lebensweise und -haltung werden die dem Menschen innewohnenden Gesundungs- und Harmonisierungsenergien aktiviert. Inwieweit dies gelingt, hängt nicht allein von den Patienten selbst ab, sondern auch von den Beziehungsnetzen, in denen sie leben (einschl. der Therapeuten und ihrem Umgang mit den Patienten, wie wir durch die Arbeiten vor allem von Michael Balint gelernt haben).

Bei unerwünschter Kinderlosigkeit einer Beziehung sind die Ursachen meist vielschichtig. Handelt es sich doch um ein Geschehen, bei dem nur in wenigen Fällen die körperlichen Gegebenheiten der Frau allein ursächlich sind. Meist nehmen die somatischen Gegebenheiten des Partners und die persönlichen Vorgeschichten beider ebenso Einfluß auf die Entstehung der Störung und den Behandlungserfolg wie die Beziehung zwischen den Partnern, der Einfluß ihrer Familien sowie ihre jeweilige gesellschaftliche und religiöse Einbettung. Und welche Ursache auch immer die Kinderlosigkeit hat, sie selbst wirkt beträchtlich zurück auf das Selbstverständnis, auf das Selbstwertgefühl und das Leben der Betroffenen. Depressive Gefühle mit Inhalten wie Erfolglosigkeit und Versagen bis hin zu schweren, oft unbewußten Schuldgedanken aufgrund früherer Lebensweise können sich einstellen und mit zunehmender Behandlungsdauer verstärken. Hinzu kommt, daß die auch zeitlich geringer werdenden Chancen zunehmend zur Eile mahnen. Der innerlich stetig steigende Erwartungsdruck, meist noch durch das Umfeld geschürt, führt bei den Patienten zu zunehmend krampfhafter Fixierung, die ihrerseits den erfolgreichen Eintritt einer Schwangerschaft verhindern kann. Dieser Zeit- und Erfolgsdruck wird von den Patienten vor allem auf die Therapeuten übertragen, die, zusätzlich zu ihren verständlichen eigenen Wünchen nach Erfolg, dadurch unter starken Druck gesetzt werden.

Beckenbodeninsuffizienz und Harninkontinenz (Seminar der AG Urogynäkologie, Moderation: H. Kölbl)

Einführung

H. Kölbl

Die Entwicklungen in der urogynäkologischen Diagnostik und Therapie konzentrierten sich in den letzten Jahren hauptsächlich auf 3 Bereiche:

- die sonographische Funktionsdiagnostik bei weiblicher Harninkontinenz und Beckenbodeninsuffizienz,
- konservative versus operative Primärbehandlung der weiblichen Streßharninkontinenz,
- minimal-invasive Operationstechniken bei weiblicher Streßharninkontinenz.

Diese Themen waren überwiegend Gegenstand wissenschaftlicher Untersuchungen und gaben unserer Arbeitsgemeinschaft Anlaß, diese brisanten Aspekte im Rahmen des 51. Gynäkologenkongresses 1996 kritisch zu beleuchten und praxisorientiert zu diskutieren. Die Entwicklungen der letzten Jahre in bezug auf die weibliche Streßharninkontinenz stehen in krassem Gegensatz zu den im deutschen Sprachraum praktizierten Gepflogenheiten. In einer Umfrage der Arbeitsgemeinschaft Urogynäkologie an gynäkologischen Abteilungen in Deutschland, der Schweiz und Österreich muß man zur Kenntnis nehmen, daß die „vordere Plastik" nach wie vor die weitaus am häufigsten praktizierte, operative Methode zur Behandlung der Streßharninkontinenz der Frau darstellt (Abbildung 1); ein Umstand der zu denken geben sollte, weiß man doch, daß der Erfolg dieser Methode gegenüber anderen Techniken vor allem langfristig limitiert ist.

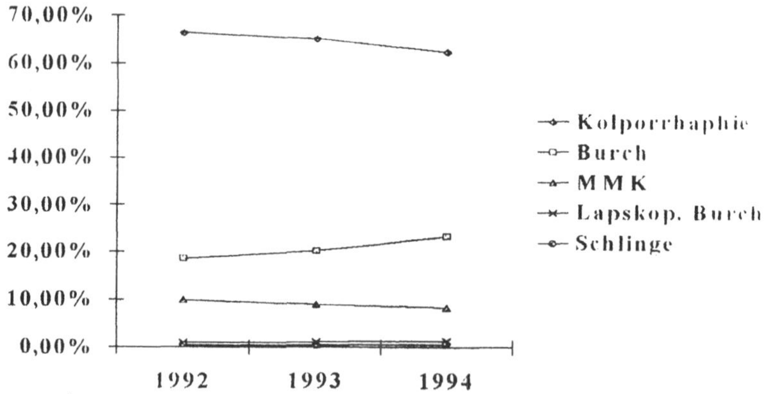

Abb. 1. Prozentuelle Häufigkeit der Streßinkontinenzoperationen in Deutschland (D), der Schweiz (CH) und Österreich (A) zwischen 1992 und 1994

Neue diagnostische Möglichkeiten, allen voran die bildgebende Diagnostik, erweitern nicht nur das Verständnis der Zusammenhänge einer gestörten Blasenverschlußfunktion, sondern helfen auch Defekte im Bereich des Beckenbodens zu entdecken. Gerade diese Untersuchungen kommen dem Gynäkologen entgegen und zeichnen den Urogynäkologen mit seiner differenzierten Betrachtungsweise aus, die Harninkontinenz im Zusammenhang und nicht isoliert mit der Beckenbodeninsuffizienz zu beurteilen und auch zu behandeln.

Die konservative Behandlung der weiblichen Streßharninkontinenz hat in den letzten Jahren eine Renaissance erfahren, nicht zuletzt auf Grund der objektiv beurteilt guten Erfolge, vor allem wenn sie kompetent, konsequent und lange genug durchgeführt wird. Darüber hinaus eignet sie sich zur Operationsvorbereitung, deren Erfolg günstig beeinflußt wird. Freilich bedarf es einigen Umdenkens und der Akzeptanz der Zuweiser, daß aus einer urogynäkologischen Spezialeinrichtung nicht dem primären Wunsch einer operativen Behebung der Harninkontinenz Folge geleistet, sondern konservativen Strategien mit den bereits genannten Vorteilen primär der Vorzug gegeben wird.

Die Kolposuspension hat, wie in zahlreichen Veröffentlichungen der letzten Jahre gezeigt werden konnte, die höchsten Erfolgsraten in der operativen Therapie der weiblichen Streßinkontinenz erlangt. Durch die Entwicklung der endoskopischen Chirurgie lag es auf der Hand, mit dem Ziel der geringeren Invasivität, der besseren kosmetischen Resultate und der kurzen Hospitalisierung die Kolposuspension endoskopisch zu entwickeln. Auch hier liegen mittlerweile Beobachtungen vor, die allerdings nur kurze Zeiträume überblicken, und bis auf eine Studie weder prospektiv noch randomisiert sind. Nur durch saubere Studiendesigns (prospektiv, randomisiert) mit statistisch aussagekräftigen Fallzahlen wird eine Beurteilung dieser Methode gegenüber der herkömmlichen, offenen Techniken möglich werden.

Die Arbeitsgemeinschaft hat sich für die im Rahmen des 51. Deutschen Gynäkologen-Kongresses zum Ziel gesetzt, die hier angeführten Entwicklungen kritisch zu beleuchten und deren Stellenwert mit dem Anspruch einer wissenschaftlich fundierten und ethisch vertretbaren Betrachtungsweise festzulegen. Die hier im folgenden abgehandelten Inhalte reflektieren die vielen Aktivitäten der Arbeitsgemeinschaft Urogynäkologie der letzten 2 Jahre und haben die vom Vorstand gesetzten Ziele der praxisnahen Anwendung, der kritischen Analyse rezenter Entwicklungen, der Standardisierung einzelner Verfahren und der internationalen Anerkennung voll erreicht.

Wiederholt der Ultraschall die Fehler der Radiologie?

G. Schär

Der Radiologie kann man im engeren keine Fehler vorwerfen. Viel eher handelt es sich um methodische und praktische Nachteile, die von der Technik an sich herrühren. Der schwerwiegende Nachteil ist wohl darin zu sehen, daß nie ernsthaft versucht wurde, eine standardiserte Untersuchung zu etablieren, um einen zuverlässigen Untersuchungsgang und vergleichbare Auswertungsresultate hoher Qualität zu erhalten. Daneben sind der radiologischen Technik einige methodische Nachteile vorgegeben. Weichteilstrukturen sind ohne artifizielle Hilfe wie Kontrastmittel und Katheter nur schwierig darstellbar und werden von Knochenstrukturen überlagert. Die laterale Urethrozystographie bediente sich statischer Bilder, welche in Ruhe und bei Valsalva aufgenommen wurden. Echte Dynamik war damit nicht möglich und war der Fluoroskopie vorbehalten, welche vornehmlich von Urologen für die Miktionsuntersuchung verwendet wird. Die Strahlenexposition ist ein anderer unabänderbarer Faktor. Sie konnte in den letzten Jahren durch die Verbesserung der Geräte reduziert werden, spielt aber trotzdem und vor allem für die Patienten immer wieder eine Rolle. Die Verwendung von Röntgenstrahlen verlangt nach baulichen Maßnahmen, welche einerseits dazu führen, daß aufwendige Röntgenschutzmaßnahmen getroffen werden müssen, und andererseits, daß die Untersuchung oft nicht durch den behandelnden Arzt selbst durchgeführt werden kann.

Es ist nicht so, daß uns der Ultraschall von all diesen Nachteilen befreit, ohne selbst nicht auch Nachteile aufzuweisen. Die Nachteile der Sonographie sind allerdings so gelagert, daß wir damit umgehen können. Zudem sind die Vorteile so überzeugend, daß sie bei weitem die kleinen Nachteile aufwiegen.

Standard

Die Arbeitsgemeinschaft Urogynäkologie (AUG, Sektion der Deutschen Gesellschaft für Gynäkologie und Geburtshilfe) hat ihre Empfehlungen zur Sonographie des unteren Harntraktes im Rahmen der urogynäkologischen Funktionsdiagnostik kürzlich in verschiedenen Zeitschriften publiziert. Im Bestreben, einen roten Faden durch die sonographische Methodik zu ziehen, formulierte die AUG folgende Empfehlungen:

1. *Bildrichtung:* Kraniale Strukturen werden im Bild oben, ventrale Strukturen rechts dargestellt.
2. *Bilddarstellung:* Urethra, Blase, Symphyse und Vagina, evtl. Uterus, Rektum.
3. *Auswertung:* Position des Meatus urethrae internus zur Symphyse (Koordinatensystem) und retrovesikaler Winkel β.
4. *Untersuchungsposition:* Patientin in liegender Position; Nachweis des Blasenhalstrichters erfordert oft Untersuchung an der stehenden Frau.
5. *Blasenfüllung:* 300 ml.
6. *Funktionstests:* Untersuchung in Ruhe, beim Pressen, Husten und bei Beckenbodenkontraktion.
7. *Untersuchungsbedingte Veränderungen:* gering halten durch möglichst geringen Auflagedruck der Sonde.
8. Die sonographische Harninkontinenzdiagnostik ist nur ein einzelner, wenn auch wichtiger Teil der urogynäkologischen Funktionsdiagnostik. Die Ausbildung soll im Gesamtrahmen dieser urogynäkologischen Funktionsdiagnostik durchgeführt werden.

Wir sind uns im klaren, daß dies der aktuelle Stand der Dinge ist und daß die Sonographie in unserem Spezialgebiet noch sehr jung ist. Wir gehen davon aus, diese

Empfehlungen in den nächsten Jahren zu ergänzen und neuen Bedürfnissen anzupassen. Die Empfehlungen wurden auch international publiziert und es wird sich zeigen, ob eine Akzeptanz auch international erreicht werden kann.

Dynamik

Die sonographische Harninkontinenzdiagnostik ist in der Lage, dynamische Bilder der urethrovesikalen Anatomie zu liefern. Unter Durchführung verschiedener Funktionstests können die Position des Blasenhalses und Form und Lage der Urethra und des Blasenbodens nicht nur in Einzelbildern, sondern dynamisch beurteilt werden. Unter Pressen, Husten und Beckenbodenkontraktion gewinnen wir Informationen zum urethralen Widerlager, zur Urethraverschlußfunktion und zur Funktion der Beckenbodenmuskulatur.

Grundlagen

Unterschiedliche Blasenfüllungen beeinflussen die Position des Meatus urethrae internus und den Winkel β nur gering. Größere Volumina verbessern jedoch die Diagnostik des Blasenhalstrichters. Die Untersuchung in unterschiedlicher Position hat unterschiedliche Resultate zur Folge. Der Nachweis eines Blasenhalstrichters bei einer streßinkontinenten Patientin kann im Liegen oft schwierig sein und macht die Untersuchung im Stehen notwendig. Der Meatus internus liegt im Stehen tiefer als im Liegen. Die Nähe der zu untersuchenden Strukturen zur Ultraschallsonde, seien dies Perineal-, Introitus-, Vaginal- oder Rektalsonden, ist nicht ausschließlich von Vorteil. Sie führt einerseits zur meist problemlosen Darstellung der Anatomie, andererseits können direkte Veränderungen der Anatomie durch den Druck der Ultraschallsonde auftreten. Bei der Perinealsonographie wie auch der Vaginalsonographie wurden solche druckbedingten Veränderungen nachgewiesen. Sie sind ein nicht ganz zu verhindernder Bestandteil der Methode, und es gilt darum, diese Effekte zu kennen und durch entsprechende Verhaltensweisen möglichst zu vermeiden. Wird die Sonde bei der Perinealsonographie mit zu starkem Druck aufgelegt, so wird der Blasenhals nach kranial angehoben und der Winkel β wird kleiner. Wir reduzieren den druckbedingten Einfluß, indem wir den Auflagedruck der Sonde so lange verringern, bis das Bild gerade noch optimal dargestellt wird.

Darstellung und Auswertung der urethrovesikalen Anatomie

Die ventrale Begrenzung des Ultraschallbildes entsteht durch die Symphyse und den ventralen Blasenanteil, die dorsale Begrenzung durch das Rektum, welches durch die enthaltene Luft einen dorsalen Schallschatten wirft. Je nach Vergrößerung bilden der Uterus oder der kraniale Blasenanteil die kraniale Begrenzung des Bildes. Ultraschall bildet vor allem Weichteil- und flüssigkeitsgefüllte Strukturen ab. Blase und Urethra mit deren umgebenden Weichteilen sind somit darstellbar. Der knorpelige Anteil der Symphyse (Discus interpubicus) bildet einerseits ein Ultraschallfenster, welches die Abbildung retrosymphysärer Strukturen ermöglicht und andererseits die Referenzebene für die Mittellinie liefert. Die urethrovesikale Anatomie wird in Ruhe, beim Pressen, Husten und bei der Beckenbodenkonstraktion beurteilt. Folgende Parameter werden in allen 4 Funktionszuständen beurteilt:

- Position des Meatus urethrae internus in bezug zur Symphyse,
- retrovesikaler Winkel β,
- Trichterbildung des Blasenhalses,
- Form und Lage von Urethra und Blasenboden.

Ausblick

Grundlagenuntersuchungen sind gemacht. Vor- und Nachteile der sonographischen Harninkontinenzdiagnostik sind weitgehend bekannt, und Empfehlungen zu einer standardisierten Untersuchung liegen vor. Damit ist eine Basis erstellt, um die Qualität der sonographischen Harninkontinenzdiagnostik sicherzustellen und mit deren Hilfe weitere wissenschaftliche Erkenntnisse zu gewinnen.

Verbesserungen der Ultraschalltechnik werden auch eine Verbesserung der Abbildung der urethrovesikalen Anatomie ergeben. Die Verwendung von Ultraschallkontrastmittel wie Echovist kann die Darstellung des Blasenhalstrichters und die sonographische Miktionsuntersuchung erleichtern.

Neue Impulse sind von der intraurethralen Diagnostik zu erwarten. Sie wird uns auch in vivo über den Aufbau der urethralen Strukturen Informationen liefern. Entsprechend der dynamischen Charakteristik des Ultraschalles vermag diese Technik auch in die Domäne der Miktionsdiagnostik, welche bisher der radiologischen Fluoroskopie vorbehalten war, vorzudringen. Da die dreidimensionale Bildgebung in der Ultraschalldiagnostik in den letzten Jahren große Fortschritte gemacht hat, hat sie auch in der urogynäkologischen Sonographie ihre erste Anwendung gefunden. Es scheint, daß vor allem die dreidimensionale Aufarbeitung der urethralen Strukturen ein interessanter Weg sein könnte.

Darf die Operation Primärtherapie der weiblichen Harninkontinenz sein?

R. Niemayer

Die operative Therapie der weiblichen Harninkontinenz und des urogenitalen Deszensus war in den letzten Jahrzehnten großen Wandlungen, Wirrungen und Irrungen unterworfen. Bei der Behandlung des Themas werden zunächst Fakten dargelegt, die belegen, warum die Operation als Primärtherapie in Mißkredit geraten ist. In den europäischen Ländern steht das Festhalten an vaginalen Rekonstruktionsoperationen im Zusammenhang mit der Harninkontinenz, in den USA die Auswahl der Operationsmethode nach der Finanzierbarkeit im Vordergrund.

Anhand einer Studie in Deutschland, Österreich und in der Schweiz wird die operative Primärtherapie der weiblichen Streßinkontinenz in den Jahren 1992–1994 dargestellt. Anhand von 129 Literaturzitaten werden die Erfolgsraten von Inkontinenzoperationen charakterisiert.

Dem gegenübergestellt werden die Richtlinien der AHCPR (Agency for Health Care Policy and Research) und deren Überprüfungen in der Praxis durch Studien, die eine Unzulänglichkeit dieses Programms charakterisieren.

Zusammenfassend werden Ergebnisse aus der eigenen Arbeit für das therapeutische Management bei jungen und alten Frauen dargestellt.

Für das diagnostische und therapeutische Vorgehen wird der nicht zu unterschätzende Kostenfaktor diskutiert.

Die laparoskopische Kolposuspension: Minimale Invasivität um welchen Preis?

C. Anthuber

Einführung

Die 1991 von Vancaillie erstmals publizierte und zwischenzeitlich mehrfach modifizierte laparoskopische Kolposuspension zur Behandlung der weiblichen Streßharninkontinenz wurde zunächst ebenso kritisch bewertet wie alle neu eingeführten laparoskopischen Operationstechniken. Die derzeit verfügbaren Kurzzeitresultate sind ermutigend, Langzeitergebnisse fehlen allerdings noch. Sie werden an den Resultaten der offenen Technik zu messen sein.

Die Bewertung neuer Operationsverfahren muß klinische und ökonomische Aspekte (Materialfrage, Zeitaufwand, stationäre Aufenthaltsdauer, Rückkehr der Patientin in das Berufsleben usw.) berücksichtigen. Dieser Beitrag versucht den Standort der laparoskopischen Kolposuspension hinsichtlich ihres klinischen Erfolgs und des ökonomischen Aufwands zu beschreiben.

Material und Methode

Die nachfolgend aufgeführten Informationen wurden aus Publikationen entnommen, die über Literatursuche im „Medline" unter dem Stichwort „Laparoscopic Colposuspension" (ab 1.1.1991) erfaßt wurden. Auch die ersten Ergebnisse der an der Frauenklinik im Klinikum Großhadern angewandten, laparoskopischen Operationstechnik mit Gore-Tex-Patch wurden dargestellt. Zum Vergleich dient eine Auswahl von Zahlen zur offenen Kolposuspension, die seit 1.1.1991 veröffentlicht wurden und als repräsentativ für die bisher zum Thema erschienenen Publikationen angesehen werden können. Im Gegensatz zu anderen Indikationsgebieten liegen bisher keine vergleichenden Untersuchungen zu den Kosten der offenen und laparoskopischen Kolposuspension vor. Daher wurde auf Literaturdaten zurückgegriffen, die nach eigener Einschätzung auch auf die Kolposuspension übertragbar sind.

Ergebnisse

1. Klinische Resultate. Soweit nicht anders angegeben sind die nachfolgenden Zahlen Mittelwerte aller zitierten Arbeiten. Die Literaturdaten und eigenen klinischen Resultate der laparoskopischen Kolposuspension sind in Tabelle 1 zusammengefaßt. 7 Autoren fixierten die endopelvine Faszie am Cooperschen Ligament durch Naht, 3 Autoren durch Mesh bzw. Patch. Der Großteil der insgesamt 380 Opera-

Tabelle 1. Laparoskopischen Kolposuspension, Literaturübersicht. (° randomisiert mit offener Technik; ? = keine Angabe, °° 77% bei allen Patientinnen, 94% bei nicht voroperierte Patientinnen mit reiner Streßinkontinenz)

Autor	Jahr	n	Technik	Follow up [Monate]	Heilung/Besserung (subjektiv/objektiv) [%]
Albala	1991	32	Naht	7	100 (?)
Ou	1993	40	Mesh	6	100 (subj.)
Burton°	1994	64	Naht	12	80 (subj.)
Liu	1993	58	Naht	6–22	95 (subj./obj.)
Lam	1995	15	Naht	1–9	100 (?)
Polascik	1995	12	Naht	21	83 (?)
Langenbreke	1995	8	Naht	3	87 (obj.)
Wallwiener	1995	20	Naht/Mesh	2–12	92 (subj./obj.)
Smith	1996	116	Naht	6	77–94 (obj.)°°
Anthuber	1996	15	Patch	7	93 (subj.)

Tabelle 2. Laparoskopische Kolposuspension, Literaturübersicht: Voroperationen, Operationszeit, intraoperative Blasenläsionen, stationäre Aufenthaltsdauer. (° = randomisiert mit offener Technik; °° = 3 Pat. im Z. n. Kolporrhaphia anterior; ? = keine Angabe; * 116 min während der ersten 10 Patientinnen, 62 Minuten zwischen 50. und 60. Patientin)

Autor	Jahr	n	Rezidive [n]	Mittlere Op-Zeit [min]	Intraoperative Blasenläsion [%]	Umstieg auf offene Technik [%]	Stationärer Aufenthalt [Tage]
Albala	1991	32	?	105 (Burch)	–	–	?
			?	65 (MMK)	3	9	<1
Ou	1993	40	?	?	–	?	1,2
Burton°	1994	64	?	?	?	–	?
Liu	1993	58	–	73	2	–	1,2
Lam	1995	15	?	110	–	7	2,3
Polascik	1995	12	?	190	25	–	1,9
Langenbreke	1995	8	–	75–120	–	–	2,0
Wallwiener	1995	20	20	ca. 75	10	–	?
Smith	1996	116	9	116/62*	5	3	?
Anthuber	1996	15	3°°	ca. 90	16	5	7

Tabelle 3. Offene Kolposuspension, Literaturübersicht (Zeitraum 1993–1995)

Autor	Jahr	n	Follow-up (Monate)	Heilung/Besserung (objektiv/subjektiv) %
Herbertsson	1993	72	120	90 (?)
Kiilholma	1993	186	24	91 (subj.)
Kjohlhede	1994	243	72	90 (subj.)
Feyereisl	1994	87	60–120	82 (obj.)
Colombo	1994	40	36	92 (obj.)
Laursen	1994	771	216	54 (subj.)
Alcalay	1995	109	165	69 (obj.)

tionen waren Primäreingriffe, allerdings fehlen in vielen Veröffentlichungen hierzu die Angaben. Nur Wallwiener veröffentlichte die Ergebnisse von 20 Rezidivpatientinnen. Bis auf die Studie von Burton waren alle Studien retrospektiv angelegt. Burton verglich prospektiv randomisiert die laparoskopische mit der offenen Technik. Die laparoskopisch operierten Patientinnen verloren nach 12 Monaten signifikant mehr Urin im Pad-weigh-Test (12 vs. 2 g). Die mittlere Operationszeit aller zitierten Publikationen betrug 99 min (Range: 62–190); die Rate an Blasenverletzungen war 4,8% (Range: 0–25). Bei 2,1% der Patientinnen (Range: 0–9) wurde auf die offene Technik umgestellt. Die stationäre Aufenthaltsdauer betrug 2,3 Tage (Range: 1–7). Soweit angegeben betrug der Nachuntersuchungszeitraum 8,8 Monate (Range: 3–22); 92% (Range: 80–100) der Patientinnen waren subjektiv und/oder objektiv geheilt (Tabelle 2). Zur offenen Operationstechnik wurden 7 Publikationen mit 1508 Patientinnen erfaßt (Tabelle 3). 12–40% der Operationen waren Rezidiveingriffe. Meist fehlen die Angaben zur intraoperativen Komplikationsrate und stationären Aufenthaltsdauer. In älteren Literaturangaben lagen die intraoperative Komplikationsrate unter 1% und die stationäre Aufenthaltsdauer bei etwa 5–7 Tagen. Der mittlere Nachuntersuchungszeitraum aller Studien betrug 8,6 Jahre, die subjektive und/oder objektive Heilungs-Besserungs-Rate 81,4% (Range: 54–92).

2. Ökonomische Aspekte. Paolucci hat einen sehr aufschlußreichen Materialkostenvergleich bei der Verwendung von Einfach- und Mehrfachgebrauch-Instrumenten bei der laparoskopischen Cholezystektomie publiziert. Die Verwendung von Mehrfachgebrauch-Instrumenten machte die Operation weniger „komfortabel", verlängerte die Operationszeit um ca. 15 min und führte zu einem 4mal häufigeren Umstieg auf die offene Technik. Sie verursachte jedoch 10fach höhere Kosten im Operationssaal (1015 DM vs. 108 DM). Die durch Zeitgewinn gesparten Personalkosten konnten die erhöhten Materialkosten nicht ausgleichen. Die zur Vermeidung einer Laparotomie errechneten Mehrkosten betrugen 27 000 DM (Kosten für eine Laparotomie 4509 DM). Bei Nezhat waren auch die Gesamtkrankenhauskosten der laparoskopisch assistierten vaginalen Hysterektomie (LAVH) gegenüber der vaginalen und der abdominalen Hysterektomie (HE) etwa um den Faktor 2 höher. Auch

die nach laparoskopischer Operation kürzere Liegezeit (LAVH 2,3 Tage; vaginale
HE: 3.0, abdominale HE: 3,3) konnte die Mehrkosten nicht ausgleichen. Spirtos er-
zeugte hingegen bei der laparoskopischen Operation des frühen Endometriumkarzinoms im Vergleich zur Laparotomie signifikant geringere Kosten (13 809 vs.
19 158 $) und ermöglichte den Patientinnen eine schnellere Rückkehr zur norma-
len Aktivität.

Diskussion

Die Bewertung der laparoskopischen Kolposuspension muß sich an den Resultaten
der offenen Technik orientieren, die Langzeitheilungen zwischen 55 und 90% erzielt (Tabelle 3). Die intraoperative Komplikationsrate und die perioperative Morbidität sind gering, die mittlere stationäre Aufenthaltsdauer liegt bei etwa 5–7 Tagen. Die Rate postoperativer Detrusorinstabilität, erschwerter Blasenentleerung und
Rektoenterozelen liegt bei ca. 15–20% der Patientinnen. Da für die laparoskopische Kolposuspension derzeit keine Langzeitresultate vorliegen, können nur die
Kurzzeitresultate verglichen werden. Die Fallzahlen sind meist klein und retrospektiv erhoben. Die Invasivität an der Bauchdecke ist gering, hoch und seitlich ge-
legene Trokarpositionen schränken das kosmetische Resultat ein. Die Präparation
im Cavum Retzii ist nach Überwinden der „Lernkurve" atraumatischer als bei der
offenen Technik. Die Operationszeiten sind noch hoch (durchschnittlich 99 min).
Mit steigender Erfahrung werden die Operationszeiten, die erhöhte Inzidenz von
Blasenverletzungen (durchschnittlich 4,8%) und die Umstiegsrate auf die offene
Technik (durchschnittlich 2,4%) weiter abnehmen. Die Kurzzeit-Heilungsraten zwischen 80 und 100% lassen vorsichtigen Optimismus zu. Die zuverlässigere Bewertung der neuen Technik wird erst dann möglich sein, wenn höhere Fallzahlen und
mehr Ergebnisse von prognostisch ungünstigeren Rezidivfällen (z. B. mit hypoto-
ner Harnröhre) vorliegen. Allerdings lag bei Wallwiener die Kurzzeit-Heilungsrate
von 20 Rezidivpatientinnen im Bereich der nicht voroperierten Patientinnen anderer Autoren (92%). Nur in der prospektiv randomisierten Studie von Burton schnitt
die Laparoskopie signifikant schlechter als die Laparotomie ab.
  Die derzeitige Unsicherheit über die klinische Wertigkeit der laparoskopischen
Kolposuspension erschwert auch die Beurteilung der ökonomischen Aspekte. Die
Krankenhauskosten werden durch die Art des verwendeten Materials und die stationäre Aufenthaltsdauer („direkte Kosten") bestimmt. Inwieweit sich die Ergebnisse von Paolucci, Nezhat und Spirtos auf die laparoskopische Kolposuspension
übertragen lassen, bleibt der individuellen Interpretation überlassen. Die derzeitige
mittlere stationäre Aufenthaltsdauer von 2,4 Tagen ist kaum noch zu verkürzen. Ob
eine sehr frühe körperliche Belastung für den Erfolg funktionswiederherstellender
Operationen günstig ist, ist heute noch nicht definitiv beurteilbar. Es ist denkbar,
daß die durch eine frühe körperliche Belastung und Wiedererlangung der Produk-
tivität erzielte Reduktion der „indirekten Kosten" eine höhere Rezidivquote, erneuten Handlungsbedarf und vermehrte Kosten erzeugt.

Jugendgesundheitsberatung
(Seminar der AG Kinder- und Jugendgynäkologie, Moderation: J. Esser-Mittag, H. G. Dörr und V. Pelzer)

H. G. Dörr und J. Esser-Mittag

Es war die Absicht des Seminars der AG Kinder- und Jugendgynäkologie e. V., einige Schwerpunkte der Jugendgesundheitsberatung 13- bis 15jähriger herauszuarbeiten.

Aufgaben des Kinder- und Jugendarztes bei der J 1 (N. Weissenrieder)

Die Jugendgesundheitsberatung besteht aus 3 Blöcken. Zunächst erfolgt die Dokumentation der bisherigen Familien-, Eigen- und Sozialanamnese, welche durch einen Elternfragebogen ergänzt werden kann. Für die körperliche Untersuchung gibt es standardisierte Vorgaben, die Befunde werden mit den Jugendlichen besprochen. Schließlich wird beraten zu Impfungen, zu Pubertät und Menstruation, zur Hygiene und Ernährung, zur Jodprophylaxe und ggf. bezüglich weiterer Diagnostik bzw. Therapie.

Über die bisherigen Erfahrungen mit der J 1 liegt eine vorläufige Auswertung des Zentralinstituts der kassenärztlichen Vereinigungen vor. 17,4 % der Mädchen wiesen eine Hyperlipidämie auf. Bei dieser Gruppe müßte vor einer eventuellen Verordnung oraler Kontrazeptiva eine weitere Diagnostik durchgeführt werden. Die körperliche Untersuchung ergab bei Mädchen vor allem Skelett- und Schilddrüsenerkrankungen. Bei 22,7 % der untersuchten Jugendlichen war eine weitere Diagnostik erforderlich. Eine präventive Nachberatung innerhalb von 6 Monaten wird empfohlen. Dabei können Kontrazeption, Pubertätskonflikte, psychosoziale Probleme, sportliche Betätigung und Hautprobleme zur Sprache kommen.

Die Häufigkeit der erhobenen krankhaften Befunde unterstreicht die Bedeutung von präventiven Untersuchungen im Jugendalter und ist sinnvoll zur Vermeidung von Erkrankungen, für die ein Risiko besteht, wie auch bei gesundheitsgefährdendem Verhalten.

Fluor vaginalis in der Kinder- und Jugendgynäkologie (I. Wachter)

Vorgestellt wurden Befunde, die zwischen dem 1. Juli 1987 und 31. März 1992 in der kinder- und jugendgynäkologischen Sprechstunde im Klinikum München-Großhadern erhoben worden waren. Das jüngste Mädchen war 6 Monate alt, das älteste 17,9 Jahre. Bei 1 627 Mädchen, die sich vorstellten und gynäkologisch untersucht wurden, war in 292 Fällen ein Fluor vaginalis abzuklären.

Die Überweisung zur definitiven Abklärung der oft seit Monaten bestehenden Beschwerden (mittlere Fluordauer=78 Tage!) erfolgte überwiegend durch den Kinderarzt (46 %), wobei 40 % der betroffenen Mädchen bereits mit Heilsalben, Pilzsalben, Sitzbädern, oralen Antibiotika oder Kombinationstherapien erfolgreich vorbehandelt waren.

In 2 Dritteln der Fälle befanden sich die Mädchen in der sog. Ruheperiode, in der die hormonelle Schutzfunktion fehlt und das atrophische Vaginalepithel vulnerabel und besonders infektanfällig ist. Vorrangig waren Streptokokken und Fäkalkeime für die Entstehung des Fluors verantwortlich, der häufigste Keim war Hämophilus influenzae. Das Aufzeigen der Zusammenhänge zwischen HNO-Infektionen und genitalem Fluor war ein wichtiger Aspekt im Beratungsgespräch.

In den Fällen, bei denen E. coli und Enterokokken im Vaginalsekret gefunden wurden, erfolgte die Beratung hinsichtlich einer adäquaten Anal- und Genitalhygiene. Lediglich bei 1,4 % der Fälle war ein Fremdkörper für die Entstehung des Fluors verantwortlich. Die häufig in der Literatur zitierten Zusammenhänge zwischen Hymenalform und Fluor vaginalis konnten in dieser Untersuchung nicht gefunden werden. Die Referentin forderte, einen lang andauernden Fluor vaginalis auch bei unspezifischen Infektionen gewissenhaft abzuklären, da das Vaginalepithel der Mädchen in der hormonellen Ruheperiode noch empfindlich ist.

Aufklärung junger Mädchen über Sexualhygiene (J. Esser-Mittag)

Es ist sinnvoll, im Rahmen der Jugendberatung die persönliche Hygiene zu besprechen, weil es der Prävention von Infektionen dient und einen prophylaktischen Lebensstil fördert. Gleichzeitig ist es ein wichtiger Teil der Sexualerziehung, die im 2. Lebensjahrzehnt neue Schwerpunkte erhält. Das Thema berührt zentrale Interessen der jungen Mädchen: Sie lernen ihren Körper mit seinen neuen Phänomenen und den Umgang damit besser kennen. Zudem sind die hygienisch-ästhetischen Prinzipien der persönlichen Hygiene keineswegs allgemein bekannt und beachtet. Aus der Grundregel, die Genitoanalregion sauber, trocken und luftig zu halten, ergeben sich alle Pflegemaßnahmen.

Das Thema Hygiene kann über 3 Fragen im Gespräch mit der Jugendlichen erschlossen werden: Die Frage nach dem Stand der Pubertätsentwicklung im Vergleich mit Gleichaltrigen führt zur Besprechung der neuen Beobachtungen am Körper, auch an der Haut, und der Entwicklung des individuellen Körpergeruchs, daraus resultieren bestimmte Maßnahmen der Körperpflege. Die Frage nach Weißfluß und die Erläuterung dieses Phänomens als natürliche Folge der überschießenden Östrogenisierung bedeutet für die Mädchen, die sich oft unnötig Sorgen machen, eine Erleichterung. Die Frage nach der Menstruation führt zur Beratung hinsichtlich der neu zu etablierenden Verhaltensroutine. Bei Klagen über wiederholte vergebliche Versuche, einen Tampon anzuwenden, muß an ein Septum oder eine andere Hymenalanomalie gedacht werden. In einem solchen Fall ist Korrektur angezeigt, um dramatischeren und vor allem psychisch belastenden Komplikationen beim ersten Geschlechtsverkehr zuvorzukommen.

Normale Pubertät und ihre Varianten (G. H. G. Sinnecker)

Es geht um den Lebensabschnitt vom Beginn der Gonadenaktivität bis zum Erreichen sexueller Funktionstüchtigkeit und Fertilität. Die Beschreibung des normalen Pubertätsablaufs stellt die Grundlage für das Verständnis der peripubertären Störungen dar.

Beginnend im 8.–9. Lebensjahr wachsen beim Mädchen Ovarien, Uterus und Vagina rascher als zuvor. Das Auftreten der Schamhaare kann das erste sichtbare Anzeichen der Pubertät sein. Die Östrogeneinwirkung drückt sich im Brustdrüsenwachstum und in der Veränderung der Vaginalzytologie aus. Die äußeren Merkmale der Pubertätsentwicklung werden nach Tanner in 5 verschiedene Stadien eingeteilt.

Störungen der weiblichen Pubertät können in einer abnormen Genitalentwicklung oder in Auffälligkeiten der Ovulation begründet sein. Das mittlere Menarchealter liegt zur Zeit bei 12,5 Jahren. Bei einem Auftreten der Menstruation zwischen dem 8. und 9. Lebensjahr wird von einer frühnormalen Menarche gesprochen. Die Spätmenarche ist selten geworden. Die wichtigste Differentialdiagnose bei der Abklärung der primären Amenorrhoe ist die konstitutionelle Entwicklungsverzögerung von Wachstum und Pubertät.

Zielgerichtete kindergynäkologische, endokrinologische und auxologische Untersuchungen umfassen den bisherigen Wachstumsverlauf, das Knochenalter und die Endgrößenprognose. Erhöhte FSH-Konzentrationen im Serum weisen auf einen primären Hypogonadismus hin, erniedrigte Gonadotropinwerte müssen bei einem Knochenalter von 13 Jahren auf einen Gonadotropinmangel aufmerksam machen. Fehlt die Gonadotropinsekretion, so kann dies sowohl hypothalamisch als auch hypophysär bedingt sein.

Die Pubertas praecox vera ist dadurch charakterisiert, daß bestimmte Pubertätsereignisse zwar verfrüht, aber in derselben Weise wie bei der zeitgerechten Pubertät auftreten, während bei der Pseudopubertas praecox bestimmte Pubertätsereignisse unabhängig vom normalen Pubertätsverlauf auftreten. Eine Wachstumsbeschleunigung ist immer Kennzeichen einer Frühreife. Die Sexualsteroide bewirken dann eine beschleunigte Knochenreifung und vorzeitigen Schluß der Epiphysenfugen. Die Therapie zielt bei allen Formen primär auf die Beseitigung der Ursache, sofern diese erkennbar wird.

Menstruationsstörungen bei jungen Mädchen (M. Heinz)

Zyklusstörungen junger Mädchen und Dysmenorrhoe stehen an zweiter Stelle aller Konsultationen in der kinder- und jugendgynäkologischen Sprechstunde. Die primäre Amenorrhoe ist meist Ausdruck einer organischen oder genetischen Grunderkrankung. Durch die Orientierung an Leitsymptomen kann der erforderliche diagnostische Aufwand gering gehalten werden. Außer Fehlbildungen (Atresien) und chromosomalen Störungen können konstitutionelle Faktoren die Ursache sein. Bei Infantilismus/Minderwuchs muß sich die diagnostische Bemühung z. B. auf eine eventuelle Gonadendysgenesie (Ullrich-Turner-Syndrom) richten.

Die sekundäre Amenorrhoe beruht vorwiegend auf einer funktionellen Störung. Anders als bei der erwachsenen Frau steht beim jungen Mädchen noch nicht die Erfüllung des Kinderwunsches im Vordergrund, sondern die Frage nach möglichen negativen Auswirkungen auf spätere manifeste Zyklusstörungen, Fertilität und Gesundheit. Die hypothalamische Amenorrhoe infolge von unsinnigen Maßnahmen zur Gewichtsreduktion ist heute sehr häufig, auch bei Leistungssportlerinnen spielt sie eine Rolle. Regeltypus- und Regeltempostörungen sind meist Ausdruck einer entwicklungsbedingten Instabilität der Achse Hypothalamus-Hypophyse-Ovar, also überwiegend passager.

Die Übergänge zu einer manifesten pathologischen Entwicklung sind aber fließend. Mehr als 4–6 Monate anhaltende Östrogenmangelzustände junger Mädchen sollten mit einer Östrogen-Progesteron-Kombination zur Prophylaxe von Osteoporose, psychosexuellen und sozialen Konflikten und möglicherweise auch der Karzinomentstehung behandelt werden. Bei einer Substitutionstherapie sind sog. natürliche Östrogene anzuwenden. Zur Kontrazeption ist ein niedrigdosiertes Kombinationspräparat indiziert.

Hirsutismus und PCO-Syndrom (L. Wildt)

Hirsutismus stellt meist das erste Symptom einer Androgenüberproduktion dar. Er manifestiert sich häufig während der Pubertät und in den ersten Jahren nach Einsetzen der Menarche. Aus diesem Grund werden Kinderärzte und Gynäkologen als erste mit dieser Problematik konfrontiert. Eine entsprechend strukturierte Kooperation soll sicherstellen, daß die notwendigen diagnostischen und therapeutischen Maßnahmen frühzeitig eingeleitet werden, um die Entwicklung stigmatisierender Androgenisierungserscheinungen zu verhindern und die Chance einer Prophylaxe ovarieller Funktionsstörungen zu nutzen.

Das Auftreten von Hirsutismus während der Pubertät stellt für das heranwachsende Mädchen ein ausgesprochen irritierendes Phänomen dar, welches von ärztlicher Seite aus fehlerhafterweise oft als überwiegend kosmetisches Problem angesehen wird. Neuere Untersuchungen haben gezeigt, daß Hirsutismus immer die Folge einer Überproduktion von männlichen Sexualhormonen und damit der Ausdruck einer tiefgreifenden endokrinen Funktionsstörung ist, deren Auswirkungen nicht auf die Haut beschränkt sind, sondern sich auch in Ovarialfunktionsstörungen und in metabolischen Veränderungen manifestieren. Das charakteristische morphologische Bild der Ovarien bei Hyperandrogenämie ist gekennzeichnet durch polyzystische Veränderungen.

Die Hormon-Basisdiagnostik bei Verdacht auf Hyperandrogenämie umfaßt die Bestimmung von LH, FSH, Prolaktin, Testosteron und DHEAS, des sexualhormonbindenden Globulins (SHBG) und der Schilddrüsenhormone in der frühen Follikelphase. Ein erhöhter LH/FSH-Quotient (> 1) stellt oft den empfindlichsten Hinweis auf eine Androgenüberproduktion dar. Die Testosteronspiegel weisen häufig keine gute Korrelation zum Ausmaß der Störungen auf. Bei jungen, adipösen Patientinnen in den ersten Jahren nach der Menarche schließen im Referenzbereich liegende Testosteronkonzentrationen eine Hyperandrogenämie nicht aus. Die Ultraschalldarstellung der Ovarien besitzt große Aussagekraft.

Die Behandlung des Hirsutismus soll bei der jungen Patientin beim ersten Auftreten der Symptomatik nach Abschluß der Diagnostik ohne Verzögerung eingeleitet werden, weil diese Störung ein Symptom einer progredienten Erkrankung ohne Tendenz zur Spontanheilung darstellt. Außerdem kann eine früh einsetzende Therapie die Entwicklung von Ovarialfunktionsstörungen mit Sub- und Infertilität verhindern. Ziel der Behandlung ist die ovarielle Suppression mit einer Kombination aus Ethinylestradiol und einem Gestagen ohne androgene Partialwirkung oder einem antiandrogen wirkenden Gestagen. Eine hormonelle Therapie ist indiziert bis zu dem Zeitpunkt, an dem eine Schwangerschaft angestrebt wird.

Kontrazeption bei Jugendlichen (U. H. Winkler)

Da der Referent kurzfristig absagen mußte, wurde eine Kurzfassung seines Beitrags vervielfältigt und ausgelegt. Der Autor fordert bei der Kontrazeptionsberatung mit großem Nachdruck die Frage nach eigenen oder familiär gehäuften schweren Gefäßerkrankungen (Thrombosen, Herzinfarkt) oder nach den kontrazeptiven Erfahrungen der Eltern zu stellen. In jedem Fall ist die konkrete Frage nach anamnestischen Daten der Einstieg in ein Gespräch, das – über mehrere Konsultationen fortgeführt – dem Arzt ein Bild vom kontrazeptiven Bedarf und dem Risikoprofil der Klientin vermittelt.

Die Klientin kann dadurch eine gewisse Kompetenz im verantwortlichen Umgang mit ihrer Sexualität erlangen. Im Gegensatz zu den Bemühungen in England und Holland hat sich in Deutschland ein Verständnis dafür durchgesetzt, daß die Pille ein Pharmakon mit beträchtlichem Nebenwirkungspotential ist, und daß darüber hinaus ihre Wirksamkeit von der adäquaten Anwendung abhängt, die wiederum nur beim optimal „passenden" Präparat gewährleistet ist. Eine allgemeine und gynäkologische Untersuchung steuert für die Auswahl der Methode relevante Informationen bei.

Im Zusammenhang wurde erwogen, ob durch eine geeignete Bluttestbatterie im Sinne eines Screenings ausgeschlossen werden könne, daß die Klientin einer Risikogruppe angehört, welche aufgrund eines angeborenen Thromboserisikos nicht mit der Pille behandelt werden sollte. Ein derartiger Eignungstest für die Pille existiert nicht und wird mit Wahrscheinlichkeit auch in Zukunft nicht gefunden werden. Zum anderen lassen sich mehr als 50 % aller Thrombosen infolge der Einnahme der Pille mittels dieser Tests überhaupt nicht vermeiden, weil sie auf anderen, bislang unbekannten Ursachen beruhen. Es bleibt daher keine andere Möglichkeit, als durch die sorgfältige Analyse der Krankengeschichten von Geschwistern, Eltern und Großeltern eine ungewöhnliche familiäre Thromboseneigung zu erkennen und erst dann eine gezielte Suche nach angeborenen thrombogenen Gerinnungsstörungen zu veranlassen.

Die Kontrazeptionsberatung sollte sich nicht in einer Auflistung sämtlicher jemals beobachteter Nebenwirkungen erschöpfen, sondern sollte sich auf die individuelle Klientin konkret beziehen.

Dies setzt Zeit und Geduld, Fachkunde und Taktgefühl voraus. Dabei ist weniger die konkrete Entscheidung für oder gegen eine kontrazeptive Methode von Belang als die Etablierung einer tragfähigen Vertrauensbeziehung, in der auch bei unterschiedlichem Verhütungsbedarf oder bei Komplikationen immer wieder Rat geholt werden kann.

Vortragssitzungen und Posterpräsentationen [1]

Experimentelle Gynäkologie

Infektionen – Transfusionen – Qualitätssicherung

---

[1] Die Abstracts sind unter der jeweils angegebenen Nummern in den *Archives of Gynecology and Obstetrics 258 [Suppl. 1] 1996* publiziert

Unterbauchschmerz

Ektope Schwangerschaft

Vaginalaplasie

Urogynäkologie – Allgemeines

Urogynäkologie – Diagnostik

Urogynäkologie – Therapie der Harninkontinenz

Urogynäkologie – Psychosomatik und Sterilität

Reproduktionsphysiologie

Faktor-V-Leiden: Ein thromboembolischer Risikofaktor in der
Sterilitätstherapie
B. Horstkamp, M. Lübke, U. Büscher, H. Kentenich   P3.AH.32

Asymmetrie der Östrogenrezeptorexpression im Myometrium
in Relation zur Seitenlokalisation des dominanten Follikels
und Corpus luteums während des menstruellen Zyklus
gesunder Frauen
G. Kunz, G. Mall, G. Leyendecker   P3.AH.27

Die Organvenenkatheterisierung in der Diagnostik androgen-
produzierender Tumoren
P. Licht, A. Bittl, W. Jäger, L. Wildt   P3.AH.30

APC-Resistenz bei rezidivierenden Spontanaborten
B. Löhrs, Chr. Deppe, R. Pihusch, C. J. Thaler   P3.AH.33

Fehlender Nachweis einer Korrelation der Progesteronsekretion
mit hGH und hPRL-Pulsen in der Lutealphase der Frau
J. Luckhaus, G. Winterscheid, H. van der Ven   P3.AH.29

Verteilung von Hitzeschockproteinen in der Frühschwangerschaft
A. Neuer, P. Ruck, K. Marzusch, J. Dietl   P3.AH.25

Das ovariale Überstimulations-Syndrom (OHS):
Vascular Endothelial Growth Factor (VEGF) als pathophysiologische
Ursache
J. Neulen, S. Raczek, C. Keck, M. Breckwoldt   P3.AH.31

EGF-Rezeptor in humanen endometrialen Stromazellen –
in-vitro-Modulation durch Progesteron
T. Strowitzki, G. Singer, I. Rettig, E. Capp   P3.AH.28

Veränderungen des in-vitro-Blutungstestes während Zyklus,
Schwangerschaft und Senium
S. Suzuki   P3.AH.23

Endoskopische Techniken

Transzervikale Falloposkopie – Erfahrungsbericht über die visuelle
Exploration mit der Linear-Everting-Catheter-(LEC-) Technik
bei 76 Patientinnen
A. Ahr, I. Wiegratz, J. F. H. Gauwerky, R. Baumann, M. Kaufmann   P1.EH.19

Videositzungen

Teil III
Gynäkologie und Onkologie

Onkologie

Podiumsdiskussionen

Früherkennung des Ovarialkarzinoms
(Moderation: A. Pfleiderer)

Früherkennung des Ovarialkarzinoms – Kurzfassungen

A. Pfleiderer

Bei höchstens 5 % der Patientinnen, die heute wegen eines epithelialen, invasiven Ovarialkarzinoms operiert werden, wurde der Ovarialtumor bei der symptomfreien Patientin durch gynäkologische Untersuchung oder Ultraschall entdeckt. Alle anderen Patientinnen melden sich bis heute wegen ihrer Symptomatik. Im Rahmen einer Qualitätskontrollstudie deutscher Frauenkliniken fand sich 1994 bei den Frauen, die wegen eines Prozesses an den Adnexen operiert wurden, nur in 7 % ein maligner Tumor. In etwa 70 % handelte es sich um einen Prozeß, bei dem rückblickend kein operativer Eingriff indiziert war. Verglichen mit Daten aus den 60er Jahren (vor Einsatz der Ultraschalluntersuchungen) ist der Anteil dieser (unnötigen) Operationen von damals 21 % auf jetzt etwa 70 % angestiegen (Pfleiderer et al. 1976). Das bedeutet, daß einem Früherkennungsfall knapp 200 unnötige Operationen gegenüberstehen. Hier liegt heute die Problematik.

Epidemiologie (H. G. Meerpohl)

Im Jahr 1996 erkranken in Deutschland ca. 8000 Frauen an einem malignen Tumor der Ovarien. Im gleichen Zeitraum versterben 5000 Frauen an diesen Erkrankungen. Die Inzidenz scheint langsam anzusteigen, die Überlebensrate ebenfalls. Das Erkrankungsrisiko nimmt mit steigendem Alter zu. 90 % aller Erkrankungen treten erst nach dem 50. Lebensjahr auf. Risikofaktoren sind neben dem Alter die ungeschützte Ovulation und eine familiäre Belastung. Viele Schwangerschaften, die Einnahme von Ovulationshemmern, die Tubenligatur und die Hysterektomie vermindern das Auftreten eines Ovarialkarzinoms. 6–7 % aller Patientinnen mit einem Ovarialkarzinom leiden an einem erblichen familiären Karzinom: Dabei unterscheidet man das spezifische Ovarialkarzinomsyndrom, das Mamma-/Ovarialkarzinomsyndrom und das Syndrom Lynch II. Dem häufigsten, dem Mamma-/Ovarialkarzinomsyndrom, liegt eine Mutation des BRCA1-Gen zugrunde. Bedeutsam sind aber ebenfalls Mutationen im BRCA2-Gen. Alle anderen Ovarialkarzinome (ca. 90 %) sind nicht familiär gebunden und werden als sporadische Karzinome bezeichnet (s. auch Pfleiderer 1996).

Formen des Ovarialkarzinoms (H. E. Stegner)

Die malignen Tumoren der Ovarien bilden eine ganze heterogene Gruppe mit extremen Unterschieden im malignen Potential und im biologischen Verhalten. Die mit ca. 70 % aller Ovarialtumoren häufigsten Tumoren, die epithelialen Ovarialneoplasien, gehen vom Oberflächenepithel des Ovars aus, einem Abkömmling des Coelom-Epithels (Müller-Epithel), und sind zu verschiedenen Differenzierungsformen befähigt. Die malignen serösen Tumoren sind mit 40 % der epithelialen Tumoren die größte und prototypische Gruppe der Ovarialkarzinome. Sie sind in 50 % doppelseitig und stellen ca. 30 % der Ovarialkarzinome im Stadium I, 40 % im Stadium II und über 70 % im Stadium III (Pfleiderer). Atypisch proliferierende, epitheliale Ovarialtumoren werden unter dem Begriff der *Borderline-Tumoren* zusammengefaßt („tumors of low malignant potential"). Unterschiedliche Atypien und Proliferationsgrade im selben Tumor sind häufig. Borderline-Tumoren wachsen auch oberflächlich papillär, sind häufig bilateral und multizentrisch im Ausbreitungsgebiet des Müllerschen Matrixepithels (Ovar, pelvines Peritoneum). Extraovarielle peritoneale Herde werden je nach Sorgfalt bei der Suche bei 15–50 % der serösen Borderline-Tumoren gefunden. Sie entstehen autochton oder durch Implantation. Eine histologisch nachweisbare fokale Invasion schließt die Diagnose eines Borderline-Tumors nicht aus. Klinisch sind die Geschwülste durch eine in der Regel sehr lange Progredienz bei superfizialer Ausbreitung charakterisiert. Die 5-Jahres-Überlebenszeit liegt bei Einbeziehung aller Stadien zwischen 88 und 98 %. Unabhängig vom Ausbreitungsgrad zeigen Tumoren mit aneuploider DNA-Verteilung wie auch solche mit Expression von p53-Protein eine ungünstigere Prognose. Histologische Untersuchungen multipler Biopsien, ergänzt durch DNA-Zytometrie und Nachweis von p53-Protein sind für eine Beurteilung der Tumoren, ihre Abgrenzung zum echten, invasiven Ovarialkarzinom auf der einen, und der Endosalpingiose auf der anderen Seite nötig. Eine Schnellschnittdiagnose scheidet aus (Kindermann, Kuhn, Stegner). Maligne Tumoren vom Tpy der serös-papillären Ovarialkarzinome können auch autochton, zumeist multizentrisch, außerhalb der Ovarien im Bereich des pelvinen Peritoneums und des Omentum majus entstehen (*extraovarielles, peritoneales Karzinom*).

Überraschungsbefund und Histologie (G. Kindermann)

Findet sich, was bei sorgfältiger, präoperativer Diagnostik weitgehend ausgeschlossen sein sollte, überraschenderweise doch bei einer Operation das Bild eines Tumors, bei dem es sich um ein invasives Karzinom oder einen Borderline-Tumor handeln könnte, empfiehlt es sich, bei jungen Frauen streng konservativ vorzugehen. Auch dann, wenn es sich um einen ausgedehnten Prozeß (auch bei einer älteren Frau) handelt und wenn die Schnittführung keine optimale Operation ermöglicht, sollte man das Abdomen wieder verschließen, um in einer zweiten, gut geplanten Operation unter Vorkenntnis des histologischen Befundes den Eingriff optimal vorzunehmen. Eine Schnellschnittdiagnose ist bei malignen Ovarialtumoren meist unbefriedigend und führt sehr oft zu falschen Resultaten.

Neue Erkenntnisse zur Entstehung des Ovarialkarzinoms (A. Pfleiderer)

Ausgangspunkt des Ovarialkarzinoms ist das Oberflächenepithel des Ovars. Für die Entstehung kommt wahrscheinlich der Ruptur des Oberflächenepithels mit Epithelproliferationen als Repair-Mechanismen besondere Bedeutung zu. Dabei kann es zu Störungen in der DNA-Replikation kommen. Die Bedeutung des Tubenverschlusses oder des Fehlens des Uterus weist auf zusätzliche Einflüsse von außen hin. Das Ovarialkarzinom entsteht wahrscheinlich meist de novo ohne vorausgehende Präkanzerose an der Oberfläche oder in Einstülpungen des Oberflächenepithels im Ovarialstroma. Primäre, gutartige Zysten pflegen nicht maligne zu entarten, und auch ein Übergang eines Borderline-Tumors in ein invasives Ovarialkarzinom ist eine große Ausnahme. Wahrscheinlich sind mehrere Mutationsschritte nötig. Bei dieser Situation verwundert es nicht, daß von den 14 kleinsten Ovarialkarzinomen (bei makroskopisch normalen Ovarien), die in der Literatur bekannt sind, 5 trotz derart früher Erkennung nicht geheilt werden konnten.

Früherkennung durch Sonographie (R. Osmers)

In den letzten Jahren sind sehr viele Versuche unternommen worden, mit Hilfe der abdominalen und der transvaginalen Sonographie und Screeninguntersuchungen eine Früherkennung des Ovarialkarzinoms zu erreichen. Dabei ist die transabdominale Sonographie der Vaginalsonographie grundsätzlich überlegen, ihre Eindringtiefe ist jedoch oft zu gering, so daß beide Methoden angewandt werden müssen. Für die Sensitivität und Spezifität zur Erkennung fortgeschrittener Karzinome sind die sog. Tumorscores gut. 70 % der frühen Karzinome werden jedoch trotz Verwendung dieser Scores übersehen. Prämenopausal ist praktisch keine Früherkennung möglich.

Die problematische Zystenform in der Prämenopause ist die einkammerige, glattwandige Zyste, die in 0,8 % trotzdem ein Malignom enthält und in 2 Dritteln aller Fälle ein rein funktionales Geschehen ist. 93 % aller Ovarialtumoren in der Prämenopause weisen einen mittleren Tumordurchmesser von 3–9 cm auf. Hierunter finden sich ca. 85 % aller benignen Kystome, aber nur 59 % aller Malignome.

Postmenopausal muß man noch 5 Jahren lang mit funktionellen „Tumoren" rechnen, und einkammerige, glattwandige Zysten können auch in dieser Lebensphase maligne Tumoren enthalten. Weniger das potentielle Karzinomrisiko als der hohe Prozentsatz rein funktioneller Geschehen zwingt den Kliniker zu sorgfältiger Abwägung weiterer diagnostischer oder gar operativer Maßnahmen.

Ein zusätzliches Problem ergibt sich dadurch, daß wahrscheinlich der typische maligne Ovarialtumor nur in sehr begrenzter Zahl Ausgangspunkt des gefürchteten, intraperitoneal metastasierten Ovarialkarzinoms des Stadiums III ist. Andererseits findet man bei Ovarialkarzinomen im Stadium I und II nur selten kleine, in überwiegender Zahl aber sehr große Ovarialtumoren. Die Größe der Ovarialtumoren liegt im Stadium I und II in 10 % unter 6 cm und in 90 % über 6 cm. Im Stadium III und IV sind dagegen 53 % der Ovarialtumoren kleiner als 6 cm und nur 46 % größer als 6 cm. Die Suche nach dem Ovarialtumor durch Tasten und Sonographie erfaßt damit wahrscheinlich in erster Linie die prognostisch günstigen lokal wachsenden, nicht aber die Vorstufen der gefährlichen primär intraperitoneal wachsenden Ovarialkarzinome (Pfleiderer).

Früherkennung durch Markerbestimmung (H. G. Meerpohl)

Es erhebt sich deshalb die Frage, ob durch Markerbestimmungen eine Früherkennung möglich ist: Der wichtigste Tumormarker des Ovarialkarzinoms ist nach wie vor das CA-125, das bei ca. 80 % aller Patientinnen mit epithelialen Ovarialkarzinomen im Serum erhöht ist. Leider ist jedoch das CA-125 im Stadium I nur bei ca. 50 % aller Patientinnen, aber ebenso bei entzündlichen Prozessen im kleinen Becken und bei der Endometriose erhöht. In den USA wurden 27 550 Frauen über 12 Monate gynäkologisch, sonographisch und serologisch (CA-125-Bestimmung) untersucht. Dabei wurden 17 maligne Ovarialtumoren, aber nur 4 Frühstadien entdeckt (Osmers). Eine Screeninguntersuchung zur Früherkennung des Ovarialkarzinoms ist damit bis heute nicht möglich (Kuhn, Osmers, Pfleiderer).

Konsequenzen aus der Früherkennung (W. Kuhn)

Trotz aller Fortschritte der Sonographie ist es nicht gelungen – und es wird wahrscheinlich auch nicht gelingen –, dadurch eine äquivalente, histologische Diagnose zu stellen. Die Sonographie muß sich deshalb auf die Abklärung bei einem Befund konzentrieren und sich darauf spezialisieren, benigne und maligne Formen zu unterscheiden. Zentrales Problem sind die funktionellen Zysten, die prämenopausal und bis weit in die Postmenopause hinein auftreten können. Das Auflösungsvermögen der Sonographie ist zwar ausreichend, die Darstellbarkeit von sehr kleinen Tumoren in glattwandigen Zysten gelingt jedoch nicht. In Göttingen wurde deshalb 1987 eine prospektive Studie nach folgendem Schema begonnen:

- Jede suspekte Pathologie am Ovar wird durch Organerhaltung oder Adnexektomie entfernt und untersucht.
- Bei akuten Beschwerden chirurgische Revision.
- Glattwandige Zysten ohne Hinweis auf solide Anteile werden 6–8 Wochen, maximal 3 Monate sonographisch kontrolliert. Sistieren sie oder kommt es zur Progression, werden sie chirurgisch entfernt.

– Da sich bei einkammerigen, glattwandigen Zysten mit einem Durchmesser von weniger als 3 cm bisher kein Karzinom fand, werden diese Tumoren auch länger beobachtet. Einkammerige, glattwandige Zysten bilden sich in über 85 % in 3 Monaten zurück.

Eine Früherkennung des Ovarialkarzinoms in bisher 1500 Fällen erwies sich auch hier als nicht möglich. Jedoch scheint durch eine frühe Entfernung jeglichen pathologischen Prozesses rechnerisch eine erhebliche Reduktion der fortgeschrittenen Stadien erreichbar zu sein.

Präoperative Abklärung bei Befund
(W. Kuhn und R. Osmers)

Ein großes Problem bedeuten Borderline-Tumoren sowohl in der Unterscheidung von serösen Zysten einerseits und von Karzinomen andererseits. Ist ein Prozeß an den Adnexen vorhanden, so muß dieser präoperativ durch klinische Untersuchung, durch Sonographie und ggf. unter Zuhilfenahme der Doppler- und 3 D-Methoden so gut wie möglich abgeklärt werden. Bei Verdacht auf Malignität sind eine weiterführende Diagnostik zur Untersuchung der Ausbreitung und die Bestimmung der Marker erforderlich. Eine diagnostische Punktion des Prozesses ist grundsätzlich abzulehnen.

Operatives Vorgehen
(G. Kindermann, W. Kuhn und H. G. Meerpohl)

Besteht der Verdacht auf Malignität, so muß laparotomiert werden. Ergibt sich bei einer Laparoskopie ein echter Ovarialtumor, so darf dieser nur unter Zuhilfenahme eines Endobags oder eines entsprechenden Sackes angegangen werden. Wichtig ist aber, daß bei geringstem Verdacht auf Malignität jeglicher Eingriff unter solchen Bedingungen durchgeführt wird, daß nicht nur sofort eine Laparotomie angeschlossen, sondern diese Operation dann auch nach den modernsten Regeln der Kunst durchgeführt werden kann. Eine Laparoskopie bei einem Ovarialtumor in einer Praxis oder einer Tagesklinik sollte der Vergangenheit angehören.

Einkammerige, glattwandige, persistierende oder wachsende Zysten mit mehr als 3 cm Größe müssen prämenopausal organerhaltend, postmenopausal im allgemeinen durch Adnexektomie behandelt werden. Eine laparoskopische, organerhaltende Zystenoperation ist außerordentlich schwierig, da es dabei meist zu einer Destruktion der Zyste und des Ovars kommt. Auch bei malignen Ovarialtumoren bei jungen Frauen (unter 35 Jahren) ist eine fertilitätserhaltende Operation möglich. Gesichert ist dies bei malignen Keimzelltumoren, bei Borderline-Tumoren und bei hochdifferenzierten Ia-Fällen. Das Anoperieren einer Zyste unter der Vorstellung, daß ein Intervall von 7 Tagen bis zur endgültigen Operation ungefährlich sei, ist sehr problematisch, da dies erfahrungsgemäß nur in einem sehr kleinen Prozentsatz realisiert werden kann. Zudem stützt sich diese Aussage auf eine retrospektive Beobachtungsstudie an einer vergleichsweise kleinen Fallzahl, ohne daß längerfristige Ergebnisse bekannt wären. Die Arbeitsgemeinschaft für gynäkologische Onkologie (AGO) befindet sich im Gespräch mit der Arbeitsgemeinschaft für gynäkologische Endoskopie (AGE) über klare Richtlinien eines endoskopischen Vorgehens bei Verdacht auf Ovarialtumor.

Zusammenfassung

Zusammenfassend ergibt sich, daß es bis heute keine Möglichkeit zur Früherkennung des Ovarialkarzinoms gibt und daß man keine Frau in diesem Glauben – schon im Hinblick auf evtl. Regreßansprüche – lassen sollte. Fortschritte wurden in der präoperativen Differenzierung von Ovarialtumoren erzielt und in der Entscheidung für das operative Vorgehen sowie in einer Erkennung der Gefahren einer ungenügend vorbereiteten und falsch geplanten Laparoskopie.

Epidemiologie

H. G. Meerpohl

Im Jahr 1996 erkrankten in der Bundesrepublik Deutschland ca. 8000 Frauen an einem malignen Tumor der Ovarien, der Tube oder des Ligamentum latum (ICD-9 183). Im gleichen Zeitraum verstarben ca. 5000 Frauen an den unmittelbaren Folgen dieser Erkrankungen. Von den Malignomen der weiblichen Beckenorgane sind die malignen Ovarialtumoren damit die häufigste Todesursache. Die vom Keimepithel ausgehenden Ovarialkarzinome stellen die größte Gruppe unter den malignen Ovarialtumoren. Die Prognose des Ovarialkarzinoms hängt stark von der Tumorausdehnung zum Zeitpunkt der Diagnosestellung ab. Nur bei etwa einem Drittel der Patientinnen wird das Ovarialkarzinom in einem frühen Ausbreitungsstadium diagnostiziert (FIGO Stadium I).

Inzidenz

Rohe Inzidenz. Die Angaben zur „rohen Inzidenz" für maligne Ovarialtumoren schwanken zwischen 1 auf 100 000 Frauen/Jahr in Mali bis zu 17 auf 100 000 Frauen/Jahr in St. Gallen (Boyle and Leake 1996). Da es sich bei diesen Zahlen nicht um altersspezifisch aufbereitete Inzidenzraten handelt, ist ein direkter Vergleich wenig hilfreich. Ein unter geographischen Aspekten auffälliges Verteilungsmuster läßt sich aus einer vergleichenden Betrachtung dieser Daten jedenfalls nicht ableiten.

Trends der Inzidenzraten. Es gibt bisher nur wenige Inzidenzstatistiken über lange Zeiträume. Allenfalls aus skandinavischen Untersuchungen kann ein leichter Anstieg der relativen Inzidenzraten bei den malignen Ovarialtumoren über die letzten 30 Jahre abgeleitet werden.

Trends der Überlebensraten. In Dänemark und Schottland wurden während der letzten 20 Jahre in bevölkerungsbezogenen Registern Überlebensdaten erfaßt. Dabei stieg die relative 5-Jahres-Überlebensrate in Dänemark von 24,5 % für Frauen, die zwischen 1953 und 1957 behandelt wurden, über 27,5 % für den Behandlungszeitraum 1968 und 1972, auf 29,4 % für den Zeitraum 1983 und 1987. In Schottland wurden ähnliche Daten für den Zeitraum 1968–1972 mit 26,5 % bzw. mit 29,4 % für den Zeitraum 1983 und 1987 erhoben (Kruger 1993). Im saarländischen Krebsregister wird die 5-Jahres-Überlebensrate für Patientinnen, bei denen zwischen 1980 und 1984 ein maligner Eierstocktumor (ICD-9 183) diagnostiziert wurde, mit 33,9 % angegeben.

Kumulative Inzidenz. Das Risiko, im Verlauf des Lebens (0–74 Jahre) an einem Ovarialmalignom zu erkranken, wird derzeit mit 1,09 angegeben. (Saarländisches Krebsregister). Das Erkrankungsrisiko nimmt mit zunehmendem Alter deutlich zu. Neunzig Prozent aller Erkrankungen werden erst nach dem 50. Lebensjahr diagnostiziert. Die Prävalenz, nach dem 50. Lebensjahr an einem Ovarialkarzinom zu erkranken, wird für eine Frau in Großbritannien mit 40 per 100000 angegeben.

Risikofaktoren

Alter >50 Jahre, Nulliparität, anamnestisch bekanntes familiäres Auftreten von Ovarialkarzinomen sowie eine persönliche Karzinomanamnese (Endometrium-, Kolon- oder Mammakarzinom) sind die bedeutsamsten Risikofaktoren. Ein erst in jüngster Zeit diskutiertes erhöhtes Erkrankungsrisiko nach medikamentöser Stimulationstherapie bei Infertilität kann in seiner Bedeutung bisher noch nicht eingeschätzt werden.

Protektive Faktoren

Schwangerschaft, lange Stillperioden sowie die Einnahme oraler Kontrazeptiva (Ovulationssuppression) werden als protektive Faktoren angesehen. Die Reduktion des Risikos bei langfristiger Einnahme von Kontrazeptiva wird mit 30 % angegeben. Auch bei einer relativ kurzzeitigen Einnahme von Antikonzeptiva (ca. 5 Jahre) und bei Bevorzugung sog. Mikropräparate erscheint der protektive Effekt gegeben zu sein. Weiterhin werden die Tubenligatur und die Hysterektomie als risikomindernd beschrieben, ohne daß für diese epidemiologischen Daten bisher ein überzeugender Kausalzusammenhang gesichert werden konnte.

Das familiäre Ovarialkarzinom

Die Existenz einer familiären Prädisposition für das Ovarialkarzinom ist heute unbestritten. Bei etwa 5–7 % aller Patientinnen kann zum Zeitpunkt der Diagnose eine weiteres Ovarialkarzinom in der Familie anamnestisch eruiert werden. Das relative Erkrankungsrisiko steigt mit der Anzahl der anamnestisch eruierten erkrankten weiblichen Familienangehörigen: für eine Frau mit nur 1 in der unmittelbaren Verwandtschaft bekannten Erkrankungsfall ist das eigene Erkrankungsrisiko ungefähr 2,5–5% und damit etwa 3- bis 5fach höher als bei einer anamnestisch unbelasteten Frau. Bei zwei und mehr betroffenen Verwandten 1. Grades steigt das Erkrankungsrisiko auf ca. 7% an [1].

In der letztgenannten Gruppe von Frauen (ca. 0,5 bis 1% der weiblichen Gesamtpopulation) finden sich überwiegend auch die Frauen, die mit einem sog. hereditären Ovarialkarzinom belastet sind. Frauen aus diesen Familien haben ein Erkrankungsrisiko von etwa 40%, wenn sie Genträgerinnen sind (BRCA 1 positiv) sogar von 70–80%. Drei unterschiedliche Ausprägungsformen des hereditären Ovarialkarzinom-Syndroms werden unterschieden:

- das Brustkarzinom – Ovarialkarzinomsyndrom,
- das spezifische Ovarialkarzinomsyndrom,
- das vererbte nonpolypöse kolorektale Karzinom (Typ Lynch II), welches mit dem frühzeitigen Auftreten eines Endometriumkarzinoms, Mammakarzinoms sowie Ovarialkarzinoms einhergehen kann [2].

Molekulargenetische Untersuchungen bei Mitgliedern aus Ovarialkarzinom-Familien zeigen ein gehäuftes Vorkommen unterschiedlicher Marker u. a. auf dem Chromosomen 6q, 17p und 17q [3]. Bei fast allen bisher untersuchten weiblichen Mitgliedern aus Familien mit einem Brustkarzinom-Ovarialkarzinomsyndrom ist das Breast-Cancer-1-Gen (BRCA 1-Gen) auf dem Chromosom 17q exprimiert.

Prophylaktische Oophorektomie

Eine prophylaktische Oophorektomie im Rahmen der Laparotomie/Laparoskopie bei nichtonkologischer Indikation vermindert grundsätzlich das Erkrankungsrisiko für ein Ovarialkarzinom. Vor der Planung eines solchen Eingriffs in der Prä- und Perimenopause muß aber eine möglicherweise nachfolgende Östrogen-Substitutionstherapie mit den Patientinnen als alternatives Risiko besprochen und gegenüber einer potentiellen Tumorprotektion sehr sorgfältig abgewogen werden. Eine bereits bekannte kardiovaskuläre Erkrankung der Frau oder eine Osteoporose müssen im Risikovergleich ernsthaft erwogen werden. Bei prämenopausalen Patientinnen, bei denen eine Oestrogen-Substitutionstherapie wegen allgemeiner Kontraindikationen ausscheidet, ist eine prophylaktische Oophorektomie ebenfalls sorgfältig abzuwägen.

Auch Frauen mit familiärer Belastung für ein Ovarialkarzinom kann bei allgemeiner Abwägung von Nutzen und Risiko eine prophylaktische Oophorektomie derzeit nicht generell empfohlen werden. Der sehr kleinen Gruppe von Frauen mit einer erhöhten Anzahl betroffener Familienangehöriger und/oder Frauen aus Familien mit hereditärem Ovarialkarzinom-/Syndrom dagegen muß die prophylaktische Oophorektomie angeboten und Nutzen und Risiko individuell erwogen werden.

Zusammenfasung

Jedes Jahr versterben mehr Frauen an einem Ovarialkarzinom als an einem Zervixkarzinom und Endometriumkarzinom zusammen. Da die Heilungschancen wesentlich besser sind, wenn die Erkrankung in einem frühen Stadium erkannt wird, sollten Hausärzte ebenso wie Gynäkologen bei postmenopausalen Patientinnen mit uncharakteristischen Unterbauschmerzen, tastbar vergrößerten Ovarien und/oder mit einer anamnestisch bekannten familiären Belastung im Rahmen der Vorsorge und Diagnostik auch an ein frühes Ovarialkarzinom denken.

Der vorliegende Beitrag diskutiert Risikofaktoren ebenso wie mögliche protektive Faktoren beim Ovarialkarzinom. Ein *generelles Screening* kann solange nicht empfohlen werden, bis eine Verringerung der Mortalität durch prospektiv randomisierte Studien nachgewiesen worden ist. Das Vorgehen bei der Abklärung von Adnextumoren unklarer Dignität hat sich in den letzten Jahren verändert. Während zahlreiche Gynäkologen in dieser Situation derzeit den weniger invasiven Zugang über eine Laparoskopie wählen, bleibt nach wie vor die Laparotomie mit Zystenexstirpation oder Oophorektomie die diagnostische Methode der Wahl bei allen Patientinnen, bei denen funktionelle Tumoren der Ovarien ausgeschlossen werden konnten.

Formen

H.-E. Stegner

Wie kein anderes Organ ist das Ovar Matrix einer Vielzahl maligner Neubildungen mit extremen Unterschieden im malignen Potential, im biologischen Verhalten und in der Sensitivität gegenüber radiologischen und chemotherapeutischen Maßnahmen. Die differenzierte morphologische Diagnostik der bösartigen Ovarialgeschwülste ist daher Basis und richtungsweisend für eine individualisierte Tumortherapie.

Die WHO-Klassifikation unterscheidet 8 Haupttypen von Ovarialgeschwülsten (Serov et al. 1973):

1. epitheliale Tumoren („common epithelial tumors"),
2. Keimstrang-Stromatumoren,
3. Lipidzelltumoren,
4. Keimzelltumoren,
5. gemischte Keimzell-Keimstrang-Tumoren,
6. unspezifische mesenchymale Geschwülste,
7. unklassifizierte Tumoren,
8. sekundäre (metastatische) Tumoren.

Nach Häufigkeit geordnet, bilden die epithelialen Ovarialneoplasien (Karzinome) mit ca. 70 % das mit Abstand größte Kontingent unter den malignen Tumoren des Eierstockes. An zweiter Stelle stehen die Keimzelltumoren mit Präferenz des Kindes- und Adoleszentenalters. Die hormonell aktiven Geschwülste der Keimstrang-Stromagruppe machen 5–10% aus. Mit bis zu 20% sekundären Tumoren ist das Ovar ein relativ häufiger Manifestationsort von Metastasen eines extraovariellen bösartigen Primärtumors.

Maligne epitheliale Tumoren (Ovarialkarzinome)

Das Oberflächenepithel des Ovars, die Matrix der geläufigen epithelialen Geschwülste, ist ein Abkömmling des Zölomepithels (Müller-Epithels) und damit zu verschiedenen Differenzierungsformen fähig.

Seröse (tubare), muzinöse und endometroide Differenzierungen stehen im Vordergrund. Seltene Varianten sind Tumoren mit mesothelialer, klarzelliger, squamöser und transitionalzelliger Differenzierung.

Die *malignen serösen Tumoren* sind mit 40% der epithelialen Tumoren die größte und prototypische Gruppe der Ovarialkarzinome. Die allgemeine klinische Erfahrung und die statistischen Erkenntnisse über die Ovarialkarzinomkrankheit stützen sich letztlich auf diese Gruppe.

Adenokarzinome, papilläre Adenokarzinome und Zystadenokarzinome sowie Psammokarzinome sind Varianten der malignen serösen Geschwülste (Kurman 1994). In ca. 50% der Fälle besteht Bilateralität. Mehr als 2 Drittel der Fälle finden sich bei der Primärdiagnose bereits im FIGO-Stadium III und IV.

Anhand der Mikroarchitektur und Zytomorphologie werden 3 Reifegrade unterschieden. Typisch für die serösen Karzinome des Ovars sind Verkalkungen in Form sog. Psammomkörper, die sich in allen Varianten finden. Beim – prognostisch grünstiger einzuschätzenden – Psammokarzinom des Ovars beherrschen die laminierten und aggregierten Psammomkörper das histologische Bild.

Zirka 20% der Ovarialkarzinome sind schleimbildende Geschwülste. Der größte Teil ist histogenetisch den Müller-Geschwülsten zuzurechnen, ein kleinerer Teil ist wahrscheinlich teratogener Herkunft.

Maligne muzinöse Geschwülste treten in allen Altersgruppen auf mit Bevorzugung des Peri- und Postmenopausealters. Unter den insgesamt seltenen malignen epithelialen Ovarialtumoren junger Frauen und Adoleszentinnen bilden die muzinösen Formen das größte Kontingent.

In der überwiegenden Zahl der Fälle sind die meist großen, äußerlich kapsulär begrenzten malignen muzinösen Tumoren bei der Primäroperation noch auf die Ovarien beschränkt. Gegenüber den serösen Geschwülsten besteht eine geringere Tendenz zur peritonealen Ausbreitung.

Tumorimplantate im parietalen und viszeralen Peritoneum können zum Bilde des Gallertbauches führen (Pseudomyxoma peritonei). Häufiger als mit muzinösen Karzinomen ist das Pseudomyxoma peritonei aber mit muzinösen Borderline-Tumoren oder mit einer Mukozele der Appendix assoziiert.

Zehn bis 25% der malignen Ovarialtumoren zeigen endometroide Differenzierung. *Endometroide Tumoren* finden sich in rein epithelialer wie auch gemischt epitheliostromaler Form (Müller-Mischtumoren). Kombination mit homologen Geschwülsten des Corpus uteri ist häufig. Nicht immer ist in diesen Fällen eine Unterscheidung multizentrisch entstandener Tumoren von metastatischen Geschwül-

sten möglich (Carcinoma uteri et ovarii). Aus prognostischen und therapeutischen
Gründen entscheidet in Kombinationsfällen der klinisch im Vordergrund stehende
Prozeß über die Zuordnung; die Therapie wird vom Ausbreitungsgrad bestimmt.

Borderline-Tumoren

Atypisch proliferierende epitheliale Ovarialtumoren werden unter dem Begriff der
Borderline-Tumoren zusammengefaßt. Sie nehmen als Geschwülste von geringem
Malignitätsgrad eine Mittelstellung zwischen den benignen und eindeutig malignen
Tumoren des Ovars ein (tumors of low malignant potential).

Histologisch handelt es sich um eine ausschließlich aufgrund ihrer Mikroarchitektur und Zytomorphologie definierte Gruppe. Makroskopische Befunde, insbesondere auch das Fehlen oder Vorhandensein von peritonealen Herden sind ohne
Einfluß auf die Klassifikation. Seröse, muzinöse (seltener auch endometroide und
mesotheliale) Formen werden unterschieden. Unterschiedliche Atypie- und Proliferationsgrade im selben Tumor sind häufig.

Borderline-Tumoren wachsen oberflächlich papillär, häufig bilateral und multizentrisch im Ausbreitungsgebiet des Müllerschen Matrixepithels (Ovar, pelvines
Peritoneum). Extraovarielle peritoneale Herde werden in 15–50% der serösen Borderline-Tumoren gefunden. Sie entstehen autochton oder durch Implantation.

Eine histologisch nachweisbare fokale Invasion schließt die Diagnose eines Borderline-Tumors nicht aus.

Klinisch sind die Geschwülste durch eine in der Regel sehr langsame Progredienz bei superfizialer Ausbreitung charakterisiert. Die 5-Jahres-Überlebenszeit liegt
bei Einbeziehung aller Stadien zwischen 88 und 98% („tumors of low malignant
potential"). Zytologisch sind bei den serösen Borderline-Tumoren Subtypen mit unterschiedlichem malignen Potential zu unterscheiden. Unabhängig vom Ausbreitungsgrad (chirurgisches Staging) zeigen Tumoren mit aneuploider DNA-Verteilung wie auch solche mit Expression von p53-Protein eine ungünstigere Prognose.
In Verlaufsstudien finden sich Rezidive und Todesfälle weit überwiegend bis ausschließlich in den nicht-euploiden (aneuploiden) Varianten (Padberg et al. 1992).

Beim chirurgischen Staging sind Fehldeutungen durch Überbewertung von sog.
Müller-Inklusionen und Endosalpingeosen im Biopsiematerial möglich („overdiagnosis of malignancy").

Angesichts der strukturellen Heterogenität der Geschwülste entscheidet bei
ovarübergreifender Manifestation nicht der Primärtumor, sondern die Läsion mit
dem höchsten Atypiegrad über die Prognose.

Histologische Untersuchung multipler Biopsien, ergänzt durch DNA-Zytometrie
und immunhistochemischen Nachweis von p53-Protein, sind für eine differenzierte
Beurteilung der Tumoren erforderlich und Grundlage einer selektiven Therapie.

Extraovarielle (peritoneale) Karzinome

Tumoren vom Typ der papillären Ovarialkarzinome können autochton, zumeist multizentrisch, außerhalb der Ovarien im Bereich des pelvinen Peritoneums und des

Omentum majus entstehen. Im Gegensatz zu den bei Frauen seltenen Mesotheliomen sind es aush histogenetischer Sicht Tumoren Müllerscher Genese (Lauchlan 1972). Entsprechend den Differenzierungspotenzen des Müller-Epithels kommen neben der vorherrschenden serösen Form auch muzinöse, endometroide und klarzellige Varianten vor.

Makroskopisch, histologisch und immunhistochemisch sind die extraovariellen (peritonealen) Tumoren identisch mit den homologen Geschwülsten des Ovars (Stegner 1994). Die Ovarien sind bei den extraovariellen (peritonealen) Tumoren ausgespart oder nur durch oberflächliche rasenartige Proliferate in die Neoplasie einbezogen.

Die Typenidentität mit den papillären Tumoren des Ovars läßt bei der Untersuchung bioptischen Materials ohne weitere Kenntnis des klinischen Befundes zunächst an ein primäres Ovarialkarzinom denken. Die definitive Diagnose eines extraovariellen papillären Tumors Müllerscher Genese ist nur im Zusammenhang mit der Kenntnis des abdominellen Situs möglich (multifokale papilläre Tumoren des pelvinen Peritoneums, keine tumoröse Vergrößerung der Ovarien).

Klinisch entsprechen die extraovariellen (peritonealen) Karzinome den fortgeschrittenen ovarübergreifenden Stadien der typengleichen Ovarialkarzinome.

Keimzelltumoren

Keimzelltumoren bilden die zweithäufigste Gruppe hinter den geläufigen epithelialen Geschwülsten des Ovars. Mehr als 90 % bilden die benignen zystischen Teratome (Dermoidzysten). Nur 3–5 % sind maligne mit nahezu ausschließlicher Manifestation im Kindes- und Adoleszentenalter. Sie sind daher als altersspezifische Ovarialmalignome dieser Lebensperiode anzusehen.

Aus der omnipotenten Keimzelle sind Tumoren mit embryonaler und/oder extraembryonaler Differenzierung abzuleiten (Abb. 1).

Maligne Teratome manifestieren sich vorwiegend bereits im Neugeborenenalter; *Dottersacktumoren, embryonale Karzinome* und *Choriokarzinome* haben ihren Häufigkeitsgipfel im Frühkindesalter.

Zirka 80 % der *Dysgerminome* manifestieren sich im 2.–3. Dezennium. Nicht selten werden sie bei jungen Frauen anläßlich einer Gravidität entdeckt. Bis 10 % der Dysgerminome finden sich in Kombination mit genetischen Anomalien und verschiedenen Formen sexueller Fehlentwicklung (reine und gemischte Gonadendysgenesie, testikuläre Feminisierung u. a.) (Scully 1991).

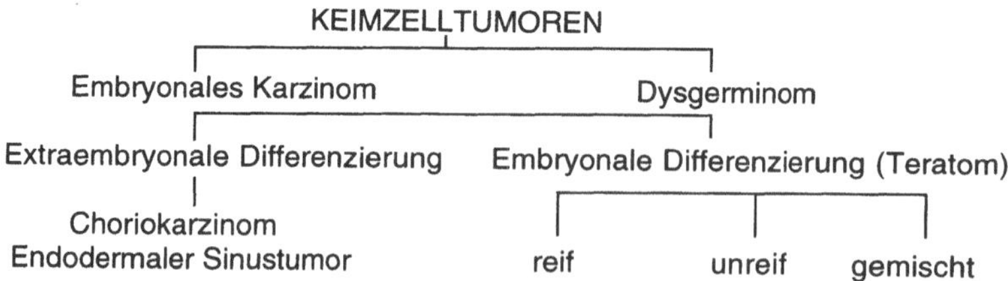

Abb. 1. Histogenese der Keimzelltumoren

Dysgerminome können in Mischformen mit anderen malignen Keimzelltumoren auftreten. Die Kombination mit anderen Typen maligner Keimzelltumoren verschlechtert im allgemeinen die Prognose.

Dysgerminome mit synzytiotrophoblastischen Zellelementen zeigen erhöhte β-hCG-Werte im Serum. Die Serumspiegel erlauben in diesen Fällen ein posttherapeutisches Monitoring.

Im Gegensatz zu den malignen epithelialen Geschwülsten des Ovars ist ein relativ großer Anteil von Dysgerminomen zum Zeitpunkt der Diagnose noch im Frühstadium, d. h. auf die Gonaden beschränkt. Aufgrund der günstigeren Stadienverteilung und der hohen Strahlen- und Chemosensibilität des Dysgerminoms bestehen gute Behandlungschancen.

Dottersacktumoren (endodermale Sinustumoren) zählen zu den hochmalignen Keimzellgeschwülsten.

Makroskopisch sind es meist unilaterale, überwiegend solide, zur Nekrotisierung neigende Tumoren. Mikroskopisch sind verschiedene Subtypen zu unterscheiden (Teilum 1976). Metastasierungsorte sind viszerales und parietales Peritoneum, Lymphknoten, Leber, Lungen und Skelett. Die Tumoren und deren Absiedelungen gelten als weitgehend strahlenresistent.

Dottersacktumoren exprimieren nahezu regelmäßig Alphafetoprotein. Der Alphafetoprotein-Serumspiegel ist daher ein wichtiger Marker zur Objektivierung des Therapieeffektes und zur Früherfassung von Rezidiven.

Primäre *Choriokarzinome* des Ovars können als Varianten reiner und mischdifferenzierter Keimzelltumoren unabhängig von einer Gravidität auftreten (nichtgestationelle Choriokarzinome).

Die Unterscheidung des nichtgestationellen vom gestationellen Choriokarzinom ist angesichts unterschiedlicher Radio- und Chemosensitivität von erheblicher klinischer Bedeutung. Unterscheidungshilfen sind Erkrankungsalter und gewebliche Komposition der Geschwülste. Gestationelle Choriokarzinome mit sekundärer Manifestation im Ovar finden sich überwiegend im Reproduktionsalter. Prämenarchal und postmenopausal auftretende Tumoren sind dagegen überwiegend primäre nichtgestationelle Tumoren. Durch den Nachweis pathologischer β-hCG-Werte können die Tumoren in relativ frühem Stadium erkannt werden.

Keimstrang-Stromatumoren

Die Gruppe der Keimstrang-Stromatumoren umfaßt Ovarialgeschwülste des sexuell determinierten Mesenchyms (Abb. 2). Im Granulosa- und Thekazelltumor ist der weibliche Typ des sexuell determinierten Gonadengewebes ausgebildet, im Androblastom bilden Zellen vom Sertoli- und Leydig-Zelltyp die Basisstruktur. Neben hochdifferenzierten eindeutig weiblich oder männlich geprägten Geschwülsten gibt es Misch- und Übergangsformen. In diffusen (sarkomatoiden) Varianten ist eine Abgrenzung weiblich und männlich determinierter Tumoren u. U. nicht möglich. Während höher differenzierte Varianten in der Regel prognostisch günstig einzuschätzen sind, sind bei undifferenzierten sarkomatoiden Formen fatale Verläufe zu beobachten.

Keimstrang-Stromatumoren machen ca. 8 % der Ovarialtumoren aus. Die Mehrzahl besitzt die Fähigkeit zur Biosynthese von Steroidhormonen (funktionelle

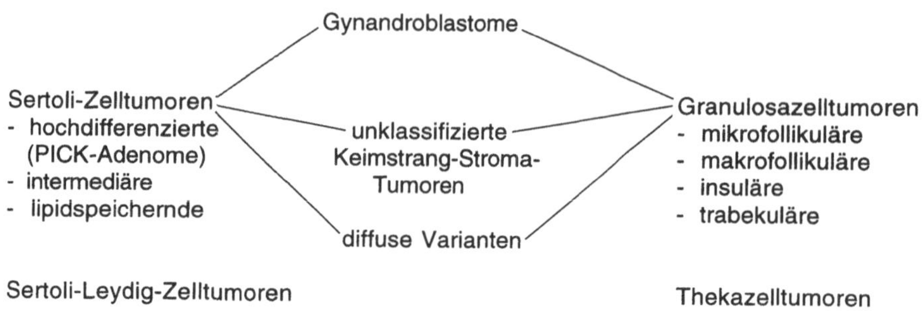

Abb. 2. Klassifikation der Keimstrang-Stromatumoren

oder hormonell aktive Tumoren). Die von den Tumorzellen gebildeten Hormone stören die Homöostase und führen zu Fernwirkungen an den hormonsensitiven Organen.

Androgenüberschuß verursacht Defeminisierung und Virilismus, Östrogenüberschuß in Abhängigkeit von Lebensalter und endokriner Ausgangslage unterschiedliche Erscheinungsbilder (sekundäre Amenorrhoe bei jungen Frauen, Endometriumshyperplasie bei Frauen im Postmenopausealter). In 15–25 % entsteht durch die kontinuierliche Östrogenstimulation der Uterusschleimhaut ein Endometriumkarzinom.

Zwischen Reifegrad der Tumoren und endokriner Aktivität besteht keine regelhafte Beziehung. Zirka ein Drittel der Keimstrang-Stromatumoren ist endokrin inert.

Literatur

Kurman RJ (ed) (1994) Blaustein's pathology of the female genital tract, 4th ed. Springer, New York, Berlin, Heidelberg, London, Paris, Tokyo, Hong Kong, Barcelona, Budapest
Lauchlan SC (1972) The secondary mullerian system. Obstet Gynecol Surv 27: 133–146
Padberg BCh, Arps H, Franke U et al. (1992) DNA-cytometry and prognosis in ovarian tumours of borderline malignancy – a clinicomorphological study of 80 cases. Cancer 69: 2510–2514
Scully RE (1991) Gonadal pathology of genetically determined diseases. In: Kraus FT, Damjanov I (eds) The pathology of reproductive failure. Int Acad Pathol Monogr No 33. Williams & Wilkins, Baltimore
Serov SF, Scully RE, Sobin LH (1973) International histological classification of tumours No 9, Histological typing of ovarian tumours. World Health Organization, Genf
Stegner H-E (1994) Pathologie der weiblichen Genitalorgane II. Pathologie der Ovarien und Eileiter. In: Doerr W, Seifert G (Hrsg) Spezielle pathologische Anatomie. Springer, Berlin, Heidelberg, New York, London, Paris, Tokyo, Hong Kong, Barcelona, Budapest

Früherkennung des Ovarialkarzinoms durch Sonographie

R. G. W. Osmers und W. Kuhn

Die Differenzierung zwischen funktionellen Prozessen und echten Neoplasien bildet den zentralen Konflikt in der Beurteilung zystischer Ovarialtumoren. Mit der Einführung der Vaginalsonographie wurde keineswegs der Problematik die Schärfe genommen. Im Gegenteil, mit zunehmendem Erkennen wuchs nicht im gleichen Maße das Verstehen. Erst unter dem Eindruck einer hohen Zahl unnötig operierter funktioneller Tumore reifte die Erkenntnis, daß eine markante Abweichung von der Normalität nicht unbedingt eine Pathologie darstellen muß, so daß in vielen Fällen die Normalität neu definiert werden mußte.

Die deskriptive Sonomorphologie bildete einen ersten Weg in der Beurteilung von ovariellen Tumoren. Hierauf verweisen zahlreiche sowohl transabdominalsonographisch als auch vaginalsonographisch entwickelte Tumorscores [5, 8, 9]. Einzelne Tumorscores konnten zwar ohne und in Kombination mit Tumormarkern relativ hohe prädiktive Werte für das Erkennen von Ovarialkarzionem entwickeln [10], wiesen aber eine erhebliche Variabilität in Abhängigkeit von der Erfahrung des Anwenders auf. Aufgrund der teilweise aufwendigen Beurteilung haben sie sich bisher nur limitiert durchsetzen können. Hinzu kommt, daß der Wert eines Tumorscores sich nicht an dessen Validität im Erkennen fortgeschrittener Ovarialkarziome messen lassen sollte, sondern an der Früherkennung von Ovarialkarzinomen in den prognostisch günstigen Stadien. Das gleiche gilt für die Leistungsfähigkeit morphologischer Kriterien von Ovarialtumoren im Stadium FIGO Ia oder bei Borderline-Tumoren. Hinzu kommt, daß in der Majorität aller prämenopausalen Ovarialtumoren sich nicht das Problem einer komplexen Morphologie stellt. Im Gegenteil, 59,8 % aller Ovarialtumoren in der Prämenopause erfüllen die Kriterien einer einkammrig-glattwandigen Zyste [10]. Dahinter verbirgt sich bereits das erste klinische Problem, nämlich der diagnostische und therapeutische Umgang mit einer vermeintlich gutartigen Zyste ohne potentielle Malignomkriterien wie Aszites oder solide Vegetationen innerhalb der zystischen Areale. Die einkammerig-glattwandige Zyste sowohl der Prä- als auch der Postmenopause entwickelt sich somit zur Kardinalfrage in der sonomorphologischen Beurteilung von Ovarialtumoren: Gibt es Malignome, die sich dahinter verbergen und welche Konsequenzen erwachsen hieraus? Wir fanden 0,8 % Malignome in der Prämenopause, wovon 0,3 % invasive Karzinome, 0,5 % Borderline-Tumoren darstellten. Bei einer einmaligen vaginalsonographischen Beurteilung muß jedoch andererseits davon ausgegangen werden, daß ca. 2/3 dieser Ovarialtumoren rein funktionelle Geschehen sind.

Grundsätzlich gilt, daß mit zunehmender Größe und zunehmendem Alter bei einkammrig-glattwandigen Zysten die Wahrscheinlichkeit eines Malignoms zunimmt. Dies impliziert bereits, daß in der Postmenopause, obwohl exakte epidemiologische Daten hierzu fehlen, bei einkammrig-glattwandigen Zysten ebenso das prinzipielle Risiko der Malignität vorhanden ist. Es muß sogar davon ausgegangen werden, daß es höher als in der Prämenopause einzuschätzen ist. Wir fanden bei sicherlich selektioniertem Patientengut 9,6 % Malignome in der Postmenopause in diesem speziellen morphologischen Subtyp.

Tabelle 1. Darstellung des prozentualen Anteils von Malignomen incl. Borderline-Tumoren in Abhängigkeit vom morphologischen Typ sowie der prozentuale Anteil von Borderline-Tumoren und Frühkarzinomen im jeweiligem Subkollektiv

Sonomorphologischer Typ	Einkammerig-glattwandige Zyste (n = 641)	Multiloku-läre Zyste (n = 201)	Zystisch-solide Tumoren (n = 211)	Solide Tumoren (n = 19)
Anteil am Gesamtkollektiv (n = 1072)	59,8 %	18,7 %	19,7 %	1,8 %
Anteil Malignom (incl. Borderline-Tu.)	0,8 % (0,3)	1,5 % (0,5)	17,0 % (2,4)	10,5 % (–)
Anteil Borderline-Tu. und FIGO Ia bezogen auf alle Malignome	100 %	67 %	19,4 %	0 %

Das andere diagnostische Extrem bei der sonomorphologischen Beurteilung bilden Ovarialtumoren mit solide imponierenden Anteilen. In der Prämenopause muß hier bei einer einmaligen sonographischen Untersuchung in 17 % mit einem invasiven Karzinom oder einem Borderline-Tumor gerechnet werden. In der Postmenopause beträgt der Anteil der Malignome in dieser Gruppe ca. 2/3. Es gibt sicherlich keinen Zweifel, daß diese einfachen sonomorphologischen Kriterien bereits in der Lage sind, dem Kliniker ein erhöhtes Risiko für das Vorliegen eines Malignoms zu signalisieren. Dennoch muß man einräumen, daß es auch der Sonomorphologie sehr schwer fällt, zwischen frühen und fortgeschrittenen Karzinomen sicher zu differenzieren.

Wenn auch in der Gruppe der einkammerig-glattwandigen Zysten alle Tumoren frühen Stadien [FIGO Ia] oder Borderline-Tumoren zuzuordnen sind, so sinkt dieser Anteil bei multilokulären Zysten ohne solide Anteile bereits auf 67 % und weist bei zystisch soliden Tumoren nur noch einen Anteil von 19,4 % auf. Bei rein soliden Tumoren wurden weder Borderline-Tumoren noch frühe Stadien [FIGO Ia oder I b] gefunden (Tabelle 1). In der Prämenopause wird jedoch erneut das Spannungsfeld auch bei diesen Tumoren unterstrichen, in dem sich der Kliniker befindet: bei einer einmaligen Untersuchung in der Prämenopause ist neben den zitierten Karzinomen auch in etwa 1/3 der Fälle mit funktionellen Zysten zu rechnen.

Weniger das potentielle Karzinomrisiko als der hohe Prozentsatz rein funktioneller Geschehen zwingt den Kliniker zur sorgfältigen Abwägung weiterer diagnostischer und therapeutischer Maßnahmen. Ein andere Problem, mit dem der Kliniker sich bei der morphologischen Beurteilung von Ovarialtumoren auseinandersetzen muß, ist die Frage nach der Interventionsgröße von Ovarialtumoren: Sind kleine Ovarialtumoren diagnostisch bedeutungsvoll? Wenn ja, ab welcher Größe sollte eine klinische Intervention erfolgen, um den Anteil operativer funktioneller Befunde der Prämenopause zu minimalisieren und die Summe unnötiger risikoreicher Operationen in der Postmenopause zu reduzieren?

36,9 % aller Ovarialtumoren in der Prämenopause befinden sich zwischen 3 und 4 cm mittleren Tumordurchmessers, wovon 68,2 % rein funktioneller Genese und 0,5 % Malignome bzw. Borderline-Tumoren sind. Insgesamt befinden sich 84,9 % aller benignen Ovarialneoplasien und 58,7 % aller Malignome (93, 1 % aller Ovarialtumoren) in einem Größenbereich zwischen 30 und 90 mm. Diese Problematik wird in besonderer Form auch von den einkammrig glattwandigen Zysten reflektiert. Abhängig vom Alter und der Größe steigt die Malignomhäufigkeit an. In der zahlenmäßig stärksten Gruppe, den prämenopausalen Zysten zwischen 30 und 40 mm (ca. die Hälfte aller einkammerig-glattwandigen Zysten), sind in einer von uns durchgeführten Studie keinerlei Malignome gefunden worden [7].

Additive sonographische Hinweiszeichen auf Malignität, wie freie Flüssigkeit im Douglas, sind für die Erkennung fortgeschrittener Malignome geeignet, zur Früherkennung jedoch klinisch nicht relevant. Zusammenfassend läßt sich sagen, bei Verwendung von Tumorscores und bei sorgfältigster sonomorphologischer Beurteilung ist eine sichere Vorhersage einer möglichen ovariellen Malignität durch die reine B-Bildbetrachtung nicht möglich. Für Arzt und Patient bleibt nur die für den Einzelfall unsichere Formulierung eines potentiellen Risikos.

Nach ersten euphorischen Mitteilungen über dopplersonographische Untersuchungen der ovariellen Strombahn, ist dieser Optimismus derzeit eher gedämpft. Wenn auch prinzipiell das Modell der Angiogenese konzeptionell überzeugend ist, erweist sich gerade in der Prämenopause das Ovar als eines der Organe des menschlichen Organismus mit der ausgeprägtesten physiologischen Angiogenese. Periovulativ wird eine perifollikuläre Angiogenese induziert, die alle Kriterien einer klassischen Angiogenese erfüllt. Daher erweist es sich besonders in der Prämenopause als äußerst schwierig, rein funktionelle Geschehen von echten ovariellen Neoplasien durch das additive diagnostische Verfahren einer Dopplersonographie sicher abzugrenzen. Da zum Zeitpunkt der Ovulation oder auch bei einer Tumorbildung im Ovar die Angiogenese nicht homogen über den gesamten Tumor bzw. das gesamte Ovar verteilt ist, stellt sich dem Untersucher das Problem, an welcher Stelle das die Angiogenese repräsentierende Gefäß für die Messung zu suchen ist. Es ist evident, daß wünschenswerter Weise möglichst in soliden Vegetationen bzw. in den Septen die dopplersonographischen Messungen durchzuführen sind, da sie mit höchster Wahrscheinlichkeit direkt dem Tumor zugeordnet werden können und damit potentielle Kandidaten für die zu erwartende Tumorangiogenese darstellen. Peritumoröse Messungen erscheinen fragwürdig, da hier die Beziehung zur tatsächlichen Tumorangiogenese eher spekulativ ist, bzw. dem Zufall überlassen bleibt. Zwar können bei Malignomen nicht in allen Fällen, doch in mehr als 90 % aller Fälle Gefäße dargestellt und gemessen werden [4, 5]. Die Anzahl der beurteilbaren Gefäße benigner Tumoren schwankt dagegen zwischen 54 % [4] und 70 % [6]. Ein zentrales Problem bildet, wie bereits erwähnt, die Wahl des repräsentativen Gefäßes.

Selbst ein Protagonist dopplersonographische Untersuchungen wie Kurjak mißt nur in 6 % im solid papillären Anteil beim Malignom und greift in der Majorität der Befunde auf perizystische Messungen zurück [4]. Wenn die Frage nach der klinischen Relevanz farbdopplersonographischer Untersuchungen bei soliden zystischen Ovarialtumoren, die sich in einem hohen Prozentsatz später als Malignome erweisen, eher akademischer Art ist, wäre es bei einkammrig-glattwandigen Zysten, die in der Prä- und Postmenopause zu den häufigsten Ovarialtumoren gehören, besonders wünschenswert, wenn der Farbdoppler uns additive Informationen mitteilen könnte. Hierbei zeigt sich jedoch, daß in bis zu 82 % gerade bei einfachen Ovarialzysten kein dopplersonographisches Signal gewonnen werden kann [3]. Hinzu kommt, daß die Messung in einem für eine potentielle Neoangiogenese verantwortlichem Gefäß gerade hier dem Zufall überlassen bleibt, da sie grundsätzlich peritumorös vorgenommen wird.

Betrachtet man unter dem Aspekt der gemessenen RI und PI den Vergleich zwischen Follikel, Corpus luteum und Ovarialkarzinom FIGO Ia, so konnten Bourne et al. zeigen, daß RI und PI sich in funktionellen Ovarialtumoren und Ovarialkarzinomen FIGO Ia nicht unterscheiden [1]. Dieses Ergebnis reflektiert die begrenzte klinische Relevanz dopplersonographischer Möglichkeiten in der Prämenopause zur Früherkennung von Ovarialkarzinomen. Ob neue Parameter in der Evaluierung von Flußprofilen in Ovarialtumoren ähnlich wie in der Geburtshilfe an Bedeutung gewinnen, bleibt der Zukunft vorbehalten [2, 6].

Am ehesten scheint der Doppler in der Postmenopause additiv eine Bedeutung zu haben, jedoch unter der Veraussetzung, daß langfristig eine vergleichbare Standardisierung der Meßbedingungen und der Wahl der Gefäße erfolgt. Die Kombination sowohl des Dopplers als auch der Sonomorphologie mit Tumormarkern bringt zwar in Einzelfällen eine Verbesserung der diagnostischen Prädiktivwerte, kann jedoch keinesfalls das Dilemma der klinischen Entscheidung lösen.

Zusammenfassend muß somit konstatiert werden, daß der Sonographie zweifelsohne ein hoher diagnostischer Stellenwert in der Erkennung von Ovarialtumoren zukommt. Eine sichere klinische Differenzierung zwischen benignen und malignen Tumoren erscheint insbesondere unter dem Aspekt der Früherkennung von prognostisch günstigen Stadien kaum möglich. Auch die Hinzuziehung von dopplersonographischen Zusatzinformationen läßt lediglich die Formulierung eines individuellen Risikos zu.

Literatur

1. Bourne TH, Gruböck K, Tailo A (1995) The study of ovarian tumours. In: Bourne TH, Jauniaux E, Jurkovic DP (eds) Transvaginal colour doppler. The scientific basis and practical application of colour doppler in gynaecology, pp 131–144
2. Fleischer AC, Cullinan JA, Williams LL, Kepple DM, Peery CV (1993) Color doppler sonography of benign pelvic masses: the spectrum of findings. In: Kurjak A (ed) An atlas of transvaginal color doppler. The current state of the art. Parthenon, pp 279–289
3. Kurjak A, Predanic M, Kupesic S, Zalud I (1993) Pelvic tumor neovascularity. In: Kurjak A (ed) An atlas of transvaginal color doppler. The current state of the art. Parthenon, pp 231–246
4. Kurjak A, Predanic M, Kupesic S, Zalud I (1993) Adnexal masses – malignant ovarian tumours. In: Kurjak A (ed) An atlas of transvaginal color doppler. The current state of the art. Parthenon, pp 291–316
5. Lerner JP, Timor-Fritsch IE, Federman A, Abromovich G (1994) Transvaginal ultrasonographic characterization of ovarian measses with an improved, weighted scoring system. Am J Obstet Gynecol 170: 81–85
6. Maly Z, Riss P, Deutinger J (1995) Localization of blood vessels and qualitative assessment of blood flow in ovarian tumours. Obstet Gynecol 85: 33–36

7. Osmers RGW, Osmers M, von Maydell B, Wagner B, Kuhn W (1996) Preoperative evaluation of ovarian tumours in the premenopause by transvaginosonography. Am J Obstet Gynecol 175: 428–434
8. Sassone AM, Timor-Fritsch IE, Artner A, Westhoff C, Warren WB (1991) Transvaginal sonographic characterization of ovarian disease: evaluation of a new scoring system to predict ovarian malignancy (see comments). Obstet Gynecol 78: 70–76
9. Tay SK, Tan YY (1992): Risk factors and a risk scoring system for the prediction of malignancy in ovarian cysts. Aust NZ J Obstet Gynaecol 32: 341–345
10. Tay S (1995) Comparison of the usefulness of serum CA 125 level and a risk scoring system in detecting malignancy in ovarian cysts. Ann Acad Med Singapore 24: 168–171

Früherkennung durch Markerbestimmungen

H. G. Meerpohl

Mehr als 2 Drittel aller Ovarialkarzinome werden erst in den fortgeschrittenen Stadien III und IV (FIGO) diagnostiziert. Die Chancen auf eine Kuration sind für diese Patientinnen, trotz intensiver Bemühungen und erkennbarer Verbesserungen der Therapiekonzepte in den letzten Jahren, begrenzt. Dagegen haben Patientinnen mit einer lokoregionär begrenzten Tumorausdehnung zum Zeitpunkt der Diagnosestellung, insbesondere im Stadium I, eine gute Heilungschance. Unter diesen Voraussetzungen sind die in der Öffentlichkeit immer wieder geäußerten Forderungen nach einer Verbesserung der Früherkennung beim Ovarialkarzinom begründet.

Die wichtigsten Untersuchungsmethoden, die derzeit für ein allgemeines Screening zur Verfügung stehen, sind:

– die bimanuelle rektovaginale Untersuchung des kleinen Beckens,
– die Erfassung von Tumormarkern,
– die Sonographie.

Rektovaginale Palpationsuntersuchung. Sie ist in der Lage, Ovarialkarzinome in jedem Stadium zu erkennen. Als Screeningmethode weist die Palpation jedoch keine ausreichende Sensitivität sowie Spezifität auf.

Tumormarker. Der Tumormarker CA 125 ist eine antigene Determinante, die mit Hilfe eines Radio-Immuno-Assays bei ca. 80 % aller Patientinnen mit epithelialen Ovarialkarzinomen im Serum mit einem erhöhten Titer (>35 U/ml) nachgewiesen werden kann. Leider ist jedoch im Stadium I (FIGO) nur bei ca. 50 % aller Patientinnen ein erhöhtes CA-125 im Serum nachweisbar. Darüber hinaus schränkt der Umstand, daß erhöhte CA-125 Spiegel auch bei einer Reihe von gutartigen Erkrankungen und bei gesunden Frauen insbesondere in der Prämenopause gefunden werden, den Stellenwert dieses Parameters für ein allgemeines Screening ein. Die zu niedrige Sensitivität und Spezifität der CA-125-Bestimmung führt bei alleiniger Anwendung dieses Parameters im Rahmen des Screenings zwangsläufig zu einer zu großen Anzahl invasiv-diagnostischer Eingriffe bei gesunden Frauen oder Patientinnen mit benignen Erkrankungen, die nicht zu akzeptieren sind.

Sonographie. Die transvaginale Sonographie hat für die sichere Beurteilung der Organe des kleinen Beckens und insbesondere für die Beurteilung der Ovarien gegenüber der früher geübten transabdominalen Sonographie eine wesentliche Verbesserung erbracht. Die Spezifität der Sonographie ist aber auch in der Hand des geübten Untersuchers noch nicht so hoch, daß diese Methode als alleinige Screeningmodalität akzeptiert werden kann. Die Bedeutung von *Doppleruntersuchungen, 3D-Sonographie* oder *Positronen-Emissions-Tomographie (PET)* für das Screening kann derzeit noch nicht eingeschätzt werden.

Aktuelle Empfehlung zum Screening

Die Prävalenz von Ovarialkarzinomen ist mit 15/100000 relativ niedrig. Ein allgemeines Screening außerhalb klinischer Studien ist derzeit wegen der nicht ausreichenden Sensitivität und Spezifität der zur Verfügung stehenden Untersuchungsmethoden nicht zu empfehlen. Die Kombination der Untersuchungsmethoden sowie die Begrenzung auf postmenopausale Frauen verbessert zwar die Spezifität gegenüber den Einzelparametern, ändert aber grundsätzlich bisher nichts an der aufgezeigten Problematik. Die Teilnahme an klinischen Studien zu dieser Frage ist dringlich zu empfehlen.

Das anamnestische Risiko einer familiären Belastung sollte in der Sprechstunde routinemäßig bei allen Patientinnen im Rahmen der Vorsorge sorgfältig erfaßt werden. Allen *Frauen mit bestehendem familiärem Risiko* ist eine jährliche rektovaginale Untersuchung und eine transvaginale Sonographie zur Beurteilung des inneren Genitale anzuraten. Bei einem auffälligen sonographischen Befund ist die zusätzliche Bestimmung des Tumormarkers CA-125 sinnvoll. In der Postmenopause ist bei sonographisch auffälligem Befund und einem erhöhten CA-125-Wert (>35 U/ml) eine invasive Diagnostik zu empfehlen.

Bei Frauen mit zwei und mehr Erkrankungsfällen in der Familienanamnese steigt das persönliche Erkrankungsrisiko auf 7%. Eine regelmäßige Überwachung durch einen versierten Gynäkoonkologen ist zu empfehlen, wobei neben der jährlichen rektovaginalen Untersuchung und der transvaginalen Sonographie (TVUS) die Bestimmung des CA-125 auch ohne Vorliegen eines auffälligen Sonographiebefundes sinnvoll erscheint.

Diagnostische Abklärung von unklaren Adnextumoren

H. G. Meerpohl

Die Anzahl der Patientinnen, die wegen sonographisch suspekter Befunde der Ovarien derzeit einer invasiven Diagnostik zugeführt werden, steigt stark an. Besonders prämenopausal ist die überwiegende Anzahl von vergrößerten Adnextumoren gutartig. Es ist daher besonders wichtig, präoperativ das Risiko eines möglichen malignen Befundes richtig einzuschätzen und die weiteren diagnostischen Maßnahmen daraufhin auszurichten. Unilokuläre, glattbegrenzte Ovarialzysten sowie homogene, gut abgrenzbare Adnextumoren weisen nur sehr selten auf einen malignen Ovarialtumor hin. Bei sonographisch inhomogenen Tumoren oder unscharfer Begrenzung steigt bei geübten Untersuchern die Chance, einen malignen Tumors richtig zu diagnostizieren, bereits auf 17%. Bei völliger Inhomogenität und unregelmäßiger Struktur des Tumors ist die Sicherheit einer präoperativ richtigen sonographischen Aussage ca. 80%.

Bei der diagnostischen Abklärung von unklaren Adnextumoren ist in Abhängigkeit von Tumorgröße und Menopausenstatus ein unterschiedliches Vorgehen zu empfehlen. *In der Prämenopause* sind es häufig funktionelle Ovarialtumoren (Follikelzysten), die sich als unilokuläre zystische Tumoren bis zu einer Größe von 6–8 cm Durchmesser darstellen. Etwa 70% dieser Veränderungen bilden sich ohne Therapie spontan zurück. Die Suppression der Ovulation durch Ovulationshemmer kann in ihrer Bedeutung für die Rückbildung funktioneller Zysten derzeit nicht eingeschätzt werden. Bei abwartendem Vorgehen sind wiederholte Tastuntersuchungen sowie Kontrollen durch transvaginalen Ultraschall zu empfehlen. Veränderungen der Klinik oder im ultrasonographischen Befund oder die Persistenz eines Ovarialtumors ergeben die Indikation zu weitergehender chirurgischer Intervention. Solide Ovarialtumoren sollten ohne Verzögerung operativ abgeklärt werden.

Bei Patientinnen in der Postmenopause ist das Erkrankungsrisiko hingegen sehr viel höher. In der Regel ist bei tastbaren oder sonographisch nachweisbar vergrößerten Ovarien in der Postmenopause eine chirurgische Abklärung erforderlich. Ein klinisch oder sonographisch nachgewiesener zystischer oder zystisch solider Tumor sollte wegen der deutlich erhöhten Malignominzidenz immer operativ abgeklärt werden. Nur bei Frauen mit einer unilokulären, glattwandigen und unilateralen Zyste von <4 cm Durchmesser, negativem CA-125 sowie vollständiger Beschwerdefreiheit kann ein exspektatives Vorgehen vertreten werden. Ausnahmen bilden allenfalls klinisch inapparente unilokuläre Zysten mit einem Durchmesser von weniger als 3 cm und einem normalen CA-125-Wert (s. o.).

Laparoskopie versus Laparotomie. Die laparoskopische Ovarialchirurgie wird in Deutschland zunehmend häufiger durchgeführt. Wissenschaftliche Daten über die Effektivität und Sicherheit der Laparoskopie fehlen bis heute, insbesondere bei Patientinnen, bei denen ein maligner Befund diagnostiziert wird. Wenn im Rahmen einer Laparoskopie ein Ovarialmalignom diagnostiziert wird, muß eine adäquate Stagingoperation mit nachfolgender chirurgischer Therapie möglichst umgehend angeschlossen werden.

Literatur

1. Jacobs I (1994) Genetic, biochemical and multimodal approaches to screening for ovarian cancer. Gynecol. Oncol 55: 22–27
2. Bewtra C, Watson P, Conway T, Read Hippee C, Lynch HT (1992) Hereditary ovarian cancer: a clinicopathological study. Int J Gynecol Pathol 11: 180–187
3. Easton DF, Bishop DT, Ford D, Crockford GP (1993) Genetic linkage analysis in familial breast and ovarian cancer: results from 214 families. The Breast Cancer Linkage Consortium. Am J Human Genet 52: 678–701

Tumornachsorge in der gynäkologischen Onkologie (Moderation: K.-D. Schulz)

Allgemeine Hinweise

K.-D. Schulz und U. Bastian

Seit Jahrzehnten sind Nachsorgeuntersuchungen unverzichtbarer Bestandteil der ärztlichen Betreuung von Frauen nach Brustkebs- oder Genitaltumorerkrankung. Die gynäkologische Onkologie war hier Vorbild für ein Konzept, das inzwischen auch von anderen Fachdisziplinen, die in die Krebstherapie involviert sind, längst übernommen wurde. Frequenz und Ausmaß dieser klinischen, laboranalytischen und apparativ-diagnostischen Untersuchungen haben jedoch einen Umfang erreicht, der zwingend einer Überprüfung bedarf. In der Vergangenheit war die Früherkennung des Tumorrezidivs vorrangiges Ziel der Nachsorge. Andere Aspekte wie Rehabilitation und psychosoziale Betreuung waren Gegenstand vieler Diskussionen, blieben aber im ärztlichen Alltag eher von untergeordneter Bedeutung. Es ist daher an der Zeit, die gegenwärtigen Konzepte neu zu evaluieren, vor allem ihren Nutzen für die von uns betreuten Patientinnen zu überprüfen. Hierzu sind folgende Fragen zu beantworten:

- Ist die Früherkennung eines lokalen Tumorrezidivs oder von Fernmetastasen mit einem Überlebensvorteil für betroffene Frauen verbunden?
- Sind die eingesetzten Untersuchungsmethoden überhaupt in der Lage, das Prinzip der Früherkennung von Tumorrezidiven zu gewährleisten?
- Können sich unwirksame Methoden sogar nachteilig auf das organische und psychische Wohlbefinden auswirken?
- Läßt sich das Prinzip der „Lebensqualität" wirksamer in die Nachsorgekonzepte integrieren?

Für das *Mammakarzinom* ist inzwischen eine Überprüfung unter den genannten Bedingungen erfolgt und eine Konsensusempfehlung formuliert worden. Für die *Malignome des weiblichen Genitale* stehen derartige Stellungnahmen noch aus. Die dieser Darstellung folgenden Übersichten sind als ein erster Schritt in diese Richtung gedacht.

Mammakarzinom

K.-D. Schulz und U. Bastian

Einleitung

Nach der Primärbehandlung ist glücklicherweise die Mehrzahl der Mammakarzinompatientinnen als geheilt zu betrachten. Sie bedürfen der ärztlichen Hilfe, um das

Stadium der manifesten Erkrankung zu überwinden und einem Leben in Gesundheit zugeführt zu werden. Bei einem Teil der Frauen entwickelt sich jedoch erneut eine Tumormanifestation. Hierbei unterscheidet man:

- das intramammäre Rezidiv nach brusterhaltender Operation,
- das lokoregionäre Rezidiv,
- Fernmetastasen,
- das Zweitkarzinom in der ipsi- oder kontralateralen Brust.

Während das frühzeitig erkannte *intramammäre oder lokoregionäre Rezidiv* durchaus noch Heilungschancen bietet, kann beim Auftreten von Fernmetastasen nicht mehr von einer definitiven Heilung ausgegangen werden. Verschiedene Studien haben gezeigt, daß das frühzeitige Erkennen von Fernmetastasen keinen Überlebensvorteil für die betroffenen Patientinnen bietet [1, 3]. Obwohl frühzeitig behandelt, ist die Überlebenszeit dieser Frauen identisch mit der von Frauen, bei denen die Metastasierung erst durch klinische Symptome entdeckt wird und die Therapie erst später einsetzt.

Die *frühzeitige Diagnose der Fernmetastasierung* führt damit lediglich zu einer Verkürzung des krankheits- und damit therapiefreien Intervalls, was für die Patientinnen nur mit einer starken Einbuße ihrer Lebensqualität verbunden ist. Solange eine Früherkennung von Fernmetastasen das Schicksal der Patientinnen nicht positiv beeinflussen kann [1, 3], sollte Zurückhaltung in der apparativen und laboranalytischen Diagnostik geboten sein. Die ärztliche Zuwendung, einschließlich der Erkennung und Behandlung von Therapiefolgen, muß ganz in den Vordergrund gerückt werden.

Unverzichtbarer Teil der apparativen Diagnostik bleibt die regelmäßige engmaschige mammographische Untersuchung nach brusterhaltender Therapie. Auch die Mammographie der kontralateralen Brust ist zur Früherkennung maligner Veränderungen unabdingbar. Lokales Rezidiv, intramammäres Rezidiv und karzinomatöse Erkrankung der kontralateralen Brust bieten immer noch die Chance für ein kuratives Therapiekonzept.

Die Durchführung weiterführender apparativer Diagnostik (Röntgen-Thorax, Skelettszintigraphie, Oberbauchsonographie u. a.) oder die Anwendung laboranalytischer Untersuchungsverfahren ist lediglich bei klinischer Symptomatik indiziert und bei beschwerdefreien Frauen nicht erforderlich.

Nachsorgeempfehlungen

Die aktuellen Nachsorgeempfehlungen nach Mammakarzinomerkrankung sind das Ergebnis einer Konsensus-Konferenz vor 2 Jahren [2]. Sie stellen eine *sorgfältige Anamnese* sowie eine *eingehende, über das übliche Maß hinausgehende somatische Untersuchung* ganz in den Vordergrund. Die Anamnese sollte gezielt das subjektive Wohlbefinden, Leistungsfähigkeit, das Auftreten von Besonderheiten sowie Beschwerden oder andere somatische Veränderungen eruieren. Bei der gründlichen körperlichen Untersuchung ist insbesondere nach der Symptommanifestation eines Tumorrezidivs zu fahnden. Pathologische Befunde machen eine weitergehende Diagnostik erforderlich. Immerhin lassen sich 90 % aller Karzinomrezidive allein durch eine sorgfältige Anamnese und gewissenhafte körperliche Untersuchung entdecken.

Ein wichtiger Aspekt ist auch die *psychosoziale und psychoonkologische Betreuung* der Betroffenen. In diesem Zusammenhang erweist sich eine enge Zusammenarbeit des Arztes mit Selbsthilfegruppen als sehr hilfreich. Erfahrungen zeigen, daß betroffene Frauen, die in einer Selbsthilfegruppe aktiv mitarbeiten, besser lernen, die vielschichtigen Probleme ihrer Erkrankung zu bewältigen und damit eine höhere Lebensqualität zu erreichen.

Die Beratung über die verschiedenen Möglichkeiten der psychischen, sozialen, familiären, körperlichen und beruflichen *Rehabilitation* ist unverzichtbarer Bestandteil der Nachsorge. Zur organischen Rehabilitation gehört hierbei auch eine Analyse der körperlichen Belastbarkeit und das Angebot eines krankheitsadaptierten körperlichen Trainings, z. B. im Rahmen spezieller Sportgruppen.

Eine Beratung über *rekonstruktive Möglichkeiten* nach einem Verlust oder narbiger Deformierung der Brust muß ebenfalls Teil der Nachsorge sein. In der operativen Medizin sind verschiedene Verfahren der Brustrekonstruktion entwickelt worden, die unter Berücksichtigung von Allgemeinzustand, psychischer Belastung, Tumorstadium und Alter jeder Betroffenen angeboten werden können.

Auch die Berücksichtigung *hormonaler Probleme* gehört in den Beratungsbereich der Nachsorge. Dies betrifft gleichermaßen die hormonale Kontrazeption als auch die Substitution in der Postmenopause. Eine Sexualhormonmedikation bei Patientinnen nach Mammakarzinom ist nicht generell kontraindiziert, wenn auch für bestimmte Untergruppen nicht unumstritten.

Eine hormonale Substitutionsbehandlung ist unter Berücksichtigung von Tumorstadium und Rezeptorstatus in vielen Fällen möglich. Für die Therapieentscheidung sind sowohl der Nutzen einer solchen Behandlung im Hinblick auf Beschwerden, kardiovaskuläre Erkrankungen und Osteoporose, als auch die Risiken hinsichtlich einer Tumorpromotion von Bedeutung. Bei prämenopausalen Frauen sind ähnliche Riskoabwägungen im Falle einer hormonalen Kontrazeption erforderlich.

Die Nachsorgeuntersuchungen sollten in den ersten drei Jahren vierteljährlich, im vierten und fünften Jahr halbjährlich und ab dem sechsten Jahr einmal jährlich erfolgen (Tabelle 1). Es ist anzustreben, daß die Nachsorgeuntersuchungen all-

Tabelle 1. Nachsorgeuntersuchungen bei Mammakarzinom

	Nachsorge		Früherkennung
Jahre nach Primärtherapie	1, 2, 3	4, 5	6 und weitere Jahre
Anamnese körperliche Untersuchung Aufklärung/Information	vierteljährlich	halbjährlich	jährlich
Laboruntersuchungen, Untersuchungen mit bildgebenden Verfahren (Ausnahme: Mammographie)	nur bei klinischem Verdacht auf Rezidiv und/oder Metastasen		

Tabelle 2. Nachuntersuchungen bei Mammakarzinom – Mammographie

	1. Jahr–3. Jahr	ab 4. Jahr
Brusterhaltende Operation		
– befallene Brust	alle 6 Monate	einmal jährlich
– kontralaterale Brust	einmal jährlich	
Mastektomie	einmal jährlich	

mählich in individuell modifizierte Krebsfrüherkennungsuntersuchungen übergehen. Den Patientinnen muß geholfen werden, definitiv zu gesunden, d. h. ihre Erkrankung körperlich und psychisch zu überwinden. Unerläßlich ist selbstverständlich auch die begleitende regelmäßige Krebsfrüherkennungsuntersuchung im Genitalbereich. Bei laufender oder vorausgegangener *Tamoxifen-Therapie* ist die Vorsorge durch eine *Vaginal-Sonographie* zu ergänzen.

Bildgebende Verfahren

Bei symptomfreien Frauen nach abgeschlossener Mammakarzinomtherapie sollte eine apparative Diagnostik lediglich im Bereich der Mamma erfolgen (Tabelle 2).

Nach einer *Mastektomie* werden jährliche Mammographiekontrollen der kontralateralen Brust empfohlen. Wurde eine *brusterhaltende Operation durchgeführt*, finden in den ersten drei Jahren halbjährliche Mammographiekontrollen der betroffenen Seite statt, danach einmal jährlich. Die Mammographie der kontralateralen Brust erfolgt wiederum in jährlichen Abständen. Patientinnen mit Implantat- oder Eigengewebsaufbau sind ähnlich zu kontrollieren wie Patientinnen nach Mastektomie.

Die Kernspintomographie und die Mammasonographie sind nicht Bestandteil des aktuellen Nachsorgescreenings, sondern bleiben speziellen Fragestellungen vorbehalten.

Ziel des geänderten Nachsorgekonzeptes

Die langfristige, individuelle ärztliche Begleitung der Patientin steht im Vordergrund. Aufwendige, kostenintensive, apparative und labordiagnostische Untersuchungen treten bei symptomfreien Patientinnen in den Hintergrund. Die frühe Entdeckung von Fernmetastasen bringt keinen Überlebensvorteil für die an Brustkrebs erkrankten Frauen, sondern stellen allenfalls eine vermeidbare psychische Belastung dar. Heilungschancen ergeben sich jedoch noch bei der Früherkennung von intramammären, lokalen oder kontralateralen Rezidiven. Regelmäßige Mammographiekontrollen sind deshalb nicht nur gerechtfertigt, sondern notwendig. Werden Fernmetastasen entdeckt, ist zwar keine definitive Heilung mehr möglich, aber die individuelle Erstellung risikoadaptierter Therapiepläne erlaubt eine mitunter mehrjährige Stabilisierung der Erkrankung, wobei auf die Gewährleistung einer hohen Lebensqualität zwingend geachtet werden muß. Die Nachsorge muß charakterisiert sein durch eine vertrauensvolle Wechselbeziehung zwischen Arzt und Patientin als Voraussetzung für eine schnelle Genesung.

Umsetzung in die Praxis

Wissenschaftlich gewonnene Erkenntnisse in den ärztlichen Alltag zu übersetzen, haben sich in der Vergangenheit nicht immer einfach realisieren lassen. Hierbei sind mehrere Möglichkeiten hilfreich:

1. Publikation von Konsensus-Empfehlungen in schriftlicher Form,
2. Vortragen der Empfehlungen auf Fortbildungsveranstaltungen,
3. Überprüfung der Praktikabilität und Effizienz in der regionalen Patientenversorgung (Feldstudienprojekt des Bundesministeriums für Gesundheit).

ad 1: Die *Leitlinien* wurden interdisziplinär in verschiedenen Fachzeitschriften (Chirurgie, Gynäkologie, Innere Medizin, Onkologie, Radiologie etc.) veröffentlicht (stellvertretend für andere Publikationen [2]).

ad 2: *Mitteilung und Diskussion* des Konzeptes erfolgten inzwischen auf dem Deutschen Krebskongreß 1996, auf der Tagung der Deutschen Gesellschaft für Senologie 1996, der Tagung der Deutschen Gesellschaft für Gynäkologie und Geburtshilfe 1996 und der Tagung der Hessischen Krebsgesellschaft sowie auf der Jahrestagung der Österreichischen Gesellschaft für Senologie und verschiedenen anderen regionalen Fortbildungsveranstaltungen. Nach anfänglicher kritischer Zurückhaltung ergab sich am Ende der jeweiligen Veranstaltung fast immer eine überwiegend positive Resonanz.

ad 3: *Wiederholte Informationen* allein sind keine Garantie für eine problemlose Integration neuer Aspekte in die ärztliche Routine. Die Gründe hierfür sind vielfältig: Mangelnde Akzeptanz auf Seiten der Ärzte (fehlende oder unzureichend bekannte regionale Infrastruktur, unzureichende Sachkenntnis, finanzielle Nachteile, gestörte Kooperation mit Selbsthilfegruppen, Krebsberatungsstellen oder ähnlichen Einrichtungen. Mangelnde Patientinnen-Compliance (generelle Angst vor der Nachsorge, Flucht vor der Krankheit, Angst vor belastenden Untersuchungen, wohnortferne Nachsorge).

Derzeit läuft in verschiedenen Regionen der Bundesrepublik (Aachen, Jena, Marburg, München, Stuttgart) eine Überprüfung der Praktikabilität und Effizienz unter Ausschluß der zuvor genannten Störfaktoren, und zwar im Rahmen eines Feldstudienprojektes, das vom Bundesministerium für Gesundheit gefördert wird. Inhaltlich ergänzt ist dieses Projekt durch eine Analyse der Lebensqualität von Brustkrebspatientinnen in der Nachsorge unter Einsatz neuer Meßmethoden für die Lebensqualität. Hierfür mußten im Marburger Raum verschiedene Vorbereitungen und organisatorische Voraussetzungen geschaffen werden:

- Die Etablierung eines Qualitätszirkels, der sich aus Vertretern der beteiligten Kliniken, der niedergelassenen Ärzte und der Selbsthilfegruppen rekrutiert.
- Die Implementierung einer Tumordokumentation unter besonderer Berücksichtigung einer reibungslosen Kooperation zwischen Klinik und Praxis.
- Die Anpassung neuer Meßmethoden für Lebensqualität an die besonderen Probleme der Mammkarzinome.

Inzwischen sind diese Vorbereitungen im Marburger Raum erfolgreich abgeschlossen und funktionsfähige Strukturen geschaffen worden [4, 5]. Es lassen sich nunmehr Aussagen treffen zum Krankheitsverlauf der in der Region lebenden Mammkarzinompatientinnen, zum psychosozialen Problemkreis, zu Unter- oder Überversorgungsproblemen sowie natürlich zur Lebensqualität nach Brustkrebstherapie.

Die Funktionsfähigkeit der regionalen Strukturen wird dadurch belegt, daß derzeit 100 % aller in der Region primär behandelten Mammakarzinompatientinnen erfaßt werden und der Rücklauf der kooperativen Nachsorgedokumentation aus dem niedergelassenen Bereich ebenfalls 100 % ist. Immerhin fanden sich 74 % aller erfaßten Patientinnen bereit, Angaben zur Lebensqualität zu machen.

Schlußbetrachtung

Für die Nachsorge bei Mammakarzinom hat sich unter Berücksichtigung neuer wissenschaftlicher Erkenntnisse im Interesse unserer Patientinnen ein grundlegender Wandel vollzogen. Neben der Überwachung des Krankheitsverlaufes findet die Lebensqualität eine besondere Beachtung. Insbesondere dann, wenn eine definitive Heilung nicht mehr möglich ist. Die gegenwärtigen Empfehlungen dürfen dabei keineswegs als unumstößlich gelten, sondern bedürfen einer ständigen Anpassung an neue Erkenntisse. Die für das Mammakarzinom skizzierte Szenerie mag beispielhaft sein zur Entwicklung von Nachsorgekonzepten für andere Tumoren unseres Faches, wofür mit der heutigen Diskussion hoffentlich eine entscheidende Weichenstellung erfolgt ist.

Literatur

1. GIVIO (1994) Impact of follow-up testing on survival and health-related quality of life in breast cancer patients. JAMA 271: 1587–1597
2. Hellriegel KP, Schulz K-D (1995) Nachsorge bei Mammakarzinom-Patientinnen. Empfehlungen einer Konsensus-Tagung. FORUM DKG 10: 272–274
3. Rosselli Del Turco M, Palli D, Cariddi A, Ciatto S, Pacini P, Distante V (1994) Intensive diagnostic follow-up after treatment of primary breast cancer. JAMA 271: 1593–1592
4. Schmidtalbers U, Koller M, Schmidt-Rhode P et al. (1996) Improving follow-up care and quality of life of patients with breast or rectal cancer. Protocol of a five-year field study. ESMDM Abstract Book: 50
5. Schmidtalbers U, Koller M, Schmidt-Rhode P, Ortmann O, Lorenz W, Schulz, K-D (1996) Projekt zur Verbesserung der Tumornachsorge unter besonderer Berücksichtigung der Lebensqualität bei Patientinnen mit Mammakarzinom (5-Jahres-Feldstudie). Arch Gynecol Obstet 258 (Suppl 1): 97

Zervixkarzinom

G. Bastert

Vorbemerkungen

Die Zahl invasiver Zervixkarzinome nimmt weltweit ab, wobei die Gründe hierfür
unklar sind. Vertreter der Präventivmedizin in der Gynäkologie verweisen auf die Effektivität der Vorsorgeuntersuchungen, Gegner argumentieren mit dem Rückgang der
Zahl von Zervixkarzinomen auch in Entwicklungsländern bzw. Schwellenländern.

Nach stadiengerechter qualifizierter Primärtherapie, sei es Operation sei es kombinierte Bestrahlung, ist bei Zervixkarzinomen mit Rezidiven und Metastasen vor
allem innerhalb der ersten 2 Jahre zu rechnen, wobei dies besonders für nodal positive Fälle gilt (Tabelle 1 und 2). Dies gilt gleichermaßen für Plattenepithelkarzi-
nome unterschiedlichster Differenzierung wie für Adenokarzinome. Zwei Jahre
nach der Primärtherapie werden bereits knapp 70 % aller Rezidive diagnostiziert,
zwischen dem 3. und 5. Jahr kommen weitere rund 20 % hinzu, und jenseits des
5. Jahres werden nur noch 10 % beobachtet.

Das Schicksal einer Patientin mit einem Zervixkarzinom entscheidet sich meist
(70 %) durch die Rezidiventwicklung im kleinen Becken (Tabelle 3). Nur 30 % ent-

Tabelle 1. Zervixkarzinom: Tu-Stadium und Lymphknotenbefall [1]

Stadium	positive LK	
	n	%
Ib	3348	17
IIa	558	28
IIb	360	39
III	124	48

Tabelle 2. Zervixkarzinom: Zeit bis zur Rezidivdiagnostik [2]

Jahre nach Op	Rezidiv	
	n	%
1	58	47
2	27	21
3	11	9
4	12	9
5	5	4
6	4	3
7	2	2

Tabelle 3. Zervixkarzinom: Rezidiv bzw. Fernmetastase (n = 267) [2, 3, 5]

	Häufigkeit [%]
Rezidiv im kleinen Becken	70
Fernmetastase	30

Tabelle 4. Zervixkarzinom: Fernmetastasen bei Autopsie (n = 79) [4]

Sitz	Häufigkeit [%]
Lunge	38
Leber	13
WS	15
Rest	30

wickeln Fernmetastasen (Tabelle 4), wobei diese in rund 40 % in der Lunge, ferner jeweils zu 15 % in der Leber oder in der Wirbelsäule gefunden werden. Hinzu kommen rund 20 % Metastasen, die von positiven paraaortalen Lymphknoten ihren Ausgang nehmen.

Rezidive im kleinen Becken, die das größte Kontingent (70 %) des ersten Rezidivs bzw. der ersten Metastasierung bilden, sitzen dabei zu 60 % an der Beckenwand (meistens von Lymphknoten ausgehend) und zu 40 % zentral in der Gegend des Scheidenstumpfes [3]. Die meisten Frauen, die ein Rezidiv bzw. Metastasen beim Zervixkarzinom entwickeln, sterben innerhalb von 3 Jahren nach der Primärtherapie.

Nachsorge bei Zervixkarzinom

Die Nachsorge bei Zervixkarzinomen sollte bei beschränkter werdenden finanziellen Ressourcen innerhalb der ersten 2 Jahre im Abstand von 3 Monaten erfolgen, im 3. Jahr alle 4 Monate und im 4. und 5. Jahr alle 6 Monate. Bei realistischer Einschätzung werden vor allen Dingen Patientinnen mit einem zentralen Rezidiv im kleinen Becken von Sekundäroperationen im Sinne einer „Heilung im zweiten Anlauf" oder zumindestens im Sinne einer Überlebenszeitverlängerung profitieren; meist aber um den Preis mutilierender Eingriffe (z. B. Exenteration mit Stomaanlage). Patientinnen mit einem Beckenwandrezidiv profitieren von Rezidiveingriffen nach dem derzeitigen Kenntnisstand nur dann, wenn intraoperativ die Möglichkeit einer Strahlentherapie (intraoperative Radiotherapie IORT) gegeben ist.

Folgende stadienbezogene Nachsorgeuntersuchungen werden empfohlen:

- Stadium Tis (Carcinoma in situ): Alle 3–4 Monate für die Dauer von 2–3 Jahren. Dabei ist eine komplette gynäkologische Untersuchung incl. Kolposkopie und Exfoliativzytologie durchzuführen.

- Zervixkarzinom Stadium Ia1 und Ia2 (organerhaltend operiert): Alle 3–4 Monate für die Dauer von 2–3 Jahren, danach bis zum Ende des 5. Jahres alle 6 Monate: Komplette gynäkologische Untersuchung mit Kolposkopie und Exfoliativzytologie.
- Stadium Ib, IIa, IIb und III: Alle 3–4 Monate für die Dauer von 2–3 Jahren, in der Folge bis zum Ende des 5. Jahres alle 6 Monate. Dabei ist eine komplette gynäkologische Untersuchung mit Kolposkopie und Exfoliativzytologie durchzuführen.

Bei diesen Kontrollen ist gleichermaßen auf die Entwicklung von *Rezidiven* wie von *therapiebedingten Obstruktionen* speziell im Urogenitalbereich zu achten. Insofern wird im 1. Jahr alle 3 Monate und im zweiten Jahr alle 6 Monate eine Sonographie der Nieren zum Ausschluß einer Hydronephrose bzw. eines Hydroureters empfohlen.

Zusätzliche Untersuchungen wie

- transvaginale Sonographie, Ultraschall der Leber, Ultraschall der Supraklavikulargruben (Suche nach positiven Lymphknoten im Skalenus-Bereich),
- Zystorektoskopie,
- CT oder MRT des kleinen Beckens und des Retroperitoneums,
- intravenöses Urogramm, Isotopennephrogramm,
- Knochenszintigraphie,
- Röntgenuntersuchungen der Lunge

sind nur bei richtungsweisenden klinischen Symptomen oder bei begründeter Hochrisikosituation indiziert, nicht aber als Standardroutineprogramm anzusehen.

Laboruntersuchungen (BKS, Kreatinin-Harnstoff, Transaminasen, alkalische Phosphatase, Calcium im Serum etc.) sind nicht effektiv und daher auch nicht im Routineprogramm enthalten. Selbst die Tumormarkeruntersuchung: SCC (bei Plattenepithelkarzinomen) gehört nicht zum Standardprogramm.

Wichtig und unverzichtbar erscheint aber das, was neuerdings mit dem Schlagwort „Sprechende Medizin" bezeichnet (und auch besser honoriert) wird. Zu diesen Besprechungen zählen vor allen Dingen:

- psychosexuelle Probleme (Verkürzungen der Scheide nach Radikaloperation, vaginale Obstruktion nach kombinierter Bestrahlung, Ängste vor Schmerzen, Libidostörungen, Ängste vor „Karzinomansteckung" des Partners etc.),
- Obstipation nach Radikaloperation, Tenesmen oder Diarrhöneigung nach kombinierter Bestrahlung,
- Harninkontinenz, fehlendes Gefühl für den Blasenfüllungsdruck („Wertheim-Blase"),
- Stoma-Versorgungsprobleme,
- Therapie von klimakterischen Ausfallserscheinungen z. B. nach kombinierter Bestrahlung.

Insgesamt ist festzustellen, daß das Nachsorgeprogramm auch beim Zervixkarzinom einer Überarbeitung bedarf und speziell labor- bzw. apparatetechnisch im Vergleich zu dem bislang gehandhabten Verfahren reduziert werden kann.

Literatur

1. Petterson F (ed) (1995) Annual report on results of treatment in gynecological cancer, FIGO 1994. Repro Print AB, Stockholm, Vol 22
2. Burghardt E (1993) Cervical cancer, results. In: Burghardt E (ed) Surgical gynecologic oncology. Thieme, Stuttgart-New York
3. Krebs HB, Helmkamp F, Sevin BU, Poliakoff S, Nadji M, Averette H (1982) Recurrent cancer of the cervix following radical hysterectomy and pelvic node dissection. Obstet Gynecol 59: 422-427
4. Schmidt-Matthiesen H, Bastert G (1995) Gynäkologische Onkologie, 5. Aufl. Schattauer, Stuttgart
5. Webb MJ, Symmonds RE (1980) Site of recurrence of cervical cancer after radical hysterectomy. Am J Obstet Gynecol 138: 813–817

Vulvakarzinom

H. G. Bender

Im Verhältnis zu verschiedenen anderen Malignomen bietet ein Nachsorgekonzept nach Vulvakarzinomerkrankungen günstige Vorausetzungen. Dies erklärt sich durch folgende Faktoren:

- Die überwiegenden Regionen einer potentiellen Rezidivlokalisation sind durch die äußere Inspektions- und Palpationsuntersuchung oder eine Speculumeinstellung gut zugänglich.
- Die gute Zugänglichkeit führt gleichzeitig zu günstigen Voraussetzungen für eine definitive Abklärung.
- Die therapeutische Leistungsfähigkeit eines sekundär operativen Eingriffes liegt mit einer Dauerheilungsrate von 30 % bis 50 % für die allgemeinen Verhältnisse bei Tumorrezidiven relativ günstig.
- Mit der Weiterentwicklung differenzierter Operationstechniken hat sich die Möglichkeit der kompletten Resektion auch ausgedehnter Tumorläsionen und akzeptablen Morbiditätsfolgen deutlich erweitert.
- Aufgrund der genannten Voraussetzungen ist ein Nachsorgeprogramm nach Vulvakarzinom effizient und gleichzeitig auch kostengünstig.

Rezidive des Vulvakarzinoms sind bevorzugt am vulvovaginalen Übergang zu erwarten, wobei möglicherweise eine Begrenzung der Operationsradikalität wegen möglicher Komplikationen oder Spätschäden an dieser Lokalisation eine Rolle spielen kann. Diese Lokalisation wie auch die labiokruralen Übergänge und die Leisten sind einer äußeren Untersuchung frei zugänglich. Epithelveränderungen oder subkutane Indurationen sind insbesondere bei guter onkologischer Erfahrung einfach aufzudecken und damit einer sekundären operativen Therapie mit guten Heilungsaussichten zuzuführen. Entscheidend für die Prognose scheint zu sein, ob es sich um ein umschriebenes Rezidiv handelt oder dies im Zusammenhang mit einer peripheren Metastasierung in der Leiste oder darüber hinaus erkannt wird.

Unter den genannten Voraussetzungen kommen folgende Methoden in der Nachsorgeuntersuchung nach Vulvakarzinom in Betracht:

- Inspektion und Palpation, womit Epithelveränderungen und subepitheliale Indurationen entdeckt werden können,
- Kolpo- und Vulvoskopie, die insbesondere dem mit dieser Technik Vertrauten über die makroskopische Betrachtung hinaus zusätzliche wesentliche Hinweise zur Epithelbewertung vermittelt,
- Vulvazytologie, die insgesamt sehr viel schwieriger als die Vaginal- und Zervixzytologie zu interpretieren ist und daher nur eine nachgeordnete Bedeutung hat,
- Toluidin-Blauprobe, die bei effizienter Kolpo- und Vulvoskopie heute weitgehend verzichtbar ist,
- Bestimmung des Tumormarkers SCC, der nur eine geringe Bedeutung für die effizientere Nachsorge nach Vulvakarzinom besitzt,
- Ultraschalluntersuchung, mit der eventuell fragwürdige Befunde in der Leiste, Tumorvergrößerung im Becken und eventuell damit in Zusammenhang stehende Nieren-Aufstauphänomene dargestellt werden kann,
- Biopsien, die häufig ohne große Belästigung und Aufwand zur sicheren Diagnose führen.

Mit besonders den erstgenannten Methoden müßte sich eine relativ gute Nachsorgesituation ergeben. Allerdings besagt die Erfahrung, daß die häufig bereits zum Zeitpunkt der Primärtherapie betagten Patientinnen nur schwierig für eine regelmäßige Teilnahme an den Nachsorgeuntersuchungen zu gewinnen sind. Besondere Bedeutung haben die Nachsorgeuntersuchungen für die Kontrolle nach funktionserhaltenden Eingriffen mit eingeschränkter operativer Radikalität gewonnen. Dafür sind Patientinnen mit dem Angebot einer funktionserhaltenden Operation möglicherweise leichter für eine regelmäßige Nachkontrolle zu gewinnen. Eine Modifikation der Nachsorgeintensität kann sich auch aus der Radikalität der inguinalen Lymphonodektomie ergeben. Sprechen frühere Befunde dafür, daß eine subtotale Lymphonodektomie vorgenommen wurde, muß die Nachsorge in der Leistenregion besonders intensiv erfolgen.

Aufgrund der guten Zugänglichkeit der für die Nachsorge relevanten Körperregionen, der einfachen Methodik und der guten technischen Optionen sowie der hohen kurativen Leistungsfähigkeit sekundärer operativer Eingriffe ist die Nachsorgebetreuung von Vulvakarzinompatientinnen besonders effizient.

Endometriumkarzinom

M. Kaufmann

Derzeit erkranken 2 von 10 000 Frauen pro Jahr an einem Endometriumkarzinom. In den letzten Jahren zeigen die Inzidenzraten eine ansteigende Tendenz.

Am häufigsten betroffen sind Frauen in der Postmenopause, jedoch erkranken 15 % aller betroffenen Patientinnen vor dem 50. Lebensjahr.

Tabelle 1. Gliederung der Endometriumkarzinom-Stadien

Stadium (FIGO)		5-Jahres-Überlebensrate [%]	Relative Häufigkeit [%]
I	Auf Cavum uteri beschränkt	75 – 90	77
II	Auch Zervix beteiligt	50 – 65	14
III	Uterus überschritten, aber auf kleines Becken beschränkt	20 – 40	6
IV	Blase/Rektum beteiligt oder Fernmetastasen	0 – 15	3

Hinweise für ein Endometriumkarzinom können irreguläre uterine Blutungen sein sowie blutiger oder foetischer Fluor in der Postmenopause. Auch azyklische Blutungen prämenopausal können an ein Endometriumkarzinom denken lassen.

Als begünstigende Faktoren für das Auftreten eines Endometriumkarzinoms werden Adipositas, Hypertonus, Diabetes mellitus und langfristige durch endogene oder exogene Faktoren verursachte Östrogendominanz angesehen.

Das Endometriumkarzinom wird in folgende Stadien (Einteilung nach FIGO) gegliedert, welche zusammen mit den 5-Jahresüberlebensraten dargestellt sind:

80 % aller Rezidive treten erfahrungsgemäß in den ersten beiden Jahren auf. Der überwiegende Anteil manifestiert sich lokal oder lokoregionär. Besonders gefährdet sind das Scheidenende sowie die vordere Scheidenwand (Suburethralwulst). Eine Fernmetastasierung – bevorzugt in Lunge, Leber und Knochen – tritt mit 9 % sehr selten auf, allerdings mit steigendem Risiko bei fortgeschrittenem Stadium oder entdifferenzierten Tumoren.

Als Nachsorge nach einer Endometriumkarzinomerkrankung stehen neben anamnestischen Angaben v. a. die klinische Untersuchung zur Verfügung, um Rezidive frühzeitig zu erkennen. In den ersten drei Jahren nach der Erkrankung sollten vierteljährliche Untersuchungen des Abdomens, der inguinalen und supraklavikulären Lymphabflußgebiete, der unteren Extremitäten und der Brust sowie eine gynäkologische Untersuchung (Inspektion, rectovaginale Palpation), einschließlich Kolposkopie und Zytologie sowie BSG und Urinstatus erfolgen. Vaginalsonographie und Sonographie der Nieren sind in jährlichen Abständen sinnvoll. Ab dem 3. bis zum 5. Jahr nach der Erkrankungen sollten diese Untersuchung halbjährlich durchgeführt werden.

Abweichende oder zusätzliche Untersuchungen richten sich nach den individuellen Wünschen einer Patientin oder sind bei Rezidiv angezeigt.

Krebs und Hormone

M. Kaufmann

Krebs und hormonale Substitution

Eine Hormonsubstitution hat bei einer Anwendungsdauer von bis zu 5 Jahren keinen signifikanten Einfluß auf das Mammakarzinomrisiko. Mit Verlängerung dieser Einnahmezeit erhöht sich die Zahl diagnostizierter Mammakarzinome um 30–50%. Das Risiko erniedrigt sich wieder innerhalb von 2 Jahren nach Absetzen der Hormonsubstitution. Die Karzinome werden überwiegend in frühen Stadien diagnostiziert. Die Erhöhung des Risikos ist unabhängig von der zusätzlichen Gabe eines Gestagens, ebenso die des Typs als auch der Dosis. Bei hysterektomierten Frauen beschränkt sich die Indikation zur Gestagensubstitution somit auf Frauen mit einer proliferativen Mastopathie oder einer ausgeprägten Osteoporose. Bei nicht hysterektomierten Frauen sollte immer eine Östrogen-Gestagen-Kombination verabreicht werden, die eine Erhöhung des Endometriumkarzinomsrisikos verhindert. Prinzipiell sollte zur Vermeidung einer Endometriumshyperplasie die niedrigste effektive Östrogendosis verwendet werden. Das Ovarialkarzinomrisiko wird durch eine hormonale Substitution nicht beeinflußt.

Hormonale Substitution nach Krebs

Derzeit muß eine vorhergegangene Mammakarzinomerkrankung als eine Kontraindikation für eine Hormonsubstitution angesehen werden, da nicht ausgeschlossen werden kann, daß ruhende Tumoren aktiviert werden. Nach neueren Daten ist aber auch eine Verbesserung der Prognose durch eine Kombinationsbehandlung aufgrund schwerer klimakterischer Beschwerden möglich. Eine australische Fall-Kontrollstudie zeigte nach einer rezidivfreien Zeit von 5 Jahren die Substitution mit Östrogenen und Gestagenen zu einer besseren Überlebensrate und niedrigeren Rezidivrate führte. Dies kann auf die günstigen Wirkungen der Östrogene auf das Herz-Kreislauf-System und andere Organsysteme bedingt sein. Bevor jedoch die diesbezüglichen Empfehlungen verändert werden, müssen die Ergebnisse von prospektiven Studien abgewartet werden. Gleiches gilt für das Endometriumkarzinom. Am ehesten ist eine Hormonsubstitution bei einem Zustand nach Ovarialkarzinom erwogen worden.

Tamoxifen zur Prophylaxe des Mammakarzinoms

Tamoxifen ist die derzeit am intensivsten untersuchteste Substanz zur Prävention des Mammakarzinoms bei Hochrisikopatientinnen. Eine adjuvante Tamoxifen-Gabe reduziert signifikant die Inzidenz von Lokalrezidiven und von kontralateralen Mammakarzinomen. Auch nach Absetzen der adjuvanten Therapie verringert sich die Rate von Fernmetastasen. Die Langzeittoxizität ist an einer ausreichend großen Patientenzahl untersucht. Aufgrund der Möglichkeit einer Endometriumskarzinominduktion durch Tamoxifen wurde in der neuesten Studie die Teilnahme auf hysterektomierte Frauen begrenzt. Bisher liegen zu den 3 großangelegten Studien (USA; Europa, Italien), welche den präventiven Einsatz von Tamoxifen gegenüber einem Plazebo bei Frauen mit erhöhtem Mammakarzinomrisiko untersuchen, nur Daten zur Toxizität vor. Es findet sich eine um ca. 4–5 % höhere Abbruchrate bei den mit Tamoxifen behandelten Patientinnen. Die Nebenwirkungen entsprechen jedoch in Häufigkeit und Ausmaß den Erfahrungen aus der adjuvanten Behandlung.

Tamoxifen und Endometriumkarziom

In der Metaanalyse der Early Breast Cancer Trialist's Collaborative Group (EBC-TCG) findet sich bei mit Tamoxifen behandelten Patientinnen eine Verdoppelung der Inzidenz von Endometriumkarzinomen im Vergleich zu nichthormonell oder unbehandelten Mammakarzinompatientinnen auf ca. 2–3/1000. Eine Risikoabwägung ergibt, daß durch eine Tamoxifen-Therapie ein Endometriumkarzinom induziert werden kann und gleichzeitig 20 kontralaterale Mammakarzinome verhindert werden können. Die nichttumorbedingte Mortalität ist bei behandelten und unbehandelten Patientinnen gleich. Inwieweit osteo- und kardioprotektive Effekte und die Karzinogenität sich gegenseitig aufheben, läßt sich mit den verfügbaren Daten nicht klären. Eine Risikoerhöhung für andere Tumorentitäten konnte bisher nicht nachgewiesen werden. Patientinnen sollten vor Therapiebeginn über das Risiko einer Endometriumkarzinomentstehung und dessen Stellenwert aufgeklärt werden. Inwieweit die routinemäßige Durchführung von vaginalen Ultraschalluntersuchungen als Therapiemonitoring sinnvoll ist, bleibt ungeklärt. Die Gabe von Gestagenen konnte die Entstehung von proliferativen Endometriumsveränderungen unter Tamoxifen nicht verhindern. Antiöstrogene der 2. Generation, z. B. Toremifen, haben eine geringere östrogene Wirkung auf das Endometrium als Tamoxifen und könnten in Zukunft insbesondere bei Risikopatientinnen zum Einsatz kommen.

Chemotherapie gynäkologischer Tumoren mit Taxol
(Moderation: W. Jonat und H. G. Meerpohl) [1]

Chemotherapie gynäkologischer Tumoren mit Paclitaxel (Taxol)

H. G. Meerpohl und W. Jonat

Einleitung

Paclitaxel (Taxol) ist der Prototyp einer neuen Klasse zytotoxischer Substanzen, der Taxane. Der Wirkstoff wurde Ende der 60er Jahre erstmals in der Rinde pazifischer Eiben (*Taxus brevifolia*) identifiziert. Das Interesse an der Struktur und dem Wirkungsmechanismus dieser Substanz führte dazu, daß sie 1977 vom Nationalen Krebsinstitut der USA (NCI) in das *drug development program* aufgenommen wurde. Wegen diverser Schwierigkeiten bei der Formulierung der Substanz wurden klinische Prüfungen erst relativ spät in den 80er Jahren begonnen. Erste Phase-I-Studien zeigten ausgeprägte Hypersensitivitätsreaktionen, die beinahe den Abbruch aller weiteren klinischen Prüfungen bedeutet hätten. Die Entwicklung eines strikten Prämedikationsprogramms unter Einschluß von Steroiden, H1- und H2-Blockern führte aber zu einer Beherrschung dieser substanzbezogenen Nebenwirkungen. Nach Abschluß der Phase-I-Studien am NCI wurden auf der Basis der vorliegenden Daten vorranging das Ovarialkarzinom und das Mammakarzinom für weitergehende Phase-II-Studien ausgewählt. Lange Zeit standen der weiteren klinischen Entwicklung von Paclitaxel auch erhebliche ökologische und logistische Schwierigkeit entgegen. Durch eine Kooperation mit der Firma Bristol Myers Squibb konnten diese Probleme zu Beginn der 90er Jahre schrittweise gelöst werden. Hinreichende Mengen der Substanz für einen breiten klinischen Einsatz standen aber erst ab dem Zeitpunkt zur Verfügung, als es gelang, die Substanz mit semisynthetischen Produktionsmethoden herzustellen.

---

[1] Sponsor der Veranstaltung: Bristol-Arzneimittel GmbH, München

Nachfolgend wird auf der Basis von Daten klinischer Studien die aktuelle Rolle der Taxane, insbesondere von Paclitaxel, in der Behandlung fortgeschrittener epithelialer Ovarialkarzinome diskutiert.

Paclitaxel in der Behandlung platinvorbehandelter Patientinnen

Für die ersten Phase-II-Studien mit Paclitaxel beim Ovarialkarzinom wurden Dosierungen von 135–250 mg/m^2 KO und eine 24stündige Infusionsdauer gewählt [1–3]. Bei Patientinnen nach platinhaltiger Vortherapie wurden dabei kumulative Ansprechraten (CR/PR-Rate) zwischen 20 und 37% erreicht. Mit besonderem Interesse wurde registriert, daß nicht nur bei Patientinnen mit platinsensitiven Tumoren, sondern auch bei Patientinnen mit platinrefraktären Tumoren (= Progression unter der letzten platinhaltigen Chemotherapie) ein Ansprechen zu beobachten war. Neben klinischen Remissionen wurde bei weiteren 50% der behandelten Patientinnen mit Paclitaxel eine Stabilisierung der Erkrankung (no change) erreicht.

In einer viel beachteten europäisch-kanadischen Multizenterstudie wurden bei platinvorbehandelten Patientinnen 2 Dosierungsschemata (135 vs 175 mg/m^2 KO) und 2 Infusionszeiten (3 h vs 24 h) prospektiv randomisiert untersucht. Insgesamt 382 evaluierbare Patientinnen wurden in die Studie aufgenommen. Die Gesamtremissionsrate von 17,3% (CR/PR) konnte die hohen Erwartungen, die mit der neuen Substanz zu diesem Zeitpunkt verbunden waren, zwar nicht ganz erfüllen, bei der Untergruppe von Patientinnen mit platin-refraktären Tumoren (= Progression unter der letzten platinhaltigen Chemotherapie) wurde aber auch in dieser Studie eine Remissionsrate von 12% beobachtet [4]. Zwischen der höheren und niedrigeren Paclitaxel-Dosierung wurde kein signifikanter Unterschied bei den Ansprechraten gefunden: CR/PR high 20% vs CR/PR low 15%. Ebenso wurde kein Unterschied zwischen der Langzeit- und der Kurzzeitinfusion beobachtet: CR/PR lang 19% vs CR/PR kurz 16%. Ein signifikanter Vorteil zeigte sich dagegen beim progressionsfreien Intervall für die high-dose-Gruppe (175 mg/m^2) und für die Patientinnen nach einer Kurzinfusion (3 h). Bei der Überlebenszeit und den Parametern der Lebensqualität waren ebenfalls keine relevanten Unterschiede zwischen den verschiedenen Therapiearmen zu beobachten. Wichtige Erkenntnisse erbrachte die Analyse der therapiebedingten Nebenwirkungen.

– Die 3 h-Infusion von Paclitaxel erwies sich dank des Prämedikationsschemas als genauso sicher wie die 24 h-Infusion.
– unter der 3 h-Infusion wurden deutlich weniger myelosuppressive Ereignisse (Neutropenie und Fieber) beobachtet als unter der 24 h-Infusion.

Auf der Basis dieser Befunde hat sich in Europa, anders als in den USA Paclitaxel in einer Dosierung von 175 mg/m^2 KO und die 3 h-Infusion als Standardapplikation bei platinvorbehandelten Patientinnen mit einem Ovarialkarzinom etabliert.

Faßt man die vorliegenden Daten zu Paclitaxel bei vorbehandelten Patientinnen zusammen, ist eine klinische Gesamtremissionsrate (CR/PR) von etwa 20% nach vorangehender platinhaltiger Kombinationstherapie eine realistische Annahme. Ähnliche Remissionsraten wurden in letzter Zeit bei nicht immer ganz vergleichbaren Patientinnengruppen, auch mit anderen Substanzen wie Docetaxel, hochdosiertem Epirubicin, Topotecan, Gemcitabine und Treosulfan angegeben [5–10]. Das

Dilemma bei der Therapie rezidivierender Ovarialkarzinome ist also weniger das Fehlen aktiver Substanzen als die Tatsache, daß langandauernde Remissionen oder Kurationen unabhängig von der gewählten Substanz oder Substanzkombination nur in Ausnahmefällen gelingen. Unter diesen Voraussetzungen sind tumorbezogene und/oder patientenbezogene Parameter wie z. B. die Kontrolle von krankheitsbedingten Symptomen für den erfolgreichen Einsatz einer Second-line-Therapie möglicherweise wichtiger als die Substanz selber. Erstaunlicherweise sind prädiktive Faktoren, die das Ansprechen oder eine erfolgreiche Symptomenkontrolle im Rahmen einer Second-line-Therapie wahrscheinlicher machen, bisher aber nur selten evaluiert worden. Serös papillärer Subtyp, geringe Tumorlast vor Beginn der Second-line-Therapie und ein prätherapeutischer Hb-Wert im Normbereich werden als günstige Indikatoren für eine Remissionsinduktion mit Paclitaxel im Rahmen der Second-line-Therapie angegeben [4]. Neben der Möglichkeit, krankheitsbedingte Symptome günstig zu beeinflussen, bekommt auch das Nebenwirkungsspektrum einer Substanz besonderes Gewicht. Angaben über kumulative Ansprechraten müssen daher mit Angaben zur allgemeinen Verträglichkeit und zur Toxizität in Relation gesetzt werden. In vielen Studien sind diese Daten bisher nur unzureichend dokumentiert und daher auf der Basis vorliegender Publikationen schwer vergleichbar. Studien, in denen ein direkter Vergleich aktiver Substanzen erfolgte, sind bisher kaum durchgeführt worden. Zwei Studien mit dieser Zielrichtung wurden 1996 auf dem ASCO vorgestellt. In der ersten Studie wurde Topotecan in einer Dosierung von 1,5 mg/m^2 täglich×5 mit Paclitaxel 175 mg/m^2 über 3 h bei Patientinnen mit einer platinhaltigen Vortherapie verglichen [11].

Mit Topotecan konnten in dieser Studie 23 % Remissionen vs 14 % mit Paclitaxel erreicht werden (ns), das progressionsfreie Intervall dagegen war mit Topotecan signifikant verlängert werden (23 vs 14 Wochen; p = 0.002). Angaben über den Anteil von Patientinnen, die zwar keine klinische Remission, aber doch eine deutliche Besserung der krankheitsbedingten Symptome erreichten, fehlen. Bei der Analyse der Nebenwirkungen wurden unter Topotecan signifikant häufiger Myelosuppressionen beobachtet. In einer zweiten Studie aus Italien war bei platinsensitiven Patientinnen (>12 Monate Abstand zur Primärtherapie) mit CAP (Cyclophosphamid, Adriamycin, Cisplatin) der Anteil klinischer Remissionen im Vergleich zu Paclitaxel (175 mg/m^2 – 3 h) vergleichbar, das progressionsfreie Intervall unter CAP aber verlängert (18,9 Monate vs 7,3 Monate) [12].

Zusammenfassend läßt sich feststellen, daß Paclitaxel derzeit eine von mehreren Substanzen ist, die für eine Second-line-Therapie bei Patientinnen mit einem Ovarialkarzinom zur Verfügung steht. Bei der Wahl der optimalen Substanz sollten im Einzelfall die Art und der Erfolg der Vortherapie, die zu erwartenden Nebenwirkungen der Therapie, der mögliche Therapieerfolg und letztlich auch die Therapiekosten Berücksichtigung finden. Bei einem Einsatz von Paclitaxel sind derzeit 175 mg/m^2 über 3 h appliziert die optimale Dosierung und Darreichungsform.

Paclitaxel in der Primärtherapie fortgeschrittener Ovarialkarzinome

Nachdem Paclitaxel in der second line Therapie des Ovarialkarzinoms als wirksam identifiziert werden konnte, war die klinische Prüfung der Taxane in der Primärbehandlung das nächste Ziel. Sehr frühzeitig in diesem Entwicklungsprozess wurde die Kombination von Cisplatin und Paclitaxel in einer Phase-I-Studie geprüft [13].

Die Erfahrungen dieser einen Studie reichten der GOG (Gynecologic Oncology Group) bereits aus, um 1989 eine prospektiv randomisierte Phase-III-Studie zu starten (GOG 111). Insgesamt 410 Patientinnen mit einem Tumorrest >1 cm nach Abschluß der Primäroperation erhielten Paclitaxel 135 mg/m^2 KO über 24 h plus Cisplatin 25 mg/m^2 KO versus Cyclophosphamid 750 mg/m^2 KO plus Cisplatin 75 mg/m^2 KO. Die Kombination aus Paclitaxel und Cisplatin erwies sich für die Endpunkte progressionsfreies Überleben (median 18 vs 13 Monate) und für das Gesamtüberleben (median 37 vs 24 Monate) statistisch signifikant überlegen (p <0.01) [14].

Die unerwartet klaren Ergebnisse der GOG-111-Studie, die 1993 und 1995 in Abstract-Form und 1996 vollständig publiziert wurden, haben in den Vereinigten Staaten sehr schnell zu einer Veränderung des Therapieverhaltens insoweit geführt, als die Kombination Paclitaxel/Cisplatin (PT) zum aktuellen Standard in der Primärtherapie fortgeschrittener Ovarialkarzinom erklärt wurde. In Europa wurden die Daten der GOG-111-Studie und die sich daraus ergebenden Konsequenzen zurückhaltender interpretiert, da die Festlegung eines goldenen Standards nach übereinstimmender Ansicht zahlreicher Experten sich nicht auf die Ergebnisse einer einzigen Studie stützen sollte. Die EORTC hat zwischenzeitlich eine Phase-III-Studie mit insgesamt 680 Patientinnen abgeschlossen. Die ersten Ergebnisse werden für 1997 erwartet. In dieser Studie wurden sowohl Patientinnen mit günstigem als auch mit ungünstigem Ausgangsbefund nach Primäroperation aufgenommen. Die Paclitaxel-Dosierung betrug 175 mg/m^2 KO über 3 h und konnte optional bis 200 mg/m^2 KO eskaliert werden. Eine Intervalloperation nach 2–4 Therapiekursen zur sekundären Zytoreduktion war möglich.

Trotz der Ähnlichkeit zur GOG-111-Studie wird man die Studie der EORTC im strengen Sinne nicht als konfirmatorische Studie heranziehen können. Bedeutsam für die Interpretation der EORTC Daten dürfte sein, daß für die Patientinnen dieser Studie Paclitaxel und auch andere neue Substanzen im Rahmen von Studien für die Therapie in der Rezidivsituation zur Verfügung standen, was für die Patientinnen der GOG-111-Studie zu Beginn der 90er Jahre nicht gegeben war. Trotz dieser Unterschiede werden die Daten der EORTC mit Spannung erwartet, da sie großen Einfluß auf die weiteren Entwicklungen in der Primärtherapie des Ovarialkarzinoms in Europa haben werden.

Neben der Kombination Cisplatin/Paclitaxel wurde in verschiedenen Zentren in Europa und den USA ab 1993 auch die Kombination Carboplatin/Paclitaxel in der Primärtherapie geprüft. Folgende Überlegungen lagen diesen Untersuchungen als Rationale zu Grunde:

– Carboplatin und Cisplatin zeigen in der Kombination mit einem Alkylanz in der Primärtherapie vergleichbare Wirksamkeit (GOCA-Studie).
– Mit der Kombination Carboplatin/Paclitaxel ist eine vergleichbare Wirksamkeit aber weniger Nebenwirkungen als mit der Kombination Carboplatin/Paclitaxel zu erwarten (Neurotoxizität, Nausea).
– Das Ausmaß der Myelosuppression unter Paclitaxel ist abhängig von der Infusionsdauer. Mit der 3-h-Infusion ist eine deutliche Verminderung neutropenischer Ereignisse zur erwarten.

- Eine an die Nierenfunktion adaptierte Dosierung des Carboplatins (AUC) vermindert synergistische Effekte von Carboplatin und Paclitaxel auf das Knochenmark.
- Die Kombination Carboplatin/Paclitaxel eröffnet grundsätzlich verbesserte Möglichkeiten zur Steigerung der Dosisintensität.
- Eine Therapie mit Carboplatin/Paclitaxel kann ambulant durchgeführt werden.

In Deutschland hat die Arbeitsgemeinschaft für gynäkologische Onkologie (AGO) bereits 1994 eine Phase II mit der Kombination Carboplatin/Paclitaxel abgeschlossen [15].

Als Ergebnis dieser Dosisfindungsstudie wurden Carboplatin in einer Dosierung entsprechend AUC 6 und Paclitaxel mit 185 mg/m^2 KO als 3-h-Infusion für weitergehende Phase-III-Studien empfohlen. Bei insgesamt sehr guter Verträglichkeit dieser Kombination war die Myelotoxizität weit weniger ausgeprägt als zunächst erwartet. Insbesondere schwere Thrombozytopenien (WHO Grad 2+4) wurden nur selten beobachtet. Der Einsatz von G-CSF bei schwerer Neutropenie war nur in wenigen Fällen angezeigt (8%). Die Phase-III-Studie der AGO, die auch mit einem positiven Votum der Deutschen Krebsgesellschaft versehen ist, konnte im Herbst 1995 bundesweit erfolgreich gestartet werden und hat innerhalb von nur 12 Monaten über 400 Patientinnen in die Studie eingeschlossen. Patientinnen mit einem fortgeschrittenen Ovarialkarzinom der Stadien IIb–IV können in diese Studie aufgenommen werden. Verglichen werden Paclitaxel in einer Dosierung von 185 mg/m^2 KO plus Cisplatin 75 mg/m^2 KO (Arm A) mit Paclitaxel 1875 mg/m^2 KO plus Carboplatin dosiert entsprechend AUC 6 (Arm B). Nach Abschluß der Rekrutierungsphase Ende 1997 werden erste Ergebnisse zur Wirksamkeit nicht vor Ende 1998 zu erwarten sein. Vergleichbare Studien laufen zur Zeit sowohl in Europa als auch in den Vereinigten Staaten.

Zusammenfassung

Die Taxane mit ihren Vertretern Paclitaxel und Docetaxel erweitern erkennbar das therapeutische Spektrum in der Behandlung verschiedener solider Karzinome. Die Bedeutung von Paclitaxel für die Behandlung epithelialer Ovarialkarzinome konnte in einer vergleichsweise sehr kurzen Zeitspanne seit 1989 durch konsequent geplante klinische Studien herausgearbeitet werden. Nach Vorbehandlung mit platinhaltiger Kombination ist Paclitaxel bei Patientinnen mit platinsensiblen und platinresistenten Tumoren wirksam. Während klinische Remissionen oder zumindest eine Verbesserung tumorbedingter Symptome bei 50–60% der Patientinnen erreicht werden kann, sind bei einer medianen Überlebenszeit von 12 Monaten Heilungen oder längerfristig andauernde Remissionen nur in Ausnahmefällen möglich. In der Primärtherapie fortgeschrittener Ovarialkarzinome hat Paclitaxel bereits heute einen festen Platz in der Kombination mit Cisplatin. Obwohl erst Daten einer einzigen Phase-III-Studie als volle Publikationen vorliegen, wird die Kombination Cisplatin/Paclitaxel insbesondere in den USA bereits als der neue Therapiestandard angesehen. Weitere Ergebnisse aus bereits abgeschlossenen Studien werden im Jahr 1997 folgen, die nach allgemeiner Einschätzung die Stellung der Taxane in der Primärtherapie festigen werden. Große Anstrengungen werden von zahlreichen Arbeitsgruppen unternommen, die Kombination von Platin und Taxanen in der Primärtherapie zu optimieren. Derzeit werden große Hoffnungen auf die Kombination aus Carboplatin und Paclitaxel gesetzt, die diesem Ziel ohne Einbuße an Wirksamkeit am nächsten kommen könnte.

Weitere intensive Anstrengungen werden aber erforderlich sein, die derzeitig unbefriedigenden Behandlungsergebnisse in der Primärbehandlung von Patientinnen mit fortgeschrittenem Ovarialkarzinom über das heute Mögliche hinaus zu verbessern.

Literatur

1. McGuire WP, Rowinsky EK, Rosenheit NB et al. (1989) Taxol: a unique antineoplastic agent with significant activity in advanced ovarian epithelial neoplasms. Ann Intern 111:273–279
2. Einzig AJ, Wienik PH, Sasloff J et al. (1992) Phase-II-study and long term follow up of patients treated with taxol for advanced ovarian adenocarcinoma. J Clin Oncol 10:1748–1753
3. Thigpen JT, Blessing JA, Ball H et al. (1994) Phase-II-trial of paclitaxel in patients with progressive ovarian carcinoma after platinum-based chemotherapie. A Gynecologic Oncology group Study. J Clin Oncol 12:1748–1753
4. Eisenhauer EA, Bokkel Huinink WW ten, Swenerton K et al. (1994) European-Canadian randomized trial of Taxol in relapsed ovarian cancer: high vs low dose and long vs short infusion. J Clin Oncol 12:2654–2666
5. Francis P, Schneider J, Hann L et al. (1994) Phase-II-trial of docetaxel in patients with platinum-refractory ovarian cancer. J Clin Oncol 12:2301–2308
6. Kavanagh JJ, Kudelka AP, Gonzales de Leon C et al. (1996) Phase-II-study of docetaxel in patients with epithelial ovarian carcinoma refractory to platinum. Clin Cancer Res 2:837–842
7. Vermorken JB, Kobierska A, Chevallier F et al. (1995) Phase-II-study of high dose epirubicin (HDE) in ovarian cancer patients previously treated with cisplatin. Proc Am Soc Clin Oncol 14:276 (abstr 772)
8. Kudelka AP, Tresukosal D, Edwards Cl et al. (1996) Phase-II-study of intravenous topotecan as a 5-day infusion for refractory epithelial ovarian carcinoma. J Clin Oncol 14:1552–1557
9. Lund B, Hansen OP, Theilade K, Hansen M, Neijt JP (1994) Phase-II-study of gemcitabine (2'2'difluorodeoxycytidine) in previously treated ovarian cancer patients. J Nat Cancer Inst 86: 1530–1533
10. Meier W, Group M, Hepp H (1995) Efficacy of treosulfan in platinum refractory ovarian cancer. Proc Am Soc Clin Oncol 14:266 (abstr 735)
11. Carmichael J, Gordon A, Malfetano J et al. (1996) Topotecan a new active drug vs paclitaxel in advanced epithelial ovarian carcinoma: International Topotecan Study group Trial. Proc Am Soc Clin Oncol 15:283 (abstr)
12. Colombo N, Marzola M, Parma G et al. (1996) Paclitaxel vs CAP (Cyclophosphamide, Adriamycin, Cisplatin) in recurrent platinum sensitive ovarian cancer: a randomized phase-II-study. Proc Am Soc Clin Oncol 15:279 (Abstract # 751)
13. Rowinsky EK, Gilbert MR, McGuire WP et al. (1991) Sequences of taxol and cisplatin: a phase I- and pharmacologic study. J Clin Oncol 9:1691–1703
14. McGuire WP, Hoskins WJ, Brady MF et al. (1996) Cyclophosphamide and cisplatin compared with paclitaxel and cisplatin in patients with stage III and IV ovarian cancer. New Engl J Med 334:1–6
15. Meerpohl HG, du Bois A, Lück HJ, Bauknecht T et al. (1996) Paclitaxel und Carboplatin als Firstline-Therapie des Ovarialkarzinoms. In: Seeber S, Meerpohl HG (eds) Taxol. Ergebnisse der Therapie beim Ovarialkarzinom, Mammakarzinom, nichtkleinzelligen Bronchialkarzinom. Zuckschwerdt Verlag, München. Aktuelle Onkologie 92:35–43

Berichte der Arbeitsgemeinschaften

Krebs und Hormone – Induktion? – Prävention? (Seminar der AG Gynäkologische Onkologie, Moderation: A. Pfleiderer)

Kurzbericht zum Seminar

A. Pfleiderer

Nach der Begrüßung durch Herrn Prof. Pfleiderer wurden folgende Themen behandelt:

- „Krebs- und hormonale Kontrazeption" (Prof. Jonat),
- „Krebs- und hormonale Substitution" (Prof. Kreienberg),
- „Hormonale Substitution nach Krebs" (Prof. Bastert),
- „Tamoxifen zur Prophylaxe des Mammakarzinoms" (Prof. Kaufmann),
- „Tamoxifen und Endometriumkarzinom" (Prof. Kleine).

Die Veranstaltung war ausgesprochen gut besucht.

Im Anschluß fand eine rege und interessante Diskussion statt.

Im Folgenden wird eine Zusammenfassung der vorgestellten Fakten der einzelnen Themen dargestellt.

Krebs und hormonale Kontrazeption

Das Mammakarzinom-Risiko ist bei Frauen, welche orale Kontrazeptiva einnehmen bzw. eingenommen haben, geringfügig (ca. 7%) gegenüber Frauen, welche nie Kontrazeptiva angewandt haben, erhöht. Während der Einnahme besteht ein um 24% erhöhtes Risiko für ein Mammakarzinom, das nach Absetzen innerhalb eines Zeitraumes von 10 Jahren allmählich zurückgeht. Die unter Einnahme von oralen Kontrazeptiva diagnostizierten Mammakarzinome sind aber in einem früheren Stadium besser differenziert und mit einer günstigeren Prognose verbunden. Die Zahl metastasierter Mammakarzinome ist sogar im Zeitraum zwischen 10 und 20 Jahren nach Absetzen der Pille reduziert. Dies kann erklären, warum die Mortalität nach Anwendung hormonaler Kontrazeptiva nicht erhöht ist. Das Risiko ist unabhängig von der Einnahmedauer, dem Typ oder der Dosierung der Östrogen- und Gestagenkomponente. Wird die Einnahme bereits vor dem 20. Lebensjahr begonnen, erhöht sich das Risiko auf 22. Die Erstanwendung im höherem Alter hat jedoch keinen signifikanten negativen Einfluß. Günstig wirken sich dagegen orale Kontrazeptiva auf das Risiko für ein Endometrium- und Ovarialkarzinom aus. In Abhängigkeit von der Einnahmedauer kann sich das Risiko um 50–60 % vermindern.

Indikation für rekonstruktive und brusterhaltende Operationsverfahren (Seminar der AG Wiederherstellende Operationsverfahren in der Gynäkologie, Moderation: W. Audretsch und M. Kaufmann)

Brusterhaltende Operationsverfahren

M. Kaufmann, J. Gauwerky, G. von Minckwitz

Das entscheidende Qualitätskriterium bei Brustkrebsoperationen ist neben lokaler und regionaler Tumorkontrolle das metastasenfreie und das Gesamtüberleben sowie die Erhaltung der körperlichen Unversehrtheit.

Entsprechend der Entwicklung der letzten 10 Jahre wird heute als Primärbehandlung eines Mammakarzinoms die brusterhaltende Therapie bei den meisten Frauen (ca. 60–85 %) bevorzugt. Auch bei duktalen In-situ-Karzinomen (DCIS) stellen brusterhaltende Operationen das Standardvorgehen dar.

Die während der letzten 20 Jahre erzielten Überlebensdaten einer brusterhaltenden Therapie sind mit einer Mastektomie bei Patientinnen mit einem invasiven Karzinom vergleichbar und rechtfertigen damit das brusterhaltende Vorgehen.

Die empfohlenen Techniken für eine brusterhaltende Operation sind:

– Lokale Exzision (partielle Mastektomie, Qudrantektomie, Segmentresektion, Tumorektomie) des Primärtumor mit tumorfreien Absetzungsrändern.
– Axilläres Lymphonodektomie (Level I und II ± III) (mindestens 10 Lymphknoten).
– Bestrahlung der Restbrust mit 45–50 Gy (± Boost des Tumorbettes).

Als Kontraindikationen sind multizentrische Karzinome, ausgedehnte multifokale Herde sowie diffuse Mikrokalzifikationen zu nennen. Ebenso ist das Vorgehen bei einem T4-Karzinom nicht indiziert. Ist ein schlechtes kosmetisches Ergebnis zu erwarten, z. B. wenn der Primärtumor in Relation zur Brustgröße zu groß ist, gilt dies ebenfalls als Kontraindikation. Damit läßt sich keine absolute maximale Tumorgröße definieren, bei der ein brusterhaltendes Operieren noch möglich ist.

Das Volumen des zu entfernenden Primärtumor bestimmt einerseits das kosmetische Ergebnis und andererseits auch die Wahrscheinlichkeit des Wiederauftretens

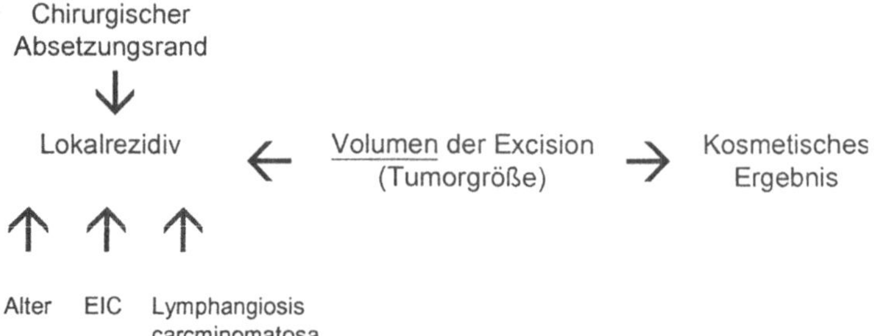

Abb. 1. Bekannte Faktoren, die das kosmetische Ergebnis und die Lokalrezidivrate bei brusterhaltenden Operationen bestimmen

1960	1970	1980	≻ 1990
1. Versagen aggressiver lokaler Therapien ➜	Brusterhaltende Therapien (kleine Tumoren)	➜	Verzicht auf Operation der Axilla
	➜	Primäre Chemotherapie: Brusterhaltende Therapien auch bei großen Tumoren	
2. Mammakarzinom ➜ ist meist Systemerkrankung	adjuvante systemische Therapie	➜	primäre Chemotherapie: Selektion von chemosensiblen Tumoren
3. „Lebensqualität" ➜ oft nach Mastektomie eingeschränkt	Brustrekonstruktion		

Abb. 2. Primäres Mammakarzinom – Entwicklung von Therapiestrategien

eines Rezidives in der verbliebenen Brust. Das Rezidivrisiko ist aber auch vom Alter der Patientin, dem minimalen Abstand des Tumors vom Absetzungsrand und von der Ausdehnung nicht invasiver Anteile abhängig (Abb. 1). Als relative Kontraindikation müssen deshalb ein ausgedehntes intraduktales Karzinom in und um den Primärtumor, eine ausgedehnte intra- und peritumorale Lymphangiosis carcinomatosa und Frauen der Altersgruppe jünger als z. B. 35–39 Jahren genannt werden.

Die lokale Tumorkontrolle nach brusterhaltender Operation wird durch eine Bestrahlung der Restbrust eindeutig verbessert und ist bis auf noch nicht genau definierte Ausnahmen obligater Bestandteil der Therapie. Eine routinemäßige Bestrahlung der Axilla ist bei Entfernung von mindestens 10 axillären Lymphknoten nicht indiziert. Die Kontrolle der Systemerkrankung wird durch eine adjuvante systemische Chemo- und/oder Hormontherapie erreicht und ist heute bei fast allen Frauen indiziert (Ausnahme Tumorgröße <1 cm, nodalnegativ, Grading I, Rezeptor positiv, Alter >35 Jahre).

Die Entwicklung von Therapiestrategien seit 1960 bei primären Mamma-Karzinomen zeigt Abb. 2.

Während ab den 70er Jahren brusterhaltende Therapien bei meist kleinen Tumoren durchgeführt wurden und durch Ergebnisse großer randomisierter Studien vorwiegend in Italien (Mailand) und USA (NSABP) und einer europäischen Studie (EORTC) und aus Dänemark zu identischen Überlebensdaten im Vergleich zu einer Mastektomie geführt haben, wurden ab den 80er Jahren brusterhaltende Operationen auch bei größeren Tumoren nach dem primären Einsatz einer Chemotherapie (neoadjuvante Chemotherapie) möglich.

Falls eine brusterhaltende Operation nicht möglich erscheint, ist nach wie vor die Mastektomie angezeigt.

Auch bei einem Lokalrezidiv (intramammäres Rezidiv) nach brusterhaltendem Vorgehen stellt für die meisten Patientinnen die Mastektomie die sicherste Salvage-Therapie dar. Es ist unklar, bei welcher Situation erneut ein brusterhaltendes Vorgehen möglich ist.

Mögliche Indikationen für eine prophylaktische Mastektomie sind heute:

- enorme familiäre Mamma-Karzinombelastung mit Nachweis von Brustkrebsgenen (BRCA 1,2),
- ausgedehnte duktale in situ Karzinome,
- kontralaterales Mamma-Karzinom,
- Notwendigkeit multipler Gewebsentnahmen in unterschiedlichen Quadranten.

Eine Mastektomie bedeutet für die Patientin eine Einschränkung der Lebensqualität, so daß heute primäre bzw. sekundäre Brustrekonstruktionen mit Hilfe von Fremdmaterial oder Eigengewebe den Patientinnen angeboten werden. Folgende operative Vorgehensweisen stehen zur primären oder auch sekundären Rekonstruktion zur Verfügung:

- Reduktionsmastopexien (mit einer Vielzahl von Varianten),
- hautsparende Mastektomie (ist keine Mastektomie!),
- myokutane Lappenplastiken (gestielt oder frei).

Bei den meisten dieser Operationsmöglichkeiten wird allerdings die Biologie primärer Mammakarzinome wenig oder nicht berücksichtigt, da im Vordergrund v. a. das kosmetische Ergebnis als Wunsch der Patientin und noch häufiger der Wunsch des Therapeuten steht. Ergebnisse prospektiver Studien, welche die onkologischen Zielkriterien im Vergleich zu konventionellen Operationsverfahren untersuchen, liegen für alle diese Verfahren bis heute *nicht* in ausreichendem Umfang vor.

Zukünftige Aspekte

Zukünftige Untersuchungen müssen sich mit dem Problem des minimal ausreichenden chirurgischen Absetzungsrandes, des Einsatzes der Brustbestrahlung sowie der Bestimmung der optimalen Sequenz und des Timings von Operation, Bestrahlung und systemischer Therapie beschäftigen. Eine offene Frage stellt derzeit auch der Einfluß des Operationszeitpunktes in Abhängigkeit von der Zyklusphase bei prämenopausalen Frauen auf die Prognose dar.

Mit der Evaluation neuer Prognosefaktoren, die den Informationsgehalt des Lymphknotenbefalls ersetzen können, stellt sich die Frage, ob und bei welchen Patientinnen auf eine axilläre Lymphknotenentfernung verzichtet werden kann. Der Verzicht auf diesen Eingriff kann die therapiebedingte Früh- und Spätmorbidität deutlich senken.

Von größter Wichtigkeit stellt sich derzeit der Einsatz einer primären Chemotherapie dar, wobei eine Selektion von auf Zytostatika empfindlichen Tumoren und damit eine Verbesserung der Gesamtsituation in der Therapie des primären Mammakarzinoms erreicht werden soll. Hier ist durch die Anwendung neuer, hochwirksamer Substanzen wie die Taxane in einem noch größerem Ausmaß eine Tumorreduktion zu erwarten.

Grundsätzlich sollte bei kleinen wie auch größeren Primärtumoren immer eine brusterhaltende Operation als das *beste „Rekonstruktionsverfahren"* angestrebt werden.

Tumoradaptierte und rekonstruktive Operationsverfahren der Brust

B. R. Muck

Das entscheidende Qualitätskriterium bei der Brustkrebsoperation ist die lokale Rezidivfreiheit danach. Insofern muß eine tumorspezifische Chirurgie einerseits die kompromißlose Tumorentfernung im Gesunden garantieren und damit die Qualität einer Krebschirurgie erhöhen. Im Falle einer geplanten primär brusterhaltenden Therapie werden mitunter Kompromisse zugunsten der Brusterhaltung – um eine Verstümmelung der Brust zu vermeiden – gleichzeitig aber zugunsten des Tumorgeschehens eingegangen. Insofern erfüllt mitunter eine einfache Lumpektomie oder Quadrantektomie nicht die histomorphologischen Kriterien einer weiten Resektion im Gesunden. Auf den Erlanger bzw. den van Nuys-Prognoseindex im Hinblick auf das DCIS sei hierbei besonders hingewiesen.

Wenn an erster Stelle eine tumorspezifische Chirurgie steht, andererseits eine grundsätzliche Organerhaltung bei Brustkrebs gewünscht wird und die Notwendigkeit einer Mastektomie mit aufwendiger Wiederherstellung vermieden werden soll, wird eine tumorspezifische Chirurgie zwangsläufig zu einer gleichzeitigen onkoplastischen Operation. Diese Technik mit Sofortrekonstruktion und Ausgleich eines Gewebedefektes beinhaltet die „onkoplastische Operation". Hierbei handelt es sich um weiterentwickelte Verfahren der Tumorchirurgie, die sowohl bei der brusterhaltenden Therapie als auch bei der Brustentfernung zum Tragen kommt.

Kompromißlose Tumorentfernung im Gesunden, damit große Qualität der Krebschirurgie, und gleichzeitig die Möglichkeit des sofortigen Gewebe- und Volumenersatzes vermeiden eine Verstümmelung der Patientin. Derartige Verfahren erhöhen damit die Aussicht auf eine Erhaltung des Körperbildes insgesamt bei Brustkrebs und verringern die Notwendigkeit einer Mastektomie mit späterer aufwendiger Rekonstruktion. Im One-stage-Verfahren wird nach Quadrantektomie, Hemimastektomie, ¾-Mastektomie bis zur hautsparenden Mastektomie und nach Mastektomie mit onkoplastischen Verfahren für einen entsprechenden Defektausgleich gesorgt.

Einige Methoden sollen stellvertretend Ihnen aufgezeigt werden, die wir im klinischen Alltag in der Beobachtung bei der Primärbehandlung von jetzt 300 Mammakarzinomen pro Jahr seit 15 bzs. 10 Jahren an der Klinik durchführen:

– Reduktionsmastopexie im Rahmen der Tumorchirurgie,
– sofortiger Defektausgleich mittels Latissimus dorsi-Lappen teilweise oder komplett desepithelisiert,
– Defektausgleich mittels transversem Rectus abdominis-Lappen ebenfalls teilweise oder komplett desepithelisiert.

Auf den sofortigen Defektausgleich mittels Implantat soll im Referat nicht eingegangen werden.

Die genannten Verfahren zeichnen sich dadurch aus, daß sie in der täglichen allgemeinen Routine angewandt werden können. Die myokutanen Lappen sowie die Reduktionsmastopexien bieten eine große Variabilität, was den Defektausgleich, die Symmetrieherstellung anbetrifft. Die Verfahren sind mit einer insgesamt niedrigen Komplikationsrate behaftet und führen zu keinen entscheidenden funktionellen Ausfällen in der Spendenregion.

Zu den einzelnen Verfahren:

Reduktionsmastopexien

Im wesentlichen führen wir an der Klinik 5 verschiedene Reduktionsmastopexien im Rahmen der onkoplastischen Operationen durch:

– Reduktionsmastopexie nach McKissock,
– Reduktionsplastik mit kraniomedialem Pedikel,
– Reduktionsplastik in der Free-nipple-Areola-grafting-Technik,
– Reduktionsplastik nach Brettville-Jensen und Pers,
– B-Plastik nach Regnault bzw. die laterale Resektion nach Strömbeck.

Andere Techniken wie nach Pitanguy, Dufourmentel-Mouly sind dagegen vergleichsweise selten.

Myokutane Lappen

Latissimus dorsi-Lappen: Der Latissimus dorsi-Lappen, aus variierender Spendenregion, bietet ausreichend Gewebe, um Defekte auch ohne Implantat auszugleichen. Dieser Lappen bietet ebenfalls eine sehr große Modellierungsmöglichkeit für eine Symmetrieherstellung.

Transverser Rectus abdominis-Lappen: Der Tram-Lappen bietet eine weitere Möglichkeit des Defektausgleiches bei notwendiger Radikalität des onkospezifischen Vorgehens. Auch hier bietet insbesondere der einstielige transverse Rectus abdominis-Lappen nicht nur ausreichend Volumen, sondern auch eine große Modellierungsmöglichkeit für die Symmetrieherstellung.

Die Indikation, diese beiden myokutanen, gestielten Lappen zum Defektausgleich zu verwenden, ist in erster Linie durch die geforderte Radikalität gegeben mit dem großen Vorteil, daß der Defektausgleich so geschehen kann, daß die andere gesunde Brust nicht in das operative Konzept mit einbezogen werden muß, wie es z.B. in aller Regel bei der Reduktionsmastopexie im Rahmen der onkoplastischen Operation geschieht. Diese Lappen bieten sich auch, bis zu 100 % desepithelisiert an, bei hautsparender oder radikaler subkutaner Mastektomie angewandt zu werden.

Bei diesem individuellen, onkospezifischen Vorgehen mit großer Radikalität unter Berücksichtigung von Risikogruppen, wie im Erlanger Score oder im Van Nuys-Score aufgeführt, kann mitunter auf eine Nachbestrahlung der Restbrust unter Umständen verzichtet werden. Gleichzeitig können die Kriterien der Brustgröße, der Brustkontur, der Symmetrie und der Weichheit bei dieser onkoplastischen Operation erfüllt werden.

Grundsätzlich bieten sich für eine primäre und sekundäre Brustrekonstruktion auch andere Methoden an, dabei muß aber immer bei einem abdominellen Advancement, einem epigastrischem Schwenklappen sowie bei der Expandertechnologie ein Implantat verwandt werden.

Mitverursacht durch die Implantatdiskussion in Deutschland hat sich an der Klinik die primäre und sekundäre Brustrekonstruktion zwischen 1983 und 1995 – was den Anteil an Implantaten anbetrifft und die Verwendung von ausschließlichem Eigengewebe – geändert. Typische Probleme der Implantattechnologie sind das permanente Problem der inframammären Falte, die Notwendigkeit, die andere Brust fast immer in das Behandlungskonzept aus ästhetisch-chirurgischen Gesichtspunkten einzubeziehen, die Risiken der Durchwanderung mit irreparablem Hautverlust sowie Probleme der Brustform und Brustkontur bei Kapselfibrose und Abwanderung. Außerdem sind die „harte" Brust und die erschwerte lokale Kontrolle zusätzlich von Nachteil.

Bei der mit Eigengewebe rekonstruierten Brust ist die lokale postoperative Kontrolle erleichtert. Die Mammographie ist möglich. Zudem bietet dieses Verfahren ebenfalls eine größere Modellierungsmöglichkeit sowie eine bessere Symmetrieherstellung. Die Nachteile der weiteren Narben, des größeren operativen Zeitaufwandes, des etwas größeren Blutverlustes sowie möglicher Komplikationen auch im Defektbereich werden dadurch aber bei weitem aufgehoben. Der Latissimusdorsi-Lappen ebenso wie der einstielige transverse kontralaterale oder ipsilaterale Rectus-abdominis-Lappen gehören fast zur täglichen Routinemethode in meiner Abteilung bei in der Zwischenzeit jährlich 300 Mammakarzinomen, die zur primären Therapie anstehen (Abb. 1 und 2).

Zunächst zu den beobachteten Komplikationen bei über 1000 Latissimus dorsi-Lappen (Tabelle 1).

Die zusätzliche Verwendung von Implantaten, auf die wir durch die entsprechende Auswahl der Spendenregion heute verzichten, erhöht die Komplikationen deutlich.

Beim einstieligen transversen kontralateralen Rectus abdominis-Lappen liegt die Komplikationsrate in der Zwischenzeit insgesamt bei rund 6,2 % (Tabelle 2).

Beim Latissimus-dorsi-Lappen besteht die Hauptproblematik aus meiner Sicht darin, daß zuviel Volumen insbesondere zwischen den äußeren Quadranten resultiert. Die Patientin beschreibt eine Situation, als wenn sie „ein Buch unter dem Arm

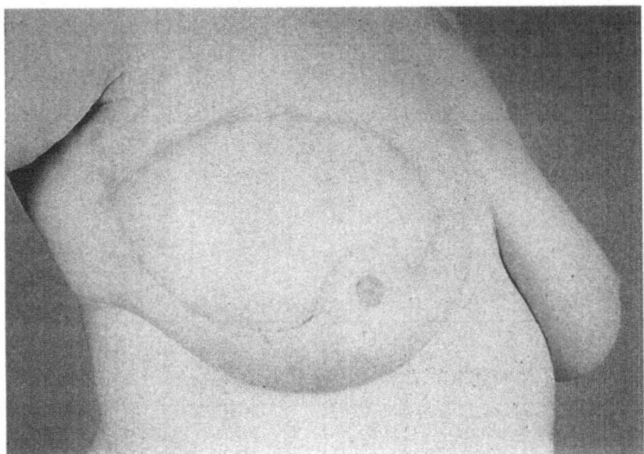

Abb. 1. Zustand nach hautsparender Mastektomie (pT1c pN0 (0/32) M0 GII) und Sofortrekonstruktion über partiell desepithelialisierten Latissimus-dorsi-Lappen

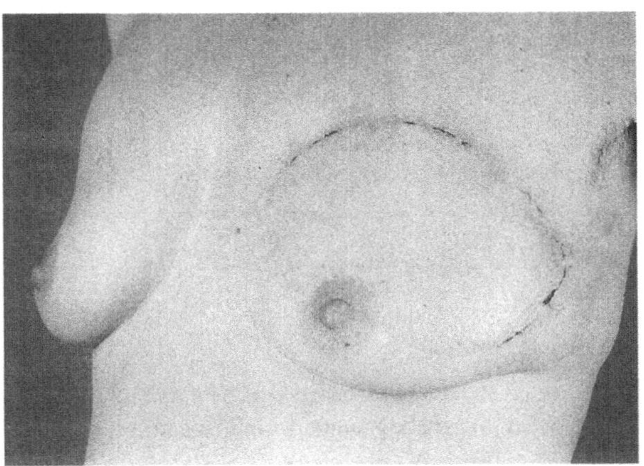

Abb. 2. Zustand nach hautsparender Mastektomie (pT1c pN1bi (3/28) M0 GI) und Sofortrekonstruktion über partiell desepithelialisierten, einstieligen kontrallateralen Rectus-abdominis-Lappen

tragen würde", und zwar von unterschiedlicher Stärke. Eine bessere Mobilisierung des Muskelstiels, ggf. eine Durchtrennung des Muskels im sehnigen Bereich sowie eine energische Medialisierung helfen, dies zu vermeiden und die Brusttaille zur Axilla hin schlanker zu gestalten.

Zur Frage, warum einstieliger Rectus-abdominis-Lappen, ist zu bemerken: Es steht ausreichend Volumen zur Verfügung. Diese Modellierungsmöglichkeit und

Tabelle 1. Komplikationen Latissimus-dorsi-Lappen ($n = 1012$)

1981 bis 1995	Gesamt	Ohne $n = 631$	Mit Implantat $n = 381$
Totalnekrose	0	0	0
Partielle Nekrose	14	6	8
Problem der Kontur/Symmetrie	26	10	16
Infektion/Abszess	18	6	12
Hämatom/Serom (revisionsbedürftig)	11	3	8
	69 (6,8%)	25 (3,9%)	44 (11,5%)

Tabelle 2. Komplikationen Rectus-abdominis-Lappen (einstielig, transvers kontralateral, $n = 402$)

1987 bis 1995	
Totalnekrose	1
Partielle Nekrose	4
Fettgewebsnekrose	6
Hernien	5
Infektion/Abszess	7
Hämatom (revisionsbedürftig)	2
	25 (6,2%)

Beweglichkeit des Lappens ist größer als beim zweistieligen. Es entsteht eine günstige Situation im epigastrischen Winkel und insbesondere ein geringerer Defekt im Bereich der Spendenregion.

Eine Totalnekrose mußten wir bisher einmal beobachten. Bei partiellen Nekrosen konnte eine Revision mittels eines zusätzlichen Latissimus dorsi-Lappens erfolgen.

Bei Risikopatientinnen wie starken Raucherinnen oder einem Zustand nach Voroperation im Bereich des Unterbauches meinen wir, in der flankierenden Sauerstoffüberdrucktherapie (HBO) zukünftig eine Risikominderung zu erreichen.

Interventionelle Mammadiagnostik
(Seminar der AG Gynäkologische Radiologie,
Moderation: M. Bauer und N. Lang)

Lokalisationsmethoden

Röntgen

R. Schulz-Wendtland und S. Krämer

Die exakte Lokalisierung und Markierung klinisch okkulter Herdbefunde der Brust ist die Grundlage für deren präzise operative Exzision.

Die Mammographie ist die Methode der ersten Wahl für die Diagnostik klinisch okkulter Herdbefunde der Brust. Mit 75 % hat die Sonographie aus Gründen der Praktikabilität den größten Anteil an den Lokalisationstechniken. Die konventionelle mammographische Lokalisation, bei der die Lage eines Herdes in der Brust durch Projektion von Koordinaten aus den orthogonalen Mammographien abgeschätzt wird, muß genauso kontrovers diskutiert werden wie die konservative 3-Nadel-Technik. Demgegenüber erlaubt die stereotaktisch-mammographische Lokalisationstechnik – nach entsprechender Qualitätssicherung – die präzise Lokalisation, exakte Markierung sowie die zytologische und histologische Abklärung (stereotaktische Stanzbiopsie) ausschließlich mammographisch definierter Herdbefunde der Brust.

Zwischen 1988 und 1995 führten wir 281 stereotaktische Markierungen durch (Senograph 500T bzw. 600T und DMR). Nach umfangreichen experimentellen Untersuchungen und entsprechender klinischer Erfahrung konnte eine millimetergenaue Präzision bei der stereotaktischen Markierung erreicht werden. Bis 1992 wurden neben Drahtmarkierungen auch Kontrastmittel-Patentblau-Markierungen durchgeführt, seit 1992 ausschließlich Drahtmarkierungen.

Bei entsprechender Erfahrung erweitert die Stereotaxie das Spektrum der Mammadiagnostik. Die Stereotaxie stellt nach Qualitätssicherung eine präzise Methode für die präoperative Markierung ausschließlich mammographisch definierbarer Läsionen dar und ersetzt alte und ungenaue konventionelle mammographische Lokalisationstechniken. Der Anteil der Stereotaxie an den eingesetzten Techniken zur Lokalisation klinisch okkulter Befunde der Brust beträgt in unserem Patientengut 25 %. Im Hinblick auf ein Mammographiescreening und der zunehmenden Diagnose gruppierter Mikrokalkareale wird der Anteil der Stereotaxie an den eingesetzten Lokalisationstechniken weiter steigen.

Frameless stereotactic breast biopsy

N. M. de Souza

MR guided biopsy provides histological diagnosis of primary lesions not visible on mammography, secondary foci and non-specific areas of contrast-enhancement and lesions visible in mammographically uninterpretable cases eg. dense breasts and treated breasts. As with mammographic directed biopsy adequate immobilisation is a key feature. However, immobilisation is required for several minutes with an MR guided technique and it is essential that a greater degree of comfort than that normally available with breast compression. A non-shrinking thermoplastic, that is commercially available for use as a radiation therapy mask may be adapted in order to achieve this. It is a low temperature thermoplastic that is rendered deformable by heating in a water bath at 70–80 ° C for 30–60 seconds. It can be streched and moulded around the breast. Hardening occurs in 60 seconds when it forms a rigid exoskeleton around the breast to be biopsied. It is fixed to the baseplate on three sides and fastened around the chest wall using tapes.

Once the breast is adequatly immobilized, a frameless stereotactic technique allows the operator to make use of the MR data without having to perform the biopsy within the bore of the scanner. This involves the use of an ultrasonic localizer with comprizes a localizing tip with a handle onto wich two ultrasound emmiters are mounted (wand). Ultrasound detectors fixed to a board placed nearby can locate the position of the tip in three dimensions to an accurracy of 2 mm. A 3-D data set is auqired with the breast immobilized and is transferred to a workstation. MR visible fiducials placed placed on the breast and imaged at the same time are registered in relation to the images of the breast using the "wand". The image of the lesion and the position of the biopsy needle mounted on the localizing "wand"can be displayed simultaneously on the screen and the needle approach planned.

MR guided percutaneous biopsy and localisation are valuable adjuncts to MR imaging of the breast. Even with conventional magnet designs where access to the patient is poor htese procedures may be performed easily and safely under MR guidance outside the bore of the scanner using a frameless stereotaxy system thus making use of the high sensitivity of MR for detecting neoplastic breast lesions.

Zytodiagnostik der Mamma

G. Auer

Am Karolinska Krankenhaus in Stockholm wird seit 1955 aspirationszytologische Diagnostik der Mamma durchgeführt (S. Franzén, J. Zajicek). Heute ist die Methode an allen größeren Krankenhäusern etabliert und wird in etwa 95 % sämtlicher palpabler und nicht palpabler (sonographisch oder mammographisch nachweisbarer) Brustläsionen als einziges diagnostisches Biopsieverfahren angewendet. Nur in einem kleinen Prozentanteil wird vor einer eventuellen Behandlung die aspirationszytologische Diagnose durch histologische Diagnostik ersetzt oder abgesichert. In Schweden wird die hohe diagnostische Sicherheit der Feinnadelbiopsie dadurch erreicht, daß in der Regel Probeentnahme als auch Befundung des Aspirates von ein und derselben Person ausgeführt wird, nämlich dem Zytopathologen. Ein wesentlicher Schritt in Richtung erhöhter diagnostischer Sicherheit, Effektivität und Schnelligkeit („one-day diagnosis") wurde vor etwa 15 Jahren mit dem Start des sogenannten Vällingby-Modells zur Abklärung von Mammaläsionen getan. Der Anlaß war die Erkenntnis, daß eine sichere und schnelle Diagnose eine Kombination verschiedener Untersuchungsmethoden voraussetzt, die von Spezialisten ausgeführt werden müssen, die in einer gemeinsamen Sprechstunde eng zusammenarbeiten. Die einzelnen Untersuchungsmomente umfassen:

- Anamneseaufnahme,
- Inspektion, Palpation,
- Ultraschalluntersuchung,
- Mammographie,
- Direktpunktion von palpablen Läsionen,
- ultraschallgeleitete Punktion von nicht palpablen, im Ultraschallgerät sicher nachweisbaren Veränderungen,
- mammographiegeleitete Punktion von nicht palpablen, mammographisch sicher nachweisbaren Veränderungen,
- chirurgische Biopsie oder Brustteilresektion bei Vorliegen von Läsionen, die mit Hilfe der unter Punkt 3–7 genannten Methoden nicht eindeutig diagnostiziert werden konnten und bei denen eines der unter Punkt 1–7 angegebenen Verfahren einen Verdacht auf Malignität ergab.

Der entscheidende Vorteil des Vällingby-Modells ist der Direktkontakt aller für eine sichere Mammadiagnostik notwendigen Spezialisten. Dies ermöglicht eine unmittelbare fachärztliche Stellungnahme zu zweifelhaften Teilbefunden, Wiederholung des entsprechenden Untersuchungsmomentes, z. B. nach Beurteilung von im Schnellverfahren gefärbten Aspiraten sowie schnellste interdisziplinäre Diskussion und Bestimmung eventuell notwendiger therapeutischer Maßnahmen.

Stanzbiopsie

M. Bauer

Es wird zu häufig „unnötig" bei gutartigen Mammabefunden operiert, das bedeutet für die betroffenen Frauen unnötige Belastung.

Die Stanzbiopsie bietet eine Chance, durch Erhöhung der Spezifität der Diagnostik das Verhältnis zwischen gutartigen und bösartigen Mamma-OP von zum Teil noch 5:1 auf 1:1 oder 1:2 zu verbessern.

Grundsätzlich können die einzelnen Methoden der Mammadiagnostik auch als Zielhilfe dienen:

- Bei Mikrokalk empfiehlt sich die mammographisch gesteuerte stereotaktische Punktion,
- beim sonographisch erkennbaren Rundherd Ultraschall,
- beim auschließlich im dynamischen Kernspin erkennbaren Befund das MRT.

Bei Festlegung (Wahl) der Punktionsrichtung berücksichtigt man, falls erforderlich, den operativen Zugang und entfernt bei Malignität operativ den Stanzkanal.

Die sonographisch gezielte Stanzbiopsie ist in der Hand des Geübten eine schmerzfreie und nahezu komplikationslose Methode zur histologischen Abklärung unklarer sonographischer Herdbefunde. Die Spezifität der Diagnostik wird deutlich erhöht und es können viele teure und belastende OP vermieden werden.

Vortragssitzungen und Posterpräsentationen[1]

Experimentelle Onkologie

---

[1] Die Abstracts sind unter der jeweils angegebenen Nummern in den *Archives of Gynecology and Obstetrics 258 [Suppl. 1] 1996* publiziert

Mammakarzinom – Molekularbiologie

Mammakarzinom – Diagnostik

Mammakarzinom – Medikamentöse Therapie

Neoadjuvante (neo-)Hochdosis-(HD-)Chemotherapie (CT) mit
peripherem Blutprogenitor-Zell-(PBPC-)Support (S) beim primären
Hochrisiko-(N10+)-Mammakarzinom (MACA)
D. Wallwiener, H. Schmid, U. Hahn, R. Haas, et al.   V1.AH.04

Neoadjuvante Therapie bei fokal fortgeschrittenem Mammakarzinom
mit Taxol, Beta-Interferon, Amifostin und Bestrahlung
M. Warm, J. Heinrich   P1.AH.40

Taxol als „First line Therapie" des metastasierten Mammakarzinoms
im Vergleich zu einer FNC-Polychemotherapie
G. Wieland, W. Jäger, N. Lang   V1.AH.06

Idarubicin (Zavedos®) beim metastasierten Mammakarzinom
(mMACA) in der low-risk-Situation und bei älteren ($\leq$ 70 Jahre)
Patientinnen (Pat.)
G. Wittmann, M. Geberth, D. Wallwiener, H. Schmidt, et al.   P1.AH.43

Mammakarzinom – Operative Therapie

Ergebnisse der brusterhaltenden Therapie beim Mammakarzinom
H.-W. Anton, P. Sinn, G. Bastert, D. von Fournier   P1.AH.25

Das bilaterale Mammakarzinom – Resultate der Gewebsentnahme
der Gegenseite beim primären Mammakarzinom
V. Dresel, R. Schulz-Wendtland, A. H. Tulusan, N. Lang   P1.AH.27

Spannungsfreie Deckung des muskulo-faszialen Bauchwanddefektes
in der Spenderregion
bei der autologen Brustrekonstruktion mittels TRAM-Plastik
I. Gastinger, U. Rhein, T. Laube, H. Graf, U. Retzke   P1.AH.28

Rekonstruktion der Brust nach Excisionsbiopsien durch subkutane
Drüsenkörperrotationslappen – Komplikationen, onkologische,
kosmetische Aspekte und Akzeptanz
C. Höß, S. Struppler, C. Duhm, B. Henselmann   P1.AH.32

10 Jahre Erfahrung mit brusterhaltenden Operationen an der
Universitäts-Frauenklinik Erlangen – mit und ohne Nachbestrahlung
der operierten Brust
W. Jäger, A. H. Tulusan, A. Katalinic, N. Lang   V1.AH.01

Ergebnisse der brusterhaltenden Therapie versus Ablatio beim
kleinen Mammakarzinom
B. Maus, J. Schmolling, R. Fimmers, T. Höller, D. Krebs   P1.AH.24

Mammakarzinom – Prognosefaktoren

Mammakarzinom – Psychosomatische Aspekte

Ovarialkarzinom

Ovarialkarzinom – Operative Therapie

Ovarialkarzinom – Prognosefaktoren

Vulvakarzinom

Rezidivrisiko bei prämalignen und malignen Veränderungen der Vulva:
HPV-Nachweis und Zytokeratin-Exprimierung
V. Küppers, S. Scheuring, U. Koldovsky, H. G. Bender   V2.AM.07

Möglichkeiten der organerhaltenden Lasertherapie bei präinvasiven
Veränderungen der Vulva (VIN) und Vagina (VaIN)
P. Melsheimer, D. Wallwiener, H. H. Rummel, G. Bastert   V2.AM.04

Problemfall: Das wiederholt rezidivierende und progrediente
Vulvakarzinomauftreten und Behandlungsmethoden
St. Paepke, R. Kurzeja, W. Lichtenegger   P2.AM.01

Kollumkarzinom – Infektionen

HPV-Status und p53-Mutation in Rezidiven und Metastasen von
Genitaltumoren
T. Blechschmidt, H. Ikenberg, B. Schmitt, T. Bauknecht   P3.GS.14

Immunhistochemische Analyse des Proliferationsverhaltens
intraepithelialer Neoplasien der Cervix uteri in Relation zur
p53-Akkumulation und zum HPV-Status
A. Dellas, E. Schultheiss, J. Torhorst, F. Gudat   P3.GS.13

Spezifische serologische HPV-Antikörperuntersuchungen
mit virusähnlichen Partikeln
K. Heim, N. D. Christensen, R. Höpfl, et al.   P3.GS.09

Kolposkopische Befunde bei genitaler Bilharziose der Frau
G. Helling-Giese, H. Feldmeier, E.-J. Hickl   P3.GS.17

HPV-PCR an 320 zytologisch und kolposkopisch auffälligen
Patientinnen
B. Mallebré, M. Ruhnke, M. Stössler-Meilicke, W. Kühn   P3.GS.12

Nachweis von HPV 56-Infektionen bei Patientinnen mit zervikaler
intraepithelialer Neoplasie
M. Steinke, U. Geißler, C. Kaiser, W. Distler   P3.GS.10

Therapie von Gebärmutterhalsdysplasien, assoziierten mit humanen
Papillomviren (HPV), mittels Interferon Alfa-2b
P. Suska, K. Holomán   P3.GS.08

Expression von IgG-Fc-Rezeptoren im uterinen Zervixepithel:
potentielle Eintrittspforte der heterosexuellen HIV-Infektion
C. J. Thaler, A. Bukovsky, J. A. McIntyre   P3.GS.16

Kollumkarzinom – Diagnostik

Manuelles und PAPNET-unterstütztes Rescreening negativer
Zervixabstriche von Patientinnen mit Carcinoma in situ und invasivem
Karzinom der Zervix
B. Piper, A. Ross, S. Deisemann, M. Hilgarth   P3.GS.02

DNA-Zytometrie am HPV-infizierten Portioepithel
M. Ruhnke, B. Mallebré, R. G. Willrodt, W. Kühn   V3.GS.08

Stellenwert der dynamischen und konventionellen MRT hinsichtlich
prätherapeutischer Tumorvolumetrie beim Zervixkarzinom und dessen
Rezidiven
U. Schaeffer, H. Hawighorst, W. Weikel, P. G. Knapstein   P3.GS.06

Effektivität der Portiokonisation – ein Beitrag zur
Qualitätskontrolle
S. Seeger, H. D. Methfessel, J. Buchmann   P3.GS.01

Validität der DNA-Zytometrie in der Krebsvorsorge des
Zervixkarzinoms
H. Wylegala, J. Jacob, N. Golz, R. Bollmann   P3.GS.03

Kollumkarzinom – Therapie

Primäre intraarterielle Chemotherapie bei Patientinnen mit
fortgeschrittenen Zervixkarzinomen
E. Beck, K. Feltmann, B. Cidlinsky, W. Rödl, A. H. Tulusan, N. Lang P3.GS.25

Hämostaseveränderungen bei langdauernden onko-gynäkologischen
Operationen unter Berücksichtigung der Gabe von
fresh frozen plasma (FFP)
G. Breitbach, N. Maurin, M. Winkler, W. Rath   P3.GS.33

Ex-vivo-Gentherapie von CD44v-exprimierenden Tumoren mit Hilfe
rekombinanter T-Zellen
P. Dall, A. Hekele, P. Herrlich, H. Ponta   P3.GS.31

Exenteration bei Beckenrezidiven; Überlebensdaten und Erfahrungen
mit der Darmersatzblase
H. Egger, T. Hünlich   P3.GS.20

Die primäre Chemotherapie des lokal fortgeschrittenen
Zervixkarzinoms mit Carboplatin und Ifosfamid
M. Glaubitz, H.-J. Lück, M. Meffert, H. Kühnle   P3.GS.26

Kollumkarzinom – Prognosefaktoren

Korpuskarzinom – Diagnostik

Korpuskarzinom – Therapie

Korpuskarzinom – Prognosefaktoren

Die Proliferationsrate als Prognosekriterium beim
Endometriumkarzinom
A. Gassel, J. Backe, T. Müller, H. Kaesemann   V3.NM.01

HER-2/neu und Cathepsin D: Prognosefaktoren beim
Endometriumkarzinom
G. Gitsch, P. Kohlberger, C. Kainz, G. Breitenecker   V3.NM.05

Über die Zusammensetzung der extrazellulären Matrix der
menschlichen Tuba uterina – immunhistochemische Ergebnisse
C. Göpel, R. Schiltka   P3.NM.17

Einsatz der Farbdopplersonographie bei der Dignitätsbeurteilung
suspekter Endometriumsbefunde und zur Prognoseeinschätzung
von Korpuskarzinomen
M. Holländer, A. K. Ertan, C. Villena-Heinsen, W. Schmidt   V3.NM.02

Die lysosomale Protease Cathepsin D als prognostischer Marker
beim Endometriumkarzinom
Ch. Kainz, A. Lösch, P. Kohlberger, G. Gitsch   P3.NM.15

p53-Mutationen korrelieren mit einer hohen S-Phase-Fraktion
beim Tubenkarzinom
T. Köhler, I. B. Runnebaum, E. Stickeler, R. Kreienberg   P3.NM.12

Überlebenswahrscheinlichkeiten und Prognosefaktoren des
Endometriumkarzinoms in einer retrospektiven Analyse
R. Osmers, E. Niemeyer, M. Krohn, W. Kuhn   P3.NM.11

Vergleichende Imaging-DNA-Zytometrie beim Endometriumkarzinom
und seinen präinvasiven Vorstufen
W. Schröder, S. Biesterfeld, M. Leitloff, W. Rath   P3.NM.13

Endoskopische Techniken

Laparoskopische Operation von Adnextumoren bei postmenopausalen
Frauen
A. Hettenbach, C. Heiss, B. Stutz   V1.EH.01

Sichere Bergetechnik – Voraussetzung für die endoskopische Chirurgie
von Adnextumoren
N. v. Obernitz, M. Korell, W. Meier, H. Hepp   V1.EH.03

Endoskopische inguinale Lymphadenektomie beim Vulvakarzinom
A. Reinthaller, C. Tempfer, G. Sliutz, H. Kölbl, Ch. Kainz   P1.EH.06

Teil IV
Endokrinologie
und
Reproduktionsmedizin

Die Perimenopause –
Diagnostische und therapeutische Maßnahmen
(Moderation: H. P. G. Schneider)

Risiken der perimenopausalen Kontrazeption

H. P. G. Schneider

Einleitung

Kürzlich haben Brambilla et al. [2] über eine Methode berichtet, nach der sich der Beginn der Perimenopause durch gezielte Befragung definieren läßt. Diese Massachusetts Women's Health Study hat an 15.050 Frauen über fünf Jahre longitudinal nach kontinuierlichem Follow-up von 45- bis 55jährigen Frauen zwei Faktoren ergeben, die empirisch den Eintritt der Menopause innerhalb der nächsten drei Jahre voraussagen:

– Eigenbericht der Betroffenen über amenorrhoische Episoden von drei bis neun Monaten,
– bei nichtamenorrhoischen Frauen der Hinweis auf zunehmend unregelmäßige Menses.

Der Vorschlag eines derart vereinfachten Vorgehens steht im Einklang mit der allgemein akzeptierten Definition der natürlichen Menopause als Zeitpunkt der letzten vom Ovar gesteuerten Menstruation unter Einschluß der zwölf nachfolgenden Monate.

Frühe Veröffentlichungen Mitte der 70er Jahre wiesen besonders auf das Risiko des Myokardinfarktes unter kombinierter oraler Kontrazeption hin, insbesondere bei Frauen über 40 Jahren. Diese Untersuchungen enthielten jedoch keine Information bezüglich Rauchgewohnheiten. Schließlich hat das Royal College of General Practitioners (RCGP, 1981) in einer Kohortenstudie ein erhöhtes kardiovaskuläres Risiko in Abhängigkeit sowohl vom Alter als auch dem Rauchen gefunden, die Konfidenzintervalle in der Gruppe der älteren nichtrauchenden Frauen waren jedoch sehr groß. Die gleichen Untersuchungsergebnisse wurden in einer statistisch differenzierteren Weise 1989 reanalysiert [4]; es wurde offenkundig, daß das Risiko nur bei älteren Frauen erhöht war, die auch rauchten. Die günstigen Meldungen über die relative Sicherheit der Pille bei nicht-rauchenden älteren Frauen hat immer noch zu keiner breiten Akzeptanz in der allgemeinen Bevölkerung geführt. In ganz Europa ist die allgemeine Einstellung gegenüber der Pille eine von „health hazards rather than of benefits".

Fertilität

Das mittlere Menopausealter unserer Bevölkerung liegt bei 50 bis 51 Jahren (Schwankungsbreite 39 bis 59). Die perimenopausale Phase vor Einsetzen der Menopause wird allgemein als Prämenopause bezeichnet; diese ist charakterisiert durch ein Muster unregelmäßiger Zyklen und zunehmender amenorrhoischer Episoden, welche die hormonelle Umstellung dieses Lebensalters charakterisieren. Die Länge der Prämenopause liegt bei 4 bis 5 Jahren (Schwankungsbreite weniger als 12 Monate bis mehr als 9 Jahre). Nur 5 % aller Frauen haben einen regelmäßigen Zyklus bis zum Alter von 51 Jahren und 45 % erleben die Prämenopause bereits vor dem 43. Lebensjahr. In Bevölkerungen ohne Empfängnisverhütung wird der Verlust der Fertilität 5 bis 10 Jahre vor dem mittleren Menopausealter beobachtet. Vegetative Ausfallserscheinungen und ein beginnender Knochenabbau werden vor der Menopause beobachtet. Aus diesem Grunde ist die Fertilität in der Perimenopause deutlich herabgesetzt, wenn Hitzewallungen und oligomenorrhoische Zyklusepisoden beobachtet werden.

Metcalf (1979) [11] hat noch spontane ovulatorische Zyklen bei typischen klimakterischen Frauen mit erhöhten Gonadotropinspiegeln beobachtet. Erfahrungen der assistierten Befruchtung bei Frauen über 44 haben bessere Ergebnisse erbracht bei zuvor amenorrhoischen Frauen als solchen mit noch bestehenden Zyklen (Kirkman 1994) [8]. Im Alter von 45 Jahren liegt die natürliche Empfängnisrate bei 10 bis 20 Schwangerschaften auf 100 Frauenjahre, im Alter von 50 Jahren bei 0 bis 5 Schwangerschaften [12]. Da es keine zuverlässigen Prädiktoren für noch zu erwartende fertile Zyklen gibt und um das verbleibende Schwangerschaftsrisiko der Perimenopause zu vermeiden, können folgende empirische Regeln angeboten werden [9]:

- bei Frauen mit natürlichen Zyklen kontinuierliche Empfängnisverhütung, bis über ein Jahr keine Regelblutungen mehr beobachtet werden;
- bei Frauen mit induzierten Entzugsblutungen, wenn es sich um gesunde Nichtraucherinnen handelt, Einsatz einer modernen niedrigdosierten Pille der dritten Generation bis zum Alter von 50 Jahren.

Alternative Optionen:

- Wechsel zu einer Barrieremethode oder zu Spermiziden mit längerfristiger wiederholter Bestimmung des Menopausestatus,
- Wechsel zur Hormonsubstitution und Zusatz einer Minipille oder
- Inkaufnehmen des Risikos (natürliche Enthaltsamkeit).

Altersabhängige Risiken und Behandlungsstrategien

Aufgrund einer von der Deutschen Menopause-Gesellschaft in Deutschland durchgeführten repräsentativen Umfrage (Infratest 1996) sind im Alter von 45 bis 64 Jahren 24 % aller Frauen hysterektomiert und 22 % beidseits ovarektomiert [14]. Etwa 25 % aller Frauen sind zum Zeitpunkt der Menopause Myomträgerinnen. Myome sind östrogenabhängige Tumoren, die nach der Menopause schrumpfen; wegen ihrer Östrogenabhängigkeit wird die Myomatose häufig als Kontraindikation gegen orale Kontrazeptiva angesehen. Die Ovarialfunktion in der Perimenopause sorgt jedoch für periphere Östrogenspiegel, die der späten follikel- und präovulatorischen Phase verglichen werden können und damit weit über den bioverfügbaren Östrogenmengen bei Pillengebrauch liegen. Deshalb erweist sich die orale Kontrazeption auch als teilweise protektiv gegen die Entwicklung dieser Tumoren; nach fünfjährigem Gebrauch sinkt die Myominzidenz um etwa 17 %, nach zehn Jahren um etwa 13 % ab.

Ein anderer Vorzug der oralen Kontrazeption für über 40jährige Frauen – neben Schwangerschaftsverhütung und reduzierter Myomatose – ist die 50 %ige Reduktion der Menorrhagien und Eisenmangelanämien. Die RCGP Oral Contraceptives Study hat dies bei jüngeren Frauen nachgewiesen, es ist jedoch aus theoretischen Überlegungen wahrscheinlich, daß eine Abnahme der menstruellen Blutungsstärke bei älteren genauso wie bei den untersuchten jüngeren Frauen stattfindet [5]. Da 75 % aller hysterektomierten Frauen Menorrhagien und Myome hatten, kann durch orale Kontrazeption auch die Zahl der Hysterektomien herabgesetzt werden.

Krebsrisiko und orale Kontrazeption

Mammakarzinom. Mehr als 25 % aller Mammakarzinome werden vor dem 50. Lebensjahr diagnostiziert. Eine neuere kollaborative Reanalyse hat Erfahrungsdaten bei mehr als 53.000 brustkrebserkrankten Frauen aus 26 Ländern zusammengefaßt [3]. Diese Untersuchungen unterschieden sich sowohl hinsichtlich des Protokolls als auch ihrer Dauer. Dementsprechend gelten für die einzelnen Individuen auch unterschiedliche Basisrisiken des Mammakarzinoms. Trotz der Heterogenität der Studienprotokolle und der untersuchten Frauen sind die Ergebnisse erstaunlich konsistent. Folgende wesentliche Schlußfolgerungen wurden gezogen:

Die beobachteten Schwankungen der Brustkrebsinzidenz stehen überwiegend im Zusammenhang mit aktuellem Pillengebrauch. Bei gegenwärtigen oder Pillennutzerinnen der letzten 10 Jahre wird Brustkrebs geringfügig häufiger diagnostiziert, obwohl die zusätzlich beobachteten Mammakarzinome absiedlungsfrei sind. Bei 10 Jahre oder länger zurückliegendem Pillengebrauch wird dieses erhöhte Brustkrebsrisiko nicht mehr beobachtet; im Gegenteil, gewisse Gruppen ehemaliger Pillennutzerinnen haben eher ein geringeres Risiko. Dies gilt besonders für metastasierende Mammakarzinome in Verbindung mit hochdosierten oralen Kontrazeptiva.

Über 20 Jahre und länger zurückliegenden Pillengebrauch liegen praktisch keine Informationen vor; insbesondere Frauen, die bereits als Teenager die Pille genutzt haben und jetzt das Alter der erhöhten Brustkrebsdisposition erreicht haben. Solche Ergebnisse werden innerhalb der nächsten Dekade erwartet.

Endometriumkarzinom. Die ergiebigsten epidemiologischen Daten wurden mit Hilfe der Cancer and Steroid Hormone Study [16a] erfaßt. In dieser großen Fallkontrollstudie wurden 433 Frauen im Alter von 20 bis 54 Jahren mit nachgewiesenem Endometriumkarzinom mit 3.191 Kontrollen verglichen, die randomisiert aus der gleichen Bevölkerung ausgewählt wurden. Unter Frauen, die mindestens ein Jahr lang die Pille genommen haben, wird das relative Risiko eines Endometriumkarzinoms im Vergleich zu Nichtnutzerinnen auf 0,6 berechnet (95 % Vertrauensbereich 0,3–0,9). Für verschiedene Pillentypen werden keine unterschiedlichen Risiken beobachtet. Das reduzierte Krebsrisiko bleibt für wenigstens 15 Jahre erhalten.

Ovarialkarzinom. In der bereits erwähnten Cancer-and-Steroid-Hormone-Studienkohorte wurden 546 Frauen im Alter von 20 bis 54 Jahren mit nachgewiesenem Ovarialkarzinom beobachtet und mit 14.228 Kontrollen verglichen aus derselben Population, um das Ovarialkarzinomrisiko abzuschätzen [16b]. Es wurde ein relatives Risiko für epitheliale Ovarialkarzinome bei oraler Kontrazeption im Vergleich zu Nichtpillennutzerinnen von 0,6 errechnet (95 % Vertrauensbereich 0,5–0,7). Die Protektion gegen Ovarialtumoren bleibt über einen Zeitraum von 15 Jahren erhalten; deshalb ragte das „window of protection" in den spätpostmenopausalen Erkrankungsgipfel nur bei perimenopausaler oraler Kontrazeption.

Prädiktive molekulargenetische Untersuchungen bieten seit kurzem die Möglichkeit, Mutationen mit hohem Risiko für die Entwicklung eines Mammakarzinoms oder Ovarialkarzinoms zu identifizieren. Eine entsprechende genetische Beratung sollte allen Frauen, die dies wünschen, offenstehen. Der mögliche Nutzen, gegenwärtige Limitationen sowie denkbare Konsequenzen einer prädiktiven molekulargenetischen Untersuchung sollten vermittelt werden. Hierzu gehört auch eine Abschätzung des potentiellen hormonellen Promotoreneffektes bei genetischer Disposition bzw. bestehender Vorerkrankung. In der Praxis wird man sich am anamnestischen Risiko orientieren. Ist ein Verwandter ersten oder zweiten Grades im prämenopausalen Alter von Brustkrebs betroffen, wird in 3 % der Fälle eine BRCA1-Mutation nachgewiesen, im Alter von weniger als 40 Jahren in 6 %. Sind zwei Schwestern im perimenopausalen Alter betroffen, gilt dies bereits für 20 % Familienangehörige, bei unter 40jährigen in 37 % der Fälle. Bei zwei Angehörigen mit Mammakarzinom und einer zusätzlichen Ovarialkarzinomträgerin in der Familie erhöht sich das Mutationsrisiko für BRCA1 auf 82 %. Auf der anderen Seite wird der Nachweis der Mutanten BRCA1 185 del AG und BRCA2 617 del T bei einem Viertel aller Frauen mit einem früh manifestierten Mammakarzinom und zwei Dritteln aller Frauen mit früh manifestiertem Mammakarzinom und der Vorgeschichte eines Ovarialkarzinoms beobachtet. Diese Hinweise mögen zeigen, in welcher Weise wir uns gegenwärtig bemühen, besondere Risiken des prämenopausalen Alters abzuschätzen. Es kann nicht ausgeschlossen werden, daß orale Kontrazeptiva die Entwicklung eines Brustkrebses erleichtern, allerdings lassen die widersprüchlichen Ergebnisse der bisherigen epidemiologischen Untersuchungen keine definitive Aussage zu.

Kardiovaskuläre Risiken

Neuere Untersuchungen, an repräsentativen Bevölkerungsquerschnitten durchgeführt, weisen auf fundamentale Unterschiede hinsichtlich Morbidität und Mortalität
nach oraler Kontrazeption und hormonaler Substitution hin. Während orale Kontrazeptiva das Risiko kardiovaskulärer und von Lebererkrankungen erhöhen, werden solche nachteiligen Wirkungen nach Hormonsubstitution nicht gesehen. Im Gegenteil gibt es zahlreiche Hinweise für einen protektiven Effekt der Östrogene gegen arterielle Erkrankungen. Da die typischen Pillen-Gestagene auch für die Hormonsubstitution verwendet werden, ist es die Östrogenkomponente, die Ausmaß
und Schwere der Nebeneffekte bestimmt. Erstmals wurde 1970 in Großbritannien
eine Verbindung hergestellt zwischen der Östrogendosis oraler Kontrazeptiva und
dem erhöhten Risiko von tiefen Beinvenenthrombosen, pulmonalen Embolien sowie zerebraler und koronarer Thrombose [7]. Das Risiko einer Hypertension, eines
Schlaganfalls sowie arterieller und venöser Thrombosen in Verbindung mit oralen
Kontrazeptiva ist auf die starken hepatischen und vaskulären Wirkungen des Ethinylöstradiol zurückzuführen, obwohl mehrere Risikofaktoren (Rauchen, Fettsucht,
Diabetes etc.) hinzutreten. Im Gegensatz hierzu werden Morbidität und Mortalität
selbst bei älteren Frauen mit kardiovaskulären Risikofaktoren durch die Behandlung mit Östradiol oder konjugierten Östrogenen herabgesetzt. Dementsprechend
ist die Liste der Kontraindikationen für die Pille im Gegensatz zur Hormonsubstitution sehr lang; im letzteren Falle werden letztlich nur bestehende hormonabhän-
gige Tumoren und akute Thromboseereignisse als absolute Kontraindikationen angesehen.

Gemessen an dem Einfluß auf die hepatische Proteinbildung, beeinflußt Ethinylöstradiol die Leber wesentlich stärker als das Östradiol. Dabei beeinflußt das Ethinylöstradiol den Stoffwechsel der Leber deutlicher als den anderer Organe. Aus klinischer Sicht hat das Ethinylöstradiol folgende nachteilige Wirkungen:

- verschiedene hepatische Serumparameter,
- Koagulabilität des Blutes,
- direkte stimulierende Wirkung auf die Plättchenaggregation,
- ein erhöhtes Risiko arterieller und venöser Erkrankungen,
- unerwünschte pharmakologische Effekte als Folge der chemischen Interaktion
  der aktivierten Ethinylgruppe,
- hypertensive Wirkungen (wahrscheinlich durch direkten Einfluß des Ethinylöstradiol auf das Renin-Angiotensin-System der Arterienwand).

Thromboembolische Erkrankungen

Orale Kontrazeptiva erhöhen das Risiko venöser Thrombosen von 1 bis 2 pro 10.000
Frauenjahre um das Drei- bis Vierfache. Neuere Untersuchungen haben für Deso-
gestrel- oder Gestodenenthaltende Präparate eine etwa zweifache Steigerung des
Risikos gegenüber älteren niedrig dosierten Ovulationshemmern ergeben [1]. In der
Schwangerschaft steigt die Thrombosehäufigkeit auf 10 pro 10.000 Frauenjahre und
im Wochenbett auf 40 pro 10.000 Frauenjahre.

Die Ätiologie von etwa zwei Dritteln aller Thrombosen ist noch heute unbekannt. Nach unserem gegenwärtigen Erfahrungsstand rechnen wir in 40 % aller Fälle mit einer angeborenen Thrombophilie. Unter diesen hereditären Typen der Thrombophilie stellt die Resistenz gegen aktiviertes Protein C (APC-Resistenz) etwa 50 % aller Fälle, während in 15 bis 20 % der Betroffenen ein Mangel an Antithrombin III, Protein C oder Protein S gefunden wird. Die APC-Resistenz mit einer 3- bis 5 %igen Prävalenz in der allgemeinen Bevölkerung erhöht das Thromboserisiko achtfach und bei Pillennutzerinnen 35fach. Ein Protein-C-Mangel (Prävalenz 0,1 bis 0,5 %) erhöht das Thromboserisiko 9fach, bei Pillenbenutzerinnen 15fach. Der Antithrombin-III-Mangel (Prävalenz 0,02 bis 0,05 %) erhöht das Risiko von Pillenbenutzerinnen 8fach. Ovulationshemmer beeinflussen nicht das Thromboserisiko der Frauen mit Protein-S-Mangel. Antiphospholipid-Antikörper erhöhen unter der oralen Kontrazeption das Thromboserisiko deutlich.

Eine Familienvorgeschichte (Alter unter 40 Jahren) weist auf eine angeborene Thrombophilie hin. Der Kosten-Nutzen-Effekt eines selektiven Screening ist ungünstig, weil höchstens 70 % hereditärer Thrombophilien laboranalytisch erfabt werden können und nur sehr wenige Patientinnen ein Thromboseereignis erleben: Nur 3 von 1.000 Trägerinnen einer APC-Resistenz erleiden eine Thrombose unter oraler Kontrazeption [1], auf der anderen Seite bleibt noch ein deutlicher Überhang nicht abklärbarer hereditärer Thrombophilien, so daß ein negativer Labortest keinen Ausschlußcharakter hat. Bisher konnte nicht geklärt werden, ob ein selektives Screening ergiebiger ist als eine sorgfältige persönliche und Familienanamnese. Aus Kosten-Nutzen-Gründen ist ein generelles Screening nicht gerechtfertigt [1].

Falls eine persönliche oder Familienvorgeschichte mit belastenden Laborparametern hinsichtlich eines erhöhten Thromboserisikos besteht, sollte dieses Risiko sorgfältig gegen die Konsequenzen eines Absetzens der Pille abgewogen werden.

Auf der anderen Seite sollten Frauen mit erhöhtem Risiko, die sich zur Pilleneinnahme entschließen, bei Thrombosesymptomatik sofort ihren Arzt des Vertrauens aufsuchen.

Myokardinfarkt und Schlaganfall. Risikofaktoren eines Myokardinfarktes (MI) wurden in einer Fallkontrollstudie an 555 unter 50jährigen Frauen erfaßt, die einen MI überlebt hatten; als Kontrolle dienten 1.864 Frauen [13]. Die positive Abhängigkeit von Rauchen und MI wird in allen Altersgruppen und unabhängig von anderen MI-Risikofaktoren gefunden. Orale Kontrazeptiva und das MI-Risiko von Nichtraucherinnen sind nicht assoziiert. Auf der anderen Seite steigt das relative MI-Risiko steil an unter gegenwärtigen Pillennutzerinnen, die rauchen.

Gleichsinnige Beobachtungen wurden auch von anderer Seite berichtet. Gegenwärtig gibt es keine Hinweise auf ein erhöhtes MI- oder Schlaganfallrisiko bei Einnahme der niedrig dosierten oralen Kontrazeptiva resp. Präparaten der dritten Generation. Fachliche Gewißheit bedeuten insbesondere die Ergebnisse der prospektiven Nurses' Health Study an 119.061 Frauen zwischen 35 und 55 Jahren; diese Studie wurde 1976 gestartet und berichtet über ein Follow-up in Zwei-Jahres-Intervallen [15]. Vergleicht man Frauen mit und ohne Pillenerfahrung, so errechnet sich ein relatives Risiko für eine schwerwiegende koronare Erkrankung von 0,8 (95 % Vertrauensbereich 0,6 – 1,0) und für einen Schlaganfall von 0,9 (95 % Vertrauensbereich 0,7 – 1,2), an den Folgen dieser kardiovaskulären Erkrankung zu versterben. Weder langfristige orale Kontrazeption noch die Dauer seit Absetzen der Pillen beeinflussen das Risiko einer nachfolgenden kardiovaskulären Erkrankung.

Eine internationale Fallkontrollstudie [10] vergleicht 153 16- bis 44jährige Myokardinfarktüberlebende mit 498 Frauen ohne MI-Vorgeschichte. Die odds ratio für MI der dritten im Vergleich zur zweiten Pillengeneration wurde für alle 651 Studienteilnehmerinnen errechnet. Es ergab sich ein RR von 0,36 (95 % CI 0,1–1,2); die odds ratio für das Vereinigte Königreich und Deutschland alleine beträgt 0,45 (95 % CI 0,1–1,8). Diese Ergebnisse einer Interimanalyse sollten nach Aussage der Autoren jedoch mit extremer Vorsicht interpretiert werden. Das erhöhte Risiko venöser Thromboembolien, das mit Pillen der dritten Generation assoziiert wurde, kann möglicherweise durch das abgesenkte MI-Risiko balanciert sein.

Metabolische Wirkungen am Knochen

Sowohl die „peak bone mass" als auch das Ausmaß eines nachfolgenden Knochenmasseverlustes bestimmen das Osteoporoserisiko. Ein kritischer Abfall der BMD nach der Menopause ist unwidersprochen. Perimenopausale Frauen zwischen 40 und 48 Jahren, bei denen eine Oligomenorrhoe in den letzten drei bis sechs Monaten vor Eintritt in die Studie von Gambacciani et al. [6] beobachtet wurde, wurden auf die Knochendichte des Radius und distalen Unterarmes mittels DPA untersucht. Zugleich wurden mehrere Marker des Knochenstoffwechsels erfaßt und die Plasma-Östradiol und FSH-Spiegel alle sechs Monate über einen Zeitraum von zwei Jahren gemessen. Diese aktuellen Ergebnisse zeigen eindeutig, daß eine prämenopausale OC eine Beschleunigung des Knochenumsatzes und den Knochenmasseverlust verhindern kann, die einer prämenopausalen Ovarialinsuffizienz folgen.

Schlußfolgerungen

Definitive prospektive kontrollierte Interventionsstudien an Frauen im Alter zwischen 35 und 50 Jahren, die eine Beziehung der oralen Kontrazeption und des Thromboembolierisikos, MI, Schlaganfall sowie von Krebserkrankungen der Brust und der Genitalorgane erfassen, sind bisher nicht durchgeführt worden. Die heute verfügbare klinische Information bezieht sich auf Fallkontrollstudien und retrospektive Analysen aus umfangreichen Untersuchungen bei Frauen aller Altersgruppen. Derzeit verfügen wir nur über einige Untersuchungsergebnisse prospektiver Fallkontrollstudien wie die des RCGP und der Nurses' Health Study. Körperlich und mental gesunde perimenopausale Frauen sind bei oraler Kontrazeption nur geringfügig belastet. Obwohl thromboembolische Ereignisse, MI und Hirnschlag bei älteren Frauen etwas häufiger als bei jungen beobachtet werden, wird dieses Risiko durch die orale Kontrazeption nicht substantiell beeinflußt und ist wahrscheinlich von zusätzlichen kardiovaskulären Risikofaktoren abhängig. Bezüglich des Brustkrebsrisikos unter OC bleiben einige Fragen offen; dagegen ist die Pille protektiv gegen das Endometrium- und Ovarialkarzinom. Die perimenopausale

Osteoporose kann verhindert werden. Gutartige Erkrankungen wie Menorrhagien, Eisenmangelanämien, Myome und benigne Ovarialzysten werden deutlich reduziert. Frauen mit belastender Anamnese und bestimmten Risikoprofilen sowie pathologischen Laborergebnissen sollten sorgfältig ambulant untersucht werden.

Alles in allem ist der globale Effekt der oralen Kontrazeption am Ende der Fertilitätsphase vorteilhaft. „The pill could potentially save many lives if it were in widespread use among women in their fourties (without contraindications)" (James Drife at FIGO 1994).

Literatur

1. Bauersachs R, Lindhoff-Last E, Ehrly AM, Kuhl H (1996) The significance of hereditary thrombophilia for the risk of thrombosis associated with oral contraception. Zbl Gynäkol 118:262–270
2. Brambilla DJ, McKinlay SM, Johannes CB (1994) Defining the perimenopause for application in epidemiologic investigations. Am J Epidemiol 140:1091–1095
3. Collaborative Group on Hormonal Factors in Breast Cancer (1996). Breast cancer in hormonal contraceptives: collaborative reanalysis of individual data on 53,297 women with breast cancer and 100,239 women without breast cancer from 54 epidemiological studies. Lancet, 347:713–1727
4. Croft P, Hannaford PC (1989) Risk factors for acute myocardial infarction in women: evidence from the RCGP oral contraception study. Br Med J 298:165–168
5. Drife JO (1989) The benefits of combined oral contraceptives. Br J Obstet Gynecol 96: 1225–1228
6. Gambacciani M, Spinetti A, Cappagli B et al. (1994) Hormone replacement therapy in perimenopausal women with a low-dose oral contraceptive preparation: effects on bone mineral density and metabolism. Maturitas 19:125–131
7. Inman WHB, Vessey MP, Westerholm B et al. (1970). Thromboembolic disease and the steroidal content of oral contraceptives: a report to the Committee on Safety of Drugs. Br Med J 2:203
8. Kirkman RJE (1994) In: Crosignani PG, Paoletti R, Sarrel PM, Wenger NK (eds). Cluver Academic Publishers, London, pp 207–212
9. Kirkman RJE (1995) Contraceptive options for the"older" woman. Eur Menopause J 2: 10–12
10. Lewis MA, Spitzer WO, Heinemann LAJ et al. (1996). Third-generation oral contraceptives and risk of myocardial infarction: an international case-control study. Br Med J 312:88–90
11. Metcalf MG (1979). Incidence of ovulatory cycles in women approaching the menopause. J Biosoc Sci 11:39–48
12. Oral contraception in the perimenopause (1991). Drug and Therapeutics Bulletin 29: 3–4
13. Rosenberg L, Kaufman DW, Helmrich SP et al. (1985) Myocardial infarction and cigarette smoking in women younger than 50 years of age. JAMA 253:2965
14. Schneider HPG, Hauser GA (1996) The Menopause Rating Scale (MRS II) – clusters of menopausal symptoms. Abstract for the 8th International Congress on the Menopause, Sydney, in press
15. Stampfer MJ, Willett WC, Colditz GA et al. (1988) A prospective study of past use of oral contraceptive agents and risk of cardiovascular diseases. N Engl J Med 319:1313
16a. The cancer and steroid hormone study of the centers for disease control and the national institute of child health and human development (1987). Combination oral contraceptive use and the risk of endometrial cancer. JAMA 257:796
16b. The cancer and steroid hormone study of the centers for disease control and the national institute of child health and human development (1987). The reduction in risk of ovarian cancer associated with oral contraceptive use. N Engl J Med 316:650

Organbezogene Veränderungen in der Peri- und Postmenopause – Prävalenz der urogenitalen Atrophie

W. Distler

Die inneren und äußeren Genitalorgane reagieren auf die verminderte Östrogenproduktion in der Peri- und Postmenopause in besonderem Maße. Durch den Östrogenmangel wird das Vaginalepithel atrophisch und verliert durch die Schrumpfung des Bindegewebes an Elastizität. Als Folge der Atrophie des Vaginalepithels klagen viele Patientinnen über Trockenheit der Scheide, Brennen, Fluor vaginalis, Dyspareunie, postkoitale Blutungen sowie Infektionen im Vulva- und Vaginalbereich.

Östrogenmangelerscheinungen am unteren Harntrakt gehen oft mit Dysurie, Pollakisurie, Nykturie, Harndrang oder Hemmung des Harnflusses einher. Wenn noch degenerative Veränderungen des neuromuskulären Systems und des Bindegewebes hinzukommen, kann es zur sogenannten Reizblase bzw. Dranginkontinenz kommen.

Die geschilderten Probleme beeinflussen neben der allgemeinen Lebensqualität insbesondere das Sexualleben der klimakterischen Frau in negativer Weise, obwohl der Abfall der Östrogene keinen direkten Einfluß auf die Libido- oder Orgasmusfähigkeit bedeutet. Die Konfliktsituation kann das Selbstwertgefühl der Frau erheblich beeinträchtigen; die Lebensqualität wird als schlechter empfunden.

Obwohl das klinische Bild des urogenitalen Alterns (UGA) dem Arzt in der täglichen Praxis seit Jahrzehnten bekannt war, wurde in klinischen Studien die Gesamtproblematik kaum beachtet oder aber die Inzidenzrate der urogenitalen Symptomatik mit unter 10 % angegeben [1]. Erst in den letzten Jahren wurde seitens der Ärzteschaft und auch der Gesundheitsorganisationen für die Problematik des UGA ein Bewußtsein entwickelt; nicht zuletzt dadurch, daß die Daten von 9500 Frauen im Rahmen der sogenannten Oxford study analysiert wurden [2].

Betrachtet man die Prozentsätze der Frauen in der entsprechenden Altersstufe, die wegen verminderter Libido oder Trockenheit der Scheide den Arzt konsultierten, so zeigt sich, daß der altersspezifische Anteil der um ärztlichen Rat suchenden Frauen mit zunehmendem Alter zwar nicht zunahm, sich jedoch die Symptomatik der trockenen Scheide mit zunehmendem Alter als das dominierende Problem herausstellte (Tabelle 1).

Untersuchungen von Oldenhave [4] zeigten, daß bei hysterektomierten Frauen häufiger Dyspareunie und Trockenheit der Scheide festgestellt werden konnten (Tabelle 2). Damit wird deutlich, daß die urogenitale Symptomatik nicht nur zum Alter oder dem Abfall der Östrogene korreliert, sondern auch psychologische Faktoren im hohen Maße eine Rolle spielen.

Neueste demoskopische Daten zur Prävalenz der urogenitalen Atrophie von über 3000 Frauen im Alter von 45–75 Jahren liegen nunmehr vor; die Untersuchungen fanden 1994/1995 statt und umfaßten die Länder Dänemark, Frankreich, Deutschland, Italien, die Niederlande sowie Großbritannien [3]. Hauptziel der Untersuchungen war, die Lebensqualität der Patientinnen mit urogenitaler Atrophie zu erfassen, d. h. die Lebensqualität vor und unter HRT zu vergleichen.

Tabelle 1. Consultations for menopausal/postmenopausal symptoms over a period of six months [2]

	Age 40–44	Age 45–49	Age 50–54	Age 55–59	Age 60–64	Age 65–69
Decreasing libido	0.4	1.5	1.7	1.6	0.3	–
% of those consulting	22.9	19.3	20.8	30.7	16.7	–
Dryness	0.5	2.7	3.8	2.8	1.4	1.0
% of those consulting	31.4	34.3	46.4	53.3	70.8	81.3

Tabelle 2. Prevalence of moderate to severe dyspareunia and vaginal dryness in hysterectomized women compared with normal controls [4]

Age	Dyspareunia		Vaginal dryness	
	Hyster-ectomized	Non-hyster-ectomized	Hyster-ectomized	Non-hyster-ectomized
39–41	12.2%	5.2%	23.5%	5.9%
42–44	13.1%	3.1%	19.8%	6.3%
45–47	9.9%	4.5%	18.6%	9.0%
48–50	10.7%	5.7%	21.5%	12.5%
51–53	16.1%	8.7%	29.1%	16.3%
54–56	29.3%	10.5%	29.9%	22.3%
57–60	24.6%	14.8%	39.6%	20.7%

Die Daten wurden durch Face-to-face-Interviews erhoben. Objektive Parameter zur Lebensqualität zu erheben ist äußerst schwierig, da die Aussagen durch subjektive Erwartungen stark beeinträchtigt sind; je niedriger die Lebensqualität persönlich empfunden wird, desto niedriger wird die Erwartung und das Wunschdenken angesetzt. Die Lebensqualität wurde in der Form quantifiziert, daß man den Prozentsatz der Frauen ermittelte die die verschiedensten Fragen aus dem allgemeinen, sozialen, medizinischen und auch sexuellen Lebensbereich positiv beantworteten.

Insgesamt gaben 29% aller Frauen über 55 Jahren UGA-Symptome an. 48% dieser Frauen werteten die UGA-Problematik als geringgradig, 22% gaben Irritationen an und 30% waren durch die UGA-Symptomatik stark beeinträchtigt. 60% der Frauen mit UGA-Irritationen suchten einen Arzt auf, jedoch nur 44% dieser Patientinnen erhielten eine spezifische Behandlung. 76% aller Befragten äußerten die Meinung, daß Frauen mit urogenitaler Atrophie ein Recht auf eine Behandlung ha-

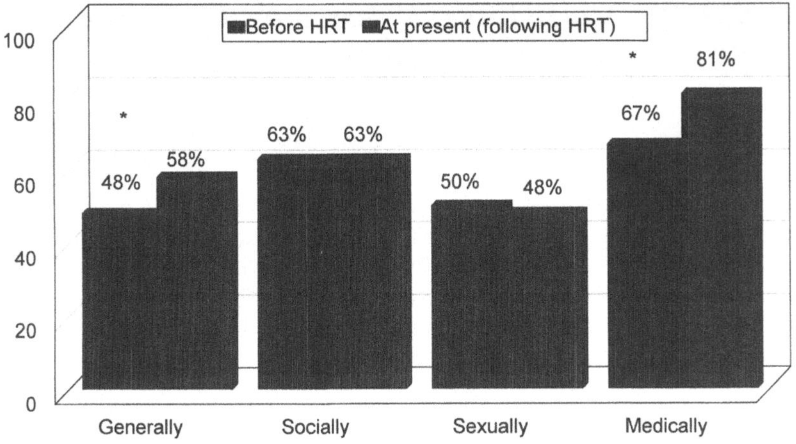

Abb. 1. Auswirkung von HRT auf Parameter der Lebensqualität

ben müßten, jedoch 53 % aller Frauen glaubten, daß eine HRT bzw. die Applikation von Östrogenen über einen längeren Zeitraum gefährlich sei.

Bei Auswertung der Daten bezüglich Lebensqualität vor und unter einer HRT ließen sich für die Allgemeinbefindlichkeit sowie für die medizinischen Befunde eine signifikante Verbesserung der Lebensqualität nachweisen (Abb. 1). Bezüglich des Sexuallebens waren ohne und mit HRT keine signifikanten Unterschiede feststellbar; dies ist bei älteren Patientinnen im wesentlichen durch den Verlust des Lebenspartners bedingt.

Die zur Verfügung stehenden Daten belegen eindeutig, daß die Problematik der urogenitalen Atrophie auf die Lebensqualität der Frau in der Peri- und Postmenopause einen Einfluß hat. Die Patientinnen und auch die Ärzte sollten mehr Bewußtsein für die urogenitale Altersatrophie entwickeln, denn durch eine systemische oder lokale Hormontherapie können UGA-Symptome und -folgen gemindert oder beseitigt werden, so daß die Lebensqualität der Patientin insgesamt eine Verbesserung erfährt.

Literatur

1. Barlow DH, Grosset KA, Hart H, Hart DM (1989) A study of the experience of Glasgow women in the climateric years. Br J Obstet Gynaecol 96: 1192–1197
2. Barlow DH, Brockie JA, Rees CM (1991) Oxford General Practitioners Menopause Study Group. Study of general practice consultations and menopausal problems. BMJ 302: 274–276
3. Medical Radar International (1995). A Pan-European study on the prevalence of urogenital ageing and its perceived impact on quality of life. Project No. 94069
4. Oldenhave A (1991) Well-being and sexuality in the climacteric. Thesis, Utrecht

Psychovegetative Umstellung; Unkenntnis, Bedenken und Ängste gegen eine Hormonsubstitution

T. von Holst

Die Perimenopause ist gekennzeichnet durch tiefgreifende Veränderungen im Steroidmetabolismus, die durch eine zunehmende Insuffizienz des Ovars hervorgerufen werden. Zunächst findet sich eine generative Insuffizienz mit gestörter Eireifung, Corpus luteum-Insuffizienz oder Anovulation, die zu dysfunktionellen Blutungen führt. Im weiteren Verlauf der Perimenopause kommt es zu einem drastischen Abfall der Östrogene auf etwa 10 pg/ml Serum für Östradiol und 35 pg/ml für Östron. Diese Veränderungen spielen sich in der Regel zwischen dem 49. und 54. Lebensjahr ab; die Unterschreitung der Endometriumproliferationsdosis liegt im Mittel zwischen dem 51. und 52. Lebensjahr und kennzeichnet den Zeitpunkt des Menopausealters in Deutschland.

Psychovegetative Umstellung

Der Abfall der Steroidkonzentrationen in der Perimenopause führt zu einer Reihe von Funktionsstörungen im Zentralnervensystem mit teilweise ernsthaften Folgen. Störungen im Bereich des Hypothalamus führen zur vegetativen Entgleisung der Gefäßregulation und damit zu den typischen Hitzewallungen und Schweißausbrüchen. Veränderungen im Metabolismus der Neurotransmitter Serotonin und Adrenalin führen zu depressiven Verstimmungen und anderen psychischen Alterationen, die zentral ausgelöst werden. Die verminderte Bildung oder der beschleunigte Abbau der genannten Neurotransmitter führt zusätzlich zu einem Mangel an Tiefschlafphasen, die schließlich zu einem chronischen Schlafdefizit führen und damit die genannten psychischen Alterationen noch verstärken. Auch wenn innerhalb einiger Jahre eine deutliche Besserung im Befinden der betroffenen Frauen stattfindet, haben diese Ausfallserscheinungen bei einem Drittel der betroffenen Frauen echten Krankheitscharakter (Tabelle 1).

Eine suffiziente Östrogen- oder Östrogen-Gestagen-Therapie beseitigt die aufgezeigten Beschwerdebilder in 9 von 10 Fällen vollständig, so daß an dem kausa-

Tabelle 1. Klimakterische Beschwerden. (Nach Lauritzen 1982)

	1–3 Jahre [%]	> 3 Jahre [%]
Depressive Verstimmung	76	58
Hitzwallungen	74	42
Schwitzen	67	31
Schlaflosigkeit	63	41
Nervosität	48	22

len Zusammenhang mit dem Östrogendefizit kein Zweifel bestehen kann. Die Unkenntnis dieser Kausalität zu den genannten Beschwerden und Befindlichkeiten führt dazu, daß in vielen Fällen statt einer Hormonbehandlung Tranquilizer und Sedativa verordnet werden.

Unkenntnis, Bedenken und Ängste

Der Effekt einer Hormontherapie bei den typischen klimakterischen Beschwerden und der Nutzen einer langzeitigen Hormonsubstitution für Knochen und Herz-Kreislauferkrankungen ist außerordentlich groß und durch eine Vielzahl von Studien gestützt. Warum nehmen Frauen also in der Postmenopause keine Hormontherapie an oder setzen die Therapie wieder ab? Einer der Gründe liegt in der Unkenntnis des Zusammenhangs zwischen Östrogenmangel und den angesprochenen Erkrankungen und Befindlichkeitsstörungen. Entgegen der gängigen Meinung, ist der Wissensstand in unserer Bevölkerung, was diese Problematik betrifft, nicht gut. Nach einer Umfrage des Allensbach-Institutes an über 4000 Frauen unterschiedlichen Alters weiß nur eine von drei befragten Frauen, daß Wechseljahrsbeschwerden mit Medikamenten gut behandelt werden können. Die Osteoporosefraktur im Alter wird von über 80 % der befragten Frauen als unbehandelbar, d. h. schicksalhaft hingenommen. Über die Zusammenhänge zwischen Östrogenen und kognitiven Hirnleistungen dürfte der Wissensstand der Bevölkerung noch geringer sein.

Gegen die Natur

Die Vorstellung, daß eine Hormontherapie gegen die Natur sei, ist nicht haltbar; die Lebenserwartung der Frau hat sich im letzten Jahrhundert um 30 Jahre erhöht; sie liegt im Mittel bei 80 Jahren. Damit verbringt die Frau etwa ein Drittel ihres Lebens in der Postmenopause. Die Kenntnis der mannigfaltigen Wirkungen der Östrogene und Gestagene auf die verschiedenen Zielorgane, Psychovegetativum, Zentralnervensystem, Haut und Schleimhäute, Urogenitale, Knochen und Herz-Kreislaufsystem erfordert hier ein Umdenken; die Vorstellung, daß Östrogene und Gestagene nur der Sexualfunktion und der Fortpflanzung dienen, ist unrichtig; es geht um die Hormonersatztherapie eines wichtigen, wenn auch nicht lebensnotwendigen, endokrinen Organs.

Angst vor Krebs

Die Sorge, daß Hormone Krebs machen, ist unbegründet. Bei einer Sequenstherapie wird das Risiko für die Entstehung eines Endometriumkarzinoms drastisch gesenkt; auch das Risiko an einem Ovarialkarzinom zu erkranken, ist vermindert. Die Datenlage zur Hormonsubstitution und dem Auftreten des Mammakarzinoms ist widersprüchlich. Die Daten aus der Studie amerikanischer Krankenschwestern mit einem etwa eineinhalbfach erhöhten Risiko, geben zu vielerlei Kritik Anlaß. Kon-

Tabelle 2. Krankheits- und Todesrisiko. (Nach Grady 1992)

Krankheit	Risiko [%]	Tod [%]
Kardiovaskuläre Erkrankungen	46	31
Schlaganfall	20	8
Osteoporotische Fraktur	15	1,5
Brustkrebs	10	3

trollierte Studien, die kein erhöhtes Risiko zeigen, werden nicht in die öffentliche Diskussion eingebracht. Dem möglichen Stimulationseffekt der Östrogene und Gestagene beim rezeptorpositiven Mammakarzinom in der Endphase vor der Diagnosestellung, die nicht bestritten werden soll, steht eine günstigere Prognose der Patientin mit Mammakarzinom nach oder unter Hormontherapie entgegen. Keinesfalls ist es berechtigt, wegen der Angst vor dieser Erkrankung, die auch ohne Hormonsubstitution heute 1 von 10 Frauen betrifft, einer breiten Bevölkerung eine derart wichtige Therapie vorzuenthalten. Eine individuelle Beratung ist erforderlich, wobei eine Übersicht zum Erkrankungs- und Todesrisiko verschiedener Krankheiten hilfreich sein kann (Tabelle 2).

Beipackzettel

Die Verunsicherung durch die Beipackzettel ist ein unverändert großes Problem. Wir wissen, daß ein Teil der Patientinnen nach Durchsicht der Beilage die Therapie nicht beginnt oder kurzfristig absetzt. Einige der als Kontraindikationen für eine Hormontherapie aufgeführten Erkrankungen müssen geradezu als Indikation für eine Therapie aufgefaßt werden; hierzu gehören Zustand nach Herzinfarkt, Hypertonie und Hypercholesterinämie. Auch andere Krankheiten sind keine Kontraindikationen mehr, dazu gehören Zustand nach Thrombose, Zustand nach Ovarial- oder Endometriumkarzinom, Diabetes mellitus, Otosklerose u. a. Als einzig verbleibende Kontraindikation findet sich das rezeptorpositive Mammakarzinom; aber auch hier könnte sich in den nächsten Jahren ein Wandel ergeben, weil erste Daten vorliegen, die auch beim rezeptorpositiven Mammakarzinom auf einen günstigen Verlauf unter Östrogen-Gestagen-Substitution hinweisen. Die Datenlage ist hier aber noch mäßig, so daß weitere Untersuchungen für eine endgültige Beurteilung dringend notwendig sind.

Gewicht

Die Sorge vor Gewichtszunahme unter einer Hormontherapie ist unberechtigt. Keine der vorliegenden placebokontrollierten Studien zeigt eine Gewichtszunahme. Die Rückführung von Wasser in Haut und Schleimhäute kann insgesamt etwa 1 kg ausmachen. Veränderte Lebensbedingungen unter einer Hormonsubstitution mit besserem Lebensgefühl und normalem Schlafverhalten, können sich natürlich auch auf das Eß- und Trinkverhalten auswirken; schließlich kann auch ein verminderter Kalorienbedarf zur Gewichtszunahme führen.

Blutung

Der Wiedereintritt der Blutung in der frühen Postmenopause unter eine Sequenztherapie ist unvermeidlich; die Kenntnis der Induktion einer Endometriumhyperplasie unter einer kontinuierlichen oder zyklischen Östrogenmonotherapie zwingt zu einer Gestagenapplikation. Erst im weiteren Verlauf der Postmenopause bei fortlaufendem Östrogenrezeptorverlust kann auf eine kontinuierliche Östrogen-Gestagen-Therapie umgestellt werden. Eine Gestagenmonotherapie zur Induktion einer Endometriumatrophie mit anschließendem Einschleichen der Östrogensubstitution, erscheint im Hinblick auf die Wirkung der Gestagene am Gefäßsystem eher bedenklich.

Zusammenfassung

Östrogene und Gestagene dienen nicht nur der Reproduktion im fertilen Lebensabschnitt der Frau, sondern sind wichtige Botenstoffe für den ganzen Organismus. Das klimakterische Syndrom mit den psychischen Alterationen und den vegetativen Entgleisungen läßt sich durch Östrogene oder Kombinationspräparate sehr gut behandeln. Die Bedenken gegen eine Hormontherapie sind nicht stichhaltig, die Ängste weitgehend unbegründet und der Kenntnisstand in der Bevölkerung immer noch unzureichend; eine umfassende Aufklärung sollte zur weiteren Verbreitung einer Östrogen- oder Östrogen-Gestagensubstitutionstherapie mit ihren vielfältigen positiven Effekten führen.

Endokrinium der Frau in der Perimenopause – Pharmakokinetik der Östrogene

H. Kuhl

Endokrinium

Mit Prä- und Perimenopause bzw. Klimakterium bezeichnet man jene Phase im Leben einer Frau, in der Veränderungen in der Zykluslänge und im zyklischen Verlauf der Sexualhormone einen allmählichen Übergang zur Funktionsruhe des Ovars ankündigen. Begleitet wird diese meist langsam, gelegentlich auch rasch ablaufende Umstellung des Endokriniums häufig von Symptomen, die primär als Folge eines

Östrogenabfalls bzw. Östrogenmangels betrachtet werden. In wenigen Fällen kann die letzte Menstruation auch ohne Vorankündigung im Anschluß an regelmäßige Zyklen eintreten.

Prämenopause

Bis zum Alter von etwa 40 Jahren entspricht das zyklische Muster der Sexualhormone dem von fertilen jungen Frauen. Mit dem Eintritt in die fünfte Lebensdekade beginnt das Stadium der Prämenopause, in dem die Menstruationen zwar noch regelmäßig auftreten, eine allmählich Abnahme der durchschnittlichen Zykluslänge jedoch auf eine zunächst noch subtile Veränderung des Endokriniums hinweist. Während die Zykluslänge im Alter von 35 Jahren noch 28,2 Tage beträgt, verkürzt sie sich mit 40 Jahren auf 27,3 und liegt mit 42 Jahren nur noch bei 26,5 Tagen. Diese Abnahme der Zykluslänge beruht in erster Linie auf einer Verkürzung der Follikelphase. Bei Frauen im Alter zwischen 46 und 51 Jahren, die noch regelmäßige Zyklen haben, beträgt die Follikelphase bei einer Zykluslänge von 23 Tagen nur noch 8,2 + 2,8 Tage.

Ursache der Verkürzung der Follikelphase ist ein allmählicher Anstieg der FSH-Sekretion, der im Alter zwischen 35 und 39 Jahren noch nicht signifikant ist, aber in den folgenden Jahren bis zur Menopause immer deutlicher wird. In der Altersgruppe zwischen 45 und 50 Jahren sind die FSH-Spiegel – soweit es sich noch um regelmäßige Zyklen handelt – doppelt so hoch wie im Alter zwischen 35 und 39 Jahren. Sie liegen aber noch deutlich unterhalb des postmenopausalen Bereichs.

Während der Verlauf der LH-Spiegel unauffällig ist, beschleunigen die zunehmenden FSH-Spiegel die Reifung der Follikel, so daß die Ovulation immer früher erfolgt. Die unmittelbare Folge dieser Verkürzung der Follikelphase ist eine unzureichende Entwicklung der Granulosazellschicht, so daß die Funktion des sich nach der Ovulation bildenden Curpus luteum immer stärker beeinträchtigt wird. Dies macht sich in einer kontinuierlichen Verringerung der Progesteronspiegel bemerkbar. Es kommt zunehmend zu Lutealphasendefekten, d. h. zu niedrigen Progesteronkonzentrationen. Auch die Estradiolspiegel sind trotz der stattfindenden Ovulationen niedriger als bei jungen Frauen, inbesondere in der präovulatorischen und der Lutealphase (Abb. 1).

Die Erhöhung der FSH-Spiegel ist wahrscheinlich auf eine Verminderung ovarieller Faktoren zurückzuführen, die während der Follikelreifung entstehen. Da nur die FSH- und nicht die LH-Sekretion betroffen ist, ist anzunehmen, daß hierbei das Inhibin eine wichtige Rolle spielt, welches in den reifenden Follikeln entsteht und die Freisetzung des FSH aus dem HVL selektiv hemmt. Die Abnahme dieser Feedbackhemmung deutet auf eine geringere Zahl der in der ersten Zyklushälfte heranreifenden Follikel im Vergleich zu jüngeren Frauen hin.

Mit zunehmendem Alter nimmt nämlich die Zahl der reifenden Follikel immer mehr ab, weil die zur Verfügung stehenden Primärfollikel immer weniger werden. Je geringer die Zahl der reifenden Follikel, um so größer ist die Wahrscheinlichkeit, daß die Ovulation ausbleibt. Es kommt nur noch sporadisch zum Eisprung oder zur Entwicklung luteinisierter nichtrupturierter Follikel. Damit beginnt die Lebensphase, in der die bisher regelmäßigen Zyklen anfangen, unregelmäßig zu werden.

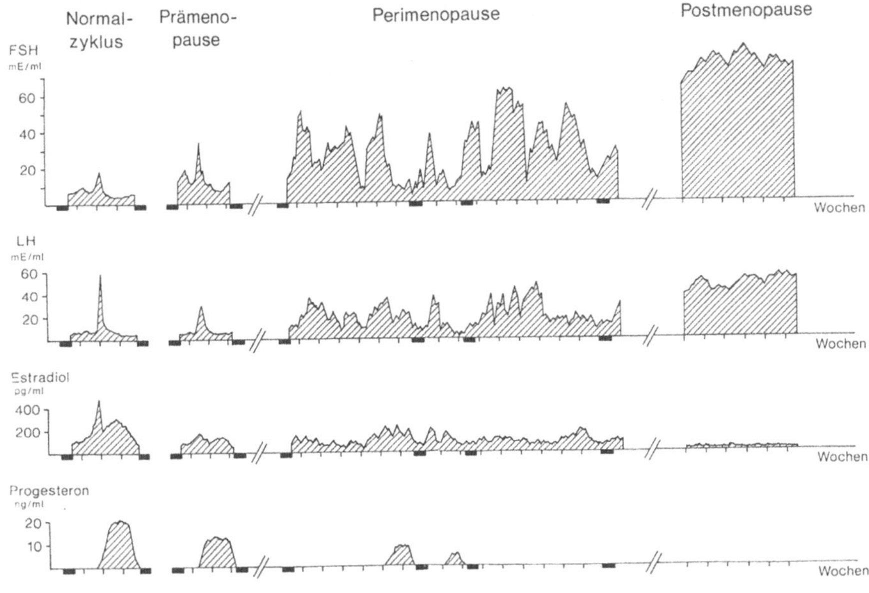

Abb. 1

Perimenopause

Wenn sich eine Frau der Menopause, d. h. der letzten Menstruationsblutung nähert, werden ihre bisher regelmäßigen Zyklen unregelmäßig. Diese Übergangsphase, die man als Perimenopause oder Klimakterium bezeichnet, ist nicht nur von sehr unregelmäßigen Zyklen, sondern auch von den sogenannten klimakterischen Beschwerden geprägt, die mit dem häufig auftretenden Östrogenentzug bzw. Östrogenmangel zusammenhängen. Phasen mit hohen Östrogenspiegeln (200 pg/ml und mehr), die von reifenden Follikeln ausgehen, wechseln mit Phasen mit sehr niedrigem Estradiol (Abb. 1). Von besonderer Bedeutung ist das Ausbleiben der Ovulation und der damit verbundene Progesteronmangel, wodurch das Risiko einer Endometriumhyperplasie zunimmt. Deshalb ist in dieser Phase die regelmäßige Gabe eines Gestagens zur Prophylaxe des Endometriumkarzinoms von besonderer Bedeutung. Die klimakterischen Beschwerden beginnen häufig im Alter von etwa 45 Jahren und können sowohl von kurzer Dauer sein als auch mehrere Jahre andauern.

Im Klimakterium treten häufig verlängerte Zyklen auf, bei denen eine lange Follikelphase von einer kurzen und insuffizienten Lutealphase gefolgt ist. Es kommt auch immer wieder zu anovulatorischen Zyklen, d. h., zu Menstruationen aufgrund eines raschen Östrogenabfalls. In unregelmäßiger Folge wechseln nun lange Zyklen mit kurzen, ovulatorische mit anovulatorischen Zyklen. Es gibt keine bestimmten Hormonmuster, sondern große individuelle Schwankungen bei den FSH-, LH- und Estradiolspiegeln (Abb.1). Vor allem das FSH, das auf das Sistieren der Ovarialfunktion sehr empfindlich reagiert, befindet sich zeitweise – meist nicht länger als eine Woche – im postmenopausalen Bereich (über 40 mE/ml), um dann kurzfristig wieder auf normale Werte (unter 10 mE/ml) abzufallen. Auch LH zeigt ein sehr unregelmäßiges Muster. Dabei verlaufen die Veränderungen der LH- und FSH-Spiegel nicht immer in der gleichen Richtung; es gibt Wochen, in denen LH erhöht ist, während FSH im Normalbereich liegt. Der Zeitraum dieser hormonalen Übergangsphase schwankt individuell sehr stark und kann sich über nur wenige Monate, aber auch über mehrere Jahre erstrecken.

Ein Östrogendefizit ist in den ersten Monaten nicht immer vorhanden. Dies beruht darauf, daß die Androgene, die noch immer im Ovar (Stroma, Hiluszellen) sowie in der Nebennierenrinde gebildet werden, in den Stromazellen des Fett- und Muskelgewebes und in der Leber aromatisiert werden können. Hauptquelle sind das Androstendion, das in Estron umgewandelt wird, sowie Testosteron, aus dem Estradiol entsteht. Östrogene werden im ovariellen Stroma auch direkt produziert. Von Bedeutung ist, daß Estron bei niedrigen Estradiolkonzentrationen in den Zielorganen selbst (z. B. im Endometrium) in erheblichem Maße in das proliferativ wirkende Estradiol umgewandelt werden kann. Die Aromatisierungsrate unterscheidet sich im Klimakterium nicht von der in der Postmenopause. Der Testosteronspiegel sinkt im Klimakterium und in den ersten Jahren der Postmenopause nicht ab, während Androstendion und DHEA-S allmählich abnehmen. Testosteron entsteht zu 20 % aus DHEA – das im Gleichgewicht mit dem DHEA-S steht – und zu 60 % aus Androstendion. Da DHEA-S und Androstendion zum großen Teil adrenalen Ursprungs sind, findet man bei Frauen mit Adipositas oder unter Streß erhöhte Androgenspiegel und häufig auch ansteigende Östrogene. Der SHBG-Spiegel ist im Präklimakterium und Klimakterium keinen Veränderungen unterworfen und nimmt erst kurz vor der Menopause und danach parallel zu den sinkenden Estrogenkonzentrationen ab.

Diagnose der Menopause

Das Eintreten der Menopause, d. h. der letzten Menstruationsblutung, läßt sich nur retrospektiv festlegen. Wenn man Hormonbestimmungen zur Diagnose der Menopause heranziehen will, so muß bedacht werden, daß es bei 60 % der Frauen nach dem ersten starken Gonadotropinanstieg noch zu Ovulationen kommt, und zwar bis zu 2,5 Jahre danach. Deshalb besitzt ein einzelner FSH-Befund im postmenopausalen Bereich wenig Aussagekraft. Erst wenn sich bei mehreren Bestimmungen im Abstand von einigen Wochen der FSH-Wert konstant im postmenopausalen Bereich (über 40 mE/ml) befindet und seit mindestens 6 Monaten eine Amenorrhö besteht, kann man mit einer gewissen Sicherheit das Erreichen der Postmenopause annehmen.

Postmenopause

Nach der Menopause steigen innerhalb von 2 bis 3 Jahren der FSH-Spiegel auf das 15- bis 20fache und der LH-Spiegel auf das 3- bis 5fache der Werte in der Follikelphase eines ovulatorischen Zyklus an (Abb. 1). In den folgenden Jahren nehmen die Serumkonzentrationen der Gonadotropine allmählich wieder ab. Der durchschnittliche Estradiolspiegel nimmt in den ersten drei Jahren nach der Menopause um etwa ein Drittel ab und sinkt langfristig auf 20 bis 30 % der prämenopausalen Werte ab. Ein kleiner Teil des Estradiols stammt zwar direkt aus den Hiluszellen und dem Stroma der ovariellen Cortex; in erster Linie entstehen jedoch die Östrogene der postmenopausalen Frau im Fett- und Muskelgewebe durch Aromatisierung von Androgenen bzw. Androgen-Präkursoren, so daß der Östrogenspiegel mit dem Körpergewicht korreliert. Er reicht aus, um bei längerer ungehinderter Einwirkung eine Endometriumhyperplasie und uterine Blutungen zu verursachen. Aus diesem Grunde kann bei adipösen Patientinnen eine regelmäßige Gestagengabe erforderlich sein. Der Testosteronspiegel verändert sich nach der Menopause nicht, während Androstendion, DHEA und DHEA-S deutlich abfallen. Etwa 30 % bis 40 % des Testosterons stammen aus den Hiluszellen und dem Stroma der ovariellen Cortex, wobei die Produktion teilweise unter dem Einfluß der Gonadotropine steht. Dies bedeutet, daß das postmenopausale Ovar noch immer als funktionelles Organ anzusehen ist. Dagegen sind Androstendion und DHEA-S überwiegend adrenalen Ursprungs.

Infolge des Östrogenabfalls nimmt nach der Menopause auch der SHBG-Spiegel um 10 bis 20 % ab, so daß das freie Testosteron ansteigt.

Im Gegensatz zu den adrenalen Androgenen ändern sich in der Postmenopause die Serumspiegel von ACTH und Cortisol nicht. Auch bei den Schilddrüsenhormonen Vasopressin, Insulin und Glucagon kommt es zu keinen Veränderungen, während die Serumspiegel des Prolaktins, Aldosterons, des Wachstumshormons (hGH, STH) und des IGF-1 (Somatomedin) absinken.

Pharmakokinetik der Östrogene

Für die Substitutionstherapie mit Östrogenen und Gestagenen stehen verschiedene Präparate zur Verfügung, die eine weitgehende Berücksichtigung der individuellen Gegebenheiten ermöglichen. Für die Beurteilung der Vor- und Nachteile der verschiedenen Therapieschemata ist die Kenntnis der Pharmakokinetik und des Metabolismus des angewandten Präparats von besonderer Bedeutung. Dabei ist zu beachten, daß es große interindividuelle Unterschiede bei der Absorption und Metabolisierung gibt, die für die individuellen Variationen bei den Serumspiegeln, Wirkungen und Nebenwirkungen verantwortlich sind. Die Beachtung der zeitabhängigen Veränderungen der Östrogenspiegel nach der Applikation sowie ihrer Akkumulation oder Verringerung bei längerfristiger Anwendung stellt die Voraussetzung für eine korrekte Beurteilung von Hormonanalysen dar, falls diese zur Überwachung der Therapie oder Prävention als notwendig erachtet werden sollten. Bei der oralen Therapie mit Estradiol oder Estradiolvalerat sollten die Blutentnahmen in der Phase der höchsten Serumspiegel zwischen 2 und 8 Stunden nach der Einnahme erfolgen. Bei Anwendung der konjugierten Östrogene ist eine Estradiolbestimmung wenig sinnvoll, da die spezifischen equinen Östrogene, die erheblich zur Wirksamkeit beitragen, weder in Estradiol umgewandelt noch bei der Estradiolbestimmung erfaßt werden.

Estradiol und Estradiolester oral

Bei oraler Anwendung wird das mikronisierte Estradiol bereits im Dünndarm und in der Leber größtenteils zu Estron, Estronsulfat und Estradiolsulfat metabolisiert. Aufgrund der großen Oberfläche des Mikrokristalle wird jedoch ein ausreichender Anteil des Estradiols rasch absorbiert und entgeht so der Metabolisierung. Ähnliche Verhältnisse findet man bei der Behandlung mit Estradiolvalerat, daß rasch nach der Einnahme zu Estradiol gespalten wird. Nach der Einnahme von 2 mg Estradiolvalerat kommt es zu einem raschen Anstieg der Serumkonzentration des Estradiols auf ein Maximum, das am ersten Tag im Durchschnitt bei etwa 50 pg/ml liegt und bei täglicher Einnahme auf 80 bis 100 pg/ml ansteigt (Abb. 2). Die Serumspiegel des Estrons erreichen Werte, die etwa 4- bis 5mal so hoch sind wie die des Estradiols, während das in großen Mengen entstehende Estronsulfat 30- bis 40mal höhere Konzentrationen erreicht als das Estron. Auch Estradiolsulfat steigt an, wenn auch in weit geringerem Maße als Estronsulfat.

Im Vergleich zu mikronisiertem Estradiol findet man bei Einnahme der gleichen Dosis Estradiolvalerat etwas niedrigere Estronspiegel, während die Estradiolkonzentrationen ähnlich sind. Im weiteren Verlauf der Behandlung mit Estradiolvalerat akkumulieren Estradiol und seine Metaboliten im Serum, so daß am 21. Behandlungstag die Serumspiegel des Estradiols und Estrons um 50 %, die des Estronsulfats um 25 % und des Estradiolsulfats um 65 % höher liegen als am ersten Tag.

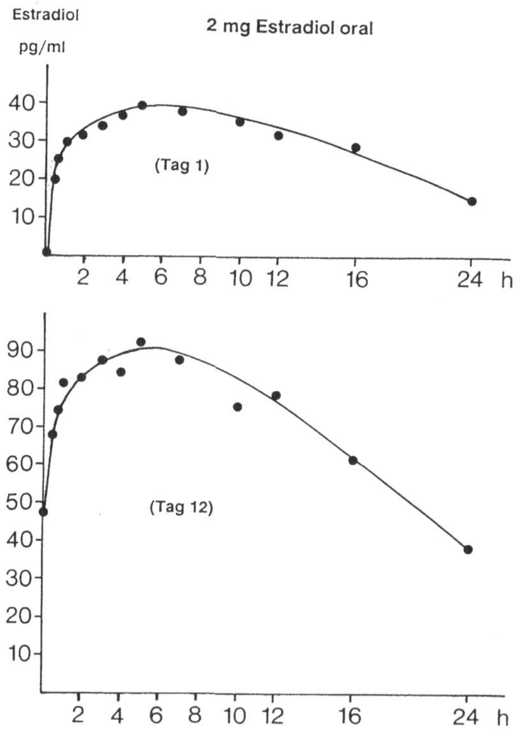

Abb. 2

Im Gegensatz zu Ethinylestradiol oder Estriol, bei denen man nach der Einnahme einen raschen Anstieg und einen ebenso raschen Abfall der Serumspiegel beobachtet, nimmt Estradiol hinsichtlich seiner Pharmakokinetik eine Sonderstellung ein. Die maximale Estradiolkonzentration wird nämlich erst nach 3 bis 5 Stunden erreicht und es kommt auch danach nur zu einer allmählichenen Abnahme, so daß man über bis zu 12 Stunden einen hohen Estradiolspiegel findet. Dementsprechend ist die terminale Halbwertszeit des Estradiols im Serum mit 35 Stunden relativ lang. Die Ursache liegt darin, daß Estron, Estronsulfat und Estradiolsulfat nicht nur als Metaboliten, sondern auch als Präkursoren des Estradiols zu betrachten sind und in Estradiol zurück transformiert werden. Diese Zusammenhänge werden durch die Ähnlichkeit der Konzentrationen des Estradiols, Estrons und Estronsulfats nach Einnahme von Estradiol und nach Einnahme von Estronsulfat belegt. Da Estron und Estronsulfat in weitaus höheren Konzentrationen zirkulieren, stellen sie eine große, hormonal inaktive Reserve dar, die dafür verantwortlich ist, daß der Estradiolspiegel auch 24 Stunden nach der Einnahme noch erhöht ist. Das vielfach als Kriterium für eine „physiologischere" oder „unphysiologischere" Therapie herangezogene Verhältnis Estron/Estradiol, das bei der oralen Therapie 4 : 1, bei der transdermalen 1 : 1, bei jungen Frauen 1 : 2 und bei postmenopausalen Frauen 2 : 1 beträgt, ist ohne jede klinische Bedeutung.

Estradiol transdermal

Die transdermale Behandlung vermeidet die starke Metabolisierung im Intestinaltrakt und während der ersten Leberpassage. Sie ist vor allem für Frauen geeignet, die an gastrointestinalen oder hepatischen Störungen leiden. Bei der Anwendung eines Pflasters, das täglich 25, 50 oder 100 mg Estradiol freisetzt, diffundiert das in Alkohol gelöste Östrogen durch das Stratum corneum und erreicht im Korium die Kapillargefäße. Die Diffusion ist von dem Konzentrationsgradienten zwischen Reservoir und den Kapillargefäßen abhängig, wobei der Alkohol nicht nur die Diffusion erleichtert, sondern auch die Metabolisierung des Estradiols in der Haut hemmt. Das System ist nur effizient, solange das Pflaster haftet und die alkoholische Lösung vorhanden ist. Auch bei der transdermalen Behandlung kommt es zu starken individuellen Fluktuationen der Estradiolspiegel, die sich bei Anwendung des 50 mg-Pflasters zwischen 30 und 65 pg/ml, mit dem 100 mg-Pflaster zwischen 60 und 100 pg/ml bewegen können. Das Pflaster wird zweimal pro Woche gewechselt, doch beobachtet man bereits am zweiten Tag einen Abfall der Estradiolspiegel.

Bei den neuen Matrixpflastern, die keinen Alkohol als Lösungsvermittler benötigen, ist das Estradiol in der Haftschicht gleichmäßig verteilt und diffundiert rasch in die Epidermis. Die unter der Therapie erreichten Estradiolspiegel scheinen im Vergleich zu den alkoholhaltigen Pflastertypen etwas höher und gleichmäßiger zu sein.

Einem anderen Prinzip folgt die Anwendung eines estradiolhaltigen Alkohol-Wasser-Gels, das auf eine festgelegte Fläche im Bereich des Abdomens oder der Oberarme aufgetragen wird. Das Hormon penetriert sehr rasch solange, bis das Gel (innerhalb von 2 Minuten) getrocknet ist. Als Speicher dient hierbei das Stratum corneum, von dem aus es allmählich bis zu den Kapillargefäben des Koriums diffundiert. Bei täglicher Anwendung auf die gleiche Hautstelle wird das Stratum corneum, das durch Aufnahme von Wasser seine Speicherkapazität erhöht, mit Estradiol gesättigt. Deshalb beobachtet man während der ersten 4 bis 5 Tage einen Anstieg des Estradiolspiegels bis zum Erreichen eines Steady-state. Bei dieser Methode ist für die Höhe des Estradiolspiegels die bestrichene Hautfläche wichtiger als die aufgetragene Dosis. Bei täglicher Applikation eines Gels mit 1,5 mg Estradiol auf 400 qcm Hautfläche werden Serumspiegel von 65 bis 105 pg/ml erreicht.

Estradiol intramuskulär

Die intramuskuläre Injektion eines Estradiolesters führt zu einem mikrokristallinen Primärdepot an der Injektionsstelle oder zu einem Sekundärdepot im Fettgewebe, aus denen der Ester allmählich freigesetzt und in der Leber zu Estradiol gespalten wird. Der Depoteffekt ist um so ausgeprägter, je lipophiler die enthaltene Fettsäure ist. Nach der Injektion von 4 mg Estradiolvalerat wird innerhalb von 3 bis 5 Tagen ein maximaler Estradiolspiegel von etwa 400 pg/ml erreicht, der anschließend allmählich abfällt und nach 2 Wochen bei 50 pg/ml liegt.

Estradiol vaginal

Aufgrund der starken Absorption durch das Vaginalepithel läbt sich ein rein lokaler Effekt bei vaginaler Anwendung von Estradiol nur dann erreichen, wenn die Dosis sehr niedrig ist. Nach vaginaler Applikation von 25 mg Estradiol findet man nur am ersten Tag einen leichten Anstieg des Estradiolspiegels auf 50 pg/ml, während nach 14tägiger Behandlung kein systemischer Effekt mehr zu erwarten ist. Dies beruht vermutlich darauf, daß das bei Beginn der lokalen Therapie atrophische Vaginalepithel praktisch keine metabolische Kapazität besitzt, mit zunehmender Proliferation und Normalisierung jedoch einen großen Teil des absorbierten Estradiols inaktiviert.

Konjugierte Östrogene oral

Bei den konjugierten Östrogenen, die zur Substitutionstherapie eingesetzt werden, handelt es sich um Sulfate verschiedener Östrogene, die als Natriumsalz vorliegen. Die equinen konjugierten Östrogene stellen eine Mischung aus 9 verschiedenen Konjugaten dar, wobei Estronsulfat zu 50 %, 17β-Equilinsulfat zu 25 % und 17α-Dihydroequilinsulfat zu 15 % an der Gesamtdosis beteiligt sind. Für die Östrogenwirkung sind im wesentlichen das aus dem Estronsulfat gebildete Estradiol und das aus Equilinsulfat entstehende 17β-Dihydroequilin verantwortlich. Die Hydrolyse der Sulfate erfolgt dabei nicht nur in der Leber, die sie größtenteils unverändert passieren, sondern auch im peripheren Gewebe.

Nach der Einnahme der konjugierten Östrogene wird ein großer Teil des Estronsulfats bzw. der anderen Konjugate unverändert absorbiert. Beispielsweise kommt es nach Applikation von 2,5 mg Estronsulfat zu einem Anstieg des Estrons auf etwa 250 pg/ml, der bei weiterer täglicher Applikation auf über 400 pg/ml ansteigt. Die Konzentration des Estronsulfats liegt 30 bis 40mal so hoch wie die des Estrons. Der Serumspiegel des Estradiols steigt am ersten Behandlungstag nur langsam an und erreicht nach 12 Stunden einen Wert von etwa 50 pg/ml; im weiteren Verlauf der Einnahme beobachtet man eine Zunahme des Estradiols auf durchschnittlich 100 pg/ml. Ein Teil des Estronsulfats wird direkt in Estradiolsulfat umgewandelt, das im Serum Konzentrationen erreicht, die 3 bis 4mal so hoch sind wie die des Estradiols.

Pharmakokinetische Daten über die Serumkonzentrationen des Estradiols, Estrons und der equinen Östrogene nach Einnahme von 0,625 mg oder 1,25 mg konjugierter Östrogene liegen nicht vor. Es ist anzunehmen, daß bei täglicher Einnahme auch die Serumspiegel des 17β-Dihydroequilins und Equilinsulfats ansteigen. Aufgrund seiner relativ starken Bindung an Albumin ist die Halbwertszeit des Equilinsulfats im Kreislauf weitaus länger als die des Equilins.

Estriol oral

Nach oraler Einnahme wird der größte Teil des Estriols im Intestinaltrakt rasch metabolisiert, so daß nur 1 bis 2 % der Dosis unverändert in den Kreislauf gelangen. Innerhalb von 1 bis 4 Stunden nach Gabe von 4 mg wird im Serum ein Gipfelwert von 35 pg/ml erreicht, wonach es zu einem relativ steilen Abfall kommt. Die Hauptmenge des eingenommenen Estriols zirkuliert in Form seiner Glucuronide und Sulfate, deren Konzentration 500mal höher liegt als die des unkonjugierten Estriols. Bei täglicher Einnahme kommt es zu einer Akkumulation und die Estriolspiegel steigen bis auf 130 pg/ml an. Da Estriol einer ausgeprägten enterohepatischen Zirkulation unterworfen ist, kann es innerhalb von 1 Stunde nach einer Nahrungsaufnahme zu einem zweiten Gipfelwert im Serum kommen. Da auf diese Weise der Aufenthalt des Estriols in der Zielzelle bzw. die Interaktion mit dem Rezeptor verlängert werden, kann langfristig eine Proliferation des Endometriums nicht ausgeschlossen werden. Gleiches gilt für sehr hohe Estrioldosen oder für eine Aufteilung der Tagesdosis auf eine zwei- oder dreimalige Einnahme. Deshalb sollte die gesamte Estrioldosis auf einmal eingenommen werden, wobei die abendliche Einnahme zu empfehlen ist.

Estriolsuccinat (Estriol-16,17-di-hemisuccinat) wird nach oraler Einnahme nahezu unverändert und erheblich langsamer resorbiert als das freie Estriol, da die intestinale Mukosa den Ester kaum hydrolysiert. In der Leber wird die Substanz jedoch rasch gespalten und entsprechend weiter metabolisiert. Nach der erstmaligen Einnahme von 8 mg erreicht der Estriolspiegel erst nach 12 Stunden ein Maximum von 40 pg/ml, steigt aber bei täglicher Behandlung innerhalb von 5 Tagen auf 80 pg/ml.

Estriol vaginal

Durch die Vermeidung der starken intestinalen Metabolisierung findet man nach vaginaler Applikation Estriolspiegel, die 10 bis 20mal höher sind als bei oraler Einnahme der gleichen Dosis. Dies bedeutet, daß man bei der lokalen Therapie mit z. B. 0,5 mg Estriol ähnliche Estriolspiegel und ähnliche systemische Wirkungen erzielt wie bei der oralen Behandlung mit 10 mg Estriol. Nach vaginaler Gabe von 0,5 mg Estriol tritt nach 1 bis 2 Stunden im Serum ein Maximum von 100 bis 160 pg/ml auf. Wird die vaginale Dosis verdoppelt, so steigt die Serumkonzentration jedoch nur um 10 % an. Dementsprechend wird bereits mit 0,5 mg der maximale Effekt einer vaginalen Estriolbehandlung erreicht, und eine Verdopplung der Dosis bringt keine signifikante Verbesserung. Bei einer längerfristigen lokalen Therapie kommt es – im Gegensatz zur oralen Gabe – zu einer kontinuierlichen Abnahme der Estriolspiegel, die nach 4 Wochen um 30 bis 50 % niedriger liegen als am ersten Behandlungstag. Ursache ist vermutlich die Normalisierung des Vaginalepithels, das eine ähnliche metabolische Aktivität besitzt wie das Endometrium. Da bei dieser Applikationsweise die Bildung von Estriolkonjugaten im Vergleich zur oralen Behandlung sehr gering ist, spielt die enterohepatische Zirkulation des Estriols keine Rolle.

Für die vaginale Anwendung von Estriolsuccinat, das nach der Absorption in der Leber hydrolysiert wird, gilt ähnliches wie für Estriol.

Therapeutische Regime und Applikationsformen in der Hormonsubstitution

A. O. Mueck

Nutzen und Risiken einer Hormonsubstitution

Jede Frau in der Perimenopause sollte über die gesundheitlichen Folgen eines Östrogenmangels und die Möglichkeiten einer Therapie aufgeklärt werden, denn dies ist der beste Zeitpunkt für den Beginn einer langfristigen Hormonsubstitution. „Menstruelle Blutungen", durch geeignete Hormonsubstitution (wieder bzw. weiterhin) regelmäßig auftretend, werden in dieser Zeit am ehesten akzeptiert, und eine der wichtigsten Voraussetzungen für eine wirksame Prophylaxe und Therapie – möglichst frühzeitiger Beginn – ist gegeben. Die Akzeptanz für eine Hormonsubstitution ist im allgemeinen höher als für die orale Kontrazeption, obwohl die heute verfügbaren niedrig dosierten Kontrazeptiva bis ins hohe reproduktive Alter angewendet werden können. *Ziel der Hormonsubstitution (Nutzen)* ist die Behandlung und/oder Prophylaxe menopausaler Erkrankungen. Dabei ergibt sich in der Perimenopause die spezielle Problematik hinsichtlich der Abstimmung exogener Hormonzufuhr mit noch vorhandenen ovariellen Aktivitäten und die besondere Notwendigkeit einer optimalen Zykluskontrolle. Nicht selten wird die Hormonsubstitution auch nur zur Zykluskontrolle eingesetzt, um die durch Spontanovulation induzierten zunehmend unregelmäßigen Blutungen wieder zu „normalisieren".

Die *Risiken der Hormonsubstitution* sind insgesamt gering, selbst wenn berücksichtigt wird, daß nach derzeitiger Datenlage nicht ausgeschlossen werden kann, daß eine Hormonsubstitution, länger als 5 Jahre durchgeführt, die Entwicklung von

Brustkrebs bei bestimmten Risikopatientinnen erleichtert (Konsensus-Papiere z. B. [1]). In allen einschlägigen Nutzen/Risiko-Bilanzierungen überwiegt bei weitem der Nutzen, vorausgesetzt Durchführung einer adäquaten Therapie unter Berücksichtigung anderer, im Gegensatz zur Brustkrebs-Diskussion gesicherter Risiken. Solche Risiken betreffen das Endometriumkarzinom, das östrogenbedingte Wachstum von Myomen oder von Ovarialzysten, die Verschlechterung einer Endometriose, Blutungsanomalien, funktionelle Ovarialinsuffizienz, sowie verschiedene internistische Erkrankungen, die möglicherweise vor allem in Abhängigkeit von der Gestagenkomponente negativ beeinflußt werden können, wie koronare Herzerkrankungen, Thrombophilie, Diabetes mellitus, Dyslipoproteinämien, Hypertonie u. a.

Durch Wahl der verfügbaren therapeutischen Regime und Applikationsformen in der Hormonsubstitution lassen sich diese Risiken minimieren bzw. (wie z. B. bezüglich des Endometriumkarzinoms) auch völlig vermeiden.

Zur Hormonsubstitution verwendete Hormone

Per Definition einer „Substitution" sollten nur physiologische Substanzen zur Anwendung kommen (Tabelle 1). Für die Hormonsubstitution zur Behandlung in der

Tabelle 1. Für die Hormonsubstitution verwendete Östrogene

Art	Applikation	Verfügbare Dosisformen	Minimaldosis/ zur Osteoporose-Prophylaxe [1]
Östradiol	transdermal [2]	0,025–0,1 mg	0,05 mg
Östradiol	perkutan Creme	0,15–0,3 mg/g	0,15 mg
Östradiol mikronisiert	oral	2–4 mg	2 mg
Östradiolvalerat	oral	1–2 mg	2 mg
Östradiolvalerat	oral: Tropfen	2 mg/0,5 ml	2 mg
konjugierte equine Östrogene [3]	oral	0,3–1,25 mg	0,625 mg
Östronsulfat	oral	1,5–3 mg	1,5 mg
Östradiolvalerat	intramuskulär	(monatl. 4 mg)	?
Östradiol	Implantat	50–100 mg/ 6 Monate	50 mg/6 Monate
Äthinylöstradiol [4] (Mestranol)	oral	0,02–0,05 mg	0,02 mg
Tibolon	oral	2,5–5 mg	2,5 mg
Östriol (Succinat)	oral	1–2 mg	–
Östriol	vaginal (Creme)	0,5–1 mg/g	–
Östriol	vaginal (Supp, Ovulum)	0,03–0,5 mg	–
Östradiol	vaginal (Creme)	0,1 mg/g	–
Östradiol	vaginal (Tablette)	0,025 mg	–
Östradiol	vaginal (Ring)	0,01 mg	–

[1] In der Perimenopause möglicherweise geringere Dosierungen, wobei dann jedoch eine etwa jährliche densitometrische Kontrolle notwendig wird
[2] Durchschnittliche Östradiolabgabe an die Haut/24 Stunden
[3] Gemische, Hauptbestandteile Östronsulfat, Equilin, 17α-Dihydroequilin
[4] Orale Kontrazeptiva in der Perimenopause, obsolet in der Postmenpause

Tabelle 2. Für die Hormonsubstitution verwendete Gestagene

Art	Applikation	Verfügbare Dosisformen	Minimaldosis/ zur endometrialen Protektion [1]
C21-Gestagene			
Progesteron	oral	200–300 mg	300 mg [2]
Medroxyprogesteronacetat	oral	2,5–10 mg	5 mg
Medrogeston	oral	5 mg	5 mg
Dydrogesteron	oral	10 mg	10 mg
Cyproteronacetat	oral	1 mg	1 mg
Chlormadinonacetat	oral	2 mg	2 mg
C19-Gestagene			
Norethisteronacetat	transdermal	0,25 mg	0,25 mg
Norethisteronacetat	oral	0,35–5 mg	1 mg
Lynestrenol [1]	oral	0,5–2 mg	1,25 mg
Levonorgestrel	oral	0,03–0,25 mg	0,15 mg
Norgestrel	oral	0,5 mg	0,3 mg
Desogestrel [3]	oral	0,15 mg	0,15 mg
Dienogest [3]	oral	2 mg	2 mg

[1] Minimale Behandlungsdauer mindestens 10, besser 12–14 Tage!
[2] Unsichere Dosierung wegen (individuell und präparateabhängig) stark wechselnder Bioverfügbarkeit
[3] In klinischer Prüfung, bisher nur in Kontrazeptiva verfügbar

Peri- und Postmenopause kann dies derzeit noch nicht für die *Gestagene* gelten; in Deutschland sind derzeit nur „synthetische Gestagene" verfügbar (Tabelle 2). Da die Behandlung mit Gestagenen somit eine „Arzneimitteltherapie" darstellt, erscheint es besonders wichtig, diese so niedrig wie möglich zu dosieren. Von der Verwendung des in anderen Ländern bereits eingeführten Progesterons ist aufgrund der unsicheren Bioverfügbarkeit eher abzuraten. Nachdrücklich ist darauf hinzuweisen, daß die C21-Gestagene, häufig als „Progesteron-Derivate" bezeichnet, nicht „physiologischer" als die C19-Gestagene („Testosteron-Derivate") sind; bereits geringfügige Veränderungen der Progesteronmolekülstruktur können das Wirkprofil stark beeinflussen. So wurden z. B. für Medroxyprogesteronacetat gegensätzliche vasoaktive Effekte wie für Progesteron beschrieben, und ähnliches gilt auch für andere Gestagene. Die Gestagene sind es somit, die den Einsatz der Hormonsubstitution limitieren. Beispielsweise ist eine Veränderung der Beipackzettel für Gestagene in naher Zukunft wohl kaum zu erwarten.

Hormon-„Substitution" ist demgegenüber für die *Östrogenkomponente* möglich: *Östradiol* kann oral, transdermal, perkutan, intramuskulär sowie vaginal verabreicht werden. Dabei simuliert die transdermale Zufuhr in Dosis und Applikationsweg am besten die endokrin-ovarielle Situation in der reproduktiven Lebensphase, mit Zufuhr des physiologisch wirksamen Östrogens direkt, unter Umgehung von Magen, Darm und Leber, ins venöse System. Die erreichten Östradiolkonzentrationen liegen mit 40–100 pg/ml im Bereich der frühen follikulären Phase, und der Östron/Östradiol-Quotient liegt wie in der reproduktiven Zeit etwa bei 1. Bei Zufuhr von *kon-jugiert equinen Östrogenen* sind zumindestens die Equin/Equilin-Komponenten (20–50 %) unphysiologisch, da diese Substanzen aus dem Pferdeharn beim Menschen nicht vorkommen. Zum Teil enthalten die Gemische ca. 10 verschiedene Substanzen, in wechselnder Zusammensetzung. Eine Behandlung mit solchen Präparaten entspricht nur noch dann wissenschaftlichen Regeln, wenn man dem Gemisch oder einzelnen Substanzen besonderen, von Östradiolwirkungen abweichende Effekte im Sinne von spezifischen Arzneimittelwirkungen zuschreibt. Solche Effekte werden diskutiert; für die Behandlung des Menopausalsyndroms sind jedoch im allgemeinen die typischen Östradiolwirkungen erwünscht, und Östradiol kann man heute gezielt zuführen (Tabelle 1).

Behandlungsstrategien nach gynäkologischen Aspekten

Das Risiko eines Endometriumkarzinoms wird durch regelmäßig sequentiellen Zusatz von Gestagen über mindestens 10, besser 12–14 Tage, nicht nur reduziert, sondern in der Inzidenz unter das von unbehandelten Frauen der gleichen Altersgruppe gesenkt. Daraus ergibt sich das Rationale, Östrogen mit Gestagen zu kombinieren; sämtliche anderen Gründe für einen Gestagenzusatz sind zweitrangig! Nur bei hysterektomierten Frauen kann auf Gestagenzusatz verzichtet werden. Die Wahl des Gestagens hat sich somit am Endometriumverhalten zu orientieren; von gewisser Bedeutung speziell für die Perimenopause ist noch die antigonadotrope Wirkung, um einer Entwicklung von Follikelzysten entgegenzuwirken und aufgrund noch unklarer Zusammenhänge zwischen höheren FSH-Spiegeln und lokalen Wachstumsfaktoren. C19-Gestagene wie Norethisteronacetat und Levonorgestrel wirken bezüglich endometrialer sekretorischer Transformation am zuverlässigsten und sind gleichzeitig auch stark antigonadotrop mit entsprechend inhibitorischen Wirkungen am Ovar. Da wir kürzlich zeigen konnten, daß eine Östrogensubstitution nach Hysterektomie bei perimenopausalen Frauen mit praeoperativ funktionierenden Ovarien die ovarielle Funktion auch nach Wieder-Absetzen der Östrogenbehandlung supprimieren kann, raten wir von einer *nur kurzfristigen* Hormonsubstitution – etwa nur zur Zyklusregulation – ab [3]. Grundsätzlich gilt auch für die Perimenopause, mit möglichst minimalen Dosen zu behandeln.

Dies gilt auch deshalb besonders für das Östrogen, da mit Lutealphaseninsuffizienz und relativem Überwiegen von Östrogen gerechnet werden muß. Zur Erreichung einer Zyklusstabilität muß andererseits häufig mit relativ höheren gestagenen Dosen behandelt werden. Die minimalen Dosen der zur Hormonsubstitution eingesetzten Gestagene, die zur endometrialen Protektion notwendig sind, finden sich in Tabelle 2 zusammengestellt.

Besonders ist auf ausreichend hohe Gestagendosis zu achten bei Behandlung von Frauen mit Myomen oder Verdacht auf Entwicklung von Follikelzysten; unter Umständen kann sich eine Hormonsubstitution hier je nach Größe, Lage und Wachstumsgeschwindigkeit verbieten. Allgemein wird die erreichte Zyklusstabilität im wesentlichen durch Art, Dosis und Dauer der sequentiellen Gestagenkomponente bestimmt. Wir konnten in verschiedenen großen Kollektiven nachweisen, daß das

Östrogen zyklisch oder kontinuierlich gegeben werden kann, ohne daß dies das Blutungsverhalten relevant beeinflußt [5].

Bezüglich des *Blutungsverhaltens* allgemein zeigen von uns durchgeführte umfangreiche Studien mit ca. 800 Patientinnen mit transdermalem oder oralem Östradiol kombiniert mit verschiedenen C19- oder C21-Gestagenen bei Behandlung in der Perimenopause und frühen Postmenopause Entzugsblutungen bei über 90 % der Frauen; die Frequenz von Spottings und Durchbruchblutungen liegt bei etwa 10 %. Die Korrelierbarkeit von Blutungsmuster und histologischem Befund wird kontrovers diskutiert [9, 10]; die „Entzugsblutungen" können bereits am 7.–8. Tag trotz weitergeführter Gestagenzugabe beginnen und das Endometrium zeigt sich bei Biopsie zu diesem Zeitpunkt bereits sekretorisch transformiert. Andererseits ist auch ein verzögerter Beginn erst mehrere Tage nach Absetzen des Gestagens möglich, insbesondere bei C21-Gestagenen. Wichtiger ist weniger der zeitliche Beginn als die Regelmäßigkeit der Blutungen, wozu mindestens 3 Zyklen beobachtet werden müssen.

Behandlungsstrategien nach internistischen Aspekten

Die individualisierte Behandlung von Frauen mit internistischen Begleiterkrankungen bzw. entsprechenden Risiken hat vor allem die *Einsatzmöglichkeiten der verfügbaren unterschiedlichen Applikationsformen* zu berücksichtigen. So wird bei Vorliegen von hepatischen Erkrankungen die transdermale Behandlung die Therapie der Wahl. Gleiches gilt für Patientinnen mit Thrombophilie, v. a. mit Thrombose in der Anamnese, sowie auch bei Diabetes mellitus und Hypertonie. Bei höheren Risiken kann durch Anwendung des Kombipflasters auch die gestagene Dosis minimiert und eine übermäßige Leberanflutung vermieden werden, wobei auch geringfügigen Veränderungen, z. B. metabolischer Parameter, unter Langzeitbehandlung Bedeutung zukommen kann. Alarmzeichen sind migräneartige Kopfschmerzen oder Angina pectoris-Attacken bei KHK-Patientinnen speziell in der Gestagenphase. Die vasokonstriktorischen Effekte der Gestagene haben möglicherweise weitreichende klinische Bedeutung – hierzu ist eine Flut von neuen Arbeiten zu erwarten. Wir konnten kürzlich an menschlichen Gefäßmuskelzellen erstmals nachweisen, daß die günstige kalziumantagonistische Wirkung von Östradiol durch Gestagenzugabe aufgehoben werden kann [4]. Auch Effekte im NO/cGMP-System konnten wir verifizieren [8]. Zusätzlich sind mögliche Veränderungen der klassisch metabolischen Parameter zu beachten wie Effekte im Lipidprofil; wir konnten z. B. additiv positive Effekte für C19-Gestagene hinsichtlich östradiolinduzierter LDL- und Triglyzeridreduktion nachweisen [6]. Ansonsten zeigen die Gestagene eher negativ-metabolische Wirkungen. Allgemein sollte bei der kardiovaskulären Prophylaxe durch Hormonsubstitution die Gestagendosis minimiert werden.

Weitere Beispiele für die adäquate Wahl verfügbarer Applikationsformen bei Vorliegen bestimmter Risiken sind die Bevorzugung von oralem Östrogen bei Hypercholesterinämie, die Bevorzugung von Pflaster (und gänzliche Vermeidung oraler konjugiert equiner Östrogene) bei Hypertriglyzeridämie, oder die Wahl der Behandlung mit Pflaster bei Raucherinnen (Vermeidung hepatischer Östradiol-Metabolisierung!). Die intramuskuläre Injektion hoher Östradiolmengen ist speziell für die Perimenopause ungeeignet; die vaginale Behandlung mittels östriolhaltiger Cremes oder Vaginalzäpfchen oder auch mittels des seit kurzem verfügbaren Östradiolfreisetzenden Vaginalringes oder mit der Vaginaltablette ist eine Alternative für – in der Perimenopause allerdings eher seltene – vaginale Beschwerden (Östrogenmangel-Kolpitis).

Therapieschemata zur Östrogen/Gestagen-Behandlung in der Perimenopause

Speziell für die Perimenopause sind stark individualisierte therapeutische Regime unter Berücksichtigung des jeweiligen Hormonprofiles bzw. in Abhängigkeit noch nachzuweisender Ovulationen vorgeschlagen worden. Dies setzt jedoch engmaschige Hormonbestimmungen voraus, die in der Routine wohl kaum durchgeführt werden können. Zudem muß bezweifelt werden, daß die verfügbaren Kits trotz der ausgewiesenen Referenzbereiche geeignet sind, um (auch unter Berücksichtigung von Kreuzreaktionen) kurzfristige Hormonspiegelschwankungen mit der notwendigen Genauigkeit anzuzeigen. Dazu kommen Bioverfügbarkeitsunterschiede z. B. unter oraler Applikation ohne oder mit Mahlzeiten, die Notwendigkeit einer genauen Berücksichtigung des Einnahmezeitpunktes und von Applikationszeiten, von Interaktionsmöglichkeiten mit Veränderung der Halbwertszeiten etc.

Von den zur Hormonsubstitution mittels gezielter Studien geprüften Therapieschemata (s. Abbildung) sind für die Perimenopause sowie auch für die frühe Postmenopause (Zeitraum etwa 3–4 Jahre nach der Menopause) nur *Behandlungsregime mit sequentiellem Gestagenzusatz* zu empfehlen, und zwar nur die mit Gestagenzusatz für mindestens 10, besser 12–14 Tage pro Zyklus. Die *Probleme bei der kontinuierlichen Gestagenzugabe* der Peri- und frühen Postmenopause sind bekannt bzw. werden schnell gegenwärtig, da im Durchschnitt bei über 50 % der Patientinnen massive, langdauernde Blutungen erfolgen. Auch die „*Gestagen-Intervalltherapie*" mit „long cycles" entsprechend Östrogenphasen länger als 14 Tage ist in dieser Zeit abzulehnen, obwohl dieses Prinzip in der Praxis häufig angewandt wird. Kürzlich wurde eine schwedische Studie vorzeitig abgebrochen [2], weil innerhalb von 2 Jahren unter Intervalltherapie (n = 120) 13 Endometriumhyperplasien (davon eine atypische) und ein Endometriumkarzinom auftraten. Das Durchschnittsalter der Frauen in dieser Studie lag bei 51 Jahren. Demgegenüber können wir (bei entsprechenden vaginalsonographischen Kontrollen) für die *späte* Postmenopause (ab etwa 4 Jahre nach der Menopause) Regime mit zwei- oder dreimonatlicher Gestagenzugabe empfehlen [7].

Die meisten derzeit im *Handel befindlichen Kombinationspräparate* zur Sequentialtherapie enthalten Östrogen und Gestagen entsprechend dem zyklisch/sequentiellem Schema (s. Abbildung). Neue Präparate sind jedoch eher nach dem kontinuierlich/sequentiellem Prinzip zu erwarten, für die transdermale Hormonsubstitution mittels Kombipflaster bereits realisiert. Für die *freie Kombination*, die gerade in der Perimenopause für die häufig notwendige individuelle Behandlung zu empfehlen ist, hat sich nach unseren Studien besonders das Schema mit „Monatszyklen" bewährt, vor allem wenn das Östradiolpflaster mit oralem Gestagen kom-

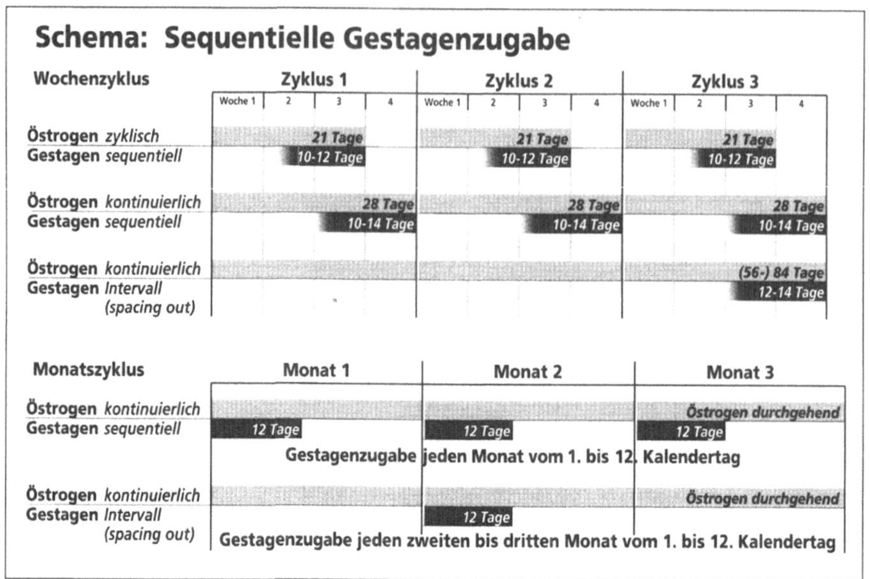

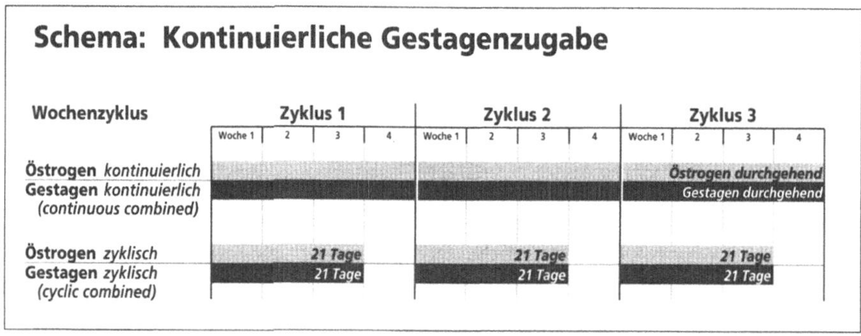

Abb. 1. Für die Hormonsubstitution geprüfte Therapieschemata zur Kombination von Östrogenen und Gestagenen

biniert wird: Es wird, beginnend ab einem beliebigen Tag im laufenden Monat, durchgehend ohne Hormonpause mit Östrogen behandelt. Beginnend ab dem nächsten Kalendermonat wird monatlich vom 1. bis 12. Kalendertag mit Gestagen kombiniert; die Entzugsblutungen finden dann etwa in der Monatsmitte statt. Das Schema ist für die Patientin einfach, und man kann die Gestagenphase problemlos individuell anpassen (Art, Dosis und Dauer der Gestagenzugabe). In späteren Jahren können dann die Zyklen unter Beibehaltung des gleichen Prinzipes verlängert werden, indem die Gestagenzugabe nur noch jeden zweiten oder jeden dritten Kalendermonat erfolgt („Spacing out"-Regime).

Zusammenfassende praktische Empfehlungen für die Hormonsubstitution in der Perimenopause:

1. Hormondosis:
   - Östradiolzufuhr in minimaler Dosierung zyklisch oder kontinuierlich. Die kontinuierliche Zufuhr ist wirksamer, vermeidet Rezidive und menstruelle Migräne und hat bezüglich Zyklusstabilität keine Nachteile!
   - Gestagendosis (bei Fehlen sonstiger Risiken) in der Perimenopause relativ höher im Vergleich zur Postmenopause.
   - Bei Hysterektomie Verzicht auf Gestagen, oder Gestagenzusatz dreimonatlich (z. B. bei Auftreten von Brustspannung).

2. Applikationsform:
   - Transdermales Östradiol bei internistischen Begleiterkrankungen wie hepatische Erkrankungen, Diabetes mellitus, Hochdruck und vor allem Thrombophilie.
   - Bei ausgesprochener Risikokonstellation sowie bei sensiblen Patientinnen zur Minimierung gestagener Nebenwirkungen auch Gestagen transdermal (Kombipflaster).
   - Weitere Wahl der Applikationsform nach weiteren Faktoren wie z. B. Pflaster für Raucherinnen, orale Östrogene für Hypercholesterinämie, transdermales Östradiol für Hypertriglyzeridämie etc.

3. Therapieregime:
   - Therapie der Wahl Östrogensubstitution mit sequentieller Gestagenkombination für mindestens 10, besser 12–14 Tage.
   - Bei sonst symptomlosen Befund zur „Zyklisierung" Gestagenmonobehandlung (10–21 Tage).
   - *Keine* nur kurzfristige Östrogen/Gestagen-Substitution wegen Gefahr einer funktionellen ovariellen Insuffizienz.
   - In der Perimenopause *keine* Continuous-combined Östrogen/Gestagen-Behandlung.
   - *Kein* „Spacing-out" (long-cycle) mit Gestagenzugabe in längeren als monatlichen Intervallen!
   - Keine „exotischen" Therapiealternativen wie z. B. Gestagen nur jeden 2. Tag oder nur am Wochenende – Studien zur endometrialen Sicherheit fehlen!

Literatur

1. Breckwoldt M, Hesch RD, Kuhl H, Runnebaum B, Ziegler R (1996) Östrogen/Gestagen-Substitution während und nach den Wechseljahren. Stellungnahme der Kommission Hormontoxikologie der Deutschen Gesellschaft für Endokrinologie. Endokrinologie Informationen 20:122–125
2. Cerin A, Heldaas K, Moeller B (Scandinavian Long Cycle Study Group) (1996) Adverse endometrial effects of long-cycle estrogen and progestogen replacement therapy. New J Engl Med 334:668–669
3. Eicher W, Kuckatz C, Mueck AO (1996) Effect of estrogen replacement on functioning ovaries after hysterectomy. 8th Internat. Congr. Menopause Nov. 3–7, 1996 (Sydney), Abstract, p 205

4. Lippert TH, Seeger H, Mueck AO, Hanke H, Haasis R (1995) Effect of estradiol, progesterone, and progestogens on calcium influx in cell cultures of human vessels. Menopause (J North Am Soc) 3:33–37
5. Mueck AO, Deuringer FU, Melchert F, Weber E, Lippert TH (1994) Endometriale Histologie und uterines Blutungsmuster unter transdermaler Östradiolsubstitution und sequentiellem oralem Chlormadinonacetat. J Menopause 1:26
6. Mueck AO, Salbach B, Rabe T, v. Holst T, Runnebaum B (1995) Serumlipide unter Behandlung mit transdermalem Östradiol und oralem Norethisteronacetat. Geburtsh Frauenheilkd 55:393–399
7. Mueck AO, Schumacher F, Rabe T, Deuringer FU, Runnebaum B (1993) Östradiolpflaster mit vierteljähriger oraler Gestagenzugabe in der Postmenopause. Arch Gynecol Obstet 254 (1–4):300–302
8. Mueck AO, Seeger H, Kaßpohl-Butz S, Teichmann AT, Lippert TH (1996) Urinary cGMP excretion after hormone replacement therapy in postmenopausal women. Exp Clin Endocrinol Diabetes 104:392–396
9. Padwick ML, Pryse-Davies J, Whitehead MJ (1986) A simple method determining the optimal dosage of progestin in postmenopausal women receiving estrogens. N Engl J Med 315:930–934
10. Sturdee DW, Barlow DH, Ulrich LG et al. (1994) Is the timing of withdrawal bleeding a guide to endometrial safety during sequential oestrogen-progestagen replacement therapy? Lancet 343:979–982

Grundlagen der Diagnostik und Therapie in der Perimenopause: Blutungstörungen

T. Römer

Blutungsstörungen in der Perimenopause gehören zu den häufigsten Ereignissen und finden daher auch in der Definition der Perimenopause Eingang. Als Definition der Menopause gilt der Eigenbericht der Betroffenen über amenorrhoischen Perioden von 3 bis 9 Monaten bzw. unregelmäßige Menstruationen. Dieses Phänomen hängt mit den deutlich verkürzten Follikelphasen bei perimenopausalen Frauen zusammen. Es kommt zu einer Dysbalance zwischen Estrogenen und Progesteronen, so daß sich zunehmend Zyklen mit einer Corpus-luteum-Insuffizienz einstellen. Durch die relative Östrogendominanz, meist bedingt durch Follikelpersistenzen im alternden Ovar, kommt es zu einem Östrogenüberschuß, der sich jedoch später im Endometrium erschöpft und es somit zum typischen Blutungsmuster, „Blutung nach Pause" kommt. Durch die Östrogendominanz am Endometrium ensteht hierbei häufig eine glandulär-zystische Hyperplasie [3]. Aus dem Kaltenbach-Schema läßt sich so in vielen Fällen schon die histologische Diagnose vermuten. Da jedoch auch in dieser Altersgruppe das Risiko von Karzinomerkrankungen gegeben ist, muß eine sorgfältige Diagnostik von Blutungsstörungen der Perimenopause erfolgen. Neben einer genauen Regelanamnese gehört hierzu der Ausschluß von zervikalen Pathologien durch Zytologie und kolposkopische Kontrolle. Die gynäkologische Palpation und vaginalsonograpische Untersuchung gibt oft Hinweise auf einen Uterus myomatosus, der in dieser Altersgruppe bedingt durch den

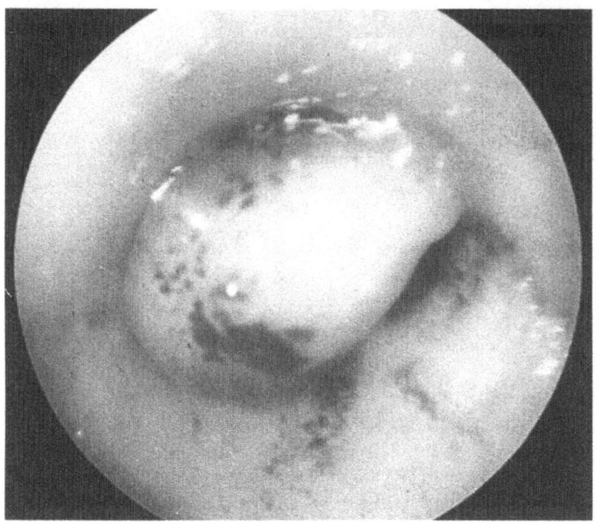

Abb. 1. Hysteroskopischer Befund eines Corpuspolypen bei einer Patientin mit Blutung nach Pause

Östrogenüberschuß häufig ist und so ebenfalls eine Ursache für Blutungsstörungen sein kann.

Auch die sonographische Beurteilung des Endometriums kann schon Hinweise auf Endometriumhyperplasien bzw. Korpuspolypen geben. Es sollte auch eine Beurteilung der Ovarien erfolgen, um ovarielle Prozesse (z. B. Follikelpersistenzen) zu diagnostizieren. Die weitere Abklärung von Blutungsstörungen kann heute in vielen Fällen ambulant erfolgen mittels einer diagnostischen Hysteroskopie mit Strichbiopsie oder Target-Kürettage [7, 8].

Ein stationärer Aufenthalt kann vermieden und bei diesen Patienten eine sichere Endometriumdiagnostik betrieben werden.

Bei 95 % der Patientinnen dieser Altersgruppe ist dies ambulant problemlos möglich [7, 8]. Probleme bei der ambulanten Hysteroskopie bestehen lediglich bei Nulliparae und Patientinnen nach Konisationen [8]. Werden im Rahmen dieser Diagnostik intrakavitäre Veränderungen gefunden, sei es Polypen (Abb. 1) oder submuköse Myome bei einen sonst unauffälligen Genitalbefund, ist die operative Entfernung dieser Läsion indiziert.

Polypen können meist mit der Targetkürettage ambulant entfernt werden. Myome bedürfen einer hysteroskopischen Myomresektion. Dies ist allerdings nur sinnvoll, wenn es sich um solitäre submuköse Myome handelt. Bei einem mehrknolligen Uterus myomatosus ist diese Therapie nicht effizient. Meist finden sich jedoch histologisch glandulär-zystische oder adenomätose Hyperplasien (Abb. 2). Bei adenomatösen Hyperplasien Grad 2 und 3 ist die Hysterektomie indiziert, nachdem zuvor hormonproduzierende Ovarialtumoren ausgeschlossen wurden. Eine glandulär-zystische Hyperplasie erfordert eine Gestagenprophylaxe, d. h. eine Gestagengabe vom 16. bis 25. Zyklustag, wobei hier Abkömmlinge der 19. Nortesteron-

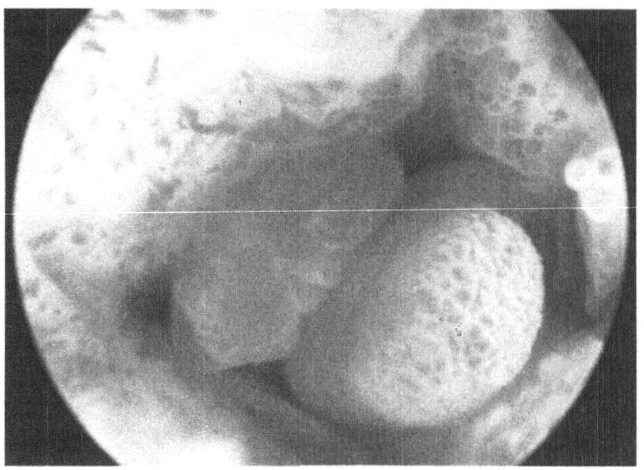

Abb. 2. Hysteroskopischer Befund bei einer Endometriumhyperplasie bei einer Patientin mit einer Dauerblutung in der Perimenopause. Histologie: adenomatöse Hyperplasie Grad I

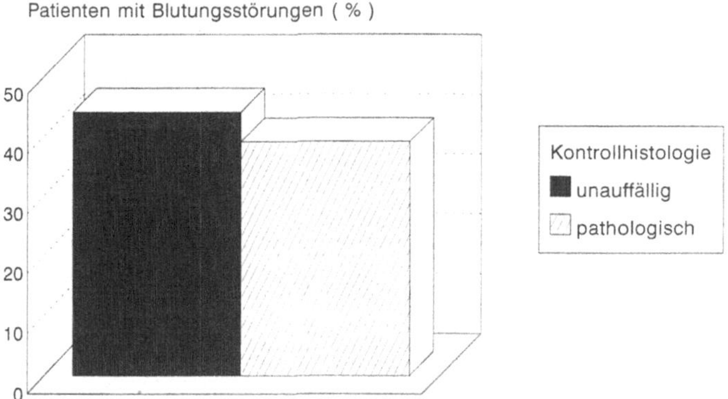

Abb. 3. Häufigkeit von Blutungsstörungen während der Gestagenprophylaxe einer glandulär-zystischen Hyperplasie in Abhängigkeit von der Kontrollhistologie bei 72 Patienten

gruppe zu bevorzugen sind. Meist gelingt es, durch diese Prophylaxe den Zyklus zu stabilisieren [5]. Eine Kontrollhysteroskopie und Biopsie sollten allerdings nach 6 Monaten erfolgen [8], da erfahrungsgemäß das Blutungsmuster allein keine Aussage über die Regression oder Progredienz der Hyperplasie gibt (Abb. 3). Eine vollständige Regression konnten wir nur in 43,1 % der Patientinnen diagnostizieren (Tabelle 1). Bei einer adenomatösen Hyperplasie Grad I ohne weitere Zusatzbefunde sollte eine Gestagentherapie erfolgen [10]. Hierzu wird die doppelte Dosis des Gestagens kontinuierlich appliziert. Dies führt zumeist zur Amenorrhö. Auch hier ist nach 6 Monaten unbedingt eine Kontrollhysteroskopie und Biopsie nötig, um eine

Tabelle 1. Histologische Kontrollbefunde nach 6 Monaten Gestagenprophylaxe von glandulär-zystischen Hyperplasien bei perimenopausalen Patienten

Befund	n	%
Vollständige Regression	31	43,1
Partielle Regression	10	13,9
Persistenz	11	15,3
Ingredienz	7	9,7
Polypen	13	18,0
Gesamt	72	100,0

Progredienz der Hyperplasie zu erkennen [10]. Bei Persistenz oder Progredienz ist dann eine Hysterektomie im Sinne der Prophylaxe eines Endometriumkarzinoms indiziert. Der prophylaktische und therapeutische Einsatz von Gestagenen bei Endometriumhyperplasien sollte konsequent durchgeführt werden. In einer Vielzahl von Fällen wird aus übertriebenem Sicherheitsdenken zu schnell die Indikation zur Hysterektomie gestellt.

Beim Ausnutzen der Potenz moderner Gestagene ist hier eine Reduktion der Hysterektomierate besonders in der Altersgruppe der perimenopausalen Frauen möglich.

Selbst bei therapieresistenten Hyperplasien bestehen medikamentöse Alternativen (Danazol, GnRH-Analoga), die allerdings bisher nur in kleineren Studien geprüft wurden [1, 4].

Eine weitere Möglichkeit besteht hier im Einsatz von Gestagen-IUP, wobei hier insbesondere der Levonorgestrel-IUP (Mirena®) zu nennen wäre [2]. Erste Versuche, mit diesem IUP eine Prophylaxe und Therapie von Endometriumhyperplasien zu erreichen, sind erfolgversprechend.

Sind allerdings alle therapeutischen Maßnahmen der Hormonbehandlung ausgeschöpft und es kommt zu einer weiteren Progredienz bzw. es liegen weitere Zusatzbefunde vor (z. B. multiple Myome), ist die Hysterektomie angezeigt. Dies sollte sich ausschließlich auf den Uterus beschränken. Eine bilaterale Ovarektomie in dieser Altersgruppe erscheint aus endokrinologischer Sicht bedenklich, ist aber ein weit verbreiteter Usus im Sinne der Karzinomprophylaxe. Hierbei ist zu bedenken, daß das Ovar nicht ausschließlich ein Ort der Östrogenproduktion ist, sondern auch im Rahmen der Androgenproduktion über die Menopause hinaus eine wichtige Rolle spielt. Durch den Einsatz moderner diagnostischer und auch therapeutischer Maßnahmen ist eine Vielzahl von Hysterektomien in der Altersgruppe der perimenopausalen Frauen zu vermeiden, da die meist auftretenden unregelmäßigen Blutungen ein physiologisches Verhalten in dieser hormonellen Umstellungsphase darstellten.

Die Gestagene haben zur Stabilisierung des Blutungverhaltens eine enorme Bedeutung. Allerdings kommt es während der Perimenopause auch zu einem ersten Östrogendefizit, der im Vergleich zum Gestagenmangel allerdings noch relativ gering ist. Es empfiehlt sich auch in dieser Lebensphase, bereits beim Auftreten erster Symptome mit der Hormonsubstitution zu beginnen. Dies hat den Vorteil, daß

die Patientin noch an eine regelmäßige Menstruation gewöhnt ist und so bei einer
zyklischen Hormonsubstitution die Compliance relativ günstig ist im Vergleich zu
Patientinnen, die primär erst postmenopausal substituiert werden [6]. Der Beginn
mit einer altersgerechten und individuell ausgerichteten Hormonsubstitution in dieser Altersgruppe hat für die Langzeit-Compliance eine entscheidende Bedeutung.
Während in der frühen Perimenopause zunächst Gestagene allein zur Substitution
ausreichend sind, ist später ein Östrogenzusatz notwendig. Dieser sollte allerdings
in einem günstigen Verhältnis zum Gestagen stehen.

Mit den ausgeglichenen Präparaten (z. B. 0,6 mg konjugierte Östrogene) kommt
es bei dieser Patientengruppe häufiger zu Blutungsstörungen (Zwischenblutungen),
da die Eigenproduktion der Östrogene noch zu hoch ist und so eine unphysiologische Östrogendominanz entsteht [9]. Mit der Dosis von 0,3 mg konjugierten Östrogen bei gleichbleibenden Gestagenzusatz (z. B. 5 mg Medrogeston) erscheint die
Substitution in der Altersgruppe ausgeglichen. Ähnlich ist auch bei der transdermalen Therapie zu verfahren.

Hier ist ein 25 µg-Pflaster bei der üblichen Gestagendosis (5 mg Medroproge-
steronazetat oder höher) zunächst zu bevorzugen. Durch diese Individualtherapie
können Blutungsstörungen vermieden werden [9].

Auch eine 28tägige Therapie kann für viele Patientinnen von Vorteil sein. Insbesondere bei der perimenopausalen Patientin ist eine individuelle Therapie angezeigt. Mit Eintritt der Menopause kann dann auf eine ausgeglichene Östrogen-Ge-
stagentherapie übergegangen werden. Bei der Einstellung der Patientin zur Hormonsubstitution sind vor allem zu beachten: das Alter und die Eigenproduktion an
Östrogenen durch das Ovar, die Einstellung der Patientin zur Hormonsubstitution
und die Motivation für eine Langzeithormonsubstitution bei Beachtung von familiären Belastungen.

Eine relativ neue Alternative stellt der Einsatz eines Gestagen-IUD dar [2]. Insbesondere bei perimenopausalen Patienten stellt hier die Einlage eines Levonorge-
strel-IUD, der etwa 4 Jahre lang Levonorgestrel an das Endometrium abgibt, eine
interessante Alternative dar. Somit ist auch perimenopausal bereits eine blutungs-
arme bzw. -freie Hormonsubstitution möglich. Mit diesem IUD gelingt es, nach 3
bis 4 Monaten eine Amenorrhö zu erreichen. Damit ist zugleich eine Prophylaxe
der Endometriumhyperplasien gegeben. Anschließend kann mit einer individuell
dosierten oralen oder transdermalen Hormonsubstitution begonnen werden. Das
Östrogen muß individuell dosiert werden. Die Endometriumprotektion kann sonographisch kontrolliert werden. Diese Therapieform offeriert insbesondere für perimenopausale Patientinnen einen enormen Fortschritt, bedarf aber noch größerer klinischer Studien.

Ein weiterer Vorteil dieser Therapie ist, daß die Gestagene ihre Wirkung fast ausschließlich am Endometrium entfalten und die oft weniger erwünschten systemischen Nebenwirkungen eine untergeordnete Rolle spielen [2].

Zusammenfassend läßt sich sagen, daß Blutungsstörungen in der Perimenopause
zumeist benigne Ursachen haben, aber dennoch einer exakten Diagnostik bedürfen.
Die Kenntnis der physiologischen Vorgänge in dieser Lebensphase und damit die
Anwendung entsprechender hormoneller Therapien ist notwendig. Eine Hormonsubstitution in der Perimenopause erfordert ein besonders individuelles Vorgehen,
um Blutungsstörungen und Überdosierungen zu vermeiden. Dies sichert bei pa-

tientengerechter Einstellung eine gute Langzeit-Compliance für die Hormonsubstitution.

Literatur

1. Bussaca M, Luchini S, Mollnari MA, Tonta A, Marelli G (1987) Hysteroscopic pictures following danazol therapy in endometrial hyperplasia. Acta Eur Fertil 18:197–201
2. Chi IC, Farr G (1994) The noncontraceptive effects of the levonorgestrel-releasing intrauterine device. Advances in Contraception 10:271–285
3. Ettinger B, Golditch IM, Friedmann G (1988) Gynecologic consequences of long-term, unopposed estrogen replacement therapy. Maturitas 10: 271–282
4. Garozzo G, La Greca M, Lomeo E, Panella M (1993) Goserelin treatment in glandular hyperplasia. Clin Exp Obstet Gynecol 20: 268–272
5. Griesinger R, Schindler AE (1986) Gestagene bei hyperplastischen Veränderungen des Endometriums. Geburtsh Frauenheilk 46: 86–89
6. Hahn RG (1989) Compliance considerations with estrogen replacement: Withdrawal bleeding and other factors. Am J Obstet Gynecol 161: 1854–1858
7. Loffer FD (1989) Hysteroscopy with selective endometrial sampling conpared with D & C for abnomal uterine bleeding: The valence of a negative hysteroscopic view. Obstet Gynecol 73: 16–20
8. Römer T, Straube W (1996) Hysteroskopischer Wegweiser für Gynäkologen. De Gruyter
9. Römer T (1996) Ein Vergleich sonographischer, hysteroskopischer und histologischer Befunde: Blutungsstörungen unter Hormonsubstitution. In: Römer T, Straube W (Hrsg) Klimakterium und Hormonsubstitution. Pia Verlagsgesellschaft mbH, Nürnberg
10. Schmidt T, Römer T, Schwesinger G, Lorenz G (1997) Hysteroskopische Diagnostik und Verlaufskontrolle der adenomatösen Hyperplasie und therapeutische Konsequenzen. Zentralbl Gynakol 119

Prämature Menopause

A. E. Schindler

Definition

Unter der Bezeichnung „prämature Menopause" versteht man das Sistieren der normalen zyklischen Ovarialfunktion vor dem 40. Lebensjahr. Einige Autoren haben die Grenze bei 35 bzw. 30 Jahren gesetzt [8].

Das vorzeitige Versagen der Ovarialfunktion ist charakterisiert durch: Ammenorrhö, erhöhte Gonadotropinsekretion (vor allem FSH), niedrigen Östradiolspiegel und klimakterische Symptomatik.

Historische Daten

Historisch gesehen ist ein vorzeitiges Ovarialversagen bereits 1920 beschrieben worden [9]. Ein Bericht über 20 Fälle wurde 1950 von Arias publiziert [1]. 1957

beschrieben Perlhoff und Schneeberg 29 jüngere Frauen mit „vorzeitigem Klimakterium" und erhöhter Gonadotropinausscheidung [7]. 1965 postulierten Kinch und
Mitarbeiter eine afollikuläre und eine follikuläre Form der prämaturen Ovarialinsuffizienz [5]. So konnten von mehreren Autorengruppen in Ovarbiopsien morphologisch intakte Oozyten gefunden werden [8]. 1967 wurden drei mögliche Ursachen für die prämature Menopause vorgeschlagen [4]:

- verminderte Zahl an Keimzellen zum Zeitpunkt der Geburt,
- Akzeleration der normalerweise ständig ablaufenden Follikelatresievorgänge,
- postnatale Destruktion der Keimzellen der Ovarien.

Dies erklärt aber nicht die Fälle, bei denen noch zahlreiche Follikel vorhanden sind
bzw. histologisch noch nachgewiesen werden können, so daß eine irgendwie gear-
tete Blockade der Gonadotropinwirkungen an den Follikeln vorliegen muß (gonadotropinresistentes Ovarsyndrom).

Häufigkeit

Es wurde geschätzt, daß etwa 1 % aller Frauen unter 40 Jahren eine prämature Menopause entwickeln. Schätzungen der Häufigkeit der prämaturen Menopause bei
amerikanischen Frauen liegen bei 0,3 %. Bei sekundären Amenorrhöen sind Häufigkeiten von 4–10 % angegeben worden [8].

Ursachen

Die Ursachen für eine mögliche prämature Menopause sind in Tabelle 1 zusammengefaßt. Dabei ist kürzlich nochmals deutlich auf die Notwendigkeit einer exakten Familienanamnese aufmerksam gemacht worden [3]. Die Familienanamnese scheint
doch bedeutungsvoll zu sein, da bei Vorliegen solchen Probleme auf familiärer Basis, Entscheidungen über eventuelle Schwangerschaften und auch die Möglichkeit
einer frühen Hormonsubstitution dadurch rechtzeitig getroffen werden können.

Genetische und zytogenetische Aspekte

Eine Reihe von Arbeiten haben familiäre Häufungen von prämaturer Menopause
beschrieben, die auf einen autosomal dominanten, geschlechtsgebundenen Erbgang
hinweisen. Dazu gehören auch Personen mit dystropher Myotonie. Um eine normale Zahl von Oozyten zu erhalten sind 2 intakte X-Chromosomen notwendig. Das
Fehlen eines X-Chromosoms führt zur raschen Atresie der Oozyten, wie dies für
das 45/X-Syndrom gezeigt wurde. Auch strukturelle Abnormalitäten des X-Chro-
monsoms können Ursache für ein vorzeitiges Ovarversagen sein. Das gilt auch für
ein zusätzliches X-Chromosom. Chromosomale Störungen werden vor allem bei
jüngeren Patientinnen unter 30 Jahren mit prämaturer Menopause besonders häufig angetroffen.

Tabelle 1. Ursachen für prämature Menopause

1. Genetische und zytogenetische Ursachen
   - Familiäre prämature Menopause
   - Strukturelle Abweichungen oder das Fehlen eines X-Chromosoms
   - Trisomie X mit und ohne Mosaik
   - In Verbindung mit dytropher Myotonie

2. Enzymatische Defekte
   - 17α-Hydroxylasedefekt
   - Galaktosämie

3. Strukturelle Zerstörung
   - Strahlen
   - Chemotherapeutische Substanzen
   - Virale Infekte
   - Rauchen
   - Chirurgische Entfernung

4. Immunologische Störungen
   - In Verbindung mit anderen Autoimmunerkrankungen
   - Isoliert
   - Kongenitale Thymusaplasie

5. Defekte der Gonadotropinstruktur und Wirkung
   - Sekretion von biologisch inaktiven Gonadotropinen
   - α- und β-Kettendefekte
   - Gonadotropin- und Postrezeptor-Defekte
   - Zirkulierender FSH-Bindungshemmer

6. Idiopathisch

Enzymdefekte

Dazu gehören 17α-Hydroxylasemangel und Galaktosämie. Bei Frauen mit diesen Enzymmangelzuständen kommt es frühzeitig zur hypergonadotropen Amenorrhoe.

Strukturelle Störungen

Etwa 50 % der Frauen, die einer Bestrahlung der Ovarien mit 500–600 Rad über 4–6 Wochen ausgesetzt sind, entwickeln eine permanente sekundäre hypergonadotrope Amenorrhö. Eine Dosis von 800 Rad scheint bei allen Frauen zum Ovarversagen zu führen. Je älter die Frauen sind, um so ausgeprägter ist der destruktive Effekt der Bestrahlung auf die Funktion der Ovarien. Auch Chemotherapeutika haben einen funktionell zerstörenden Effekt auf die Ovarien. Alkalierende Substanzen, vor allem Cyclophosphamid, wirken hemmend auf die Ovarialfunktion. Daher gilt der Grundsatz, daß mit steigendem Alter diese negative Auswirkung auf die Ovarialfunktion zunimmt. Virale Infekte erscheinen zu negativen Auswirkungen auf die Ovarialfunktion zu führen, etwa im Sinne einer sogenannten Mumpsoophoritis. Für Rauchen gilt ein negativer Einfluß auf die Dauer der Ovarialfunktion. Dieser Effekt ist von der Zahl der gerauchten Zigaretten und der Dauer des Zigarettenrauchens abhängig.

Immunologische Ursachen

Eine Reihe von Autoimmunvorgängen gehen mit hypergonadotroper Amenorrhö einher. Dabei muß beachtet werden, daß dieser Zustand sich wieder normalisieren kann und Schwangerschaften auftreten können. Mögliche Autoimmunerkrankungen, die mit hypergonadotroper Amenorrhö und damit auch mit einer prämaturen Menopause einhergehen können, sind in Tabelle 2 zusammengestellt.

Autoimmunphänomene als Ursache frühzeitigen Versagens der Ovarialfunktionen sind bei Nagern beschrieben worden. Dies kann auch durch Thymusexstirpation herbeigeführt werden. Bezogen auf den Menschen wurde berichtet, daß kongenitale athymische Mädchen Ovarialanlagen ohne Oozyten aufwiesen [8]. Bei einem Teil der Frauen mit prämaturer Menopause wurden zirkulierende antiovarielle Antikörper gefunden. Am Ovar selbst werden als Hinweis auf destruktive Prozesse bedingt durch Autoimmungvorgänge, perifollikuläre Lymphozytenansammlungen gewertet. Häufig ist frühes Ovarversagen mit multiplen anderen Fehlfunktionen berichtet worden, wie etwa Addison'sche Erkrankung, Hypoparathyroidismus und Hashimoto-Thyreoiditis (polyglanduläres Syndrom Typ I + II). Es wurde geschlußfolgert, daß bei 30–50 % der Patientinnen mit prämaturer Menopause eine derartige Autoimmunkrankheit damit verbunden ist. Die autoimmunologische Ba-

Tabelle 2. Mögliche autoimmunologische Störungen, die zur prämaturen Menopause führen können

- Erworbene hämolytische und perniziöse Anämien
- Asthma
- Chronisch aktive Hepatitis
- Morbus Crohn
- Diabetes mellitus
- Glomerulonephritis
- Morbus Addison
- Hypoparathyeoidismus
- Hypophysitis
- Idiopathische thrombozytopenische Purpura
- Juvenile rheumatoide Arthritis
- Keratocojuktivitis und Sjögren's-Syndrom
- Malabsorption-Syndrom
- Myasthenia gravis
- Polyendokrinopathie (Typ I, Typ II und unspezifische)
- Primäre biliäre Zirrhose
- Quantitative Immunglobulinabnormalitäten
- Rheumatoide Arthritis
- Systemische Lupus erythematodes
- Schilddrüsenerkrankungen incl. Morbus Grave und Thyroititis
- Vitiligo
- Alopezie

sis der prämaturen Menopause scheint heterogen zu sein, da unterschiedliche endokrinologische Störungen damit verbunden sein können. Vorzeitiger Funktionsverlust des Ovars wurde auch bei Diabetes mellitus, Myasthenia gravis und perniziöser Anämie beschrieben. Aber auch ein isolierter Ausfall der Ovarfunktion auf autoimmunologischer Basis wird angenommen. Autoimmunität gegen steroidproduzierende gonadale Zellen scheint jedoch bei Patientinnen mit prämaturer Menopause ohne Addinson'sche Erkrankung eine Seltenheit zu sein.

Diagnostik und Differentialdiagnostik

Patientinnen mit prämaturer Menopause bedürfen einer umfassenden kompetenten Diagnostik. Neben der ausführlichen Erhebung der Anamnese, die Hinweise auf vorausgegangene Operationen, Bestrahlungen, Chemotherapien und Infektionen sowie auf Stoffwechselerkrankungen und exogene Noxen beinhaltet, ist die körperliche Untersuchung mit Beurteilung der Entwicklung der sekundären Geschlechtsmerkmale wichtig. Laborchemisch steht die Dokumentation der hypergonadotropen und hypoöstrogener Situation durch mindestens zweimalige Bestimmung von Gonadotropinen vor allem FSH und Östradiol im Serum im Vordergrund. Die Chromosomenanalyse ist bei Patientinnen unter 30 Jahren und mit einer Körpergröße von weniger als 160 cm eigentlich immer durchzuführen. Die diagnostischen und differentialdiagnostischen Überlegungen sind in Tabelle 3 zusammengefaßt. Neuerdings wurde nochmals auf die adäquate Biopsie der Ovarien und die detaillierte histologische Untersuchung als unabdingbare Voraussetzung aufmerksam gemacht. Entsprechende Studien sind zur Zeit in Amerika im Gange. Zweifel an dem Wert der erwähnten diagnostischen Verfahrensweise beruhen nach unserer Ansicht auf der inadäquaten Anwendungsweise.

Tabelle 3. Diagnostik und Differentialdiagnostik der prämaturen Menopause ohne und mit Follikel (sog. Gonadotropinresistentes Ovar-Syndrom)

Gemeinsamkeiten

- Primäre (mit sekundärer Geschlechtsmerkmalentwicklung) und sekundäre Amenorrhoe
- Erhöhte Gonadotropinkonzentrationen (vor allem FSH), Negativer Stimulationseffekt nach Applikation von exogenen Gonadotropinen (Ausnahmen: Defekte Gonadotropine)
- 46 XX-Karyotyp (zum gröbten Teil)
- Vagina und Uterus normal angelegt
- Direkte und/oder begleitende Autoimmunoerkrankung möglich

Unterschiede

Art	Prämature Menopause mit Follikel (sog. Gonadotropinresistentes Ovar-Syndrom)	Prämature Menopause ohne Follikel
Follikel	ausreichend vorhanden	fehlen oder selten
Karyotyp	Normaler Karyotyp 46 XX	Häufig Chromosomenanomalien feststellbar

Inwieweit durch eine Ovarsonographie diese Diagnostik ebenfalls bewerkstelligt werden kann, ist kürzlich untersucht worden [6]. Die Zahl der Follikel war signifikant geringer bei Frauen mit prämaturer Menopause als unter hormonalen Kontrazeptiva. Frauen mit prämaturer Menopause und Follikel wiesen ein größeres Ovarvolumen auf als ohne Follikel. Die Endometriumdicke unterschied sich nicht. Bei Einbeziehung der Fälle mit primärer Amenorrhö dürften nach unserer Ansicht die Fälle in Betracht gezogen werden, die eine sekundäre Geschlechtsmerkmalentwicklung aufweisen und somit Hinweise auf eine stattgefundene Follikelaktivität geben, selbst wenn es nicht zur spontanen Menstruationsblutung (Menarche) gekommen ist. Eine Ausnahme stellt der selektive 17α-Hydroxylasenmangel dar. Alle anderen Fälle mit gonadaler Fehlfunktion (45X, 46XX, 46 XY und Mosaike) sind bei gleicher Grundkonstellation (hypergonadotroper Hypogonadismus) abzugrenzen.

Differentialdiagnostisch ist noch in Erwägung zu ziehen, daß hohe Gonadotropinspiegel durch Interferenzen im Radioimmunassay entstehen können. Dies ist bei Frauen mit mehreren Vaccinationen gefunden worden. Ähnliche Ergebnisse haben wir bei Frauen mit Frischzellenbehandlung und anderen Eiweißapplikationen gesehen (unveröffentlichte Ergebnisse). Als weitere Möglichkeit einer hypergonadotropen Amenorrhö bzw. eines hypergonadotropen Ovarversagens wurde eine hyporphysäre Hyperplasie beschrieben [8].

Nach unserer Ansicht ist es hilfreich, wenn sicher geklärt ist, ob noch eine größere Anzahl von Follikeln in den Ovarien vorhanden ist, da dann die Wahrscheinlichkeit größer ist, daß manchmal eine Eigenfunktion der Ovarien auftreten wird und es sogar zu Schwangerschaften kommen kann [8].

Therapie

Grundsätzlich sollten alle Frauen mit hypergonadotroper hypoöstrogener Amenorrhö, unabhängig davon, ob noch Kinderwunsch besteht, zunächst mit einer Östrogen/Gestagen-Kombination behandelt bzw. substituiert werden [8]. Sowohl bei alleiniger Östrogentherapie als auch mit einer zyklischen Östrogen/Gestagen-Kombination sind nachfolgend Normalisierungen der Gonadotropin- und Östradiol-Konzentration beschrieben worden und der sichere Nachweis eines funktionstüchtigen Follikelapparates mit intaktem Feedbacksystem durch Erreichen einer Schwangerschaft bestätigt worden. Dafür scheint bereits eine dreimonatige Therapie zu genügen, wenn Zweiphasenpräparate mit natürlichen Östrogenen verwendet werden. Es kann dabei schon unter der Hormoneinnahme zur Konzeption kommen. Nach unserer Ansicht sollten deshalb nichthormonale Kontrazeptiva als Östrogen/Gestagen-Kombination Verwendung finden, da diese auf keinen Fall zur kompletten hypothalamischen-hypophysären Supression führen und damit spontane Zyklusabläufe sich entwickeln können. Die Häufigkeit spontaner Schwangerschaften bei prämaturer Menopause wird zwischen 2–7,5 % beschrieben. Bisher sind die meisten spontanen Schwangerschaften bei Frauen unter oder nach einer Behandlung mit Östrogenen bzw. Östrogen/Gestagen-Kombination aufgetreten. In den Fällen mit vorhandenen Follikeln sind u. a. Autoimmunprozesse auszuschließen, da gegebenenfalls therapeutische Konsequenzen sich ergeben, die in einer Kortikoidtherapie bestehen. Dabei sind in der Vergangenheit relativ hohe Dosen zur Anwendung gekommen (z. B. Methylprednisolon 100 mg, Prednisolon 100 mg). Allerdings wird jetzt der Versuch unternommen, eine niedrige Kortikoidtherapie zu versuchen, da eine hochdosiere Kortikoitdauerbehandlung ein erhebliches Risiko im Hinblick auf septische Nekrosen des Knochens, Nebennierenrindeninsuffizienz und iatrogenes Cushing-Syndrom beinhalten.

Bei Nachweis einer Autoimmunoophoritis durch biochemische Methoden erübrigt sich eine Ovarbiopsie. Ein weiterer Therapieansatz bestand in der Suppression der Gonadotropin durch Östrogene und exogene HMG-Stimulation. Damit konnten ovulatorische Zyklen in 10 % eine Schwangerschaftsrate von 5,2 % und ausgetragene Schwangerschaften in 2,2 % erreicht werden [8]. Eine Gonadotropinsuppression mittels GnRH-Agonisten ergab keine nachweisbare Verbesserung. Ovulationen wurden in 4 % nachgewiesen. Andere haben die Suppression mit GnRH-Agonistenbehandlung und Gonadotropintherapie Erfolge gesehen. Wenn sogenannte ovulatorische Abläufe beobachtet wurden, ist vielfach eine Lutealphaseninsuffizienz mit relativ niedrigem Progesteronwerten feststellbar [8].

Ein wesentlich besseres Ergebnis weisen Frauen auf, wenn die prämature Menopause durch Autoimmunaktivitäten bedingt ist. So konnten bei 15 Frauen durch eine Kombinationsbehandlung mit GnRH-Agonisten und einer HMG/HCC-Behandlung unter 10 mg Fluorcortelon täglich, 8 Frauen 14mal schwanger werden. 12 gesunde Kinder wurden geboren [2].

Zusammenfassung

Alle Frauen mit prämaturer Menopause sollten eine Hormonsubstitution erhalten, um die funktionellen und letztendlich organischen Ausfallserscheinungen zu verhindern bzw. zu beheben. Bei noch vorhandener basaler Östrogensekretion (proliferatives Endometrium, Gestagentest positiv) sollte zumindest eine zyklische Gestagenbehandlung veranlaßt werden. Bei negativem Gestagentest ist eine zyklische Behandlung mit einer Östrogen/Gestagen-Kombination bis ins hohe Alter zu empfehlen. (am besten mit einem sogenannten natürlichen Östrogen und einem Gestagen).

Liegt Kinderwunsch vor, so können neben der Östrogen/Gestagen-Kombination, wenn z. B. nach 3 Monaten Anwendung es zu keinem spontanen Zyklusgeschehen kommt, die Kombination mit Gonadotropinen und gegebenenfalls mit Kortikoiden zum Einsatz kommen. Der Einsatz von GnRH-Agonisten ist im Einzelfall zu entscheiden. In den Ländern, in denen eine Eizellspende möglich ist, hat bei diesen Frauen eine Schwangerschaft gute Aussicht auf Erfolg.

Literatur

1. Arias AR (1950) Le menopausia precox y son tratamento hormonal. Rev Med Chil 78: 373
2. Blumenfeld Z, Halachmi S, Peretz BA, Shmuel Z, Golan D, Makler A, Brandes JM (1993) Premature ovarian failure – the prognostic application of autoimmunity on conception after ovulation induction. Fert Steril 59:750–755

3. Cramer DW, Xu H, Harlow BL (1995) Family history as a predictor of early menopause. Fertil Steril 64:740–745
4. De Moraes-Ruehsen M, Jones GS (1967) Premature ovarian failure. Fert Steril 18:140–161
5. Kinch HAA, Plunkett ER, Smout MS, Carr DH (1995) Primary ovarian failure. A clinicopathological and cytogenetic study. Am J Obstet Gynecol 91: 631–641
6. Metha AE, Matwijiw I, Lyons EA, Faiman CH (1992) Noninvase diagnosis of resistant ovary syndrome by ultrasonography. Fert Steril 57:56–61
7. Perlhoff WH, Schneeberg NG (1957) The premature climacterium. Am Prac 8:1955
8. Schindler AE (1995) Prämature Menopause – Bedeutung in Klinik und Therapie. In: Fischl FH, Huber JC (Hrsg) Menopause. Krause & Pachernegg, Purkersdorf, 81–88
9. Tulandi T, Kind RA (1981) Premature ovarian failure. Obstet Gynecol Surv 36:521–527

Das sterile Paar – Diagnostische Grundlagen und therapeutische Ansätze für die Praxis (Moderation: B. Runnebaum)

Einführung und allgemeine Aspekte zum Thema

B. Runnebaum

Die ungewollte Kinderlosigkeit tritt in Industrieländern bei etwa 10–15 % aller Ehepaare auf. In Deutschland gibt es hierüber keine sicheren Angaben d.h. keine repräsentativen Untersuchungen.

Das sterile Paar ist in Diagnostik und Therapie als eine Einheit zu betrachten. Von vornherein hat man es mit zwei Individuen zu tun. Von entscheidender Bedeutung ist die genaue Erhebung der Anamnese beider Partner, d.h. sowohl die Eigen- wie auch die Familienanamnese. Hierfür kann ein entsprechend ausgearbeiteter Fragebogen ein gutes Hilfsmittel sein. Die Anamnese umfaßt:

- alle relevanten gynäkologischen Aspekte,
- alle relevanten andrologischen Aspekte,
- psychosoziale Aspekte – Stellenwert des unerfüllten Kinderwunsches für die Partner,
- Sexualverhalten,
- Ernährung (Über- oder Untergewicht),
- Rauchen, Genußmittel z.B. Kaffeekonsum,
- Medikamente und Drogen,
- Lebens- und Arbeitsstil,
- Lebensgewohnheiten und Umwelt,
- Streß, z.B. Schicht- oder Nachtdienst, Probleme am Arbeitsplatz,
- Chemikalien (Blei, Cadmium, Quecksilber, Pestizide, Anästhesiegase, Strahlen),
- Alter der Partner,
- Chemotherapie (z.B. Morbus Hodgkin).

In der gynäkologischen Anamnese spielen Entzündungen im Unterleib, Aborte, Unterleibsoperationen, Endokrinopathien oder Systemerkrankungen (z.B. Tbc) eine große Rolle. Ebenfalls ist zu klären, ob die Frau einen ausreichenden Rötelnschutz hat.

Es gibt eine primäre Sterilität, d.h. es ist im Verlaufe von 2 Jahren bei regelmäßigem Geschlechtsverkehr nicht zu einer Schwangerschaft gekommen. Von einer sekundären Sterilität spricht man dann, wenn bereits eine Schwangerschaft vorausgegangen ist und zwei Jahre danach keine weitere Schwangerschaft eintritt.

Die ungewollte Kinderlosigkeit hat ernste Auswirkungen auf die Beziehung und damit auf die seelische, geistige und körperliche Gesundheit der Partner. Ebenfalls hat die Unfruchtbarkeit soziale und ökonomische Konsequenzen. Somit ist die ungewollte Kinderlosigkeit eine Herausforderung für den Arzt, diese Krankheit ätiologisch genau abzuklären. Der Ansatz in Diagnostik und Therapie ist häufig interdisziplinär wie z.B. bei Schilddrüsenerkrankungen oder bei Prolaktinom.

Im Rahmen einer systematischen Abklärung bei der Frau ist die Führung einer Basaltemperaturkurve wichtig. Bei Follikelreifungsstörungen oder Gelbkörperinsuffizienz sind Bestimmungen von Hormonen, je nach Symptomatik z.B. Prolaktin, FSH/LH-Quotient, Androgene (DHEAS und Testosteron), Östradiol und Progesteron zu bestimmten Zeiten im Zyklus sowie eine Abklärung der Schilddrüsenfunktion durch einen TRH-Test notwendig.

Es ist sorgfältig auf Fehlbildungen im Genitalbereich zu achten. Genetische Ursachen müssen ausgeschlossen werden. Hinweise geben erhöhte FSH-Werte im Blut. Falls keine Störung des menstruellen Zyklus vorliegt, ist beim Mann eine eingehende andrologische Untersuchung sowie ein Spermiogramm vorzunehmen. Je nach Befundsituation folgt ein Postkoitaltest zur Klärung, ob eine Spermien-Cervix-Mukus-Penetrationsstörung vorliegt. Als ein quantitativ wichtiger Faktor muß der Uterus-Tubenfaktor geklärt sein. Dieses ist durch eine Bauchspiegelung mit Chromopertubation möglich.

Im Rahmen dieser Abklärung ist das Paar über die Biologie der Fortpflanzungsvorgänge zu unterrichten, damit es die Maßnahmen der Diagnostik und Therapie besser versteht.

Häufig ist eine ärztliche Beratung über die Reproduktionsvorgänge und über das Optimum einer Konzeptionsmöglichkeit schon ein entscheidender Schritt der Therapie. In anderen Fällen muß eine sorgfältige systematische Abklärung der Einflußfaktoren bei beiden Partnern erfolgen. Paare, die sich einer eingehenden Diagnostik und Behandlung unterziehen müssen, stehen häufig unter einem erheblichen Leidensdruck. Die Erwartungshaltung des Paares ist hoch und sollte durch den behandelnden Arzt auf ein realistisches Maß reduziert werden. Je länger der Kinderwunsch besteht, um so schlechter ist im allgemeinen die Prognose und umso häufiger liegen mehrere Faktoren als Ursache der Sterilität gleichzeitig vor.

Abklärung der Sterilitätsfaktoren:

- Welche Sterilitätsursachen sind aufgrund der erhobenen Anamnese relevant und am häufigsten?
- Welche Faktoren können ohne größeren Aufwand und ohne Risiko abgeklärt werden?
- Welche Reihenfolge der Abklärung sollte in der individuellen Situation eingehalten werden?

– Vom Primärarzt ist zu entscheiden, welche diagnostischen und therapeutischen
  Möglichkeiten er selbst in seiner Praxis hat aufgrund seiner Weiterbildung und
  Einrichtung.
– Welche diagnostischen und operativen Maßnahmen sind speziellen Institutionen
  vorbehalten?

Wichtig ist die Koordinierung der Diagnostik und die Auswertung der erhobenen
Befunde. Hier ist eine enge Kooperation zwischen dem Frauenarzt, dem Andrologen und Ärzten anderer Disziplinen entscheidend. Der Primärarzt für das Paar ist
häufig der Gynäkologe. Von seinem Kenntnisstand, seine Fähigkeiten und seinen
Erfahrungen hängt wesentlich der Erfolg ab. Es ist eine Qualitätssicherung in Diagnostik und Therapie zu fordern, d.h. ganz allgemein wann sind Befunde normal
und wann sind sie als pathologisch zu werten?

In einem Teil der untersuchten Paare kann die Sterilität nicht geklärt werden.
Man spricht von sogenannter ungeklärter Sterilität, die etwa 15 % aller Fälle aus-
macht. Hier spielen häufig endokrine Dysfunktionen eine Rolle, Follikelreifungsstörungen, Funktionsstörungen der Tuben sowie eine Minimalendometriose. Auch
okkulte Genitalinfektionen sind möglich. Nicht immer läßt sich der immunologische Status einwandfrei klären. Offen bleibt auch, ob es zu Störungen beim Be-
fruchtungsvorgang kommt, d.h. die Ei-Spermium-Penetration ist unter Umständen
gestört.

In solchen Situationen wird häufig eine „diagnostische" In-vitro-Fertilisation
mit Embryotransfer indiziert und erfolgreich durchgeführt. Falls eine höhergradige
männliche Infertilität vorliegt, ist eine Behandlung durch ICSI erfolgversprechend.
Die intracytoplasmatische Spermieninjektion in die Eizelle stellt eine neue und entscheidende therapeutische Maßnahme dar bei Vorliegen einer hochgradigen Fertilitätsstörung des Mannes.

Falls bei den Partnern Allgemeinerkrankungen vorliegen, sind diese genau abzuklären und zu behandeln. Hierzu zählen Diabetes mellitus, Schilddrüsenunter-
und überfunktionen, Störungen der Nebennierenrinde, psychiatrische Erkrankungen sowie Autoimmunerkrankungen. Im Einzelfall zu klären sind Fragen, ob Frauen
unter der Dialyse oder nach Lebertransplantation schwanger werden dürfen.

In solchen Fällen sind die Risiken für Mutter und Kind durch eine Schwangerschaft genau zu bewerten. Es handelt sich hier um Situationen, die individuell entschieden werden müssen.

Assistierte Fertilisierung – MESA – TESE – ICSI: Behandlung der schweren männlichen Subfertilität

W. Küpker, M. Ludwig, S. Al-Hasani und K. Diedrich

Überblick

Die Sub- oder Infertilität des Mannes kann unterschiedlichste Ursachen haben. Zum einen können anatomische oder nervale Pathologien auf der Basis urologischer, internistischer und nicht zuletzt auch psychosomatischer Krankheitsbilder zur Impotentia coeundi führen. Diese ist grundsätzlich gekennzeichnet durch eine Samendeponierungsstörung, die in einer erektilen Dysfunktion oder in einer Ejakulationsstörung bis hin zur Anejakulation begründet liegen kann. Bei der Impotentia generandi zum anderen machen verschiedenste Ausprägungen reduzierter Samenqualität, sei es durch eine funktionelle oder morphologische Störung bis hin zur Azoospermie die Fertilisierung einer Oozyte und somit eine Konzeption unmöglich.

Das Hauptinteresse zur Beurteilung der männlichen Fertilität gilt hier zunächst den wesentlichen Parametern des Spermiogramms (Tabelle 1, WHO 1992). Seit nun Verfahren zur assistierten Fertilisierung für die humane Reproduktionsmedizin zur Verfügung stehen, hat diese Situation eine entscheidende Veränderung erfahren. Zona Drilling, partielle Zona Dissektion (PZD), subzonale Spermatozoeninjektion (SUZI) und die intrazytoplasmatische Spermatozoeninjektion (ICSI) ermöglichen Befruchtungen und Schwangerschaften in Fällen schwerer männlicher Subfertilität. Seit 1992 etabliert sich die intrazytoplasmatische Spermatozoeninjektion, bei der ein einzelnes Spermatozoon in die Oozyte injiziert wird, als Behandlungsmethode der Wahl (Palermo et al. 1992).

Zur Durchführung der ICSI ist die Gewinnung von mindestens einem vitalen Spermatozoen pro aspirierter Eizelle notwendig. Bei der irreversiblen Azoospermie ist jedoch im Ejakulat kein Spermatozoon aufzufinden. Bereits 1990 berichteten Silber et al. erstmals über ein Verfahren zur mikroepididymalen Spermatozoenaspiration (MESA = Microsurgical sperm aspiration) bei Patienten mit kongenitaler bilateraler Aplasie des Vas deferens (CBAVD). Dieser genetische Phänotyp der zystischen Fibrose findet sich bei ca. 1,4 % aller infertilen Patienten. In über 90 % der Fälle fehlen die Samenblasen, vereinzelt besteht eine Nierenaplasie. Mit der direkten Entnahme von Spermatozoen aus dem Nebenhoden mit anschließender klassischer in-vitro-Fertilisation (IVF) konnte diesen Männern mit einer bis dahin als nicht therapierbaren Infertilität erstmals eine Chance gegeben werden, Vater zu werden.

Tabelle 1. Normozoospermie (WHO 1992)

Spermienkonzentration	> 20 Mio/ml
Motilität	> 50 % (Kategorie a + b)
Normale Morphologie	> 30 %

Tabelle 2. Indikationen zur MESA, PESA und TESA. Ursachen der nicht-obstruktiven und obstruktiven Azoospermie

- Vasektomie
- Kongenitale bilaterale Aplasie des Vas deferens (CBAVD)
- Inoperable Obstruktion
- Epididymis- bzw. Ductusaplasie
- Refertilisierungsversager
- Kombination mit Vaso-Vasostomie (Kryokonservierung)
- Bilaterale Läsion des Ductus deferens (RPE, TUR-P)
- Kryptorchismus (wenn nicht rechtzeitig behandelt)
- Spermatozele
- Genetische Faktoren (z. B. Klinefelter Syndrom, 47, XXY)
- Postentzündliche Veränderungen (z. B. Mumpsorchitis, Epididymitis, Prostata, Vesikulitis)
- Idiopathische Faktoren (z. B. Sertoli-cell-only Syndrom, spermatogenetischer Arrest)
- Immunologische Faktoren
- Iatrogene Faktoren (Chemotherapeutika, ionisierende Strahlen)
- Exogene Faktoren (Wärme, Umweltfaktoren)
- Medikamentös nicht therapierbare Ejakulationsstörungen

In der Bundesrepublik wurden in der Zeit von 1989 bis 1993 insgesamt 94 dokumentierte Fälle von in-vitro-Fertilisation nach MESA nach der von Silber beschriebenen Methode erfaßt. Die Embryotransferrate betrug damals 4,2 %, die Schwangerschaftsrate lediglich 1,1 %. Der entscheidende Durchbruch erfolgte erst durch die Anwendung der MESA in Kombination mit der intrazytoplasmatischen Spermatozoeninjektion (ICSI) in die Eizelle.

Darüber hinaus wurden Methoden zur direkten testikulären Gewinnung von Spermatozoen entwickelt, die in Fällen von Aplasien oder Verschlüssen des Epididymis oder bei schwerer Spermatogenesestörung zur Anwendung kommen. 1994 berichteten Devroey et al. erstmals über Fertilisationsraten von 45 % nach intrazytoplasmatischer Injektion durch Hodenbiopsie (TESE = Testicular sperm extraction) gewonnener Spermatozoen bei Patienten mit Azoospermie. Jüngst publizierten Tesarik et al. (1996) Fertilisierungen und Schwangerschaften nach Injektion runder Spermatiden, also unreifer Führformen der Spermatozoen, die allerdings aus Ejakulaten gewonnen wurden (ROSI = Round spermatid injection).

Ferner wurde neben der mikrochirurgischen Gewinnung von epididymalen Spermatozoen auch deren perkutane Gewinnung (PESA = Percutaneous sperm aspiration) als sichere und vorteilhafte Methode beschrieben (Craft et al. 1995).

Indikationen für MESA, PESA und TESE bestehen in einer Vielzahl andrologischer Störungen (Tabelle 2). In der Mehrzahl handelt es sich um obstruktive Azoospermien nach erfolgloser mikrochirurgischer Refertilisierung.

Die Daten der ESHRE Task Force on ICSI

Mit dem Ziel größere Zahlen zu dokumentieren und die Ergebnisse der ICSI im Rahmen der Sterilitätsbehandlung belegen zu können, wurde von der European So-

Tabelle 3. Ergebnisse der ICSI in Abhängigkeit von der Herkunft der Spermatozoen (1991–1995)

Spermatozoen aus	Ejakulat	Epididymis (MESA)	Testes (TESE)
Zyklen	34574	1519	1005
Zahl der Eizellen	281446	14941	9893
% der Eizellen mit 2 Pronuclei	62 %	57 %	49 %
Embryotransfer %/Zyklus	88 %	89 %	86 %
Pos. HCG (%/Zyklus)	9566 (28.1 %)	471 (32 %)	282 (28 %)
	10319 Schwangerschaften		

ciety of Human Reproduction and Embryology (ESHRE) die ESHRE Task Force on ICSI gegründet, die die Daten verschiedener europäischer Zentren sammelt und auswertet.

Neben Daten über Anzahl gewonnener Eizellen, Fertilisierungsrate, Transferrate und Schwangerschaftsrate nach Mikroinjektion werden auch Daten über Schwangerschaftsverlauf und perinatale Entwicklung erhoben.

Bisher wurden in über 35000 Zyklen 10319 Schwangerschaften erzielt. Dabei zeigte sich, daß zwischen ejakulierten, epididymalen und testikulären Spermatozoen kein signifikanter Unterschied hinsichtlich der Transferrate (86 %–89 %) und Schwangerschaftsrate (28 %–32 %) zu verzeichnen ist. Jedoch erscheint die Anzahl regelrecht fertilisierter Eizellen, i. e imprägnierter Eizellen mit zwei Vorkernen (Pronuclei), bei ejakulierten Spermatozoen höher (62 %) als nach Injektion epididymaler (57 %) oder testikulärer Spermatozoen (49 %), (Tabelle3).

Auch der Schwangerschaftsverlauf ist unabhängig von der Herkunft der verwendeten Spermatozoen. Die Abortrate liegt in Relation zu biochemischen Schwangerschaften (positives HCG im Serum 10–14 Tage nach Embryotransfer) bei ca. 24 %. Der Anteil fortlaufender Schwangerschaften betrug somit 21,3 %, bezogen auf die Anzahl der durchgeführten Transfers. Auch hier zeigt sich eine gewisse Tendenz zuungunsten der Verwendung testikulärer Spermatozoen. Die Rate weiterlaufender Schwangerschaften betrug 18 % im Vergleich zu 21,1 % bei ejakulierten und 22 % bei epididymalen Spermatozoen.

Insgesamt wurden bisher 5352 Kinder nach assistierter Fertilisation durch ICSI geboren und durch die ESHRE Task Force erfaßt. Der Hauptanteil dieser Kinder geht auf die Mikroinjektion ejakulierter Spermatozoen zurück (4917). Nur 280 bzw. 155 wurden durch die Injektion epididymaler bzw. testikulärer Spermatozoen hervorgebracht (Tabelle 4). Jedoch haben diese neueren Techniken der assistierten Fertilisation erst in den vergangenen zwei Jahren langsam an Verbreitung zugenommen haben. Mit zunehmender Anwendung dieser Methoden wird zukünftig auch der Anteil von ICSI in Verbindung mit MESA oder TESE schnell zunehmen. Die assistierte Fertilisierung ist die ultimative Therapie für Männer, die aufgrund ihrer Kryptozoospermie, Nekrozoospermie oder Azoospermie zuvor keine Möglichkeit hatten, biologisch Vater eines Kindes zu werden.

Ein ernstzunehmendes Problem ist die Mehrlingsschwangerschaft im Rahmen der assistierten Reproduktion. So waren 76,4 % der Kinder Einlinge, 22 % Zwil-

Tabelle 4. Schwangerschaftsverlauf nach ICSI (1991–1995)

Verlauf	Ejakulat	Epididymis (MESA)	Testes (TESE)	Gesamt
Pos. HCG	9566	471	282	10319
Abortrate	24,5 %	23 %	26 %	24 %
Fortlaufende Schwangerschaften aus 1995	2363	191	82	2636
Fortlaufende Schwangerschaften (aus 1995) und Geburten/Zyklus	21,1 %	22 %	18 %	21,3 %
Geburten	4917	280	155	5352

Tabelle 5. Einlings- und Mehrlingsgeburten nach ICSI (1991–1995)

Geburten	5352 (6692 Kinder)	
Einlinge	76,4 %	
Zwillinge	22 %	
Drillinge	1,5 %	23,6 %
Vierlinge	n=1	
Fehlbildungen	1,9 %	

Tabelle 6. Gestationszeit und Geburtsgewicht nach ICSI (1991–1995)

	Gestationszeit (in Schwangerschaftswochen)	Gewicht [g]
Einlinge	38,7	3201
Zwillinge	36,0	2423
Drillinge	31,4	1732
Vierlinge	32	1763
Alle	37,6	2918

linge und 1,5 % Drillinge. Unter anderem gab es auch eine Vierlingsgravidität. Die Mehrlingsrate betrug 23,6 % (Tabelle 5). Kürzlich wurde im Rahmen eines Fallberichtes eindrucksvoll gezeigt, daß eine Vierlingsgravidität nicht nur Folge einer hohen Anzahl transferierter Embryonen sein muß, sondern daß auch monozygote Zwillinge bei drei transferierten Embryonen zu einer Vierlingsgravidität führen können (Biljan et al. 1995).

Erwartungsgemäß lag die durchschnittliche Gestationszeit der Einlinge mit 38,7 Schwangerschaftswochen (SSW) höher als diejenige von Zwillingen (36,0), Drillingen (31,4) und Vierlingen (32). Dieselbe Tendenz gilt auch für das durchschnittliche Geburtsgewicht (Tabelle 6).

Die Kryokonservierung im Rahmen der IVF ist ein essentieller Bestandteil der Therapie geworden. Die Daten der ESHRE Task Force zeigen, daß nach ICSI die Ergebnisse vergleichbar denen nach IVF sind. Schädigungen der Zona pellucida

Tabelle 7. Ergebnisse der Kryokonservierung nach ICSI (1995)

Spermatozoen aus	Ejakulat	Epididymis (MESA)	Testes (TESE)
Zyklen	3146	138	52
Zahl der Pronuclei/Embryotransfer	2990	85	47
Pos. HCG (%/Zyklus)	525 (16 %)	22 (16 %)	7 (14 %)
Abortrate	31 %	23 %	14 %

Tabelle 8. Ergebnisse der Kryokonservierung nach ICSI im Pronucleusstadium an der Frauenklinik der Medizinischen Universität Lübeck (1994–8/1996)

Zyklen	Anzahl der Eizellen im Pronucleusstadium	Transfers	Implantationsrate	Schwangerschaftsrate [%]
496	2443	293	13 %	52 (18 %)

durch den Einfrier-Auftau-Prozeß sowie veränderte Austauschbedingungen von Medien und Kryoprotektantien waren Argumente dafür, an der Möglichkeit einer Kryokonservierung nach ICSI zu zweifeln, oder zumindest eine geringere Überlebensrate zu erwarten. Die ESHRE Task Force zeigt, daß die Rate biochemischer Schwangerschaften mit 14–16 %, unabhängig von der Herkunft der injizierten Spermatozoen derjenigen nach IVF durchaus vergleichbar ist (Tabelle 7). Daten aus der Lübecker Arbeitsgruppe bestätigen diese Ergebnisse (Tabelle 8, Al-Hasani et al. 1996). In 496 Zyklen wurde eine Kryokonservierung imprägnierter Eizellen durchgeführt. Die Schwangerschaftsrate nach bisher 293 Transfers betrug 18 %.

ICSI – erhöhtes Risiko für Fehlbildungen oder chromosomale Aberrationen?

Verschiedene retrospektive Studien konnten zeigen, daß das Risiko für Fehlbildungen nach konventioneller IVF gegenüber dem natürlichen Risiko nicht erhöht ist (Cohen et al. 1988; Beral und Doyle 1990; Rizk et al. 1991; Rufat et al. 1994). Andere Studien beschäftigten sich mit pädiatrischen Nachuntersuchungen der Kinder (Andrews et al. 1986; Morin et al. 1989; Mushin et al. 1986; Yovich et al. 1986; Morin et al. 1989; Ron-El et al. 1994) und konnten ebenfalls keinen negativen Einfluß der Techniken der assistierten Reproduktion auf die Entwicklung dieser Kinder zeigen. Die Brüsseler Arbeitsgruppe um Van Steirteghem hat sich um ein konsequentes Follow-up der durch assistierte Fertilisierung gezeugten und geborenen Kinder bemüht. In einer ersten Untersuchung wurden Daten von 55 Kindern, die nach SUZI (subzonale Spermatozoeninjektion) und ICSI geboren wurden, zusammengestellt (Bonduelle et al. 1994). In einer zweiten Studie untersuchte Bonduelle 130 Kinder nach ICSI und 130 Kindern nach konventioneller IVF im Vergleich

(Bonduelle et al. 1995). Es ergab sich kein Unterschied hinsichtlich chromosomaler Alterationen, kongenitaler Fehlbildungen und Wachstumsverhalten der Kinder. Neuere Daten bis 1996 von 1540 Schwangerschaften ergaben eine Rate kongenitaler Fehlbildungen von 1,9 % und eine Rate chromosomaler Anomalien von 1,2 %, die numerisch deutlich unter der einer fertilen Normalpopulation (3–4 % kongenitale Fehlbildungen) liegt (Van Steirteghem, persönliche Mitteilung).

Die Rate chromosomaler Anomalien erscheint gegenüber der Normalbevölkerung um 0,5 % minimal erhöht zu sein. Dies scheint am ehesten darauf zurückzuführen zu sein, daß bei Männern, die aufgrund ihrer Subfertilität die Sterilitätssprechstunde aufsuchen, diese Rate ebenfalls erhöht ist. In der Regel handelt es sich dabei um gonosomale Anomalien. (Bonduelle et al. 1996).

Ursache einer nicht-obstruktiven Azoospermie scheint in 10 % der Fälle eine Mikrodeletion im Bereich des langen Arms des Y-Chromosoms zu sein (Reijo et al. 1995). Eine entsprechende molekularbiologische Diagnostik kann solche Patienten identifizieren. Es gilt zu bedenken, daß jeder männliche Nachkomme dieser Patienten nach assistierter Fertilisierung nach heutiger Einschätzung ebenfalls Fertilitätsprobleme haben wird. Allerdings konnte in eigenem Patientengut lediglich eine Prävalenz an Y-chromosomalen Deletionen von 2,5 % bei nicht-obstruktiver Azoospermie festgestellt werden.

In jedem Falle sind aber vor Durchführung einer ICSI mit epididymalen bzw. testikulären Spermatozoen aufgrund einer Azoospermie genetische Ursachen zumindest zu bedenken. So ist z. B. eine mögliche Ursache der obstruktiven Azoospermie die kongenitale beidseitige Aplasie des Vas deferens (CBAVD), die als Minimalvariante einer zystischen Fibrose anzusehen ist und als Folge eines homozygoten Status von entsprechenden Mutationen des Mukoviszidosegens entsteht (Silber et al. 1995). Ein mit solchem Defekt belastetes Paar ist also dahingehend zu untersuchen, ob nicht vielleicht auch die Frau Trägerin einer Mukoviszidosemutation ist, was dann zu einem 25 %igen Risiko führen würde, ein Kind zu erzeugen, daß an einer Mukoviszidose leiden würde. Zum anderen ist nach Minimalmutationen bei der Frau zu suchen, die – im Falle eines männlichen Nachkommen – zu einem vergleichbaren Infertilitätsproblem führen könnten aufgrund einer CBAVD.

Das Problem der Spermatozoenselektion

Das morphololgisch defekte Spermatozoon per se stellt kein erhöhtes genetisches Risiko dar. Auch ist der Erfolg der ICSI nicht abhängig von der Spermatozoenmorphologie im Gegensatz zur klassischen IVF (Nagy et al. 1995; Ludwig et al. 1996; Küpker et al. 1995).

Die als Selektionsbarriere verstandene Zona pellucida, die bei der intrazytoplasmatischen Spermatozoeninjektion umgangen wird, selektiert *auch in vivo* nicht gegen chromosomal aberrante Spermatozoen, sondern gegen morphologisch und funktionell gestörte Spermatozoen, die selbst bei Patienten mit schwerem Oligoastheno-teratozoospermie (OAT) Syndrom nicht häufiger chromosomal gestört sind als bei fertilen Männern. Die Selektion chromosomal gestörter Konzeptus erfolgt also nach der Befruchtung (Sakkas et al. 1996), eine gewichtige Tatsache gegen sich erhebende kritische Stimmen.

Tabelle 9. Ergebnisse der ICSI an der Frauenklinik der Medizinischen Universität Lübeck (1994–8/1996)

Spermatozoen aus	Ejakulat	Epididymis (MESA)	Testes (TESE)
Zyklen	1056	26	21
Embryotransfers (% der Zyklen)	98 %	98 %	94 %
Klinische Schwangerschaften (% der Transfers)	298 (28 %)	8 (30,7 %)	6 (29 %)
Abortrate	18 %	2	1
Mehrlingsrate	17 %	1	–

Eigene Ergebnisse

Die an der Klinik für Frauenheilkunde und Geburtshilfe in Lübeck erzielten Ergebnisse mit der intrazytoplasmatischen Spermatozoeninjektion sind den europäischen vergleichbar (Tabelle 9). Bis zum August 1996 wurden 1103 Zyklen durchgeführt, 298 Schwangerschaften konnten erzielt werden. Hierbei nahm die Injektion ejakulierter Spermatozoen ebenso wie bei den von der ESHRE Task Force erhobenen Daten den größten Anteil ein. Die klinische Schwangerschaftsrate war in Relation zur Transferrate unabhängig von der Herkunft der injizierten Spermatozoen. Die Schwangerschaftsrate liegt bei durchschnittlich 29 %. Die Abortrate zeigt sich mit 18 % etwas niedriger als die gesamteuropäische, die Mehrlingsrate liegt deutlich niedriger. Letzteres erklärt sich aus dem deutschen Embryonenschutzgesetz (1991), das den Transfer von mehr als drei Embryonen nicht zuläßt.

Schlußfolgerungen

Die intrazytoplasmatische Spermatozoeninjektion (ICSI), und das können die Daten der ESHRE Task Force klar zeigen, ist die ultimative Therapie der schweren männlichen Subfertilität, wenngleich nicht kurativ. Ob es eine solche jemals geben wird, bleibt Gegenstand zukünftiger Forschung.

Leichtere Formen männlicher Subfertilität bleiben durchaus Indikationen für die intrauterine Insemination oder für die klassische IVF. Bei schwerster Subfertilität zeigte sich jedoch für die klassische IVF eine nicht akzeptable niedrige Schwangerschaftsrate.

Kritische Stimmen gegen die ICSI verstummen derzeit noch nicht trotz hoher Fertilisierungs- und Schwangerschaftsraten und einer nachgewiesen geringen Rate chromosomaler Aberrationen und Fehlbildungen, die mit derjenigen nach klassischer IVF und natürlicher Konzeption vergleichbar ist.

Nach Durchführung einer Chromosomenanalyse beider Partner, insbesondere beim Mann mit schwerer Oligo-astheno-teratozoospermie, und nach humangenetischer Beratung, wie es vor jeder ICSI-Behandlung empfohlen wird, kann realistischerweise nicht mehr von einer drohenden Gefährdung der Kinder durch eventu-

elle chromosomale Anomalien gesprochen werden (Van der Ven et al. 1995). Auch
die konsequente moderne Pränataldiagnostik und -medizin ist in der Lage, Fehlbildungen oder fetale Krankheiten zu einem sehr frühen Zeitpunkt zu erkennen und
gegebenenfalls abhelfend zu intervenieren. Sicherheit und Erfolg der Methode werden bestätigt durch die eindrucksvollen Daten der ESHRE Task Force.

Hingegen sprechen Krankenkassen und die beratenden medizinischen Dienste
in Deutschland immer noch unangemessenerweise von einer „experimentellen"
Therapie oder auch von ernsten medizinisch, biologisch und genetisch begründeten Bedenken in Hinsicht auf mögliche Spätschäden für Mutter und Kind.

Die ESHRE Task Force blickt mittlerweile auf 5352 Kinder zurück, die gegenüber den nach klassischer IVF geborenen 193000 Kindern noch eine kleine
Gruppe darstellen.

Dennoch wird die ICSI als Behandlungsmethode der Wahl bei allen Formen
schwerer männlicher Subfertilität evident durch ihren uneingeschränkten Erfolg und
wird zukünftig wahrscheinlich die klassische IVF ablösen.

Literatur

1. Al-Hasani S, Ludwig M, Gagsteiger F et al. (1996) Comparison of cryopreservation of
   supernumerary pronuclear human oocytes obtained after intracytoplasmic sperm injection (ICSI) and after conventional IVF. Hum Reprod 11:604–607
2. Andrews MC, Muasher SJ, Levy DL et al. (1986) An analysis of the obstetric outcome
   of 125 consecutive pregnancies conceived in vitro and resulting in 100 deliveries. Am J
   Obstet Gynecol 154:848–854
3. Beral V, Doyle P (1990) Report of the MRC working party on children conceived by in
   vitro fertilization. Births in Great Britain resulting from assisted conception, 1978–1987.
   Br Med J 300:1229–1233
4. Biljan MM, Hewitt J, Kingsland CR, Taylor CT (1995) Case report: trizygotic quadru-
   plet pregnancy following in vitro fertilization: an additional factor against replacement
   of three embryos in young patients. Hum Reprod 10:2169–2170
5. Bonduelle M, Desmyttere S, Buysse A, et al. (1994) Prospective follow-up-study of 55
   children born after subzonal insemination and intracytoplasmic sperm injection. Hum
   Reprod 9:1765–1769
6. Bonduelle M, Legein J, Buysse A et al. (1996) Prospective follow-up study of 423 children born after intracytoplasmic sperm injection. Hum Reprod 11:1558–1564
7. Bonduelle M, Legein J, Derde M-P et al. (1995) Comparative follow-up study of 130
   children born after ICSI and 130 children born after IVF. Hum Reprod 10:3327–3331
8. Cohen J, Mayaux MJ, Guihard-Moscato L (1988) Pregnancy outcomes after in vitro fertilization. A collaborative study on 2342 pregnancies. Ann NY Acad Sci 541:1–6
9. Craft II, Khalifa Y, Boulos A, Pelekanos M, Foster C, Tsirigotis M (1995) Factors in-
   fluencing the outcome of in-vitro fertilization with percutaneous aspirated epididymal
   spermatozoa and intrazytoplasmic sperm injection in azoospermic men. Hum Reprod 10:
   1791–1794
10. Devroey P, Liu J, Nagy Z et al. (1994) Normal fertilization of human oocytes after
    testicular sperm extraction and intracytoplasmic sperm injection. Fertil Steril 62:639–641
11. Küpker W, Al-Hasani S, Schulze W, Kühnel W, Schill T, Felberbaum R, Diedrich K
    (1995) Morphology in intracytoplasmic sperminjection: preliminary results. J Assist
    Reprod Genet 12(9):620–626
12. Ludwig M, Al-Hasani S, Küpker W, v. Gizycki U, Sturm R, Diedrich K (1996) Einfluß
    der Gametenmorphologie und anderer Daten der Sterilitätsbehandlung auf den Erfolg
    der intrazytoplasmatischen Spermieninjektion (ICSI). J Fertil Reprod 6:7–14

13. Morin NC, Wirth FH, Johnson DH et al. (1989) Congenital malformations and psychosocial development in children conceived by in vitro fertilization. J Pediatr 115: 222–227
14. Mushin DN, Barreda-Hanson MC, Splensley JC (1986) In vitro fertilization children: early psychosocial development. J In Vitro Fertil Embryo Transfer 3:247–252
15. Nagy Z, Liu J, Joris H et al. (1995) The result of intraxytoplasmic sperminjection is not related to any of the three basic sperm parameters. Hum Reprod 10:1123–1129
16. Palermo, G, Joris H, Devroey P et al. (1992) Pregnancies after intracytoplasmic injection of single spermatozoon into an oocyte. Lancet 340:17–18
17. Reijo R, Lee T, Salo P et al. (1995) Diverse spermatogenic defects in humans caused by Y-chromosome deletions encompassing a novel RNA-binding protein gene. Nature Genet 10:383–393
18. Rizk B, Doyle P, Tan SL et al.(1991) Perinatal outcome and congenital malformations in in-vitro fertilization 605 babies from the Bourn-Hallam group. Hum Reprod 6: 1259–1264
19. Ron-El R, Labat E, Golan A et al. (1994) Development of children bornafter ovarian superovulation induced by long-acting gonadotrophin-releasing hormone agonist and menotropins, and by in vitro fertilization. J Pediatr 125:734–737
20. Rufat P, Oliviennes F, de Mouzon J et al. (1994) Task force report on the outcome of pregnancies and children conceived by in vitro fertilization (France: 1987 to 1989). Fertil Steril 61:324–330
21. Sakkas D, Urner F, Bianchi PG et al. (1996) Sperm condensation anomalies can influence decondensation after intracytoplasmic sperm injection. Hum Reprod 11:837–843
22. Silber JS, Nagy Z, Liu J et al. (1995) The use of epididymal and testicular spermatozoa for intracytoplasmic sperm injection: the genetic implications for male infertility. Hum Reprod 10:2031–2043
23. Silber SJ, Ord T, Balmaceda J et al. (1990) Congenital absence of the vas deferens: the fertilizing capacity of human epididymal sperm. NEJM 323:1788–1792
24. Tesarik J, Rolet F, Brami C (1996) Spermatid injection into human oocytes. II. Clinical application in the treatment of infertility due to non-obstructive azoospermia. Hum Reprod 11:780–783
25. Van der Ven HH, Runnebaum B, Diedrich K, Vogt P, Geisthövel R, Würfel W, Grunwald K (1995) Gemeinsame Stellungnahme der Deutschen Gesellschaft für Gynäkologie und Geburtshilfe, des Berufsverbandes der Frauenärzte und der Arbeitsgemeinschaft für gynäkologische Endokrinologie und Fortpflanzungsmedizin. Assistierte Reproduktion: Mikroinjektion (ICSI) – Fehlbildungsrisiko, ovarielle Stimulation und Ovarialkarzinomrisiko. Der Frauenarzt 36:614–615
26. Yovich LJ, Parry TS, French NP, Grauaug AA (1986) Developmental assessment of twenty in vitro fertilization (IVF) infants at their first birthday. J In Vitro Fertil Embryo Transfer 3:253–257

Psychosomatische Aspekte von Diagnostik und Therapie der Sterilität beim Mann und bei der Frau

H. Kentenich

Ärzte sind leicht geneigt, auftauchende Probleme bei der Sterilitätsbehandlung rein medizinisch aufzufassen. Sterilitätsbehandlung ist aber mehr als die Untersuchung von Hormonparametern oder Spermaqualität. Da wir den Menschen als psychosomatische Einheit auffassen müssen, gibt es eine enge Verbindung zwischen psychischen und somatischen Faktoren, die jedem Frauenarzt aus der eigenen Praxis bekannt sind. Viele Ärzte verkennen aber, daß sie selbst in den Prozeß der Behandlung eingebunden sind und insofern auch selbst zu einem aktiven Element in der Arzt-Patientin-Beziehung werden können. Das heißt, jeder Arzt reagiert auf Grund seiner persönlichen Sozialisation und eigener Persönlichkeitsmerkmale in unterschiedlicher Weise auf die Kinderwunschproblematik sowie auf diejenigen des Paares.

Kommen wir nun auf Probleme der Patientinnen und Probleme des Arztes zu sprechen, so können wir folgendes festhalten:

Sterilität als Krise

Die Öffentlichkeit ist mitunter geneigt, Sterilität nicht als wesentliches Problem anzusehen. Oft wird gesagt, dies wäre ja dadurch zu lösen, daß das Paar sein Leben anders orientieren oder eine Adoption anstreben könne. Schließlich gäbe es viele Kinder auf der Welt, die der mütterlichen Liebe bedürfen.

Diese verkürzte Argumentation verkennt, daß die Sterilität eine konflikthafte Krise des Paares darstellt. Paare mit Sterilität beschreiben die Erschütterung ihres Selbstwertgefühls, die schwere narzißtische Kränkung. Sie haben es sich nicht vorstellen können, daß sie selbst vom Schicksal der Sterilität betroffen sind. Zunächst fühlen sie sich hilflos und es werden Schuldgefühle geäußert: Was habe ich in der Vergangenheit falsch gemacht? Wer trägt die Schuld an der Sterilität? Nach diesen Fragen kommen mitunter Gefühle der Trauer und Verzweiflung, wenn die Sterilität anhält und auch ärztliche Bemühungen keine Lösung bieten. Schließlich kann die Sterilität zum Paarproblem werden, da das Paar insgesamt den ursprünglichen Lebensentwurf mit Kind in Gefahr sieht.

Zu diesem sich spiralförmig entwickelnden Konflikt kommt noch hinzu, daß Frauen heute oft erst nach Etablierung einer beruflichen Position Kinder bekommen möchten. Sollte dann aber ein Sterilitätsproblem hinzukommen, so kann mitunter das Alter ein zusätzliches Hindernis darstellen.

Es wäre aber falsch, die Frau nur über die Mutterrolle zu definieren. Die Strukturen der modernen Gesellschaft sind so ausgebildet, daß jede Frau selbst ihren eigenen Weg in Bezug auf Erfüllung der Mutterschaft und der beruflichen Karriere finden muß, was oft genug schwierig ist.

Kinderwunsch beinhaltet immer auch zugleich einen Ambivalenzkonflikt. Bewußt oder unbewußt gibt es viele Gründe, sich ein Kind zu wünschen, aber auch sich wegen eines Kindes zu ängstigen. Diese Frage wird von sterilen Frauen oft ausgegrenzt. Sie stellen sich die Zukunft mit Kind oft nur „rosig" vor. Es bleibt die Ungewißheit, ob das gewünschte Kind gesund ist oder Malformationen aufweist. Wird das Kind zu früh geboren? Wird meine Partnerschaft sich nach der Geburt des Kindes verändern?

Sinnhaftigkeit der Sterilitätstherapie

Zweifelsfrei sind viele Formen der Sterilitätstherapie (IVF, ICSI) auch sinnvolle Therapien, weil sie eine Möglichkeit für Patientinnen und Paare darstellen, denen bisher therapeutische Wege verschlossen blieben. Es kann nicht darum gehen – aus psychosomatischer Sicht – moderne Formen der Sterilitätstherapie gut zu heißen und zu verteufeln. Es kommt immer darauf an, ob diese spezifischen Formen für ein bestimmtes Paar einen positiven Sinn ergeben.

Da die Paare meistens ihre individuellen Chancen überschätzen, ist eine gute Aufklärung über Erfolgsraten notwendig. Überblickt man die Erfolgsraten der Sterilitätstherapie, muß man jedoch feststellen, daß wahrscheinlich weiterhin die Mehrheit der Paare in der Sterilitätstherapie nicht schwanger wird (auch nach Einführung neuerer Reproduktionstechniken).

Was ist Erfolg?

Selbstverständlich müssen wir den Erfolg hauptsächlich über Schwangerschaft und Geburt eines gesunden Kindes (oder mehrerer Kinder) definieren. Diese Definition des Erfolgs ist aber relativ eng.

Wenn man die Krise des Paares vor Augen hat, so ist auch Erfolg, wenn dem Paar innerhalb des psychosomatischen Betreuungsprozesses ermöglicht wurde, eine eigenständige Entscheidung für die Zukunft zu treffen.

Es kommt darauf an, ihnen zu einer bewußten und reifen Entscheidung zu verhelfen. Dies bedeutet, daß Alternativen (Akzeptieren der Kinderlosigkeit, Leben ohne Kind, Adoption, etc.) vertraut gemacht werden. Es kommt nicht darauf an, das Paar von einer bestimmten Lösung zu überzeugen. Es ist lediglich wichtig, dem Paar ein Durcharbeiten der Sterilitätskrise zu ermöglichen und die Entscheidung auf einer reifen Grundlage erfolgen zu lassen.

Bei nahezu jedem 3. Paar ist das Sexualleben im Zusammenhang mit der Sterilität gestört. Die Paare berichten oft über Lustlosigkeit und andere dysfunktionelle Störungen. Wenn es solchen Paaren ermöglicht wird, wiederum ein befriedigendes Sexualleben zu haben, so ist dieses als Erfolg anzusehen.

Es ist nicht wesentlich, darüber zu streiten, ob z. B. zwei, vier oder sechs IVF-Versuche sinnvoll sind. Hilfreich ist, mit dem Paar immer wieder die Grenzen zu besprechen. Wenn es dem Arzt gelingt, einem Paar mit „überwertigem" oder „fixiertem" Kinderwunsch insofern zu helfen, daß diesem Paar eine größere Lebensperspektive eröffnet wird, so ist dies auch als Erfolg anzusehen.

„Nil nocere" bleibt oberstes ärztliches Gebot. Die Verhinderung von Überstimulation, eine Senkung der Mehrlingsrate und die Vermeidung unnötiger Operationen sind ebenfalls als ärztliche Erfolge anzusehen.

Probleme der Ärzte

Das sterile Paar benutzt (bewußt oder unbewußt) gerne bestimmte psychische Abwehrmechanismen, um das Problem der Kinderlosigkeit zu bewältigen. Eine gebräuchliche Form ist diejenige der Idealisierung. Die Patientin hat große Hoffnungen, wenn sie zu ihrem Frauenarzt oder „Reproduktionsmediziner" kommt. Sie hat oft über Bekannte nur Gutes von ihm gehört und wird ihn sehr schnell idealisieren. Auch das eigene gewünschte Kind kann sie nur positiv gefärbt darstellen. Die sonst eher kritisch hinterfragte Technisierung der Medizin wird sie als gut und ihr Hilfe bringend erleben. Insofern ist die Sterilitätsmedizin auch nur in eine positive Sicht eingehüllt. Es geht nun nicht darum, diese Idealisierung als Form der psychischen Abwehr moralisch zu kritisieren. Wir müssen sie als einen Schutzmechanismus auf Seiten der Patientin verstehen. Diese Abwehr bedeutet aber für den Arzt durchaus ein Problem. Er wird sehr schnell die „positiven Signale" der Patientin aufnehmen und ihr problemlos die gesamte Palette der Medizin zukommen lassen. Und hier liegt das Problem: Der Arzt muß wissen, auf welcher Grundlage diese Idealisierung zu sehen ist. Die Patientin benutzt diese Abwehrform, um die schmerzliche Erfahrung der Kinderlosigkeit psychisch von sich fern zu halten. Versteht der Arzt dies nicht, so kann er geneigt sein, mit der Patientin ein „oberflächliches" Bündnis einzugehen, welches seine Grundlage in dieser Idealisierung hat. Er wird dann mitunter bemerken, daß die Patientin (im Falle des Mißerfolgs) diese Idealisierung schnell in ihr Gegenteil (Entwertung) umschlagen lassen kann. Viele Ärzte haben die Erfahrung gemacht, daß bei Nichteintreten einer Schwangerschaft die Kritik der Patientinnen überaus hart ist und eine realistische Auseinandersetzung vermissen läßt.

Der Arzt hat aber auch seine eigene persönliche Vergangenheit und seine eigenen Charaktermerkmale. Dies bedeutet, daß er auf unterschiedliche Patientinnen/Paare unterschiedlich reagiert. So kann ein eher zwanghaft strukturierter Arzt (der sehr viel auf Ordentlichkeit Wert legt) Probleme mit einer eher hysterisch strukturierten Patientin bekommen, die Termine vergißt und immer mit einer großen Aura auftritt. Eine solche Patientin (mitunter modisch gekleidet und mit bewunderndem Affekt für den Arzt) wird aber von einem eher hysterisch strukturierten Arzt sehr positiv aufgenommen werden.

Ein Problem besteht nun darin, daß auf Grund der beschriebenen Umstände (Abwehrverhalten der Patientin, Übertragung und Gegenübertragung in der Arzt-Patienten-Beziehung) eine „unheilige Allianz" formiert wird. Beide (Patientin und Arzt) möchten nicht gerne über Psychisches und Emotionales sprechen. Der Patientin tut es weh, wenn in ihrer „Wunde gebohrt wird", sie möchte lieber bei rein Medizinischem und Formalem bleiben (Abwehrmechanismus!). Dem Arzt ist dies mitunter auch lästig. Er bekommt ja auch von der Patientin eher die Signale, „daß psychisch alles in Ordnung ist" und daß es nur um die medizinische Therapie geht.

Ein solches „Arbeitsbündnis" ist aber verhängnisvoll, weil die Patientin nicht als psychosomatische Einheit gesehen wird.

Wir müssen daher eine psychosomatische Sterilitätsmedizin fordern, die

- medizinisch einen guten Standard hat,
- neue Verfahren vor einem verantwortungsvollen ethischen Hintergrund diskutiert,
- Sterilitätstherapie als Chance der psychosomatischen Begleitung sieht,
- dem Paar ermöglicht, reife Entscheidungen in der Sterilitätstherapie und bei Beendigung derselben zu treffen.

Diagnostik und Therapie von Follikelreifungsstörungen und der Corpus-luteum-Insuffizienz – Grenzen der medikamentösen Therapie

L. Kiesel und I.-T. Bäckert

Die regelrechte Follikulogenese wird gesteuert durch die Hypophysenhormone FSH und LH, deren Sekretion durch das Hypothalamushormon GnRH geregelt wird. Die intakte Einheit der neuroendokrinen ovariellen Achse ermöglicht die neuroendokrine Kontrolle des ovariellen Zyklus und somit der Follikulogenese. Die pulsatile Sekretion des Gonadotropin-Releasinghormones (GnRH) steuert die Synthese und Freisetzung der hypophysären Gonadotropine, luteinisierendes Hormon (LH) und follikelstimulierendes Hormon (FSH), die das zyklische Reifen von Oozyten und die ausreichende Versorgung verschiedener Endorgane mit ovariellen Hormonen ermöglicht.

Die Sekretion von GnRH erfolgt in Form von Pulsen mit einem Intervall von 60–120 min. LH und FSH werden im direkten zeitlichen Zusammenhang zum GnRH-Puls sezerniert. Unter dem Einfluß der Gonadotropine kommt es zu Beginn des Zyklus zur Rekrutierung mehrerer Follikel, wobei die Entwicklung bis zum antralen Follikel nicht gonadotropinabhängig ist. In der anschließenden Selektionsphase bestimmen die lokale intrafollikuläre Konzentration und Wirkung von E_2 und FSH durch Rezeptorinduktion die Stimulation der Granulosa- und Thekazellen sowie die Stimulation der Aromataseaktivität. Im Rahmen einer intraovariellen Autoregulation kommt es zu E_2-induzierter Zunahme der FSH-Rezeptoren in dem Follikel, der sich dominant entwickelt. Der dominante Follikel sezerniert Inhibin, welches die FSH-Ausschüttung hemmt. Die restlichen ursprünglich rekrutierten Follikel werden infolge erhöhter Androgenspiegel im Follikel – bei niedriger Aromataseaktivität – atretisch [1].

Mit Beginn des LH-Anstieges verändert sich der Graafsche Follikel rapide. Mit Veränderung der intrazellulären und intrafollikulären CAmP kommt es zu einem Anstieg des Progesteronspiegels [2]. Mit der Ovulation geht die Luteinisierung der Granulosa- und Thekazellen und die anschließende Formation des Corpus luteums einher. Dieses hat 7–8 Tage nach dem präovulatorischen LH-Peak das Maximum seiner sekretorischen Aktivität erreicht. Die Progesteronbiosynthese ist direkt abhängig von der LH-Stimulation der Lutealzellen. Die LH-Wirkung ist abhängig von der LH-Konzentration im Serum sowie von der Ausstattung der Granulosazellen mit LH-Rezeptoren. LH-Rezeptoren sind FSH-induziert. Infolgedessen kann nur aus einem adäquat herausgereiften Follikel, der mit ausreichend LH-Rezeptoren ausgestattet ist, ein funktionstüchtiges Corpus luteum entstehen. Ein weiterer Faktor für das Ausmaß der Steroidbiosynthese im Corpus luteum ist die Verfügbarkeit der Ausgangssubstanz Cholesterin. Durch rasche Gefäßeinsprossung in das Lutealgewebe nach der Ovulation ist LDL-Cholesterin für die Granulosazellen besser verfügbar als in der Follikelphase. Der Anstieg des lutealen Progesterons bewirkt im Hypothalamus eine Reduktion der GnRH-Pulsationsfrequenz, damit steuert das Corpus luteum seine eigene Stimulation und führt seine eigene Auflösung herbei.

Infolge des oben Gesagten ist die Diagnose und die Therapie sowohl der gestörten Follikulogenese als auch der Corpus-luteum-Insuffizienz eine Einheit.

Diagnostik der gestörten Follikulogenese und Corpus-luteum-Insuffizienz

Die Störung der Follikelreifung ist relativ klar definiert mit fehlendem Follikelwachstum und/oder insuffizientem Östrogenanstieg in Relation zur Zyklusphase, wohingegen die Corpus-luteum-Insuffizienz sehr viel weniger klar definiert ist.

Als Basisdiagnostik für alle Patientinnen mit Verdacht auf Follikelreifungsstörung und Corpus-luteum-Insuffizienz ist der sog. „Basishormonstatus", der neben den Gonadotropinanalysen und der Östrogenproduktionskontrolle in Form von 17α-Östradiolkonzentrationen im Serum die Androgen- und Prolaktinspiegel und Schilddrüsenfunktionsüberprüfung umfaßt.

Die Follikulogenese kann sonographisch kontrolliert werden. In der Regel entwickelt sich aus einem etwa 5 mm großen antralen Follikel bis zur Ovulation ein Follikel mit ca. 20 mm Durchmesser. Die gleichzeitige Analyse von Östradiol im Serum läßt auf die endokrine Aktivität und Potenz des Follikels schließen.

Während der Follikulogenese kann das östrogenbedingte Wachstum des Endometriums sonographisch überwacht werden. Gleichzeitig kommt es unter Östrogeneinfluß zu einem typischen Ultraschallbild mit hyperreflektiver Begrenzung und

Tabelle 1. Diagnostische Maßnahmen zur Überprüfung der Follikulogenese

1. Basishormonstatus:	E_2 LH FSH Prolaktin Testosteron DHEAS TSH
2. Ultraschall-Follikulometrie	Norm: ca. 20 mm Durchmesser vor Ovulation
3. LH-Konzentrationsverlauf	Norm: Beginnender LH-Peak 36 h vor Ovulation
4. Östradiol Konzentrationsverlauf	Kontinuierlich ansteigend bis auf ca. 250 pg/ml und mehr vor der Ovulation
5. Ultraschallkontrolle des Endometriumwachstums	Hypodense Doppelkontur, die zentral und an ihrem Rand eine hyperdense Begrenzung aufweist. Idealdicke 10 mm und mehr
6. Bestimmung des Serumprogesterons	Tag 5, 7, 9 nach Ovulation
7. Endometriumsbiopsie	Tag 12/13 oder 14 nach Ovulation
8. Zyklusanamnese	Zyklusdauer, Prämentruelles Spotting etc.
9. Basaltemperaturkurve	Hochtemperaturphase sollte 10 und mehr Tage betragen

hyperreflektivem Mittelecho des Endometriums. Nach der Ovulation zeigt sich ein Endometrium ohne hyperreflektive Anteile [3]. Als normale Endometriumdicke zur Zeit der Ovulation werden zwischen 7 mm und mehr und >10 mm definiert. Es besteht zwischen Ultraschallbild sowie Dicke des Endometriums und der Schwangerschaftsrate eine Korrelation. Fehlen die typischen Veränderungen oder liegt die Endometriumdicke unter 7 mm, ist mit einer Schwangerschaft nicht zu rechnen [4].

Die Überprüfung einer korrekten LH/FSH-Sekretion ist bei hypogonadotropen oder normogonadotropen Patienten nicht immer sicher mit einer einzigen LH/FSH-Analyse möglich. Da die Kontrolle der Parameter über mindestens 6 Stunden in 15minütigen Abständen sehr belastend wäre, kann alternativ ein LHRH-Test durchgeführt werden. Bei einer LH-Sekretion, die im Bereich der mittzyklischen Werte liegt, kann von einer ausreichenden Hypophysenfunktion ausgegangen werden. Doch ist auch dieser Test in seiner Aussagekraft stark eingeschränkt, da multipel nicht zu erklärende Ergebnisse des Tests erzielt werden [5].

Es ist insbesondere schwierig, Normbereiche für die verschiedenen Untersuchungsmethoden zu definieren. So zeigen ausführliche Untersuchungen an fertilen und infertilen Paaren, daß vorübergehende oder sporadisch auftretende Corpus-luteum-Insuffizienzen im Regelfall alle Frauen im Laufe ihrer fertilen Lebensphase betreffen. Die Corpus-luteum-Insuffizienz tritt gehäuft auf zu Beginn und gegen Ende der reproduktiven Phase. Da eine der Definitionen der Corpus-luteum-Insuffizienz auf der verkürzten Lutealphase basiert, sind intensive Zyklusanamnesen sowie Basaltemperaturkurven als einfachste Maßnahme zur Diagnostik der Corpus-luteum-Insuffizienz zumindest bedingt geeignet. Die normale Dauer der Lutealphase wird mit 12 und mehr Tagen definiert. Dennoch zeigen 4,4 % der Zyklen mit normaler Follikulogenese eine Lutealphasendauer von unter 10 Tagen. Schwangerschaften können auch in Zyklen mit einer Lutealphase deutlich unter 12 Tagen auftreten.

Die Analyse von Progesteron im Serum oder seiner Metabolite im Urin als direktes Produkt des Corpus luteum bietet sich theoretisch als einfacher Parameter zu seiner Funktionsdiagnostik an. Jedoch ist die Aussagekraft der Progesteronspiegel stark eingeschränkt infolge der pulsatilen Sekretion von Progesteron, welche zu einer großen Streubreite der Serumspiegel führt. Die Progesteronsekretionsstörung im Rahmen der Corpus-luteum-Insuffizienz kann sowohl die basale als auch die pulsatile Freisetzung des Hormons betreffen. Eine genaue Differenzierung ist heute in der Praxis noch nicht möglich. Auch Serumanalysen aus Poolseren können aufgrund dessen zu falschen Ergebnissen führen.

Als weitere Maßnahme zur Diagnostik der Corpus-luteum-Insuffizienz wird die Endometriumsbiopsie sowohl mit histologischer als auch morphologischer Analyse des Endometriums empfohlen. Die Effizienz dieser Untersuchung kann gesteigert werden durch gesicherte Diagnostik der Ovulation und somit genaue Kenntnis des Lutealphasentages. Jedoch besteht bei dieser Untersuchung das große Problem von fehlenden Normwerten sowie mangelnden Vergleichskollektiven. Weiterhin wird die Aussagekraft dieser Untersuchungen durch fehlende Kenntnis der Schwellenwerte, ab welcher Verzögerung der Endometriumsekretion von einer abnormen Endometriumsekretion mit Konsequenzen auszugehen ist, eingeschränkt. Auch fertile Frauen zeigten in den Endometriumsbiopsien eine hohe Rate an sekretorischen Defiziten gegenüber dem errechneten Lutealphasentag [6]. Ergänzend zur Endometriumbiopsie mit histologischer und morphologischer Begutachtung kann zusätzlich der Rezeptorstatus des Endometriums auf Östrogen- und Progesteronrezeptoren analysiert werden.

Die Corpus-luteum-Insuffizienz kann auf dem Boden einer Follikulogenesestörung basieren, jedoch andererseits auch als sehr empfindliches Organ bereits durch Streß oder verändertes bzw. pathologisches Eßverhalten hervorgerufen werden, bei noch intakter Follikulogenese als Minimalausdruck einer Zyklusstörung, insofern ist eine sorgfältige Anamneseerhebung der Lebensgewohnheiten wesentlicher Bestandteil der Diagnostik.

Therapie der Follikulogenesestörung und Corpus-luteum-Insuffizienz

Da Störungen der Follikulogenese und der Corpus-luteum-Funktion insbesondere durch Störungen der neuroendokrinenovariellen Funktionsachse hervorgerufen sind, müssen primär bei der Therapie die Punkte Größen-Gewichtsrelation, psychogene Belastung und Abusus berücksichtigt werden. Zeigen sich hier pathologische Veränderungen, ist eine Beseitigung dieser Befunde vor Einleiten einer weiteren Therapie anzustreben, insbesondere unter dem Aspekt „nihil nocere" sowie auch unter Berücksichtigung des Kostenfaktors.

In Situationen mit nur sehr kurz bestehendem Kinderwunsch, bei jungen Paaren oder nur geringfügigen hormonellen Störungen kann eine Therapie mit pflanzlichen Präparaten zur Zyklusregulierung und somit Besserung der Follikulogenese und Corpus-luteum-Funktion erfolgreich eingesetzt werden.

Tabelle 2. Therapie zur Verbesserung der Follikulogenese und Corpus-luteum-Funktion

Medikamente:	Pflanzliche Therapeutika
Follikelphase:	– Clomifen
	– HMG (=FSH/LH 1:1) urinär
	– FSH urinär
	– rekombinantes FSH
	– GnRH- Agonisten
	– GnRH pulsatil
Lutealphase:	– Progesteron vaginal, parenteral, rektal
	– Gestagene oral, parenteral
	– HCG als Einzeldosis oder multipel
Nichtmedikamentöse Therapie:	– Gewichtsreduktion
	– Streßabbau
	– Beenden von Abusus (z. B. Nikotin)
	– Ovarstichelung bei PCO
	– Psychotherapie
	– Akupunktur

Therapie mit Antiöstrogenen

In der Regel wird als Ersttherapie ein Antiöstrogen zwischen 3. bis 7. bzw. 5. bis
9. Zyklustag verabreicht. Das am häufigsten eingesetzte Medikament ist Clomi-
fencitrat. Die Dosis reicht von 25 mg/die bis zu 150 mg/die.

Der Wirkmechanismus von Clomifen besteht in einer Interaktion mit dem Östra-
diolrezeptor. Es kommt hierbei zu agonistischen und antagonistischen Wirkungen,
die dosisabhängig sind. Weiterhin bewirkt Clomifen eine Zunahme der GnRH-Puls-
frequenz durch direkte Wirkung auf den Hypothalamus. Infolgedessen kommt es zu
erhöhter Ausschüttung von LH und weniger stark ausgeprägt FSH. Die erhöhten Gonadotropinspiegel führen zu multipler Follikulogenese und infolgedessen zu erhöhten Östradiolwerten im Serum. Voraussetzung für die Wirksamkeit von Antiöstrogenen ist eine intakte Hypothalamus-/Hypophysen-/Ovarachse insbesondere unter
Berücksichtigung eines positiven Feed-back-Mechanismus durch Östradiol. Stellt
die Corpus-luteum-Insuffizienz die einzige Steriltiätsursache dar, sind Schwangerschaftsraten zwischen 21 und 77 % mit Clomifenicitrat-Stimulationen zu erzielen
[7]. Tritt innerhalb von 3 Behandlungszyklen eine Schwangerschaft nicht ein, ist mit
einem weiteren Erfolg durch Fortführen der Therapie nicht zu rechnen [8].

Trotz aller Effektivität der Clomifen-Therapie hat selbige verschiedene zu
berücksichtigende Nebeneffekte. Es wird eine unterwertige Proliferation des Endometriums mit konsekutiv unterwertiger sekretorischer Umwandlung in der Lutealphase beobachtet. Weiterhin ist bei der Beurteilung der Clomifen-Therapie zu
berücksichtigen, daß neben der erhöhten FSH-Produktion insbesondere die LH-
Ausschüttung gesteigert wird, so daß es in den Therapiezyklen zu erhöhten Werten
kommen kann. Es wird angenommen, daß dadurch eine verminderte Oozytenqua-
lität und erhöhte Abortrate verursacht werden kann. Weiterhin kann sich in Folge
der Antiöstrogenanwendung der Zervixfaktor verschlechtern. Durch Zugabe von
Ethinylöstradiol kann dies kompensiert werden. Ethinylöstradiol wirkt zusätzlich
proliferativ auf das Endometrium und kompensiert einen Teil der antiöstrogenen
Wirkung am Endometrium.

**Behandlung der Hyperprolaktinämie als Ursache einer gestörten
Follikulogenese und insbesondere der Corpus-luteum-Insuffizienz**

Die Hyperprolaktinämie kann neben Anovulationen auch trotz normaler Follikulogenese zu einer insuffizienten Lutealfunktion führen. Bei erfolgreich behandelter
Hyperprolaktinämie können Schwangerschaftsraten bis zu 31 % erreicht werden.
Selbst bei Patientinnen, die keine manifeste Hyperprolaktinämie aufweisen, jedoch
auch sonst keine sterilitätsbedingenden Faktoren außer einer Corpus-luteum-Insuffizienz zeigen, kann die reine Bromokryptin-Therapie zur Verbesserung der Corpus-luteum-Funktion und Schwangerschaftschancen beitragen.

Antiandrogene Therapie

Ist die Corpus-luteum-Insuffizienz durch eine Hyperandrogenämie bedingt, kann
diese mit niedriger Cortison-Substitution behandelt werden, indem die adrenale

Androgenproduktion durch Blockierung der ACTH-Produktion gesenkt wird. Die ovarielle androgene Produktion wird durch diese Therapie kaum beeinflußt. Dennoch ist in leichten Fällen von Hyperandrogenämie allein durch die Cortison-Substitution eine ausreichende Follikulogenese und Corpus-luteum-Funktion zu erzielen. Im Falle von Kinderwunsch mit glukokortikoidresistenter Hyperandrogenämie empfiehlt sich die Behandlung mit Antiöstrogenen oder Gonadotropinen. Eine Vorbehandlung mit Östrogenen zur androgenen Suppression oder mit Gonadotropinreleasinghormonanaloga (GnRH) ist gelegentlich erforderlich. Weiterhin führt die Reduktion des häufig vorliegenden Übergewichts zu einer deutlichen Verbesserung der Hyperandrogenämie.

Im Falle von PCO-bedingter Hyperandrogenämie wurde früher die Keilresektion aus beiden Ovarien durchgeführt. Diese wird heute wegen Follikelsubstanzverlust kaum mehr angewandt, alternativ dazu wurde die laparoskopische Ovarialstichelung mit verschiedenen thermischen Maßnahmen wie Laser-, Bipolar- oder Endothermkoagulation eingeführt. Hiermit kann eine Senkung der Androgenwerte und gleichzeitig ovulatorische Zyklen erzielt werden [9]. Der Effekt der Ovarstichelung tritt rasch ein, hält jedoch bei einer Vielzahl von Patientinnen nur eine begrenzte Zeit an. Im Gegensatz dazu tritt die Wirkung der Kortikoide langsam und kontinuierlich ein, nach mehrmonatiger Glukokortikoid-Therapie hält die antiandrogene Wirkung noch viele Monate an [10].

Therapie mit Gonadotropinen

Die nach der Antiöstrogentherapie gebräuchlichste Form der Stimulationstherapie bei gestörter Follikulogenese ist die Anwendung von Gonadotropinen. Die Indikation für die Gonadotropintherapie besteht bei allen Patientinnen, die auf Antiöstrogenen nicht adäquat therapiert wurden, oder bei Zervixmukuspenetrationsstörung. Die Gonadotropine stehen in Form von humanen Menopausengonadotropinen (HMG) mit einem Mischungsverhältnis FSH:LH von 1:1 sowie in Form von hochgereinigtem menopausalem urinärem FSH oder rekombinantem FSH zur Verfügung. Rekombinantes LH ist derzeit noch nicht für die klinische Anwendung zugelassen.

Ob HMG, urinäres FSH oder rekombinantes FSH bezüglich der Qualität der Stimulation unter- oder überlegen ist, wird in der Literatur überaus kontrovers diskutiert.

Die humanen Gonadotropinpräparate HMG bzw. urinäres FSH verfügen über einen hohen Prozentsatz an Fremdproteinen von 95 % bzw. 5 %, die zu Allergisierungen führen können. Weiterhin ist nicht klar, welche Einflüsse auf die Fertilität sowie die Follikulogenese diese nicht näher differenzierten Fremdproteine haben. Der Vorteil des rekombinanten FSH liegt in seiner hohen Reinheit.

Eine relative Kontraindikation zur HMG-Anwendung stellen das polyzystische Ovarsyndrom, die Hyperandrogenämie sowie erhöhte basale LH-Werte dar. In diesen Situationen ist das Risiko für ein Überstimulationssyndrom per se erhöht, welches aber ebenfalls als Folge der Gonadotropintherapie auftreten kann. Eine weitere Kontraindikationen stellt die nachgewiesene Unverträglichkeit von HMG dar.

Die Halbwertszeit für FSH liegt bei 180 bis 190 Minuten, während diese von LH bei 40 bis 60 Minuten liegt. Die Gonadotropine existieren in verschiedenen Isoformen, die während des menstruellen Zyklus zu unterschiedlichen Zeiten nachweisbar sind. Bestimmte FSH-Isoformen besitzen antagonistische Eigenschaften am FSH-Rezeptor des Ovars. Weiterhin haben die verschiedenen Isoformen unterschiedliche Halbwertzeiten und Plasmaclearancewerte sowie unterschiedliche Rezeptoraffinität. Somit kommt es zu einer möglichen unterschiedlichen Wirkung verschiedener gentechnologisch hergestellter Gonadotropinpräparate und infolgedessen möglicherweise zu klinischer Relevanz in der Stimulation. Weitere Forschungsarbeiten werden hier durchgeführt.

Die Therapie mit GnRH-Agonisten und GnRH-Antagonisten

GnRH-Agonisten können zur sog. „Down-Regulation" im stimulierten Zyklus benutzt werden. Infolgedessen ist der endogene LH-Anstieg verhindert, die Ovulation kann durch exogene Zugabe von HCG ausgelöst werden. Dieses Therapieprinzip wird hauptsächlich eingesetzt bei Patientinnen, die sich einer Stimulation zur In-vitro-Fertilisation unterziehen, um vorzeitige Luteinisierung der Follikel infolge hoher Östradiolwerte im Serum zu unterbinden. Weiterhin wird dieser Therapiegrundsatz eingesetzt bei Patientinnen mit Störungen der Follikulogenese und Corpus-luteum-Funktion infolge von vorzeitigen LH-Anstiegen, z. B. bedingt durch Streß, Übergewicht oder PCO-Syndrom.

Die GnRH-Antagonisten können den vorzeitigen LH-Anstieg ohne Down-Regulation bewirken. Der Vorteil der GnRH-Antagonisten liegt in der sofortigen Reversibilität ihrer Wirkung bezüglich der GnRH-Wirksamkeit an der Hypophyse. Möglicherweise werden sich in der Zukunft die GnRH-Antagonisten gegenüber den GnRH-Agonisten im Rahmen der Sterilitätstherapie aufgrund der schnellen reversiblen Wirksamkeit durchsetzen.

Zur Behandlung von Patientinnen mit hypogonadotroper Ovarialinsuffizienz, in deren Folge es zur Störung der Follikulogenese oder der Corpus-luteum-Funktion kommt, kann auch die pulsatile Gabe von GnRH erfolgversprechend sein. Diese Therapie kann auch bei Patientinnen, die auf Clomifen, HCG oder Bromocryptin nicht ansprechen, eingesetzt werden. Zur Erzielung von Superovulationen ist diese Therapieform nicht geeignet.

Therapie der Corpus-luteum-Funktion in der Lutealphase

Neben den obengenannten Therapieformen, die sowohl die Follikulogenese als auch die Corpus-luteum-Funktion positiv beeinflussen, besteht die Möglichkeit, die Funktion des Corpus luteums durch Unterstützung der Lutealphase mittels verschiedener Therapien zu behandeln.

Progesteronsubstitution

Die Progesteronsubstitution kann eingesetzt werden bei erniedrigten Progesteronwerten in der Lutealphase sowie bei unterwertiger Sekretion des Endometriums. Hier jedoch ist die gewünschte Effektivität der Therapie häufig nicht gegeben.

Progesteron kann verabreicht werden in Form von Suppositorien rektal oder vaginal sowie in Form von Intramuskulärinjektionen. Da Progesteron bei der intestinalen Resorption über den First-pass-Effekt in der Leber großteils abgebaut wird, ist eine Substitionstherapie per os weit weniger erfolgreich als im Fall der anderen Applikationsmethoden. Alternativ zum reinen Progesteron können synthetische Gestagene verabreicht werden. Bevorzugt wird jedoch die Progesterongabe. Die Dosis richtet sich nach den Östrogenwerten im Serum, im Falle von In-vitro-Fertilisation bis zu 600 mg täglich. Mikronisiertes Progesteron oder Progesteron in Lösungen wird mit 50 mg täglich i. m. oder als Depotspritze verabreicht. Der Vorteil der Progesterongabe liegt in einer günstigen Wirkung auf eine eventuelle Überstimulation. Nachteilig bei der Progesteronsubstitution zeigt sich, daß nur eine Komponente der Lutealphase beeinflußt wird (Serumprogesteronkonzentration). Weiterhin kann die Tubenmotilität durch zu hohe Progesterondosen negativ beeinflußt werden sowie das Implantationsfenster verkleinert werden. Unter Berücksichtigung verschiedener Studien kann festgestellt werden, daß die Progesteronsubstitution bei Corpus-luteum-Insuffizienz in bis zur Hälfte der Patientinnen zum Eintreten einer Schwangerschaft führt. Jedoch zeigte Daly 1991 [11], daß die persistierende verzögerte sekretorische Umwandlung des Endometriums als Zeichen der Corpus-luteum-Insuffizienz mit täglichen Progesterongaben in der Lutealphase zu weniger guten Ergebnissen bezüglich der Endometriumsentwicklung führte als die Durchführung eines sog. „künstlichen Zyklus" mit Down-Regulation und oraler Östrogengabe sowie Progesteron-i.m.-Gaben in der Lutealphase. In beiden Therapieschemen wurde eine gleich hohe Dosis an Progesteron verabreicht. Dies zeigt, daß die verzögerte sekretorische Umwandlung des Endometriums nicht ausschließlich durch die Progesteronspiegel bestimmt wird, sondern auch von dem Östrogenspiegel in der Follikelphase. Da auch bei Patientinnen mit Turner-Syndrom unterwertige Endometriumentwicklungen in der Lutealphase vorliegen, wird als Ursache der persistierenden verzögerten sekretorischen Umwandlung des Endometriums unter anderem ein genetischer Defekt diskutiert. Weiterhin ist bekannt, daß es Patientinnen mit Progesteronrezeptormangel des Endometriums gibt, so daß ein Ansprechen des Endometriums auf Progesteron nicht möglich ist [12].

HCG-Therapie der Lutealinsuffizienz

LH regelt in der Lutealphase die Progesteronproduktion in den Granulosazellen im Corpus luteum über LH-Rezeptoren.

HCG erhöht nachweisbar die Progesteronproduktion im Ovar, indem es die CaMP-Aktivität erhöht. HCG verkürzt zusätzlich die Prostaglandinproduktion und wirkt somit der Luteolyse entgegen. Der Nachteil der HCG-Substitution ist die Triggerfunktion des HCGs bei der Ausbildung eines Überstimulationssyndroms.

Aus diesem Grund wird die HCG-Substitution insbesondere nach induzierter Superovulation nur noch zurückhaltend gehandhabt.

Der Einsatz von HCG außer der In-vitro-Fertilisation ist zur Therapie der Lutealinsuffizienz nur sehr begrenzt.

Literatur

1. Hillier SG (1994) Review current concept of the roles of follicle stimulating hormone and luteinizing hormone in folliculogenesis. Hum Reprod 9 (2):188
2. Patton PE, Stuffer RL (1991) Current understanding of the corpus luteum in human and nonhuman primates. Clin Obstet Gyn 34 (1):127
3. Randall JM, Sisk MM, Matavish A, Templeton AA (1989) Transvaginal ultrasonic assessment of endometrial growth in spontaneous and hyperstimulated menstrual cycles. Brit J Obstet Gynaecol 96:954
4. Sher G, Dodge S, Maassarani G, Knutzen V, Zouves C, Feinman M (1993) Management of suboptimal sonographic endometrial patterns in patients undergoing in-vitro fertilization and embryo transfer. Hum Reprod 8:347
5. Schneider HG, Hanker JP (1988) Zyklusstörungen und Diagnostik der funktionell gestörten Fertilität. In: Schneider HPG, Lauritzen C, Nieschlag E Grundlagen und Klinik der menschlichen Fortpflanzung. De Gruyter, Berlin
6. Davis OK, Berkeley AF, Naus GJ, Cholst L, Freeman KS (1989) The incidence of luteal phase effect in normal, fertile women determined by serial endometrial biopsies. Fertil Steril 51:582
7. Bradford W, Shoupe D (1993) Luteal phase defects. J Reprod Med 38 (5):348
8. Arpo G, Godó G, Sas M (1983) Behandlungsergebnisse mit Bromergocryptin bei funktioneller Infertilität wegen Corpus-luteum-Insuffizienz. Zbl Gynäkol 105:473
9. Vanderweider RM, Alberda AT, DeJong SH, Brandenburg H (1989) Endocrine effects of laparoscopic variants electrocoagulation in patients with PCO assisted to clomifen cytrate. Eur J Obstet Gyn Reprod Biol 32:157
10. Steinberger E, Rodriguez-Rigan LJ, Pitak SM, Weidman ER, Smith KD, Ajala C (1990) Glukokortikoidtherapie in Hyperandrogenism. In: Baillière T Baillières Clinical Obstetrics and Gynecology, Vol. IV, 3. Baillière Tindall, London
11. Daly DC (1991) Current treatment strategies for luteal phase deficiencies. Clin Obstet Gynecol 34 (1):222
12. Keller GW, Wiest WG, Askin FD, Johnson LW, Strickler LC (1979) Pseudocorpus luteum insufficiency: A local defect of progesterone action on endometrial stroma. J Clin Endocrinol Metab 48:127

Zur Diagnostik der Zervix-, Uterus- und Tubenfunktion. Bedeutung biochemischer und endoskopischer Untersuchungsmethoden. Grenzen der therapeutischen Möglichkeiten

J. Kleinstein und K. Gaevert

Die Durchgängigkeit des inneren Genitaltraktes – Zervikalkanal, Uteruscavum, Tuben – und die Funktionstüchtigkeit dieser Kompartimente haben zentrale Bedeutung für die Fortpflanzung.

Entsprechend steht die Abklärung der Integrität dieser Abschnitte auch im Zentrum der Sterilitätsdiagnostik. Schätzungsweise 160.000 Frauen sind in Deutschland ungewollt kinderlos, weil im Genitaltrakt ein mechanisches Hindernis vorliegt.

In den nachfolgenden Kapiteln sollen die standardisierten Untersuchungstechniken zur Sicherung der Durchgängigkeit des Genitaltraktes dargestellt und praktikable Funktionsprüfungen für die einzelnen Abschnitte genannt werden.

Anamnese

Die Anamnese der Patientin kann auf eine Störung im inneren Genitaltrakt hinweisen. Allerdings sollte bei sogenannter „leerer" Anamnese nicht der Schluß gezogen werden, daß eine Pathologie ausgeschlossen werden kann.

Zervikale Sterilitätsursachen

5–10 % der Sterilitätsfaktoren sind im Bereich der Zervix lokalisiert. Dabei handelt es sich in 98 % um erworbene Schäden und in 2 % um angeborene Störungen im Sinne einer „zervikalen Inkompetenz" in Assoziation mit einer uterinen Malformation, letzteres imponiert mehr als Abortfaktor denn als Ursache einer Sterilität. Den erworbenen, zervikalen Sterilitätsfaktoren ist gemeinsam, daß die Reservoirfunktion der Zervix im Rahmen der Spermienaszension gestört ist.

Unter dem Einfluß steigender Östradiolspiegel kommt es in der präovulatorischen Phase zur Ausbildung eines dünnflüssigen, wässrigen, alkalischen, azellulären und elastischen Zervixschleimes, der die Aszension, Pufferung, Nutrition und Deponierung der Spermien begünstigt. Zervikale Eingriffe (Kürettage, Konisation, Kryotherapie, Amputation) beinhalten die Gefahr der Destruktion des schleimbildenden Epithels bzw. der Stenosierung des Zervikalkanals. Neben diesen endogenen Schädigungen kann die Spermienaszension durch Leiomyome, Polypen und Synechien gestört sein. Wegen der Häufigkeit sind allerdings Milieustörungen durch Ekto- und Endozervitiden bedeutsamer. Chronische Zervitiden durch *E. coli, Streptococcus viridans, S. hämolyticus, S. faecalis, Staphylococcus aureus, Aerobacter aerogenes* und *Proteus vulgaris* wurden bei infertilen Frauen gehäuft diagnostiziert. Die Fertilitätsstörung ergibt sich einerseits aus der Dysmukorrhoe, andererseits aus den spermientoxischen Produkten aktivierter Leukozyten und der Induktion einer immunologischen Sterilität durch die Produktion von Spermaantikörpern [5].

Uterine Sterilitätsursachen

Angeborene uterine Malformationen und erworbene Pathologien wie Myome und Synechien (Asherman-Syndrom) sind allgemein akzeptierte Abortursachen. Zunehmende Evidenzen sprechen aber dafür, daß die genannten Faktoren auch die Fertilität negativ beeinflussen können. Im Falle der angeborenen Anomalien des Müller'schen Ganges wird die Infertilität mit einer inadäquaten Ansprechbarkeit der Kompartimente des Genitaltraktes auf Sexualsteroide in Verbindung gebracht [10].

Die Bedeutung von Myomen als Sterilitätsursache nimmt zunehmend Konturen an. Wo auch immer Myome ihren Sitz im Uterus haben, können sie die Durchblutung des Endometriums und Myometriums tangieren. Über diese Pathophysiologie kann der Vorgang der Implantation blockiert werden. Auf jeden Fall profitieren Patienten mit Myomen, bei denen keine weitere Sterilitätsursache nachweisbar ist, von einer Myomenukleation, indem 58 % danach schwanger wurden und 62 % davon innerhalb eines Jahres nach der Operation [11].

Tuboperitoneale Sterilitätsursachen

Tubare Faktoren haben einen Anteil von 30–40 % an den Sterilitätsursachen. Der Status nach vorausgegangenen, pelvinen Operationen, Tubargravidität, IUP-Einlage lenkt den Verdacht auf eine tubare Pathologie. Je älter eine Frau im reproduktionsfähigen Leben ist, desto wahrscheinlicher wird eine organisch fixierte Sterilität. Raucherinnen und Frauen mit niedrigem sozioökonomischen Status haben ein höheres Risiko für Adnexverwachsungen. Insbesondere der Status nach Adnexentzündung korreliert mit pelvinen Verwachsungen, wobei rekurrente Infektionen mit 70–100 %iger Wahrscheinlichkeit bleibende Tubenschäden verursachen. Beachtenswert ist allerdings, daß in der Hälfte der Fälle tubarer Adhäsionen die Patienten über keine Episoden pelviner Infektionen berichten können.

Es ist akzeptiert, daß eine pelvine Endometriose, auch wenn sie nicht zu erkennnbaren Pathologien am inneren Genitale geführt hat, einen Sterilitätsfaktor darstellt. Dabei kommt eine multifaktorielle Pathogenese bei der Endometriose zur Auswirkung. Störungen der Follikelreifung in Form des Syndroms luteinisierter unrupturierter Follikel (LUF-Syndrom), Corpus-luteum-Insuffizienzen, erhöhter Phagozytoseaktivität aktivierter Makrophagen und toxischer Einwirkung von Zytokinen (IL-1) und Prostaglandinen auf den Fortpflanzungsprozess werden postuliert. Dysmenorrhöen, Kreuzschmerzen, Zyklusstörungen und Dyspareunien können neben der Infertilität als endometrioseverdächtige Symptome gewertet werden.

Diagnostik

Die diagnostischen Maßnahmen der genannten Sterilitätsursachen unterscheiden sich in ihrer Invasivität. Weniger invasive Maßnahmen gehen den invasiven, operativen Eingriffen voran. Im Rahmen der Diagnostik kommen endoskopische und sonographische Untersuchungstechniken zur Anwendung.

Zervixmikrobiologie

Die gynäkologische Tastuntersuchung sollte durch die mikroskopische Beurteilung des Vaginalmilieus und die Asservierung von Abstrichen für die Kultur pathogener Keime und Chlamydien vervollständigt werden.

Vaginalsonographie

Die Validisierung des Tastbefundes durch die Vaginalsonographie ist bereits Routine. Die Sonographie der Zervix bei Kinderwunschpatienten hat die Messung der Zervixlänge, die über 40 mm liegen sollte, und den Ausschluß zervikaler Pathologien in Form von Polypen und Myomen zum Ziel. Im Cavum uteri interessieren die zyklusadäquate Endometriumshöhe mit 3–5 mm in der Mitte der Proliferationsphase, 6–10 mm in der späten Follikelphase und 6–14 mm in der Mitte der Lutealphase. Uterine Pathologien in Form von Malformationen, Myomen, intrauterinen Polypen und Synechien können per Ultraschall zur Darstellung gebracht werden. An den Ovarien werden Zysten, Endometriome und der typische PCO-Befund differenzierbar. Die zyklusgerechte Entwicklung von Follikel und C. luteum sind ebenfalls sonographisch erfaßbar. Die Tuben sind normalerweise sonographisch nicht darstellbar, es sei denn, daß Flüssigkeit im Becken oder in den Tuben (Hydrosalpingen) vorhanden ist.

Zervix-Score

Der klassische Insler-Score berücksichtigt die Muttermundsweite, die Menge des Zervixsekretes, dessen Spinnbarkeit und Farnbildung in jeweiligen Abstufungen von 0–3. Die WHO [12] hat 1992 einen analogen Test, der die Menge, Spinnbarkeit, Farnbildung, Viskosität und die Zellularität des Mukus umfaßt, vorgestellt. Beide Verfahren sind geeignete Funktionstests zur Überprüfung der Follikelreifung und der Spermien-Mukus-Interaktion. Nur bei positivem Zervix-Score ist der Postkoitaltest verwertbar.

Postkoitaltest

Obwohl der Postkoitaltest (PKT) nach den Empfehlungen der WHO [8] nicht zum Standardprogramm der Sterilitätsabklärung gehört, wird er nach einer umfangreichen europäischen Studie in 92 % aller Zentren und dort in 68 % routinemäßig angewandt [6]. Diese Verbreitung des PKT erklärt sich am ehesten aus der Tradition, denn er gibt fertile Paare mit einer Streubreite von 62–100 % (= Spezifität) und infertile Paare mit einer Treffsicherheit von nur 9–72 % (= Sensitivität) an [2]. Außerdem mangelt es dem PKT an der Standardisierung. Bei 108 europäischen Zentren variierte die optimale Mikroskopvergrößerung vom 10–400fachen zur Beurteilung der Spermien, der „cut off level" für bewegliche Spermien reichte von 1–50 und 10 unterschiedliche Konzepte wurden zur Therapie des pathologischen PKT vorgeschlagen.

Indirekter MAR-Test

Die einzig erkennbare Indikation für den PKT ergibt sich aus der Abklärung einer immunologischen Sterilität. Der Verdacht auf eine immunologische Sterilität ist gegeben, wenn bei optimalem Zervix-Score und unauffälligem Spermiogramm mehr als 10 unbewegliche Spermien bei 400facher Mikroskopvergrößerung im Postkoitaltest nachweisbar sind. Im indirekten Mixed-antiglobulin-reaction-test (MAR-Test) wird verflüssigter Zervixschleim mit Donorspermien, die vorher auf das Nichtvorhandensein von Antisperm-Antikörpern im direkten MAR-Test getestet wurden, sowie IgG- bzw. IgA-Erythrozytensuspension und Anti-IgG bzw. Anti-IgA-Antiserum vermischt. Der prozentuale Anteil von agglutinierten Spermien an der Gesamtzahl der progressiv motilen Spermien stellt das Testergebnis dar. Nach den Untersuchungen von Eggert-Kruse [1] korreliert das Vorhandensein von Antisperm-Antikörpern im Zervikalschleim mit einer negativen Fertilitätsprognose.

Hysteroskopie

Zur Abklärung des uterinen Faktors setzt sich zunehmend die präoperative Vaginalsonographie und der subsequente Einsatz der Hysteroskopie und Laparoskopie durch. In Deutschland wird doppelt so häufig die Laparoskopie im Vergleich zur Hysterosalpingographie in der Sterilitätsdiagnostik eingesetzt [3]. Es liegt also nahe, den uterinen Faktor durch die Hysteroskopie, die der Laparoskopie in gleicher Narkose vorangeht, mit abzuklären. In einer Studie an 34 Frauen vor einem IVF-ET-Programm konnte gezeigt werden, daß 43 % eine intracavitäre Pathologie aufwiesen, die durch Hysterosalpingographie nicht erkannt wurde [9]. Durch die direkte Visualisation können Polypen, Myome und intrauterine Synechien besser differenziert werden. Durch die Kombination aus Hysteroskopie und Laparoskopie kann das Ausmaß einer uterinen Malformation exakt diagnostiziert werden. Schlußendlich kann die diagnostische Hysteroskopie ohne viel Aufwand zu einem operativen Eingriff erweitert werden.

Chromolaparoskopie

Die Laparoskopie und Chromopertubation stellen den „Goldstandard" in der Abklärung der tubaren Sterilität dar. Neben der Prüfung der Tubendurchgängigkeit können Aussagen über fimbriale Phimosen, peritubare und periovarielle Verwachsungen und die Existenz einer Endometriose gemacht werden. Damit ist die Chromolaparoskopie der Hysterosalpingographie und Pertubation in ihrer Aussagekraft überlegen [4] und ermöglicht eine fundierte Entscheidung zur operativen, mikrochirurgischen Korrektur eines Tubenschadens oder zur primären Umgehung durch IVF-ET.

Der Nachteil der fehlenden Schleimhautbeurteilung durch die Chromolaparoskopie kann durch die zusätzliche *transzervikale Falloposkopie* [7] ausgeglichen werden. Dazu wird ein 0°-Miniskop mit einer Nutzlänge von 150 cm bei einer Fiberglas-Lichtleitung von 0,5 mm Durchmesser (Fa. Storz, Tuttlingen) unter hysteroskopischer Kontrolle in den Eileiter eingeführt. Indikationen für diese Technik sind bei allen Tubenpathologien zur Entscheidungsfindung über operative Korrekturen bzw. deren Verzicht zugunsten von IVF-ET gegeben.

Tabelle 1. Empfehlungen zur differenzierten Indikationsstellung der HSKSG und Chromolaparoskopie in der Sterilitätsdiagnostik

- Alter < 31 Jahre, „leere" Anamnese ⇒ HKSG
- Risikofaktoren für mechanische Sterilität ⇒ Chromolaparoskopie
  - St. n. Adnexentzündung
  - St. n. OP am inneren Genitale
  - Dysmenorrhöen
  - Alter > 31 Jahre
- 2×IUI (nach HSKSG) ohne Erfolg ⇒ Chromolaparoskopie
- Ausschluß von Abortursachen vor assistierter Reproduktion ⇒ Chromolaparoskopie

Hysterosalpingokontrastsonographie

Die Hysterosalpingokontrastsonographie (HSKSG) hat den Vorteil, daß sie ohne Anästhesie durchgeführt werden kann. Vom Prinzip her ist die HSKSG der Hysterosalpingographie und Pertubation gleichzusetzen, indem nur die Durchgängigkeit geprüft wird und Aussagen über fimbriale, peritubare und ovarielle Faktoren sowie über die Endometriose nicht gemacht werden können. In einer vergleichenden Studie der HSKSG mit der Chromolaparoskopie an 50 Frauen mit primärer Sterilität und sogenannter „leerer" Anamnese bezüglich Risikofaktoren für eine organisch bedingte Sterilität ergab sich in unserer Klinik eine Spezifität von 96 % und Sensitivität von 90 % für die HSKSG, wenn allein die Durchgängigkeit geprüft wurde. Allerdings wurden bei 35 von 50 Frauen durch die Laparoskopie zusätzliche Sterilitätsfaktoren diagnostiziert, die durch die HSKSG nicht erfaßt wurden. Aufgrund dieser Erkenntnis haben wir eine Empfehlung zum differenzierten Einsatz der HSKSG und Chromolaparoskopie entsprechend Tabelle 1 erarbeitet. Dabei spielen das Alter der Patientin und die Anamnese eine entscheidende Rolle.

Therapiekonzepte

Zervikale Sterilität

Die Sanierung einer Zervizitis kann durch eine gezielte systemische Antibiose und eine vaginale Milieuverbesserung erreicht werden. Zur Beseitigung einer Dysmukorrhö sollte primär die ovarielle Stimulationstherapie mit Gonadotropinen eingesetzt werden. Therapieresistente Dysmukorrhöen und die immunologische Sterilität können im stimulierten Zyklus nach Ovulationsmonitoring mit HCG durch die intrauterine Insemination mit einer Erfolgsrate von 15–30 % pro Zyklus therapiert werden. Mechanische Faktoren wie Polypen und Synechien werden hysteroskopisch mit dem geringsten Trauma beseitigt.

Uterine Sterilität

Die generelle Korrektur uteriner Anomalien ist nicht indiziert. Allerdings ist die hysteroskopische Resektion eines Uterusseptums sinnvoll, da damit die Fertilität verbessert und die Abortrate reduziert werden kann. Bei allen anderen Uterusanomalien ist der Nutzen einer operativen Korrektur fraglich. Es gibt zunehmende Evidenzen dafür, daß Moyme durch Behinderung der uterinen Perfusion einen Sterilitätsfaktor darstellen und deshalb durch Myomenukleation entfernt werden sollen. Zur Beseitigung intracavitärer Polypen, Myome und Synechien hat sich die operative Hysteroskopie bewährt.

Tubare Sterilität

Auf der Basis der Diagnostik durch Chromolaparoskopie und zusätzlichem Einsatz der transzervikalen Falloposkopie kann eine differenzierte Indikationsstellung zur mikrochirurgischen (minimal invasiven) Korrektur bzw. zum „bypass" der Eileiter durch IVF-ET vorgenommen werden. Bei fertilem Partner können der Status nach Tubensterilisation, peritubare Verwachsungen mit erhaltener Tubendurchgängigkeit und Fimbrienphimosen mit sonst unauffälliger Falloposkopie mit größerer Erfolgsaussicht als die IVF-Behandlung primär mikrochirurgisch korrigiert werden. Alle anderen Tubenpathologien, insbesondere in Kombination mit einer Subfertilität des Mannes indizieren die assistierte Fertilisation durch IVF oder ICSI.

Literatur

1. Eggert-Kruse W, Böckem-Hellwig S, Doll A, Rohr G, Tilgen W, Runnebaum B (1993) Antisperm antibodies in cervical mucus in an unselected subfertile population. Hum Reprod 8:1025–1031
2. Griffith CS, Grunes DA (1990) The validity of the postcoital test. Am J Obstet Gynaecol 162:615–620
3. Helmerhorst FM, Oei SG, Bloemenkamp KWM, Keirse MJN (1995) Consistency and variation in fertility investigation in Europe. Hum Reprod 10:2027–2030
4. Kleinstein J (1989) Pertubation, Hysterosalpingographie oder Laparoskopie mit Chromopertubation zur Diagnostik der Sterilität. In Künzel W, Kirschbaum M (Hrsg) Gießener Gynäkologische Fortbildung 1989, Springer Verlag Berlin:119–126
5. Naz RK, Menge AC (1994) Antisperm antibodies: origin, regulation, and sperm reactivity in human infertility. Fertil Steril 61:1001–1013
6. Oei SG, Keirse MJN, Bloemenkamp KWM, Helmerhorst FM (1995) European postcoital tests: opinions and practice. Brit J Obstet Gynaecol 102:621–624
7. Pennehouat G, Risquez F, Naouri M, Thebault Y, Guglielmina JN, Deval B, Moyal B, Madelenat P (1993) Transcervical falloposcopy: preliminary experience. Hum Reprod 8:445–449
8. Rowe PJ, Comhaire FH, Hargreave TB, Mellows HJ (1993) WHO manual for the standardized investigation and diagnosis of the infertile couple. Cambridge University Press.
9. Shamma RN, Lee G, Gutmann JN, Lavy G (1992) The role of office hysteroscopy in in vitro fertilization. Fertil Steril 58:1237–1239
10. Sörensen SS (1981) Minor mullerian anomalies and oligomenorrhea in infertile women: a new syndrome. Am J Obstet Gynaecol 140: 636–640

11. Sudick R, Husch K, Steller J, Daume E (1996) Fertility and pregnancy after myomec-
    tomy in sterility patients. Eur J Obstet Gynecol Reprod Biol 65:209–214
12. WHO (1992) Laboratory manual for the examination of human semen and sperm-cervi-
    cal mucus interaction. Third Edition. Cambridge University Press

Wann ist eine andrologische Subfertilität relevant? Möglichkeiten und Grenzen der Therapie

W.-B. Schill

Störungen der männlichen Fortpflanzungsfähigkeit liegen vor, wenn eine reprodu-
zierbare Einschränkung der klassischen Spermaparameter nach den Empfehlungen
der WHO besteht. Auch Störungen der Spermatozoenfunktion, Spermatozoen-Autoantikörper und entzündliche Konstellationen der männlichen Adnexe gehören
hierzu. Unmittelbar mit ein geht das Fertilitätspotential der Partnerin. Ein männlicher Sterilitätsfaktor kann durch eine hochfertile Partnerin kompensiert werden,
ohne daß die männliche Subfertilität zum Tragen kommt. Andererseits werden die
reproduktiven Funktionen des Paares wesentlich vom Alter des weiblichen Partners
bestimmt, wobei ein rascher Abfall der Fekundität nach Überschreiten des 35. Lebensjahres zu beobachten ist.

Neben dem Alter der Partnerin spielt die Koitusfrequenz eine große Rolle. Bei
gesunden Männern beträgt die maximale Rate 3–4mal pro Woche. Bei einem andrologischen Faktor gilt andererseits, daß zur Kompensation der Spermaqualität
eine sexuelle Karenz von 4–6 Tagen vor dem Ovulationsoptimum anzustreben ist.

Eine männliche Subfertilität liegt vor, wenn folgende Parameter einzeln oder in
Kombination von der Norm abweichen:

- Spermatozoendichte (< 20 Mill/ml),
- Spermatozoenmotilität (< 50 % Globalmotilität, < 25 % Progressivmotilität),
- Spermatozoenmorphologie (< 30 % normal konfigurierte Spermatozoen),
- Ejakulatvolumen (< 2,0 ml),
- Spermaverflüssigungszeit (< 30 min).

Eine besondere Stellung nimmt die Polyzoospermie ein (> 250 Mill/ml), bei der
zwei Patientengruppen zu unterscheiden sind: Männer mit normaler Fertilität und
solche mit erheblich eingeschränkter Fertilität. Im letzteren Fall lassen sich Störungen des Akrosoms (reduzierte Akrosinaktivität, fehlende Akrosomreaktion, morphologische Veränderungen des akrosomalen Membranapparates) als einzig objek-
tivierbare Pathologika an den Spermatozoen nachweisen.

Funktionelle Störungen im Befruchtungsverhalten der Samenzellen werden immer häufiger als Ursache einer männlichen Subfertilität aufgedeckt. Es handelt sich
um Störungen im Ablauf der Akrosomreaktion, mangelhafte Akrosinaktivität,
Störungen des Zona-Bindungsverhaltens sowie der Kernkondensation bzw. De-
kondensation. Schließlich spielen Spermatozoen-Autoantikörper im Seminalplasma eine fertilitätsmindernde Rolle bei der Zervix-Mukus-Penetration. Kontro-

vers diskutiert werden Entzündungsfaktoren (abakteriell/bakteriell) im Bereich des männlichen Genitaltraktes, wobei an erster Stelle Chlamydien und ggf. Mykoplasmen das Befruchtungsverhalten der Spermatozoen beeinträchtigen können.

Auch Störungen der Potentia coeundi können Ursache für eine andrologische Subfertilität sein. Hierzu gehören Kohabitationsbeschwerden durch Phimosen, Hypo- und Epispadie, Induratio penis plastica sowie funktionelle Störungen im Sinne einer primären und sekundären Anorgasmie und die Ejaculatio praecox.

Möglichkeiten und Grenzen der Therapie

Die therapeutischen Möglichkeiten zur Verbesserung einer eingeschränkten männlichen Fertilität sind nach wie vor begrenzt [6]. Dies ist unter anderem dadurch bedingt, daß trotz intensiver Forschungsarbeiten nicht zuletzt auf molekularer Ebene viele Fragen noch zu klären sind, die die Ätiopathogenese der verschiedenen Erkrankungsmöglichkeiten betreffen. Ein weiteres Problem besteht darin, daß es keine objektive Methode gibt, um den Behandlungserfolg zu messen, was unter anderem auf die große biologische Variationsbreite der Spermaparameter zurückzuführen ist. Spermienproduktion und -qualität werden zudem durch endogene und exogene Faktoren wie Virusinfekte, Fieber, Streß und Umweltnoxen (z. B. starkes Rauchen, Alkohol, Insektizide) negativ beeinflußt. Nur der Eintritt einer Schwangerschaft gilt als hartes Kriterium für eine erfolgreiche Therapie.

Ansatzpunkte für eine medikamentöse Behandlung sind die Stimulation der Spermatogenese auf testikulärer Ebene, die Verbesserung der Nebenhodenfunktion (Spermatozoenreifung) und die Beeinflussung des Spermatozoentransports. Schließlich wird der Spermatozoenstoffwechsel medikamentös aktiviert im Sinne einer Verbesserung der Spermatozoenmotilität.

Eine kausal ausgerichtete Therapie männlicher Fertilitätsstörungen zeigt die besten Ergebnisse. Dies gilt für die Behandlung der Refluxvarikozele, bei Verschlüssen im Bereich der ableitenden Samenwege durch mikrochirurgisch-rekonstruktive Maßnahmen sowie bei Spermatozoentransportstörungen, hormoneller Insuffizienz und männlicher Adnexitis.

Ein retrograder Reflux im Bereich der Vena spermatica kann durch *retrograde* bzw. *antegrade Sklerosierung*, Embolisation oder chirurgisch durch hohe Ligatur der Vena spermatica interna verhindert werden. Eine kürzlich unter exakten biostatistischen Kriterien durchgeführte prospektive randomisierte Studie konnte erstmals eine signifikante Verbesserung der Spermatozoenzahl, -motilität und -morphologie sowie der Schwangerschaftsrate nach operativer Beseitigung der Varicocele testis nachweisen [3]. Eine zur Zeit noch nicht ausgewertete WHO-Studie wird abzuwarten sein. Eine Verbesserung der Spermaqualität wird allgemein 6 Monate nach Refluxunterbindung erwartet, im individuellen Fall kann allerdings bereits nach 3 Monaten eine Qualitätsverbesserung beobachtet werden. Durch Einführung der Mikrochirurgie sind die *rekonstruktiven Maßnahmen bei Verschlußazoospermie* ebenfalls erheblich verbessert worden; die Durchgängigkeitsergebnisse bei Vasovasostomie liegen im Bereich von 80–90 %, bei Epididymovasostomie bzw. Tubulovasostomie bei 50 %. Die entsprechenden Schwangerschaftsraten bewegen sich zwischen 25 und 50 %. Im Falle von Spermatozoentransportstörungen mit Transportaspermie bzw. retrograder Ejakulation nach retroperitonealer Lymphadenektomie hat sich der Einsatz von *Alpha-Sympathomimetika* (z. B. Imipramin, 25–75 mg/die oral, bzw. 10–15 mg Gutron i.v.) bewährt. Die intravenöse Gutron-Gabe ist kontraindiziert bei Hypertonie. Nach langsamer intravenöser Zufuhr von Gutron wird ein Ejakulat ca. 20–30 Minuten später gewonnen. Bei partieller oder vollständiger retrograder Ejakulation muß verhindert werden, daß Spermatozoen mit dem hyperosmolaren Urin in Kontakt kommen, da dies zu einer sofortigen Immobilisation bzw. Devitalisierung der Spermatozoen führt. Aus diesem Grunde wird eine isoosmotische Urineinstellung durch Trinken von ca. 300–500 ml Sprudel vor Spermagewinnung angestrebt.

Mit Hilfe eines Osmometers kann die Osmolarität des Urins kontrolliert werden. Die Ejakulatgewinnung erfolgt dann nach Einstellung des Urins im Bereich 250–350 mOsmol/kg, meist etwa 30–45 Minuten nach Sprudelzufuhr. Der spermatozoenhaltige Urin wird sofort danach in einem sterilen Gefäß aufgefangen, zentrifugiert (ca. 200–300 g) und die Spermatozoen sofort in ein IVF-Medium überführt. Eine andere Möglichkeit ist die Installation von Tyrode-Lösung in die Blase unmittelbar vor dem Ejakulationsvorgang, so daß die Spermatozoen bereits in ein physiologisches IVF-Medium eintauchen, das über eine entsprechende Pufferkapazität verfügt, und damit von vornherein einer schonenden Behandlung unterzogen werden. Dieses Vorgehen ist für den Patienten allerdings wesentlich aufwendiger und belastender.

Die Therapie der akuten bzw. chronischen männlichen Adnexitis wird mit *Antibiotika* (ggf. in Kombination mit Antiphlogistika) über einen Zeitraum von 10–21 Tagen je nach klinischem Befund durchgeführt (Tabelle 1). Bei hormoneller Insuffizienz im Sinne einer *Androgensubstitution* werden Testosteron-Undecanoat (3×40 mg Andriol) bzw. Testosteron-Depotpräparate (Testoviron-Depot, 100–250 mg i.m. alle 2–4 Wochen) eingesetzt. Bei sekundärem Hypogonadismus infolge einer Hypophysenvorderlappeninsuffizienz wird eine Substitutionstherapie mit *Humangonadotropinen* nach folgendem Schema empfohlen: 3×1500 IE HCG pro

Tabelle 1. Antibiotisch-antiphlogistische Therapie bei Samenwegsinfekt bzw. männlicher Adnexitis

Antibiotikum	Dosierung	Therapiedauer
Tetrazykline	1,5–2 g/Tag	2–3 Wochen
Doxycyclin	200 mg/Tag	
Erythromycin	1,5–2 g/Tag	
Trimethoprim	320 mg/Tag	
+ Sulfamethoxazol	1,6 g/Tag	
Gyrasehemmer	0,8–1 g/Tag	
Antiphlogistikum		
Diclofenac	2×50 mg/Tag	4–12 Wochen
Indometacin	75–150 mg/Tag	
Ketoprofen	100–150 mg/Tag	
Ibuprofen	600–1200 mg/Tag	
Aspirin	1–3 g/Tag	

Woche, nach 6 Wochen Kombination mit 3×75-150 IE FSH pro Woche. Die Behandlungsdauer beträgt je nach Einsetzen der Spermatogenese 3–12 Monate. Der Einsatz der *GnRH-Pumpe* (Zyklomat) ist bei Pubertas tarda, Kallmann-Syndrom und idiopathischem hypogonadotropem Hypogonadismus sinnvoll, sollte allerdings auf andrologische Zentren beschränkt bleiben, um den Kosten-Nutzen-Effekt so effektiv wie möglich zu gestalten. Die kausale Therapie des sekundären Hypogonadismus hat den großen Vorteil, daß die Spermatogenese durch diese gezielten Maßnahmen an- und abgeschaltet werden kann, so daß eine Vorhersage im Hinblick auf den Behandlungserfolg sowie dessen Reproduzierbarkeit getroffen werden kann.

Die meisten ätiopathogenetisch nicht sicher einzuordnenden Krankheitsbilder werden empirisch mit *gefäßaktiven Substanzen* (Kallikrein: Padutin 100, 3×2 Tabletten täglich; Pentoxifyllin: Trental 600, 3×1 täglich), *Antiöstrogenen* (2×10 mg Tamoxifen) und neuerdings wieder mit einer Kombination von Vitamin E und C im Sinne einer Protektion der Spermatozoenzellmembranen durch *Antioxidantien* behandelt [6].

Neueste Erkenntnisse zeigen, daß reaktive Sauerstoffspezies eine Hauptursache für Spermatozoendysfunktionen darstellen, da sie zur Lipidperoxidation mit frühzeitiger Alterung und Funktionsverlust der Spermatozoen führen [7]. Eine placebokontrollierte prospektive Studie mit 2×30 mg Vitamin E täglich über 3 Monate zeigt erstmals eine signifikante Verbesserung der Spermatozoenfunktion in vitro, gemessen am Zona-Bindungs-Test [2]. Diese Befunde sprechen für einen sinnvollen Einsatz der Vitamin E-Therapie in der Andrologie, wenngleich dieses Präparat jahrelang als Placebomaßnahme angesehen wurde.

Neue therapeutische Ansätze ergeben sich auch durch den Einsatz von *Mastzellblockern*, da gezeigt werden konnte, daß bei fertilitätsgestörten Männern vermehrt peritubulär Mastzellen nachweisbar sind, so daß die Möglichkeit einer pathologischen Beeinflussung der Blut-Hoden-Schranke gegeben sein könnte. Durch Blockade der peritubulär gelegenen Mastzellen verspricht man sich einen positiven Effekt auf den Tubulusapparat und damit auf das Keimepithel [6]. In einer placebokontrollierten Studie aus Japan mit Gabe von 30 mg Tranilast täglich für 3 Monate konnte eine signifikante Zunahme der Spermatozoenzahl und -motilität sowie der Schwangerschaftsrate beobachtet werden [10]. Leider gibt es bisher keine Selektionskriterien, um eine gezielte Therapie mit Mastzellblockern durchzuführen. Studien liegen leider bisher noch nicht vor, die nachweisen, ob in solchen Fällen eine Hodenbiopsie eine rationale Therapie ermöglichen könnte.

Da Untersuchungen zum Spermatozoentransport intratestikulär und im Bereich des Nebenhodens kaum vorliegen, ist der Einsatz von *Alpha-Blockern* bei idiopathischer Oligozoospermie besonders interessant. Eine placebokontrollierte Studie mit 2 mg Bunazosin täglich über 6 Monate führte zu einer signifikanten Zunahme der Spermatozoenzahl und des „total motile sperm count" [9]. Es wird vermutet, daß Alpha-Blocker über eine Lumenerweiterung des Ductus epididymidis eine Beeinflussung des Spermatozoentransportes bewirken. Interessante Ansätze ergeben sich auch durch den Einsatz von *Zytokinen* zur andrologischen Therapie, z. B. die Gabe von Alpha-Interferon und Alpha-1-Thymosin. Bisher liegen allerdings nur kasuistische Mitteilungen vor, offene klinische Studien und Doppelblindstudien existieren nicht.

Läßt sich durch medikamentöse oder operative Behandlungsverfahren die Spermaqualität subfertiler Männer nicht verbessern, müssen Möglichkeiten zur *Verbesserung der Spermaqualität in vitro* in Betracht gezogen werden. Diese Verfahren werden in Zusammenhang mit der intrauterinen Insemination, der in-vitro-Fertilisation und der intrazytoplasmatischen Spermatozoeninjektion (Mikroinjektion) durchgeführt. In diesen Fällen ist eine enge Kooperation mit einem reproduktionsmedizinisch ausgewiesenen Gynäkologen erforderlich, da die Techniken der assistierten Reproduktion eine weitere Chance für das kinderlose Ehepaar bieten, um ein eigenes Kind zu haben. Die in-vitro-Methoden zur Qualitätsverbesserung von Sperma umfassen neben der Splitejakulat-Technik und dem Zusatz von motilitätsstimulierenden Substanzen (Pentoxifyllin, Koffein, Kallikrein) auch das Poolen von Ejakulaten. Man versteht darunter die Gewinnung von wenigstens zwei Ejakulaten eines Patienten im Abstand von 1/2–2 Stunden, um damit die Ausbeute an beweglichen Spermatozoen zu erhöhen. Bei den *Spermaaufbereitungsverfahren* werden verschiedene Techniken eingesetzt, z. B. die Swim-up-Technik, die Glaswollfiltration, die Migrations- und Sedimentationsmethode sowie die Dichtegradientenzentrifugation. Das beim männlichen Sterilitätsfaktor bevorzugt eingesetzte Spermaaufbereitungsverfahren ist die Glaswollfiltration, die eine Anreicherung motiler Spermatozoen mittels einer Glaswolle enthaltenden Trennsäule erlaubt. Die rasche Trennung vitaler und devitalisierter Spermatozoen ist insbesondere unter dem Gesichtspunkt der reaktiven Sauerstoffspezies außerordentlich wichtig. Zu langes Verweilen vitaler Spermatozoen in der Spermasuspension in Anwesenheit zahlreicher devitalisierter Spermatozoen führt sehr schnell durch den engen Kontakt mit geschädigten Spermatozoen durch Freisetzung von Sauerstoffradikalen zu einer Membranschädigung befruchtungsfähiger Spermatozoen.

Ist eine qualitative Verbesserung der Spermabeschaffenheit möglich, sind intrauterine Inseminationen bei der Partnerin sinnvoll. Von entscheidender Bedeutung ist dabei das exakte Ovulationstiming im spontanen Zyklus oder bei hormonell gesteuerter Superovulation. Die Schwangerschaftsrate mit diesem Verfahren liegt bei 5–10 % pro Zyklus. Homologe Inseminationen werden über 4–6 Zyklen durchgeführt. Tritt in diesem Zeitraum keine Schwangerschaft ein, wird eine In-vitro-Fertilisation bzw. eine intrazytoplasmatische Spermatozoeninjektion in Erwägung gezogen.

Vor Einleitung von Inseminationen empfiehlt sich die Durchführung einer *diagnostischen Spermaaufbereitung*, um dem Gynäkologen die Indikationsstellung zur Wahl des geeigneten Verfahrens der assistierten Reproduktion zu erleichtern. Intrauterine Inseminationen sind nur sinnvoll, wenn die Spermatozoendichte nach Spermaaufbereitung mindestens 1 Million progressiv motiler Spermatozoen pro ml beträgt. Weist das Ejakulat Viskositätsstörungen auf, hat sich der Zusatz von 5 mg Alpha-Chymotrypsin zum Ejakulat bewährt.

Seit 1992 steht die *intrazytoplasmatische Spermatozoeninjektion* (ICSI) bei schwerem männlichen Sterilitätsfaktor zur Verfügung. Die Einführung dieses Mikroinjektionsverfahrens stellt einen Durchbruch in der Sterilitätstherapie dar, da sie vielen Paaren die Erfüllung des Kinderwunsches ermöglicht, die bisher in ihrer Not auf alternative Methoden wie Adoption oder heterologe Insemination zurückgreifen mußten [8]. Indikationen für ICSI sind hochgradige Oligoasthenoteratozoospermie und Kryptozoospermie, aber auch Männer mit absoluter Asthenozoosper-

Tabelle 2. Mikroinjektionsergebnisse bei schwerem männlichen Sterilitätsfaktor am Institut für Reproduktionsmedizin und IVF, Gießen, in Zusammenarbeit mit der Universitäts-Frauenklinik und dem Zentrum für Dermatologie und Andrologie der JLU Gießen, März 1994 bis Juni 1996

	Anzahl	Prozent
Zyklen	613	100 %
Embryotransfers (ET)	564	92,0 %
Schwangerschaften (SS)	192	34,1 % pro ET
Biochemische SS, Aborte, extrauterine SS	58	11,3 % pro ET
Fortlaufende SS	134	23,8 % pro ET
Punktierte Oozyten	4002	100 %
Injizierte Oozyten	3017	75,4 %
Befruchtete Oozyten	2187	72,5 % der Injektionen
Triploidien	143	4,7 %
Transferierte Embryonen	1297	
Geborene Kinder	56	

mie und absoluter Teratozoospermie profitieren von dieser Methode. Die Mikroinjektion bietet sich auch bei strukturellen und funktionellen Spermatozoendefekten an, da in diesen Fällen eine konventionelle In-vitro-Fertilisation keine Fertilisation bewirken würde. Auch die sogenannte idiopathische Sterilität stellt eine Indikation für ICSI dar. Weitere Indikationen sind das Vorkommen von Spermatozoen-Autoantikörpern und die Verwendung von Kryosperma.

Die Befruchtungsraten bei der Mikroinjektion liegen zwischen 60 und 70 %, die fortlaufenden Schwangerschaftsraten bei 20–25 % pro Zyklus (Tabelle 2). Von entscheidender Bedeutung ist die Tatsache, daß sich die Mißbildungsraten nicht von denen spontaner Schwangerschaften unterscheiden; sie liegen zwischen 2 und 3 % [5]. Für eine erfolgreiche Fertilisation der Eizelle ist beim Verfahren der intrazytoplasmatischen Spermatozoeninjektion weder die Spermatozoenmorphologie noch die Fertilisationskapazität der Spermatozoen von Bedeutung. Einzig und allein die genetische Information im Spermatozoenkopf ist ausschlaggebend. Das Verfahren der Mikroinjektion mit direktem Einbringen eines Spermatozoons in die Eizelle hat uns gelehrt, daß eine postulierte Spermatozoenselektion durch die Eihüllen nicht stattfindet. Vielmehr spielen postkonzeptionelle Selektionsmechanismen eine Rolle, was mit einer erhöhten Abortrate einhergeht. Optimale Schwangerschaftsergebnisse lassen sich durch Injektion vitaler beweglicher Spermatozoen erreichen. Aus genetischer Sicht besteht bei monosymptomatischen Spermatozoendefektsyndromen (z. B. Globozoospermie, Kraterdefektsyndrom, Dekapitationssyndrom, Immotile-cilia-Syndrom, Stummelschwanzsyndrom) bei Durchführung von ICSI kein Hinweis auf ein erhöhtes Mißbildungsrisiko der F_1-Generation.

Welche Bedeutung der sogenannte Azoospermiefaktor auf dem Y-Chromosom für den weiteren Einsatz von ICSI aus genetischer Sicht hat, muß späteren Untersuchungen vorbehalten bleiben. Im ungünstigsten Fall muß mit der Weitergabe eines Infertilitätsgens auf die männlichen Nachkommen gerechnet werden. Grundsätzlich gilt daher, daß das Verfahren der intrazytoplasmatischen Spermatozoeninjektion unter strengen Kriterien durchgeführt werden muß, um mögliche Risiken für die nächste Generation auszuschließen.

Neue Anwendungsmöglichkeiten für ICSI ergeben sich bei kongenitaler Aplasie beider Samenleiter, bei therapierefraktären Ejakulationsstörungen, bei fehlgeschlagenen Vasovaso- und Epididymovasostomien und bei testikulärer Azoospermie (inkomplettes Sertoli-Cell-Only-Syndrom). Dabei werden chirurgisch entnommene Spermatozoen aus dem Nebenhoden (*MESA = microepididymal sperm aspiration*) bzw. aus dem Hoden (*TESE = testicular sperm extraction*) in Kombination mit ICSI eingesetzt. Die Befruchtungsraten bei MESA und TESE unterscheiden sich nicht von denen bei Verwendung ejakulierter Spermatozoen [1]. MESA und TESE befinden sich noch in der experimentellen Phase, allerdings sind die bisherigen Ergebnisse so erfolgversprechend, daß vielen Paaren neue Hoffnung auf Erfüllung ihres Kinderwunsches gegeben wird [8]. Aus genetischer Sicht muß bei kongenitaler Aplasie beider Samenleiter, die in hohem Maße mit dem Mukoviszidose-Gen assoziiert sind, bei beiden Partnern eine humangenetische Beratung mit Abklärung des zystischen Fibrose-Gens erfolgen. Logistische Vorteile bringt neuerdings die Verwendung von kyrokonservierten Nebenhodenspermatozoen bzw. Hodengewebe, da hiermit ohne zeitliche und organisatorische Zwänge eine Planung der Mikroinjektion unabhängig vom männlichen Partner erfolgen kann [4].

Trotz der überwältigenden Fortschritte auf dem Gebiet der assistierten Reproduktion werden *klinisch-andrologische Untersuchungen* des männlichen Partners auch in Zukunft ein essentieller Bestandteil der Betreuung des kinderlosen Ehepaares sein. Von entscheidender Bedeutung wird in jedem Fall eine enge gynäkologisch-andrologische Kooperation bleiben, die den individuellen Verhältnissen und Konstellationen des einzelnen Ehepaares gerecht wird und alle Möglichkeiten einer andrologischen Therapie ausschöpft.

Literatur

1. Devroey P, Nagy P, Tournaye H, Liu J, Silber S, Van Steirteghem A (1996) Outcome of intracytoplasmic sperm injection with testicular spermatozoa in obstructive and non-obstructive azoospermia. Hum Reprod 11:1015–1018
2. Kessopoulos E, Powers HJ, Sharma KK, Pearson MJ, Russell JM, Cooke ID, Barratt CLR (1995) A double-blind randomized placebo cross-over controlled trial using the antioxidant vitamin E to treat reactive oxygen species associated male infertility. Fertil Steril 64:825–831
3. Madgar I, Weissenberg R, Lunenfeld B, Karasik A, Goldwasser B (1995) Controlled trial of high spermatic vein ligation for varicocele in infertile men. Fertil Steril 63:120–124
4. Salzbrunn A, Benson DM, Holstein AF, Schulze W (1996) A new concept for the extraction of testicular spermatozoa as a tool for assisted fertilization (ICSI). Hum Reprod 11:752–755
5. Sánchez R, Stalf T, Khanaga O, Turley H, Gips H, Schill W-B (1996) Sperm selection methods for intracytoplasmic sperm injection (ICSI) in andrological patients. J Ass Reprod Genet 13:110–115
6. Schill W-B (1995) Survey of medical therapy in andrology. Int J Androl 18:56–62

7. Sikka SC, Rajasekaran M, Hellstrom WJG (1995) Role of oxidative stress and antioxidants in male infertility. J Androl 16:464–468
8. Van Steirtgehem A, Liu J, Nagy P, Joris H, Staessen C, Smitz J, Tournaye H, Camus M, Liebaers I, Devroey P (1995) Microinsemination. In: Hedon B, Bringer J, Mares P (eds) Fertility and Sterility. A current overview. Parthenon Publishing Group, New York, London, pp 395–403
9. Yamamoto M, Hibi H, Miyake K (1995) Comparison of the effectiveness of placebo and α-blocker therapy for the treatment of idiopathic oligozoospermia. Fertil Steril 63:396–400
10. Yamamoto M, Hibi H, Miyake K (1995) New treatment of idiopathic severe oligozoospermia with mast cell blocker: results of a single-blind study. Fertil Steril 64:1221–1223

Grundlagenreferate

Gibt es neue Strategien in der Behandlung des PCO-Syndroms?

H. Gips und P. Hormel

Das polycystische Ovar-Syndrom (PCO-Syndrom – PCOS) ist das Endstadium einer Endokrinopathie, ausgelöst durch differente pathogenetische Mechanismen. Es ist heute die häufigste Ursache von Zyklusstörungen mit einem hohen Anteil an der Ursache bei der weiblichen Sterilitätsproblematik.

Die Ursache dieser Störung im Menstruationszyklus liegt in einer pathologischen Wachstumskinetik der Follikel, wobei sich nur selten ein dominanter präovulatorischer Follikel mit folgender Ovulation entwickelt. Während die normale Anzahl der Primordialfollikel für eine normale Rekrutierung spricht, zeigt die Anzahl der wachsenden Follikel vom Primär- bis zum frühen Antralfollikel (Ø 4–7 mm) eine im Mittel zweifach höhere Anzahl [7]. Dieses deutet auf eine Störung des Follikelwachstums in der Selektionsphase mit fehlender zyklischer Dominanz eines Follikels und gestörter geordneter Follikelatresie (Apoptose) mit dem Bild einer Vielzahl von arretierten Follikeln, wie es sich histologisch und auch sonographisch darstellt.

Periphere Zeichen der Manifestation der Hyperandrogenämie sind der Hirsutismus, die Akne, die Seborrhö sowie die androgenetische Alopecie in graduierter Ausprägung.

Erstmals beschrieben wurde der Zusammenhang zwischen bilateralen polycystischen Ovarien, der Oligo- bzw. Amenorrhö, des Hirsutismus und der Adipositas in den Jahren zwischen 1925 und 1935 von Stein und Leventhal. In der Annahme, daß es sich primär um einen isolierten Defekt der Ovarien handelt, folgte die Bezeichnung der polycystischen Ovarerkrankung.

Die folgenden klinischen, morphologischen, biochemischen und endokrinologischen Untersuchungen führten dann zur Erkenntnis einer Vielzahl von pathologischen Regulationsmechanismen auf verschiedenen Ebenen, so daß die Bezeichnung des polycystischen Ovar-Syndroms eingeführt wurde, um die Heterogenität der Pathogenese dieser ovariellen Dysfunktion zu reflektieren.

Pathophysiologie des PCOS

Auch heute ist noch nicht endgültig gesichert, ob der Entstehung des PCO-Syndroms primär eine neuroendokrine Störung zugrundeliegt mit dann folgender sekundärer ovarieller Dysfunktion oder ob die veränderte Steroidbiosynthese in den polycystischen Ovarien sekundär dann zu einer Fehlregulation der hypothalamisch-hypophysären Achse führt, mit dann wiederum folgendem gestörten Regelkreis der Ovarialfunktion.

Die Ergebnisse neuerer Untersuchungen deuten jedoch immer mehr auf eine primäre Fehlregulation der ovariellen Steroidbiosynthese mit dann folgender gestörter Gonadotropinsekretion aufgrund einer Fehlregulation im hypothalamisch-hypophysären Regelkreis.

Erhöhte Serumkonzentrationen des LH bei im Normbereich liegendem FSH ist ein seit langem bekanntes klassisches Phänomen beim PCO-Syndrom. Konzentrationen des LH >10 mIU/ml lassen sich nahezu bei der Hälfte der Patientinnen beim PCO-Syndrom nachweisen. Die Ursache hierfür ist primär die Erhöhung der Pulsamplitude, während adipöse Patientinnen mit PCO-Syndrom häufig eine erhöhte Pulsfrequenz aufweisen.

Zusätzlich zur nachgewiesenen Erhöhung der immunoreaktiven LH-Konzentration im Serum konnte eine Erhöhung der bioaktiven Form des LH nachgewiesen werden. Die in den meist monophasisch ablaufenden Zyklen sich zeigende tonische Hyperöstrogenämie spielt eine zentrale Rolle für die überschießende hypophysäre LH-Sekretion auf GnRH. Die durch die Einwirkung des GnRH auf die Hypophyse induzierte GnRH-Rezeptorbildung wird verstärkt durch die chronisch azyklische Östrogeneinwirkung. Gleichzeitig inhibiert diese die FSH-Gen-Expression mit der Folge einer permanent hohen LH-Sekretion der Hypophyse bei normaler FSH-Antwort. Die Folge ist das häufige Auftreten eines hohen LH/FSH-Quotienten im Serum. Es soll jedoch erwähnt werden, daß ein hoher LH/FSH-Quotient nicht unbedingt ein Bestandteil des PCO-Syndroms sein muß.

Als hypothalamische Ursache der erhöhten LH-Sekretion wird eine Veränderung der GnRH-Pulsgeneratoraktivität durch Reduktion der Opioide und/oder Dopamin-Inhibition angenommen mit dann folgender Erhöhung der Amplitude bzw. Frequenz der GnRH-Pulsation, erhöhter hypophysärer GnRH-Rezeptorinduktion und hieraus resultierender hoher LH-Sekretion der Hypophyse.

Bei einer kleinen Subpopulation von Patientinnen mit PCOS mag jedoch auch eine wohl genetisch fixierte erhöhte GnRH-Frequenz mit folgender erhöhter LH-Sekretion der primär pathogenetische Mechanismus der Entstehung von polycystischen Ovarien sein. Insgesamt stellt die unphysiologische LH/FSH-Stimulation der Ovarien eines der Hauptmerkmale der pathophysiologischen Regulationsmechanismen beim PCOS dar.

Seit der Erkenntnis des gonadotropen Effekts des Insulins an den Ovarien weisen eine Vielzahl von Untersuchungen in zunehmendem Maße auf die Bedeutung der Insulinresistenz mit folgender Hyperinsulinämie bei der Entstehung des PCOS. Die Hyperinsulinämie in Kombination mit dem erhöhten LH haben sich als dominierende Faktoren bei der Entstehung des PCOS herauskristallisiert und bei der Aufrechterhaltung der pathologischen Ovarialfunktion. Eine Insulinresistenz findet sich in graduierter Ausprägung nahezu immer bei adipösen Patientinnen, so daß diese eine ausgeprägte Disposition zum PCOS zeigen.

Eine Hyperinsulinämie führt zu einer Verminderung der SHBG-Biosynthese in der Leber mit folgender verminderter Bindung des Testosterons und auch des Östradiol-17β. Die Folge ist eine erhöhte Fraktion des freien Testosterons mit vermehrter Wirkung am peripheren Androgenrezeptor. Die ebenfalls verminderte Bindung des Östradiol-17β führt zu einer Erhöhung der freien Fraktion und trägt zusätzlich zur erhöhten peripheren Aromatisierung, insbesondere von Androstendion zu Östron im Fettgewebe, zu einer tonischen Hyperöstrogenisierung bei, mit dann wiederum folgender Induktion der GnRH-Rezeptorbildung in der Hypophyse und folgender erhöhter LH-Sekretion, wie beschrieben. Ein erhöhtes Insulin induziert eine Verminderung der hepatischen IGF BP 1-Biosynthese mit folgendem Anstieg der biologisch wirksamen freien Fraktion des IGF 1.

IGF 1 gehört zur Gruppe der intravariell autokrin und parakrin wirksamen Wachstumsfaktoren und zeigt neben dem LH einen stimulativen Effekt auf die Theca- und Stromazellen der Ovarien. Im Gegensatz zu den Granulosazellen zeigen die Thecazellen beim PCOS eine erhöhte Rezeptorkonzentration des IGF 1, so daß ein ausgeprägt synergistischer Effekt des hohen LH in Kombination mit der erhöhten freien IGF 1-Fraktion die hohe ovarielle Androgenproduktion, insbesondere bei adipösen Patientinnen mit PCOS erklärt. Im Kontrast hierzu scheint bei schlanken Patientinnen mit PCOS primär ein isolierter hoher LH-Effekt die Ursache der erhöhten Androgenproduktion zu sein.

In normalen Ovarien finden sich in sämtlichen Zellkompartimenten Insulinrezeptoren. Diese lassen sich beim PCOS in Verbindung mit einer Hyperinsulinämie nicht nachweisen, so daß hier wohl eine Rezeptor-Down-Regulation vorliegt, und der ebenfalls nachgewiesene synergistische Stimulationseffekt des Insulins an den Theca-/Stromazellen der Ovarien wohl primär über den IGF 1-Rezeptor abläuft [10].

Neben der bei der Adipositas nachgewiesenen peripheren Insulinresistenz tritt zusätzlich eine passagere Hypersekretion des Insulins in der ersten Phase beim PCOS häufiger auf, wobei sich diese Reaktion, insbesondere bei schlanken Patientinnen mit PCOS zeigt. Diese passagere Hyperinsulinämie in der ersten Phase deutet auf eine erhöhte Empfindlichkeit der Betazellen auf die anflutende Glukose und ist im Kontrast zu der bei Adipositas sich zeigenden peripheren Insulinresistenz zumindest nicht kurzfristig durch eine Gewichtsreduktion bzw. durch eine kalorienarme Diät zu beeinflussen [5].

Die Adipositas in der sensiblen Phase der Pubertät ist wohl die häufigste Ursache für die Entwicklung des PCOS zu diesem Zeitpunkt.

Die in dieser Entwicklungsphase ablaufende physiologische Insulinresistenz mit vermehrter Sekretion des Wachstumshormons und folgender Induktion der IGF 1-Biosynthese am Knochen und in der Leber bei gleichzeitiger Reduktion der hepatischen IGF BP 1-Biosynthese und insulininduzierten Proteinanabolismus ermöglicht den ausgeprägten pubertären Wachstumsschub.

Eine zu diesem Zeitpunkt vorliegende Adipositas führt zu einer gesteigerten Insulinresistenz mit folgender erhöhter Wirkung der freien IGF 1-Fraktion, hier auch wohl des erhöhten Insulins direkt an den Theca-/Stromazellen der Ovarien mit dominanter Androgensekretion und hieraus folgender erhöhter tonischer Östrogenproduktion im Fettgewebe, so daß sich zu diesem Zeitpunkt bereits die Disposition zur erhöhten hypophysären LH-Sekretion etabliert.

Eine zusätzlich sich häufig zeigende akzelerierte Adrenarche, wohl primär hervorgerufen durch eine genetisch fixierte erhöhte Enzymaktivität des Cytochrom P450 C17-Alpha in der Nebennierenrinde (siehe unten) mit folgender erhöhter adrenaler Androgenproduktion während der Adrenarche mag ebenfalls über eine erhöhte Aromatisierung in Östron im Fettgewebe die LH-Sekretion der Hypophyse bereits peripubertär pathologisch erhöhen.

Das kumulativ häufige familiäre Auftreten des PCOS, auch bei Zwillingen, deutet ebenfalls auf eine partiell vorliegende genetische Komponente. Hierfür spricht die nachgewiesene erhöhte ovarielle Enzymaktivität des Cytochrom P450 C17 Alpha, häufig auch verbunden mit einer erhöhten Aktivität in der Nebennierenrinde. Dieses Enzym ist das Produkt des CYP17-Gens, lokalisiert auf dem Chromosom 10, und exprimiert die 17-Alpha-Hydroxylase und 17,20-Lyase-Aktivität im Steroidmetabolismus. P450 C17 Alpha ist das Schlüsselenzym in der Androgenbiosynthese und führt im Ovar zur Konversion des Progesterons in 17-Alpha-Hydroxyprogesteron mit dann folgender Konversion in das Androstendion. Durch die 17-β-Hydroxysteroiddehydrogenase erfolgt dann die Bildung des Testosterons. In der Nebennierenrinde geht dieser Weg über das Pregnenolon zum 17-Alpha-Hydroxypregnenolon zum DHEA, letztlich zum DHEAS. Die erhöhte Expression dieses Enzymkomplexes mag durch eine Mutation in der Promoterregion des CYP17 bedingt sein und erklärt die häufige Kombination der erhöhten ovariellen Androgenproduktion beim PCOS bei gleichzeitig erhöhter adrenaler Sekretion des DHEAS. Erwähnenswert in diesem Zusammenhang ist das in diesen Familien häufige Auftreten der männlichen prämaturen Glatzenbildung (Beginn vor dem 30. Lebensjahr), welche sich in Familien mit Häufung des PCOS vierfach höher zeigt [3].

Eine genetische Disposition der Störung im Insulinmetabolismus mag ebenfalls die Ursache eines gehäuften familiären Auftretens des PCOS sein, wobei jedoch häufiger familiäre Eßgewohnheiten mit folgender Adipositas heute die Disposition einer familiären Häufung des PCOS darstellen.

Eine genetische Disposition zur Insulinresistenz sollte jedoch primär nicht als metabolische Fehlregulation eingestuft werden, vielmehr als eine evolutionäre Entwicklung für Zeiten mit begrenztem Nahrungsangebot, mit der Fähigkeit der Energiespeicherung im abdominalen Fettgewebe. Diese „Gabe" der Natur kehrt sich in unserer Zeit des unbegrenzten Nahrungsangebots in einen anabolischen „Insulin-Androgen-PCOS-Teufelskreis", wobei die Hyperinsulinämie die erhöhte Androgenproduktion der Ovarien unterhält, die erhöhten Androgene wiederum die Insulinresistenz.

Therapeutische Strategien beim PCOS

Die therapeutischen Strategien beim PCOS sollten primär darauf zielen, deren Entwicklung zu verhindern oder bei der genetischen Disposition die zusätzliche Entwicklung pathogenetischer Mechanismen zu reduzieren.

Die Verhinderung der Adipositas, insbesondere primär der pubertären Adipositas mit folgender überschießender Insulinresistenz, ist der primäre Therapieansatz.

Auch bei der familiär genetischen Disposition steht die Verhinderung oder zumindest Verminderung der Adipositas in der Pubertät primär im Vordergrund, auch um eine genetisch fixierte Insulinresistenz hierdurch zu vermindern. Perspektivisch wird zusätzlich eine Therapie mit Antidiabetika, insbesondere mit dem Ziel der Erhöhung der Insulinsensitivität und Verminderung der Hyperinsulinämie, ein wichtiger und entscheidender Therapieansatz sein. Medikamentöse Ansätze zur Senkung des Insulins mit Metformin oder auch Somatostatin wurden versucht. Die bisher vorliegenden Untersuchungsergebnisse sind jedoch sehr spärlich, so daß zunächst die Ergebnisse weiterer klinischer Untersuchungen abgewartet werden sollte. Ein erhöhtes Testosteron führt bei der Frau über eine Verminderung der Insulinrezeptoren in den Kapillaren der Muskulatur zu einer Veränderung des Muskelfasertyps I, mit ausgeprägter Kapillarisierung und hohem Insulinrezeptorbesatz zum Muskelfasertyp II mit verminderter Kapillarisierung und geringem Insulinrezeptorbesatz [2].

Die Folge ist ein verminderter Verbrauch der Glucose in der Muskulatur mit vermehrter Fettspeicherung im Abdominalbereich. Zu erwähnen ist, daß im Gegensatz zur Frau beim Mann eine verminderte Testosteronproduktion das gleiche Phänomen induziert.

Wenn auch eine primär vorliegende Adipositas in Kombination mit der Insulinresistenz wohl die häufigste Ursache für die Pathogenese des PCOS ist, so kann eine primär vorliegende Hyperandrogenämie, wie sie beim 21-Hydroxylasemangel vom Typ des Late-onset-AGS vorkommt, jedoch auch eine exogen induzierte Hyperandrogenämie, z. B. durch Anabolika, eine Erhöhung der Muskelfasertyp II/Typ I-Ratio induzieren mit folgender Insulinresistenz und dann wiederum folgender Ausbildung des PCOS. Dieses Phänomen erklärt die häufige Vergesellschaftung des 21-Hydroxylasemangels vom Late-onset-Typ mit polycystischen Ovarien.

Der „Insulin-Androgen-PCOS-Teufelskreis" kann somit initiiert werden durch eine primär vorliegende Hyperinsulinämie mit dann folgender Hyperandrogenämie, ebenso aber auch durch eine primär vorliegende Hyperandrogenämie mit folgender Hyperinsulinämie.

Da der Gynäkologe im allgemeinen erst in der postpubertären Phase nach Etablierung der polycystischen Ovarien bei eintretender Zyklusinstabilität oder sich entwickelnder peripherer Androgenisierung, wie dem Auftreten eines Hirsutismus, einer Akne oder einer androgenetischen Alopecie mit der Problematik konfrontiert wird, besteht die dringende Notwendigkeit einer frühzeitigen peripubertären Aufklärung und beratenden Information durch im Bereich der Kinder- und Jugendgynäkologie tätige Pädriater und Gynäkologen unter Einbeziehung der Eltern. Auch der betreuende Hausarzt muß in diese Beratung eingebunden werden, wenn eine effiziente breite Aufklärung erreicht werden soll.

Die Therapie der bereits etablierten polycystischen Ovarien und deren Fehlregulation beinhalten:

- die Korrektur von Zyklus- und Blutungsstörungen, die Verhinderung oder Verminderung und auch Rückbildung der cystischen Degeneration und Stromahyperplasie dieser Ovarien,
- die Verhinderung oder Rückbildung peripher sich zeigender Folgen der Hyperandrogenisierung wie dem Hirsutismus, der Akne und der androgenetischen Alopecie,
- die Sterilitätstherapie bei einsetzendem Kinderwunsch.

Der effektivste Therapieansatz bei polycystischen Ovarien mit Zyklus- und Blutungsstörungen ist der Einsatz eines hormonalen Kontrazeptivums. Insbesondere aufgrund der Neigung zur Hyperplasie des Endometriums bei tonischer Hyperöstrogenämie und permanenter Proliferation des Endometriums ohne Transformation aufgrund der ausbleibenden Ovulationen besteht eine erhöhte Disposition zum späteren Korpuskarzinom, so daß das rhythmische Abbluten des Endometriums anzustreben ist. Bei Kontraindikation sollte zyklisch ein Gestagen eingesetzt werden.

Es ist bekannt, daß Gonadrotropine, ebenso im Ovar autokrin und parakrin wirkende Wachstumsfaktoren sowie deren Bindungsproteine die Follikelatresie verhindern. Die Suppression der Gonadotropine durch ein hormonales Kontrazeptivum ist somit ein entscheidender Therapieansatz für die Induktion der Apoptose der pathologisch erhöhten Anzahl arrestierter Follikel. Ein zusätzlicher Effekt neben der Suppression der ovariellen Androgenproduktion zeigt sich bei der Verminderung oder Verhinderung der ovariellen Stromahyperplasie, auch der Kapselfibrose.

In der Leber wird eine erhöhte SHBG-Biosynthese induziert, bedingt durch das Ethinylestradiol, mit wiederum vermehrter Bindung des freien Testosterons, zusätzlich wird die durch die Insulinresistenz verminderte IGF BP1-Biosynthese ebenfalls induziert, mit Verminderung der freien Fraktion des IGF 1 und hierdurch wiederum verminderter pathologischer Einwirkung auf die Ovarien.

Ebenso wie die Verhinderung einer frühzeitigen Entwicklung der Adipositas steht hier auch die Prävention der pathologisch-anatomischen Entwicklung der polyzystischen Ovarien mit folgendem pathophysiologischen Bild als Strategie der Therapie im Vordergrund. Später einsetzende Therapieformen können nur noch der Korrektur bereits etablierter pathophysiologischer Mechanismen und hyperandrogenetisch bedingter Manifestationen dienen.

Die frühzeitige Diagnostik des sich entwickelnden PCOS mit sich zeigender primärer Zyklusstörung und beginnender erhöhter Androgenproduktion noch ohne oder nur geringer peripherer Androgenisierung und ausgeprägter Entwicklung der pathologischen Ovarialstruktur ist hierzu notwendig.

Auch hier stellt wiederum die Jugendgynäkologie eine Schlüsselposition dar.

Die Prävention der Heranbildung des PCOS ist nicht nur im Hinblick auf die Entwicklung androgenetischer Stigmata oder auf eine spätere Sterilitätsproblematik zu sehen, sondern auch auf bekannte späte Komplikationen, wie z. B. dem erhöhten kardiovaskulären Risiko bei Adipositas und Insulinresistenz.

Bekannt ist auch die verminderte Inzidenz des Ovarialkarzinoms unter Einnahme eines hormonalen Kontrazeptivums. Eine gestörte Apoptose ist ein bekannter karzinogener Faktor, so daß hypothetisch PCO eine höhere Disposition zum Ovarialkarzinom zeigen mögen, die wiederum durch das hormonale Kontrazeptivum verhindert wird.

Eine erhöhte Disposition zum Mammakarzinom, wie sie bei der Adipositas bekannt ist, mag ebenfalls primär bei adipösen Patientinnen mit PCOS und Insulinresistenz vorkommen. Zum einen mag die beschriebene tonische Hyperöstrogenämie die Ursache sein. Zusätzlich ist die im Mammagewebe vorhandene Aromatase in der Lage, die in hoher Konzentration anflutenden Androgene in Östrogene zu konvertieren. In-vitro-Versuche an Mammakarzinomzellen zeigen einen mitogenen Effekt des IGF 1. Die Kombination von IGF 1 und Östradiol-17β bewirkte hierbei einen ausgeprägten synergistischen Effekt [9]. Die erhöhte freie Fraktion des IGF 1, aufgrund der verminderten IGF BP-Biosynthese in der Leber, wie sie bei der Adipositas und Insulinresistenz nachgewiesen wird, könnte somit die erhöhte Disposition zum Mammakarzinom erklären.

Auch das Insulin zeigt eine Wirkung an der lobuloalveolären Entwicklung, so daß auch die Hyperinsulinämie zusätzlich ein mitogener Faktor sein kann, evtl. wie am Ovar über die Wirkung am IGF 1-Rezeptor.

Auch hier wiederum ist der primäre Ansatz die Verminderung der Insulinresistenz, die Verminderung der ovariellen Androgenproduktion, die Erhöhung der SHBG-Biosynthese in der Leber mit vermehrter Bindung der Androgene sowie die Verminderung der freien IGF 1-Fraktion durch Induktion hepatischen IGF BP1-Biosynthese ein wichtiger Therapieansatz.

Die Therapiestrategie bei bereits vorhandener peripherer Manifestation der Hyperandrogenämie, wie dem Hirsutismus, der Akne, Seborrhö und androgenetischen Alopecie, zielt zum einen auf die Verminderung der ovariellen Androgenproduktion, der Blockade des Testosteronrezeptors im Cytosol oder am Nucleus sowie der Blockade der 5-Alpha-Reduktaseaktivität mit Verhinderung der Konversion des Testosterons in das biologisch wirksame 5-Alpha-Dihydrotestosteron. Die zusätzliche Erhöhung des SHBG-Biosynthese in der Leber mit vermehrter Bindung des freien Testosterons, ebenso die Verminderung der Insulinresistenz, sollten in das therapeutische Vorgehen eingebunden sein. Die Verminderung der ovariellen Androgenproduktion läßt sich primär durch ein hormonales Kontrazeptivum erreichen, ebenso durch den Einsatz eines GnRH-Analogons oder -Antagonisten. Glucocorticoide führen primär zu einer selektiven Verminderung der adrenalen Androgenproduktion.

Als Antiandrogene stehen in Deutschland primär Gestagene mit antiandrogener Partialwirkung im Vordergrund, allen voran das Cyproteronacetat, aber auch, wenn auch weniger wirksam, das Chlormadinonacetat und das Dienogest.

Ein weiteres steroidales Antiandrogen mit hoher Wirkung ist das Spironolacton, primär eingesetzt als Aldosteronrezeptorantagonist. Weitere nichtsteroidale antiandrogene Substanzen sind das Flutamide, zugelassen in Deutschland für die Therapie beim Prostatakarzinom, und das Finasteride, aus der neuen Klasse der spezifischen 5-Alpha-Reduktasehemmer, in Deutschland zugelassen für die Therapie der benignen Prostatahyperplasie.

Spironolacton als Antiandrogen wird primär in den USA eingesetzt, insbesondere da dort Gestagene mit antiandrogener Wirkung nicht verfügbar sind. Spironolacton zeigt eine hohe Affinität zum Testosteronrezeptor. Diese liegt, verglichen mit einer Bindung des 5-Alpha-DHT (=100%), bei 67%. Cyproteronacetat zeigt hingegen nur eine Affinität von 12,5%, das Flutamide von 0,08%.

Spironolacton bewirkt jedoch keine Suppression der Gonadotropine und führt nicht zu einer verminderten ovariellen Testosteronproduktion, so daß diese Partialwirkung des Cyproteronacetats fehlt. Unter einer alleinigen Therapie mit Spironolacton, insbesondere bei Dosen über 100 mg/die, treten häufig Zyklusstörungen im Sinne von Polymenorrhoen auf.

Primär wird Spironolacton daher in Kombination mit einem hormonalen Kontrazeptivum eingesetzt, in Dosen zwischen 25 bis 100 mg/die, wobei das hormonale Kontrazeptivum zusätzlich die ovarielle Androgenproduktion vermindert. Partiell werden Dosen bis zu 200 mg/die eingesetzt, die jedoch häufig mit Nebenwirkungen einhergehen.

Der Einsatz eines GnRH-Analogons oder -Antagonisten führt ebenfalls zu einer ausgeprägten Verminderung der ovariellen Androgenproduktion, jedoch auch gleichzeitig zu einer Verminderung der Östrogenproduktion, so daß die alleinige Therapie mit diesen Präparaten, neben den vegetativen Symptomen des Östrogenmangels, zusätzlich eine Osteoporose induziert. Aus diesem Grund wird zusätzlich ein hormonales Kontrazeptivum eingesetzt, im Sinne einer sog. „Add-back"-Therapie. Vergleichende Untersuchungen bei der Therapie des Hirsutismus mit einem GnRH-Analogon, der Kombination mit einem GnRH-Analogon und einem hormonalen Kontrazeptivum und der alleinigen Therapie mit einem hormonalen Kontrazeptivum, insbesondere mit einem Antiandrogen als Gestagen, zeigen auf Dauer keine besseren Ergebnisse bei der kombinierten Therapie, so daß diese Therapieform in Deutschland bei vorhandenen Gestagenen mit antiandrogener Wirkung nicht indiziert ist. Die Entwicklung dieser Therapieformen erfolgte primär in den USA, wo kein effizientes antiandrogenes Gestagen auf dem Markt ist, so daß diese neue Strategie der Therapie als Notlösung zu bezeichnen ist. Bei Kontraindikation gegen den Einsatz eines hormonalen Kontrazeptivums ist die kombinierte Therapie eines GnRH-Analogons in Depotform mit der zusätzlichen „Add-back"-Theapie eines Zwei-Phasen-Präparats mit einem natürlichen Östrogen und mit einem Gestagen ohne androgene Restwirkung, wie z. B. Medroxyprogesteronacetat (Sisare®) oder mit antiandrogener Wirkung, wie Cyproteronacetat (Climen®) ein akzeptabler und auch sinnvoller, aber auch teurer Therapieansatz.

Erfahrungen mit dem nichtsteroidalen Antiandrogen Flutamide bei der Therapie des Hirsutismus liegen seit mehreren Jahren vor, mit zufriedenstellender Wirkung. Die Dosis liegt bei 1–3×250 mg/die. Auch bisherige Publikationen über den Einsatz von Finasteride (5 mg/die) weisen auf eine signifikante Besserung des Hirsutismus nach 3-monatiger Therapie.

Da Spironolacton, Flutamide und Finasteride keine kontrazeptive Wirkung haben, ist der Einsatz dieser Substanzen problematisch bei ungewollt eintretender Schwangerschaft, aufgrund einer evtl. auftretenden Fehlbildung am Genitale männlicher Feten. Es ist daher anzuraten, bei vorliegender Fertilität diese Substanzen nur unter ausreichendem kontrazeptiven Schutz einzusetzen, primär wenn keine Kontraindikation besteht, in Kombination mit einem hormonalen Kontrazeptivum.

Patientinnen mit polycystischen Ovarien zeigen in einem hohen Prozentsatz Zyklusstörungen mit einem Anteil der sekundären Amenorrhoe zwischen 20 und 40% sowie der Oligomenorrhoen zwischen 50–90%. Entsprechend hoch ist der Sterilitätsanteil dieser Patientinnen mit häufig ausgeprägter Problematik bei der Therapie der Ovulationsinduktion.

Primärer Therapieansatz bei anovulatorischen Patientinnen mit polycystischen Ovarien ist auch heute noch die Clomiphen-Stimulationstherapie, wobei häufig niedrige Dosen von 25 mg/die ausreichen, die Maximaldosis sollte bei 100 mg/die liegen. Das Clomiphen kann kombiniert werden mit niedrigen Dosen des FSH oder hMG, beginnend am letzten Tag der Clomiphen-Einnahme oder am folgenden Tag darauf bis zum Heranwachsen des präovulatorischen Follikels. In den letzten Jahren hat sich die FSH- oder hMG-Stimulationstherapie nach dem Low-dose-Protokoll in den verschiedensten Varianten als Standard-Gonadotropin-Therapie durchgesetzt. Diese Therapieform hat den Vorteil, daß auch bei polycystischen Ovarien mit hoher Sensitivität auf eine Stimulationstherapie und Neigung zur polyfollikulären Entwicklung, hier meist ein monoovulatorischer Zyklus erreicht werden kann.

Patientinnen mit nachgewiesener Hyperinsulinämie stellen auch bei dieser Therapieform eine problematische Gruppe dar und benötigen meist eine längere Dauer oder auch höhere Konzentrationen der Gonadotropine bis zur Ovulationsinduktion mit hCG. Die gleiche Patientengruppe zeigt auch häufig eine Resistenz gegen eine reine Clomiphen-Stimulation. Auch hier muß wiederum darauf hingewiesen werden, daß eine Gewichtsreduktion ein entscheidender Faktor für eine erfolgreiche Stimulationstherapie ist. Auch eine kurzfristige Diät in der präovulatorischen Phase kann den Erfolg einer Stimulationstherapie verbessern.

Der Grund für diesen positiven Einfluß auf eine Stimulationstherapie ist die Verminderung oder zumindest vorübergehende Verminderung der insbesondere bei den adipösen Patientinnen mit polycystischen Ovarien sich zeigenden Insulinresistenz mit Hyperinsulinämie.

Bereits eine Gewichtsreduktion von 5% des Körpergewichts führt partiell zum Auftreten von spontanen Ovulationen und verbessert entscheidend den Erfolg einer Stimulationstherapie [8]. Begleitend zur Sterilitätstherapie sollte daher immer eine kontrollierte niedrige Kaloriendiät gefordert werden.

Möglicher Faktor für die auch bei ovulatorischen Zyklen häufig nicht eintretende Schwangerschaft, auch für die hohe Abortrate bei der konservativen Sterilitätstherapie und auch In-vitro-Fertilisation bei Patientinnen mit polycystischen Ovarien, ist ein hohes LH in der späten Follikelreifungsphase. Eine negative Korrelation zwischen der LH-Konzentration im Serum und der kumulativen Schwangerschaftsrate konnte nachgewiesen werden [6]. Die Ursache hierfür wird in einem zu frühen Eintritt des LH in den Follikel mit inhibitorischem Effekt auf die Granulosazellen gesehen, zusätzlich in einer vorzeitigen Reifung der Oozyte, die dann zum Zeitpunkt der Ovulation bereits gealtert ist, so daß die Befruchtung entweder nicht mehr ablaufen kann oder die Qualität des Embryos gestört ist mit folgendem Frühabort. Vergleichende Untersuchungen bei der Stimulationstherapie im Rahmen der In-vitro-Fertilisation bei reiner hMG/FSH-Therapie und kombinierter GnRH-Analogon/FSH- oder hMG-Therapie zeigten bei der kombinierten Therapie eine Verminderung der Abortrate um die Hälfte [1]. Diese Untersuchungsergebnisse sprechen für den Einsatz einer kombinierten GnRH-Analogon/FSH- oder hMG-Therapie, auch im Bereich der konservativen Sterilitätstherapie.

Vielversprechend ist eine kombinierte Therapie mit einem GnRH-Antagonisten der neuen Generation (z.B. Nal-Glu Cetrorelix). Hierbei wird der sich beim GnRH-Analogon zeigende vorübergehende Flare up-Effekt vermieden, so daß ein nur kurzfristiger Einsatz notwendig ist. Insbesondere die Gesamtdosis der Gonadotropine ist bei dem Einsatz des Antagonisten erheblich reduziert. In diesem Zusammenhang ist zu erwähnen, daß ein hoher Prozentsatz der Oozyten alter, arrestierter Follikel degeneriert ist. Diese Follikel sind jedoch stimulierbar und können auch zur Ovulation kommen. Auch eine vorausgehende kurzfristige Downregulation des LH mit einem GnRH-Analogon kann hier keinen positiven Effekt mehr bewirken. Insbesondere bei der In-vitro-Fertilisation mit angestrebter kalkulierter Überstimulation wird daher immer ein hoher Anteil der gewonnenen Oozyten nicht fertilisierbar sein oder eine hohe Anzahl der Embryonen eine mangelhafte Qualität zeigen. Insgesamt muß bei diesen Therapieformen der Kostenfaktor in Betracht gezogen werden, so daß der Beginn einer konservativen Sterilitätstherapie auch heute noch mit Clomiphen erfolgen sollte. Die zusätzliche abendliche Gabe von Dexamethason (0,125–

0,5 mg) kann insbesondere bei erhöht vorliegender DHEAS-Produktion in der Nebennierenrinde zu einer erhöhten Sensitivität der Ovarien bei der Clomiphen-Stimulation führen.

Nahezu 50% der intraovariellen Testosteronproduktion [4] erfolgt nach ovarieller Extraktion aus dem adrenal produzierten DHEAS als Substrat. Die Suppression der adrenalen DHEAS-Produktion durch Dexamethason führt somit zu einer verminderten ovariellen Testosteronproduktion. Unter adäquater FSH-Stimulationstherapie wird hierdurch das Heranreifen dominanter präovulatorischer Follikel gefördert.

Die Verminderung der intrafollikulären Testosteronkonzentrationen, insbesondere in arrestierten Follikeln, vermindert auch die beim PCOS bestehende ausgeprägte Neigung zum Überstimulationssyndrom unter einer Gonadotropintherapie.

Testosteron stellt zum einen das Substrat für die ovarielle Östrogenbiosynthese dar, zusätzlich in Kombination mit FSH reguliert es die Expression der Aromatase. Insbesondere die sich in arrestierten Follikeln zeigende hohe Konzentration des Testosterons führt nach exogener Gabe von FSH zu einer überschießenden Aromatisierung des Testosterons mit dann ausgeprägter Wachstumsneigung dieser Follikel, verbunden mit hoher Produktion von Östradiol-17β und ausgeprägter Neigung zum Überstimulationssyndrom, insbesondere nach exogener hCG-Gabe.

Die zusätzliche Glucocorticoidgabe sollte immer in der niedrigsten effizienten Dosis erfolgen, um den positiven Effekt nicht durch den negativen Effekt, der Erhöhung der Insulinresistenz, aufzuheben.

Die chirurgische Sterilitätstherapie bei Frauen mit polycystischen Ovarien war in den früheren Jahren, insbesondere als keine effektiven Medikamente für die Unterstützung der Follikelreifung und Ovulationsinduktion zur Verfügung standen, eine häufig angewandte Methode. 1935 führten Stein und Leventhal das erste Mal die beidseitige Keilresektion der Ovarien durch, die dann in den folgenden Jahren zur Sterilitätsstandardtherapie gehörte. Die in der Literatur zwischen 1935 und 1980 dokumentierten Schwangerschaftsraten wurden mit 25% bis sogar 86,7% angegeben. In den 70er Jahren und auch Anfang der 80er Jahre kumulierten zunehmend die Berichte über ausgeprägte postoperative Adhäsionen mit dann folgender tubarer Sterilität, so daß diese Therapieform nicht mehr angewendet wurde. Unbestritten war jedoch die Effizienz der chirurgischen Therapie im Hinblick auf die publizierten Schwangerschaftsraten.

Seit 1985 wurde das chirurgische Vorgehen wieder aufgenommen, jetzt schonender durch laparoskopische Punktkoagulation der Ovarkapsel, zum einen mit der unipolaren Elektrode, zum anderen mit dem Laser. Die Ergebnisse der bisher vorliegenden Publikationen zeigen im stimulierten und unstimulierten Zyklus Ovulationsraten im Mittel von 82%, mit einer Schwangerschaftsrate von 59%.

Beachtenswert ist der hohe Anteil spontaner Ovulationen. Bei den endokrinologischen Nachuntersuchungen zeigte sich bei nahezu sämtlichen Patientinnen ein Abfall des Testosterons und auch des Androstendions im Serum, ebenso auch ein Abfall des LH. Auch bei dieser Methode treten leichte Adhäsionen auf, wobei die Adhäsionsrate mit 20% angegeben wird.

Der Mechanismus der positiven Einwirkung der ovariellen Diathermie auf die Follikelreifung bei polycystischen Ovarien ist derzeit noch nicht zufriedenstellend geklärt.

Hypothetisch läßt sich dieser wie folgt zusammenfassen: Verminderung der subkapsullären arrestierten Follikel mit Reduktion der umgebenden hyperplastischen Thecazellen. Die Folge ist ein Abfall der ovariellen Produktionsrate von Testosteron und Androstendion mit folgendem Abfall der Serumkonzentration dieser Androgene. Die Verminderung der Androgene als Substrat der tonischen Östrogenproduktion im Ovar (Östradiol-17β) und im Fettgewebe extraglandulär (Östron) führt zu einer Reduktion der pathologisch hohen hypophysären LH-Sekretion, zusätzlich zu einer Verminderung der inhibierenden Wirkung auf die FSH-Expression, wie beschrieben. Das Heranreifen von Follikeln der neuen Generation kann jetzt nach normalen Regulationsmechanismen ablaufen bis hin zur Ovulation.

Zu diskutieren ist zusätzlich auch eine Verminderung der Kompression der fibrocystischen Kapsel auf die Ovarien mit verbesserter Perfusion, so daß auch hierdurch wieder eine geregelte Follikelreifung möglich sein mag.

Die ovarielle Diathermie sollte jedoch nicht die Methode der ersten Wahl bei Sterilitätspatientinnen mit polycystischen Ovarien sein. Eine Clomiphenresistenz oder mangelhafte Ansprechbarkeit auf diese Stimulationstherapie, ebenso eine nicht erfolgreiche Low-dose-FSH- oder hMG-Stimulationstherapie, auch in Kombination mit einem GnRH-Analogon, sollten der chirurgischen Therapie vorausgehen. Insbesondere Patientinnen mit erhöhtem LH können von dieser Therapieform profitieren.

Literatur

1. Balen AH, Tan SL, MacDougall J, Jacobs HS (1993) Miscarriage rates following in-vitro-fertilisation are increased in women with polycystic ovaries and are reduced by pituitary desensitization with buserelin. Human Reproduction 8:959–964
2. Björntorp P (1993) Hyperandrogenicity in women – a prediabetic condition? Journal of Internal Medicine 234:579–583
3. Carey AH, Waterworth D, Patel K et al. (1994) Polycystic ovaries and premature male pattern baldness are associated with one allele of the steroid metabolism gene CYP 17. Human Molecular Genetics 3:1873–1876
4. Haning RV (1994) Hackett RJ, Flood CA, Loughlin JS, Zhao QY, Longcope C (1994) Plasma dehydroepiandrosterone sulfate serves as a prehormone for 48% of follicular fluid testosterone during treatment with menotropins. J Clin Endocrinol Metab 78:145–149
5. Holte J, Bergh T, Berne C et al. (1995) Restored insulin sensitivity but persistently increased early insulin secretion after weight loss in obese women with polycystic ovary syndrome. J Clin Endocrinol Metab 80:2586–2593
6. Homburg R, Armar NA, Eshel A et al. (1988) Influence of serum luteinizing hormone concentrations on ovulation, conception and early pregnancy loss in polycystic ovary syndrome. Brit Med Journal 297:1024–1026
7. Hughesdon PE (1982) Morphology and morphogenesis of the Stein-Leventhal ovary and of so-called "hyperthecosis". Obstet Gynecol Surv 37:59–77
8. Kiddy DS, Hamilton-Fairley D, Bush A et al. (1992) Improvement in endocrine and ovarian function during dietary treatment of obese women with polycystic ovary syndrome. Clin Endocrin 36:105–111
9. Purohit A, Chapman O, Duncan L, Reed MJ (1992) Modulation of oestrone sulphatase activity in breast cancer cell lines by growth factors. J Steroid Biochem Mol Biol 41:563–566
10. Samoto T, Maruo T, Matsuo H et al. (1993) Altered expression of insulin and insulin-like growth factor-I receptors in follicular and stromal compartments of polycystic ovaries. Endocrinology Journal 40:413–424

Depressive Verstimmungen und Steroidhormone des Ovars

H. Kuhl

Depressionen, depressive Verstimmungen bzw. Reaktionen, Dysphorien oder Dysthymien sind heterogene Phänomene, die sehr unterschiedliche Ursachen haben können. Die Tatsache, daß reaktive Depressionen bei Frauen etwa doppelt so häufig auftreten wie bei Männern, deutet auf einen Einfluß der Sexualhormone hin. Ausgeprägte Veränderungen der Serumspiegel der Östrogene und Gestagene können eine bestehende affektive Störung verstärken, eine affektive Störung auslösen oder eine bestehende psychiatrische Erkrankung mit dem Zyklusablauf synchronisieren. Die Symptomatik, die individuell sehr variabel ist, umfaßt neben der depressiven Verstimmung (Traurigkeit, Niedergeschlagenheit), Antriebslosigkeit, Müdigkeit, Konzentrationsschwäche, Angstzustände, Reizbarkeit, Brustspannen, Ödeme, Kopfschmerzen und vegetative Störungen (Hypersomnie oder Insomnie, Bulimie oder Appetitlosigkeit, abdominale Beschwerden, Kreislaufprobleme).

Es ist schon lange bekannt, daß Sexualsteroide einen starken Einfluß auf das Zentralnervensystem und damit auf die Psyche und das Verhalten haben. Bei disponierten Frauen kann ein Anstieg oder Abfall der ovariellen Hormone dazu führen, daß die psychischen und somatischen Reaktionen auf Affekte ein solches Ausmaß annehmen, daß die Leistungsfähigkeit und Lebensqualität erheblich beeinträchtigt werden. Als Beispiele seien die Stimmungsschwankungen im ovulatorischen Zyklus (prämenstruelles Syndrom), postpartale und perimenopausale depressive Verstimmungen, die Besserung des Wohlbefindens durch eine Östrogensubstitution und eine Verschlechterung bei zusätzlicher Gestagengabe, sowie psychische Veränderungen nach Beginn oder Beendigung der Einnahme oraler Kontrazeptiva genannt.

Auch psychiatrische Erkrankungen können durch hormonale Veränderungen gebessert oder verschlechtert werden. So können psychotische Reaktionen durch Gestagenentzug verschlimmert werden, während schizophrene Krankheitsbilder durch einen Östrogenentzug verstärkt werden. Etwa die Hälfte der Patientinnen mit psychischen Erkrankungen erfährt prämenstruell eine Verschlechterung der Symptomatik (z. B. bei Depressionen, manisch-depressiven Zuständen, Angstzuständen, Arznei- und Genußmittelabusus, Bulimie, Psychosen).

Prämenstruelles Syndrom (PMS)

Etwa ein Drittel aller Frauen leidet unter rezidivierenden psychischen und somatischen Beschwerden, die in der Lutealphase beginnen, kurz vor der Menstruation ihren Höhepunkt erreichen und 3 bis 4 Tage später verschwinden. Bei etwa 3 bis 5 % der Frauen ist die Symptomatik des PMS so stark, daß ihre Leistungsfähigkeit während dieser Zeit stark eingeschränkt ist. Zu den Symptomen zählen Ödeme, Brustspannen, Schweregefühl, Blähungen, Obstipation, Durst, Reizbarkeit, Kopfschmerzen, Übelkeit, depressive Verstimmungen, Lethargie, Spannungsgefühl usw.

Das PMS ist eine dispositionsbedingte Störung, deren Grundlage möglicherweise bereits während der Fetalzeit angelegt wird, die sich aber in allen Altersstufen manifestieren kann. Präexistente Depressionen werden häufig in der prämenstruellen Phase verstärkt. Inwieweit eine genetische Komponente eine Rolle spielt, ist offen, doch litt bei einem Drittel der betroffenen Patientinnen bereits deren Mutter am PMS. Dagegen scheinen Ernährung und Lebensführung keine Rolle zu spielen.

Bei den nicht vom PMS betroffenen Frauen gibt es zwar ebenfalls zyklusabhängige somatische Beschwerden wie Brustspannen in der Lutealphase oder abdominale und Rückenschmerzen vor und während der Menstruation. Das sexuelle Interesse ist in der Follikelphase am größten, der Appetit in der Zeit um die Ovulation und vor der Menstruation. Es gibt jedoch keine signifikanten zyklusabhängigen Veränderungen der Stimmung. Allerdings können beruflicher oder partnerbezogener Streß psychische und somatische Beschwerden sowie den Appetit beeinflussen, insbesondere in der prämenstruellen Phase.

Ursachen

Das zeitliche Zusammentreffen der Symptomatik des PMS mit dem Anfluten oder dem Abfall des Progesterons (und des Estradiols) im Verlauf der Lutealphase hat zu verschiedenen Hypothesen über die Ätiologie dieses weit verbreiteten Syndroms geführt. Trotz zahlreicher Untersuchungen ist es nur selten gelungen, für das PMS typische physiologische Besonderheiten zu finden. Es gibt normalerweise keine Störungen der hypothalamo-hypophysär-ovariellen Achse. Deshalb beobachtet man bei Frauen mit PMS keine Auffälligkeiten hinsichtlich der Serumspiegel der Sexualhormone (auch nicht bei den wirksamen Progesteronmetaboliten) oder anderer physiologischer Parameter. Eine Ausnahme stellt der β-Endorphinspiegel dar, der prämenstruell bei Frauen mit PMS erheblich niedriger sein soll als bei Frauen ohne diese Beschwerden. Darüber hinaus sind die prämenstruell auftretenden Veränderungen des EEG bei Frauen mit PMS stärker ausgeprägt.

Trotz vieler neuer Erkenntnisse über die Wirkungen der Sexualsteroide auf das Zentralnervensystem (ZNS) bleibt der Pathomechanismus des PMS weitgehend ungeklärt. Das individuell sehr unterschiedliche Muster der Beschwerden, die Unterschiede hinsichtlich des Beginns, des Endes und der Stärke der Symptome lassen keinen gemeinsamen Wirkungsmechanismus erkennen.

Da aber offensichtlich immer ein Gestagen unter der permissiven Wirkung eines Östrogens an der Entstehung des PMS beteiligt ist, stellt sich die Frage, ob es indirekte Wirkungen oder direkte Auswirkungen des Gestagens (mit oder ohne zeitliche Verzögerung) sind, die das ZNS konditionieren. Auch spricht die Tatsache, daß nach einer Ovarektomie oder durch eine Suppression der Ovarialfunktion mit einem hoch wirksamen GnRH-Analog die Symptome gebessert werden oder verschwinden, für eine Beteiligung der zyklischen Veränderungen der ovariellen Aktivität. Wenn es aber nach dem Anstieg des Progesterons zu depressiven Verstimmungen und anderen Symptomen des PMS gekommen ist, so haben weder die vorzeitige Auslösung der Menstruation durch einen Progesteron-Antagonisten noch die hCG-gestützte Aufrechterhaltung der Progesteronproduktion einen Einfluß auf die Symptomatik.

Mit hoher Wahrscheinlichkeit spielt die Abnahme der serotoninergen Aktivität während der Lutealphase eine entscheidende Rolle bei der Auslösung der depressiven Verstimmungen. Dafür spricht auch die Tatsache, daß unter einer Behandlung mit Fluoxetin (oder Clomipramin), das durch Hemmung der Serotonin-Wiederaufnahme die Serotoninkonzentration erhöht, die depressiven Verstimmungen bei der Hälfte der Frauen verschwinden und bei den übrigen gebessert werden.

Somatische Beschwerden

Auffallend ist, daß es offensichtlich einen Zusammenhang zwischen dem Ausmaß der Flüssigkeitsretention und der Schwere der Symptomatik gibt. Da es in diesen Fällen keine typischen Besonderheiten bei den Serumparametern gibt, die den Elektrolyt- und Wasserhaushalt kontrollieren (Vasopressin, Aldosteron usw.), ist nicht auszuschließen, daß sich unter dem Einfluß von Östrogenen und Gestagenen die Dysregulation des ZNS in ähnlicher Weise auch bei der peripheren Innervation, z. B. der Niere oder der Gefäßwände, bemerkbar macht.

Die Nierenfunktion wird u. a. von der renalen Hämodynamik und Reninfreisetzung gesteuert, die vom Nervensystem beeinflußt werden. Beispielsweise wird die Ausschüttung des Dopamins aus den Nervenenden der renalen Gefäße vom ZNS kontrolliert. Da Dopamin eine natriuretische Wirkung hat, führt eine Abnahme der Dopaminfreisetzung zu einer Wasserretention, welche die in der Lutealphase auftretende interstitiellen Flüssigkeitsakkumulation verstärkt. Letztere beruht auf der Zunahme des Plasmavolumens (infolge des östrogeninduzierten Anstiegs des Vasopressins und des kompensatorischen Aldosteronanstiegs als Reaktion auf die antagonistische Wirkung des Progesterons) sowie auf der östrogenbedingten Steigerung der Kapillarpermeabilität. Diese Vorgänge führen zu Brustspannen, Ödemen in den Beinen, Völlegefühl und Blähungen. Abdominale Blähungen gehen von lokalen Ödemen im Bereich der intestinalen Blutgefäße aus.

Da die β-Endorphine, deren Freisetzung unter dem Einfluß des Estradiols und Progesterons erhöht ist, die Aktivität des Dünndarms reduzieren, kann es während der Lutealphase zur Obstipation und, nach deren Abfall, prämenstruell zur Diarrhö kommen. Möglicherweise haben auch Progesteronmetaboliten (Pregnanolone) einen dämpfenden Effekt auf die Peristaltik des Dünndarms.

Therapie

Orale Kontrazepiva, Progesteron und synthetische Gestagene, Danazol, Vitamin B_6, Vitamin E, Magnesium, Bromocriptin und Diuretika können bei einem Teil der Patientinnen eine Besserung des PMS bewirken, doch ist der Therapieerfolg nicht signifikant besser als der eines Placebos, das bei 15 bis 25 % der Frauen einen signifikanten Effekt hervorruft. Lediglich bei den spezifischen somatischen Beschwerden läßt sich durch die Anwendung der entsprechenden Medikamente (Diuretika oder Spironolacton bei Ödemen, Bromocriptin bei Mastalgie, Analgetika bei Schmerzen) eine Besserung erzielen.

Als sehr effektiv bei der Behandlung des PMS hat sich eine hoch dosierte transdermale Estradioltherapie erwiesen [10]. Allerdings kann es während der zusätzlichen zyklischen Gestagengabe bei einem Teil der Patientinnen wieder zu einer Verschlechterung kommen. Offensichtlich beruht die günstige Wirkung nicht nur auf einer Suppression der Ovarialfunktion, sondern auch auf einem gleichmäßig hohen Östrogenspiegel.

Postpartale Depression

Postpartale Depressionen treten bei 10 bis 20 % der Frauen auf, wobei sich die Erkrankung innerhalb weniger Wochen nach der Geburt allmählich entwickelt. Häufiger beobachtet man eine vorübergehende Traurigkeit, die zwischen 3 und 10 Tagen nach der Geburt auftritt und mehrere Tage anhält. Dazu kommen Schlaflosigkeit, Angstzustände und Müdigkeit. Psychosen treten in den ersten 3 Monaten nach der Geburt mit einer Inzidenz von 1 pro 1000 Frauen auf und sind damit 15mal so häufig auf wie bei Nichtschwangeren. Dabei belegt der hohe Anteil einer belasteten Familien- oder Eigenanamnese die Bedeutung der Disposition.

Auch wenn soziale bzw. familiäre Einflüsse eine Rolle spielen, deutet die Tatsache, daß dieses Syndrom z. B während des Abstillens mit Östrogenen kaum zu beobachten ist, auf einen Zusammenhang mit dem postpartalen Östrogenabfall hin. Möglicherweise spielt auch die plötzliche Abnahme des Testosterons, des Progesterons einschließlich seiner 5α-reduzierten Metaboliten sowie des β-Endorphins im Serum eine Rolle.

Mit einer hoch dosierten transdermalen Therapie mit 200 µg Estradiol (2 Pflaster mit 100 µg täglich) und oral 10 mg Dydrogesteron läßt sich auch bei schweren Fällen eine signifikante Besserung der postpartalen Depression errreichen [2].

Depressive Verstimmungen im Klimakterium

Bis zu zwei Drittel der Frauen leiden im Klimakterium und in der Postmenopause unter depressiven Verstimmungen unterschiedlicher Schweregrade sowie unter anderen psychischen und somatischen Beschwerden. Diese Beschwerden erreichen ihren Höhepunkt in den beiden Jahren vor und nach der Menopause und gehen danach allmählich zurück. Hier ist die Ursache eindeutig in dem Abfall der Östrogene zu suchen, zumal sich durch eine adäquate Östrogensubstitution meist eine erhebliche Besserung erzielen läßt. Nach einer Ovarektomie kann man sogar eine inverse Beziehung zwischen der Schwere der Symptomatik und den Estradiol- und Testosteronspiegeln beobachten. Zwar wird die Symptomatik des klimakterischen Syndroms wesentlich von den typischen vegetativen Störungen (Hitzewallungen, Schweißausbrüche, Schlafstörungen) geprägt, doch sind depressive Verstimmungen ein davon unabhängiges Phänomen, das häufig von Angstzuständen, Gedächtnis- und Konzentrationsschwäche, Reizbarkeit und Nervosität begleitet wird. Die Beschwerden treten häufig bei Frauen auf, die während ihrer reproduktiven Phase bereits am PMS oder an vasomotorischen Symptomen unmittelbar vor den Menstruationen gelitten hatten.

Ursachen

Als Ursache der depressiven Störungen im Klimakterium wird eine Abnahme der Serotoninaktivität im ZNS angenommen, die in Verbindung mit einer erhöhten Sensitivität gegenüber affektiven Einflüssen zum Tragen kommt. Ausgelöst wird der relative Serotoninmangel durch einen plötzlichen Abfall des Estradiols und weniger durch einen langfristigen Östrogenmangel. Wenn nämlich in der Postmenopause ein stabiler Zustand mit niedrigen Estradiolwerten erreicht ist, gehen die depressiven Störungen zurück. Dieser Mechanismus wird dadurch belegt, daß Serotonin-Agonisten bei postmenopausalen Depressionen einen günstigen Effekt haben, und daß Östrogene die Wirkung von Antidepressiva verstärken können. Inwieweit eine östrogenmangelbedingte Verminderung der β-Endorphinspiegel eine Rolle spielt, ist ungeklärt.

Substitutionstherapie

Viel zu häufig werden depressive Verstimmungen bei klimakterischen Frauen mit Antidepressiva behandelt, obwohl eine Hormonsubstitution angezeigt ist. Östrogene haben sich sogar bei schweren, therapieresistenten Depressionen als wirksam erwiesen, wenn auch in extrem hohen Dosierungen. Normalerweise ist die Östrogentherapie bei depressiven Verstimmungen im Klimakterium wirksamer als in der Postmenopause, und zwar sowohl bei symptomatischen als auch bei asymptomatischen Frauen.

Bei ovarektomierten Frauen verbessern Östrogene oder Androgene den Depression-Score signifikant. Das für Patientinnen mit postmenopausaler Depression typische EEG-Muster ändert sich unter einer Östrogensubstitution signifikant im Sinne einer Verbesserung der Vigilanz, wobei der Effekt mit dem Estradiolspiegel korreliert. Placebokontrollierte Doppelblindstudien haben gezeigt, daß die zusätzliche Gabe von Progesteron oder synthetischen Gestagenen in dosisabhängiger Weise den günstigen Effekt der Östrogene beeinträchtigen kann – zumindest bei niedriger Östrogendosis [7]. Der Gestageneffekt tritt innerhalb von 1 bis 3 Tagen auf und erreicht sein Maximum nach 10 Behandlungstagen. Die Symptome können denen des PMS ähneln und sind bei 5 bis 10 % der Frauen so schwer, daß die Therapie beendet wird. Durch eine Erhöhung der Östrogendosis läßt sich meist die Situation verbessern [7]. Selbst das Retroprogesteron Dydrogesteron scheint bei einigen Frauen den Effekt der Östrogene zu beeinträchtigen, auch wenn der Unterschied insgesamt nicht signifikant ist. Nortestosteron-Derivate haben zwar nicht die sedativen Wirkungen des Progesterons, können aber ebenfalls die Stimmung beeinträchtigen.

Von diesen ungünstigen Auswirkungen des Gestagenzusatzes auf die Psyche sind nur 5 bis 10 % der Patientinnen betroffen. Dabei gibt es keinen Unterschied zwischen der zyklischen und kontinuierlichen Östrogen/Gestagen-Therapie.

Im Gegensatz dazu hat die Anwendung reiner Gestagenpräparate bei postmenopausalen Frauen keine ungünstigen Auswirkungen auf die Psyche.

Pathomechanismen der depressiven Verstimmungen

Morphologie des ZNS, Ausprägung der Disposition

Sexualsteroide beeinflussen die Morphologie und damit die funktionelle Organisation des ZNS. Beispielsweise fördern Östrogene das Auswachsen der Neuriten, die synaptischen Verbindungen, Größe und Zahl der Neuronen sowie die Verbindungen bestimmter Kerne und Neurotransmittersysteme. Es bilden sich unterschiedliche Neurotransmitter-Phenotypen aus [6]. Diese Vorgänge finden – nicht nur im Rahmen der sexualspezifischen Differenzierung – vor allem während der Fetalzeit statt. Möglicherweise wird bereits während dieser Entwicklungsphase eine Prädisposition für eine psychische Instabilität bzw. eine übermäßige Hormonsensitivität angelegt.

Das Verhaltensmuster, die psychischen und somatischen Erscheinungsformen der Affekte werden später durch Sexualsteroide moduliert, insbesondere durch Beeinflussung der synaptischen Konstituenten der Nervenübertragung. Dabei gibt es große Unterschiede in den verschiedenen Bereichen des ZNS.

Auch beim Erwachsenen können Östrogene das Auswachsen von Neuriten, die Ausbildung von Synapsen auf den Dendriten und damit die Vernetzung der Neuronen fördern [6], während Progesteron einen antagonistischen Effekt hat und die Zahl der Synapsen reduziert. Bei einem Östrogenmangel findet man einen Verlust an Synapsen und einen Abbau der neuronalen Vernetzung.

Die steroidinduzierten morphologischen Veränderungen können innerhalb weniger Stunden ablaufen und auf der Basis der vorhandenen Prädisposition die individuelle Sensitivität gegenüber afferenten neuronalen Signalen verstärken oder abschwächen.

Psychotrope Wirkungen der Sexualsteroide

Grundsätzlich wirken Östrogene als Aktivatoren des ZNS, während Progesteron und synthetische Gestagene einen dämpfenden Einfluß haben. Auch in ihrer Wirkung auf die neuronalen Funktionen stehen Östrogene und Gestagene in einer synergistisch-antagonistischen Beziehung. Wie in anderen Zielorganen ist auch im ZNS die Synthese der Progesteronrezeptoren vom Einfluß eines Östrogens abhängig, während Gestagene die Zahl der Östrogenrezeptoren verringert.

Die stimulierende Wirkung der Östrogene führt in der Follikelphase und präovulatorisch zu einer Steigerung des Wohlbefindens, die bis zur Euphorie gehen kann, und zu einer Zunahme der mentalen und körperlichen Aktivität. Die Auswirkungen des im Klimakterium stattfindenden Östrogenabfalls auf die Psyche und die mentalen Fähigkeiten sind bekannt. Östrogene bessern das Kurzzeitgedächtnis und erhöhen die sensorischen Fähigkeiten (Sehen, Hören, Fühlen und Riechen) [9]. Andererseits wirken Östrogene prokonvulsiv und können Häufigkeit und Stärke epileptischer Anfälle verstärken.

Im Gegensatz dazu wirkt Progesteron anästhetisch, anxiolytisch und antikonvulsiv, wobei der Effekt von der Metabolisierung zum $3\alpha,5\beta$- und $3\alpha,5\alpha$-Tetrahydroprogesteron (Allopregnanolon) abhängt [9]. Dementsprechend findet man große individuelle Unterschiede in der sedierenden Wirkung einer oralen Behandlung mit 400 mg Progesteron. Bei vielen Epileptikerinnen ist die Anfallshäufigkeit während der Lutealphase niedriger als in der Follikelphase. Auch durch eine Behandlung mit Progesteron-Derivaten (z. B. Medroxyprogesteronacetat) läßt sich die Anfallshäufigkeit reduzieren. Die anxiolytische Wirkung des Progesterons entspricht der von Benzodiazepinen. Andererseits kann der prämenstruelle Progesteronabfall Angstzustände auslösen, die sich durch eine Progesterongabe verhindern lassen. Ob und inwieweit synthetische Progesteronderivate ähnliche Wirkungen wie Progesteron ausüben, dürfte vom Typ der Metaboliten abhängen. Nortestosteron-Derivate haben keine sedativen Wirkungen, können aber – wie alle Gestagene – die Stimmung beeinträchtigen.

Androgene wirken auf das ZNS aktivierend, wobei teilweise ihre Konversion in Östrogene innerhalb des ZNS eine Rolle spielt. Sie haben einen roborierenden Einfluß, bessern das Wohlbefinden, fördern Appetit, Antrieb und Leistungsfähigkeit, können aber auch die Aggressivität steigern. Die Anwendung von Androgenen bzw. Anabolika kann zu einer gewissen psychischen Abhängigkeit führen. Es gibt aber auch Berichte über die Auslösung von Psychosen unter der Behandlung mit Anabolika.

Genomische und nichtgenomische Interaktionen

Die Interaktionen der Sexualsteroide mit dem ZNS können auf verschiedenen Ebenen und über unterschiedliche Mechanismen ablaufen. Neben den Wirkungen, die über die Bindung an Kernrezeptoren zustande kommen, gibt es Effekte der Sexualsteroide, die so rasch – innerhalb von Sekunden oder Minuten – ablaufen, daß die klassischen genomischen Mechanismen ausgeschlossen sind. Dabei binden die Steroide an membranständige Rezeptoren, lösen Second-messenger-Reaktionen aus oder öffnen Ionenkanäle. Auf diese Weise können auch solche Steroide wirksam werden, die im klassischen Sinn als hormonal inert gelten, wie z. B. die $3\alpha,5\alpha$-reduzierten Metaboliten des Progesterons, Testosterons oder Deoxycorticosterons. Zum Teil werden diese Steroide auch in Form von Konjugaten wirksam (DHEA-S, Pregnenolonsulfat).

Viele der Wirkungen der Östrogene, Gestagene und Androgene verlaufen über genomische Mechanismen unter Beteiligung der klassischen Steroidrezeptoren. Nach der freien Diffusion der Steroide durch die Zellmemebran erfolgt die Bindung an den Rezeptor, worauf dieser dimerisiert. Im Zellkern bindet der Rezeptor-Steroid-Komplex an spezifische „steroid-responsive elements" auf der DNS und setzt damit die Transkription und Proteinsynthese in Gang. Diese Prozesse können einige Stunden oder Tage in Anspruch nehmen. Mit Hilfe der nuklearen Steroidrezeptoren, die im gesamten ZNS zu finden sind, wird die Produktion von Enzymen, die bei der Synthese oder dem Abbau von Neurotransmittern eine Rolle spielen, von Rezeptoren und anderen Proteinen in den Neuronen kontrolliert.

Die Sexualsteroide können an spezifische Steroidrezeptoren auf der Zellmembran binden, wodurch sich die Konfiguration des Rezeptors ändert. Dieser kann nun seinerseits – z. B. über das G-Protein – Enzyme aktivieren, die einen Second messenger bilden (z. B. cAMP, Aktivierung der Proteinkinase A und Phosphorylierung der Ionenkanäle), oder er beeinflußt direkt Ionenkanäle und verändert die Erregbarkeit des Neurons. Durch die Bindung der Steroide kann innerhalb kurzer Zeit die Ultrastruktur der Zellmembran verändert, die Freisetzung von Neurotransmittern stimuliert oder die Internalisierung von Membranproteinen bewirkt werden [1].

Sexualsteroide, aber auch hormonal unwirksame Steroide können nicht-kompetitiv an Neurotransmitter-Rezeptoren binden (z. B. $GABA_A$-Rezeptoren) und durch Modulation von Ionenkanälen die Wirkung der Neurotransmitter beeinflussen. Ein auf diese Weise verstärkter Einstrom von Chloridionen wirkt dämpfend ebenso wie der Ausstrom von Kaliumionen, während der Einstrom von Natriumionen einen exzitatorischen Effekt hat. Das elektrische Potential der Neuronen kann auch über die Mobilisierung von Kalzium aus intrazellulären Speichern verändert werden.

Auf diese Weise modulieren Sexualsteroide oder deren Metaboliten die Wirkung exzitatorischer und/oder inhibitorischer Neurotransmitter. Da die Bindungsaffinität und -kapazität der Neurotransmitterrezeptoren im Sinne einer Adaptation erhöht oder erniedrigt werden kann, ist bei plötzlichen steroidinduzierten Veränderungen der Neurotransmitterkonzentrationen – bei entsprechender Disposition – mit übermäßigen oder gedämpften Reaktionen zu rechnen. Die Verstärkung der Wirkungen exzitatorischer (durch Östrogene) oder dämpfender Neurotransmitter (durch Progesteron) kann eine Steigerung des Kontrastes zwischen Erregung und Inhibition der neuronalen Aktivität verursachen, so daß es zu affektiven Störungen kommt. In ähnlicher Weise könnte auch die sensorische und motorische Aktivität entsprechender Bereiche des ZNS beeinflußt werden.

Direkte Wirkungen der Sexualsteroide auf die Neuronen

Neuronale Steroidsynthese. Die bei vielen Frauen zu beobachtende Abhängigkeit psychischer Symptome vom Zyklus belegt, daß in erster Linie die aus dem Ovar stammenden Sexualsteroide Estradiol und Progesteron das ZNS beeinflussen. Darüber hinaus können auch innerhalb der Neuronen Steroidhormone aus Präkursoren gebildet oder sogar gänzlich aus Cholesterin synthetisiert werden. Viele zentrale Wirkungen des Testosterons sind von der vorherigen lokalen Aromatisierung zu Estradiol abhängig. Progesteron kann in den Neuronen aus Cholesterin gebildet und mit Hilfe der 5α-Reduktase und der 3α-Hydroxysteroid-oxidoreduktase in das zentral weitaus wirksamere Pregnanolon ($3\alpha,5\alpha$-Tetrahydroprogesteron=THP) transformiert werden [9]. Auch Pregnenolon und DHEA sowie deren Sulfate werden in den Neuronen aus Cholesterin gebildet. Auf diese Weise können innerhalb der Neuronen Konzentrationen dieser „Neurosteroide" erreicht werden, die weitaus höher liegen als die im Serum.

Estradiol-17β. Die aktivierenden Eigenschaften des Estradiol-17β beruhen in erster Linie auf einer Verstärkung der Wirkung exzitatorische Aminosäuren (z. B. der Glutaminsäure oder der Asparaginsäure) auf die Neuronen. Es kommt zu einer raschen Depolarisation der Neuronen, z. B. über den Einstrom von Natriumionen. Allerdings gibt es hierbei erhebliche regionale Unterschiede innerhalb des ZNS.

Tabelle 1. Einfluß von Steroiden und anderen Substanzen auf den dämpfenden Effekt der GABA

Estradiol	kein Effekt
Progesteron	kein Effekt
$3\alpha,5\alpha$-Pregnanolon	Verstärkung
$3\alpha,5\beta$-Pregnanolon	Verstärkung
Pregnenolon	Abschwächung
Pregnenolonsulfat	Abschwächung
DHEA-Sulfat	Abschwächung
Synthetische Gestagene	kein Effekt
Testosteron	kein Effekt
Androsteron	Verstärkung
Androstandiol	Verstärkung
$3\alpha,5\alpha$-Tetrahydrodeoxycorticosteron (THDOC)	Verstärkung
Benzodiazepin	Verstärkung
Pentobarbital	Verstärkung
Ethanol	Verstärkung

Der exzitatorische Effekt des Estradiols kann auf verschiedene Weise zustande kommen: Estradiol erhöht die Freisetzung und die Rezeptorbindung der Glutaminsäure, hemmt deren Abbau und vermindert dadurch auch die Bildung der inhibitorisch wirkenden Gamma-Aminobuttersäure (GABA) aus Glutaminsäure. Es verstärkt den Abbau der GABA, verringert dessen dämpfende Wirkung am Rezeptor und supprimiert dadurch die Hyperpolarisation.

Im Gegensatz zu Estradiol-17β hat Estradiol-17α keinen Einfluß auf die exzitatorische Wirkung der Glutaminsäure und ist auch nicht in der Lage, Östrogenwirkungen über genomische Interaktionen zu induzieren.

Progesteron und synthetische Gestagene. Die dämpfende Wirkung des Progesterons auf das ZNS verläuft im wesentlichen über die Bindung seiner Ring A-reduzierten Metaboliten ($3\alpha,5\alpha$- und $3\alpha,5\beta$-Pregnanolon) an die $GABA_A$-Rezeptoren auf der neuronalen Membran (Tabelle 1). Dadurch wird die Bindung der GABA, des wichtigsten inhibitorischen Neurotransmitters im ZNS, verstärkt und die Öffnung des Chlorid-Ionen-Kanals verlängert. Der verstärkte Influx der Chloridionen führt zu einer leichten Erhöhung des Membranpotentials (Hyperpolarisation), die der Wirkung depolarisierender Stimuli entgegengerichtet ist. Insgesamt wird dadurch die Erregung des Neurons erschwert. Auf diese Weise verstärken die Pregnanolone nicht nur den Effekt der GABA, sondern auch die Wirksamkeit sedierender, anxiolytischer und antikonvulsiver Medikamente.

Progesteron selbst kann die Wirkung exzitatorischer Aminosäuren (wie z. B. Glutaminsäure) auf die neuronale Aktivität abschwächen, ohne daß eine vorherige Metabolisierung zu Pregnanolon erforderlich ist. Möglicherweise trifft dies auch für einige synthetische Gestagene zu.

Darüber hinaus können Progesteron und seine Metaboliten sowie andere Gestagene über die Modulation zahlreicher anderer rezeptorabhängiger und nicht-rezeptorabhängiger Ionophoren das elektrische Potential der Neuronen beeinflussen [9].

Während Progesteron und vermutlich auch die synthetischen Gestagene keinen Einfluß auf die GABA$_A$-Rezeptoren haben, können sie nach Bindung an die nukleären Progesteronrezeptoren über die klassischen genomischen Mechanismen auch im ZNS wirksam werden. Umgekehrt haben die Progesteronmetaboliten (Pregnanolon, Pregnenolon), die die neuronale Aktivität durch rasche Interaktionen mit membranständigen Strukturen beeinflussen, keine Affinität zu den klassischen Progesteronrezeptoren im Zellkern. Inwieweit Metaboliten der synthetischen Gestagene neuronale Transmittersysteme beeinflussen, ist nicht geklärt.

Testosteron. Androgene und Anabolika verändern das EEG in ähnlicher Weise wie trizyklische Antidepressiva. In bestimmten Bereichen des ZNS erhöht Testosteron sehr rasch die elektrische Aktivität der Neuronen, während die 3-Hydroxy-Ring-A-reduzierten Metaboliten Androsteron und Androstandiol dämpfend wirken [1]. Dieser Effekt verläuft in Analogie zum Pregnanolon über eine Erhöhung der Bindungsaffinität der GABA zum GABA$_A$-Rezeptor.

GABA$_A$-Rezeptor. Der GABA$_A$-Rezeptor besteht aus 5 variablen Untereinheiten, deren Zusammensetzung in den verschiedenen Bereichen des ZNS sehr heterogen ist. Dementsprechend variiert innerhalb des ZNS auch die Affinität des GABA$_A$-Rezeptors zu den verschiedenen Liganden und damit deren dämpfende Wirkung.

Die Wirkung der Progesteronmetaboliten, der Benzodiazepine, Barbiturate and einiger anderer Substanzen beruht auf ihrer Interaktion mit dem GABA-Rezeptor. Dabei konkurrieren sie nicht mit der GABA um die Bindung an deren spezifische GABA-Bindungsstelle, sondern sie binden an andere Untereinheiten des Rezeptors und verursachen eine allosterische Konformationsänderung des GABA$_A$-Rezeptors [8].

Die eigentlichen Sexualsteroide Progesteron, Estradiol und Testosteron haben keinen Einfluß auf die Bindung der GABA (Tab. 1). Dagegen schwächen andere Steroide wie das Pregnenolon, DHEA-S und vor allem Pregnenolonsulfat am GABA$_A$-Rezeptor in nicht-kompetitiver Weise die GABA-Wirkung und wirken dadurch exzitatorisch bzw. prokonvulsiv [8]. Interessant ist, daß aus diesen beiden GABA-Antagonisten in den Neuronen die GABA-Agonisten Pregnanolon und Androsteron gebildet werden können (Tab. 1). Pregnenolon verringert auch die dämpfende Wirkung des Glycins und den über das G-Protein verlaufenden Einstrom von Kalziumionen.

Wie Pregnanolon und Androsteron hat auch das 3α,5α-Tetrahydrodeoxycorticosteron (THDOC) eine über den GABA$_A$-Rezeptor vermittelte dämpfende Wirkung. Hinsichtlich ihrer Wirkung auf den GABA$_A$-Rezeptor sind die 3α,5α-reduzierten Steroide Pregnanolon, Androsteron und DHDOC 10mal so wirksam wie Benzodiazepin und 200mal wirksamer als Pentobarbital [1]. Es ist anzunehmen, daß die hohen Konzentrationen dieser Steroide, die man nach Streß und vor allem im letzten Trimester der Schwangerschaft findet, eine wichtige biologische Funktion haben. Übrigens verläuft die sedierende Wirkung des Ethanols ebenfalls über eine Verstärkung des GABA-Effekts am Rezeptor.

Funktion des Serotonins und anderer biogener Amine. Östrogene, Gestagene und Androgene modulieren nicht nur die Bildung, Freisetzung, Wiederaufnahme und Inaktivierung der Neurotransmitter (Serotonin, Acetylcholin, Dopamin, GABA, Adrenalin, Noradrenalin und Opioide), sondern auch die Zahl, Sensitivität und Funktion der prä- und postsynaptischen Neurotransmitter-Rezeptoren.

Es gibt starke Hinweise darauf, daß bei depressiven Patienten die serotoninergen Funktionen gestört sind. Offensichtlich können die depressiven Reaktionen sowohl durch einen Abfall der Serotoninkonzentration im ZNS als auch durch eine verminderte Sensitivität der Serotoninrezeptoren ausgelöst werden.

Östrogene haben eine günstige Wirkung auf die serotoninergen Funktionen, während Gestagene den Östrogeneffekt beeinträchtigen [4]. Dabei verstärken die Östrogene die Serotoninaktivität durch eine Zunahme der Bindungsaffinität und -kapazität der Serotoninrezeptoren, durch eine Steigerung der Serotoninsynthese aus Tryptophan, eine Hemmung des Abbaus des Serotonins durch die Monoaminoxidase (MAO) und die Catecholamin-o-methyltransferase (COMT) sowie eine Modulation der präsynaptischen Serotoninaufnahme. Dabei erfolgt die östrogenabhängige Hemmung der Serotoninaufnahme indirekt über eine Beteiligung von Imipraminrezeptoren. Die Imipraminrezeptoren sind bei depressiven Patienten vermindert, während die Therapie mit Östrogenen ihre Zahl und Bindungaffinität erhöht [3].

Man nimmt an, daß depressive Veränderungen im Klimakterium infolge eines Östrogenmangels über diesen Mechanismus zustande kommen. Da Östrogene die Aktivität der Monoaminoxidase (MAO) und damit den Abbau des Serotonins hemmen, führt ein Östrogenabfall bzw. -mangel zu einer Zunahme der MAO-Aktivität, so daß aufgrund des verstärkten Metabolismus der Serotoninspiegel abfällt [4]. Dementsprechend findet man bei ovarektomierten und postmenopausalen Frauen erniedrigte Serotonin-Serumspiegel. Unter einer Östrogensubstitution kommt es bei postmenopausalen Frauen zu einer starken Reduktion der MAO-Aktivität im Plasma, während die zusätzliche Gabe von Medroxyprogesteronacetat diesen Effekt zum Teil aufhebt [4].

Östrogene verstärken die Degradation der MAO, während Gestagene die Aktivität der MAO erhöhen. Dementsprechend ist die MAO-Aktivität in der Lutealphase höher als in der Follikelphase. Tierexperimentell wurde eine Stimulation der MAO-Aktivität durch Progesteron nachgewiesen, allerdings nur in Gegenwart von Östrogen. Anhand der Ergebnisse von Tierexperimenten werden ähnliche Vorgänge im ZNS vermutet, wofür auch die Therapieerfolge bei Depressionen mit MAO-Inhibitoren sprechen. Demnach dürfte es auch beim PMS zu einer Abnahme der serotoninergen Aktivität kommen.

Hinsichtlich einer Beteiligung der adrenergen, cholinergen und dopaminergen Systeme sind eindeutige Zuordnungen nicht möglich. Die Aktivität der biogenen Amine wird ebenfalls von Östrogenen und Gestagenen beeinflußt (z. B. über Aktivitätsveränderungen der MAO und COMT oder über Veränderungen der Rezeptorbindung), doch variieren die Effekte, die einen bi- oder triphasischen Verlauf nehmen können, zeit- und konzentrationsabhängig und unterscheiden sich in den verschiedenen Bereichen des ZNS.

Als Beispiel sei der stimulierende Effekt der Östrogene auf die Aktivität des Acetylcholins im limbischen System genannt, das für die autonomen Körperfunktionen, die Emotionen und das Gedächtnis von Bedeutung ist.

Darüber hinaus können hydroxylierte Metaboliten des Estradiols, die Katecholöstrogene, deren Konzentration z. B. im Hypothalamus weitaus höher ist als die des Estradiols, die Wirkungen des Noradrenalins imitieren.

β-Endorphin. Die Freisetzung der β-Endorphine, die präsynaptisch die Ausschüttung von Dopamin und Noradrenalin hemmen und dadurch dämpfend wirken, wird durch Östrogene und Gestagene gefördert. Dementsprechend findet man in der Lutealphase im ZNS eine hohe Opioidaktivität und ein vermindertes Angebot an Dopamin und Noradrenalin. Ein rascher Abfall des Estradiols und/oder Progesterons, wie z. B. prämenstruell, postpartal oder im Klimakterium, kann bei entsprechender Disposition zu einer reboundartigen Zunahme der Neurotransmitter und der Erregbarkeit bestimmter Bereiche im ZNS führen.

Ähnliche Veränderungen können sich auch im peripheren Nervensystem bemerkbar machen und u. a. im Klimakterium Parästhesien oder Änderungen des Tastsinnes verursachen. Hohe β-Endorphinspiegel während der Lutealphase können außerdem eine Dämpfung der Dünndarmaktivität verursachen.

Einfluß der Sexualsteroide auf Streßreaktionen und depressive Verstimmungen

Einerseits fördern Glukokortikoide – ähnlich wie Östrogene – die Aktivierung des serotoninergen Systems und haben eine anxiolytische und antidepressive Wirkung. Andererseits bewirken sie bei bestimmten Serotoninrezeptoren eine Gegenregulation sowie eine Verstärkung der dämpfenden Wirkung der GABA. Diese doppelte Funktion ist von besonderer Bedeutung für die Bewältigung von Streßsituationen und für ein Ausbalancieren von Erregungen. Das Auftreten von Depressionen könnte man als ein Versagen der normalen Adaptation bei Streß betrachten, das zu individuellen Überreaktionen führt. Da Estradiol und Progesteron sowohl das serotoninerge System als auch die Gegenregulation durch das GABA-System beeinflussen, können hormonale Veränderungen bei entsprechender Disposition depressive Verstimmungen, Angst, Reizbarkeit usw. auslösen.

Mechanismen. Streß hat einen wesentlichen Einfluß auf die Funktion der $GABA_A$-Rezeptoren. Normalerweise wird über die $GABA_A$-Rezeptoren des ZNS die CRF-Freisetzung gehemmt. Unter Streß wird diese Blockade aufgehoben, so daß CRF vermehrt ausgeschüttet und die Freisetzung von ACTH und β-Endorphin aus dem gemeinsamen Prähormon Proopiomelanocortin (POMC) stimuliert werden. Unter akutem Streß kommt es zunächst zu einem abrupten Abfall der GABA-Rezeptor-Bindung – vermutlich aufgrund einer durch einen Inhibitor ausgelösten „Downregulation" – sowie zu einer Glukokortikoid-induzierten Verstärkung der exzitatorischen Wirkung der Glutaminsäure, so daß die Erregbarkeit des ZNS gesteigert wird. Anschließend leiten die vermehrt freigesetzten Glukokortikoide eine Gegenregulation ein, um eine Überreaktion zu verhindern. Nach einer Streßsituation beobachtet man nämlich eine Zunahme der GABA-Rezeptor-Sensitivität und -Kapazität, d. h. einen dämpfenden Effekt. Dabei dürften die adrenalen Steroide THDOC und Pregnanolon, die unter dem Einfluß des angestiegenen ACTH vermehrt produziert werden, über ihren stimulierenden Effekt auf die GABA-Rezeptoren an der Wiederherstellung der Homöostase im ZNS am Ende einer Streßreaktion beteiligt sein (Tab. 1), [5].

Depressive Verstimmungen und Angst scheinen mit einer gewissen Ineffizienz der dämpfenden GABA-Funktion in Zusammenhang zu stehen. Man findet nämlich bei depressiven Patienten niedrige GABA-Konzentrationen in der zerebrospinalen Flüssigkeit. GABA-Agonisten sind bei Depressionen sehr effektiv, während GABA-Antagonisten einen ungünstigen Einfluß haben. Trizyklische Antidepressiva hemmen die GABA-Wiederaufnahme und verstärken die GABA-Freisetzung.

Es ist denkbar, daß sich eine gesteigerte neuronale Aktivität in Symptomen wie depressiven Verstimmungen oder Angst manifestiert. Ein Überwiegen exzitatorischer Steroide im ZNS kann zu einer emotionalen Instabilität führen, die auf Stimuli mit gesteigerter Sensitivität reagiert. Im Gegensatz dazu könnte ein Überwiegen inhibitorischer Steroide im ZNS zur psychischen Stabilität, Gelassenheit und Ausgeglichenheit beitragen.

Es ist nicht immer möglich, anhand der vorliegenden Erkenntnisse eine klare Aussage über die den depressiven Verstimmungen im Zyklus, nach der Geburt, im Klimakterium und bei der zusätzlichen Gestagengabe zugrunde liegenden Mechanismen zu treffen.

Relativ eindeutig scheint sich die Situation bei der postpartalen Depressionen darzustellen: Während der Schwangerschaft steigt der Progesteronspiegel auf das 10- bis 20fache der Werte in der Lutealphase an. Dementsprechend kommt es auch zu extrem hohen Konzentrationen der GABA-Agonisten Pregnanolon und THDOC. Der sedierende Effekt des Pregnanolons erklärt auch die häufig in der Schwangerschaft zu beobachtende Somnolenz. Der abrupte postpartale Abfall dieser Neurosteroide führt zu einem plötzlichen Wegfall der dämpfenden Komponente und damit zu einer gesteigerten neuronalen Aktivität, die sich bei disponierten Frauen in depressiven Verstimmungen äußert.

Beim prämenstruellen Syndrom könnte dagegen der Progesteronanstieg während der Lutealphase den günstigen Effekt des Estradiols auf das serotoninerge System antagonisieren und dadurch die Stimmung beeinträchtigen. Verschlechtert sich die Symptomatik vor allem vor der Menstruation, so könnte auch der rasche Abfall der dämpfenden Progesteronmetaboliten sowie des östrogenabhängigen Serotonins kausal beteiligt sein.

Die depressiven Verstimmungen im Klimakterium sind mit einer Störung der serotoninergen Funktion infolge des Östrogenabfalls zu erklären, die durch eine Östrogensubstitution normalisiert werden kann. Eine zusätzliche Gestagengabe kann bei Vorliegen einer Disposition den Östrogeneffekt antagonisieren und die entsprechende Symptomatik auslösen.

Literatur

1. Brann DW, Hendry LB, Mahesh VB (1995) Emerging diversities in the mechanism of action of steroid hormones. J Steroid Biochem Molec Biol 52:113–133
2. Gregoire AJP, Kumar R, Everitt B, Henderson AF, Studd JWW (1996) Transdermal oestrogen for treatment of severe postnatal depression. Lancet 347:930–933
3. Halbreich U, Rojansky N, Palter S, Tworek H, Hissin P, Wang K (1995) Estrogen augments serotonic activity in postmenopausal women. Biol Psychiat 37:434–441

4. Klaiber EI, Kobayashi Y, Broverman DM, Hall F (1971) Plasma monoamine oxidase activity in regularly menstruating women and in amenorrheic women receiving cyclic treatment with estrogens and a progestin. J Clin Endocrinol Metab 33:630–638
5. Majewska MD (1992) Neurosteroids: endogenous bimodal modulators of the $GABA_A$ receptor. Mechanism of action and physiological significance. Progr Neurobiology 38: 379–395
6. McEwen BS (1992) Steroid hormones: Effect on brain development and function. Horm Res 37 (suppl 3):1–10
7. Sherwin BB (1991) The impact of different doses of estrogen and progestin on mood and sexual behavior in postmenopausal women. J Clin Endocrinol Metab 72:336–343
8. Sieghart W (1995) Structure and pharmacology of gamma-aminobutyric $acid_A$ receptor subtypes. Pharmacol Rev 47:181–234
9. Smith SS (1994) Female sex steroid hormones: from receptors to networks to performance – actions on the sensorimotor system. Progr Neurobiology 44:55–86
10. Watson NR, Studd JWW, Garnett T et al. (1989) A randomised placebo-controlled study of transdermal oestrogen patches for the treatment of premenstrual syndrome. Lancet II:730—732

Neue Aspekte der transdermalen Östrogenersatztherapie – Forschung und Praxis (Moderation: A. E. Schindler)

A. E. Schindler

Einführung

Die Folgen einer erlöschenden ovariellen Hormonproduktion berühren nicht nur das Fachgebiet des Gynäkologen. Umgekehrt steht dem Frauenarzt mit der Hormonersatztherapie (HRT) eine Behandlung zur Verfügung, die ihn zu einer interdisziplinären Arbeit im weitesten Sinne des Wortes herausfordert. Durch den gezielten Einsatz von Hormonen lassen sich zahlreiche Erkrankungen der Postmenopause wirksam behandeln, bei rechtzeitiger und vor allem ausreichend langer Gabe mitunter sogar vermeiden. Zu den weit gefächerten Indikationen zählen etwa eine urogenitale Atrophie mit allen Folgeproblemen, psychovegetative Verstimmungen und klimakterische Hitzewallungen, die Osteoporose oder auch initiale Stadien von Gelenk- und Muskelbeschwerden, die jedoch sorgfältig von polyarthritischen Erkrankungen abgegrenzt werden müssen. Nicht selten lassen sich durch eine HRT nichtsteroidale Antirheumatika (NSAR) einsparen, berichtete Prof. E.-G. Loch.

Hormonersatztherapie (E.-G. Loch)

Die transdermale Östrogenapplikation hat sich nicht nur im Hinblick auf die Patientencompliance als wichtige Alternative zur oralen Applikation in den Vordergrund geschoben. Bei zahlreichen Konstellationen erscheint sie der oralen Gabe sogar überlegen. Dies trifft bei mit Resorptionsstörungen einhergehenden Magen-Darm-Erkrankungen genauso zu wie bei Patientinnen mit Lebererkrankungen, mit Hypertriglyzeridämie oder bei starken Raucherinnen.

Der differenzierte Einsatz von Hormonen ermöglicht inzwischen auch die Behandlung solcher Krankheitsbilder, die bislang als Kontraindikation für eine HRT galten. So können Patientinnen aus Risikogruppen wie Diabetikerinnen, Patientinnen nach Herzinfarkt, Apoplex oder Thrombose durchaus einer transdermalen HRT unterzogen werden. Dabei sollten die niedrigst möglichen Hormondosierungen gewählt und andere betreuende Fachärzte in die Therapieplanung einbezogen werden.

Den engen Zusammenhang zwischen hormonellem Status und Erkrankungen des kardiovaskulären Systems signalisiert schon der sprunghafte Anstieg der Myokardinfarktrate bei postmenopausalen Frauen. Um so unverständlicher ist es, daß entsprechende Symptome wie Hypertonie oder Tachykardien bei postmenopausalen Frauen vielfach nur eine rein symptomatische Behandlung, nicht aber eine HRT nach sich ziehen, sagte Prof. Loch. Zu den günstigen Effekten einer Östrogensubstitution auf das kardiovaskuläre System zählen eine HDL-steigernde und LDL-senkende Wirkung. Dieser Effekt ist bei der oralen Therapie ausgeprägter als bei der parenteralen Gabe. Demgegenüber vermeidet die parenterale HRT einen Anstieg der Triglyceride. Dies prädestiniert Patientinnen mit Hypertriglyceridämie für die Therapie mit Matrixpflastern.

HRT und das Herz-Kreislauf-System: Wirkmechanismen und Einsatzmöglichkeiten (U. Winkler)

Nach den derzeitigen Zulassungsbestimmungen ist eine HRT nur zur Primär-Prophylaxe von Erkrankungen des Herz-Kreislauf-Systems zugelassen. Akute und sogar vorausgegangene, aber abgeheilte thromboembolische Erkrankungen gelten indes als absolute Kontraindikationen für die Anwendung von Östrogenen und Östrogen-Gestagen-Kombinationen. Diese Zulassungsbeschränkung beruht auf einem Analogie-Schluß, der die Gefahren einer kontrazeptiven Therapie mit synthetischen Östrogenen mit denen der Substitutionsbehandlung mit natürlichen Östrogenen gleichsetzt. Mit entsprechenden Studien läßt sich ein solcher Schluß indes nicht rechtfertigen, stellte Dr. Ulrich Winkler klar. Sind unter prämenopausalen Patientinnen mit kardiovaskulären Erkrankungen Pillenanwenderinnen deutlich überrepräsentiert, ist dies bei Frauen unter HRT keineswegs der Fall. Im Hinblick auf das Myokardinfarktrisiko ist im Gegenteil ein echter Primär-Prophylaxe-Effekt nachweisbar.

Der offensichtlichen Diskrepanz hinsichtlich der Gefahren synthetischer und natürlicher Östrogene steht eine große Ähnlichkeit der Stoffwechselwirkungen dieser Substanzen gegenüber. Sowohl synthetische wie natürliche Östrogene fördern die hepatische LDL-Clearence und beeinflussen den atherogenen Index in kardioprotektiver Richtung. Beide Substanzgruppen senken den arteriellen Gefäßtonus und verbessern die Durchblutung in Gefäßarealen mit hoher Rezeptordichte. Hinsichtlich der Gerinnungsaktivierung läßt sich jedoch ein Unterschied von grundsätzlicher Bedeutung erkennen, welcher das völlig unterschiedliche Risikopotential erklären kann.

Während selbst niedrig dosierte synthetische Östrogene die basale Gerinnungsaktivität erhöhen, ist dies für die HRT nur ausnahmsweise beobachtet worden. Tatsächlich wurde nur bei unphysiologisch hohen Dosen (>2,5 mg 17-β Estradiol/Tag) im Rahmen einer Sekundärpräventionsstudie nach Myokardinfarkt eine Thromboseneigung beschrieben und nur bei einer hoch dosierten oralen Therapie wurde eine gesteigerte basale Thrombingeneration beobachtet. Vieles spricht dafür, daß es hinsichtlich der Gerinnungsaktivierung durch Östrogene eine Dosis-Wirkungs-Relation gibt und die klinisch unstrittig günstigen Effekte der HRT am Herzen eine Folge der in diesen Dosen zu vernachlässigenden thrombogenen Effekte der natürlichen Östrogene sind.

Die deutlich geringere Gerinnungsaktivierung bei HRT gegenüber einer in etwa mit den Effekten der Pille vergleichbaren Stimulation der Fibrinolyse dürfte auch für die günstige klinische Bilanz am venösen Gefäßschenkel verantwortlich sein. Allerdings sollte nicht vergessen werden, daß auch eine geringfügige basale Gerinnungsaktivierung bei prädisponierten Patientinnen thrombogen wirken kann. Klinische Erfahrungen zur Verträglichkeit der HRT bei thrombophilen Patientinnen sind außerordentlich spärlich und erlauben keinesfalls, Thromboserisiken in Hochrisikogruppen im Zusammenhang mit der HRT als Hirngespinste abzutun. Vielmehr ist es ratsam, schon aus forensischen Gründen eine Abwägung dieser Risiken mit dem zu erwartenden Nutzen durchzuführen und zu dokumentieren.

In einer derartigen Abwägung werden die vasodilatativen östrogenen Wirkungen in der Gruppe der Patientinnen nach Schlaganfall sowie mit einer Angina pectoris ein gewichtiges Argument darstellen. Besonders stark sind die Argumente für die HRT bei Myokardinfarktpatientinnen mit ausgeprägter Koronarsklerose, denn für diese Gruppe zeigen retrospektive Daten einen beträchtlichen Überlebensgewinn, wenn eine Östrogensubstitution durchgeführt wurde. Orale und transdermale Applikation unterscheiden sich hinsichtlich ihrer diesbezüglichen Wirksamkeit offenbar nicht.

Bei der Abwägung zwischen oraler und transdermaler Therapie sollte nicht nur beachtet werden, daß die LDL-Spiegel unter einer oralen Therapie stärker gesenkt werden als unter transdermaler Gabe. Denn dieser erwünschte Effekt wird mit einer Triglyzeridzunahme erkauft, die bei transdermaler Therapie wesentlich günstiger ausfällt. Dies gilt insbesondere dann, wenn man die zentrale Rolle der Triglyzeride für das Syndrom X – Hypertonus, Insulinresistenz und Hypertriglyzeridämie als Marker eines deutlich erhöhten Herztodrisikos – im Auge behält.

Ein zentrales therapeutisches Problem resultiert aus einer vielfach unbefriedigenden Compliance. Wenn heute die HRT in mehr als 50 Prozent der Fälle bereits nach Monaten abgebrochen wird, kann das Therapieziel der Prophylaxe nicht erreicht werden. Es ist zu hoffen, daß die Erweiterung des therapeutischen Angebotes vor allem durch transdermale Systeme einen Durchbruch bei dem Bemühen um eine längere Anwendung bringt.

Estradiolwirkungen am Gefäßsystem – Studienergebnisse mit einem transdermalen Matrixsystem (H. Haller)

Unterschätzt wurde bislang womöglich die vasodilatierende Wirkung der Östrogene, die sich etwa dopplersonographisch nachweisen läßt. Bei der Entstehung der Atherosklerose hat das Gefäßendothel eine entscheidende Bedeutung. Störungen dieser Zellen im Gefäßsystem, insbesondere eine Verminderung ihrer vasodilatatorischen Funktion, sind erste Anzeichen der chronischen Gefäßerkrankung, erklärte

Prof. H. Haller. Es wurde postuliert, daß die Atherosklerose bei postmenopausalen Frauen mit einer gestörten Endothelzellfunktion und einer verminderten endothelabhängigen Vasodilatation einhergeht. Der Mangel an Östrogenen wird für diese Endothelzelldysfunktion angeschuldigt. Die Berliner Arbeitsgruppe um Prof. Haller hat deshalb die Hypothese geprüft, ob die Substitution mit transdermalem 17-β Estradiol die endotheliale Dysfunktion bei postmenopausalen Frauen verbessern kann. Geprüft wurde auch, inwieweit die gleichzeitige Gestagensubstitution die Östrogenwirkung beeinflußt.

Es wurden 37 gesunde postmenopausale Frauen (Alter = 57,1; BMI = 24,2) randomisiert und in doppelblindem Studiendesign untersucht. Ausschlußkriterien waren Gefäßrisikofaktoren (Nikotinabusus, Hyperlipidämie, arterielle Hypertonie) und andere schwere Vorerkrankungen. Die Untersuchungen wurden mit dem Hochpräzisionsangiometer Nius 02 an der rechten A. radialis vorgenommen. Nius 02 ist ein Ultraschallsystem, das den Durchmesser und die Wandstärken peripherer Arterien kontinuierlich über längere Zeit messen und simultan aufzeichnen kann. Damit lassen sich die Gefäßwandeigenschaften im Bereich der Radialarterie mit hoher Präzision darstellen. Die simultane Messung des arteriellen Blutdrucks mit einem Photoplethysmographen ermöglicht die Berechnung der elastischen Eigenschaften der arteriellen Gefäße. Die Endothelfunktion wurde als endothelabhängige Vasodilatation nach einer Ischämie von drei Minuten gemessen. Als endothelunabhängige Vasodilatation wurde die Durchmesseränderung nach Gabe von Nitroglyzerin (0,4 mg Glyceroltrinitrat) sublingual registriert.

17-β Estradiol (E_2 wurde transdermal über 2 Zyklen zu 28 Tagen in einer Dosierung von 50 µg E_2/Tag verabreicht (Menorest®, 2 Pflaster pro Woche). Zusätzlich wurde in der zweiten Zyklushälfte für jeweils 14 Tage Norethisteronacetat (NETA, 1 mg/Tag) oral gegeben. Weitere Behandlungsgruppen erhielten das Estradiolmatrixpflaster zusammen mit einem Placebogestagen beziehungsweise ein Placebomatrixpflaster mit Placebogestagen. Vor und nach der Behandlung wurde eine gynäkologische Untersuchung mit transvaginaler Sonographie zur Beurteilung des Endometriums durchgeführt.

Bei den untersuchten Frauen war die ischämieinduzierte, endothelabhängige Vasodilatation signifikant niedriger als die nitratinduzierte, endothelunabhängige Vasodilatation. Eine vierwöchige transdermale Behandlung mit 17-β Estradiol ergab im Vergleich zu Placebo eine Verbesserung der endothelabhängigen Vasodilatation. Die zusätzliche orale Gabe von NETA beeinflußte die östrogeninduzierte Verbesserung der endothelabhängigen Vasodilatation nicht negativ. Die endothelunabhängige Vasodilatation wurde im Gegensatz dazu durch die Gabe von Östrogen und Östrogen/Gestagen nicht beeinflußt.

Diese Ergebnisse unterstützen die Hypothese, daß die Wirkung von 17-β Estradiol auf die Endothelzellfunktion ein wichtiger Faktor bei der Prävention chronischer Gefäßerkrankungen von postmenopausalen Frauen sein könnte und eine HRT die Endothelfunktion verbessern kann. Dabei spielt der Applikationsweg des Östrogens offensichtlich keine Rolle, so daß eine transdermale Applikation von 17-β Estradiol gleichermaßen wirksam ist.

Bedeutung der transdermalen Östrogensubstitution für Prävention und Therapie der postmenopausalen Osteoporose (M. Dören)

Zu den besonders folgenschweren Erkrankungen nach der Menopause zählt die Osteoporose. Allein in der Bundesrepublik sind sechs Millionen Menschen betroffen, 80 Prozent davon sind Frauen. Etwa jede vierte Frau jenseits des 50. Lebensjahres erkrankt an einer Osteoporose, informierte Dr. Martina Dören über epidemiologische Basisdaten. Der finanzielle Aufwand für medizinische Maßnahmen einschließlich Rehamaßnahmen und Pflegekosten beläuft sich hierzulande auf etwa 3 Milliarden DM pro Jahr.

Die Inzidenz für Schenkelhalsfrakturen, Wirbel- und Unterarmbrüche kann bei langfristiger Anwendung von Östrogenen um etwa 50 Prozent vermindert werden. Die Effizienz der Osteoporoseprophylaxe zur Erhaltung der zum Zeitpunkt der Menopause bestehenden Knochenmasse ist durch umfangreiche klinische und epidemiologische Daten gut belegt. Die Tatsache, daß eine Intervention vor dem Frakturereignis am erfolgreichsten ist, liefert die Begründung für eine prophylaktische Östrogensubstitution. Diese macht auch bei fehlenden klimakterischen Symptomen Sinn.

Die gleichwertigen Möglichkeiten der Osteoporoseprophylaxe durch orale und transdermale Anwendung von Estradiol, Estradiolvalerat oder konjugierte Östrogene sind an das Erreichen bestimmter Schwellendosen gebunden. Dabei werden Serumkonzentrationen von 150–180 pmol/l (40–50 pg/ml) Estradiol angestrebt. Östrogene normalisieren einen erhöhten Knochenumsatz, senken die Osteoklastenaktivität, steigern die Calcitoninfreisetzung, modulieren die Parathormonwirkung und steigern die intestinale Kalziumabsorption.

In einer Dosisfindungsstudie wurde gezeigt, daß 50 µg Estradiol transdermal verglichen mit 25 und 100 Mikrogramm zur Erhaltung der Knochenmasse ausreichen. Randomisierte Studien über ein bis drei Jahre bei früh postmenopausalen Frauen zeigten im Vergleich mit konjugierten Östrogenen in einer täglichen Dosierung von 0,625 mg in Kombination mit Norgestrel 0,15 mg sequentiell, daß Reservoirpflaster mit täglicher Abgabe von 50 Mikrogramm Estradiol in Kombination mit 10 mg Medroxyprogesteronacetat oder 25 µg Norethisteronacetat transdermal sequentiell die Knochendichten im Bereich des Unterarms und der Lendenwirbelsäule um maximal 5 Prozent anheben – dies bei zumindest gleichbleibender Knochendichte im Bereich des Schenkelhalses. Möglicherweise reicht die tägliche Dosis von 50 µg Estradiol transdermal und 5 mg Medroxyprogesteronacetat sequentiell für eine effektive Prophylaxe bei jüngeren Frauen nicht ganz aus. Darauf jedenfalls lassen durchschnittliche Knochenverluste innerhalb des ersten Jahres in einer Größenordnung von etwa sieben Prozent schließen, wie sie bei Frauen nach bilateraler Ovarektomie im Bereich der Lendenwirbelkörper gemessen wurden. Innerhalb der anschließenden 18 Monate stabilisierte sich die Knochendichte auf gleichem Niveau.

Bei manifester Osteoporose bewirkt die höhere Dosis von 100 µg Estradiol transdermal in Kombination mit 10 mg Medroxyprogesteronacetat sequentiell einen Anstieg der Dichte der Lendenwirbelsäule um 5 Prozent. Im Bereich des Trochanters konnte nach einjähriger Therapie ein Knochenzuwachs von 8 Prozent gemessen werden. Matrixpflaster mit Estradiol haben ein den Reservoirpflastern vergleichbares Potential, Knochendichten bei früh postmenopausalen Frauen zu erhalten. Insgesamt ist der Einsatz von transdermalem Estradiol zur Prävention der Osteoporose sowie als therapeutische Option bei manifester Osteoporose gerechtfertigt.

Neue pharmakokinetische Ergebnisse eines Matrixpflasters zur Hormonersatztherapie (U. Rohr et al.)

Für die zunehmende Bedeutung einer HRT mit transdermalen Systemen gibt es vor allem zwei Gründe:

- Bei der transdermalen Applikation von E_2 reichen wesentlich niedrigere Tagesdosen aus, weil der „First-pass-Effekt", der bei der oralen Therapie bis zu 95 Prozent betragen kann, vermieden wird.
- Die transdermale Applikation verbessert die Compliance. So ist es einfacher, alle vier Tage ein Pflaster zu applizieren, als jeden Tag eine Tablette zu nehmen.

Im Rahmen einer klinischen Studie aus der Frankfurter Arbeitsgruppe um U. Rohr, A. M. Ehrly und H. Kuhl wurden drei verschiedene Dosierungen des Prüfpräparates Menorest® (37,5, 50 und 75 µg E_2 pro Tag) im Cross-over-Design von 24 postmenopausalen Probandinnen über 96 Stunden (4 Tage) getragen. Entsprechend der Dosierung unterschieden sich die Pflaster in der Größe der Klebefläche (11,0, 14,5 und 22 cm^2), waren aber sonst in ihrem Aufbau identisch. Zwischen den Pflasterapplikationen wurde eine Auswaschphase von sieben Tagen eingehalten. Die E_2-Blutspiegel wurden über den Applikationszeitraum regelmäßig gemessen. Das Vergleichspräparat Evorel® wurde in der vom Hersteller angegebenen Dosierung von 50 µg E_2 pro Tag geprüft.

Über einen Zeitraum von 96 Stunden konnten plateauähnliche E_2-Blutspiegel für alle Dosierungen des Prüfpräparates nachgewiesen werden (Abb. 1). Die maximalen E_2-Blutspiegel (c_{max}) waren für das Prüfpräparat in der Dosierung 37,5: 44 ± 12, in der Dosierung 50:57 ± 18 und in der Dosierung 75:92 ± 44 pg/ml Plasma und korrelierten linear mit den Dosisstärken (r = 0,99). Außerdem konnte eine lineare Korrelation zwischen den Dosisstärken und der AUC_{0-96} (r = 0,99) errechnet werden. Das Vergleichspräparat führte zu einem maximalen E_2-Blutspiegel von 50 ± 17 pg/ml nach ca. 10 Stunden Pflasterapplikation, danach nahmen die Plasmaspiegel kontinuierlich ab. Die systemische Verfügbarkeit des Vergleichspräparates mit einer nominellen Freisetzungsrate von 50 µg E_2/Tag war mit der des Prüfpräparates in der niedrigeren Dosierung von 37,5 Mikrogramm vergleichbar (Evorel® 50 AUC_{0-96}: 3038±1189 pg/ml×Stunde; Menorest® 37,5 AUC_{0-96}: 3268±1217 pg/ml×Stunde).

In einer zweiten Studie wurde das Prüfpräparat Menorest® in einer Dosierung von 50 µg E_2 bei 14 postmenopausalen Probandinnen geprüft. Dabei wurde das Pflaster zunächst über 4, dann über drei und wieder über 4 Tage getragen. Während der dritten Trageperiode wurden die E_2-Spiegel bestimmt. Dabei zeigte sich, daß es während des Pflasterwechsels zu keinem therapeutisch relevanten Abfall des E_2-Spiegels kommt. Außerdem sind die E_2-Blutspiegel ca. 10 Stunden nach der Ap-

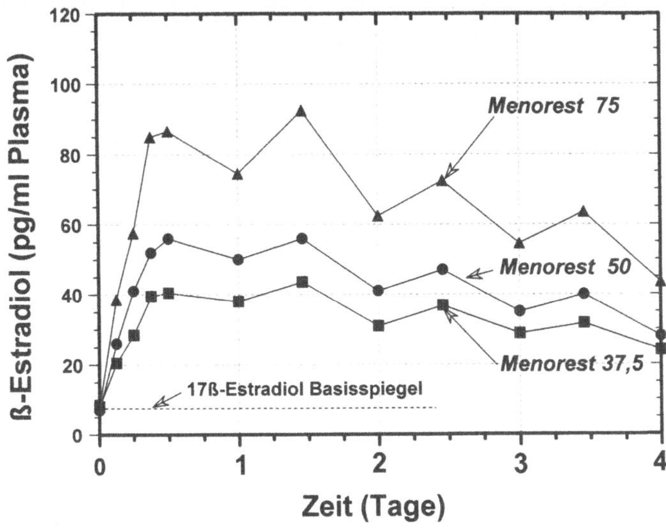

Fig. 1

plikation bei erstmaliger oder mehrmaliger Applikation etwa gleich hoch, so daß auch bei längerer Anwendung des Präparates keine Kumulation von E_2 im Plasma auftreten kann. Die Plasmaspiegel und die Bioverfügbarkeit von E_2 entsprachen in dieser Studie den Ergebnissen von Studie 1.

Insgesamt führt die Applikation des Östrogen-Matrixpflasters Menorest® über mindestens 96 Stunden zu reproduzierbaren und therapeutisch relevanten E_2-Blutspiegeln, die proportional zu den angegebenen Dosierungen sind. Unterschiedliche Pflastergrößen ermöglichen eine patientengerechte Substitution mit E_2. Bei der Applikation unterschiedlicher Matrixpflaster zeigten sich trotz gleicher deklarierter transdermaler E_2-Fluxraten statistisch relevante Unterschiede in den Mittelwerten der erzielten E_2-Blutspiegel. So entsprechen die Blutspiegel unter der Applikation des Matrixpflasters Evorel® 50 mit einer nominellen Freisetzungsrate von 50 Mikrogramm eher jenen Konzentrationen, wie sie unter der Behandlung mit Menorest® 37,5 erzielt werden.

Individualität auch in der Kontrazeption – von Pille bis IUP (Vorsitz: M. Breckwoldt)

M. Breckwoldt

Einführung

Orale Kontrazeptiva sind seit mehr als 35 Jahren auf dem Arzneimittelmarkt und werden allein in Deutschland von mehr als 50 % der Frauen im fortpflanzungsfähigen Alter zur Kontrazeption eingesetzt. Wenngleich eine Vielzahl klinischer Studien und epidemiologischer Analysen das Nutzen-Risiko-Verhältnis mit weit überwiegendem Nutzen bewerten, ist die Diskussion um diese Form der Kontrazeption noch nicht beendet. Gerade in jüngster Zeit ist aufgrund epidemiologischer Fallkontrollstudien die Diskussion erneut belebt worden. In vier unabhängig voneinander durchgeführten Fallkontrollstudien erwiesen sich die oralen Kontrazeptiva mit den Gestagenen Desogestrel, Gestoden und Norgestimat hinsichtlich ihres Risikos thromboembolischer Komplikationen etwa zweimal höher als levonorgestrelhaltige OCs. Levonorgestrel ist das klassische Gestagen der zweiten Generation. Diese Befunde führten in Großbritannien und auch in Deutschland zu entsprechenden Warnhinweisen seitens der Gesundheitsbehörden und zur Beunruhigung der Ärzteschaft und insbesondere der Anwenderinnen. Diese Beunruhigung wurde vor allen Dingen durch Veröffentlichungen in der Laienpresse und den Medien geschürt. Dabei wurde immer wieder ausser achtgelassen, daß es sich hier um epidemiologische Daten handelte mit der Erhebung von relativen Risiken. Bei der Betrachtung der absoluten Risiken relativiert sich das absolute Risiko von den Pillen der dritten Generation erheblich. Wenn diese epidemiologischen Befunde zutreffend sind, würde dies bedeuten, daß unter 1 Million Anwenderinnen ein zusätzlicher Todesfall an den Folgen einer Thromboembolie zu beklagen wäre.

Interessant ist nun der epidemiologische Befund hinsichtlich der Myokardinfarktrate. Unter Einnahme der Pillen der zweiten Generation schneiden die oralen Kontrazeptiva der dritten Generation mit einem relativen Risiko von 0,3 deutlich besser ab und könnten sogar einen Schutz vor Herzinfarkt suggerieren. Das Bundesinstitut für Arzneimittel und Medizinprodukte in Berlin hat in seiner Interpretation dieser Befunde die Empfehlung ausgesprochen, Frauen über 30 Jahren diese hormonalen Kontrazeptiva zu verordnen. Der verschreibende Arzt sieht sich eher einem Dilemma ausgesetzt, wenn er epidemiologische Daten direkt auf den klinischen Alltag und damit auf seine Verschreibungsgewohnheiten anwenden möchte. Bei all diesen Befunden ist zu bedenken, daß die Zahl der exponierten Fälle in allen Studien so klein war, daß eine klinische Relevanz zumindest in Frage gestellt werden darf. Dennoch sollten uns diese Befunde erneut darauf aufmerksam machen, daß orale Kontrazeptiva auch mit noch so geringer Dosierung als wirksame Pharmaka aufzufassen sind mit einem spezifischen Wirkungs- und Nebenwirkungsprofil. Zu den Wirkungen gehört unstrittig diese zuverlässige Kontrazeption, die die Frau in die Lage versetzt, ihr Fortpflanzungsverhalten ihren Wünschen und Möglichkeiten entsprechend anzupassen.

Unter den Nebenwirkungen, die mit der Einnahme der Pille verbunden sind, ist zwischen erwünschten und unerwünschten Nebeneffekten zu unterscheiden. Zu den gesicherten wünschenswerten Nebenwirkungen gehören die Reduktion des Endometriumkarzinomrisikos und die des Ovarialkarzinomrisikos. Zudem lassen sich orale Kontrazeptiva therapeutisch zur Behandlung von dysfunktionellen Blutungen einsetzen. Die primäre Dysmenorrhoe wird eindrucksvoll gebessert. Androgenisierungserscheinungen wie Akne, Seborrhö und Hirsutismus lassen sich insbesondere bei Anwendung antiandrogenwirksamer Gestagene deutlich bessern. Eine ungünstige Beeinflussung des Lipoproteinprofils oder des Glukosestoffwechsels sind bei den modernen, niedrig dosierten Ovulationshemmern weitgehend ausgeschlossen.

Die Pille verhindert nicht nur die unerwünschte Schwangerschaft mit hoher Effektivität. Sie verhindert auch alle mit der Schwangerschaft verbundenen gesundheitlichen Risiken und könnte zudem dazu beitragen, die Zahl der Schwangerschaftsabbrüche „ohne Indikation" zu reduzieren.

Die Geschichte der Pille ist in vielen wissenschaftlichen und populär-wissenschaftlichen Büchern und Denkschriften dargestellt worden. Aber es gibt wohl keinen geeigneteren Zeugen von der chemischen Geburt der Pille als Carl Djerassi von der Stanford University, der unmittelbar an der Synthese oral wirksamer Gestagene beteiligt war. Immer wieder wird Gregory Pinkus als der Vater der Pille gerühmt. Aber wo ein Vater ist, da muß auch eine Mutter sein. Diese Rolle kann man mit Recht den Chemikern zuschreiben, die an der Synthese oral wirksamer Estrogene und Gestagene aktiv beteiligt waren. Ohne die Verfügbarkeit dieser Substanzen wären die experimentelle Befunde und klinische Studien naturgemäß nicht möglich.

Seit ihrer Geburt haben die hormonalen Kontrazeptiva in den vergangenen 35 Jahren alle Höhen und Tiefen durchlaufen, die einem Arzneimittel begegnen können, immer wieder begleitet von kritischen Kommentaren und Schlagzeilen mit Warnungen vor ihrer Anwendung in der Laienpresse und den öffentlichen Medien. Das Interesse an diesen Substanzen war zweifellos deshalb so groß, weil es sich hier erstens um ein pharmazeutisches Produkt handelte, mit dem es möglich war, Sexualität und Reproduktion zuverlässig voneinander zu trennen und zweitens, weil dieses Medikament meist von gesunden Anwenderinnen benutzt wurde, also als prophylaktisches Prinzip zu gelten hat.

Hormonale Kontrazeption – Eine Standortbestimmung (H. Kuhl)

H. Kuhl aus Frankfurt gab einen umfassenden Überblick über die Entwicklung der Pille und ihre heutige Stellung. Unter den reversiblen Verfahren zum Schutz vor ungewollten Schwangerschaften haben sich orale Kontrazeptiva und die Intrauterinpessare als äußerst wirksam und zuverlässig erwiesen. Barriere-Methoden und periodische Abstinenz dagegen sind relativ unsicher. Bei korrekter Durchführung sind jedoch auch diese Methoden als eine wirksame Empfängnisverhütung zu betrachten. Für die Wirksamkeit hormonaler Kontrazeptiva steht die Hemmung der Ovulation im Vordergrund, die im wesentlich auf der Gestagenkomponente beruht.

Gestagene wirken darüber hinaus direkt auf das Endometrium, die Tubenfunktion und die Zervix uteri. Bei Anwendung reiner Gestagenpräparate wie der Minipille oder Depotgestagen kommt es oft zu einem nicht akzeptablen Zyklusverhalten mit verstärkter, verlängerter und unregelmäßiger Blutung. In vielen Fällen stellt sich bei der Anwendung reiner Gestagene eine Amenorrhö ein, die ihrerseits zur Verunsicherung der Patientin beitragen kann. Durch die Kombination mit Ethinylestradiol läßt sich das Zyklusverhalten entscheidend verbessern. Auch bei der Einnahme von Kombinationspräparaten ist vor allen Dingen in den ersten Zyklen in unterschiedlicher Häufigkeit mit Zwischen- oder Durchbruchsblutungen zu rechnen, die sich bei längerfristiger Einnahme in aller Regel verlieren und zu einem stabilen Zyklus führen. Vermutlich sind diese Zwischenblutungen auf eine Hemmung der Endometriumsproliferation durch das Gestagen zurückzuführen. Im Laufe der Jahre wurde durch den Einsatz höher potenter Gestagene die Gestagendosis reduziert bzw. durch andere Gestagene ersetzt. Die Gestagendosis richtet sich nach der Ovulationshemmdosis, meist wird die doppelte Ovulationshemmdosis verwandt. Aufgrund der schon frühzeitig bekannt gewordenen unerwünschten Nebenwirkung wie der Thromboembolie wurde im Laufe der Jahre die Estrogendosis immer weiter gesenkt. Die modernen Ovulationshemmer enthalten eine Aethinylestradioldosis, die zwischen 20 und 40 µ Pille liegt.

Die heute gebräuchlichen OCs enthalten Estrogen und Gestagen in einer Konzentration, die frei ist von unerwünschten Effekten auf den Fett- und Glukosestoffwechsel. Auch die niedrig dosierten Ovulationshemmer zeigen pharmakodynamische Wirkungen auf die Leberfunktion, die sich beispielsweise in einem Anstieg des sexhormonbindenden Globulins (SHBG) manifestiert. Die Effekte hormonaler Kontrazeptiva auf plasmatische Gerinnungsfaktoren sind gering, können aber bei Frauen mit entsprechender Disposition zur intravasalen Gerinnung führen. Abschließend stellt H. Kuhl noch einmal die Nutzen-Risiko-Bilanz einer Behandlung mit Ovulationshemmer auf und kommt nach sorgfältiger Abwägung zu dem Ergebnis, daß die Vorteile die Nachteile bei weitem überwiegen. Wichtig ist allein die richtige Auswahl der für die einzelne Patientin am besten geeigneten Methode.

Kommentierung der laufenden Pillendiskussion (W. Brändle)

Die gegenwärtig laufende Pillendiskussion um die Gestagene der zweiten und dritten Generation wurde von W. Brändle, Hamburg umfassend kommentiert. Die entscheidenden Motive für die Weiterentwicklung hormonaler Kontrazeptiva waren vor allen Dingen die Sicherheitsaspekte mit dem Ziel der Reduktion von ernsten unerwünschten Nebenwirkungen, die mit der Einnahme oraler Kontrazeptiva vergesellschaftet waren wie die Myokardinfarkte, die Hypertonie, tiefe Beinvenenthrombose und die Lungenembolie. Bereits 10 Jahre nach Einführung der oralen Kontrazeptiva wurde ein Zusammenhang zwischen der Estrogendosis und den Effekten auf das hämostatische System vermutet (Ingmann et al. 1970). Dies führte zu der Dosisreduktion der Estrogene, so daß nur noch orale Kontrazeptiva mit 50 µ Ethinylestradiol oder weniger zugelassen wurden. Die absolute Inzidenz von thrombo-embolischen Komplikationen bezogen auf 10.000 Frauenjahre beträgt 4,1. Die absolute Inzidenz venöser Thromboembolie bei jungen Frauen, die keine oralen Kontrazeptiva einnehmen, betragen 2,3 pro 10.000 Frauen pro Jahr. Damit verdoppelt sich das Thromboembolierisiko durch die Pilleneinnahme, stellt aber absolut gesehen ein geringes Risiko dar, wenn man davon ausgeht, daß Schwangerschaft und Wochenbett mit einem deutlich höheren Risiko assoziiert sind. Obwohl unter der Einnahme hormonaler Kontrazeptiva einige Faktoren des plasmatischen Gerinnungssystems ansteigen und fibrinolytische Faktoren absinken, bleibt dennoch die hämostatische Balance erhalten. Thromboembolische Komplikationen unter oralen Kontrazeptiva werden nur dann beobachtet, wenn prädisponierende Faktoren vorliegen. Für die Erfassung prädisponierender Faktoren kann die sorgfältige Familienanamnese aufschlußreich sein.

In einer Studie der Universität Leyden, die das Risiko tiefer Beinvenenthrombosen im Zusammenhang mit der Faktor-V-Leyden-Mutation und dessen Auswirkung auf das Gerinnungssystem untersucht, wird die Bedeutung prädisponierender Faktoren besonders deutlich. Bei Vorliegen einer solchen Mutation steigt unter der Einnahme von Ovulationshemmern das thromboembolische Risiko gegenüber einer Kontrollgrupppe um das 50fache an. Auch wenn vier voneinander unabhängige epidemiologische Studien bei denen Pillen der 3. Generation ein 1,5fach erhöhtes relatives Risiko für die tiefe Beinvenenthrombose gegenüber den Pillen der 2. Generation finden, müssen diese Daten mit Zurückhaltung interpretiert werden. Obwohl die Unterschiede statistisch signifikant sind, ist die klinische Relevanz solcher Befunde äußerst fraglich. Zumindest kann nicht entschieden werden, daß der Gestagenanteil ursächlich für dieses unterschiedliche Risiko verantwortlich gemacht werden kann.

Erfahrungen mit einem neuen oralen Kontrazeptivum (U. Ernst)

Über klinische Erfahrungen mit einem neuen oralen Kontrazeptivum berichtete U. Ernst. Es handelt sich dabei um ein Präparat, das in seiner 1. Phase 40 μ Ethinylestradiol mit 25 μ Desogestrel enthält. Anschließend wird die Estrogendosis auf 30 μ reduziert und die Gestagendosis auf 125 μ erhöht. Dabei werden Daten zur Pharmakokinetik und Pharmakodynamik vorgelegt. Der Pearl-Index liegt nach Auswertung von 12.850 Zyklen bei 0,1. Die Zykluskontrolle wird als hervorragend bewertet. Die kontrazeptive Sicherheit unterscheidet sich nicht von anderen Ovulationshemmern. Das Nebenwirkungsprofil erscheint günstig. Androgenbedingte Hautveränderungen werden kosmetisch günstig beeinflußt.

Kontrazeption in den Wechseljahren (B. Runnebaum)

B. Runnebaum, Heidelberg, ging in seinen Ausführungen auf die Kontrazeption in der Prä- und Perimenopause ein. Dies umfaßt ungefähr die Altersgruppe von 40–52 Jahren. Mit Nachlassen der Ovarialfunktion, die sich in dysfunktionellen Blutungen äußern kann, kommt es zu einer Abnahme der Fertilität. Wiederholte Bestimmungen der Serumkonzentration von FSH, LH und Oestradiol können hilfreich sein bei der diagnostischen Abklärung dysfunktioneller Blutungen. Gerade in dieser Altersgruppe könnten sich orale Kontrazeptiva gut eignen, die Zykluskontrolle wieder herzustellen, da die endogene Ovarialfunktion unter der Einnahme oraler Kontrazeptiva weitgehend supprimiert ist. Allerdings ist in dieser Altersgruppe besonders auf Risikofaktoren hinzuweisen, die sich aus der Eigenanamnese und den Lebensgewohnheiten ergeben. Zu den besonderen Risikofaktoren gehören neben dem Rauchen die Hypertonie, das Übergewicht sowie Störungen im Lipidstoffwechsel, ferner Varikosis und Diabetes mellitus. Neben ihrer zyklusregulierenden Wirkung decken Ovulationshemmer ein mögliches Estrogendefizit vollständig ab und wirken osteoprotektiv. In weiteren Ausführungen wird auf die Vor- und Nachteile von Depotgestagenen und Hormonimplantaten eingegangen. Besonderer Wert ist bei der Beratung von praemenopausalen Patientinnen auf die Nutzen-Risiko-Abschätzung zu legen. Da unter Depotgestagenen häufig Zyklusirregularitäten auftreten, lassen sich orale Kontrazeptiva in diesen Fällen auch therapeutisch einsetzen.

Aktueller Stand der intrauterinen Kontrazeption (H. Wagner)

Abschließend stellte H .Wagner, Minden das Intrauterinpessar als Alternative zur hormonalen Kontrazeption vor. Nach einem historischen Rückblick auf die Entwicklung der Intrauterinpessare kommen heute nur noch sinnvollerweise Kupferionen abgebende oder gestagenhaltige IUP's zur Anwendung. Es wurde deutlich, daß nach heutiger Auffassung Intrauterinpessare als echte Kontrazeptiva zu gelten haben, d. h. sie verhindern die Verschmelzung der Gameten. Was die Nebenwirkungen angeht, wie aszendierende Infektionen oder Blutungsstörungen, so halten sich diese in vertretbarem Rahmen, so daß bei der Nutzen-Risiko-Abwägung der Nutzen bei weitem überwiegt. Allerdings sollte ihre Anwendung bei jungen Nulli-Parae einer äußerst strengen Indikation unterliegen.

Zurück zur Zukunft: Levonorgestrel – 2. Generation, aber 1. Wahl? (Vorsitz: J. Hammerstein und A. Teichmann)

J. Hammerstein und A. Teichmann

In der gynäkologischen Endokrinologie beherrscht Ethinylestradiol seit nunmehr bald 60 Jahren als orales Östrogen unangefochten das Feld. Derselbe chemische Kunstgriff, nämlich die Einführung einer Äthinylgruppe an C_{17} zum Schutz vor Wirkungsverlusten während der Magen-, Darm- und ersten Leberpassage, führte beim

Testosteron überraschenderweise zum ersten oral wirksamen Gestagen, dem *Ethisteron*, das freilich noch nennenswerte androgene Partialwirkungen aufwies.

Erst bei dem durch Entfernung der angulären Methylgruppe an C_{17} entstandenen *Norethisteron* ist das Verhältnis der Gestagen- zur Androgenpotenz so weit zugunsten der Gestagenwirkung verschoben, daß es von der Entwicklungsphase der oralen Kontrazeption an bis zum heutigen Tage als Gestagenkomponente Verwendung findet. *Norethisteronacetat, Ethynodioldiacetat* und *Lynestrenol* gehören derselben Kategorie an – man nennt sie auch *Estrane*. Um am Zielort wirksam zu werden, müssen sie zunächst in Norethisteron umgewandelt werden. Ihre Wirkungsprofile sind miteinander weitgehend identisch.

Ebenfalls aus den 50er Jahren stammen erfolgreiche Bemühungen, auch das Progesteron selbst durch strukturelle Veränderungen oral applizierbar zu machen. Das führte zur Entwicklung der *17-Acetoxyprogesteron-Derivate*, die unter dem Oberbegriff *Pregnane* subsumiert werden können. Von den hierher gehörenden Steroiden führt nur noch das *Chlormadinonacetat* als Gestagenkomponente von Pillenpräparaten in einigen wenigen Ländern, so auch hierzulande, ein Schattendasein. *Medroxyprogesteronacetat* und *Megestrolacetat* wurden dagegen Anfang der 70er Jahre aufgrund falsch interpretierter Tierexperimente aus dem Verkehr gezogen.

Einen Sonderfall stellt das dem Chlormaninonacetat eng verwandte *Cyproteronacetat* dar. Es übertrifft seine Muttersubstanz noch hinsichtlich der Antiandrogenität, soll aber nach dem Willen des BfArM nur noch zur Behandlung von Androgenisierungsymptomen der Frau, nicht mehr dagegen primär zur Kontrazeption verwendet werden. Auch hier lagen der Zulassungsbeschränkung experimentelle Befunde zugrunde, für deren klinische Relevanz jeder Hinweis fehlt.

Der Ersatz der angulären Methylgruppe an C_{13} durch eine Äthylgruppe führte Mitte der 60er Jahre bei den 19nor-Steroiden zur Entwicklung von *Norgestrel* und damit zur Begründung einer neue Kategorie kontrazeptiver Gestagene, den *Gonanen*. Anfangs nur als d,l-Recemat verfügbar, ist schon seit längerem nur noch das *Levonorgestrel*, die wirksame rechtsdrehende Komponente im Gebrauch. Zwei Jahrzehnte lang war Levonorgestrel hierzulande das alles beherrschende kontrazeptive Gestagen: Es war die Gestagenkomponente in der ersten Mikropille, in dem ersten Zweistufen- und im ersten Dreistufenpräparat!

Erst in den 80er Jahren begann Levonorgestrel von den neuentwickelten Gonanen, dem *Desogestrel, Norgestimat* und *Gestoden*, nicht zuletzt aufgrund aggressiver Marketingstrategien aus der führenden Position verdrängt zu werden. Man erfand für die neuen Substanzen die euphemistische Bezeichnung „selektive Gestagene" und wollte damit suggerieren, daß die sonstigen endokrinen Partialwirkungen keine klinische Rolle mehr spielten. Dabei verfügen alle Gonane – auch die neueren – immer noch über schwache androgene Eigenschaften, um nur einen Aspekt herauszugreifen

Die in die öffentliche Diskussion eingeführte Bezeichnung von Desogestrel, Norgestimat und Gestoden als *Gestagene der dritten Generation* ist angesichts ihrer Zugehörigkeit zu den Gonanen eine bewußte Irreführung, denn das seit den 60er Jahren in kontrazeptivem Gebrauch befindliche *Norgestrel* gehört strukturell und wirkungsmäßig in eben diese Kategorie, ist sogar deren Ausgangssubstanz.

Zu den in den letzten Jahren in den Verkehr gekommenen kontrazeptiven Steroiden gehört schließlich das bisher noch wenig beachtete *Dienogest* mit einem nicht uninteressanten Wirkungsprofil. Strukturell läßt es sich in keine der zuvor genannten Gestagenkategorien einordnen.

Neben der konsequenten *Reduktion sowohl der Östrogen- als auch Gestagenpotenz* in den Pillen im Laufe der Jahre ist auch die *Östrogen/Gestagen-Relation* in den Präparaten für deren Verträglichkeit von nicht zu unterschätzender Bedeutung, zumal sich Östrogene und Gestagene in der Beeinflussung des Stoffwechsels häufig antagonistisch verhalten.

Das Symposion befaßte sich speziell mit der Frage, welchen *Stellenwert das Levonorgestrel* unter den kontrazeptiven Steroiden nicht zuletzt im Hinblick auf das gegenwärtige Wiederaufleben der *Thromboemboliedebatte* hat, welche klinische Relevanz den unterschiedlichen Wirkungsprofilen der einzelnen Gestagene angesichts der heute üblichen niedrigen Dosierung in der Pille überhaupt noch zukommt und wie die Akzeptanz und das Risikopotential der Gestagene durch die Östrogenkomponente beeinflußt werden können.

Ausgehend von der gut bekannten Pharmakologie, insbesondere der Pharmakokinetik des Levonorgestrel verdient das Profil seiner Partialwirkungen besondere Beachtung. Vor allem bedarf die als vermeintliches Unterscheidungsmerkmal gegenüber den neueren Gestagenen der Gonankategorie immer wieder herangezogene besondere Androgenität des Levonorgestrels einer kritischen Wertung. Die androgenen, anabolen und/oder antiöstrogenen Eigenschaften von Gestagenen implizieren eine Reihe von Stoffwechseleffekten, deren Bewertung nicht isoliert, sondern nur in der Summe zulässig ist und jeweils die individuellen klinischen Gegebenheiten mit zu berücksichtigen hat.

Die gängige Einschätzung androgener Eigenschaften von Gestagenen als besonders risikoreich und schädlich beruht, wie man heute weiß, auf einer offensichtlichen Fehlinterpretation von Stoffwechseldaten. So gibt es weder epidemiologische noch klinische oder tierexperimentelle Befunde, die den Schluß zulassen würden, daß eine den androgenen Partialwirkungen von Gestagenen zur Last gelegte Senkung der HDL-Cholesterinspiegel mit einer Erhöhung des Arterioskleroserisikos einhergeht. Diese in der Vergangenheit das Denken der Ärzte und Pharmazeuten beherrschende Hypothese kann heute als schlüssig widerlegt angesehen werden.

Neben der Bedeutung der androgenen, anabolen und antiöstrogenen Partialwirkungen der Gestagene für die verschiedensten metabolischen Prozesse ist im besonderen die dem Östrogeneinfluß entgegengerichtete Wirkung von Levonorgestrel auf Parameter der Blutgerinnung hervorzuheben. Diese in zahlreichen Studien belegte Eigenschaft verdient gerade im Hinblick auf die neuerliche Thromboemboliediskussion besondere Beachtung.

Für die Praktikabilität der Anwendung levonorgestrelhaltiger Präparate spricht neben dem insgesamt günstigen Wirkungsspektrum als dem primären rationalen Auswahlkriterium auch noch der Umstand, daß levonorgestrelhaltige Präparate in zahlreichen unterschiedlichen Dosierungen und Applikationsschemata zur Verfügung stehen. Dadurch werden symptomorientierte Anpassungen innerhalb einer sogenannten Gestagenfamilie allein durch quantitative Veränderungen entweder beider oder nur einer Komponente, also ohne einen Wechsel auf andere Inhaltsstoffe, möglich. Wie unlängst eine Doppelblindstudie ergeben hat, führt z. B. die proportionierte Dosisreduktion von 30/150 µg auf 20/100 µg Ethinylestradiol/Levonorgestrel bei vergleichbar guter Zykluskontrolle zu einer Abnahme von Gewichtsveränderungen, eines für die Pillenakzeptanz besonders wichtigen Parameters.

Die Kernaussagen der Referate lauten:

– Die Einteilung von Gestagenen nach Generationen und die Einführung des Begriffes selektive Gestagene sollten fallengelassen werden. Sie werden den historischen und pharmakologischen Gegebenheiten nicht gerecht, sind kontraproduktiv und schaffen nur Verwirrung (*J. Hammerstein*).
– Die Pharmakologie von Levonorgestrel, insbesondere sein Metabolismus, seine Ausscheidung und seine Interaktionen sind gut dokumentiert und kalkulierbar (*H. Kuhl*).
– Die Bewertung der Androgenität eines Gestagens als nachteilig und risikoreich beruht auf unzutreffenden Annahmen. Androgene sind auch bei der Frau wichtige und unverzichtbare Hormone (*J. Huber*).
– Antiöstrogene bzw. androgene Eigenschaften wirken der östrogeninduzierten Synthese prokoagulatorischer Faktoren entgegen (*B. L. Sheppard*).
– Die Verordnung verschiedener oraler Kontrazeptiva derselben Gestagenfamilie mit unterschiedlichen Quantitäten bietet die Möglichkeit zu rationaler, symptomorientierter Anpassung von Dosis und Anwendungsschema an klinische Gegebenheiten (*A. Teichmann*).
– Methodisch valide Kohortenstudien weisen levonorgestrelhaltige Präparate hinsichtlich kardiovaskulärer Implikationen als außerordentlich risikoarm aus (*P. C. Hannaford*).

Angesichts der im Gange befindlichen Reevaluierung der kardiovaskulären Nutzen/Risikobilanz der oralen Kontrazeptiva in ihrer Gesamtheit ist die Aufstellung einer diesbezüglichen Rangordnung der verschiedenen Gestagene – wie in der Vergangenheit zu Lasten von Levonorgestrel und Norethisteron geschehen – wissenschaftlich zur Zeit nicht zu vertreten.

Eine neue Therapie klimakterischer Beschwerden: Climen – Ergebnisse klinischer Studien (Vorsitz: H. P. G. Schneider)

H. P. G. Schneider

Die Vorzüge einer Hormonsubstitutionsbehandlung (HRT) sind gut dokumentiert, eine wachsende Zahl peri- und postmenopausaler Frauen verhütet auf diese Weise klimakterische Beschwerden und beugt der postmenopausalen Osteoporose vor. Der günstige Einfluß der Östrogene auf die Serumlipide und -lipoproteine hat zu langfristigen prospektiven und vergleichenden Studien veranlaßt mit der Frage, ob die kardiovaskuläre Morbidität und Mortalität insgesamt beeinflußt wird und welchen Einfluß die für die Endometriumprotektion erforderlichen Gestagene ausüben. Bei diesen Überlegungen spielen die natürlichen Progesteronabkömmlinge eine besondere Rolle. Cyproteronacetat (CPA) ist ein halogeniertes Acetoxy-Progesteron mit progestativen Eigenschaften und zugleich ein sehr potentes antiandrogenes Progestogen. Deshalb hat ein Sequenzpräparat wie Climen, das auf einer 21tägigen Verabfolgung von täglich 2 mg Östradiolvalerat und in den letzten 10 Tagen kombiniert mit 1 mg TPA beruht, besonderes klinisches und praktisches Interesse gefunden.

Zur Wirksamkeit und Verträglichkeit

Hitzewallungen werden bei etwa 70 bis 80 % postmenopausaler Frauen beobachtet, über 80 % erleben diese Wallungen länger als ein Jahr, 25 % noch 5 Jahre nach der Menopause. Diese vasomotorischen Beschwerden können nahezu vollständig verdrängt werden und rezidivieren kaum in dem nachfolgenden 7tägigen östrogenfreien Intervall. Das gleiche gilt für die anderen östrogenabhängigen Symptome wie Schwitzen, Palpitationen und das Brustspannen. Die günstigen Östrogeneinflüsse auf Stimmung und psychisches Allgemeinverhalten werden durch CPA nicht aufgehoben. Hierzu gehören der Kopfschmerz, Schlaflosigkeit, Ängstlichkeit, Depressionen, Gedächtnisleistung, Konzentrationsfähigkeit, Lethargie und Appetitverhalten. Das Sequenzpräparat erweist sich auch hinsichtlich des Sexualverhaltens, Kreuz- und Gelenkbeschwerden sowie Harnwegsbeschwerden als außerordentlich günstig im Vergleich zu anderen Prinzipien der HRT.

Während ein gelegentliches Brustspannen als Nebenwirkung einzuordnen ist, die in kontrollierten Studien bis zu 18 % der beteiligten Frauen beklagt haben, nahm die Stärke der Menstruationsblutung in den ersten sechs Behandlungsmonaten deutlich ab, die Menses waren bei etwa 30 % der Frauen eher gering, etwa 10 % erlebten eine Amenorrhö. Spottings wurden bei etwa 10 bis 20 % solcher postmenopausaler Frauen registriert.

Fettstoffwechsel

Skandinavische Autoren haben eindeutig die günstige Wirkung von Climen auf die Lipide und Lipoproteine belegt. Christiansen und Mitarbeiter in Kopenhagen konnten schon Ende der achtziger Jahre zeigen, daß die Kombination von Östrogenen und CPA eine signifikante Reduktion des Gesamtcholesterins und des LDL-Cholesterins bei allen überprüften Individuen bewirkt, während sich die Serumtriglyceride und das HDL-Cholesterin im Vergleich zur Placebogruppe und zu den Ausgangswerten unverändert verhalten. Auch die Arbeitsgruppe um Hirvonen (1990) hat diesen günstigen Lipideffekt bestätigt, der einem östrogenbetonten Gesamtprofil des Climen entspricht. Neuere Untersuchungen aus Finnland (Tuppurainen et al. 1995) und aus Italien (Gambacciani et al. 1995) bestätigen diese günstigen Lipidwirkungen. Zugleich richten sich diese Untersuchungen auf den Knochenstoffwechsel und das Osteoporoserisiko. Die italienische Untersuchung differenziert Faktoren des Knochenan- und -abbaus wie das Knochengliaprotein (BGP) und die Hydroxyprolinausscheidung im Harn (OH-P/Cr) und untersuchte über einen Zeitraum von zwölf Monaten die vertebrale Knochendichte und den Gesamtmineralgehalt des Knochens. Ein guter Osteoporose-präventiver Effekt von Climen wird gesehen; damit bestätigen sich die ursprünglichen Beobachtungen der dänischen Gruppe um Christiansen aus den achtziger Jahren. Die finnischen Untersuchungen wurden ergänzt durch die Einflußnahme von 300 iE pro Tag Vitamin D3, das dem günstigen Effekt von Climen auf das LDL-Cholesterin entgegenwirkt. Ob dieser Beobachtung eine klinische Bedeutung beizumessen ist, bleibt jedoch sehr fraglich.

Herz

Da langfristige Ergebnisse hinsichtlich der kardiovaskulären Morbidität und Mortalität bisher nicht vorliegen, ist eine weitere finnische Beobachtung (Voutilainen et al. 1992) zur klinischen Herzfunktion um so bedeutsamer. Über einen Zeitraum von vier Jahren wurden postmenopausale Frauen im Alter von 54 ± 2 Jahren unter einer HRT mit Climen beobachtet im Vergleich zu nur Vitamin-D- oder Calciumlactatgaben. Die linksventrikuläre Funktion wurde mit Dopplerechokardiographie und Radionuklidangiographie nach zwei und vier Jahren überprüft. Dabei ergab sich eine relative Verbesserung der linksventrikulären Funktion, die einer Verzögerung der altersabhängigen diastolischen Funktionseinbuße entspricht. Derartige Beobachtungen in Verbindung mit unseren heutigen Kenntnissen zur vaskulären Stabilisierung und Rückbildung arteriosklerotischer Plaques unter HRT berechtigen zu der Annahme, daß auch Climen den langfristigen günstigen kardiovaskulären Effekt bewirkt, den die bisher vorliegenden epidemiologischen Daten einheitlich bestätigen.

Koagulation und Fibrinolyse

Die Wirkung verschiedener HRT-Behandlungsschemata auf Koagulation und Fibrinolyse wurde vor allem in Holland untersucht. J. W. J. van Wersch et al. (1994) haben zeigen können, daß Climen keine signifikanten Veränderungen aller untersuchten Variablen der Koagulation oder Fibrinolyse bewirken.

Die oben zitierten Beobachtungen des Blutungsverhaltens (Koninckx et al. 1993) waren eingebettet in etwa anderthalbjährige Kontrollen der Endometriumhistologie. Dabei ergab sich ein hoch normaler progestativer Effekt, der sich als besonders günstig für die Prävention einer endometrialen Hyperplasie erweist. Koninckx schlußfolgert aus seiner Untersuchung, daß ein Progestogen monatlich für mindestens zehn Tage verabfolgt werden sollte, um die durch Östrogen-Monotherapie erhöhten endometrialen Risiken auszuschalten.

Allgemeine klinische Erfahrungen

Die nunmehr fast zwei Jahrzehnte währenden guten klinischen Erfahrungen mit Cyproteronacetat zur Behandlung von Androgenisierungserscheinungen legen den Gedanken nahe, CPA auch bei der klimakterischen Frau zur HRT einzusetzen. Die gewählte Tagesdosis von CPA in Climen ist sehr niedrig und zielt nicht primär auf die antiandrogene Wirkung. Dennoch beobachtet man in der Perimenopause eher eine Abnahme der Seborrhö und von Akneeffloreszenzen. Für die postmenopausale Frau ist ein Progestogen, das zur Absenkung der HDL-Spiegel führt, weniger wünschenswert. Deshalb erweist sich der „HDL-neutrale" Kombinationseffekt im Climen zusammen mit der Absenkung des Gesamtcholesterins und des LDL-Cholesterins als besonders prognostisch günstig. Die Osteoporoseprävention ist gewährleistet, das allgemeine Profil hinsichtlich kardiovaskulärer und organischer Östrogenmangelsymptome voll entwickelt.

Aus unserer klinisch-praktischen Sicht stellt das Sequenzpräparat Climen eine besondere therapeutische Alternative in der Peri- und frühen Postmenopause dar. Entsprechend hat sich Climen in bereits vielen europäischen und außereuropäischen Ländern auf dem Markt bewährt. Um so mehr begrüßen wir die nunmehr auch in Deutschland erfolgte Zulassung dieses Präparates.

Literatur

Gambacciani M, Spinetti A, Orlandi R, Piaggessi L et al. (1995) Effects of a new estrogen-progestin combination in the treatment of postmenopausal syndrome. Maturitas 22:115–120

Hirvonen E, Elliesen J, Schmidt-Gollwitzer K (1990) Comparison of two hormone replacement regimens – influence on lipoproteins and bone mineral density. Maturitas 12: 127–136

Koninckx PR, Lauweryns JM, Cornillie FJ (1993) Endometrial effects during hormone replacement therapy with a sequential estradiol valerate/cyproterone acetate preparation. Maturitas 16:97–110

Kuhl H (1996) Die Bedeutung der Antioxidantien. Zentbl Gynäkol, im Druck

McCarthy T, Dramusic V, Carter R, Costales H, Ratnam SS (1995) Randomized cross-over study of 21-D versus a 28-D hormone replacement therapy (HRT). Maturitas 22:13–23

Schneider HPG, Schmidt-Gollwitzer K (1992) Clinical experiences with a non-androgenic progestogen in an estradiol-valerate-containing regimen for hormone replacement therapy. In: Schneider HPG, Genazzani ARW (Hrsg) New developments in biosciences. De Gruyter 17–28

Tuppurainen M, Heikkinen AM, Penttilä I, Saarikoski S (1995) Does vitamin D3 have negative effects on serum levels of lipids? A follow-up study with a sequential combination of estradiol valerate and cyproterone acetate and/or vitamin D3. Maturitas 22:55–61

Voutilainen S, Hippelainen M, Kuikka J, Vainio P, Kupari M (1995) Influence of 4-year hormonal substitution on left ventricular diastolic function in postmenopausal women. Eur Heart J 16 (Abstr Suppl):224

van Wersch JWJ, Ubachs JMH, van den Ende H, van Enk A (1994) The effect of two regimens of hormone replacement therapy on the haemostatic profile in postmenopausal women. Eur Clin Chem Clin Biochem 32:449–453

Prostaglandine in Klinik und Praxis
(Vorsitz: H. P. Zahradnik)

H. P. Zahradnik

Einleitung

Kurzrock und Lieb, von Euler, Bergström, Samuelsson, Bygdeman sowie Karim sind die Namen, die synonym für die Entdeckung und die Definition der theoretischen wie praktisch-klinischen Bedeutung der Prostaglandine stehen. Ihre Forschungsergebnisse sind die Basis, auf der unser heutiges Wissen um diese Substanzklasse aufgebaut ist. Prostaglandine steigern die uterine Kontraktilität, sie sind für die Reifung der Zervix uteri verantwortlich und sie steuern die Funktion der Tuben. Jegliche pharmakologische Maßnahme, die den Kontraktionszustand der Uterusmuskulatur verändert, ist mit einer veränderten endogenen Prostaglandinsynthese verbunden.

Ohne diese Grundlagenerkenntnisse wäre der sinnvolle und weitgehend gefahrlose therapeutische Einsatz von Prostaglandinen in Klinik und Praxis nicht möglich.

Abortinduktion (H. Heinzl)

Prostaglandine haben das Vorgehen beim Schwangerschaftsabbruch revolutioniert. Nach Heinzl werden bis zur sechsten Schwangerschaftswoche Aborte durch Prostaglandine der dritten Generation, z. B. Sulproston und Gemeprost sowie Antiprogesterone (in Deutschland nicht erhältlich) durchgeführt. Mit einer Kombination von Gemeprost (1 mg) und RU-486 (600 mg) wird in 95–100 % ein kompletter Abort in der Frühschwangerschaft erreicht. Komplikationen des medikamentösen Frühaborts sind Erbrechen, Übelkeit, Durchfall, Schmerzen, inkompletter Abort, Blutungen und Endo(myo)metritis.

Für einen Schwangerschaftsabbruch zwischen der siebten bis zwölften Schwangerschaftswoche ist eine Dilatation der Zervix mit anschließender Kürettage erforderlich. Die Dilatation kann medikamentös mit Prostaglandinen durchgeführt werden.

Zervixpriming (K. Goeschen)

Unter physiologischen Bedingungen ist die Geburtsauslösung durch zwei Phasen gekennzeichnet, die nahtlos ineinander übergehen: eine passive, zumeist schmerzlose Periode, die dem eigentlichen Geburtsbeginn vorausgeht und der Zervixreifung dient sowie eine aktive Phase, die eigentliche schmerzhafte Eröffnungs- und Austreibungsphase.

Die Zervixreifung setzt bereits vier Wochen vor dem spontanen Wehenbeginn ein.Interessant ist, daß in diesen vier Wochen auch meßbare biochemische Veränderungen stattfinden: die Oxytocinrezeptoren im Myometrium werden empfindlicher. Es bilden sich Reizüberleitungsstellen zwischen den Muskelzellen, die sog. „Gap junctions" aus. Sie sind zur Koordination der Wehen notwendig. Histologisch erkennt man eine Auflockerung des Zervixgewebes mit Ödembildung. Prostaglandine, die physiologischerweise diese Reifungsvorgänge steuern, sind in der Lage, als Pharmaka diese Prozesse erheblich zu beschleunigen. Sie führen zu signifikant kürzeren Einleitungsentbindungsintervallen, weniger Einleitungsversagern, niedrigeren Sectio- und vaginal-operativen Entbindungsraten. Verglichen mit $PGF_{2\alpha}$ treten Überstimulierungen unter PGE_2 signifikant seltener auf (10 vs. 5,3 %). Daher sollte man heute zur Geburtseinleitung bzw. zum Zervixpriming ausschließlich PGE_2 einsetzen. Nach vaginaler bzw. endozervikaler PGE_2-Applikation geht die Anzahl notwendiger operativer Entbindungen statistisch signifikant zurück. Die endozervikale Prostaglandingabe führt zusätzlich zu einer signifikanten Reduktion der Sectiofrequenz.

Mit dem endozervikalen PGE_2-Gel lassen sich die natürlichen Bedingungen für die Geburtseinleitung sehr gut induzieren. Es sind jedoch einige Besonderheiten zu beachten:

Untersuchungen von Goeschen et al. an 1904 Primingpatientinnen zeigen, daß es beispielsweise beim vorzeitigen Blasensprung eine siebenfach höhere Erfolgsrate (= Ratio aus Ansprechrate nach einmaligem Priming/Sectiofrequenz) als beim Diabetes mellitus gibt. Befinden sich also bei einem Methodenvergleich in der einen Gruppe überwiegend vorzeitige Blasensprung- und in der anderen Diabetes-mellitus-Patientinnen, so werden die Ergebnisse durch den systematischen Fehler verfälscht.

Im Gegensatz zur Literatur, wo überwiegend nach dreimaligem erfolglosem Priming die Geburtsbeendigung durch eine Schnittentbindung empfohlen wird, wiederholten Goeschen und Mitarbeiter bei 1904 Patientinnen das Priming bis zu 15mal – sofern es die Situation erlaubte – und erreichten damit eine Sectiorate von 13,7 %. Bei Erstgebärenden betrug die Sectiofrequenz 16,9 %, bei Mehrgebärenden 9,7 %.

Wäre man den Empfehlungen der gängigen Literatur gefolgt, hätte die Sectiorate bei Erstgebärenden doppelt so hoch, bei Mehrgebärenden 2,5fach höher gelegen.

Fazit

Die endozervikale Applikation des PGE_2-Gels stellt die wirksamste und billigste Primingmethode dar. Die Erfolgsrate beim Priming hängt stark von der vorliegenden Indikation ab. Vergleichsstudien sind daher nur aussagekräftig, wenn gleiche Indikationsgruppen betrachtet werden. Die Chance für eine vaginale Geburt ist mindestens bis zum zehnten Priming groß. Ein früherer Entschluß zur Sectio ist daher medizinisch nicht begründbar, solange es dem Kind gut geht.

Geburtseinleitung (P. Husslein)

Eine Geburt einzuleiten, bedeutet die Geburt im wesentlichen durch Auslösen der Wehen in Gang zu setzen. Die Indikationen zur vorzeitigen Beendigung einer Schwangerschaft haben sich in den letzten Jahren deutlich erweitert. Dies liegt zum einen an der verbesserten Diagnostik, mit der die fetale Gefährdung besser erfaßt werden kann. Zum anderen sind hierfür aber auch die heute für die Geburtseinleitung verfügbaren Methoden und Medikamente verantwortlich. Da jede Geburtseinleitung einen Eingriff in einen natürlichen Vorgang bedeutet, ist eine sorgsame Indikationsstellung und schließlich eine genaue Beobachtung und Dokumentation des Geburtsvorgangs erforderlich.

Zentrale Substanzen beim Geburtsvorgang des Menschen sind die Prostaglandine. Als man Prostaglandine zunächst jedoch i.v. bzw. oral applizierte, machten sich unerwünschte Wirkungen auf die glatte Muskulatur von Magen-Darmtrakt und Gefäßen bemerkbar. Erst die lokale Darreichungsform verhalf der Geburtseinleitung mit Prostaglandinen zum Durchbruch.

Unter den natürlichen Prostaglandinen ist PGE_2 zur Geburtseinleitung dem $PGF_{2\alpha}$ vorzuziehen, da PGE_2 stärker zervixwirksam ist. Die Resorption des Wirkstoffs hängt wesentlich von der Lokalisation ab. Je näher am Uterus das Prostaglandin plaziert wird, desto stärker wird PGE_2 resorbiert.

Zur Geburtseinleitung mit Prostaglandin E_2 stehen bisher zwei Formulierungen zur Verfügung. Zum einen ein Gel zur endozervikalen Instillation, das 0,5 mg PGE_2 enthält. Des weiteren gibt es die E_2-Vaginaltablette mit 3 mg sowie neuerdings ein Vaginalgel, das 1 bzw. 2 mg PGE_2 enthält.

Die Diskussionen über die „optimale Applikationsform" werden abhängig von subjektiven Erfahrungen und der persönlichen Einstellung zur Geburtseinleitung allgemein oft nicht sehr sachlich geführt. Für die endozervikale Gabe des PGE_2-Gels spricht sicherlich die hohe Wirksamkeit dieser Darreichungsform. Andererseits ist die Durchführung schwieriger. Die schlechtere Löslichkeit und die damit verbundene ungleichförmige Resorption sind die Kritikpunkte für die Vaginaltablette. Basierend auf einigen Untersuchungen sollte nach Husslein bei noch unreifer Zervix das endozervikale PGE_2-Gel verwendet werden. Bei reifer Zervix dagegen die vaginale Applikationsform.

Auch nach einem Blasensprung bietet sich gerade bei unreifer Zervix die Behandlung mit einem lokalen Prostaglandin an. Zu beachten ist dabei allerdings, daß durch das Fruchtwasser das Scheidenmilieu verändert wird. Dies kann möglicherweise zu einer verstärkten Resorption führen. Andererseits kann der Wirkstoff durch den Fruchtwasserabgang auch ausgeschwemmt werden. Bei bereits reifer Zervix ist deshalb die i.v. Oxytocin-Gabe unter Umständen vorzuziehen.

Prostaglandine führen zu einer erhöhten Sensibilität des Myometriums gegenüber Oxytocin. Die beiden Wirkstoffe sollten daher nicht gleichzeitig verabreicht werden, um Überstimulationen zu vermeiden. Grundsätzlich besteht bei jedem wehenfördernden Mittel die Gefahr einer Hyperstimulation. Dabei kommt es zu hochfrequenten Wehen mit geringer Amplitude, die keinerlei Geburtsfortschritt bewirken. Retrospektive Studien geben für die intravaginale Tablette eine Hyperstimulationsrate von 7 %, für das intravaginale Gel von 3 % und für die endozervikale Applikation von 0,5 % an.

Der Zustand nach Sectio stellt keine Kontraindikation für die Einleitung der Geburt mit Prostaglandinen dar. In fast allen Studien, die sich mit der Wirksamkeit von Prostaglandinen zur Geburtseinleitung befaßten, untersuchte man auch die Wirksamkeit dieser Substanz auf das Neugeborene. In keiner Untersuchung konnte ein negativer Einfluß belegt werden.

Fazit

Dem neuen, intravaginal zu verabreichenden Gel wird aufgrund seiner einfachen Anwendung und seiner hohen Wirksamkeit nach Husslein in Zukunft sowohl gegenüber dem endozervikalen Gel als auch der Vaginaltablette der Vorzug gegeben werden.

Prostaglandine aus der Sicht der Hebammen (G. Nowak und B. Günthard)

Nützliche Kritik und Reserviertheit sowie sinnvolle Zurückhaltung charakterisierten die anfängliche Einstellung der Hebammen gegenüber der klinischen Anwendung von Prostaglandinen in der Geburtshilfe. Mit zunehmender eigener Erfahrung hat sich das Bild grundlegend gewandelt.

Nach den Erfahrungen von G.Nowak und B.Günthard gelten für den Einsatz von Prostaglandinen in der Geburtshilfe folgende Indikationen:

- Terminüberschreitung,
- Komplikationen und Risiken in der Schwangerschaft,
- Abortinduktion bei Fehlbildungen,
- Einleitung bei IUFT,
- atonische Blutungen post partum.

Die Dosierung des jeweiligen Prostaglandins erfolgt aufgrund des Zervixbefundes, der Wehentätigkeit, der Parität und der psychischen Belastbarkeit der Frau. Hebammen schätzen an den Prostaglandinen vor allem die flexible Handhabung. Die Applikation von Prostaglandinen bei gegebener Indikation führt neben der individuellen Betreuung und Beratung der Schwangeren zur Erhöhung der psychischen und physischen Belastbarkeit.

Postpartale Atonie (H. P. Zahradnik)

Welche Patientinnen weisen ein erhöhtes Risiko von postpartalen atonischen Blutungen auf? In einer retrospektiven Untersuchung von 37.236 Geburten fanden sich in der Universitäts-Frauenklinik Freiburg 3000 Fälle mit atonischen Blutungen. 20 Patientinnen wurden aufgrund eines Traumas von Zervix oder Uterus nicht ausgewertet. Das Durchschnittsalter der Frauen betrug 30 Jahre und lag damit um 5 Jahre höher als das der Kontrollgruppe ohne atonische Blutungen. Bei 25 % der Fälle war der Blutverlust größer als 1000 ml. Etwa die Hälfte waren Erstgebärende, nur 6 % der Frauen hatten vier oder mehr Kinder. Der Anteil an Untergewichtigen war 46 %. Zwischen 12 und 13 % der Frauen mit atonischen Blutungen hatten eine Infektion, insbesondere des Harntrakts. Im Kontrollkollektiv waren es nur 3 %.

4 % der Patientinnen mit atonischen Blutungen und 3 % der Kontrollen hatten Blutungen während der Schwangerschaft gehabt. Die Inzidenz uteriner Veränderungen war in beiden Gruppen gleich (4,5 %). Frühere Aborte waren bei 19 % der Frauen mit Atonie bekannt; in der Kontrollgruppe waren es 14 %.

Dauert die erste Phase der Geburt länger als sieben Stunden, so war die Atonierate signifikant höher. Nur bei 12 % der Kontrollgruppe zog sich die zweite Phase länger als 30 Minuten hin. Im Kollektiv der Patientinnen mit atonischen Blutungen war dies bei 18 % der Fall, bei den Frauen mit einem Blutverlust von mehr als einem Liter sogar bei 40 %. Innerhalb der Gruppe mit Atonie war der Blutverlust bei Patientinnen mit größeren Babys signifikant höher als bei Frauen mit kleineren Babys.

Die typische Risikopatientin nach Zahradnik ist:

- mindestens 30 Jahre alt,
- untergewichtig,
- mit Blutungen und einer Harnwegsinfektion im Verlauf der Schwangerschaft,
- mit einer Mehrlingsschwangerschaft,
- Dauer der ersten Geburtsphase über sieben Stunden und der zweiten Phase über 30 Minuten,
- mit einer großen Plazenta mit Infarkten.

Diese Patientin benötigt eine prophylaktische Prostaglandin-Gabe während der postpartalen Phase!

Eine weitere, häufig angeführte Ursache der postpartalen Atonie ist die Einleitung der Geburt mit Oxytocin.

Die Freiburger Untersuchung ergab einen Anteil von 26 % atonischer Patientinnen, bei denen die Geburt mit Oxytocin eingeleitet wurde. Bei 54 % wurde Oxytocin nach spontanem Geburtsbeginn in einer späteren Geburtsphase verabreicht. In der Kontrollgruppe wurden nur 13 % der Geburten mit Oxytocin eingeleitet, und nur 38 % der Gebärenden erhielten später Oxytocin. Wurde die Geburtseinleitung primär mit PGE_2 durchgeführt, war die Atonierate und der Blutverlust geringer als in der Kontrollgruppe. Außerdem war nach postpartaler Behandlung mit Oxytocin oder Methergin bei 87 % der Patientinnen eine weitere Therapie zur Rückbildung des Uterus im späteren Wochenbett notwendig. Wurde dagegen mit Prostaglandinen primär die Atonie behandelt, so war dies nur in 70 % der Fälle erforderlich. 30 % der Frauen benötigten keine weitere Behandlung.

Fazit

Bei Risikopatientinnen sollte zur Geburtseinleitung oder als unterstützende Maßnahme während der Geburt PGE_2 verwendet werden. Die Atonierate wird so geringer sein. Liegt bereits eine Atonie vor, so sollte man frühzeitig und in ausreichendem Maße Prostaglandine einsetzen.

Die Applikation der Prostaglandine hängt von der Stärke oder Effektivität der jeweils vorher abgelaufenen Maßnahmen ab. Als Prophylaxe bei einer Risikopatientin ist zunächst eine Prostaglandin-$F_{2\alpha}$, oder Sulproston-Infusion angebracht. Ist dies erfolglos, können Prostaglandine lokal intrauterin oder lokal in das Myometrium appliziert werden. Auch wenn sich bei einem Kaiserschnitt die Gebärende als Risikopatientin erweist und sich der Uterus nicht im erforderlichen Maße kontrahiert, kann man das Prostaglandin hier intramyometral direkt applizieren. Es gibt einen Stufenplan, nämlich zunächst systemische, dann lokale intrauterine oder intramyometriale Applikation.

Tubargravidität (C. Egarter)

Die Inzidenz der Tubargravidität ist in den letzten Jahren deutlich angestiegen und liegt zur Zeit bei rund 2 %. Auch die therapeutischen Möglichkeiten haben sich, vor allem durch die frühzeitige Diagnose, in den letzten Jahren weiterentwickelt, und zwar hauptsächlich in Richtung laparoskopischer Operationstechniken. Grundlage der Überlegung, Prostaglandine bei der frühen Tubargravidität anzuwenden, ist die Beobachtung, daß beim Einsatz dieser Substanzgruppe zum frühen Schwangerschaftsabbruch niemals Probleme mit Tubargraviditäten aufgetreten waren, obwohl diese in den entsprechenden Kollektiven nicht definitiv ausgeschlossen waren. Außerdem haben In-vitro-Studien gezeigt, daß vor allem $PGF_{2\alpha}$ auf Eileiter und Gefäßmuskulatur stark kontraktiv wirkt und wahrscheinlich auch einen luteolytischen Effekt aufweist.

Basierend auf diesen Überlegungen haben Egarter und Mitarbeiter vor etwa sechs Jahren damit begonnen, Patientinnen mit Tubargravidität 5–10 mg $PGF_{2\alpha}$ im Rahmen einer diagnostischen Laparoskopie transabdominal langsam und fraktioniert an verschiedenen Stellen der Eileiter zu applizieren. Eine Multizenterstudie ergab: Durch die Applikation von $PGF_{2\alpha}$ konnten tatsächlich sehr viele Tubargraviditäten erfolgreich behandelt werden. Bei der Analyse der Therapieversager zeigte sich, daß offenbar der β-HCG-Ausgangswert vor der Operation einen entscheidenden prognostischen Faktor darstellt. Es zeigt sich ein Grenzwert von etwa 2500 IU. Bei Werten unterhalb dieser Grenze erhält man positive Ergebnisse, liegen die Spiegel oberhalb dieser Linie, steigt die Versagerquote an.

Ein weiterer Vorteil der Prostaglandine in der Behandlung der Tubargravidität ist, daß offenbar nach erfolgreicher Therapie bei einem hohen Prozentsatz der Patientinnen die Tuben frei durchgängig sind. Eine spätere intrauterine Schwangerschaft mit einem Eizelltransport über den betroffenen Eileiter ist also möglich.

Berichte der Arbeitsgemeinschaften

Männliche Sterilität in der gynäkologischen Sprechstunde – Entscheidungswege für die assistierte Reproduktion (Seminar der AG Gynäkologische Endokrinologie, Moderation: F. Geisthövel und B. Runnebaum)

Kurzfassungen der Beiträge

B. Runnebaum

Andrologische Basisdiagnostik (U.-A. Knuth)

Zur andrologischen Basisuntersuchung gehört die klinische Untersuchung einschließlich des Genitale, die Analyse des Ejakulates und die Sperma-Mukus-Interaktion. Nach einer sexuellen Karenzzeit von mindestens 2 Tagen bis höchstens 7 Tagen wird eine Ejakulatprobe in einem inerten Auffanggefäß gewonnen. Dabei wird die Verflüssigungszeit beobachtet sowie der pH-Wert gemessen. Durch mikroskopische Untersuchung wird die Spermienmotilität nach 4 Kategorien bewertet:

- schnell, progressiv,
- langsam oder träge progressiv,
- lokal motil,
- immotil.

Im Ejakulat finden sich außer Spermien auch andere Zellen, wie insbesondere Rundzellen. Wenn die Anzahl der Rundzellen (Leukozytenpopulation) über 1 Mill/ml Spermaflüssigkeit beträgt, ist eine Infektion im Bereich der akzessorischen Geschlechtsdrüsen auszuschließen. Bei einer Nativbeurteilung des Spermas wird ebenfalls die Agglutination beschrieben. Klinisch spielt bei der Spermaabklärung der Postkoitaltest eine Rolle. Ferner wird die Spermienkonzentration in Mill/ml angegeben. Die morphologische Beurteilung der Spermien ist von großer Bedeutung, da sie mit der Schwangerschaftsrate korreliert. Es wird der Anteil normalgeformter Spermien im Vergleich zu Fehlformen bestimmt. Ferner werden Suchteste, wie der sogenannte Immunobead- oder der MAR-Test eingesetzt um IgG- und IgA-Antikörper zu bestimmen. Zur Beurteilung der sekretorischen Kapazität der Prostata bietet sich die Messung von Zink und Zitrat im Sperma ein. Die Kapazität der Samenbläschen wird zum großen Teil durch den Fruktosegehalt des Spermas bestimmt. Die sekretorische Kapazität des Nebenhodens kann durch L-Karnitin und Alphaglukosidase geschätzt werden. Darüber hinaus ist die Bestimmung von FSH und Testosteron im Blut Bestandteil der Basisdiagnostik des Mannes.

Screeningverfahren zur immunologischen Abklärung (W. Eggert-Kruse)

Als Screeningverfahren zur Abklärung einer möglicherweise immunologisch bedingten Fertilitätsstörung bietet sich in der gynäkologischen Praxis in erster Linie der Postkoitaltest an. Dieser Test liefert wertvolle Informationen über den Cervixfaktor und die funktionelle Kapazität der Spermien, die mit dem Standardspermiogramm nicht erfaßt werden. Obwohl im Prinzip weitgehend bekannt und gebräuchlich, ist die mangelhafte Standardisierung bei der Durchführung dieses Testes ein großes Problem. Während ein sehr guter Ausfall des PCT eine klinisch relevante Unverträglichkeit der Genitalsekrete, bedingt durch lokale Antispermienantikörper (ASA) weitgehend ausschließt, ist ein negatives oder reduziertes Resultat des PCT nicht gleichzusetzen mit einer immunologischen Sterilität. Ein pathologischer PCT war in unserem Patientengut in weniger als 15 % durch IgA-ASA im Sperma und in weniger als 3 % durch Spermaantikörper im Cervixmukus bedingt.

Der Ausfall des Postkoitaltestes als Indikator einer adäquaten Spermien-CM-Interaktion in vivo unterliegt multiplen Einflußparametern. Es ist somit sinnvoll, durch eine Östrogenvorbehandlung vom 5.–11. Zyklustag mit täglich 2×2 Tabl. Progynon C (80 µg EE) zu standardisieren. Der Test ist dann vom 12.–14. Zyklustag durchführbar.

Im allgemeinen ist der andrologische Faktor wesentlich häufiger Ursache der gestörten Migration als der cervikale Faktor.

Für die Beurteilung der Spermien-Mukus-Interaktion hat der von Kremer entwickelte Spermienpenetrationsmeter Bedeutung. Beim in vitro Spermien-Cervix-Mukus-Penetrationstest wird nicht nur die Eindringtiefe, sondern auch die Spermiendichte sowie der Grad und die Dauer der Progressivmotilität im CM beurteilt. Bei standardisiertem Vorgehen hat der SCMPT signifikante Bedeutung für die Fertilitätsprognose. Der gekreuzte SCMPT stellt ein gutes Screeningverfahren im Hinblick auf das Vorhandensein von ASA im Ejakulat bzw. im CM dar. Eine pathologische Spermien-Mukus-Interaktion verursacht durch spezifische Immunfaktoren ist insgesamt selten. Die Bedeutung sogenannter Spermaantikörper im Serum ist sehr umstritten. Studien der letzten Jahre haben gezeigt, daß lokale Spermaantikörper von größerer Bedeutung für die Fertilität sind, als Serum-ASA. ASA insbesondere der IgA-Klasse im Ejakulat sind ungünstig für die Spermien-Mukus-Interaktion und haben einen deutlichen negativen Einfluß auf die Schwangerschaftsrate. Die Bestimmung der lokalen Spermaantikörper ist einfach, z.B. mit Hilfe der Mixed-Antiglobulin-Reaction (MAR) möglich. Bei unselektierten Patienten unserer Kinderwunschsprechstunde fanden sich lokale ASA im Ejakulat der Männer in 7,8 % der IgG-Klasse sowie in 5,4 % der IgA-Klasse. ASA im Cervikalmukus sind mit einer Prävalenz von weniger als 2 % selten.

Der einfach durchzuführende MAR-Test ist als Screeningverfahren bei Verdacht auf immunologisch bedingte Subfertilität geeignet. Die Bestimmung von ASA im Serum des Mannes und/oder der Frau hat jedoch keine Praxisrelevanz. Die Untersuchung der Spermien-Mukus-Interaktion (Kremer-Test) sollte ein integraler Bestandteil der Basisdiagnostik zur Sterilitätsabklärung sein.

Ejakulataufbereitungstechniken und Erfolge (H. W. Michelmann)

Für alle Aufbereitungstechniken der assistierten Reproduktion ist die Trennung motiler Spermatozoen aus dem Ejakulat eine wichtige Voraussetzung, um eine Anreicherung beweglicher und morphologisch normaler Spermatozoen zu gewinnen. Dabei werden Seminalplasma und andere zelluläre Bestandteile sowie Mikroorganismen und Leukozyten weitgehend entfernt. Von den verschiedenen Methoden haben sich in der Praxis die Swim-up-Technik und die Percoll-Gradientenzentrifugation bewährt.

Die Swim-up-Technik basiert auf der aktiven Wanderung bzw. Bewegung der Spermatozoen gegen die Schwerkraft in ein Kultumedium hinein.

Die Trennung motiler Spermatozoen von den übrigen Bestandteilen des Ejakulats beruht bei der Dichte-Gradientenzentrifugation mit Percoll, Ficoll oder Albumin auf unterschiedlichen spezifischen Massen sowie Sedimentationsgeschwindigkeiten der einzelnen Ejakulatbestandteile. Die Percolldichte-Gradientenzentrifugation liefert bei normalen und bei pathologischen Ejakulaten die besten Ergebnisse. Dies jedoch nur, wenn auf den abschließenden Waschvorgang verzichtet wird, da er einen Verlust an Spermatozoen und eine Erniedrigung der Motilität zur Folge hat. Werden die Spermatozoen für das ICSI-Verfahren eingesetzt, ist ein Auswaschen des Percolls jedoch absolut notwendig. Das Percollverfahren ist in der Praxisroutine nur unwesentlich teurer und erfordert einen geringeren Zeitaufwand als die Swim-Up-Technik.

Vergleicht man mit anderen Aufbereitungstechniken, so müssen aufgrund der guten Ergebnisse, der einfachen Durchführung und des billigen Einsatzes das Swim-Up-Verfahren und die Percoll-Methode ohne anschließenden Waschvorgang als die Methoden der Wahl bei der Aufarbeitung sowohl normaler als auch pathologischer Ejakulate angesehen werden.

Genetische Aspekte der männlichen Unfruchtbarkeit (P. Wieacker)

Unfruchtbarkeit im Rahmen einer Störung der Geschlechtsdifferenzierung. Chromosomenstörungen werden bei etwa 2% aller subfertilen oder infertilen Männer gefunden, wobei Aberrationen umso häufiger anzutreffen sind, je geringer die Spermienzahl ist. Somit sollte im Rahmen der diagnostischen Abklärung einer männlichen Infertilität bei deutlich reduzierter Spermienzahl eine Chromosomenanalyse durchgeführt werden. Hierbei stehen das Klinefelter-Syndrom und entsprechende Mosaikformen im Vordergrund.

Unter den monogenen erblich bedingten Erkrankungen sind das Kallmann-Syndrom und die Androgeninsensitivität zu nennen.

Unfruchtbarkeit im Rahmen einer erblich bedingten übergeordneten Störung. Eine Reihe erblich bedingter Erkrankungen geht mit einer Unfruchtbarkeit einher. In diesem Zusammenhang soll auf die angeborene beidseitige Aplasie der ableitenden Samenwege hingewiesen werden, was in 1–6% der Fälle männlicher Infertilität vorkommt. Man spricht auch von einer genitalen Manifestation der zystischen Fibrose (Mucoviscidose). Die zystische Fibrose ist eine autosomal rezessiv erbliche Erkrankung mit den bekannten schweren Lungenveränderungen und Funktionsstörungen des Pankreas. Die Erbanlage wurde vor einigen Jahren identifiziert. Es kann in dem verantwortlichen Gen zu Mutationen kommen. Somit sollte vor einer ICSI-Therapie bei Vorliegen einer Vas deferens Aplasie ein genetisches Screening angeboten werden.

Isolierte Störungen der Spermienproduktion und -funktion. Ungefähr 10% der infertilen Männer weisen eine schwere Störung der Spermienproduktion auf. Durch zytogenetische Untersuchungen wurde ein Azoospermiefaktor (AZF) auf dem Y-Chromosom postuliert. Durch molekulargenetische Untersuchungen konnte bei infertilen Männern in der Region von q11 auf dem Y-Chromosom die genetische Veränderung (Mikrodeletionen) gefunden werden. Somit ist es bei Männern mit Azoospermie oder sehr ausgeprägter Oligozoospermie von Bedeutung, eine molekulargenetische Diagnostik einzuleiten.

Bezüglich der Spermienfunktion sind nur wenige erbliche Störungen bisher bekannt. Es wurden in letzter Zeit Gene isoliert, die für die Spermienfunktion von Bedeutung sein könnten. Von der Isolierung entsprechender Gene könnten neue Impulse bei der Abklärung der männlichen Infertilität ausgehen.

Operative Andrologie (W. Weidner)

Die operativen Behandlungsverfahren orientieren sich an den andrologisch-urologischen Gesichtspunkten wie erektile Dysfunktion und Schwellkörpererkrankungen, Therapie von Ejakulationsstörungen, Therapie der Varicocele und der Azoospermie.

Von besonderer Bedeutung im Rahmen der Behandlung durch ICSI ist die Verschlußazoospermie. Operative Verfahren zur intraoperativen Aspiration epididymaler und postepididymaler Spermatozoen sind gut standardisiert. Hodenbiopsien und die explorative Hodenfreilegung zur Darstellung des Ductus deferens bei Verdacht auf bilaterale Ductusagenesie sind heute Routine. Eine Reihe von urologischen Einrichtungen können epididymale Spermatozoenaspirationen für die Behandlung von ICSI durchführen. Ebenfalls können aus den Hoden Spermien extrahiert werden (TESE), die dann für die ICSI-Therapie eingesetzt werden.

Schlußfolgerungen

Wenn die Fruchtbarkeit der Frau als normal angesehen wird und beim Mann die Spermabefunde auf eine Subfertilität hinweisen, dann können PCT und Kremertest weitere Information zur cervikalen Penetration der Spermien geben. Bei Oligo-asthenospermie und zweimaligem negativem PCT ergeben sich Indikationen zur homologen Insemination mit aufbereiteten Spermaproben. Die Erfolgsraten bewegen sich zwischen 10 und 20 % pro Behandlungszyklus. Die Schwangerschaftsrate ist allerdings abhängig von einer ovariellen Stimulationstherapie der Frau z. B. mit HMG/HCG. Die Inseminationen werden gewöhnlich in drei Zyklen durchgeführt, danach muß die Indikation überprüft werden.

Nach einer Serie erfolgloser Inseminationen mit Spermakonzentrat wird häufig die Indikation für die In-vitro-Fertilisation gestellt. Der Zeitpunkt für die Indikation zur IVF-Therapie hängt auch vom Alter des Paares und von der Dauer des Kinderwunsches ab. Falls die IVF-Therapie nicht zu Befruchtungen führt oder wenn eine schwere männliche Subfertilität von vornherein vorliegt, so ist eine Behandlung durch ICSI indiziert.

Andrologische Basisdiagnostik

U. A. Knuth

Die Diagnostik und Therapie des unerfüllten Kinderwunsches muß das Paar in das Zentrum stellen und gleichberechtigt sowohl die männliche wie weibliche Seite mit einbeziehen. Es ist vom Ansatz her falsch, von männlicher oder weiblicher Infertilität zu sprechen, wenn nicht Faktoren vorliegen, die eine Schwangerschaft absolut unmöglich erscheinen lassen, wie im Falle des bds. Tubenverschlusses oder der Azoospermie. Untersuchungen in den 50iger Jahren durch McLeod, die immer noch zu den besten Studien zählen, die im Bereich der Infertilität durchgeführt worden sind, dokumentieren, daß eingeschränkte reproduktive Funktionen auf männl. Seite durch Optimierung der weibl. Parameter teilweise ausgeglichen werden können und umgekehrt. Unter diesem Gesichtspunkt sind Untersuchungsergebnisse auf jedweder Seite immer unter dem Gesamtaspekt zu bewerten, so daß die Aufstellung von Grenzwerten für bestimmte Untersuchungen nur eine orientierende Marke sein kann ohne absolute Grenzen zu ziehen.

Im Rahmen der Infertilitätsabklärung des Paares gehört die *Untersuchung des Ejakulates* und der *Sperma-Mukus-Interaktion* zu den ersten diagnostischen Maßnahmen. Die Richtlinien hierzu sind im WHO-Laborbuch festgelegt (WHO 1993). Die Basisuntersuchung beginnt bei der Gewinnung und dem Transport der Ejakulatprobe, die nach einer sexuellen Karenzzeit von mind. 48 Stunden bis höchstens 7 Tagen gewonnen werden soll. Dabei sind zwei Ejakulatproben im Abstand von 7 Tagen bis 3 Monaten zu untersuchen und als Bestandteil der Erstuntersuchung zu werten. Wenn diese beiden Proben auffallende Unterschiede aufweisen, sind zusätzliche Ejakulatproben zur Erfassung des Status wünschenswert.

Die Ejakulatprobe sollte in Nähe des Labors gewonnen werden, um Einfluß des Transportweges und der Transportzeit auf die Spermienmotilität zu minimieren. Wenn Spermienfunktionsteste erfolgen sollen, müssen die Spermatozooen innerhalb einer Stunde nach Gewinnung vom Seminalplasma getrennt sein. Spätmessungen der Motilität im Seminalplasma sind unsinnig. Das Auffanggefäß muß inert sein und darf keinerlei toxischen Einflüssen auf die Spermatozooen ausüben, so daß ungeprüfte Materialien für die Sammlung nicht in Betracht kommen.

Erster Parameter zur Beurteilung des Ejakulates ist die *Verflüssigungszeit,* die bei pathologisch verlängerten Werten bereits Hinweise auf eine Affektion der männl. Adnexe gibt. Notizen über *Aussehen* und *Volumen* der Probe ergänzen die Inspektion. Die Prüfung der *Konsistenz,* oft als Viskosität bezeichnet, durch Messung der Fadenlänge nach Ausziehen mit einem Glasstab ergänzt diese einfachen Parameter. Die Messung des *pH-Wertes* kommt hinzu.

Mikroskopische Untersuchung: Für die erste orientierende Untersuchung soll ein konstantes Ejakulatvolumen um 10 µl mit einem Deckglas (22×22 mm) abgedeckt werden, wobei durch die konstante Ejakulatmenge ungefähr eine Tiefe von 20 µm erreicht wird. Dadurch ist die freie drehende Bewegung der Spermatozooen gewährleistet. Die Motilität wird im Phasenkontrastmikroskop bei 400- bis 600facher Vergrößerung nach 1minütiger Ruhephase, idealerweise bei Temperatur von 37 °C, beurteilt. Zeigt sich bei der orientierenden Musterung des Präparates eine zu geringe Spermienzahl, kommt auch eine Konzentrierung durch Zentrifugation bei 600 g über 15 min in Betracht. Die *Spermienmotilität* wird nach 4 Kategorien bewertet:

- schnell progressiv,
- langsam oder träge progressiv,
- lokal motil,
- immotil

Insgesamt werden in zwei Durchgänge je 100 Spermatozooen gezählt und klassifiziert.

Im Ejakulat befinden sich außer Spermien stets auch andere Zellen, die zum größten Teil kollektiv als *Rundzellen* bezeichnet werden und deren exzessives Vorhandensein möglicherweise auf eine Infektion der ableitenden Samenwege hindeutet. Zur Quantifizierung der *Leukozytenpopulation* im Nativpräparat kommt eine spezielle Färbung mit *Peroxidase* oder leukozytenspezifischen Antigenen in Betracht. Liegt die Konzentration der Leukozyten über 1 Mio/ml, ist ein mikrobiologischer Test sinnvoll, um eine Infektion im Bereich der akzessorischen Geschlechtsdrüsen auszuschließen.

Über die Motilitätsmessung hinaus erfaßt die *Nativbeurteilung Agglutinationen.* Sie deuten auf eine immunologische Mitursache der Infertilität hin, beweisen sie aber nicht. Zur weiteren klinischen Abklärung dient der *Postkoitaltest.* Sind mehr als 50% der Spermien immotil, sollte der Anteil vitaler Spermien mit *Vitalfärbeverfahren,* z. B. Eosin, ermittelt werden. So lassen sich tote Spermien von solchen unterscheiden, die immotil aber lebensfähig sind. Der *HOS-Test,* der die Reaktion der Spermien unter hypoosmotischen Bedingungen prüft, ist ebenfalls als Vitalitätstest der Samenzellen anzusehen. Der Test liefert Informationen über die Integrität und Dehnbarkeit der Zellmembran.

Die Spermienzahl bzw. *Spermienkonzentration* wird häufig als der Hauptparameter zur Ejakulatbeurteilung angesehen. Keinesfalls sollte die Beurteilung der Ejakulatqualität aber auf diese Größe verkürzt werden. Im allgemeinen wird die Spermienkonzentration mit einer Zählkammer (Hämozytometer) ermittelt. Dazu wird die Ejakulatprobe, nachdem sie gut durchmischt ist, mit einer Verdünnungslösung, die die Spermien abtötet, im Verhältnis 1:20 versetzt. Hat die orientierende Untersuchung bereits eine Abweichung von der üblichen Spermienzahl angedeutet, wird das Verdünnungsverhältnis angepaßt. Einzelheiten der Vorgehensweise ist in entsprechenden Laborhandbüchern und auch im WHO-Manual im Detail beschrieben. Wichtig ist, daß die Probe gut durchmischt und vor der Zählung in einer feuchten Kammer für rund 5 min inkubiert wird, damit Strömungen zum Stillstand kommen und ein Austrocknen des Präparates in dieser Zeit verhindert wird. Die Zählung von Spermien ist kein einfacher Vorgang, wie Qualitätskontrolluntersuchungen in unterschiedlichen Laboratorien zeigen (Neuwinger et al. 1990). Variationskoeffizienten zwischen 23 und 73% wurden in Abhängigkeit vom Konzentrationsgrad gefunden und zeigen bereits, daß man Befunde mit entsprechenden Grenzen interpretieren muß.

Die *morphologische Beurteilung* der Spermien ist von Wichtigkeit, da z.T. 100%ige Anlagestörungen bestehen, die als absolutes Hemmnis für eine Schwangerschaft anzusehen sind (z.B. Globozoospermie). Andererseits scheint der Morphologie die höchste Korrelation mit einer späteren Schwangerschaftsrate zuzukommen, wobei der Anteil normal geformter Spermien für die weitere Therapieentscheidung die größte Rolle spielt. Menschliche Spermien werden entweder fixiert und gefärbt beurteilt oder im Feuchtpräparat untersucht. Dabei gelten folgende Normalkriterien: Spermienkopf ovalgeformt mit einer Länge von 4 bis 5,5 μm und einer Breite von 2,5 bis 3,5 μm. Der Quotient Länge/Breite soll zwischen 1,5 und 1,75 liegen. Das Akrosom sollte gut abgrenzbar sein und 40 bis 70% der Oberfläche des Spermienkopfes umfassen. Hals- und Mittelstücke sowie Schwanz des Spermatozooens dürfen keine Defekte aufweisen. Zytoplasmatropfen dürfen höchstens ⅓ der Kopfgröße des Spermiums erreichen. Alle Grenzformen sind als morphologisch abnorm zu klassifizieren. Beispiele enthält das WHO-Manual. Insgesamt werden 100, besser jedoch 200 Spermatozooen nach entsprechender Färbung mit Ölimmersion-Hellfeld-Objektiv bei 1000facher Vergrößerung untersucht.

Über diese Parameter hinaus gehört die Testung membrangebundener Antikörper zu der Basisuntersuchung des Ejakulates, wobei als Suchtest die sogenannte *Immunobead-Methode* oder der *MAR-Test* eingesetzt wird. Dabei sollen auf jeden Fall IgG- und IgA-Antikörper überprüft werden. Positive Testergebnisse müssen durch komplementäre Testverfahren wie Sperma-Mukus-Kontakttest oder Kremer-Test, d.h. Testung der Spermienmigration in einer cervikalmukusgefüllten Kapillare, ergänzt werden. Titerbestimmungen von Spermienantikörper im Serum liefern dabei keine wesentliche Zusatzinformation. Nach dem WHO-Manual sind über die genannten Parameter hinausgehende Untersuchungen fakultative Tests, wobei man im Fall pathologischer Basisejakulatwerte auf jeden Fall die biochemische Analyse einzelner Seminalplasmabestandteile zählen muß. Zur Beurteilung der sekretorischen Kapazität der Prostata bietet sich die Messung von Zink und Citrat im Sperma an. Die Kapazität der Samenbläschen wird zum großen Teil durch den *Fruktosegehalt* des Spermas reflektiert. Die sekretorische Kapazität des Nebenhodens kann durch *L-Carnitin* und *alpha-Glukosidase* Bestimmung abgeschätzt werden. Darüber hinaus ist die Messung von *FSH und Testosteron* unverzichtbarer Bestandteil der Basisdiagnostik des Mannes.

Literatur

Neuwinger J, Behre HM, Nieschlag E (1990) External quality control in the andrology laboratory: An experimental multicenter trial. Fertil Steril 54: 308–314
WHO (1993) WHO-Laborhandbuch zur Untersuchung des menschlichen Ejakulates und der Spermien-Zervikalschleim-Interaktion. 3. Auflage. Springer Berlin

Screeningverfahren zur immunologischen Abklärung

W. Eggert-Kruse, G. Rohr, T. Demirakca, M. Hundt und B. Runnebaum

Seit der Jahrhundertwende [1] wird über die Bedeutung der sogenannten *Antispermatozoen-Antikörper (ASA)* diskutiert, und die Komplexität der Untersuchungen zu diesem Thema [2–5] unter Anwendung verschiedener Methoden mit kontroversen Ergebnissen lassen die Problematik unübersichtlich erscheinen. Klinisch wichtige Informationen sind jedoch mit relativ einfachen Verfahren zu erhalten, die keinen großen Laboraufwand benötigen [6].

Als Screeningverfahren zur Abklärung einer möglicherweise immunologisch bedingten Fertilitätsstörung bietet sich in der gynäkologischen Praxis in erster Linie der *Postcoitaltest (PCT)* an. Dieser Test liefert wertvolle Informationen über den Cervixfaktor und die funktionelle Kapazität der Spermien, die mit dem Standardspermiogramm nicht erfaßt wird [7–10]. Obwohl im Prinzip weitgehend bekannt und gebräuchlich, ist ein großes Problem die mangelhafte Standardisierung bei der Durchführung dieses Testes. Während ein sehr guter Ausfall des PCT eine klinisch relevante Inkompatibilität der Genitalsekrete, bedingt durch lokale ASA weitgehend ausschließt [11], ist ein negatives oder reduziertes Resultat des PCT nicht gleichzusetzen mit einer ‚immunologischen Sterilität‘. Ein pathologischer PCT war in unserem Patientengut in <15% durch IgA-ASA im Sperma und in <3% durch Spermaantikörper im Cervixmucus (CM) bedingt [11, 12].

Der Ausfall des PCT als Indikator einer adäquaten Spermien-CM Interaktion in vivo unterliegt multiplen Einflußparametern, die sorgfältig beachtet werden müssen. Fehlinterpretationen beruhen häufig auf einer reduzierten Penetrabilität des CM durch endokrine Dysfunktion mit Störungen der Follikulogenese oder durch falsches ‚timing‘ der Untersuchung. Ein Tag ‚zu früh‘ oder ein Tag ‚zu spät‘ im Zyklus kann signifikante Veränderungen hervorrufen. Eine differenzierte endokrinologische Diagnostik mit anschließender Korrektur der zugrundeliegenden Regulationsstörung, sowie die Wahl des richtigen Zeitpunkts, sind deshalb von größter Bedeutung. Bei Kontrolle eines initial pathologischen PCT im nächsten Zyklus unter optimierten hormonellen Bedingungen ließ sich der Testausfall signifikant verbessern (p<0,01). Von praktischer Bedeutung ist, daß der sogenannte ‚hostile‘ Mucus ein Nebeneffekt einer anti-östrogenen Therapie mit z.B. Clomiphen oder Tamoxifen zur Induktion der Follikelreifung sein kann [13]. Auch Lubikantien können das Ergebnis des PCT verfälschen [14]. Andere Störfaktoren, wie z.B. entzündliche Veränderungen der Cervix oder des männlichen Genitalsystems müssen selbstverständlich ausgeschlossen werden. Von besonderer Bedeutung für die Fertilität sind die sexuell übertragenen Infektionen mit Chlamydia trachomatis [15, 16]. Nicht mit dem Cervixindex [6] korreliert ist der pH-Wert des CM [17], der das Resultat des PCT deutlich beeinflussen kann. Ein erniedrigter pH-Wert wurde fast doppelt so häufig bei pathologischem als bei gutem Resultat des PCT gefunden (p<0,02). Ein signifikanter Einfluß ist ab einem pH-Wert im CM von ≤6,7 zu erkennen. Hierbei fand sich ein negatives Resultat des PCT in 39,6 % gegenüber 26,7 % bei Werten von >7,0 (n=216). Ein acider pH-Wert des CM kann auch der Grund für eine „in-situ"-Motilität der Spermien beim PCT, ähnlich den sogenannten ‚shaking' sein, ohne daß eine immunologische Ursache vorliegt. Die Bestimmung des pH-Wertes des endocervicalen Mucus beim PCT ist mit Hilfe von handelsüblichen pH-Meß-streifen einfach möglich. Reduzierte pH-Werte können Indikator einer hormonellen Dysfunktion, z. B. einer Hyperandrogenämie sein [17, 18]. Auch Abnahmefehler, wie z. B. die Aspiration von Vaginalsekret können diesen Faktor verändern. Die ‚Penetrabilität des CM' beinhaltet auch verschiedene Determinanten der Spermienqualität, insbesondere die Menge und die Funktionsfähigkeit der eindringenden Spermien. Zu berücksichtigen sind die großen spontanen Variationen der Ejakulatparameter zu verschiedenen Untersuchungszeitpunkten. Der PCT wird signifikant durch die Spermienzahl, die Progressivmotilität, sowie morphologische Parameter, besonders Veränderungen des Spermienkopfes [7, 19] aber auch ein reduziertes Ejakulatvolumen beeinflußt. Gute Resultate dieses Testes fanden sich bei keinem Patienten mit einer ausgeprägten Asthenozoospermie (<20 % Progressivmotilität) oder Oligozoospermie (<20 Mill./ml). Ein Cervixsekret, in dem sich postcoital keine oder nur wenig bewegliche Spermien finden lassen, ist deshalb nicht per se als ‚hostil' zu bezeichnen, wesentlich häufiger sind eine reduzierte Spermienqualität oder auch coitale Probleme die Ursache. Der PCT gehört zur Basisdiagnostik und die Resultate können den weiteren Gang der Fertilitätsdiagnostik strukturieren. Bei pathologischem Ausfall sollten sich differenzierte Verfahren zur Beurteilung der Spermien-CM Interaktion anschließen.

Während der PCT als in vivo Test von vielen Variablen, insbesondere der psychosexuellen Situation des Paares beeinflußt wird, lassen sich in vitro Methoden besser standardisieren. Beim *slide test* [6, 20] zur Prüfung der Spermienmigration auf einem Objektträger wird das Eindringen der Spermien in einen Tropfen von CM unter einem Deckgläschen beobachtet. Bei gutem Ausfall dieses Testes wandern Spermien in Form einer Phalanx in den CM ein, während ASA im Ejakulat oder im CM zur Inhibition führen. Der Test wird jedoch sehr leicht durch Artefakte verfälscht, wie z. B. ein Austrocknen des Präparats, und erlaubt nicht die Beobachtung der Interaktion über einen längeren Zeitraum. Außerdem ist eine scharfe Grenzzone nicht immer zu erkennen.

Der *„sperm-cervical mucus contact test"* (SCMC Test) ist ein Objektträgertest, bei dem nach direktem Vermischen von frischem CM und Sperma bei positivem Ausfall ein sogenanntes ‚shaking' Phänomen zu beobachten ist, bedingt durch eine charakteristische Motilitätsstörung der Spermien im Falle von lokalen ASA [21]. Auch hier kann es jedoch durch unspezifische Reaktionen zu falsch positiven Ergebnissen kommen.

Bei Verwendung von mit CM gefüllten Kapillaren läßt sich die Spermien-Mucus Interaktion über einen längeren Zeitraum und differenzierter beurteilen, z. B.

auf dem von Kremer entwickelten Spermien-Penetrationsmeter [22]. Beim *In-vitro-Spermien-Cervixmucus-Penetrationstest (SCMPT)* wird nicht nur die Eindringtiefe, sondern auch die Spermiendichte, sowie der Grad und die Dauer der Progressivmotilität im CM beurteilt. Bei standardisiertem Vorgehen hat der SCMPT signifikante Bedeutung für die Fertilitätsprognose [23, 24]. Die in vitro Untersuchung der Spermienpenetrationsfähigkeit bietet die Möglichkeit eines gekreuzten Testansatzes mit Donorspermatozoen und Donor-CM. Hierdurch können falsch-negative Resultate vermieden werden, und es kann zwischen den funktionellen Eigenschaften des Mucus bzw. des Spermas unterschieden werden. Bei Beurteilung der Spermien-CM Interaktion in vitro bei mehr als 1500 der bei uns untersuchten subfertilen Paare zeigte sich, daß der andrologische Faktor wesentlich häufiger Ursache der gestörten Migration war als der cervicale Faktor (p<0,0001). Der gekreuzte SCMPT stellt ein gutes Screening-Verfahren im Hinblick auf das Vorhandensein von ASA im Ejakulat bzw. im CM dar [5, 11, 12, 25, 26]. Klinisch relevante Informationen über die lokale Kompatibilität lassen sich so ohne großen Laboraufwand erhalten. Werden andere visköse Medien zur Prüfung der Spermienpenetrationsfähigkeit in vitro herangezogen werden, z. B. boviner CM (BCM), Hühnereiweiß (HEW) oder Polyacrylgel (PAC), läßt sich zwar die ‚intrinsische Spermienmotilität' als Funktionsparameter zusätzlich zum Spermiogramm beurteilen, jedoch nicht der immunologische Status. Die Penetration der Spermien in HEW, BCM oder PAC war unbeeinflußt durch ASA der IgG- oder IgA-Klasse im Ejakulat [11, 27]. Nur die Verwendung von CM der Partnerin des Patienten liefert Aufschlüsse über die spezifische immunologische Situation des subfertilen Paares.

Eine pathologische Spermien-Mucus Interaktion verursacht durch spezifische Immunfaktoren ist insgesamt selten. Die Bedeutung sogenannter ‚*Spermaantikörper' im Serum (Serum-ASA)* ist sehr umstritten [2–5, 28, 30], jedoch werden diese zirkulierenden Antikörper in der Praxis bei Verdacht auf immunologisch bedingte Sterilität häufig bestimmt. Zum Nachweis sind verschiedene Methoden gebräuchlich [28–32]. Während konventionelle Teste, z. B. der Tray-Agglutination Test (TAT) [31] als Bioassays Nachteile haben, sind Enzym-Immunoassays (ELISA) zum Nachweis von Sperma-ASA im Vergleich zu Spermien-Agglutinations- und Immobilisationstesten praktischer und werden daher bevorzugt eingesetzt. In prospektiven Studien zeigten diese zirkulierende ASA im Serum des Mannes und/oder der Frau jedoch keine klinische Relevanz [12]. ASA, bestimmt z. B. mit dem TAT, Radioimmunoassays, sowie verschiedenen ELISA im Serum zeigten keinen signifikanten Zusammenhang mit der Qualität des CM und des Spermas, korrelierten nicht mit der Spermien-Mucus Interaktion in vivo (PCT) sowie in vitro (gekreuzter SCMPT) und beeinflußten die spätere Schwangerschaftsrate nicht [29, 30]. Außerdem unterschieden sich die Serumergebnisse mit kommerziellen quantitativen ELISA zur ‚ASA'-Bestimmung nicht bei Patientinnen mit langjährig unerfülltem Kinderwunsch und drei verschiedenen Kontrollgruppen: Virgines, ‚normale' Schwangere aus der Vorsorgesprechstunde sowie Prostituierte.

Studien der letzten Jahre haben gezeigt, daß *lokale Spermaantikörper (ASA)* von größerer Bedeutung für die Fertilität sind als Serum-ASA [33, 34]. ASA, insbesondere der IgA-Klasse, im Ejakulat sind sehr wichtig für die Spermien-Mucus-Interaktion in vivo wie auch in vitro und finden sich signifikant häufiger bei pathologischem Ausfall von Spermienpenetrationstesten [11]. Wenn ein beträchtlicher Teil der motilen Spermien davon betroffen ist, haben ASA im Ejakulat einen deutlichen negativen Einfluß auf die Schwangerschaftsrate (p<0,01). Bei prospektiver Untersuchung trat innerhalb von 6 Monaten nach Testung keine Gravidität ein, wenn mehr als 30 % der Spermien IgA-ASA aufwiesen. Die Bestimmung der lokalen Spermaantikörper ist einfach, z. B. mit Hilfe der *Mixed-Antiglobulin-Reaction (MAR)* [35, 36] möglich. Wenn ein Tropfen des frischen unbehandelten Spermas mit einem Tropfen einer Suspension von Erythrozyten, die mit IgG bzw. IgA beschichtet sind, zusammengebracht wird, bilden sich nach Zufügen von Anti-IgG bzw. Anti-IgA Immunglobulin die sogenannten ‚gemischten Agglutinate' durch Adhärenz der Indikatorpartikel an den motilen Spermien. Die Reaktion ist unter einem normalen Lichtmikroskop leicht zu beobachten. Beim *indirekten MAR* wird solubilisierter CM der Patientin und ASA-freie Donorspermatozoen in diesem Testsystem verwendet [25]. Für Screening-Zwecke können als Ersatz für präparierte Erythrozyten auch andere Trägerpartikel im MAR eingesetzt werden. Beim Vergleich von z. B. IgG-beschichteten Latexpartikeln und dem ‚klassischen' MAR mittels einer Erythrozytensuspension fand sich eine signifikante Korrelation (r = 0,756) (p<0,001) in Spermaproben (n = 210). ASA lassen sich auch durch Immunobead-Test nachweisen [37], aber das Verfahren ist etwas aufwendiger [5, 26]. Mögliche Artefakte bei der ASA Bestimmung im Cervixsekret durch enzymatische Solubilisierung des CM (z. B. mit Bromelin) und dadurch bedingte falsch-positive Resultate sind zu beachten.

Bei unselektierten Patienten unserer Kinderwunschsprechstunde fanden sich lokale ASA in relevanter Höhe im Ejakulat der Männer (n = 677) im Hinblick auf Antikörper der IgG-Klasse in 7,8 % sowie der IgA Klasse in 5,4 % (n = 639). ASA im Cervicalmucus sind mit einer Prävalenz von ≤2 % selten [25, 38], so daß spezifisch immunologische Ursachen einer reduzierten Penetrabilität des CM nur eine prozentual geringe Rolle spielen. In der Mehrzahl der Fälle beruht eine eingeschränkte Spermien-Mucus Interaktion auf nichtimmunologischen Ursachen.

Es wird diskutiert, ob die Produktion von ASA durch Genitalinfektionen ‚getriggert' wird. Ein potentieller Mechanismus könnte eine Kreuzreaktivität zwischen Bakterien und bestimmten Spermien-Epitopen sein [39]. Bei Screeninguntersuchungen auch bei Patienten, die keine klinischen Zeichen einer Infektion des Genitaltraktes aufwiesen (n = 1318), erwies sich die überwiegende Mehrzahl der Ejakulate als bakteriell besiedelt (z. B. mit potentiell pathogenen Aerobiern in 39,6 % und mit aeroben Kommensalen in weiteren 44,0 % der Spermaproben). Die mikrobielle Kolonisation stand jedoch nicht in Zusammenhang mit lokalen IgG- bzw. IgA-ASA im Sperma. Es zeigte sich auch keine Korrelation zwischen dem serologischen Nachweis von anti-mikrobiellen Antikörpern, z. B. gegen Chlamydia trachomatis und ASA in Genitalsekreten [40], und bei asymptomatischen Patienten zeigte sich ebenfalls kein Zusammenhang mit einer erhöhten Leukozytenrate der Rundzellen oder biochemischen Parametern im Ejakulat als potentiellen Markern einer subklinischen Genitalinfektion [41].

Der einfach durchzuführende MAR-Test ist als Screening-Verfahren bei Verdacht auf immunologisch bedingte Subfertilität geeignet. Die Bestimmung von ASA im Serum des Mannes und/oder der Frau hat jedoch keine Praxisrelevanz. Die Untersuchung der Spermien-Mucus Interaktion sollte ein integraler Bestandteil der Basisdiagnostik zur Sterilitätsabklärung sein.

Literatur

 1. Metchnikoff S (1900) Etudes sur la spermatoxine. Ann Inst Pasteur Microbiol 14: 561–577
 2. Marshburn PB, Kutteh WH (1994) The role of antisperm antibodies in infertility. Fertil Steril 61: 799–811
 3. Alexander NJ, Anderson DJ (1987) Immunology of semen. Fertil Steril 47: 192–205
 4. Jones WR (1994) Gamete immunology. Human Reprod 9: 828–841
 5. Kremer J, Jager S (1992) The significance of antisperm antibodies for sperm-cervical mucus interaction. Hum Reprod 7: 781–784
 6. World Health Organization (1992) WHO laboratory manual for the examination of human semen and semen-cervical mucus interaction, 3nd ed. Cambridge, The Press Syndicate of the University of Cambridge
 7. Eggert-Kruse W, Gerhard I, Tilgen W, Runnebaum B (1989) Clinical significance of crossed in vitro sperm-cervical mucus penetration test in infertility investigation. Fertil Steril 52: 1032–1040
 8. Hull MGR, Savage PE, Bromham DR (1982) Prognostic value of postcoital test: prospective study based on time-specific conception rates. Br J Obstet Gynaecol 89: 299–305
 9. Eimers JM, te Velde ER, Gerritse R, Vogelzang ET, Looman CW, Habbema JDF (1994) The prediction of the chance to conceive in subfertile couples. Fertil Steril 61: 44–52
10. Moghissi KS (1976) Postcoital test: Physiologic basis, technique, and interpretation. Fertil Steril 27: 117–129
11. Eggert-Kruse W, Hofsäß A, Haury E, Tilgen W, Gerhard I, Runnebaum B (1991) Relationship between local anti-sperm antibodies and sperm-mucus interaction in vitro and in vivo. Hum Reprod 6: 267–276
12. Eggert-Kruse W, Rohr G, Böckem-Hellwig S, Huber K, Christmann-Edoga M, Runnebaum B (1995) Immunological aspects of subfertility. Int J Androl 18 (2): 43–52
13. Acharya U, Irvine DS, Hamilton MPR, Templeton AA (1993) The effect of three anti-oestrogenic drugs on cervical mucus quality and in vivo sperm-cervical mucus interaction in ovulatory women. Hum Reprod 8: 437–441
14. Miller B, Klein TA, Opsahl MS (1994) The effect of a surgical lubricant on in vivo sperm penetration of cervical mucus. Fertil Steril 61: 1171–1173
15. Scholes D, Stergachis A, Heidrich FE, Andrilla H, Holmes KK, Stamm WE (1996) Prevention of pelvic inflammatory disease by screening for cervical chlamydial infection. N Engl J Med 334: 1362–1366
16. Ridgway GL, Mumtaz G, Robinson AJ (1996) Comparison of the ligase chain reaction with cell culture for the diagnosis of Chlamydia trachomatis infection in women. J Clin Pathol 49: 116–119
17. Eggert-Kruse W, Köhler A, Rohr G, Runnebaum B (1993) The pH as an important determinant of sperm-mucus interaction. Fertil Steril 59: 627–628
18. Jenkins JM, Brook PF, Sargeant S, Cooke ID (1995) Endocervical mucus pH is inversely related to serum androgen levels and waist to hip ratio. Fertil Steril 63: 1005–1008
19. Eggert-Kruse W, Reimann-Andersen J, Rohr G, Pohl S, Tilgen W, Runnebaum B (1995) Clinical relevance of sperm morphology assessment using strict criteria and relationship with sperm-mucus interaction in vivo and in vitro. Fertil Steril 63: 612–624
20. Miller EG, Kurzrok R (1932) Biochemical studies of human semen. III. Factors affecting migration of sperm through the cervix. Am J Obstet Gynecol 24: 19–26
21. Kremer J, Jager S (1976) The sperm-cervical mucus contact test: a preliminary report. Fertil Steril 27: 335–340
22. Kremer J (1965) A simple serpm penetration test. Int J Fert 10: 209–215
23. Eggert-Kruse W, Leinhos G, Gerhard I, Tilgen W, Runnebaum B (1989) Prognostic value of in vitro sperm penetration into hormonally standardized human cervical mucus. Fertil Steril 51: 317–323
24. Ulstein M (1972) Sperm penetration of cervical mucus as a criterion of male infertility. Acta Obstet Gynecol Scand 51: 335–340

25. Eggert-Kruse W, Böckem-Hellwig S, Doll A, Rohr G, Tilgen W, Runnebaum B (1993) Antisperm antibodies in cervical mucus in an unselected subfertile population. Hum Reprod 8: 1025–1031
26. Kremer J, Jager S (1988) Sperm-cervical mucus interaction, in particular in the presence of antispermatozoal antibodies. Hum Reprod 3: 69–73
27. Eggert-Kruse W, Schwalbach B, Rohr G, Klinga K, Runnebaum B (1993) Evaluation of polyacrylamide gel (PAC) as substitute for human cervical mucus in the sperm penetration test. Fertil Steril 60: 540–549
28. Hendry WF (1989) Detection and treatment of antispermatozoal antibodies in men. Reprod Fertil Dev 1: 205–222
29. Eggert-Kruse W, Christmann M, Gerhard I, Pohl S, Klinga K, Runnebaum B (1989) Circulating antisperm antibodies and fertility prognosis: a prospective study. Hum Reprod 4: 513–520
30. Eggert-Kruse W, Huber K, Rohr G, Runnebaum B (1993) Determination of antisperm antibodies in serum samples by means of enzyme-linked immunosorbent assay – a procedure to be recommended during infertility investigation? Hum Reprod 8: 1405–1413
31. Friberg J (1974) A simple and sensitive micro-method for demonstration of sperm-agglutinating activity in serum from infertile men and women. Acta Obstet Gynecol Scand 36 (Suppl): 21–29
32. Haas GG (1987) How should sperm antibody tests be used clinically? Am J Reprod Immunol Microbiol 15: 106–111
33. Schumacher GFB (1988) Immunology of spermatozoa and cervical mucus. Hum Reprod 3: 289–300
34. Hjort T, Meinertz H (1988) Anti-sperm antibodies and immune subfertility. Hum Reprod 3: 59–62
35. Jager S, Kremer J, Slochteren-Draaisma T van (1978) A simple method of screening for antisperm antibodies in the human male: detection of spermatozoal surface IgG with the direct mixed antiglobulin reaction carried out on untreated fresh human semen. Int J Fertil 23: 12–21
36. Jager S, Kremer J, Kuiken J, Slochteren-Draaisma T van (1980) Immunoglobulin class of antispermatozoal antibodies from infertile men and inhibition of in vitro sperm penetration into cervical mucus. Int J Androl 3: 1–14
37. Hellstrom WJG, Samuels SJ, Waits AB, Overstreet JW (1989) A comparison of the usefulness of SpermMar and Immunobead test for the detection of antisperm antibodies. Fertil Steril 52: 1027–1031
38. Jager S, Kremer J, Wilde-Janssen IW de (1984) Are sperm immobilizing antibodies in cervical mucus an explanation for a poor postcoital test? Am J Reprod Immunol 5: 56–60
39. Kurpisz M, Alexander NJ (1995) Carbohydrate moieties on sperm surface: physiological relevance. Fertil Steril 63: 158–165
40. Eggert-Kruse W, Buhlinger-Göpfahrt N, Rohr G, Probst S, Aufenanger J, Näher H, Runnebaum B (1996) Antibodies to Chlamydia trachomatis in semen and relationship with parameters of male fertility. Human Reprod 11: 1408–1417
41. Eggert-Kruse W, Probst S, Rohr G, Tilgen W, Runnebaum B (1996) Induction of immunoresponse by subclinical male genital tract infection? Fertil Steril 65: 1202–1209

Ejakulataufbereitungstechniken und Erfolge

H. W. Michelmann

Für alle Techniken der assistierten Reproduktion ist die Separation motiler Spermatozoen aus dem Ejakulat eine wichtige Voraussetzung, um eine Anreicherung beweglicher und morphologisch normaler Spermatozoen sowie eine Reduktion bzw. Entfernung von Seminalplasma und anderen zellulären Bestandteilen des Ejakulats (Mikroorganismen, Leukozyten) zu erreichen.

Es wurden in der Vergangenheit für die verschiedenen In-vitro-Techniken u. a. folgende unterschiedliche Spermatozoen-Aufarbeitungsmethoden entwickelt:

- Albumin-Gradientenzentrifugationen,
- Ficoll-Gradientenzentrifugation,
- Percoll-Gradientenzentrifugation,
- Sephadex-Gel-Filtration,
- Glaswoll-Filtration,
- Swim-up-Verfahren,
- Sperm-select-Verfahren,
- Verschiedene mechanische Hilfsmittel (z. B. Wang-Tube).

Die Swim-up-Technik basiert auf der aktiven Wanderung bzw. Bewegung der Spermatozoen gegen die Schwerkraft in ein Kulturmedium hinein.

Die Separation motiler Spermatozoen von den übrigen Bestandteilen des Ejakulats beruht bei der Dichte-Gradientenzentrifugation mit chemisch-synthetisierten oder natürlichen Medien wie Percoll, Ficoll oder Albumin auf unterschiedlichen spezifischen Massen sowie Sedimentationsgeschwindigkeiten der einzelnen Ejakulatbestandteile.

Auf einem der Swim-up-Technik ähnlichen Prinzip basiert auch das Sperm-select-Verfahren. Es verzichtet jedoch auf einen Zentrifugationsvorgang zur Trennung von flüssigen und zellulären Ejakulatbestandteilen. Statt dessen wird bei dieser Methode das Nativejakulat mit einem speziellen hyaluronsäurehaltigen Medium überschichtet, in welches die motilen Spermatozoen aktiv einwandern und dadurch von den restlichen Ejakulatbestandteilen abgetrennt werden.

Die Filtration des Ejakulats durch Glaswolle bewirkt die Abtrennung motiler Spermatozoen dadurch, daß unbewegliche biologische Partikel wie nicht motile sowie membrangeschädigte Spermatozoen, Zellfragmente und Rundzellen eher im Filtrationsmaterial zurückgehalten werden als bewegliche, die sich im Eluat anreichern.

Alle Aufarbeitungsmethoden weisen sowohl Vor- als auch Nachteile auf und sind unterschiedlich effektiv in Bezug auf ihre Fähigkeit einer optimalen Anreicherung motiler Spermatozoen. Die diskontinuierliche Percoll-Dichtegradientenzentrifugation liefert bei normalen und bei pathologischen Ejakulaten die besten Ergebnisse. Dies jedoch nur, wenn auf den abschließenden Waschvorgang verzichtet wird, da er immer einen Verlust an Spermatozoen und eine Erniedrigung der Motilitätsparameter zur Folge hat. Werden die Spermatozoen für das ICSI-Verfahren eingesetzt, ist ein Auswaschen des Percolls jedoch absolut notwendig. Besonders beim Vorliegen von stark viskösen oder verunreinigten Ejakulaten können mit der Percoll-Aufarbeitungsmethode sehr gute Präparationsergebnisse erzielt werden. Das Percoll-Verfahren ist in der Praxisroutine nur unwesentlich teurer und erfordert einen geringeren Zeitaufwand als die Swim-up-Technik. Da die Sperm-select-Technik auf eine Zentrifugation verzichtet, ist sie schonender als das Swim-up-Verfahren und hat offensichtlich einen positiven Einfluß auf die Geradlinigkeit der Spermatozoenfortbewegung. Trotzdem ist das Ergebnis nicht so gut wie nach Swim-up. Hinzu kommt, daß das Sperm-select-Medium relativ teuer, das HF-10 Medium aber ausgesprochen billig ist. Die Glaswollfiltration hat sich als Aufarbeitungsmöglichkeit nicht bewährt. Bei pathologischen Ejakulaten ergibt sie nur in der Selektion morphologisch normaler Spermatozoen die besten Ergebnisse. Vergleicht man alle Aufarbeitungstechniken, so müssen aufgrund der guten Ergebnisse, der einfachen Durchführung und des billigen Einsatzes das Swim-up-Verfahren und die Percoll-Methode ohne anschließenden Waschvorgang als die Methoden der Wahl bei der Aufarbeitung sowohl normaler als auch pathologischer Ejakulate angesehen werden.

Genetische Aspekte der männlichen Infertilität

P. Wieacker

Bei etwa 15 % aller Paare in Deutschland besteht eine ungewollte Kinderlosigkeit. In ungefähr der Hälfte dieser Fälle wird ein „männlicher Faktor" angenommen. Einer männlichen Infertilität können exogene und genetische Ursachen zugrundeliegen. Eine genetisch bedingte männliche Infertilität kann als isolierte Störung oder im Rahmen eines übergeordneten Krankheitsbildes vorkommen. Aus pragmatischen Gründen wird eine Einteilung in drei Gruppen vorgenommen.

Infertilität im Rahmen einer Störung der Geschlechtsdifferenzierung

Chromosomenstörungen werden bei etwa 2,1 % aller subfertilen oder infertilen Männer gefunden, wobei Aberrationen um so häufiger anzutreffen sind, je geringer die Spermienzahl ist. Unter den Chromosomenstörungen steht das Klinefelter-Syndrom (47, XXY und entsprechende Mosaikformen) im Vordergrund. Differentialdiagnostisch ist das XX-Mann-Syndrom zu berücksichtigen, bei dem trotz eines unauffälligen weiblichen Karyotyps ein männlicher Phänotyp mit Azoospermie vorliegt. Beim XX-Mann-Syndrom kann durch molekulargenetische Methoden in ca. zwei Dritteln der Fälle Y-chromosomales Material unter Einbeziehung des SRY-Gens, des Gens für den Testis-determinierenden Faktor, nachgewiesen werden.

Im Rahmen der zytogenetischen Diagnostik bei der Abklärung einer männlichen Infertilität konnte man feststellen, daß bei infertilen Männern Träger balancierter Translokationen oder Inversionen etwa fünfmal häufiger als in einem Vergleichskollektiv vorkommen. Träger einer balancierten Translokation sind in den meisten Fällen klinisch unauffällig. Bei den Nachkommen kann es allerdings zu einer unbalancierten Chromosomenkonstellation kommen. *Im Rahmen der diagnostischen Abklärung einer männlichen Infertilität bei reduzierter Spermienzahl ist die Durchführung einer Chromosomenanalyse daher ratsam.*

Unter den monogen erblich bedingten Erkrankungen werden in diesem Zusammenhang lediglich das Kallmann-Syndrom und die Androgeninsensitivität diskutiert.

Das *Kallmann-Syndrom* ist durch einen hypogonadotropen Hypogonadismus sowie An- oder Hyposmie charakterisiert. In gewissen Fällen können assoziierte Fehlbildungen oder weitere Anomalien vorkommen. Das Kallmann-Syndrom ist ein heterogenes Krankheitsbild, wobei X-chromosomale, autosomal-dominante und -rezessive Vererbung bekannt sind. Das Gen für die X-chromosomale Form konnte inzwischen identifiziert werden.

Defekte des Androgenrezeptors, dessen Gen auf dem X-Chromosom lokalisiert ist, rufen je nach zugrundeliegender Mutation ein Spektrum von Störungen hervor, die von einem weiblichen Phänotyp bei der kompletten Androgeninsensitivität über intersexuelle Krankheitsbilder bei der partiellen Form bis hin zu phänotypisch weitgehend unauffälligen, aber infertilen Männern bei der minimalen Androgeninsensitivität reichen. Eine minimale Androgeninsensitivität kann bei infertilen Männern mit ausgeprägter Oligozoospermie oder Azoospermie, normalen Testosteronspiegeln und erhöhten Gonadotropinen vermutet werden. Während bei der kompletten und partiellen Androgeninsensitivität in vielen Fällen die zugrundeliegende Mutation im Androgenrezeptor-Gen nachgewiesen werden kann, ist der Mutationsnachweis bei der minimalen Form bis jetzt nur in wenigen Fällen erfolgt.

Infertilität im Rahmen einer erblich bedingten, übergeordneten Störung

Eine Reihe erblich bedingter Erkrankungen geht mit einer Infertilität einher. In diesem Zusammenhang soll v. a. auf die Bedeutung der *Vas-deferens-Aplasie* hingewiesen werden. Eine kongenitale bilaterale Aplasie der Vasa deferentia (CBAVD) wird bei ca. 1–6 % der Fälle männlicher Infertilität gefunden. Die CBAVD kann als genitale Manifestation der cystischen Fibrose (CF) aufgefaßt werden. Die CF ist eine autosomal rezessiv erbliche Erkrankung, die auf dem Boden einer Dysfunktion exokriner Drüsen zu schweren Lungenveränderungen und Funktionsstörungen des Pankreas führen kann. Die verantwortliche Erbanlage, das *CFTR-Gen,* wurde vor mehreren Jahren identifiziert. Männliche CF-Patienten sind fast immer aufgrund einer CBAVD infertil. Eine CBAVD kann aber auch bei Patienten ohne pulmonale oder gastrointestinale Symptomatik auftreten. Bei ungefähr zwei Dritteln der Fälle mit CBAVD kann mindestens eine Mutation im CFTR-Gen nachgewiesen werden. Mindestens 19 % der Männer mit CBAVD tragen zwei CFTR-Mutationen. Vor einer ICSI-Therapie aufgrund einer Vas-deferens-Aplasie sollte daher dem jeweiligen Paar ein *CFTR-Mutationsscreening* angeboten werden, wobei auf spezifische Mutationen zu achten ist. Es ist allerdings zu berücksichtigen, daß die Vas-deferens-Aplasie ein heterogenes Krankheitsbild darstellt, so daß auch andere Ursachen hierfür in Betracht kommen können.

Isolierte Störungen der Spermienproduktion und -funktion

Ungefähr 10 % der infertilen Männer weisen eine schwere Störung der Spermienproduktion auf. Durch zytogenetische Untersuchungen wurde ein *Azoospermie-Faktor* (AZF) auf dem Y-Chromosom postuliert. Inzwischen konnten durch molekulargenetische Untersuchungen bei infertilen Männern teilweise Mikrodeletionen in der Region q11 auf dem Y-Chromosom nachgewiesen werden. Diese Untersuchungen führten zur Identifikation von Kandidatengenen für den Azoospermiefaktor (z. B. das DAZ-Gen). Nach einer neueren Studie konnte bei infertilen Männern mit Azoospermie in ca. 13 % der Fälle eine Deletion im Bereich des DAZ-Gens nachgewiesen werden. Bei Patienten mit Azoospermie oder ausgeprägter Oligozoospermie kann eine entsprechende molekulargenetische Diagnostik diagnoseweisend sein.

Bis jetzt sind nur wenige erbliche Störungen der Spermienfunktion wie z.B. die Globozoospermie bekannt. In letzter Zeit konnten mehrere Gene isoliert werden, deren Genprodukte für die Spermienfunktion von Bedeutung sein könnten. Entscheidende Impulse bei der Abklärung der männlichen Infertilität sind von der Isolierung entsprechender Gene bei der Maus sowie von diesbezüglichen transgenen Mausexperimenten zu erwarten.

Urologie und Reproduktionsmedizin

W. Weidner

Durch die Einführung von ICSI ist es zu einer Revolution im Bereich der Therapie der männlichen Subfertilität bei steriler Partnerschaft gekommen. Dabei wird aus reproduktionsmedizinischer Sicht anerkannt, daß eine interdisziplinäre Abklärung immer eine andrologische Untersuchung des Mannes beinhalten muß [3].

Dabei kommen auf den Urologen 4 Themenkreise zu, die andrologisch in der reproduktionsmedizinischen Kooperation bearbeitet werden müssen [9]:

- Diagnosestellung und Therapievorschläge des andrologischen Sterilitätsfaktors,
- (Mit)beratung zur Indikation von IUI, IVF und ICSI bei andrologischem Sterilitätsfaktor,
- (funktionelle) Spermadiagnostik vor reproduktionsmedizinischen Maßnahmen,
- Spermatozoenentnahme.

Dies beinhaltet für beide Seiten eine ausreichende andrologische bzw. reproduktionsmedizinische Qualifikation, wobei derzeit europaweit versucht wird, Qualifikationskriterien für den klinischen Andrologen zu definieren. Die Arbeitsgemeinschaft für gynäkologische Endokrinologie und Fortpflanzungsmedizin hat einen Vorschlag gemacht, die Weiterbildung zum Arzt für Frauenheilkunde und Geburtshilfe um eine „fakultative Weiterbildung" als Qualifikationsmerkmal für reproduktionsmedizinisch tätige Gynäkologen zu ergänzen. Es ist die Meinung des Autors, daß ein entsprechendes Qualifikationsmerkmal auch aus andrologischer Sicht anzustreben ist.

Ätiopathogenetisch ist die Oligo-Astheno-Teratozoospermie (OAT-Syndrom) die häufigste Ursache einer männlichen Infertilität. Leider ist eine kausale Therapie maximal bei jedem zehnten Patienten möglich [4]. Unumstritten in ihrer Wirksamkeit sind nur die Behandlung von Samentransport- und Ejakulationsstörungen, die Behandlung der urogenitalen Infektion und des Hypogonadismus [5]. Bereits umstritten sind die Therapie von Spermatozoenantikörpern [4]sowie der Varikozele [2] als andrologischer Sterilitätsfaktor. Sicher erscheint derzeit einzig, daß die mikrochirurgische Therapie der Verschlußazoospermie mit vorhersagbarer operativer Erfolgsrate effizient ist [8].

Das idiopathische OAT-Syndrom kann nicht kausal therapiert werden. Die hoffnungsvollen Ansätze zur medikamentösen Therapie haben sich bisher in randomisierten, prospektiven placebokontrollierten Studien nicht bestätigen lassen [4].

Dann zu diskutierende Techniken wie intrauterine Insemination (IUI) und reproduktionsmedizinische Verfahren (IVF, ICSI) müssen sich grundsätzlich an der normalen Schwangerschaftsrate von 10—20 % nach 12 Monaten ungeschützten, zeitgerechten Geschlechtsverkehrs messen lassen [1].

Eine wesentliche Rolle kommt dem Urologen in der Spermatozoenaspiration für ICSI bei unterschiedlichen Störungen zu. Dabei ist für diese „Retriever"-Tätigkeit MESA in Kombination mit ICSI Therapie der Wahl bei kongenitaler bilateraler Ductus Agenesie (CBAVD), irreparabler (fehlgeschlagene Refertilisierung) obstruktiver Azoospermie und sonst nicht therapierbaren Ejakulationsstörungen [6]. Bei fehlendem Nachweis von Spermatozoen im Nebenhoden kann eine Hodenbiopsie mit Spermatozoenentnahme (TESE) die Methode ergänzen, wobei die Fertilisierungs- und Schwangerschaftsraten von Nebenhoden- und Hodenspermatozoen sich nicht grundsätzlich von der Verwendung ejakulierter Spermatozoen unterscheiden [7]. Die ersten zusammenfassenden Beobachtungen des Arbeitskreises Mikrochirurgie der Deutschen Urologen [1] bestätigen auch für Deutschland die hohe Effizienz der Methodik: Dabei besteht u. a. Übereinstimmung in der Indikationsstellung, zum Vorhalten einer Kryokonservierungsmöglichkeit bei MESA und TESE und bei rekonstruktiv-refertilisierenden Maßnahmen. Integriert in die andrologisch-urologische Vordiagnostik ist nach einstimmigem Beschluß der Arbeitsgruppe analog zu den Empfehlungen der Deutschen Gesellschaft für Gynäkologie und der Arbeitsgemeinschaft für gynäkologische Endokrinologie und Fortpflanzungsmedizin [3] eine genetische Beratung bzw. Untersuchung des Paares.

Literatur

1. Comhaire F (1995)Economic strategies in modern male subfertility treatment. Hum Reprod 10 (Suppl 1):103–106
2. Comhaire F, Zalata A, Mahmoud A, Depoorter B, Huysse L, Christophe A, Depuydt Ch (1995) Diagnostic and therapeutic approach to moderate and severe male subfertility in 1995. Hum Reprod 10:144–150
3. Deutsche Gesellschaft für Gynäkologie und Geburtshilfe und Arbeitsgemeinschaft für Gynäkologische Endokrinologie und Fortpflanzungsmedizin (1995) Empfehlungen zur Durchführung der intrazytoplasmatischen Spermieninjektion (ICSI) als Zusatzmaßnahme bei IVF/ET Therapie. Frauenarzt 36:614–619
4. O'Donovan PA, Vandekerckhove P, Lilford RJ, Hughes E (1995) Treatment of male infertility: is it effective? Review and meta-analyses of published randomized controlled trials. Hum Reprod 8:1209–1222
5. Howard StS (1995) Treatment of male infertility. N Engl J Med 332:312–317
6. Silber SJ, Nagy ZP, Liu J, Goday H, Devroey P, von Steirteghem AC (1994) Conventional in-vitro fertilization versus intracytoplasmatic sperm injection for patients requiring microsurgical sperm aspiration. Hum Reprod 9:1705–1709
7. Silber SJ, von Steirteghem AC, Liu J, Nagy ZP, Tournaye H, Devroey P (1995) High fertilization and pregnancy rate after intracytoplasmatic sperm injection with spermatozoa obtained from testicle biopsy. Hum Reprod 10:148–152
8. Weidner W, Schroeder-Printzen I, Weiske W-H, Haidl and the BMFT Study Group for Microsurgery, Giessen (1995) Microsurgical aspects of the treatment of azoospermia. Int J Androl 18 (Suppl 2):63–66
9. Weidner W, Diedrich K (1996) Der Urologe in der Reproduktionsmedizin. Akt Urol 27: 257–259
10. Zumbé I, Beintker M, Denil I et al. (1996) MESA and TESE: Experiences of the German Society for Urological Microsurgery. Andrologia (Suppl 1) 28:89–92

Stellenwert der ICSI-Therapie

A. G. Schmutzler

Der Stellenwert der ICSI Therapie sollte aus 5 Perspektiven beleuchtet werden: Ergebnisse, Technik, Physiologie, Indikation und Zukunft.

Geschichte und Ergebnisse der ICSI

Tierversuche: Zu den bedeutenden Tierversuchen seit nahezu Anfang des Jahrhunderts sind die Namen von Lillie 1914, Hiramoto 1962, Uehara, Yanagimachi 1976, Iritani 1988 zu erwähnen.

Klinische Versuche: 1986 Vorstellung des Zona Drillings durch Gordon, 1988 der ICSI durch Lanzendorf, Schwangerschaften mit PZD durch Cohn und mit SUZI durch Nagi; 1991 9% SS-Rate mit SUZI durch Cohen; 1992 die erste SS mit ICSI durch Palermo, 1993 45% SS-Rate mit ICSI durch van Steirteghem; SS nach TESE durch Schoysmann.

Klinik: 1994 42% SS-Rate durch Palermo, 22% SS-Rate in Deutschland bei 13000 Zyklen, 40–58% SS-Rate durch Nagy, 29% mit TESE durch Tournaye. Die Medline weist 1993 zur ICSI 7 Artikel auf, 1994 20 Artikel und 1995 92 Artikel.

Technik der ICSI

ICSI wird definiert als eine invasive Therapie von Fertilitätsstörungen durch Injektion eines einzelnen Spermiums in das Zytoplasma einer Eizelle. Für die Technik sind wesentlich in erster Linie Nadelstärke und Form, Injektionstechnik mit Membranbruch von Eizelle und Spermium sowie die Verwendung von PVP; in zweiter Linie die Ausbildung, die Qualität des Gerätes und die Gametenpräparation.

Physiologie der ICSI

Bezüglich der Patienten ist die Eizellqualität und Quantität, d.h. das Alter, von entscheidender Bedeutung, nicht die Ejakulatqualität.

Fertilisierung: Für die Fertilisierung ist entscheidend die Eizellaktivierung durch Membranbrüche, aber auch künstlich durch Calcium IONOPHORE. Bei Fertilisationsversagern liegt in 83% keine Aktivierung vor (Flahery). Spindel- und Skelettschäden verhindern den Erfolg. Eine Akrosomenreaktion ist nicht erforderlich. Die für die ICSI verwendeten Spermien scheinen in der Regel nicht phänotypisch, aber genotypisch normal zu sein (Palermo).

Entwicklung: Es besteht kein Unterschied in der Abortrate zwischen IVF und ICSI (Coulan). Bei der Verwendung kryokonservierter Embryonen besteht eine identische Geburtsrate von 7 % bei IVF und ICSI, die Frühabortrate nach ICSI mit Kryokonservierung beträgt jedoch 41 % (van Steirteghem).

Indikation zur ICSI I

Fertilisationsversager trotz Verwendung von Mikrotropfen und Spermienbearbeitung. Ejakulatdefekte, Konzentration <0,5 Mill/ml, Morphologie <3 %, extreme Asthenozoospermie, spezifische morphologische Spermiensyndrome, OAT Grad III, MESA, TESE.

Sonderfälle: immunologische Sterilität, Kryosperma, Spontanzyklen, Eizellreifung in vitro, Präimplantationsdiagnostik, Chemotherapie, Kryoeizellen.
Es ist ein genetisches und onkologisches Screening erforderlich.

Indikation zur ICSI II: ICSI oder IVF?

Die Ergebnisse der UFK Bonn mit 790 Zyklen per anno werden vorgestellt: Transferrate ICSI 98 %, IVF 86 %; SS-Rate pro Follikelpunktion ICSI 27 %, IVF 22 %. Bei andrologischer Indikation unter 35 Jahren ist die Schwangerschaftsrate pro Follikelpunktion 8 % mit IVF und 31 % mit ICSI, über 35 Jahre 7 % mit IVF und 21 % mit ICSI. (Montag M., Ved S., Schmutzler A. G., Prietl G., Indefrei D., Krebs D., van der Ven H. H.).

Zukunft der Mikromanipulation

Wesentliche Entwicklungen könnten sein die Ausdehnung der ICSI-Indikation, das erleichterte Schlüpfen, die Präimplantationsdiagnostik aus genetischer Indikation der Eltern oder aus Altersindikation, die Vorkernenukleation, die Ausschöpfung von Tiermodellen sowie eine vertiefte molekulargenetische Forschung.

Vortragssitzungen und Posterpräsentationen [1]

Experimentelle Endokrinologie

Osteoporose-Diagnostik mittels Ultraschall-Osteodensitometrie –
als Routineeinsatz möglich?
M. W. Beckmann, D. Jap, T. Mohrmann, G. Crombach   P1.AM.05

Die Ermittlung der Körperzusammensetzung mittels Infrarot-
Reflexionsmethode im medizinisch-klinischen Bereich als Hinweis
auf Hormonstörungen
Y. Demirci, B. Monga, I. Gerhard   P1.AM.10

Unterschiedliche Prolactinspiegel im Serum einer Sterilitätspatientin
mit sechs immunometrischen Methoden
J. S. E. Dericks-Tann, H.-G. Siedentopf, H.-D. Taubert   P1.AM.12

Effekte der chronischen kombiniert kontinuierlichen Hormonsubstitution auf die arterielle Perfusion uteriner Gefäße
postmenopausaler Frauen
M. Dören, A. Schwenkhagen, A. Uhlarik, H. P. G. Schneider   V1.AM.02

Präoperative Behandlung des uterus myomatosus mit einer
Depotpräparation des GnRH-Antagonisten Cetrorelix (SB-75) –
erste Ergebnisse
R. Felberbaum, H. Riethmüller-Winzen, U. Germer, K. Diedrich   P1.AM.09

Die Wirkung von 17β-Estradiol und Phytoestrogenen (Isoflavone)
auf das Mamma- und Uterusgewebe von Macaquen
D. Foth, J. M. Cline   V1.AM.01

Ultraschall-Osteodensitometrie (QUS) in der Gynäkologie.
Möglichkeiten und Grenzen einer neuen Methode
P. Hadji, H. G. Bohnet   P1.AM.02

---

[1] Die Abstracts sind unter der jeweils angegebenen Nummer in den *Archives of Gynecology and Obstetrics 258 [Suppl. 1] 1996* publiziert

Kontrazeption/Ovulation

Klinische Erfahrungen mit dem oralen Kontrazeptivum (OC)
Valette® –0,03 mg Ethinylestradiol (EE) + 2,0 mg Dienogest (DNG)
C. Moore, F. Walter, U. Mellinger, H. P. Zahradnik   P2.BB.08

Motive der Entscheidung zur irreversiblen Kontrazeption während des
gesellschaftlichen Umbruchs in einer mitteldeutschen Industrieregion
F. Röpke, B. Ruppmann, K. Pöhler, P. Kaltwaßer   P2.BB.06

Ovarielle Aktivitität sowie Wirkungen auf Zervix und Endometrium
unter niedrigdosierten oralen Kontrazeptiva
W. G. Rossmanith, K. Krauß, D. Steffens, G. Schramm   P2.BB.03

Ovulationshemmung durch synthetische Gestagene ohne Beeinflussung
der hypothalamisch-hypophysären Achse – eine ovarielle Wirkung?
E. Schleußner, W. Michels   P2.BB.05

Orale Kontrazeptiva beeinflussen den Erkrankungsverlauf beim
Mammakarzinom
I. Schönborn, C. Minguillon, M. Möhner, W. Lichtenegger   P2.BB.13

Validität von Gerinnungsuntersuchungen zur Erkennung
thrombosegefährdeter Anwenderinnen oraler Kontrazeptiva
U. H. Winkler   P2.BB.09

Ursachen der Infertilität

Zyklische Angiogenese und Gefäßregression im Corpus luteum:
Voraussetzung für ungestörte Ovarfunktion und Modell für
tumorangiogene Prozesse
H. G. Augustin, W. Kuhn   V2.NM.04

Charakterisierung infertiler Männer aus dem Programm der
intrazytoplasmatischen Spermieninjektion (ICSI) an der
Universitätsfrauenklinik Lübeck
M. Bals-Pratsch, K. Mennicke, K. Diedrich, E. Schwinger   P2.NM.13

Gepoolte polyvalente Immunglobuline bei rezidivierenden
Spontanaborten: Untersuchungen zum Wirkmechanismus
K. Blanck, P. Fraunberger, S. G. Scholz, C. J. Thaler   V2.NM.07

In-vitro-Fertilisation – intrazytoplasmatische Spermieninjektion:
Untersuchung des Azoospermiefaktors (AZF) bei Kryptozoospermie
und nicht-obstruktiver Azoospermie
I. Böhm, S. Franke, W. Würfel, G. Krüsmann   P2.NM.14

Assistierte Reproduktion

Endometriose

Teil V
Berichte sonstiger Arbeitsgemeinschaften

Ultraschalldiagnostik in Wissenschaft und Praxis –
Eine Standortbestimmung
(Seminar der AG Ultraschalldiagnostik in der
Gynäkologie und Geburtshilfe,
Moderation: H.-J. Holländer)

Hochauflösender Ultraschall und Farbdoppler
zur Mammadiagnostik

H. Madjar und H. J. Prömpeler

Einleitung

Das Mammakarzinom ist die häufigste Krebserkrankung bei Frauen. Eine Senkung der Mortalität ist derzeit nur durch eine Verbesserung der Frühdiagnostik zu erzielen. Bislang galt die Mammographie als einzige Methode, die eine Früherfassung des Mammakarzinoms erlaubt. Die hierdurch zu erzielende Senkung der Mortalität wurde in den letzten dreißig Jahren weltweit durch zahlreiche Mammographie-Screeningstudien belegt [1]. Insgesamt erlaubt die Mammographie eine Mortalitätssenkung um etwa 30 % im Screening-Kollektiv. In einigen Studien wurde nach prä- und postmenopausalen Patientinnen gesondert untersucht. Bei Frauen ab dem 50. Lebensjahr zeigt sich ein noch deutlicherer Screeningerfolg. Dagegen erzielt die Mammographievorsorge bei Frauen vor dem 50. Lebensjahr keine Effektivität. Dies liegt daran, daß bei jungen Frauen das Drüsengewebe meistens dichter ist und eine höhere Strahlenabsorption aufweist. Dadurch verbergen sich häufig tumoröse Verdichtungen und sogar Mikroverkalkungen. Dies reduziert die Sensitivität der Mammographie bei prämenopausalen Frauen [10].

Der Ultraschall findet in der Brustdiagnostik bereits seit über 15 Jahren routinemäßige Anwendung. Allerdings war diese Methode vor allem in der Anfangszeit durch die limitierte Bildqualität eingeschränkt. Daher konnte sich die Methode zunächst nur zur Differenzierung zwischen zystischen und soliden Veränderungen sowie zur Abklärung von palpablen Herdbefunden etablieren [7]. Mittlerweile wurde jedoch die Leistung der Geräte verbessert. Moderne hochauflösende Ultraschallgeräte erlauben nicht nur eine zuverlässige Tumordifferenzierung, sondern sogar eine Erkennung von nicht tastbaren Frühkarzinomen [2, 5, 6, 8, 9]. Dies hat die Indikationen der Mammasonographie wesentlich erweitert (Abb. 1 und 2). Zur Überprüfung der Wertigkeit des hochauflösenden Ultraschalls im Vergleich zur Mammographie und Standardsonographie haben wir eine Vergleichsstudie durchgeführt.

In früheren Untersuchungen durch Thermographie, Angiographie, CT und MRT unter Einsatz von Kontrastmitteln hat sich gezeigt, daß eine Differentialdiagnostik zwischen benignen und malignen Tumoren durch die Erfassung der Tumorvaskularisation möglich ist. Im Bereich des Dopplerultraschalls war dies früher schwierig, da die gepulsten Systeme keine ausreichende Empfindlichkeit zur Erkennung der Mikrovaskularisation hatten. In den 80er Jahren wurden Untersuchungen der Tumordurchblutung nur durch CW-Dopplergeräte mit Frequenzen um 8–10 MHz durchgeführt [3]. Dieses nicht gepulste Dopplerverfahren erlaubt die empfindliche Erfassung der Tumordurchblutung in oberflächlichen Organen. Aufgrund der fehlenden simultanen bildgebenden Diagnostik ist jedoch die Untersuchung von nicht tastbaren Tumoren schwierig, so daß sich diese Methode nicht durchsetzen konnte. Die Untersuchungen zeigten jedoch, daß in Malignomen der Blutfluß signifikant erhöht ist [3].

Mit der Einführung von hochempfindlichen Farbdopplersystemen Anfang der 90er Jahre wurde es möglich, unter simultaner Bildkontrolle Blutflußsignale aus Tumorgefäßen zu registrieren [4]. Mit dieser Methode wird seither in verschiedenen Organregionen untersucht, wie sich die Flußcharakteristika zwischen benignen und malignen Tumoren voneinander unterscheiden. Da die Dopplerdiagnostik viele Meßmöglichkeiten erlaubt, haben wir in einer prospektiven Studie eine Multiparameter-Analyse durchgeführt, um die Wertigkeit verschiedener Dopplermeßwerte zur Differentialdiagnostik von Mammatumoren zu untersuchen.

Methode

Bildgebende Mammadiagnostik (B-Mode)

Über den Zeitraum von einem Jahr (1988) wurden 571 Patientinnen untersucht, die wegen unklaren Mammabefunden in die Klinik überwiesen wurden. In einer kontrollierten, einfach blinden Studie wurden diese Frauen ohne Kenntnis des Mammographiebefundes oder anderer Untersuchungsergebnisse mit dem hochauflösenden Ultraschall untersucht. Beide Mammae wurden systematisch in mäanderförmig geführten parasagittalen Scans durchuntersucht. Alle Herdbefunde wurden skizziert und nach den üblichen diagnostischen Kriterien beurteilt. Eine histologische Klärung erfolgte durch 86 Mastektomien, 14 brusterhaltende Operationen, 6 Gewebeuntersuchungen nach Reduktionsplastiken, 83 sonstige Tumorexzisionen und 7 Abszeßausräumungen sowie 64 ultraschallgezielte Punktionen. Bei den übrigen Patientinnen wurde nach dem anschließenden Vergleich mit den anderen Untersuchungsdaten auf eine invasive Abklärung verzichtet und eine Verlaufskontrolle durchgeführt. Nach abschließender Beurteilung und Vorlage der Histologie wurden alle Daten zusammengetragen und von einem Statistiker unabhängig ausgewertet.

Tumordifferenzierung durch Farbdoppler

Aufgrund der Überlappung von diagnostischen Kriterien bei der klinischen, mammographischen und sonographischen Diagnostik wurde in einer prospektiven Studie bei 258 Patientinnen mit auffälligen Herdbefunden untersucht, ob eine Dignitätsbeurteilung durch den Farbdoppler möglich ist. Außerdem wurde durch die Erhebung multipler verschiedener Flußparameter analysiert, welche Kriterien für eine solche Diagnostik sinnvoll sind. Da sich bei einem früheren Vergleich verschiedener Farbdopplergeräte erhebliche Unterschiede in der Dopplersensitivität gezeigt hatten [4], wurde bei dieser Studie nur ein Gerät mit einer standardisierten Einstellung eingesetzt. Verwendet wurde ein hochempfindliches Ultraschall-Farbdopplergerät ATL Ultramark 9 HDI mit einem Linearschallkopf L10-5. Der Frequenzfilter wurde auf 50–100 Hz und die PRF auf 800–1000 Hz eingestellt. Außerdem wurde die Ausgangsleistung im Farbdoppler-Mode bis knapp unter die Rauschgrenze angehoben, so daß das Gerät auf hohe Dopplerempfindlichkeit für niedrige Flußmengen eingestellt war. Ausgewertet wurden folgende Parameter: Zahl der Tumorarterien (ART), die im Farbdopplermode pro Herdbefund auffindbar waren. Außerdem wurde nach Winkelkorrektur in allen Tumorgefäßen eine Flußmessung im Duplexverfahren durchgeführt. Dabei wurden folgende Meßwerte bestimmt: die mittlere (Vav), maximale (Vmax) und minimale (Vmin) Flußgeschwindigkeit sowie die Summe aller Flußgeschwindigkeiten, die pro Tumor gemessen werden konnten (Vsum). Zusätzlich wurden die Flußprofile analysiert, wobei der Resistance-Index und die A/B-Ratio in die Auswertung eingingen. Der Resistance-Index wird nach folgender Formel ermittelt: $RI = Vsyst - Vdiast / Vsyst$. Die A/B-Ratio ergibt sich aus dem Quotienten Vsyst/Vdiast, wobei mit „V" die jeweils gemessene maximale Flußgeschwindigkeit in der Systole bzw. Enddiastole gemeint ist. Da am Ausgangspunkt der Studie nicht klar war, welches typische Frequenzmuster bei benignen oder malignen Tumoren zu erwarten ist, wurden sämtliche Tumorgefäße gemessen und für jeden Tumor der mittlere (RIav), maximale (RImax) und minimale (RImin) Resistance-Index bestimmt sowie die mittlere (A/Bav), maximale (A/Bmax) und minimale (A/Bmin) A/B-Ratio. Berechnet wurde für alle Meßwerte der Median und die 25%- und 75%-Quantilen, die Signifikanzüberprüfung erfolgte mit dem Wilcoxon-Test (p- und z-Werte).

Ergebnisse

Bildgebende Diagnostik

Die hochauflösende Sonographie war im Stande, 98 von 100 Mammakarzinomen zu entdecken, während bei der mammographischen Diagnostik, die in Verbindung mit einer Standard-Ultraschalluntersuchung mit einem 5-MHz-Schallkopf durchgeführt wurde, nur 96 erkennbar waren. Eine Sensitivitätsberechnung soll hier jedoch nicht angestellt werden, da es sich um ein symptomatisches Kollektiv handelte. Bei der detaillierten histologischen Aufarbeitung zeigte sich, daß 39 Karzinome ein multifokales oder multizentrisches Wachstum aufwiesen. 66 Karzinome waren invasiv (Abb. 1), 31 invasive Karzinome hatten eine intraduktale Kompo-

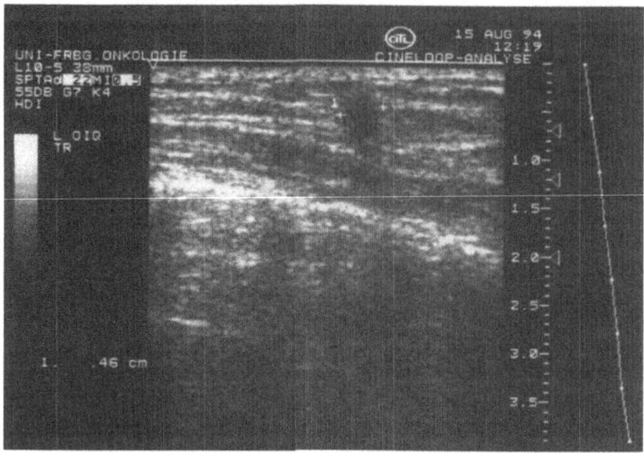

Abb. 1. Invasiv-duktales Mammakarzinom von 0,5 cm Durchmesser, das durch die hoch-auflösende Sonographie entdeckt wurde. Der echoarme Tumor ist unregelmäßig begrenzt, zeigt eine leichte Schallabschwächung und eine deutliche Strukturunterbrechung

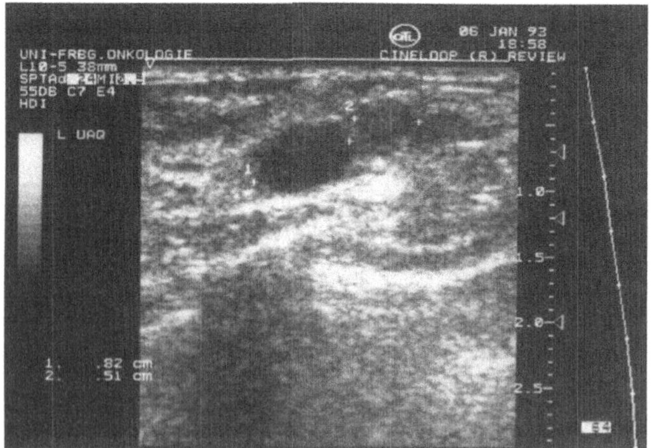

Abb. 2. Invasiv-duktales Mammakarzinom von 8 mm Durchmesser mit einer intraduktalen Komponente. Der Schallkopf ist radiär eingestellt, die Mammillenregion am rechten Bildrand, links die Brustperipherie. Mammillenwärts zeigt sich am Tumorrand eine unregelmäßige echogene Gangauftreibung, die dem In-situ-Karzinom entspricht

nente (Abb. 2) und in 3 Fällen lagen In-situ-Karzinome vor. Die Multifokalität wurde in 34 Fällen durch die hochauflösende Sonographie diagnostiziert, nur in 13 Fällen erlaubte die Mammographie in Verbindung mit der Standardsonographie die Erkennung der multifokalen Tumorausbreitung. Die begleitenden intraduktalen Tumoranteile wurden in 30 von 31 Fällen durch die hochauflösende Sonographie ent-deckt. Die 3 In-situ-Karzinome wurden ebenfalls sonographisch erkannt. Vergleicht man die maximalen Tumordurchmesser, die histologisch, sonographisch und mammographisch bestimmt wurden, so zeigt sich für die mammographische Messung ein Korrelationskoeffizient von 0,76, während die Sonographie mit 0,91 deutlich überlegen ist. Wenn man die Gesamttumorausbreitung unter Einschluß aller multifokalen Herde einbezieht, so zeigt sich, da bei der hochauflösenden Sonographie nur in 3 Fällen die Tumorausdehnung unterschätzt wurde, während bei der mammographischen Untersuchung in Verbindung mit der Standardsonographie eine Unterschätzung in 33 Fällen erfolgte. Eine Überschätzung der Tumorausbreitung erfolgte sonographisch in 4 Fällen, mammographisch in 5 Fällen. Der besondere Wert der hochauflösenden Sonographie zeigte sich auch in der Reduzierung der Rate an falsch-positiven Befunden. Mammographisch waren 53 benigne Befunde suspekt, in der hochauflösenden Sonographie wurden nur 20 Befunde als suspekt eingestuft.

Farbdoppler

Bei 258 Patientinnen fanden sich 82 Malignome und 176 gutartige Befunde. Die Meßdaten der verschiedenen dopplersonographischen Kriterien sind in der nachfolgenden Tabelle wiedergegeben (Tabelle 1). Demnach ergibt sich ein hochsignifikanter Unterschied zwischen benignen und malignen Tumoren durch den Vergleich der Zahl an Tumorarterien, die im Farbdoppler sichtbar sind. Ebenso zeigen die quantitativen Flußparameter einen hochsignifikanten Unterschied (Vav, Vsum, Vmax). Ergänzend wurde die minimale Flußgeschwindigkeit der Tumorgefäße ermittelt. Diese zeigt zwischen benignen und malignen Tumoren keinen Unterschied. Bei den Flußprofilen weisen der minimale Resistance-Index und die minimale A/B-Ratio keinen signifikanten Unterschied zwischen benignen und malignen Tumoren

Tabelle 1. Vergleich der Durchblutungswerte bei 176 benignen und 82 malignen Befunden. Medianwerte, 25 % – 75 %-Quantilen und Signifikanzberechnung [Aus: Madjar, H., H. J. Prömpeler, W. Sauerbrei, R. Wolfarth, A. Pfleiderer (1994) Color Doppler flow criteria of breast lesions. Ultrasound Med Biol 20 (9) 849 – 858]

	176 Benigne Quantilen			82 Malignome Quantilen			Wilcoxon-test Signifikanz	
Dop.	25 %	50 %	75 %	25 %	50 %	75 %	P =	Z =
ART(N)	1	2	2	5	8	14	0,0001	11,675
Vav	6,4	11,1	14,9	13,7	18,8	25,1	0,0001	7,733
Vsum	7	18,9	34,2	71,3	147,3	266,7	0,0001	11,152
Vmax	6,7	12,5	18	22,5	32,5	47,3	0,0001	9,581
Vmin	5,4	8,9	12,1	6,3	9,0	11,3	0,5698	0,568
RIav	0,62	0,68	0,72	0,67	0,75	0,81	0,0001	4,801
RImax	0,65	0,71	0,78	0,78	0,88	0,99	0,0001	7,881
RImin	0,57	0,64	0,68	0,53	0,64	0,71	0,6942	0,393
A/Bav	2,7	3,1	3,7	3,2	4,3	7,7	0,0001	5,773
A/Bmax	2,9	3,4	4,6	4,5	8,4	9,9	0,0001	8,819
A/Bmin	2,3	2,8	3,2	2,2	2,9	3,5	0,8691	0,165

auf. Der mediane RImin-Wert ist mit 0,64 in beiden Patientengruppen gleich. Allerdings zeigen die mittleren Resistance-Indices und die mittleren A/B-Ratios wie auch die Maximalwerte (RImax und A/Bmax) bei Malignomen einen signifikant höheren Flußwiderstand an. Wegen der breiten Überlappung der 25 % – 75 %-Quantilen eignen sich diese Parameter allein jedoch nicht für eine zuverlässige Tumordifferenzierung.

Diskussion

Die Wertigkeit der Mammasonographie hat sich in den letzten Jahren in der komplementären Brustdiagnostik zunehmend etabliert. Galt sie noch vor 10 Jahren als rein additive Methode zur Unterscheidung von zystischen und soliden Herdbefunden [7], so zeigen neuere Publikationen mit hochauflösenden Ultraschalltechniken, daß diese Methode ein deutlich erweitertes Indikationsspektrum hat [2, 5, 6, 8, 9]. Teboul hatte erstmals Frühkarzinome und intraduktale bzw. frühinvasive Karzinome in der hochauflösenden Sonographie beschrieben und aufgezeigt, wie diese durch die zusätzlich radiäre Untersuchungstechnik des Milchgangsystems diagnostiziert werden können [9]. Hieraus resultierte eine wesentliche Verbesserung in der Erkennung und Differenzierung von mammographisch okkulten oder unklaren Befunden. Die Arbeit von Stavros zeigt an einem Kollektiv von 750 soliden Brusttumoren, daß die Sonographie eine Differenzierung maligner Befunde in 98,4 % bei einem negativen Vorhersagewert von 99,5 % erlaubt [8]. In der Untersuchung von Gordon und Goldenberg wurden in einem Gesamtkollektiv von 12 706 Frauen 1575 solide Brusttumoren sonographisch entdeckt, die weder mammographisch noch klinisch erkennbar waren [2]. In 44 Fällen fanden sich darunter maligne Tumoren, von denen 16 multifokale Karzinome waren.

Als Screeningmethode spielt die Sonographie bislang trotz aller Einzelerfolge noch keine Rolle. Ein Problem ist die Qualitätskontrolle der verwendeten Ultraschallgeräte und der Qualifikation des Untersuchers. Auch hängt der Erfolg von der Untersuchungstechnik ab. Viele Untersucher beschränken sich auf die Abklärung von umschriebenen Befunden. Wir haben in einer Pilotstudie untersucht, ob sich durch sonographische Vorsorge Mammakarzinome entdecken lassen [6]. Dabei wurden 1016 asymptomatische Patientinnen in einem limitierten Zeitraum von 3 Monaten untersucht. Vier Malignome wurden sonographisch und 3 in der anschließend durchgeführten Mammographie entdeckt. Auch in dieser Studie zeigte die Sonographie eine hohe Spezifität. Es fanden sich unter den 35 benignen Befunden 4 sonographisch suspekte Untersuchungsergebnisse. In der Mammographie waren 19 dieser Befunde suspekt. Ein Karzinom war beiden Methoden entgangen und stellte sich bei der Nachbeobachtung als Intervallkarzinom heraus.

Die Untersuchungen zeigen, daß sich der Wert der Sonographie nicht auf die Abklärung von tastbaren Befunden oder Zysten beschränkt. Die Sonographie erlaubt eine zuverlässige Differenzierung zwischen benignen und malignen Befunden. Bei unklaren Fällen kann die ultraschallgezielte Punktion durch Feinnadelaspiration oder Stanzbiopsie die Differentialdiagnostik erhärten bzw. kleine Tumoren präoperativ für die Exzision markieren. Die hochauflösende Sonographie verbessert die Treffsicherheit auch bei der Erkennung von Frühkarzinomen gegenüber der alleinigen Anwendung der Mammographie und sie zeigt eine deutliche Überlegenheit in der Messung der Tumorausdehnung sowie der Erkennung von multifokalen Tumoren. Somit muß gefordert werden, daß zumindest bei Patientinnen, bei denen unklare Mammabefunde vorliegen, eine sorgfältige hochauflösende Sonographie durchgeführt wird, es sei denn, die Mammographie zeigt eine fortgeschrittene Involution, so daß aus der Sonographie keine Zusatzinformation zu erwarten ist. Da in zunehmender Häufigkeit auch bei prämenopausalen Patientinnen Mammakarzinome entdeckt werden (25–30%), wird man in der Zukunft überlegen müssen, wie bei diesen Patientinnen die Vorsorge verbessert werden kann. Die Mammographie alleine hat hier bislang enttäuscht (Verbeeck). Vor allem bei Hochrisikopatientinnen mit familiärer Belastung (prämenopausales Mammakarzinom) und atypisch proliferierenden Mastopathien bei früheren Operationen muß diskutiert werden, die hochauflösende Sonographie als erweiterte Vorsorgemethode einzuführen. Um dies zu ermöglichen, ist der Appell an die KV zu richten, die Qualitätskontrolle auf diesem Gebiet zu verbessern.

Die Dopplersonographie ist eine neue Methode, mit der erste begrenzte Erfahrungen vorhanden sind. Sie scheint eine weitere Verbesserung der Differentialdiagnostik zu ermöglichen. Allerdings sind vor einer Etablierung dieser Methode als Standarddiagnostik weitere klinische Studien erforderlich.

Literatur

1. Day N (1988) The sensitivity and leadtime of breast cancer screening: A comparison of the results of different studies. In: Day N, Miller A (eds) Screening for breast cancer. Hans Huber Publisher, Toronto, pp 105–110
2. Gordon PB, Goldenberg L (1995) Malignant breast masses detected only by ultrasound: A retrospective review. Cancer 76: 626–630
3. Madjar H, Sauerbrei W, Münch S, Schillinger H (1991) Continuous-wave and pulsed doppler studies of the breast: clinical results and effect of transuser frequency. Ultrasound Med Biol 17: 31–39
4. Madjar H, Prömpeler H, Kommoss F, Göppinger A (1992) Ergänzt der Farbdoppler die Mammadiagnostik? Radiologe 32: 568–575
5. Madjar H, Ladner HA, Sauerbrei W, Oberstein A, Prömpeler H, Pfleiderer A (1993) Preoperative staging of breast cancer by palpation, mammography and high-resolution-ultrasound. Ultrasound Obstet Gynaecol 3: 185–190
6. Madjar H, Makowiec U, Mundinger A, Du Bois A, Kommoss F, Schillinger H (1994) Einsatz der hochauflösenden Sonographie zur Brustkrebsvorsorge. Ultraschall in Med 15: 20–23
7. Sickels EA, Pilly RA, Callen PW (1983) Breast cancer detection with sonography and mammography: Comparison using the state of the art equipment. Am J Roentg 140: 843–845
8. Stavros AT, Thickman D, Rapp CL, Dennis MA, Parker SH, Sisney GA (1995) Solid breast nodules: Use of sonography to distinguish between benign and malignant lesions. Radiology 196: 123–134
9. Teboul M (1988) A new concept in breast investigation: Echo-histological acino-ductal analysis or analytic echography. Biomed Pharmacoter 42: 289–296
10. Verbeeck ALM, Straatmann H, Hendriks JHCL (1988) Sensitivity of mammography in Njimwegen. Women under 50: Some trials with the eddy model. In: Day NE, Miller AB (eds) Screening for breast cancer. Huber, Toronto 29–32

Vorstellung der Arbeitsgemeinschaft FIDE – Tropengynäkologie (Seminar der AG Frauengesundheit in der Entwicklungszusammenarbeit (FIDE), Moderation: G. Bastert und M. D. Baldé)

Ausbildung für eine ärztliche Tätigkeit in den Tropen

J. Wacker

Die Ausbildung für eine ärztliche Tätigkeit in den Tropen, z. B. für eine Tätigkeit im Rahmen des Entwicklungsdienstes in einem Distriktkrankenhaus, muß an den tatsächlichen, klinisch relevanten Problemen orientiert sein, und die Bewerber müssen auf die lokalen und ethnologischen Besonderheiten des Einsatzortes vorbereitet werden. Vor Ort ist die Ausbildung der Kollegen und des Pflegepersonals wichtig, nicht nur um die nachhaltige Wirkung des Entwicklungsdienstes zu sichern sondern auch um den Betrieb eines Distriktkrankenhauses aufrecht zu halten.

Ausbildung gehört zur „Überlebensstrategie" bei der Tätigkeit in Übersee. Das Horten von Herrschaftswissen macht nicht nur einsam, sondern gefährdet auch den Erfolg des Einsatzes des Entwicklungshelfers. Viele fühlen sich dieser Ausbildungsaufgabe nicht gewachsen, sei es aus fachlichen oder sprachlichen Gründen. Doch scheitern oft gerade „selbstsichere Überflieger", die wenig Selbstkritik kennen oder die Probleme andere beim Lernen nicht verstehen und akzeptieren können. Aus Musterschülern werden selten auch Musterlehrer!

In dem vorliegenden Seminarbericht gehen die einzelnen Referenten auf die Probleme der Ausbildung für eine Tätigkeit in den Tropen ein. Wir sind keine Musterschüler und sicher keine ausgewiesenen Pädagogen. Langjährige Tätigkeit in den Kursen für ausreisende Fachkräfte in den Tropeninstituten in Heidelberg und Hamburg, die Rückmeldung durch die Kursteilnehmer nach ihrem Einsatz und nicht zuletzt die eigenen Erfahrungen während des Entwicklungsdienstes zeigten uns, welche Probleme während der Vorbereitung vor der Ausreise, bei der Tätigkeit in Übersee und vor allem nach der Rückkehr nach Deutschland auftreten können.

Anforderungen an ärztliche Entwicklungshelfer des Deutschen Entwicklungsdienstes (DED) im Bereich Gynäkologie und Geburtshilfe (H. Jäger)

Der DED entsendet im Gesundheitsbereich unterschiedliches Personal, von Gesundheitsökonomen über Krankenhaustechniker, Bauingenieure, Hebammen bis zu Ärzten. Ärzte werden zum Teil kurativ tätig und arbeiten dann überwiegend an peripheren Distriktkrankenhäusern, die mit einem OP für einfache Eingriffe ausgestattet sind. Erforderlich sind mindestens zwei – in der Regel drei bis vier – Jahre Berufstätigkeit als Arzt (incl. AiP).

Von Ärzten werden an Distriktkrankenhäusern in der Regel Basiskenntnisse in Chirurgie, Gynäkologie und vor allem Geburtshilfe verlangt. Auch in der Inneren Medizin oder Pädiatrie werden die Ärzte mit neuen Krankheitsbildern (z. B. TBC) konfrontiert, jedoch bleibt in diesen Fachbereichen in der Regel die Zeit zum Nachlesen, bevor Entscheidungen getroffen werden müssen.

Bei Teilnehmern und Teilnehmerinnen an Unterrichtseinheiten über Gynäkologie und Geburtshilfe in Entwicklungsländern an Tropenkursen in Hamburg oder Berlin besteht oft die Angst vor geburtshilflichen Katastrophen und der daher verständliche Wunsch nach technischem Wissen („Was tue ich, wenn…").

Wichtiger als „kochrezeptartige Ratschläge" ist jedoch die erworbene Fähigkeit, sich auf das Andersartige im Umgang mit weiblichen Patienten aus anderen Kulturen einzustellen. Für eine normale Schwangerschaft und Geburt sind Wert- und Moralvorstellungen von Leben, Sexualität, Familie und Tod von entscheidender Bedeutung. Frauen in Entwicklungsländern leben in einer sozialen und kulturellen Umwelt, die sich sehr von der unseren unterscheidet. Kulturelle, soziale und sprachliche Mißverständnisse zwischen europäischen oder „westlich" gedrilltem medizinischen Personal und einheimischen Frauen sind oft Ursachen von schlechten Therapieerfolgen oder Komplikationen.

Der gesellschaftliche Wert einer Frau ist in zahlreichen Kulturen verbunden mit ihrer Fähigkeit, gesunde (männliche) Kinder auf normalem Wege zu gebären. Andererseits ist eine Schwangerschaft für Frauen in den Tropen häufig eine sehr reale Lebensbedrohung; viele Frauen sind zu oft schwanger und in zu kurzen Abständen. Medizinische Dienstleistungen sind oft sehr mangelhaft oder gar gefährlich (HIV-Übertragung), für viele Frauen nicht bezahlbar, und Todesfälle bei schwangeren Frauen gehören zum Alltag der Menschen in tropischen Ländern. Viele, besonders junge Erstgravida sind durch familiären Druck und Todesangst psychisch stark belastet. Bei bestimmter Prädisposition kann dieser psychische Druck zur Verschlimmerung von Schwangerschafts- und Geburtspathologie führen (Beispiele: Präeklampsie, Zervixdystokie).

Schwangere Frauen in den Tropen sind durch Mangel- oder Fehlernährung meist anämisch und geschwächt. In der Regel wird von ihnen trotzdem schwere körperliche Arbeit gefordert. Pathologie droht insbesondere, wenn der Abstand zwischen den Schwangerschaften kurz und der Körper der Frau durch lange Stillperioden und das Aufziehen zahlreicher Kinder überlastet ist.

Wesentliche Empfehlungen für neu einreisende Entwicklungshelfer sind daher insbesondere in der Geburtshilfe:

- Zeit lassen zum Einarbeiten und zum Einleben in die neue Situation.
- Nicht selbst sofort aktiv eingreifen!
- Normale Geburtshilfe miterleben ohne einzugreifen!
- Zuhören und nicht vorschnell beurteilen und verändern!
- Schwangere Frauen annehmen! (Sprache und Kultur verstehen; Bedeutung von Sexualität, Schwangerschaft, Stillen, Unfruchtbarkeit, Krankheit und Sterben).
- Eigene Wertvorstellungen, auch eigene Sexualität hinterfragen, bevor aufklärend, erzieherisch oder gar verhaltensändernd gearbeitet werden soll!
- Angepaßte Technologie beherrschen lernen und wenige, bewährte Medikamente verwenden!

Von den entsandten Ärzten müssen einfache Untersuchungsmethoden erlernt werden, die in Deutschland oft durch die Verfügbarkeit von technischen Hilfsmitteln wie Ultraschall vernachlässigt werden (Beispiel: Manuelle Untersuchungen, Symphysen-Fundus-Abstand; Pinard-Stethoskop).

Fazit: Für das kurative Arbeiten in Entwicklungsländern ist weniger technisches Wissen als das Verständnis und die Sensibilität für spezifische Gesundheitsprobleme der Frauen in diesen Ländern wichtig. Handwerkliche Mindestkenntnisse beziehen sich auf die Physiologie des Geburtsablaufes und werden am besten durch die Begleitung einer erfahrenen Hebamme (auch bei Vor- und Nachsorge) im Laufe von mindestens 3 Monaten – besser 12 Monaten – erlernt. Das Erfühlen geburtshilflicher Normalität ist wesentlich entscheidender als das oft zu schnelle Auswendiglernen von Handgriffen bei vaginaloperativen Handgriffen. An operativen Grundkenntnissen ist die Durchführung von kleiner Eingriffen an Tuben und Ovarien und die Beherrschung der Technik des Kaiserschnittes erforderlich.

Operative Grundversorgung in Entwicklungsländern – das Stiefkind der großen operativen Fächer? (W. Seidel)

Die Deutsche Stiftung für internationale Entwicklung (DSE) unterstützt mit ihrer Zentralstelle für Gesundheit (ZG) Entwicklungsländer (EL) bei der Umsetzung des Konzeptes der primären Gesundheitspflege, Primary Health Care, PHC.

Auf verschiedenen Expertentreffen wurde der Distrikt als operative Einheit der Umsetzung dieses Konzeptes definiert: zwischen 50 00 und 200 000 Einwohner, ca. 10–20 gemeindenahe Gesundheitszentren und ein Distriktkrankenhaus, das u. a. die operative Grundversorgung anbietet. Die Weltbank hat für ein Minimalpaket der Grundversorgung einschließlich der operativen Grundversorgung in der ärmeren EL Kosten von DM 20,– pro Einwohner und Jahr errechnet (Pro-Kopf-Gesundheitsausgaben in Deutschland: > DM 2000,– pro Jahr), aber in vielen Ländern steht selbst dieser vergleichsweise geringe Betrag nicht zur Verfügung.

Finanziert durch die Bundesregierung (BMZ) organisiert die ZG der DSE Fort- und Weiterbildungen für Ärzte aus EL zur Umsetzung des PHC-Konzeptes auf Distriktebene im Bereich Management und der klinischen Grundlagenfächer. Diese maximal 18monatige berufspraktischen Fortbildungen in Deutschland gehen, trotz intensiver Steuerungsbemühungen der DSE ZG, vielfach am eigentlichen Bedarf vorbei, eine Beobachtung die auch in anderen Stipendiumprogrammen gemacht wurde. Die Gründe hierfür sind u. a. die mangelnde Abstimmung zwischen der Weiterbildungsinstitution in IL und der Versorgungseinrichtung in EL, in der der Weiterbildende tätig sein wird.

In den meisten EL fehlt das Berufsbild des polyvalenten Distrikarztes. Die DSE – ZG unterstützt Partner in EL bei der Erarbeitung der verschiedenen Elemente eines Berufsbildes („Professional Profile") des Distriktarztes. Dies betrifft auch diejenigen Elemente, die traditionell dem geburtshilflichen-gynäkologischen Fach zugeordnet werden. Auf dieser Grundlage werden EL bei der Erarbeitung und Umsetzung eines mittelfristigen Konzeptes der Weiterbildung für Distriktärzte in EL unterstützt. Mithilfe durch Facharbeitskreise für Gesundheitsversorgung in EL wie die AG FIDE ist hierbei dringend nötig:

- als Unterstützung für die Interessen der EL in der deutschen Öffentlichkeit und in der deutschen Fachwelt,
- durch Kurzeinsätze von Fachärzten zur Weiterbildung in EL,
- durch Bereitstellung von bedarforientierten Weiterbildungsmöglichkeiten in Deutschland,
- durch Krankenhauspartnerschaften,
- als Unterstützung bei der wissenschaftlichen Begleitung.

Ausbildung zum Distriktarzt (J. Wacker)

Das Distrikthospital versteht sich als eine Einrichtung innerhalb eines Versorgungssystemes, dem sog. Gesundheitsdistrikt. Seine Rolle erklärt sich aus der Aufgabenverteilung innerhalb eines Distrikts. Es versteht sich als Ergänzung zu den Einrichtungen der Primärebene, den Gesundheitszentren und Dispensaires, die unter optimalen Bedingungen mehr als 80 % aller Krankheitsfälle versorgen können [1]. Das Distrikthospital erfüllt folgende Aufgaben:

- operative Notfall- und Regelversorgung (Geburtshilfe, Chirurgie, Urologie),
- konservative Behandlung Schwerstkranker,
- Diagnostik: Ultraschall, Labor, eventuell Röntgen,
- Aus- und Fortbildung für das Personal aller Einrichtungen im Distrikt,
- Mitwirkung an der Supervision der Gesundheitszentren,
- Ambulanzbetrieb,
- Instandhaltung des Hospitals und der Gesundheitszentren.

Die Bedeutung des Distrikthospitals ist unbestritten. Die WHO, viele Entwicklungshilfeorganisationen und die offizielle Gesundheitspolitik vieler sich entwickelnder Länder unterstützen das Distriktkonzept. Doch in der Realität ist der Posten eines Distriktarztes für die einheimischen Kollegen so wenig attraktiv, daß häufig der Entwicklungshelfer allein im ländlichen Raum Afrikas eine kontinuierliche ärztliche Versorgung sicherstellt, während sich in der Hauptstadt des jeweiligen Landes die einheimischen Ärzte tummeln.

Diese Situation läßt sich nur mit einer Aufwertung des einheimischen Distriktarztes durch eine verbesserte Bezahlung und durch eine fachliche und soziale Besserstellung erreichen.

Zusammen mit den Vertretern der anderen Fachdisziplinen und der Partner in Übersee entwickelt die Arbeitsgemeinschaft Frauengesundheit in der Entwicklungszusammenarbeit (FIDE) Ausbildungsrichtlinien für das Fach Gynäkologie und Geburtshilfe. Der Distriktarzt soll in folgenden Fertigkeiten ausgebildet werden:

- Geburtshilfe:
  - Leitung der normalen und der pathologischen Geburt,
  - operative vaginale Entbindung,
  - Sectio caesarea,
  - Diagnostik und Behandlung von Schwangerschafts- und Geburtskomplikationen.

- Gynäkologie:
  - Beherrschung der bimanuellen gynäkologischen Untersuchung,
  - mikroskopische Beurteilung von Nativpräparaten aus der Vagina,
  - Grundkenntnisse in der zytologischen Beurteilung,
  - Basis-Ultraschalluntersuchungen,
  - einfache gynäkologisch relevante Labordiagnostik.
- Operative Gynäkologie:
  - Beherrschung der abdominalen Hysterektomie,
  - Diagnostik und Therapie der Extrauteringravidität,
  - Diagnostik und Therapie von Tuboovarialabszessen,
  - Diagnostik und Prävention der vesikovaginalen Fistel,
  - Diagnostik und Therapie von Sexually Transmitted Diseases (STD).

Die Ausbildung der einheimischen Kollegen sollte in einem Distriktkrankenhaus mit Fortbildungszulassung in dem jeweiligen Partnerland erfolgen. Die Kollegen aus den Partnerländern sollten zusätzlich in speziellen Kursen neue diagnostische und operative Methoden in Deutschland lernen. Inwieweit neue Techniken der Telekommunikation wie „Distant Learning" und die „Telemedizin" Einzug in die Entwicklungszusammenarbeit halten, bleibt abzuwarten.

Voraussetzungen, Anforderungen und Ausbildung für Ärzte im Katastropheneinsatz am Beispiel des Roten Kreuzes (H. Ritter)

Seit Beginn der 90er Jahre wurden über 40 grenzüberschreitende Kriege geführt. In den 50er Jahren wurden zwischen 10 und 15 Kriege auf der Welt gleichzeitig geführt, jetzt sind es über 30, und die Konfliktbereitschaft der Staaten nimmt beständig zu. Unsagbares Leid und Not trifft die Menschen zwischen den Fronten. Hier hilft seit Jahren das Rote Kreuz.

Seit der Gründung hilft das Rote Kreuz in Konfliktsituation. Ein Teil der Aufgabe ist die Soforthilfe bei Katastrophen. Die Konflikte treten zu 90 % in Ländern der Dritten Welt auf. Es sind hauptsächlich grausame Bürgerkriege, die sich an ethnischen Konflikten und sozialen Spannungen entzünden. Opfer dieser innerstaatlichen Kriege sind vor allem Zivilisten, unbewaffnete Männer, Frauen und Kinder. Nur einer von 10 getöteten Menschen in einem solchen Konflikt ist ein Soldat. Es kommt zu ethnischen „Säuberungen" und zu Völkermord. Um diesem zu entgehen gibt es ausgedehnte Völkerwanderungen und riesige Lager, in denen die Vertriebenen oder Geflohenen hausen.

In Afrika kam es in letzter Zeit immer wieder zu Konflikten in Ruanda und Burundi. Im Augenblick sind die größten Spannungen in Burundi, hier halten sich die Tutsies als Minderheit an der Macht.

In Ruanda spitzte sich der Rassenhaß vor gut zwei Jahren zu. Hunderttausende von Tutsies wurden ermordet. Ich war mit dem Roten Kreuz im Lager Benaco, in dem zeitweise über 400 000 Flüchtlinge lebten. Wie kann man an einem solchen Einsatz mithelfen?

Die Voraussetzung für Ärzte und Schwestern ist eine abgeschlossene Ausbildung. Erfahrungen in der Dritten Welt oder in Katastropheneinsätzen sind erwünscht, aber nicht zwingend. Es wird darauf geachtet, jüngere Ärzte nicht alleine in eine nicht zu bewältigende Situation zu schicken. Eine weitere Voraussetzung ist ein Seminar in Bonn, welches 2- bis 3mal im Jahr abgehalten wird. Hauptthemen sind Aufbau und Organisation des Roten Kreuzes, das Verhalten in Konfliktsituationen und besonders natürlich die Unterschiede in der medizinischen Versorgung in einem Lager.

Gefragt ist die strukturelle Versorgung von Massen, wie Impfkampagnen, Hygieneverbesserungen aber auch Versorgung von Kriegsverletzten und die Handhabung der Triage. Mein Thema ist dort schon lange „Obstetrics under difficult conditions". Hier muß nicht die hochspezialisierte Diagnose im Vordergrund stehen, sondern einfache Konzepte, die auch Nichtgynäkologen Richtlinien geben, wie sie zur Versorgung von gynäkologischen und geburtshilflichen Situationen notwendig sind.

Ausbildungsmöglichkeiten in Deutschland (T. Kühn)

Die Entsendung von Entwicklungshelfern im ärztlichen Bereich erfordert eine adäquate Vorbildung in Gynäkologie in Deutschland vor der Ausreise. Die gynäkologische Praxis in Deutschland unterscheidet sich durch ihren hohen Technisierungsgrad von der gynäkologischen Praxis im Distriktkrankenhaus Afrikas. Doch kann der hohe Technisierungsgrad durchaus positiv genutzt werden. So können z. B. trotz der inhaltlich und technisch sehr unterschiedlichen Aufgabenstellungen in der operativen Gynäkologie zwischen Afrika und Deutschland die Assistenz etwa bei endoskopischen Operationen oder auch der onkologischen Operationen hervorragend zur Vermittlung der topographischen Anatomie im kleinen Becken sowie der Demonstration von Präparationstechniken genutzt werden.

Im geburtshilflichen Bereich kann moderne Technologie wie Sonographie und Kardiotokographie in der Vermittlung einfacherer Untersuchungstechniken (klinische Lagekontrolle des Feten, Herzauskultation) wertvolle Dienste in der Befundkontrolle bieten.

Zusammenfassend kann trotz einiger Einschränkungen gesagt werden, daß mit einer gezielt ausgerichteten Ausbildung (ca. 2–4 Wochen) an deutschen Kliniken ein wertvoller Beitrag zur Verbesserung der fachlichen Vorbereitung junger ausreisewilliger Ärzte geleistet werden kann. Für den operativen Bereich ist ein spezielles Trainingsprogramm erforderlich, das sehr viel effektiver „vor Ort" durchgeführt werden kann.

Ausbildung der Hebammen für eine Tätigkeit in den Tropen (H. Schweitzer)

Die praktische Ausbildung zur Hebamme in Deutschland enthält vieles, um eine gute Geburtshilfe zu leisten, doch es gibt auch Mängel, so z. B. sollte die Ausbildung dringend mehr selbst ausgeführte Schwangerschaftsvorsorge einschließen. Ebenso sollte das Legen einer Braunüle eine Selbstverständlichkeit sein, Episiotomien und Risse nähen, selbst eine manuelle Nachtastung zu machen und BEL zu entwickeln, sollten dazu gehören.

International gleichbleibend ist eine hohe mütterliche und kindliche Mortalität. Das Safe-Motherhood-Projekt der WHO kann durch das sich zuspitzende Nord-Süd-Gefälle nicht greifen. Geburtshilfe ist nicht teuer, wenn Hebammen gut ausgebildet sind, Risikoschwangere zu erkennen und weiterzuleiten, normale Geburten zu begleiten, das Wochenbett zu betreuen und die Frau mit Familienplanung zu versorgen.

Mein Plädoyer für den Export einzelner geburtshilflicher Werte geht dahin:

- vertikale Positionen,
- kein routinemäßiger Wehentropf,
- frühes Anlegen und Aufklärung, warum das Kind so früh dauernd bei der Mutter sein soll,
- Möglichkeit zum Bonding,
- gute Stillbegleitung und danach gute Familienplanungsberatung,
- Arbeit in Schulen über Verhütung,
- Seminare vor der Ausreise von Hebammen über Symphysiotomien, beschnittene Frauen, Blasen- und Rektumfisteln,
- Seminare über Tropenkrankheiten, Malaria und ihre Folgen, Amöben, AIDS,
- Seminare über fremde Kulturen, andere gesellschaftliche und familiäre Strukturen, andere Heilmethoden,
- Möglichkeit, einheimische Kolleginnen zu begleiten und bestehende Institutionen zu besichtigen, bevor die gestellte Aufgabe begonnen wird.

Durch gute Hebammenarbeit kann die Mortalität gesenkt und die Morbidität reduziert werden.

Obstructed labour – l'arret du travail – Geburtsstillstand

Das Risiko für eine Frau, an schwangerschaftsbedingten Komplikationen zu sterben, beträgt [4] in:

- Afrika: 1:21,
- Asien: 1:54,
- Südamerika: 1:73,
- Nordamerika: 1:6366,
- Nordeuropa: 1:9850.

Die mütterliche Mortalität in einigen Ländern Afrikas liegt über 600 mütterlichen Todesfälle pro 100 000 Lebendgeburten [2]. Die häufigsten Ursachen mütterlicher Todesfälle stellen dar: Blutung, Infektion, Präeklampsie/Eklampsie, Geburtsstillstand und induzierter Abort.

Die Diagnostik des Geburtsstillstandes erfordert die Zusammenarbeit zwischen Hebamme und Geburtshelfer. Zur Erkennung des Geburtsstillstandes ist das Führen eines Partogramms unerläßlich. Häufig wird die Bedeutung des Partogramms von

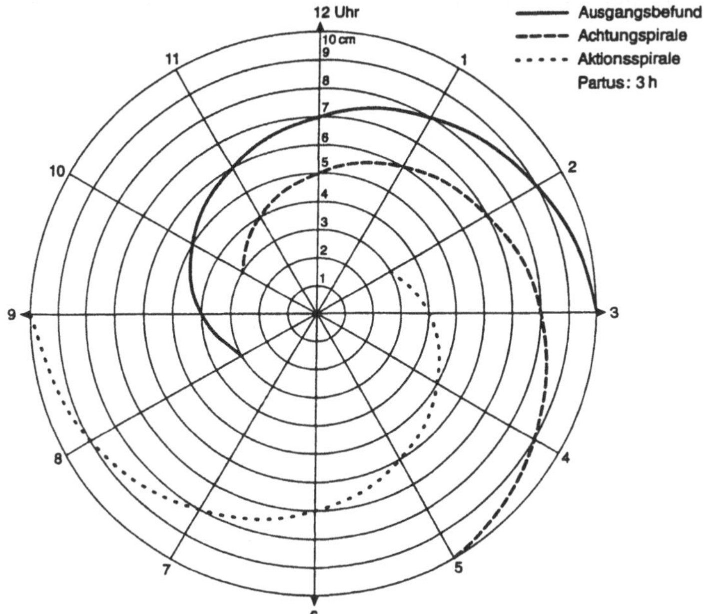

Abb. 1. „Das Sonnenpartogramm". Die einzelnen Kreise entsprechen der Muttermundweite. Bei Aufnahme der Gebärenden wird auf dem jeweiligen dem Muttermundbefund entsprechenden Kreis zur tatsächlichen Uhrzeit eine Markierung eingetragen. Um 2 Std. versetzt wird auf dem gleichen Kreis der Beginn der „Achtungsspirale" farbig markiert. Diese wandert pro Stunde um einen Kreis mit einer Geschwindigkeit von 1 cm/h nach außen. Eine Aktionsspirale beginnt auf dem gleichen Kreis um weitere 4 Std. versetzt. (Aus Wacker et al. [5])

Entwicklungshelfern unterschätzt oder aufgrund seiner rechteckigen Anordnung (Denken im Koordinatensystem mit Abszisse/Ordinate) von den Kollegen und Hebammen in den Partnerländern nicht angenommen. Ausgehend von diesen Erfahrungen schlagen wir eine Modifikation des Partogramms vor, das runde Partogramm oder das Sonnenpartogramm (Abb. 1).

Diagnose bei Geburtsstillstand anhand des Partogramms (M. M. Da)

Einleitung

Weltweit sterben jährlich über eine halbe Million Frauen an den Folgen von Komplikationen, die während der Schwangerschaft bzw. während der Geburt auftreten. In 99 % der Fälle handelt es sich dabei um Frauen in den Entwicklungsländern. In

Burkina Faso liegt die mütterliche Sterblichkeitsrate bei 566 von 100 000 Geburten. Die Gründe hierfür liegen u. a. in:
- Blutungen,
- Dystokie,
- Infektionen,
- Frühgeburten,
  - Hämorrhagie, Anämie.

Im Jahr 1995 haben in der Geburtsstation des Hospital Yalgado Ouédraogo 3 513 Geburten stattgefunden, von denen 123 tödlich endeten.

Der Gesundheitsminister von Burkina Faso hat nun beschlossen, das Partogramm der Weltgesundheitsorganisation in den Geburtsstationen einzusetzen, um die Pflege- und Betreuungsmöglichkeiten während der Geburt zu verbessern und somit die Sterblichkeitsrate zu senken. Das Partogramm ist ein Hilfsmittel zur Überwachung des Geburtsvorganges. Eventuell auftretende Komplikationen können rechtzeitig erkannt und analysiert werden. Es wurde in erster Linie dafür entwickelt, extreme Verzögerungen beim Geburtsvorgang rechtzeitig zu erkennen.

Diagnose während der Geburt

Geburtsstillstand oder extreme Verzögerungen können aus Gründen auftreten:
1. Anormale Verlängerung der Eröffnungsphase nach bereits erfolgter Muttermundsöffnung von 3 cm,
2. Anormale Verlängerung der Austreibungsphase.
3. Anormale Verlängerung der Eröffnungsphase von mehr als 15 Stunden:
   - Blasensprung,
   - Ermüdung der Gebärenden und traumatisierter Fetus.
   Folgen für die Gebärende:
   - Amnioninfektionssyndrom (Veränderung des Fruchtwassers durch Keime; Verfärbung, trüb, eingedickt),
   - Gefahr der Uterusruptur (Uterus sanduhrförmig, segmentokorporelle Abspaltung mit Bandlscher Furche),
   - Veränderung des Allgemeinzustandes (Angst, extreme Aufregung, Dehydratation, Hypoglykämie, Fieber, Tachykardie, Wehenhypokinesie).
   Folgen für den Fötus:
   - schwere Infektion durch Fruchtwasserveränderungen,
   - Hypoxämie, verursacht fetales Trauma mit Tachykardie über 160 bpm oder Bradykardie unter 110–100 bpm.

Der Geburtsstillstand ist in der Regel Folge einer fetalen Disproportion.

Wie lassen sich diese Phänomene auf dem Partogramm ablesen?

Latenzphase: Beginn des Geburtsvorganges bis zur Öffung des Muttermundes von 3 cm. Wenn diese Phase länger als 8 Stunden dauert, ist die Wahrscheinlichkeit, daß Komplikationen auftreten, sehr hoch.

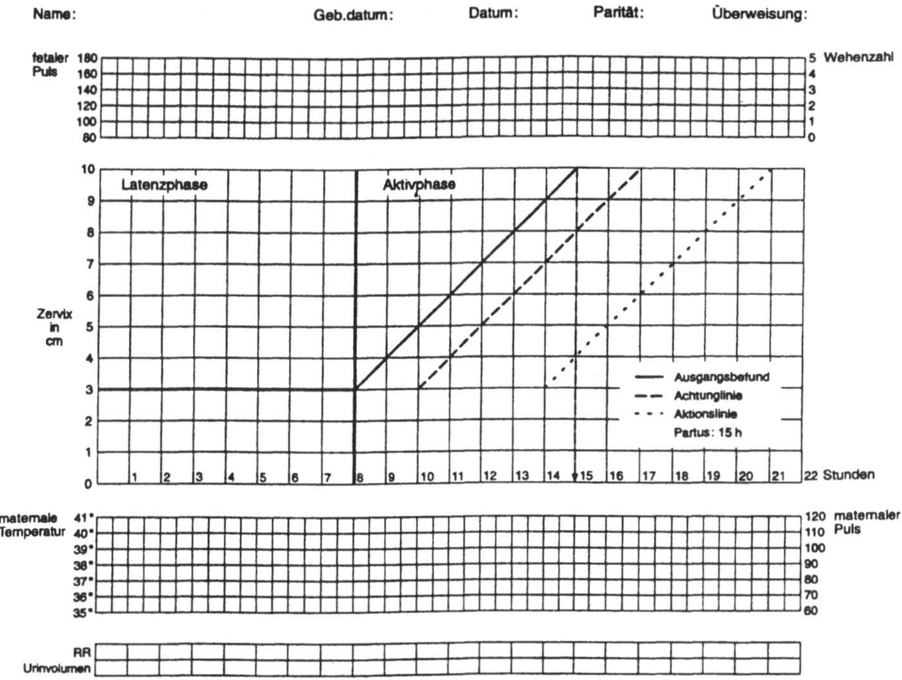

Abb. 2. Das Partogramm. Im oberen Abschnitt werden die kindlichen Herztöne dokumentiert. Im mittleren Abschnitt wird anhand der Zervixbefunde und der Uhrzeit (Anzahl der Stunden) der Geburtsverlauf aufgezeichnet. Ausgehend vom Ausgangsbefund der aktiven Phase wird die Achtungslinie um 2 Std. versetzt mit einer Steigung von 1 cm/h eingezeichnet. Dazu parallel wird im Abstand von 4 Std. die Aktionslinie aufgetragen. Im unteren Abschnitt werden die mütterlichen Befunde wie Anzahl und Stärke der Wehen, Blutdruck, Puls, Temperatur und Urinausscheidung eingetragen. (Mod. Nach Philpott 1977, aus Wacker et al [5])

Aktive Phase: Muttermund ist 3 cm eröffnet. Die Geburt setzt ein, sobald sich der Muttermund pro Stunde um mindestens 1 cm dehnt.

Alarmlinie (oranger Bereich): Öffnung des Muttermundes von 3–10 cm. Wenn die Kurve rechts dieser Linie verläuft, dauert die Muttermundserweiterung zu lange. Der Geburtsvorgang ist verzögert.

Aktionslinie (roter Bereich): Bei einer Verzögerung von 4 Stunden verläuft die Dehnungskurve rechts der Alarmlinie. Wenn sich die Kurve der Aktionslinie nähert, liegt eine Verzögerung des Geburtsvorganges vor, deren Ursache gesucht werden muß.

Jede Verschiebung der Dehnungskurve nach rechts von der Alarmlinie bedeutet, daß besondere Aufmerksamkeit angezeigt ist. Wenn die Aktionslinie erreicht ist, zeigt das den kritischen Punkt des Geburtsstillstandes an, der zum Handeln zwingt (Abb. 2).

Folgendes ist beim Partogramm außerdem zu beachten:
– Senkung des Kopfes des Fetus,
– Wehentätigkeit,
– Zustand des Fetus (Herztöne, Fruchtwasser),
– Zustand der Gebärenden (Puls, Blutdruck, Temperatur).

Indikationen zur Sectio caesarea in Usbekistan und Deutschland – ein Vergleich (A. Podporenko und C. Hoestermann)

In wiederholten Untersuchungen der letzen Jahre wurde gezeigt, daß weltweit die Rate an Entbindungen durch Sectio caesarea kontinuierlich zunimmt [1]. Hierbei stellt sich die Situation in den verschiedenen Regionen der Welt sehr unterschiedlich dar, erklärbar aus den jeweiligen ökonomischen Möglichkeiten, dem Stand der (infra-)strukturellen Entwicklung des örtlichen Gesundheitswesens sowie lokalen Besonderheiten hinsichtlich der Inzidenz bestimmter Pathologien. Allerdings findet sich auch zwischen Ländern bzw. Regionen mit sehr ähnlichen Voraussetzungen eine große Bandbreite der Sectiorate, die alleine in Westeuropa von 5–22 % reicht. Vor diesem Hintergrund erscheint die Frage interessant, ob sich eine Sectiofrequenz abgrenzen läßt, deren Unterschreitung ebenso wie ihre Überschreitung kritisch zu beurteilen wäre [3].

Hier sollen zwei Regionen mit höchst unterschiedlichen Voraussetzungen verglichen werden hinsichtlich ihrer Sectiofrequenz und den zugrunde liegenden Indikationen.

Die Lebenserwartung der Frauen in Usbekistan und Deutschland ist vergleichbar. Die zu erwartende Kinderzahl einer Frau beträgt in Deutschland 2,0, in Usbekistan dagegen 4,0. In dem Seminar werden die unterschiedlichen Indikationen zur Sectio caesarea und die Häufigkeit der Sectio caesarea dargestellt.

Vesikovaginale Fisteln – Folge von zephalopelvinem Mißverhältnis unter der Geburt („obstructed labour") (C. Jäger)

Das Vorkommen einer Vesikovaginalfistel als Folge von zephalopelvinem Mißverhältnis unter der Geburt ist heutzutage in den Industrieländern dank adäquaten Vorgehens im Geburtsverlauf weitgehend unbekannt. In Afrika jedoch und dort vorwiegend in ländlichen Regionen mit einer medizinischen Unterversorgung und enormen Transportproblemen ist es weiterhin ein verbreitetes Problem für Geburtshelferinnen und Geburtshelfer und vor allem für die betroffenen Patientinnen. Es handelt sich hierbei in erster Linie um Erstgebärende, für die es ein Lebenstrauma bedeutet, das sie zur Aussätzigen macht mit erheblichen Einschränkungen ihres sozialen Lebens und ihrer Bestimmung als Frau in ihrer Gesellschaft.

Von den ca. 1000 VVF-Patientinnen, die in den Jahren 1973–1986 im Kilimanjaro Christian Medical Centre (KCMC) in Moshi, dem größten Referenzkrankenhaus Nord-Tansanias entlassen wurden, werden die Altersverteilung, Parität und Herkunft der Patientinnen sowie die Art der Fistel, auch in den unterschiedlichen Kombinationen mit weiteren Fisteln vorgestellt. Es wird auf die Pathophysiologie der Entstehung, die Klassifikation verschiedener Autoren, sowie auf die Problematik einer vollständigen chirurgischen Sanierung eingegangen. Schwerpunktmäßig soll auf die Vorbeugung durch rechtzeitiges Erkennen von Risikopatientinnen sowie auf ein prophylaktisch ausgerichtetes geburtshilfliches Management hingewiesen werden. Abschließend wird ein mögliches Konzept einer sozialen Reintegration von VVF-Patientinnen zur Diskussion gestellt.

Literatur

1. Görgen H (1994) Das Distrikt-Gesundheitssystem. GTZ
2. Hoestermann C, Ogbaselassie, Wacker J, Bastert G (1996) Maternal mortality in the main referral hospital in The Gambia/West Africa. Tropical medicine and international health 1, No. 5
3. van Roosmalen J, van der Does CD (1995) Caesarean birth rates worldwide. A search for determinants. Trop Geogr Med 47(1):19–22
4. United Nations (1995) The World's Women 1995, Trends and Statistics. United Nations, New York
5. Wacker J, Baldé MD, Bastert G (1994) Geburtshilfe unter einfachen Bedingungen. Springer

Psychosomatische Arbeit in Praxis und Klinik – lohnt sich das? (Seminar der AG: „Deutsche Gesellschaft für Psychosomatische Geburtshilfe und Gynäkologie", Moderation: H. Kentenich)

Einleitung

H. Kentenich

Psychosomatische Medizin ist die Medizin der Beziehung von Menschen. Eine solche Medizin kann nur dann hilfreich sein, wenn sie insgesamt für alle daran Beteiligten stimmig ist. Eine psychosomatisch ausgerichtete Medizin wird also dann gut sein, wenn sie sich für die Patientin lohnt (die Patientin gesundet oder gestützt wird) und wenn sie sich für den Arzt ebenfalls lohnt. „Lohnen" beinhaltet sowohl den emotionalen als auch den finanziell-wirtschaftlichen Aspekt. Eine psychosomatisch ausgerichtete Medizin wird nur dann sinnvoll sein, wenn der Arzt mit seinem Tun zufrieden ist und es ihm (bei aller Belastung) Spaß macht.

Um sich unserem Thema umfassend nähern zu können, wollen wir die emotionalen und wirtschaftlichen Aspekte getrennt betrachten. Die Bedingungen in der niedergelassenen Praxis und in der Klinik sind aber so unterschiedlich, so daß man auf diese unterschiedlichen Bereiche getrennt eingehen sollte.

Emotionale Aspekte der Praxisarbeit

D. Schuster

Die Notwendigkeit einer integrierten Psychosomatik steht für das Gebiet der Gynäkologie und Geburtshilfe außer Frage. Viele gynäkologische Erkrankungen werden besser verständlich vor dem Hintergrund ihres jeweiligen seelischen und psychosozialen Umfeldes; ihre Behandlung bleibt unvollständig und auch für den Arzt unbefriedigend, wenn das Wissen um die Ursachen und Wechselwirkungen mit diesem Umfeld nicht in die Behandlung einbezogen wird.

Obwohl die Gynäkologen zahlenmäßig als Mitglieder der psychosomatisch-gynäkologischen Gesellschaften (DGPGG und GPGG) gegenüber anderen Fachärzten unter den Psychosomatikern eine Spitzenposition einnehmen, scheint es weder selbstverständlich noch einfach zu sein, psychosomatisches Denken und Handeln im gynäkologischen Praxisalltag zu integrieren. Verantwortlich gemacht werden dafür objektive äußere Gründe (Zeitdruck, der Zwang zu Wirtschaftlichkeit und Rationalität), die sich als zunehmende Belastungen in der täglichen Arbeit niederschlagen und keine Reserven für ein zusätzliches Engagement – als solches wird die Psychosomatik meist verstanden – lassen.

Mein Beitrag hat das Anliegen, subjektive Faktoren zu betrachten, die entweder Hinderungsgründe oder Herausforderungen sein können, sich auf psychosomatisches Denken und Handeln einzulassen. Die Auseinandersetzung damit beruht auf meinen Erfahrungen aus 5 Jahren Arbeit in einer gynäkologischen Gemeinschaftspraxis als FÄ für Gynäkologie und Geburtshilfe mit der Zusatzbezeichnung Psychotherapie.

Auch wenn ich mich grundsätzlich dafür entschieden habe, psychosomatisch zu arbeiten, und die nachfolgend genannten Schwierigkeiten als lohnende Herausforderungen erlebe, begegne ich ihnen täglich in der Praxis neu. Ich muß mich mit ihnen auseinandersetzen und eine „Alltagsantwort" finden, die – abhängig von meiner eigenen Befindlichkeit – unterschiedlich ausfällt.

Unter psychosomatischem Denken und Handeln in der gynäkologischen Praxis verstehe ich meine ärztliche Haltung und Tätigkeit so, daß ich die Frauen, die mit Erkrankungen, Beschwerden und Problemen zu mir kommen, mit ihrem körperlichen und seelischen Erleben ernst nehme, beides als Einheit erfasse und verstehen möchte, was sie in dieser Einheit kränkt, also krank macht. In der Beziehung, die zwischen uns entsteht, möchte ich der Patientin einen Zugang zu diesem Wissen ermöglichen, ihr zu einem vertieften Bewußtsein für sich verhelfen. Auf dieser Basis kann sie bewußter mit sich und ihrer Krankheit umgehen, diese neu verstehen lernen oder eigene Entscheidungen bezüglich ihres „kränkenden" Umfeldes treffen.

Daß sich dieser Ansatz und Weg emotional lohnt, nicht nur für die Patientin, sondern auch für den ärztlichen Begleiter, wird jeder bestätigen, der psychosomatisch arbeitet.

Es steht deshalb eher die Frage, welche emotionalen Widerstände meinerseits diesen Ansatz verhindern.

Überforderung durch überhöhten Anspruch

Die eigene Überforderung resultiert aus dem Wunsch, eine perfekte Ärztin zu sein, die mehr sieht als nur die körperlichen Symptome der Patientin, die auch versteckte Signale aus dem seelischen Bereich erkennt, einordnen und kompetent bearbeiten kann.

Diese Selbstüberforderung korrespondiert mit der, die von außen an mich herangetragen wird: durch die einzelne Patientin, die gekommen ist, weil sie von mir besonders viel Verständnis, Empathie, Zeit zum Zuhören, Kompetenz und Zuwendung erwartet. Sie setzt sich fort durch die Vielzahl der Patientinnen, die aus eben diesem Grund zu mir kommen. Ich kann und will sie nicht abweisen, weil ich vielen Patientinnen eine solche Ärztin sein will, weil ich mein Selbstbild nicht in Frage stellen lassen möchte und weil mich, wenn auch nicht Existenzängste, so aber doch Sorgen um die Wirtschaftlichkeit bedrängen, denen ich durch ein erhöhtes Arbeitspensum glaube begegnen zu können. Im Zusammenhang damit wächst mein Druck und Anspruch auf den schnellen Erfolg.

Die Frage nach den möglichen seelischen Hintergründen kann zur routinierten Bestandsaufnahme werden; einer raschen Konflikterhellung möchte ich einen ebenso schnellen Lösungsvorschlag folgen lassen. Damit bewege ich mich, wenn auch auf „gehobenem" (seelischen) Niveau wieder im Bereich der Reparaturmedizin, die ich mit dem Anspruch verlassen hatte, anders zu arbeiten. Kränkungen können aus Beziehungsabbrüchen der überforderten Patientinnen resultieren, wenn ich diese zu schnell von ihren körperlichen Beschwerden, ihrem eigentlichen Konflikt, zum seelischen Konflikt dränge.

Die anfängliche Euphorie, das Gefühl der fast allmächtigen Hilfsmöglichkeit, geht schleichend in Gleichgültigkeit, dann in Erschöpfung über. Resignation stellt sich ein, die am eigenen Unvermögen oder den äußeren Bedingungen festgemacht wird, denen ich mich hilflos ausgeliefert fühle. Sie führt zu Unzufriedenheit und zunehmendem Ärger auf die ständig fordernden Patientinnen, die ich dementsprechend immer kürzer und sachlicher behandle.

Ich beweise es mir selbst, daß es nicht möglich ist, der Patientin die für das psychosomatische Arbeiten notwendige gleichschwebende Aufmerksamkeit entgegenzubringen.

Das Schwimmen gegen den Strom

Integrierte Psychosomatik will die Spaltung von einer Medizin, die nur auf den Körper und einer Medizin, die nur auf die Seele ausgerichtet ist, überwinden. Damit steht sie der wissenschaftlichen Spezialisierung entgegen, die in der gegenwärtigen Medizin verlangt wird. Als psychosomatisch denkende und handelnde Ärztin gerate ich mit diagnostischen und therapeutischen Methoden in Widerstreit, die diese Aufspaltung fördern, die dazu beitragen, daß die Entfremdung, Pathologisierung und Fremdbestimmung für die Patientin vertieft werden (ich denke dabei an Methoden der Pränataldiagnostik, der Reproduktionsmedizin). Kritisches Hinterfragen dieses Ansatzes führt zu Störungen des gewohnten Medizinbetriebes, ich setze mich damit Verunsicherung und Mißtrauen aus. Versuche ich den Brückenschlag zwischen der Körper- und Seelenmedizin, sitze ich immer auch zwischen den Stühlen der Organmediziner und der Psychotherapeuten und werde von den Vertretern beider Fachgebiete bezüglich meiner fachlichen Kompetenz kritisch geprüft.

Um diese Kompetenz für psychosomatisches Handeln zu erwerben, gerate ich nicht nur in einen zeitlichen Zwiespalt der Angebote von gynäkologischen Weiterbildungen, Balintgruppen, Supervisionsstunden und thematischen Wochenenden, bei denen es um Aspekte geht, die für den psychosomatischen Blick und das Verständnis für Frauen überhaupt wichtig sind.

Viel stärker erlebe ich den inhaltlichen Zwiespalt: hier werden Kenntnisse vermittelt, mit deren Anwendung ich die Spaltung von Körper und Seele weiter vorantreibe, mit denen ich möglicherweise dazu beitrage, die Entfremdung zu fördern. Dort möchte ich Intuition schulen, die gleichschwebende Aufmerksamkeit üben, um die Patientin als ganze Persönlichkeit zu erleben und darüber hinaus zu erfahren, was sich in unserer Ärztin-Patientin-Beziehung abspielt.

Diesen Zwiespalt muß ich ebenso integrieren, wie die Patientin in der Sprechstunde lernen soll, ihre körperliche und seelische Befindlichkeit als Einheit zu verinnerlichen. Wie gehe ich mit den Herausforderungen um?

Einen Schutz vor der eigenen Überforderung bietet die Auseinandersetzung mit den eigenen Gefühlen. Ohne Gefühl für meine eigene Befindlichkeit kann ich kein Gespür bekommen für die Befindlichkeit der Patientin. Gefühle sind heilsam, wenn das Erleben dahintersteht, daß man sich das, was man der Patientin zukommen lassen möchte, auch selbst gönnen darf und muß: Empathie, Geduld und Aufmerksamkeit. Auseinandersetzen muß ich mich aber auch mit den eigenen aggressiven Gefühlen wie Omnipotenz, Überheblichkeit und Neid, die sich gegenüber den „somatisch" arbeitenden Kollegen ausbreiten können. Ich kann sie als Feindbilder auf diese projizieren, erlebe dann für mich, daß sie es sich leichter machen als ich, weil sie nicht so viel (an seelischem Ballast) tragen müssen, weniger gründlich sind und obendrein mit Apparatemedizin und einem größeren Patientendurchlauf mehr verdienen. Integriere ich diese negativen Gefühle als eigene Anteile, kann ich mir objektive und subjektive Grenzen bewußt machen und meinen Umgang damit so gestalten, daß eigene Bedürfnisse nicht übergangen werden.

Dies trägt ebenso zu meinem eigenen Wohlgefühl bei wie die Erfahrung, daß Integration kein Punkt sondern ein Prozeß ist, der Austausch und die Auseinandersetzung mit meinen Kolleginnen in der Praxis und die Mitarbeit in Balintgruppen.

Als persönlichen emotionalen Lohn erlebe ich viele Tage, an denen ich gern in der Praxis bin, mich dort wohlfühle und in einer entspannten und „heilenden" Atmosphäre arbeiten kann. Dieses Gefühl wird von Patientinnen und Mitarbeiterinnen geteilt und widergespiegelt. An solchen Tagen bleibt auch nach einem vollen Praxistag neben gesunder Erschöpfung noch ein Gefühl von Lebendigkeit übrig, das aus der Erfahrung herrührt, als „Droge" Ärztin etwas bewirkt zu haben. Das Gefühl einer persönlichen Identität bewirkt in mir neue Kreativität und Arbeitslust und verhindert, daß ich meine Kräfte ausschließlich in Praxisroutine, zunehmender Bürokratie und Diskussionen um Honorarpolitik, so lebensnotwendig diese auch gegenwärtig sind, verbrauche.

Das Wissen, für viele Patientinnen Begleiterin auf einem Stück Weg zu sein, ohne ihnen die Verantwortung für ihr Leben und ihre Gesundheit abzunehmen, macht mich immer wieder neugierig auf Menschen und ihre unterschiedlichen Lebenskonzepte, es erweitert meine Maßstäbe im Sinne einer Bereicherung und eröffnet mir damit eigene neue Entwicklungswege.

Praxisarbeit – Wirtschaftliche Aspekte

G. Haselbacher

Die Veränderungen in der Gebührenordnung im Bereich der gesetzlichen Krankenkassen haben für viele Fachärzte zu erheblichen finanziellen Einbußen geführt. Besonders in der sog. „sprechenden Medizin" führen ständig wechselnde Bestimmungen durch die kassenärztliche Vereinigung zu starker Verunsicherung unter den niedergelassen Ärzten. Gerade eine Fachgruppe wie die Frauenärzte, die einen hohen Anteil gesprächsintensiver Arzt-Patientin-Kontakte hat, wurde besonders betroffen. Wurde schon früher die wirtschaftliche Seite von psychosomatischen Leistungen in Frage gestellt, so erscheint sie jetzt so schlecht, daß von einer Gefährdung der Psychosomatik schlechthin gesprochen werden muß, ganz anders als dies von politischer Seite erwünscht schien.

Es soll nun hier erörtert werden, welche Forderungen an die Adresse der KV gestellt werden müssen, um Grundlagen für weiteres psychosomatisches Arbeiten in der Gynäkologie und Geburtshilfe zu schaffen und warum es auch aus wirtschaftlicher Überlegung notwendig ist, für diese Grundlagen zu kämpfen.

Die Forderungen, die gestellt werden müssen, sind:

- Die „psychosomatische Kompetenz" ist nur mit einer Zusatzausbildung, die Zeit und Geld kostet, zu erhalten. Sie bedarf daher einer gesonderten Vergütung außerhalb von Leistungskomplexen.
- Eine Aufwertung der Ziffern 851 und 850 zur Unterscheidung von anderen Beratungs- und Erörterungsziffern ist dringend wünschenswert, der vorgeschriebene Zeiteinsatz sollte für die Ziffer 851 wieder auf 20 Minuten wie früher erhöht werden.
- Die den EBM (Einheitlicher Bewertungsmaßstab) so anfällig machende Mengenausweitung der Vergütungsanforderung sollte fachgruppenspezifisch betrachtet werden. Es darf nicht sein, daß Fachgruppen wie die Frauenärzte, deren Ausweitung moderater blieb, unter den massiven Steigerungen anderer Fachgruppen leiden müssen.
- Die Festlegung eines Budgets wird in der Regel durch statistische Auswertungen begründet. Zum einen sind diese offen zu legen, zum anderen taugen Statistiken aus früheren Jahren dort nichts, wo eine Entwicklung in jüngster Zeit stattgefunden hat. Nicht zuletzt die jahrzehntelange Arbeit der Deutschen Gesellschaft für psychosomatische Geburtshilfe und Gynäkologie hat den Stellenwert der psychosomatischen Arbeit so gehoben, daß die psychosomatische Weiterbildung ein in der Weiterbildungsordnung vorgeschriebener Bestandteil wurde, was außer bei den Allgemeinärzten nur in der Frauenheilkunde gilt. Dieser Fortschritt darf nicht von den Gremien der KV ignoriert werden.
- Die Unterstützung der hausärztlichen Versorgung mußte zu Lasten der Fachärzte gehen. Die KV hat hier aber Geschick und Gespür für das erträgliche Ausmaß fehlen lassen. Bevor dies zu Lasten des guten Verhältnisses zwischen Hausärzten und Fachärzten geht, sollten die Spitzenfunktionäre der KV einsehen, in wirtschaftlichen und rechtlichen Fragen überfordert zu sein, und sollten entsprechende Fachleute und Consulting-Firmen hinzuziehen.

Warum sollte sich aber der Kampf um das Überleben der Psychosomatik in der Gynäkologie denn überhaupt wirtschaftlich lohnen? Es gibt wohl keinen Zweifel, daß wie kaum in einem anderen Fachgebiet wie in der Gynäkologie und Geburtshilfe psychosomatische Implikationen unser diagnostisches und therapeutisches Vorgehen bestimmen, zumindest bestimmen sollten. Es ist der niedergelassene Arzt, der diese Implikationen durch seine kontinuierlichen Arzt-Patientin-Beziehungen leichter aufdecken und therapeutisch nutzen kann. Wird dem niedergelassenen Arzt die wirtschaftliche Grundlage für die fachgerechte Ausübung seiner Tätigkeit entzogen, und das gilt nun wahrlich nicht nur für die Psychosomatik in der gynäkologischen Praxis, dann wird er überflüssig. Er verschwindet im Vakuum zwischen hausärztlicher Betreuung und Klinikambulanz. Bieten wir weiterhin die bessere Qualität, besonders in der „sprechenden Medizin", wird der niedergelassene Frauenarzt seinen Stellenwert für die Patientinnen wie bisher behalten. Darin liegt der entscheidende wirtschaftliche Grund, warum sich Psychosomatik in der Frauenheilkunde lohnt.

Emotionale Aspekte der Klinikarbeit

M. Rauchfuß

Nach Heim (1986) ist ein Krankenhaus gleichzeitig Hotel, Behandlungsstätte, Schule, hochtechnisierter Spezialbetrieb und „Public-relations-Unternehmen" zugunsten des Gesundheitsverhaltens. Seine Hauptaufgabe ist die Behandlung von Kranken nach den neuesten Erkenntnissen und entsprechend den finanziellen Möglichkeiten des Hauses mit den neuesten technischen Mitteln. Weiterhin obliegt den Krankenhäusern die Ausbildung in den verschiedensten krankenhausgebundenen Heilberufen. Insbesondere die Universitätsklinika sind darüber hinaus Stätten der Forschung. Gehört die Psychosomatik zu diesen angesprochenen neuesten Erkenntnissen und technischen Mitteln? Spielt psychosomatisches Denken und Handeln in Lehre und Forschung eine Rolle?

Wenn wir nach dem Nutzen psychosomatischer Arbeit fragen, müssen wir diese zunächst definieren. Ich verstehe darunter eine medizinische Betrachtungsweise respektive Haltung, die in bezug auf Entstehung und Verlauf von Krankheiten sowie ihre Behandlung den Einfluß des Seelischen einbezieht.

An dieser Stelle interessieren uns die emotionalen Aspekte psychosomatischer Arbeit in einer Frauenklinik. Was bedeutet es für Patientinnen und ihre Angehörigen, was für Ärztinnen und Ärzte, für Krankenschwestern, Hebammen, Krankenpfleger und das übrige medizinische Personal und was für Medizinstudentinnen und -studenten, für Hebammen- und Schwesternschülerinnen, wenn sie in einem Hospital mit oder ohne psychosomatische Ausrichtung behandelt bzw. ausgebildet werden, bzw. in solch einem arbeiten? Was mag einen Klinikchef bewegen, ein solches Konzept an seinem Haus zu fördern, welche Barrieren kann es geben?

Banal, aber an dieser Stelle bedeutsam, ist als Tatsache hervorzuheben, daß die Patienten in der Gynäkologie weiblichen Geschlechts sind. Frauen sehen in der Regel bereitwilliger als Männer Gesundheit und Krankheit auch in einem psychosozialen Kontext, sind bereit über solche Zusammenhänge nachzudenken und zu sprechen, ihren Gefühlen Ausdruck zu verleihen. Als Patientinnen in einer psychosomatisch orientierten Frauenklinik werden sie hierfür offene Ohren finden, werden sich verstanden und angenommen fühlen.

Jedem von uns fallen sicher sofort mehr als eine Handvoll Situationen bzw. Erkrankungen aus dem klinischen Alltag ein, in denen ein ganzheitliches Vorgehen im Sinne der Patientin unabdingbar erscheint. Denken wir an die junge Frau, die nach ihrem zweiten Abort aus der Narkose erwacht und sich voller Angst und Verzweiflung die Frage stellt: „Werde ich noch ein gesundes Kind bekommen? Was habe ich falsch gemacht? Habe ich als Frau versagt?" Ähnliche Gedanken werden auch das Paar bewegen, das sich nach pränataler Diagnostik zu einer Beendigung der Schwangerschaft wegen massiver Fehlbildungen ihres Kindes entschlossen hat.

Eine moderne Geburtshilfe ohne Psychosomatik kann es eigentlich nicht mehr geben. Geburtsvorbereitungskurse, Väter bei der Geburt und Rooming-in gehören inzwischen zum Alltag nahezu jeder Frauenklinik. Hat das auch das Klima für die Mütter, Väter und Kinder verändert? Wie sieht es auf den präpartalen Stationen aus? Wie gehen wir z. B. mit einer Schwangeren mit vorzeitigen Wehen um bzw. wie gehen wir auf sie ein? Lassen wir sie zu Wort kommen? Findet sie bei uns ein offenes Ohr, wenn sie über ihre Ängste und Sorgen sprechen will? Herms untersuchte Frauen, die unter vorzeitiger Wehentätigkeit litten, mit dem Freiburger Persönlichkeitsinventar und beschrieb sie als besonders auskunftsbereit und offen, was wir aus unserer klinischen Erfahrung sicher bestätigen können. Dennoch reagieren wir auf vorzeitige Wehen meist mit Tokolyse und Beruhigungsmitteln und seltener mit einem Gesprächsangebot. Setzen wir uns vor dem Anlegen des Tropfes ans Bett der Patientin, sprechen mit ihr über das, was sie bewegt, so werden wir vielleicht auf dem CTG das Abnehmen oder gar Sistieren der Kontraktionen beobachten können. Ich erinnere mich an eine Patientin, zu der ich vor einigen Jahren in einem Nachtdienst gerufen wurde.

Frau S., 26 Jahre alt, in der 32. Schwangerschaftswoche , seit 2 Wochen wegen drohender Frühgeburt in stationärer Behandlung, hatte plötzlich (?) wieder Wehen bekommen. Im CTG waren Kontraktionen alle 2–3 Minuten zu sehen. Daher beauftragte ich die diensthabende Schwester, einen wehenhemmenden Tropf vorzubereiten. In jener Nacht war viel zu tun. So vergingen etwa 30 Minuten bis der Tropf fertig war. Ich setzte mich ans Bett von Frau S. und sie erzählte mir, was am Tage so passiert war. Ihr Mann war zu Besuch gekommen, sie hatten über die eigentlich für die nächste Woche geplante Hochzeit gesprochen. Für Frau S. war der Termin der Eheschließung sehr wichtig. Ihr Mann und auch die Ärzte rieten ihr aber dringend ab. Sie solle an das Kind denken und sich diese Belastung ersparen. Frau S. fühlte sich besonders von ihrem Mann unverstanden und im Stich gelassen, regte sich auf . Nach der Besuchszeit bekam sie eine Beruhigungstablette und schlief auch ein. Einige Zeit später wachte sie jedoch wieder auf und verspürte die Wehen. Dies verschlimmerte ihre Aufregung und Verunsicherung und sie lag zunächst ziemlich verängstigt im Bett. Doch während sie sich das Erlebte von der Seele redete, über mögliche Kompromisse nachdachte (z. B. Verschiebung des Hochzeitstermins auf die 37. Schwangerschaftswoche, also einen Zeitpunkt, an dem das Kind reif wäre) und wohl auch mein Verständnis spürte, wurde sie nicht nur zunehmend ruhiger, sondern auch die Wehen wurden weniger. Als die Schwester mit dem Tropf kam, war sie schon 10 Minuten ohne eine Kontraktion.

Für die Patientin ist ein solches Gespräch wohltuend und entlastend. Sie erlebt, daß es uns nicht nur um den Erhalt der Schwangerschaft geht, sondern daß wir sie in ihrer individuellen Lebenssituation sehen und verstehen.

Für den gynäkologischen Bereich finden wir mühelos vergleichbare Situationen, z. B. für die Patientin, die wegen chronischer Unterbauchschmerzen zur Laparoskopie eingewiesen wurde, für die Frau mit rezidivierenden Blutungsstörungen, für die Karzinompatientin.

Wenn wir dies doch wissen, warum fällt es uns im Stationsalltag dennoch so schwer, Zeit und Raum für ein Gespräch zu finden?

Obwohl die Nähe zur Sexualität und zu sexuellen Störungen in der Gynäkologie und Geburtshilfe evident ist, findet ein Gespräch zu diesen Themen noch seltener statt als zu den vorgenannten psychosozialen Bereichen. Wann thematisieren wir beim Abschlußgespräch nach einer Hysterektomie oder gar nach einer Wertheim'schen Operation Fragen der intimen Beziehungen? Bedenken wir, daß bei einer Patientin mit chronischen Unterbauchschmerzen diese auch Ausdruck einer sexuellen Beziehungsstörung sein können? Fragen wir die Patientin in der FSH/HCG-Serie nach ihrem sexuellen Verhalten und Erleben und sagen ihr nicht nur, daß am heutigen Abend wegen des Konzeptionsoptimums Geschlechtsverkehr stattfinden müsse? Gelingt es uns, die eigenen diesbezüglichen Hemmschwellen zu überwinden und ein Gespräch zu beginnen, so werden wir erleben, wie dankbar und bereitwillig unsere Patientinnen und meist auch ihre Partner darauf eingehen.

Die Gynäkologie im Krankenhaus ist zunächst einmal ein operatives Fach. Neben Op-Kleidung und Asepsis brauchen wir auch ein gutes Stück innere Distanz zu unserer Patientin, um Skalpell oder Laser mit sicherer Hand im weiblichen Intimbereich zu handhaben. Lassen wir uns auf ein Gespräch bezüglich der psychosozialen Situation ein, ist diese Distanz hinderlich. Im Dialog sind wir nicht nur die Ärztin, der Arzt im sicheren Schutz des weißen Kittels, wir sind vielmehr gefordert als Person, auch mit unseren eigenen Vorstellungen und Emotionen, nicht nur mit unserem Wissen und Können. Dies ist zunächst einmal ungewohnt, vielleicht sogar bedrohlich. Schließlich bin ich, wenn ich mich gefühlsmäßig für meinen Gegenüber öffne, auch selbst verletzlicher. Im härter werdenden Konkurrenzkampf um berufliches Fortkommen können Offenheit und Sensibilität als Handicap erlebt werden. Außerdem ist es nicht leicht, immer wieder zwischen operativem Handeln und emotionalem Gespräch zu pendeln. Unsicherheiten können auch daher rühren, daß das ärztliche Gespräch in Ausbildungs- und Weiterbildungskonzepten bislang eher ein Stiefkind war. Mit dem Inkrafttreten der neuen Weiterbildungsordnung soll sich dies ändern. Nach den entsprechenden Richtlinien sind im Rahmen der Facharztweiterbildung die Kenntnisse für psychosomatische Grundversorgung zu erwerben und in diesem Zusammenhang sind 10 selbständig durchgeführte und dokumentierte Fälle der Diagnostik, Differentialdiagnostik und Behandlung psychosomatischer Krankheitsbilder aus der Frauenheilkunde und Geburtshilfe nachzuweisen. Es geht um eine Neubewertung der Arzt-Patientin-Beziehung. Die Reflexion und Gestaltung dieser Beziehung wird zu einem zentralen Element der ärztlichen Tätigkeit, die Förderung professioneller kommunikativer Kompetenz zu einer wichtigen Aufgabe der Weiterbildung.

Das Gefühl vieler junger Kollegen, durch ein Gesprächsangebot einen Stein ins Rollen zu bringen, der dann eine Lawine auslöst, die sie nicht mehr stoppen können, dürfte so der Sicherheit weichen, das Notwendige und Mögliche zuzulassen und dennoch die auch beim psychosomatischen Arbeiten notwendigen Grenzen einhalten zu können. Ein Zugewinn an diagnostischen und therapeutischen Möglichkeiten, eine für beide Seiten befriedigendere Arzt-Patientin-Beziehung, eine verbesserte Compliance und nicht zuletzt ein offeneres, entspannteres Stationsklima sind nur einige Punkte auf der Habenseite eines psychosomatisch orientierten Klinikkonzeptes.

Hebammen und Krankenschwestern sind in einem solchen Konzept wichtige Verbündete und Mediatoren. Sie sind dem Lebensalltag der Patientinnen häufig näher, werden von den Frauen eher auch bezüglich scheinbar banaler, meist aber doch sehr entscheidender Probleme ins Vertrauen gezogen. Sie erleben während der Besuchszeit die Patientin im Kreis ihrer Familie oder Freunde, gewinnen so einen Eindruck, der über den medizinischen Horizont hinausgeht. Häufig sind sie es, die das Gefühl entwickeln, daß hinter den vorzeitigen Wehen, hinter den Schmerzen etwas anderes verborgen liegt. Doch auch im pflegerischen Bereich ist die Ausbildung im Sinne psychosomatischer Kompetenz eher defizitär. Neben entsprechenden Aus- und Fortbildungskonzepten ist Teamsupervision ein Angebot, welches für ärztliches und pflegerisches Personal ein hilfreiches Instrument zur Umsetzung eines ganzheitlichen Stationskonzeptes darstellen kann. Häufig gibt es aber selbst in emotional so belasteten Bereichen wie onkologischen, pränataldiagnostischen oder reproduktionsmedizinischen Teams erhebliche Ängste und Widerstände gegenüber einer Supervision.

Ein wirklich offenes Klima für psychosomatisches Arbeiten wird es nur in Institutionen geben, in denen auch die Klinikleitung von der Sinnhaftigkeit und Notwendigkeit eines solchen Konzeptes überzeugt ist und es auch selbst vertritt und lebt. Dies setzt neben einem ganzheitlichen Verständnis von Gesundheit und Krankheit vor allen Dingen Offenheit für neue Erfahrungen und die Bereitschaft zum interdisziplinärem, partnerschaftlichen Arbeiten voraus. Es kann nicht darum gehen, einen Psychosomatiker oder Psychologen für die psychosozialen Probleme in der Klinik zu engagieren. Vielmehr ist es das Ziel, mit seiner Hilfe für die einzelnen Klinikbereiche Konzepte einer integrierten Psychosomatik zu entwickeln, diese praktisch umzusetzen und die Mitarbeiterinnen und Mitarbeiter für ein bio-psychosoziales Arbeiten zu motivieren und zu qualifizieren. Nach neueren amerikanischen Untersuchungen ist die emotionale Intelligenz für erfolgreiches Arbeiten und Handeln mindestens ebenso bedeutsam wie die kognitive. Gerade im Krankenhaus müssen wir daher, um unsere Patientinnen effizient zu behandeln, zwischenmenschliche Beziehungen und Emotionen stärker beachten. Nach Braun und Kentenich mißt die überwiegende Mehrheit der Leiterinnen und Leiter von gynäkologischen Haupt- und Belegabteilungen der psychosomatischen Sichtweise eine wesentliche Bedeutung bei. Dennoch ist die Umsetzung entsprechender Vorstellungen in der Krankenhauslandschaft bislang noch defizitär.

Besonders schwierig scheint die Etablierung psychosomatischer Konzepte im Bereich der Hochschulmedizin zu sein.

Zwar gehört das Fach Psychosomatik seit einer ganzen Reihe von Jahren als Pflichtfach in das Medizinstudium und dementsprechend gibt es an den Universitätsklinika auch psychosomatische Abteilungen. Ein integriertes psychosomatisches Arbeiten wie oben beschrieben finden wir in den verschiedenen klinischen Bereichen und auch in den Frauenkliniken eher selten. Ist es die Konzentration auf neueste technisch-apparative Behandlungsmöglichkeiten, die als die wesentlichen Aspekte wissenschaftlichen Fortschritts verstanden werden, während man Beziehungsmedizin und psychosomatisches Arbeiten als eher unwissenschaftlich ansieht? Sind es die im universitären Bereich besonders ausgeprägten hierarchischen Krankenhausstrukturen, die zu patientenfernen Entscheidungen führen? Dabei wäre doch gerade an den Stätten der Ausbildung unseres Nachwuchses die Umsetzung zukunftsweisender Behandlungskonzepte wichtig.

Literatur

Heim E (1986) Das Krankenhaus als berufliches Umfeld. In: Heim E, Willi J (Hrsg) Psychosoziale Medizin. Springer, Berlin Heidelberg New York Tokyo

Wirtschaftlich-organisatorische Aspekte der Klinikarbeit

H. Kentenich

Bevor wir uns dem wirtschaftlichen und organisatorischen Aspekten in der Klinik widmen, möchte ich mich mit den personellen Voraussetzungen und Qualifikationsmerkmalen beschäftigen.

Unsere Gesellschaft (DGPGG) hat vor einem Jahr eine Umfrage bei allen Klinikchefs in Deutschland (Haupt- und Belegabteilungen) durchgeführt. Es gibt 1019 Abteilungen für Gynäkologie und Geburtshilfe.

328 Chefärzte haben geantwortet; davon waren 291 aus Hauptabteilungen. Zunächst wollten wir wissen, wer die psychosomatische Betreuung von Patientinnen durchführt. Dieses waren in 86 % die Stationsärzte. Bei 22 % der Kliniken standen Ärzte mit psychosomatischer Qualifikation zur Verfügung. Ebenfalls 22 % hatten Psychologen beschäftigt: etwa 1/5 aller Abteilungen stehen also in irgendeiner Weise Psychologen zur Betreuung zur Verfügung (Abb. 1).

Bezüglich der Betreuungsverfahren dominieren eindeutig die ärztlichen Gespräche (97 %). Dieses ist ja auch der eigentliche Inhalt unserer ärztlichen Arbeit, weil wir verdeutlichen wollen, daß in jedes ärztliche Gespräch somatische und psychosomatische Aspekte gemeinsam einfließen sollen.

Die anderen Betreuungsverfahren (Kurzzeit-Psychotherapie, Entspannnungsverfahren, Gruppentherapie, Sexualtherapie, Kunsttherapie) sind von wesentlich geringerer Bedeutung und werden zum größten Teil auch gar nicht in den Kliniken angeboten bzw. vermittelt.

Interessant war auch die Frage, bei welchen Krankheitsbildern die „Chefs" der Auffassung sind, daß eine psychosomatische Betreuung wesentlich ist.

Abbildung 2 zeigt, daß insbesondere der pathologische Schwangerschaftsverlauf, die Karzinomerkrankung, Sterilität und die Mammaoperationen von ausschlaggebender Bedeutung sind. Interessant ist auch, daß die normale Schwangerschaft und Geburt eher mit geringerem psychosomatischen Interesse gesehen wird.

Bezüglich der psychosomatischen Sichtweise äußerten nahezu alle Chefärzte (91,2 %), daß sie eine solche Sichtweise für wesentlich oder sehr wesentlich halten.

Die psychosomatische Betreuung von Patientinnen
wird personell durchgeführt durch

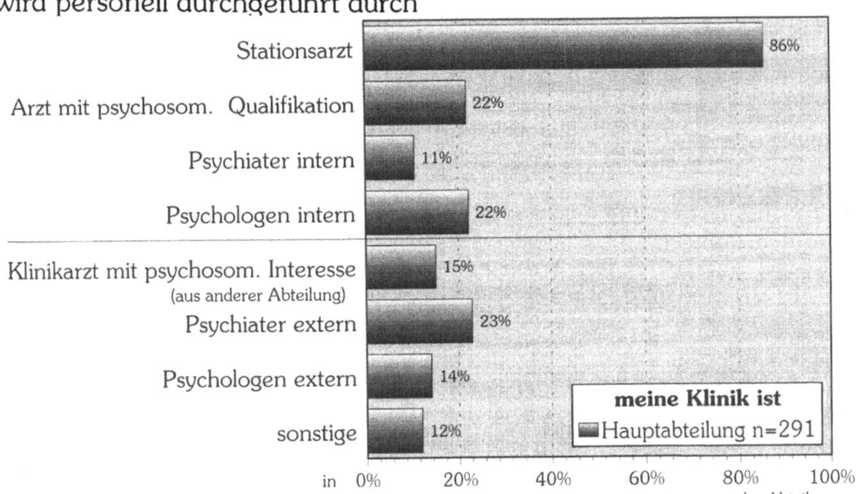

Mehrfachnennungen möglich

Abb. 1. Personelle psychosomatische Betreuung von stationären Patientinnen

psychosomatische Betreuung
halte ich für wesentlich
bei

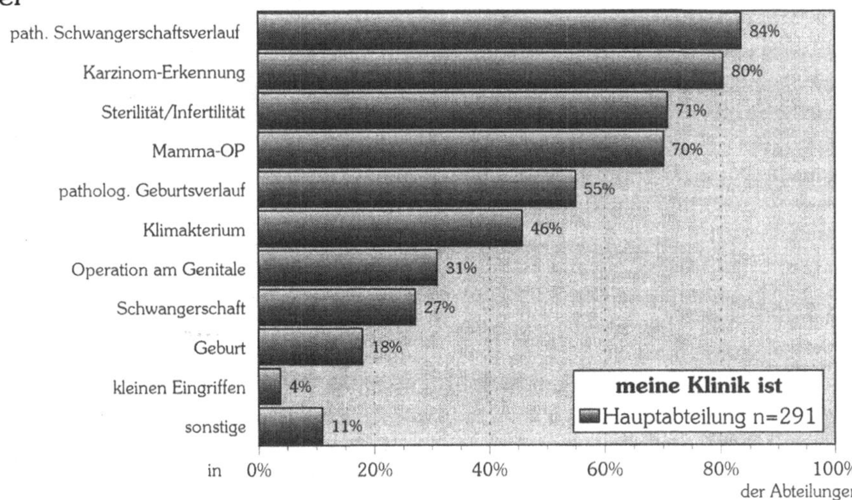

Abb. 2. Indikation zur psychosomatischen Betreuung bei stationären Patientinnen

Natürlich wird in einer solchen Umfrage kaum ein Chefarzt sagen, daß er die Psychosomatik für sinnlos hält. Wir haben also viele Antworten im Sinne einer Erwünschtheit zu werten. Trotzdem kann man diese Antworten insgesamt positiv werten.

Auf der anderen Seite wissen aber 31 % bzw. 48 % der Chefärzte nichts darüber, ob ihre Ärzte zu regelmäßigen psychosomatischen Fortbildungen gehen oder an einer Balint-Gruppe teilnehmen. Dieses wird offensichtlich nicht innerhalb der Abteilungen ausgetauscht.

Bei den positiven Antworten wurde festgehalten, daß 4 % regelmäßig an psychosomatischen Fortbildungen und 5 % an einer Balint-Gruppe teilnehmen: also eine kleine Minderheit von Ärzten. Zusammengefaßt bedeutet dies:

- Der Psychosomatik wird von den Chefärzten eine hohe Wertschätzung entgegengebracht.
- Die psychosomatische Arbeit wird in erster Linie von den Stationsärzten geleistet.
- Vor allem das ärztliche Gespräch wird zur psychosomatischen Arbeit genutzt.
- Eine Minderheit der Ärzte widmet sich der psychosomatischen Aus- und Weiterbildung in einer intensiveren Weise.

Die wirtschaftliche Situation der *Geburtshilfe* ist dadurch gekennzeichnet, daß etwa 80 % aller Leistungen über Fallpauschalen geregelt sind. Diese sind ökonomisch für die Kliniken relativ günstig, so daß hier eine gewisse „Luft" auch für psychosomatische Arbeit sein kann. Die Besonderheiten der psychosomatisch orientierten Arbeit der Geburtshilfe liegen aber darin, daß die Patientin in der Ausnahmesituation „Geburt" viel Zuwendung wünscht. Primär wird dies die betreuende Hebamme leisten. Aber viele Patientinnen wünschen sich auch, zum Arzt einen intensiven Kontakt zu haben. Dieser Wunsch ist die Grundlage einer psychosomatischen Arbeit.

Negativ für einen längeren Kontakt sind die insgesamt sehr kurzen Verweildauern in der Geburtshilfe. Bei der ambulanten Geburt verläßt die Patientin bereits nach vier Stunden die Klinik. In einigen Großstadtkrankenhäusern macht der Anteil der ambulanten Geburt bereits etwa 20 % aus. Alle Ärzte klagen über zuviel Bürokratie (nicht nur Arztbriefe und OP-Berichte). Heute sind zusätzlich die Klassifikationen nach ICD 10 und ICPM sowie die Kategorisierungen nach Fallpauschalen und Sonderentgelten notwendig. Außerdem ist mehr und mehr schriftliche Dokumentation gefordert, um den zunehmenden juristischen Regressen gerecht werden zu können.

In der *Gynäkologie* besteht eine ähnliche Situation. Negativ ist die starke Abnahme der Verweildauer. Durchschnittlich dürfte diese in der Bundesrepublik in den gynäkologischen Abteilungen bei 6 bis 7 Tagen liegen.

Es gibt nunmehr zusätzliche Hinweise von ökonomischem Druck: kurze Liegezeiten sind gefordert bei denjenigen Leistungen, die über Fallpauschalen und Sonderentgelte abgegolten werden können. Längere Liegezeiten sind günstig bei Eingriffen, für die keine Pauschalen bestehen. Insofern sind dies ökonomische Leitgrößen, die nichts mit den Patientinnen und ihrer Erkrankung zu tun haben. Weiter ist von Bedeutung, daß der Krankenhausträger bei dem zunehmenden ökonomischen Druck genau überlegen wird, ob er Psychologen zusätzlich finanziert. Dieses ist für eine „normale" gynäkologische Hauptabteilung bei der Pflegesatzverhandlung den Kassen gegenüber kaum vermittelbar.

Auf der anderen Seite stehen *positive Aspekte.* Die Patientin ist über Tage hinweg „erreichbar". Dies bedeutet, daß im Gegensatz zu den unregelmäßigen Kontakten zum niedergelassenen Kollegen sie nunmehr in sehr engen räumlichen und daher auch möglicherweise intensivierbaren Kontakt zu den betreuenden Personen und zum Arzt steht. Falls gewünscht, so können mehrfach am Tag Gespräche durchgeführt werden. Außerdem ist jeder angehende Arzt nach der neuen Weiterbildungsordnung verpflichtet, psychosomatisch zu arbeiten. Dieses ist ein Teil seiner Weiterbildung zum Facharzt, die er auch nachweisen muß. Positiv ist auch, daß die Patientinnen mehr und mehr freundlich und psychosomatisch ausgerichtete Kliniken bevorzugen. Da eine harte Konkurrenz zwischen den Kliniken besteht, kann dies für die psychosomatische Medizin sehr vorteilhaft sein.

Zu den Problemen der Stationsabläufe gehört, daß die Ärzteteams wechseln. Nach dem Nachdienst sind die Ärzte nach der Arbeitszeitordnung gehalten, nach Hause zu gehen. Außerdem ist häufig der aufnehmende Arzt nicht identisch mit dem Arzt, der den Eingriff durchführt und auch nicht derjenige, der die Visite macht. Ein weiterer Nachteil besteht darin, daß auf den Stationen keine etablierten Teams aus Schwestern, Ärzten, Sozialarbeitern und Psychologen arbeiten, die wöchentliche Teambesprechungen haben, wie dies in einigen Kliniken bereits praktiziert wird. Ein weiteres Problem ist das der Hierarchie. Falls Chefs oder Oberärzte ausschließlich „organ-medizinisch" denken, so wird dies den Assistenten einige Schwierigkeiten einbringen, wenn sie psychosomatisch arbeiten wollen. Wie können nun *Lösungen* aussehen?

In erster Linie wird es darum gehen, die Stationen so umzuorganisieren, daß funktionierende Teams mit etablierter Supervision arbeiten. Es ist auch möglich, zu Beginn einer solchen Umstrukturierung 4wöchentlich Teambesprechungen einzurichten. Bewährt haben sich allerdings wöchentliche Sitzungen, bei denen jede Patientin (oder nur die schwierige) im Team besprochen werden kann. Ein weiteres Mittel wäre darin zu sehen, den Charakter der Ärztebesprechungen und klinikinternen Fortbildungen so zu verändern, daß psychosomatische Themen integriert behandelt werden. Auch hier ist die Psychosomatik oft genug nur ein Stiefkind.

Wenn man die neue Weiterbildungsordnung ernst nimmt, so wird jeder angehende Arzt in der Weiterbildung von sich aus bemüht sein, psychosomatische Kenntnisse zu erwerben und die auch in die Tat umzusetzen. Psychologen werden dadurch nicht überflüssig. Im Gegenteil wird man exakter auf eine Grenzziehung achten, wo im Patientenkontakt die psychosomatisch orientierten ärztlichen Gespräche ihre Grenze finden und wo eine Weitervermittlung an Psychologen sinnvoll ist.

Zusammengefaßt bedeutet dies: Entweder es gelingt uns, psychosomatische Arbeitsweisen in der Klinik durchzusetzen oder wir vergeben den Patientinnen (aber auch uns) eine Chance für eine andere Betrachtungsweise von Krankheit und Gesundheit.

Immunologie: „State of the Art" (Seminar der AG Immunologie in der Gynäkologie und Geburtshilfe, Moderation: R. Kreienberg)

Einführung

R. Kreienberg

Die Arbeitsgemeinschaft Immunologie in der Gynäkologie und Geburtshilfe (AGIM) ist die jüngste Arbeitsgemeinschaft der Deutschen Gesellschaft für Gynäkologie und Geburtshilfe. Sie wurde am 17. 9. 95 in Bonn anläßlich einer wissenschaftlichen Arbeitstagung gegründet und befaßt sich mit allen klinischen, wissenschaftlichen und organisatorischen Fragen der Immunologie, Immunbiologie, Immungenetik, Immunvirologie, Immunchemie, Immundiagnose und Immuntherapie bis hin zur Gentherapie innerhalb unseres Faches.

Sie ist aus einer Arbeitsgruppe hervorgegangen, die seit mehr als 15 Jahren diese Themenkomplexe gemeinsam wissenschaftlich bearbeitet und die Ergebnisse in jährlichen Tagungen präsentiert hat. Die Aktualität der Fragestellungen und die Notwendigkeit diese Arbeitsgebiete in der Gynäkologie und Geburtshilfe auch in Zukunft fest zu verankern, haben die Gründung der Arbeitsgemeinschaft wesentlich beeinflußt.

Die folgenden beiden Referate „Aktuelle Aspekte der Immunologie in der Reproduktionsmedizin" und „Gegenwärtiger Stand der Immuntherapie in der Gynäkologie" geben einen Überblick über den aktuellen Stand der Forschung in diesen beiden Schwerpunkten.

Aktuelle Aspekte der Immunologie in der Reproduktion

K. Marzusch

Die vielfältigen Kontakte zwischen maternalen und fetalen Zellen im Verlauf der gesamten Schwangerschaft führen zwangsläufig zu immunologischen Interaktionen zwischen dem Wirtsorganismus Mutter und fetalem Gewebe. In der Frühschwangerschaft findet das entscheidende Geschehen zwischen mütterlichem Immunsystem und fetoplazentarer Einheit im dezidualisierten Endometrium (Dezidua) statt, da an diesem anatomischen Ort der fetale Trophoblast gleich einem malignen Tumor das mütterliche Stroma infiltriert. Mit fortschreitendem Gestationsalter und der hiermit verbundenen Entwicklung einer hämochorialen Plazenta beim Menschen, können immunologische Interaktionen ebenfalls im intervillösen Raum stattfinden, da hier mütterliches Blut unmittelbar an die aus fetalem Gewebe bestehenden Zottenoberflächen herantritt.

Die Zielsetzung des vorliegenden Beitrags besteht darin, unter Berücksichtigung des aktuellen Wissenstandes, die wesentlichen Erkenntnisse zur Immunologie der maternofetalen Grenzzonen in einer Übersicht zusammenzufassen.

Immunkompetente Zellen in der Dezidua

Wie bereits ausgeführt, gilt die Dezidua als ein anatomischer Ort der materno-fetalen Grenzzone, wo entscheidende immunologische Interaktionen zwischen mütterlichen Zellen und Cytotrophoblastzellen fetalen Ursprungs stattfinden können.

Der Nachweis einer Vielzahl von immunkompetenten Zellen maternalen Ursprungs stattfinden können.

Der Nachweis einer Vielzahl von immunkompetenten Zellen maternalen Ursprungs in dezidualisiertem Schwangerschaftsendometrium führt zwangsläufig zu Fragestellungen hinsichtlich ihrer Funktionen. Im Verlauf der gesamten Schwangerschaft finden sich in der Dezidua eine Vielzahl von Makrophagen, wobei über die Funktion dieser Zellen in der Frühschwangerschaft wenig bekannt ist. In der Spätschwangerschaft und am Geburtstermin scheinen deziduale Makrophagen an der Auslösung von Wehen beteiligt zu sein [1].

Die intradezidualen Zellen aus der lymphoiden Reihe setzen sich im ersten Schwangerschaftstrimenon größtenteils aus den sogenannten „large granular lymphocytes" (LGL) zusammen [2, 3]. Desweiteren findet sich in der Dezidua im Verlauf der gesamten Schwangerschaft eine beträchtliche Anzahl von reifen T-Zellen; B-Zellen sowie Plasmazellen sind extrem selten nachweisbar [3].

Die „large granular lymphocytes" (LGL) scheinen im Rahmen der Frühschwangerschaft eine besondere Funktion zu erfüllen, da ihr Anteil an der Gesamtpopulation immunkompetenter Zellen in der Dezidua zum Geburtstermin kontinuierlich abnimmt [4]. Immunhistochemische und flowzytometrische Untersuchungen haben ergeben, daß die Mehrzahl der intradezidualen LGL einen ungewöhnlichen Oberflächenphänotyp (CD2+, CD7+, CD56++, CD16–, CD3–, CD4, CD8–) aufweisen [3, 5, 6]. Diese Zellen scheinen somit eine gewisse Ähnlichkeit mit dem Phänotyp von natürlichen Killerzellen (NK-Zellen) aus Peripherblut aufzuweisen, wobei die dezidualen LGL jedoch für den klassischen NK-Zellmarker CD16 negativ sind. Die Beobachtung, daß eine Subpopulation von peripheren NK-Zellen nach ausgiebiger Stimulation mit IL-2 dem Phänotyp von LGL entspricht und zudem das Integrin VLA-1 exprimieren [7, 8], weisen auf eine mögliche Aktivierung dieser intradezidualen Zellen hin. Hinsichtlich der Funktion der dezidualen LGL in der Frühschwangerschaft wird eine mögliche Beteiligung an der Kontrolle des Cytotrophoblastenwachstums diskutiert [2].

Die intradezidualen T-Zellen im ersten Schwangerschaftstrimenon scheinen ebenfalls einen ungewöhnlichen Phänotyp zu besitzen: So exprimieren diese CD3-Zellen, zumindest immunhistochemisch, keinen IL-2-Rezeptor (IL-2R) [9]. IL-2R, ein Lymphozytenwachstumsfaktor, gilt als Marker für aktivierte T-Zellen. Überraschenderweise findet sich bei der Mehrzahl der dezidualen CD3+ T-Zellen im ersten Schwangerschaftstrimenon keine Ausprägung des T-Zell-Rezeptors (TCR) [10, 11]. Der TCR besitzt eine vermittelnde Funktion in der antigenspezifischen Transplantatabstoßung. Eine Subpopulation der intradezidualen T-Zellen scheint daher in situ auf gewisse Weise immuntolerant zu sein, da sie nicht in der Lage ist – aufgrund des Mangels an IL-2R und TCR – weder in einen aktivierten Zustand zu gelangen, noch Fremdantigene zu erkennen.

Der Trophoblast als immunologische Zielzelle

Es gilt inzwischen als gesichert, daß auf dem Trophoblasten weder die klassischen Human Leucocyte Antigen (HLA)-Merkmale der Klasse I (A, B, B), noch die der Klasse II (DP, DQ, DR) exprimiert werden (Übersicht: 12). Die Abwesenheit dieser sogenannten Transplantationsantigene der Major Histocompatibility Complex (MHC) auf Trophoblastzellen verhindert daher Abstoßungsreaktionen, wie sie bei transplantierten Organen beobachtet werden.

Allerdings konnte zwischenzeitlich gezeigt werden, daß der invasiv in das maternale Stroma infiltrierende Cytotrophoblast auf seiner Oberfläche ein nicht-klassisches und weitgehend monomorphes MHC-Antigen trägt [13, 14]. Dieses MHC-Antigen wurde als HLA-G bezeichnet, wobei die Expression des HLA-G auf die invasiv wachsenden Cytotrophoblasten variabel zu sein scheint. Da das vom Cytotrophoblasten exprimierte HLA-G als weitgehend monomorph gilt, wird es vom maternalen Immunsystem als „eigen" erkannt und entgeht somit der spezifischen Zytotoxizität durch mütterliche T-Zellen. In-vitro-Versuche konnten zeigen, daß die HLA-G-Expression auf dem Cytotrophoblasten offenbar einem Angriff durch deziduale LGL entgegenwirkt, wohingegen sogenannte „JAR-Zellen" (Chorionkarzinomzellen, die über keinerlei MHC-Antigene auf ihrer Zelloberfläche verfügen) durch LGL zerstört werden [15]. Die trophoblastäre HLA-GF-Expression könnte daher zweierlei Funktionen besitzen: Sie schützt die Cytotrophoblasten zum einen vor der unspezifischen (NK-Zellen-ähnlichen) Zerstörung durch LGL, zum anderen kommt es zu keinem spezifischen Angriff durch zytotoxische T-Zellen mütterlicher Herkunft in der Dezidua.

Zytokine an der maternofetalen Grenzzone

Zytokine scheinen einen Einfluß auf die Entwicklung der Plazenta auszuüben: So haben Untersuchung der letzten Jahre gezeigt, daß sogenannte Th1-Zytokine (IFN-gamma, IL-2, TNFβ, Lymphotoxin) für die plazentare Entwicklung von Nachteil sein können, wohingegen Zytokine der Th2-Familie (IL-4, IL-6, IL-10, IL-13) einen vorteilhaften Einfluß auf das Wachstum der Plazenta auszuüben scheinen (Übersicht: 16, 17). Da Zytokine im hohen Maße sowohl von Makrophagen als auch von lymphoiden Zellen sezerniert werden, könnte diesen Zellpopulationen in der Dezidua eine besondere Bedeutung hinsichtlich der Regulierung eines „Zytokin-Gleichgewichts" zukommen. So haben aktuelle Arbeiten zeigen können,daß deziduale CD56++ LGL unter dem Einfluß von IL-2, IL-12 und Makrophagen aus der Dezidua im unterschiedlichen Maße des Th1-Zytokin IFN-gamma sezernieren können [18].

Aktuelle Aspekte zu humoralen Immunvorgängen an der maternofetalen Grenzzone

Während der Schwangerschaft und insbesondere bei der Geburt kann es zu einem Übertritt von fetalem Blut in den mütterlichen Kreislauf kommen (sogenannte fetomaternale Transfusionen). Im Rahmen der Schwangerschaft kommen spontane fetomaternale Transfusionen am häufigsten im dritten Trimenon vor. Als mütterliche Immunantworten dominieren hierbei sog. humorale Immunvorgänge, da die Immunantworten zumeist über im mütterlichen Blut zirkulierende und auf den Feten übertretende Antikörper vermittelt werden.

Analog zur Genese des immunologisch bedingtem Morbus haemolyticus neonatorum, können auch fetale Thrombozyten während der Schwangerschaft und bei der Geburt in den mütterlichen Kreislauf gelangen und zu einer Antikörperbildung von seiten des maternalen Immunsystems führen. Die von der Mutter gebildeten IgG-Antikörper passieren die Plazenta, gelangen in den fetalen Kreislauf und führen zu einer Zerstörung der Thrombozyten des Feten. Die daraus entstehende fetale Thrombozytopenie fällt meistens erst postpartal auf, weshalb sich die Krankheitsbezeichnung Neonatale Alloimmunthrombozytopenie (NAIT) eingebürgert hat. Ausgeprägte fetale Alloimmunthrombozytopenien können aber bereits im zweiten Schwangerschaftstrimenon zu schweren Blutungen beim ungeborenen Kind führen [19, 20], wobei die durch intrakranielle Blutungen bedingten Komplikationen im Vordergrund stehen. Als antenatale therapeutische Maßnahmen bei nachgewiesener fetaler Alloimmunthrombozytopenie werden sowohl Transfusionen von kompatiblen Thrombozyten über die Nabelschnurvene, als auch hochdosierte mütterliche und fetale Infusionen von intaktem IgG (7S-IgG) angewendet [21, 22, 23, 24, 25, 26, 27].

Bei einer Vielzahl von Schwangerschaften finden sich im Serum der Mutter zytotoxische Antikörper gegen fetale HLA – Merkmale (Übersicht: 12), wobei der fetomaternale Übertritt von Leukozyten, Thrombozyten (die ebenfalls eine Vielzahl von HLA-Merkmalen auf ihrer Oberfläche tragen), oder löslichem fetalem HLA ursächlich für diese mütterliche Immunantwort sein kann. Da weder die klassischen HLA-Merkmale der Klasse I (A, B, C) noch die der Klasse II (DP, DQ, DR) auf dem Syncytiotrophoblasten exprimiert werden, kann es im Bereich der Plazenta zu keiner klassischen T-Zell-vermittelten Transplantatabstoßung durch maternale HLA-Antikörper kommen. Hingegen könnten fetale Zellen, die durchaus über HLA-Merkmale auf ihrer Oberfläche verfügen, von zytotoxischen HLA-Antikörpern in der IgG-Hauptklasse zerstört werden. Interessanterweise lassen sich HLA-Antikörper, die gegen fetale Zellen der laufenden Schwangerschaft gerichtet sind, im Nabelschnurblut nicht nachweisen [28, 29]. Die diaplazentare Passage dieser HLA-Antikörper wird wahrscheinlich über die Absorption an HLA-Merkmal-tragende Zellen im Chorionzottenstroma verhindert [30, 31].

Autoantikörper

In jüngster Zeit konnte in verschiedenen retrospektiven und prospektiven Studien gezeigt werden, daß sich bei Patientinnen mit habituellen Aborten signifikant häufiger Phospholipid-Antikörper finden [32, 33, 35]. Phospholipid-Antikörper scheinen einen Einfluß auf die Blutgerinnung im Sinne einer Hyperkoagulabilität zu haben, wobei der exakte Pathomechanismus für die vermehrte Neigung zu Thrombosen und Embolien noch unklar ist [34]. Die Behandlung eines vorliegenden Antiphospholipid-Syndromes im Rahmen von habituellen Früh- und Spätaborten sowie intrauteriner fetaler Wachstumsretardierung ist bislang empirischer Natur: Aus therapeutischer Sicht kamen bisher low-dose Aspirin, Prednisolon, i. v. Immunglobulin sowie Heparin zur Anwendung [35, 36, 37, 38].

Bei etwa 30 % der Patienten mit chronischer idiopathischer thrombozytopenischer Purpura (ITP) lassen sich freie thrombozytäre Auto-Antikörper im Serum nachweisen und ihre Präsenz sichert in diesen Fällen die autoimmunologische Genese der Erkrankung (Übersicht: 39). Ob bei Schwangeren mit chronischer ITP die möglicherweise vorhandenen zirkulierenden thrombozytären IgG-Auto-Antikörper auch beim Feten eine klinisch relevante Thrombozytopenie auszulösen können, wird kontrovers diskutiert. Zwischenzeitlich konnte in einer größeren prospektiven Studie gezeigt werden, daß Neugeborene von Müttern mit chronischer ITP kein erhöhtes Risiko hinsichtlich Morbidität und Mortalität aufweisen, sofern eine fetale Alloimmunthrombozytopenie ausgeschlossen wurde.

Im Rahmen der Schwangerschaft können mütterliche Auto-Antikörper – sofern sie der IgG-Hauptklasse angehören – die Plazenta passieren und in den fetalen Kreislauf gelangen. Hierbei können die maternalen Auto-Antikörper gelegentlich eine passiv erworbene Autoimmunerkrankung beim Feten auslösen (myasthenia gravis, Lupus erythematosus u. a.) [40, 41, 42]. In der Regel sistieren durch die mütterlichen Auto-Antikörper „erworbenen" Symptome bald nach der Geburt beim Kind. Aber auch ohne klinische Symptomatik bei der Mutter können serologisch nachgewiesene Auto-Antikörper bereits im Rahmen der Schwangerschaft problematische Auswirkungen für das ungeborene Kind haben: So sind Fälle von Reizleitungsstörungen am fetalen Herzen im Zusammenhang mit einer subklinischen Autoimmunerkrankung der Mutter und dem Auftreten von maternalen Auto-Antikörpern der Spezifität Anti-Ro (SS-A) und Anti-La (SS-B) beschrieben worden [43]. Daher sollte sowohl bei einer entsprechenden fetalen Symptomatik, als auch beim Vorliegen entsprechender Verdachtsmomente (z. B. rezidivierende intrauterine Fruchttode) im Serum der Mutter nach Auto-Antikörpern gefahndet werden.

Literatur beim Verfasser

Stand der Immuntherapie bei gynäkologischen Malignomen und beim Mammakarzinom

V. Möbus und R. Kreienberg

Erste Untersuchungen, beim Menschen durch Manipulation des Immunsystems maligne Tumorerkrankungen in ihrem Verlauf günstig zu beeinflussen, wurden bereits Ende des 19. Jahrhunderts durchgeführt. Die Tatsache, daß die Erfolge der konventionellen Krebsbehandlung (Chirurgie, Strahlentherapie, zytostatische Chemotherapie) bei den meisten Tumorentitäten stagnieren, hat immer wieder dazu geführt, nach biologischen Therapieansätzen zu suchen. Insbesondere in den 60er und 70er Jahren erlebten tumorimmunologische Therapieansätze einen enormen Boom.

In Tiermodellen erschienen Heilung von malignen Tumoren mit immunologischen Methoden möglich, die Klinik konnte diese Hoffnungen jedoch in keiner Weise bestätigen.

Trotz dieser enttäuschenden Ergebnisse der früheren Jahre bieten heute neuere Methoden und Entwicklungen einige erfolgversprechende Perspektiven für den Einsatz einer Immuntherapie bei Tumorerkrankungen.

Im Folgenden soll auf den aktuellen Stand der Immuntherapie bei gynäkologischen Tumorerkrankungen und beim Mammakarzinom eingegangen und eventuelle zukünftige Perspektiven aufzeigt werden.

Zu Beginn soll noch einmal die heutige Klassifikation der Immuntherapie an einigen Beispielen erläutert werden:

Die passive Immunisierung kann entweder durch Antikörper oder durch den Transfer von Zellen im Sinne einer adoptiven Immuntherapie durchgeführt werden. Als Antikörper kommen monoklonale oder polyklonale Antikörper in Frage, auf die noch gesondert eingegangen wird.

Die adoptive Immuntherapie mittels immunologisch veränderten Zellen zum Beispiel als LAK-Zellen oder der TiL-Zellen, d. h. mit Hilfe von lymphokin aktivierten Killerzellen oder von tumorinfiltrierenden Lymphozyten ist untrennbar mit dem Namen Rosenberg verbunden und hat anfänglich zu großen Hoffnungen Anlaß gegeben. Aufgrund der Nebenwirkungen und der hohen Kosten und der nicht allgemein nachvollziehbaren Effektivität dieser Therapie ist diese adoptive Immuntherapie in den letzten Jahren in den Hintergrund getreten.

Eine aktive Immunisierung kann *unspezifisch* mit Hilfe von Adjuvantien wie BCG, Corynebacterium pavum und Levamisol erfolgen. Diese Therapieformen wurden überwiegend in den 60er und 70er Jahren durchgeführt und haben nicht zu den Resultaten geführt, wie sie aus den Tierversuchen zu erwarten waren. Die aktive spezifische Immunisierung mit Zytokinen: Interferonen und Interleukinen, sowie mit Tumorzellvaccine sind in den letzten Jahren in den Vordergrund getreten, so daß diese gesondert besprochen werden sollen.

Neben diesen klassischen passiven und aktiven Immunisierungen gibt es auch die Möglichkeit indirekt das Immunsystem durch Entfernung von blockierenden Faktoren und Wachstumsfaktoren zu beeinflussen.

Auf diese passive Immuntherapie mit Antikörpern soll besonders eingegangen werden. Im wesentlichen können native Antikörper zur Blockierung von Wachstumsfaktorrezeptoren verwendet werden. Darüber hinaus werden rekombinante humanisierte Antikörper zur Produktion von antiidiotypischen Antikörpern und zur Ausbildung eines antiidiotypischen Netzwerkes verwendet. Daneben sind Versuche mit Immuntoxinen an Melanomen gemacht worden, um beispielsweise mit recingekoppelten Antikörpern eine Tumorvernichtung zu erreichen. Die vierte moderne Methode mit Antikörpern passiv Immuntherapie zu betreiben, ist der Einsatz von bispezifischen Antikörpern zur Vernetzung der antigenpräsentierenden Zelle mit der T-Zelle, die Voraussetzung für die immunologische Abwehr durch die Effektorzellen ist.

Inwieweit sind nun diese passiven, immuntherapeutischen Möglichkeiten mit Hilfe von Antikörpern heute in der gynäkologischen Onkologie realisiert? Erste Erfahrungen beim Ovarialkarzinom hat die Arbeitsgruppe von Herrn Baum, Nuklearmedizin aus Frankfurt publiziert. Diese Gruppe hat monoklonale Antikörper gegen das OC 125 und einen zweiten Antikörper BA 4313 zur wiederholten Stimulation von humanen Anti-Mausantikörpern benutzt. Ausgangspunkt dieser Studie war die Beobachtung, daß Patientinnen, die wegen ihres Ovarialkarzinoms mit Hilfe dieser Antikörper eine Immunszintigraphie erhielten und humane Anti-Mausantikörper entwickelten, eine bessere Prognose aufwiesen, als Patientinnen, die nicht so oft diese Untersuchung haben durchführen lassen und die keine Antikörper das Mausantigen entwickelt haben.

In einer ersten Versuchsserie wurde einer Vielzahl von Patienten ein kompletter Antikörper, der Iridium markiert war, gespritzt. In einer zweiten Serie wurden komplette Antikörper Indium markiert verabfolgt und in einer dritten Serie einen wesentlich kleinere Antikörperteil BA 43.13 Technetium markiert zur Stimulation der Anti-Mausantikörper verwendet. Es handelt sich bei dieser Untersuchung nicht um randomisierte Studien, sondern um eine Phase I/II Studie. Die erzielten Ergebnisse wurden mit einer historischen Kontrolle aus dem Annual Report verglichen. Dabei finden sich signifikant bessere Überlebensraten.

Die zweite Arbeitsgruppe, aus dem Bereich der Gynäkologie beschäftigt sich ebenfalls mit der Induktion antiidiotypischen Antikörpern zur Therapie von gynäkologischen Malignomen. Es handelt sich hier um die Arbeitsgruppe aus Bonn von Herrn Krebs und Herrn Mallmann. Durch ihr Studiendesign sollen Idiotyp positive B-Zellen die antiidiotypische Antikörper produzieren, induziert werden. Dadurch entsteht ein Netzwerk, was die Antigenpräsentation und die Induktion von Idiotyp positiven B-Zellen und damit die immunologische Abwehr von gynäkologischen Tumoren intensiviert. Die Arbeitsgruppe hat ihre Stimulationsversuche mit Hilfe des Makrophageninhibitionstests vor und nach Idiotypenvaccination überprüft. Sie konnten bei 10 ihrer 22 Patienten bei denen keine Reaktion im LMI-Test nachweisbar war eine Verstärkung der Reaktion nach Vaccination nachweisen. Bei 5 Patienten war vor Vaccination eine Hemmung vorhanden und nach der Vaccination eine Verstärkung dieser Reaktion. Bei 3 Patienten kam es vor Impfung zur Hemmung und nach Impfung zu keiner Reaktion. 2 Patienten zeigten vor und nach Impfung keine Reaktion. 1 Patientin zeigte vor und nach Immunisierung eine sehr starke Reaktion.

Zwischenzeitlich sind auch die ersten Überlebensraten mit dieser Immuntherapie beim Ovarialkarzinom von der Bonner Arbeitsgruppe vorgelegt worden. Patienten, die eine positive Antikörperbildung nach Immunisierung aufweisen, überleben am längsten. Die antikörpernegative Gruppe zeigt deutlich schlechtere Ergebnisse. Auch hier handelt es sich leider nur um eine Phase-II-Studie, die dringend einer Überprüfung in einer prospektiv randomisierten Studie bedarf.

Aus diesem Grunde haben sich die bisher in diese Antikörpertherapie im Bereich der Gynäkologie involvierten Arbeitsgruppen zu einer offenen prospektiv randomisierten und placebokontrollierten Doppelblind-Studie zusammengeschlossen. Nachgewiesen werden soll die klinische Wirksamkeit einer immunstimulatorischen Behandlung des fortgeschrittenen Ovarialkarzinoms mit einem monoklonalen Antikörper und zwar hier dem B 43.13. Das Protokoll ist Anfang 1996 vorgelegt worden. Bei Patienten, die klinisch und operativ keinen Nachweis von Tumormanifestation haben wird zum Zeitpunkt des Tumormarkeranstiegs und bei guter klinischer Ausgangslage (performance status > ECOG 2) ausreichender Leber- und Nierenfunktion, zwischen 18 und 70 Jahren, die mit dieser Therapie einverstanden sind, eine randomisierte Behandlung durchgeführt. Diese Patienten werden dreimal mit dem bekannten Antikörper immunisiert. Die Kontrollgruppe erhält ein Placebo. Patienten, die eine HAMA Induktion >10.000 erzielt haben werden nun weiter beobachtet. Patienten unter 10.000 U/HAMA werden entweder weiter mit dem Antikörper oder mit Placebo immunisiert. Danach wird eine erneute Kontrolle der Antikörperstimulation vorgenommen. In diesem Design läßt sich sicher prospektiv randomisiert nachweisen, wie der Effekt einer solchen Antikörpertherapie tatsächlich zu beurteilen ist.

Neben dieser Induktion von Anti-Antikörpern zur Induktion eines antiidiotypischen Netzwerkes gibt es derzeit eine zweite Studie, in der Antikörper zur Immuntherapie eingesetzt werden. Es wird in unserem Fachgebiet hier in einer Phase I Studie geprüft, ob sich mit 4 unterschiedlichen Dosierungen des Antikörpers, der gegen Wachstumsfaktorrezeptoren gerichtet ist, eine Immuntherapie beim Ovarialkarzinom möglich ist. Auch hier sind sicher interessante Ergebnisse zu erwarten. Faßt man den derzeitigen Stand der Immuntherapie mit Antikörper bei gynäkologischen Malignome zusammen, so existieren derzeit eine prospektive randomisierte Studie mit Antikörpern zur Therapie beim Ovarialkarzinom mit B 4313 gibt, die dieses Jahr begonnen wird. Darüber hinaus existiert eine ebenfalls dieses Jahr gestartete Phase-I-Studie zum Einsatz von rekombinanten, humanisiertem Antikörper, die gegen Wachstumsfaktorrezeptoren gerichtet sind.

Bei Melanomen finden sich darüber hinaus eine Reihe von Studien, in denen Antikörper an Toxine gekoppelt werden und wo Effekte auf Tumorzellen überprüft werden. In der gynäkologischen Onkologie gibt es derzeit keine Studien, die diese Möglichkeit der passiven Immuntherapie untersuchen. Eine weitere Möglichkeit besteht in einer Therapie mit bispezifischen Antikörpern. Dies sind Antikörper, die in ihrer Erkennungsdomäne unterschiedliche Antigene erkennen können und damit zur Vernetzung beitragen.

Durch diese bispezifischen Antikörper werden zwischen den Oberflächenstrukturen CT 30 und CT 28 und CT 30 und CT 3 Brücken und Vernetzungen gebildet, so daß die T-Zelle 2 Signale erhält, die sie zur Vernichtung der Zielzelle braucht. Erste präklinische Untersuchungen mit diesem System sind insbesondere von Herrn Bauknecht aus Freiburg aufgegriffen worden. Hier existieren jedoch noch keine konkreten Studienprotokolle, die über die Machbarkeit und die eventuellen Erfolge dieser Therapie bei gynäkologischen Tumoren Auskunft geben könnten.

Nach der Darstellung der Möglichkeiten der passiven Immuntherapie durch Antikörper soll nun zu den Möglichkeiten der aktiven Immuntherapie übergegangen werden. Die Studienergebnisse der frühen 60er und 70er Jahre mit dem Einsatz von Adjuvantien wie BCG und Corynebacterium parvum sind bekannt. Beim Mammakarzinom zeigt offensichtlich BCG keinen Effekt, beim Ovarialkarzinom fanden sich vermehrt Remissionen. Die statistische Aussagekraft der Resultate war außerordentlich gering. Bei Osteosarkom, Melanom, Bronchialkarzinom und dem Nierenzellenkarzinom und dem colorektalen Karzinom fanden sich unterschiedliche Ergebnisse. Insgesamt waren die Therapieresultate eigentlich enttäuschend, so daß der Einsatz dieser die unspezifische adjuvante Therapeutika verlassen worden ist.

Von allen Möglichkeiten in der aktiv spezifischen Immuntherapie hat die Tumorvaccination seit der Ende der 70er Jahre immer wieder Aufsehen erregt. Hoover und Hanna sowie Kassel und andere amerikanische Autoren konnten überraschend gute Erfolge bei kolorektalen Karzinomen, Melanomen, Osteosarkomen mit dieser Therapie zeigen. Verwendet wurde zur Tumorvaccination überwiegend das Newcastle Disease Virus oder Influenzaviren, die bestrahlte Tumorzellen infizierten und dann in vivo den Patienten zurückgegeben wurden. Untersuchungen und Erfahrungen existieren von gynäkologischen Arbeitsgruppen, zum einen für das Mammakarzinom von Herrn *Ahlert* aus Heidelberg und von Herrn *Mallmann* aus Bonn, für das Ovarialkarzinom aus unserer *eigenen Arbeitsgruppe* (*Mainz/Ulm*) und ebenfalls von *Herrn Mallmann* aus Bonn.

Eine Übersicht zeigt zum einen, daß solche Immuntherapieprotokolle aus dem anglo-amerikanischen Sprachraum existieren. Auch hier werden Tumorzellen von Patienten bestrahlt, mit Virus infiziert oder mit anderen Adjuvantien versetzt und dann dem Patienten zurückgegeben. Es zeigt sich, daß beim Melanom und auch bei kolorektalen Tumoren offenbar die Überlebenszeiten verlängert werden konnten, oder daß Lymphknoten sowie auch größere Tumoren zum Verschwinden gebracht wurden. Es handelt sich bei allen diesen Untersuchungen jedoch nicht um prospektiv randomisierte Studien, so daß auch diese internationalen Ergebnisse mit Vorsicht zu beurteilen sind. Im deutschsprachigen Raum beschäftigen sich überwiegend zwei Arbeitsgruppen mit dieser Form der aktiv spezifischen Immuntherapie:

Die *Bonner Arbeitsgruppe* von Herrn *Krebs* und Herrn *Mallmann*: Hier wird in einer Phase II Studie die aktiv spezifische Immuntherapie mit autologen virusmodifizierten Tumorzellen bei Ovarialkarzinompatienten geprüft.

Die Patientin mit Ovarialkarzinom Stadium III wird nach Tumorreduktion randomisiert. Eine Gruppe von Patienten erhält Carboplatin oder Cisplatin mit einem zweiten Zytostatikum freier Wahl plus eine ASI Therapie, während die zweite Gruppe eine Chemotherapie gleicher Wahl ohne ASI Therapie erhält. Die Studie ist bisher nicht auswertbar, da die Patientenzahlen noch zu gering sind.

Frühe Ergebnisse aus nicht randomisierten Studien der Bonner Arbeitsgruppe zeigen, daß die ASI therapierten Patientinnen gegenüber historischen Kontrollen offensichtlich einen deutlichen Überlebensgewinn zeigen.

Die zweite Arbeitsgruppe, die sich bislang um die ASI Therapie bemüht hat, ist die von Herrn *Bastert* und Herrn *Ahlert* aus Heidelberg. Auch hier wird nach guten Erfahrungen mit der ASI Therapie in nicht randomisierten Phase-II-Studien nun eine randomisierte Studie bei Ovarialkarzinompatienten FIGO Stadium III und IV vorgelegt. Beide Therapiearme erhalten eine klassische platinhaltige Chemotherapie. Zusätzlich erhält die eine Gruppe die Tumorzellvaccine bestehend aus bestrahlten Tumorzellen und dem New Castle Disease Virus. Die Immunisierung erfolgt während der Chemotherapie und nach 6 Wochen Pause erneut. Wichtig ist, daß in dieser Studie zusätzlich zur Tumorzellvaccine auch Interleukin II während der Chemotherapie und Interleukin II und nach der Chemotherapie Endoxan zur Verhinderung einer fehlerhaften Immunreaktion verabfolgt werden. Auch hier liegen bisher nur Wirksamkeitsbeobachtungen aus nicht randomisierten Phase-II-Studien vor. Die prospektiv randomisierte Studie zur ASI Therapie dieser Arbeitsgruppe soll dieses Jahr beginnen.

Neben einer aktiv spezifischen Immuntherapie mit Tumorzellvaccine gibt es natürlich auch die Möglichkeit mit einer Reihe von anderen Substanzen wie z. B. Zytokinen, die immunologische Antitumorantwort zu stimulieren bzw. zu modulieren. Dies gelingt beispielsweise mittels Interleukin II zur Stimulation der Natural Killer Cells oder mittels Interleukin 4 zur Stimulation der Makrophagen. Die Antitumoraktivität kann bekanntermaßen mit Gammainterferon und die von Monozyten mit GCSF stimuliert werden. Endgültige Untersuchungen über die systemische Wirkung dieser Substanzen, die dann lokal eine Antitumorwirkung hervorrufen sollen, liegen noch nicht vor. Besonders in der gynäkologischen Onkologie werden derzeit keine Studien mit diesen Fragestellungen durchgeführt.

Nachdem Ihnen nun die wesentlichen Studien im Bereich der Immuntherapie aus der gynäkologischen Onkologie vorgestellt wurden, sollen noch einmal kurz die aktuellen immunologischen Grundlagen dargestellt werden. Es ist bekannt, daß der T-Lymphozyt in der Lage ist, über einen spezifischen T-Zellrezeptor das von der Antigen präsentierenden Zelle über den MHC-Komplex präsentierte Antigen zu erkennen. Wichtige Voraussetzung ist, daß ein zweiter Rezeptor ein assoziiertes Signal erhält.

Diese Antigenerkennung und die anschließende Produktion von Zytokinen und die Stimulation der T-Zelle funktioniert jedoch nur dann, wenn ein zweites Signal über dem CD 28 Rezeptor und dem B 7 Rezeptor aktiviert wird.

Es gibt offenbar eine Vielzahl von Kontakten zwischen der antigenpräsentierende Zelle und der T-Zelle. Zum einen kann die Zelladhäsion eine Rolle hierbei spielen. Hierbei können eine Vielzahl von Adhäsionsmolekülen beteiligt sein. Die Antigenerkennung erfolgt über den T-Zellrezeptor sowohl bei CD 8 und CD 4 T-Zellen. Das Antigen muß MHC I oder MHC II präsentiert werden. Wichtig ist das co-stimulierende Signal. In den letzten Jahren sind eine Menge von möglichen co-stimulierenden Signalen und Rezeptoren dedektiert worden. Hierzu gehört das B 7/1 und der CD 28 Rezeptor.

Wichtig ist in diesem Zusammenhang das Zweisignal-Modell. Das Signal 1 ist das MHC Molekül und das Antigen, das von dem T-Zellrezeptor erkannt wird. Das Signal 2 zwischen B 7 und CD 28 führt dann zur Aktivierung der Zelle, zur Proliferation, Differenzierung und zur Zytokinproduktion. Es ist nur Signal 1 vorhanden, d. h. MHC plus Antigen sowie T-Zellrezeptor, reagiert die T-Zelle mit Anergie oder Apoptose. Ist nur Signal 2 vorhanden gibt es keine sicheren Effekte.

Bei den bisher bei der Co-Stimulation beteiligten Moleküle und Rezeptoren handelt es sich um die Moleküle B 7/1 und B 7/2 sowie B 7/3 und die Rezeptoren CD 28 und CTL A 4.

Bisher sind im Tiermodell an Melanomzellen nach Immunisierung mit den co-stimulierenden Faktor B 7 erfolgreich eine Bekämpfung des Tumors durch zytotoxische T-Lymphozyten möglich gewesen. Bei Tieren, die nur mit dem Antigen transfiziert werden wächst der Tumor weiter.

Neben diesem erfolgversprechenden Modell ergeben sich neue Ansatzpunkte zur aktiv-spezifischen Immuntherapie insbesondere durch die Möglichkeiten der Gentherapie zur Überwindung der immunologischen Escapemechanismen. Hier sind in den nächsten Jahren, auch für die gynäkologische Onkologie, entscheidende Fortschritte zu erwarten. Es gibt eine Vielzahl von Mechanismen, die mangelnde Erkennung von Tumorzellen durch die T-Lymphozyten ggf. durch eine gezielte Gentherapie zu korrigieren. Einmal kann die antigenpräsentierende Stelle fehlen. Hier müßte GMCSF als Gen zugeführt werden. Die MHC Expression kann zu niedrig sein. Hier besteht ist die Möglichkeit, die MHC Expression direkt durch eine Genveränderung zu erreichen oder durch die Einführung eines Interferongammagens diese vermehrte Expression zu bewirken. Das Fehlen von β_2-Mikroglobulin kann durch die Einführung eines β_2-Mikroglobulingens korrigiert werden. Die niedrige Expression des Tumorantigens kann durch Gene, die tumorassoziierte Antigene codieren, verstärkt werden. Defekte des Antigenprocessings können durch verbesserte Transportergene wie TDAP 1 und TDAP 2 sowie durch die Insertion von Interferongammagene kompensiert werden. Fehlen co-stimulierende Signale, so kann durch die Einführung von B 7 Gen bzw. Interleukin II Gene korrigiert werden. Hemmende Faktoren wie DF 1, TGF Beta bzw. Interleukin 10 können durch die Einführung von Antisense-Molekülen gehemmt werden.

Zusammenfassend ist festzustellen, daß z. Zt. eine Reihe von Studien zur Immuntherapie bei gynäkologischen Tumoren und beim Mammakarzinom existieren. Diese betreffen überwiegend die passive immuntherapeutischen Möglichkeiten unter Einsatz von Antikörpern. Im aktiv spezifischen Bereich sind derzeit zwei prospektiv randomisierten Studien in Vorbereitung, die aktiv spezifische Immuntherapie mit Castle Disease Virus infizierten Tumorzellen prüft. Fortschritte in der Immuntherapie sind jedoch insbesondere von den gentherapeutischen Ansätzen zur Verbesserung der Antigenerkennung zu erwarten. Hier müssen sich die gynäkologischen Onkologen in der Gentherapie engagieren, um bei ihren Patienten diese therapeutischen Möglichkeiten selbst durchführen zu können.

Literatur beim Verfasser

Gesundheitsstrukturgesetz (GSG) und EDV (Seminar der AG Informationsverarbeitung in Gynäkologie und Geburtshilfe, Moderation: U. Haller und H. von Matthiesen)

Zur Rolle der Informationsverarbeitung in der Frauenheilkunde – Lösungen, Trends und Perspektiven

R. Seufert und P. G. Knapstein

Einführung

Techniken der medizinischen Informationsverarbeitung haben in den letzten Jahren alle Bereiche der Frauenheilkunde durchdrungen und beeinflussen zunehmend Abläufe in Kliniken und Praxen. Die meisten daraus resultierenden Konsequenzen beginnen sich gerade erst abzuzeichnen und sind Teil des tiefgreifenden Wandels, der alle klinisch-medizinischen Fächer erfaßt hat.

Neben den Anforderungen durch Ausweitung von Dokumentationsaufgaben, neuen Qualitätssicherungsprojekten, Leistungserfassungs- und Abrechnungsfragen ist der Einsatz vieler Systeme mittlerweile zu einer Frage des wirtschaftlichen Überlebens geworden. Die Verfügbarkeit von klinischen und leistungsbezogenen Informationen stellt einen „Produktivitätsfaktor" dar und beeinflußt die Qualität von medizinischen und organisatorischen Entscheidungen.

So stehen uns für die Perinatologie eine Reihe von leistungsfähigen Systemen zur Verfügung, die in zuverlässiger Weise Routineaufgaben erfüllen und die computergestützte Bearbeitung des Perinatalbogens erlauben [1, 2]. Die meisten Systeme ermöglichen das Schreiben eines editierbaren Arztbriefes, Etikettendruck und das Anfertigen interner Statistiken. Sie sind schätzungsweise inzwischen in über 60 % aller geburtshilflichen Abteilungen im Einsatz. Ein vergleichbarer Einsatz von Dokumentationssystemen in der operativen Gynäkologie oder gynäkologische Onkologie konnte bisher noch nicht erreicht werden.

So werden zwar in der operativen Gynäkologie zur Zeit vorwiegend kommerzielle Systeme eingesetzt, die aber ihre Wurzeln in anderen operativen Fächern haben und deshalb Spezialitäten der operativen Gynäkologie nicht in allen Bereichen gerecht werden können. Aber auch hier sind in Kürze durch die Vorgaben des GSG und die flächenweite Einführung neuer Qualitätssicherungsprojekte deutliche Anpassungen und ein breiterer Einsatz zu erwarten.

Entscheidend für den Erfolg eines Systems erscheint aber seine erfolgreiche Integration in den Ablauf der speziellen Abteilung zu sein, die eine Netzwerkfähigkeit voraussetzt und die räumlicher Nähe zum Informationsaufkommen erfordert (Patient, Labor, Kreissaal, Station, CTG etc).

Das vorhandene Fachwissen und auch das Problembewußtsein ist in den einzelnen Abteilungen in den letzten Jahren deutlich gewachsen und Local-Area-Network-Installationen können zwischenzeitlich von vielen Abteilungen in Eigenverantwortung betrieben und gewartet werden. Die Rolle und Hilfe der Klinikverwaltungen zum internen Informationsmanagement werden aber von Klinik zu Klinik sehr unterschiedlich beurteilt, wobei mehrheitlich nur geringe Hilfestellungen beschrieben werden. Es ist aber zu erwarten, daß hier das Interesse und die Unterstützung in Zukunft zunehmen werden, sollen nicht durch Mehrfachdokumentationen weitere Ressourcen aus den Kliniken gebunden werden.

Unterschiedlich ist auch die Interpretation der gewonnen Daten und die daraus abgeleiteten medizinischen und organisatorischen Konsequenzen – ein Problem, vor dem man auch bei flächendeckenden Analysen der Perinatalerhebungen steht. Wichtig erscheint aber, daß Qualitätsindikatoren durch „Inhouse-Systeme" zu deutlich früheren Zeitpunkten zur Verfügung stehen und klinikintern zusammen mit spezifischen Zusatzinformationen in Entscheidungsprozesse eingehen können. Ein solches Vorgehen unterscheidet „Innenführung" von „Außenführung", bei welcher bei fehlenden Informationen lediglich auf externe Vorgaben (z. B. von Verwaltung, KV, etc) reagiert werden kann. Oft kann dann zu diesem Zeitpunkt nicht mehr aktiv in den Entscheidungsprozess eingegriffen werden.

Bei der Vielzahl der jetzt gestarteten „Qualitätssicherungsprojekte" und dem damit verbundenen hohen Dokumentationsaufwand, der den Kliniken und Praxen aufgelastet wird, erscheint es gerechtfertigt, auch nach Evaluierungen von Qualitätssicherungsprojekten zu fragen und auf Datenschutzvorschriften hinzuweisen.

Wichtig erscheint, daß unterschieden werden muß zwischen echten Qualitätssicherungsprojekten, die auf eine Verbesserung der medizinischen Qualität ausgerichtet sind und solchen Projekten, die lediglich Argumente für Eingriffe in das Gesundheitswesen sammeln.

Viele Abteilungen und Kliniken stehen heute vor dem Problem des Datenaustausches mit der Verwaltung oder mit anderen Abteilungen, die über historisch gewachsene Subsysteme verfügen. Neben der Definition geeigneter Schnittstellen – z. B. dem HL7-Standard – könnten hier in Zukunft Kommunikationsserver zum Einsatz kommen. Hier ergibt sich ein Arbeitsfeld, dessen Lösung von großer praktischer Relevanz ist und es darf vorausgesagt werden , daß das Überleben vieler Softwarelösungen von der Schaffung praktikabler und funktionierender Schnittstellen abhängen wird. Aber auch die Kliniken sind hier gefordert, die definieren müssen, welche Informationen in sinnvoller Weise ausgetauscht werden sollen. Dies führt zwangsläufig zu Krankenhausinformationssystemen, in die perinatologische und operativ gynäkologische Systeme integriert sind. Wichtig ist hier, daß ein solches Krankenhausinformationssystem nicht auf Verwaltungs- und Leistungsdaten beschränkt sein darf.

Im Praxisbereich sind viele Systeme fast ausschließlich auf Abrechnungsaufgaben zugeschnitten, so daß qualitätssichernde Maßnahmen mit den dokumentierten Daten meist nur schwierig durchgeführt werden können. Hier halten wir Systeme für innovativ, die die Möglichkeit bieten, den vorhandenen Datensatz unproblematisch um neue Daten zu erweitern und so flexibel bei unerwarteten externen Vorgaben Informationen erfassen zu können.

Andererseits erlauben die neuen Optionen der Informationstechnologie, wie zum Beispiel der Datenhighway, die automatisierte Spracherkennung und die Telemedizin die neuartige und unkonventionelle Lösung von Kommunikationsaufgaben. Hier ergeben sich neue Einsatzgebiete, die von der Frauenheilkunde genutzt werden sollten. So sind Videokonferenzen mit Experten und Übertragungen von Operationen im Internet bereits keine Besonderheit mehr. Nach der Lösung der Datenschutzprobleme könnte hier eine neue Qualität der medizinischen Kommunikation beginnen (Klinik-Praxis; Expertendiskussionen; interaktive Publikationen; etc).

Die Arbeitsgemeinschaft für Informationsverarbeitung versucht mit ausgewählten Beiträgen die zunehmend wichtigere Rolle der Informationstechnologie für die Frauenheilkunde aufzuzeigen und das Interesse und das Problembewußtsein für Fragen der medizinischen Informatik zu stärken. Wichtig erscheint den Teilnehmern des Seminars, daß die sich ergebenen Fragen und Probleme eine medizinische und ärztliche Dimension besitzen und entsprechend beantwortet werden müssen. Die Teilnehmer des Seminars sind sich einig, daß Fragen des Managements medizinischer Informationsverarbeitung einen wesentlichen Erfolgsfaktor für die Klinik- bzw. Praxisorganisation darstellen und zu einer direkten Verbesserung der Patientenversorgung führen.

EDV-gestützte Dokumentation – welche Auswirkungen hat das Gesundheitsstrukturgesetz? (K. Goerke)

Im 1989 beschlossenen Gesundheitsreformgesetz war zunächst der Bereich der stationären Versorgung nicht enthalten. Dies führte in den kommenden Jahren zur Steigerung der Kosten im Krankenhausbereich, die deutlich über dem Grundlohnanstieg lag. Langfristig will sich der Staat wohl ganz aus der derzeit gültigen dualen Krankenhausfinanzierung (Länder tragen die Investitionskosten, Krankenkassen die Betriebskosten) zurückziehen.

Mit der Aufhebung des Selbstkostendeckungsprinzips wurde zunächst für die Jahre 1993 bis 1995 ein auf den Ausgaben des Jahres 1992 beruhendes Budget eingeführt, welches nur noch im Rahmen des Grundlohnanstieges gesteigert werden durfte. Seit 1.1.1996 änderte sich die Finanzierung dahingehend, daß die Abrechnung mit den Krankenkassen über leistungsbezogene Fallpauschalen, Sonderentgelte und einen Abteilungspflegesatz zu erfolgen hat. Allerdings wurde noch vor dem Inkrafttreten dieser Regelung eine Budgetierung auf Landesebene eingeführt. Somit besteht nur wenig Anreiz für die Krankenhäuser, die Möglichkeiten der Abrechnung über Fallpauschalen und Sonderentgelte voll auszunutzen.

Durch die Änderung des Paragraphen 301 des fünften Sozialgesetzbuches (SGB V) vom 14.10.1994 sind die Krankenhäuser darüber hinaus seit 1.1.1995 verpflichtet, den Krankenkassen binnen drei Tagen nach Aufnahme eines Patienten die Einweisungsdiagnose, die Aufnahmediagnose, die voraussichtliche Verweildauer und bei Entlassung die Entlassungsdiagnose (Hauptdiagnose) und die durchgeführten Eingriffe mitzuteilen und zwar in maschinenlesbarer Form. Hierzu müssen die Klassifikationen nach ICD-9 bzw. ICD-10 und ICPM verwendet werden.

Für die tägliche Arbeit bedeuten alle oben beschriebenen Maßnahmen einen erheblichen Dokumentationsmehraufwand. Dieser kann sinnvoll nur durch eine Integration der EDV in die klinische Routine und den internen Datenfluß auf ein erträgliches Maß reduziert werden. Unabdingbar zu fordern sind daher EDV-Lösungen die nicht primär den Belangen der Verwaltung und den gesetzlichen Anforderungen Rechnung tragen, sondern die vielmehr die medizinisch sinnvolle Dokumentation unterstützen, die tägliche Routine erleichtern und die geforderten Verschlüsselungen „nebenbei" erledigen.

In den meisten Fällen wird dies nur durch die Einführung von spezifischen Abteilungssystemen möglich sein, da die großen Klinikgesamtsysteme, wie sie derzeit häufig von den Verwaltungen favorisiert werden, zu unflexibel und meist zu wenig den speziellen Bedürfnissen anpaßbar sind. Wichtig ist allerdings, hierbei auf die Schaffung einheitlicher Schnittstellen zur internen und externen Kommunikation großen Wert zu legen. So müssen nicht nur die Abteilungssysteme mit dem Verwaltungsrechner kommunizieren können, sondern auch die Abteilungssysteme untereinander um für den Endbenutzer eine echte Arbeitserleichterung zu erreichen.

Das Internet und der Gynäkologe –
Welche Dienste sind interessant? (R. Seufert)

Es vergeht kein Tag, wo nicht neue Superlative über das Internet publiziert werden und neue „Revolutionen" durch und über den Datahighway angekündigt werden. Welche der Möglichkeiten und Dienste sind tatsächlich Fortschritte und was könnte Eingang in die Frauenheilkunde gewinnen?

Zur Zeit lassen sich 6 Hauptanwendungsmöglichkeiten für den Gynäkologen erkennen:

- Zugriff auf eine Vielzahl medizinischer und nicht medizinischer Datenbanken,
- Versenden von E-Mails – auch mit Bildern,
- Diskussionsforen und Videokonferenzen,
- Publizieren im Internet,
- Informationen über Kliniken und Praxen – Homepages,
- Laden und Bereitstellen von aktueller Software.

Der Zugriff auf eine Vielzahl von Spezialdatenbanken stellt sicher einen wesentlichen Nutzungsbereich des Internet dar. So können neben den klassischen Literaturanfragen die Inventarlisten der meisten Bibliotheken eingesehen werden und spezielle Produktinformationen zu pharmazeutischen Produkten abgerufen werden. Die meisten Provider haben eigene medizinische Diskussionsforen eingerichtet, bei denen sich Experten und Praktiker mit und ohne Patienten zu speziellen Fragen austauschen können und es gelingt recht häufig, fundierte Stellungnahmen in kurzer Zeit zu erhalten. Inzwischen haben sich auch kommerzielle Medizinanbieter etabliert, die das Lesen und Laden aktuelle Zeitschriften gegen Gebühr ermöglichen und aktuelle Kongressinformationen bereithalten.

Das Versenden von E-Mails stellt ebenfalls eine „Grundfunktion" im Internet dar, wobei durch spezielle Usergroups eine große Anzahl von Interessierten erreicht werden können.

Die vielfältigen Diskussionsforen liefern Informationen, persönliche Meinungen und Erfahrungen zu aktuellen Themen mit internationaler Beteiligung. Man ist immer wieder überrascht, daß man unvermutet international bekannte Experten in Diskussionsforen treffen kann. Wichtig ist aber das Herausfiltern der interessanten Foren aus der Vielzahl der angebotenen Informationen [3].

Publizieren im Internet ist in den Usergroups und an speziellen Pinwalls möglich. Ebenfalls können bestimmte Beiträge direkt zu Zeitschriften geschickt werden.

Viele Kliniken und Institutionen nutzen das Internet über eigene Homepages zur Selbstdarstellung und bieten Informationen zu wissenschaftlichen Projekten und klinischen Schwerpunkten. Da diese Informationen in zunehmenden Maße auch von Patienten genutzt werden, kann hier eine gute Präsentation zunehmend wichtiger werden.

Denkbar ist auch eine Verbesserung der Klinik-Praxis-Kommunikation z. B. über direktes Anmelden von Patienten zu Spezialambulanzen und Vorstellung spezieller Fälle in Expertenrunden. Hier ergeben sich aber noch erhebliche Datenschutzprobleme.

Bei allen sich abzeichnenden Anwendungen erscheinen aber zwei Problemkreise zur Zeit noch weitgehend ungelöst. So sind die erzielten Datentransferraten – auch außerhalb der Spitzenbelastungszeiten – immer noch sehr gering und bedeuten längere Wartezeiten.

Zusätzlich verlangt die Übersendung sensibler medizinischer Daten die Anwendung von Datenschutzmaßnahmen, da der verwendete Übertragungsweg über viele und nicht vorhersehbare „Knoten" führt und ein „Abhören" der Information nicht ausgeschlossen werden kann. Hier müssen kryptologische Verfahren zur Anwendung kommen.

Es kann festgestellt werden, daß das Internet schon jetzt viele interessante Möglichkeiten für den Gynäkologen bietet und wahrscheinlich zukünftig zu Kommunikationsverbesserungen innerhalb unseres Fach führen wird. Zur Zeit sind aber noch einige praktische Fragen (Übertragungsgeschwindigkeit, Datenschutz etc.) ungelöst.

Ist die Sectiorate bei Zustand nach Sectio ein Merkmal für geburtshilfliche Qualität?
(F. Fallenstein und R. Quakernack)

Die Rate der Schnittentbindungen bei Zustand nach Sectio liegt heute bei etwa 50 %. Die im Verlauf der letzten Jahre zu beobachtende tendenzielle Abnahme dieser Resectiorate zeigt, daß der besonders in Amerika verbreitete Grundsatz „once a cesarean section = always a cesarean section" an Bedeutung verliert. In einer Trendanalyse haben wir das geburtshilfliche Management bei Zustand nach Sectio untersucht. Insbesondere interessierte uns die Frage, ob spontan geborene Kinder nach vorangegangenem Kaiserschnitt in Bezug auf das fetal outcome ungünstiger abschneiden als Kinder von Müttern ohne Zustand nach Sectio.

Zur Auswertung kamen drei Jahrgänge der Perinatalerhebung im Kammerbereich Westfalen-Lippe (1988, 1990 und 1992 mit insgesamt 265.446 Entbindungen). In diesem Zeitraum nahm der Anteil von Müttern mit Z. n. Sectio von 7,7 % auf 8,3 % zu (infolge des Anstiegs der Gesamtsectiorate), die Resectiones fielen dagegen von 53 % auf 50 % (p < 0.001). Dieser Rückgang ist nur bei den primären Resectiones zu verzeichnen, der Anteil sekundärer Resectiones war mit 18 % in allen drei untersuchten Jahrgängen konstant.

Zum Vergleich des fetal outcome wurden nur die spontan geborenen Kinder herangezogen. Wir bildeten folgende drei Gruppen: Kinder von Müttern mit Z. n. Sectio, Kinder der übrigen Mehrgebärenden und Kinder der Erstgebärenden. Verglichen wurden die relativen Häufigkeiten für APGAR < 7, Nabelschnur-pH_a < 7,20, Verlegung in die Kinderklinik und postpartale Mortalität. Bei keinem dieser Merkmale konnten statistisch signifikante Unterschiede zwischen den Gruppen festgestellt werden.

Weil spontan geborene Kinder bei Z. n. Sectio in Bezug auf das fetal outcome nicht benachteiligt sind, kann davon ausgegangen werden, daß der Verzicht auf eine Sectio wegen Z. n. Sectio als Hauptindikation zu einem echten geburtshilflichen Qualitätsfortschritt führt. Natürlich spielen zur umfassenden Qualitätsbeurteilung auch die anderen geburtshilflichen Begleitumstände, z. B. mütterliche Komplikationen, eine Rolle. Wegen der teilweise sehr niedrigen Inzidenzen (z. B. mütterliches Fieber p.p. < 0,5 %) wird angeregt, solche Analysen auf der Basis der zusammengefaßten Perinataldaten aller Kammerbereiche in Deutschland durchzuführen.

EDV-Programme in der Praxis (A. Valet)

Bei der Vorstellung der Ergebnisse der AIG-Umfrage zum Einsatz von Praxissystemen zeigt sich, daß die benutzten Systeme große funktionelle Unterschiede aufweisen und vorwiegend Aufgaben zur Abrechnung ärztlicher Leistungen abdecken. In spezialisierten Praxen kommen auch Individuallösungen zum Einsatz, ohne daß ein solches Vorgehen empfohlen werden kann. Besondere Aufmerksamkeit sollte der Frage von Wartungsverträgen gelten, die einige juristische Fallstricke bieten können. Bei weiter fallenden Hardwarepreisen kann es günstiger sein, den Softwarekauf völlig von der Hardwarebeschaffung und der Hardwarewartung zu lösen.

Computergestützte CTG (P. Lösche)

Die Vorteile einer automatisierten CTG-Auswertung mittels Computeranalyse reichen von einer einheitlichen Klassifikation der vorliegenden CTG-Veränderungen bis hin zu schnellen Echtzeitinterpretationen, die durchaus schon klinisch brauchbar erscheinen.

Von entscheidender Bedeutung sind hier die gewählten Algorithmen, die im vorliegenden Programm in Pascal implementiert wurden. Das vorliegende Programm hat sich im klinischen Testeinsatz bewährt und kann kritische CTG-Bereiche reproduzierbar erkennen und beschreiben. Zur Zeit beginnt die Entwicklung zur Marktreife und es darf vermutet werden, daß in absehbarer Zeit der Routineeinsatz beginnt.

Literatur

1. Gesenhues Th, Frielingsdorf B, Seufert R (1995) Integration der EDV in klinische Abläufe oder Anpassung klinischer Abläufe an die EDV. Geburtshilfe Frauenheilkd 55: M120–M125
2. Seufert R, Querbach S, Casper F, Brockerhoff P, Knapstein PG (1995) Informationsverarbeitung und Perinatologie – Erfahrungen mit Geblan an der UFK Mainz. Zentralbl Gynakol 117: 97–100
3. Seufert R, Lelle R (1997) Gynäkologisch-onkologische Informationen aus dem Internet. Zentralbl Gynakol 119: 396–397

Autorenverzeichnis

Anthuber, C., Dr.
Klinik und Poliklinik für Frauenheilkunde und Geburtshilfe, Klinikum Großhadern,
Marchioninistraße 15, 81377 München
Seite 313–316

Auer, G., Dr.
Cell- and Molecular Analysis, Dept. of Oncology and Pathology,
Karolinska Institute and Hospital, S-17176 Stockholm
Seite 388–389

Bartels, I., Dr.
Institut für Humangenetik, Goßlerstraße 12d, 37073 Göttingen
Seite 95–99

Bastert, G., Prof. Dr. Dr. h.c.
Universitäts-Frauenklinik, Voßstr. 9, 69115 Heidelberg
Seite 364–367

Bauer, M., Prof. Dr.
Münsterplatz 6, 79098 Freiburg
Seite 389–390

Bender, H. G., Prof. Dr.
Universitäts-Frauenklinik, Moorenstraße 5, 40225 Düsseldorf
Seite 367–368

Berg, D., Prof. Dr.
Klinikum St. Marien, Frauenklinik, Mariahilfbergweg 7, 92224 Amberg
Seite 135–139

Bitzer, J., Priv.-Doz.
Kantonsspital Basel, Univ.-Frauenklinik, Schanzenstraße 46, CH-4031 Basel
Seite 133–134

Börgens, S., Dr.
Universitäts-Frauenklinik, Klinikstraße 32, 35385 Gießen
Seite 57–63

Brandner, P., Dr.
Rheinstraße 2, 66113 Saarbrücken
Seite 252–253, 253–254

Breckwoldt, M., Prof. Dr.
Universitäts-Frauenklinik, Hugstetter Straße 55, 79106 Freiburg
Seite 536–540

Challis, J. R. G., Dr. Ph. D. D.sc.
The Lawson Research Institute, St. Joseph's Health Centre, University of Western
Ontario, 268 Grosvenor Street, London, Ontario N6A 4V2, Kanada
Seite 109–119

Cirkel, U., Dr.
Albert-Schweitzer-Straße 33, 48149 Münster
Seite 223

Clapp III, J. F., M. D.
Department of Ob/Gyn, MetroHealth Medical Center, 2500 MetroHealth Drive,
Cleveland, OH 44109/USA
Seite 101–108

Dallenbach-Hellweg, G., Prof. Dr.
Institut für Pathologie, A 2,2, 68159 Mannheim
Seite 227–233

Derbolowsky, J., Dr.
Danzigerstraße 15a, 82110 Germering
Seite 307

Diedrich, K., Prof. Dr.
Klinik für Frauenheilkunde und Geburtshilfe, Medizinische Universität zu Lübeck,
Ratzeburger Allee 160, 23538 Lübeck
Seite 220–221

Distler, W., Prof. Dr.
Klinik und Poliklinik für Frauenheilkunde und Geburtshilfe der Technischen
Universität Dresden, Fetscherstraße 74, 01309 Dresden
Seite 209–218, 431–433

Dörr, G. H., Prof. Dr.
Klinik mit Poliklinik für Kinder und Jugendliche, Friedrich-Alexander-Universität
Erlangen-Nürnberg, Loschgestr. 15, 91054 Erlangen
Seite 317–321

Eggert-Kruse, W., PD Dr.
Abt. für Gyn. Endokrinologie und Fertilitätsstörungen, Universitäts-Frauenklinik,
Voßstraße 9, 69115 Heidelberg
Seite 560–565

Ehret-Wagner, B., Dr.
Wenkenstraße 40, 32105 Bad Salzuflen
Seite 296–297

Gembruch, U., Prof. Dr.
Giesensdorfer Weg 20, 23909 Ratzeburg
Seite 98–99

Gerhard, I., Prof. Dr.
Abt. für Gyn. Endokrinologie und Fertilitätsstörungen, Universitäts-Frauenklinik,
Voßstraße 9, 69115 Heidelberg
Seite 297–299, 303–304, 304–306

Gips, H., Prof. Dr.
Frankfurter Straße 52, 35392 Gießen
Seite 504–514

Graeff, H., Prof. Dr.
Frauenklinik der TU München, Ismaninger Straße 22, 81675 München
Seite 140–152

Hammerstein, J., Prof. Dr.
Gärtnerstraße 4a, 12207 Berlin
Seite 540–543

Haselbacher, G., Dr.
A.-Duerer-Str. 14, 82152 Krailling
Seite 607–608

Heinrich, J., Prof. Dr.
Klinik für Gynäkologie und Geburtshilfe, Gr. Parower Straße 47—53,
18435 Stralsund
Seite 233–239

Holst, Th. von, Prof. Dr.
Universitäts-Frauenklinik, Voßstraße 9, 69115 Heidelberg
Seite 434–437

Holzgreve, W., Prof. Dr.
Universitäts-Frauenklinik/Kantonsspital, Schanzenstr. 46, CH-4031 Basel
Seite 87–94

Rimbach, E., Prof. Dr.
Gottl.-Olpp-Str. 58, 72076 Tübingen
Seite 225–257

Römer, T., PD Dr.
Ernst-Moritz-Arndt-Universität, Klinik und Poliklinik für Frauenheilkunde
und Geburtshilfe, Wollweberstraße 1–3, 17487 Greifswald
Seite 454–459

Runnebaum, B., Prof. Dr.
Universitäts-Frauenklinik, Voßstr. 9, 69115 Heidelberg
Seite 466–468, 553–557

Schär, G., Dr.
Universitätsspital, CH-8091 Zürich
Seite 309–312

Scheidel, P., Prof. Dr.
Marienkrankenhaus, Frauenklinik, Alfredstraße 9, 22089 Hamburg
Seite 201–208

Schill, W.-B., Prof. Dr.
Hautklinik der Universität Gießen, Gaffkystraße 14, 35385 Gießen
Seite 496–503

Schindler, A. E., Prof. Dr.
Universitäts-Frauenklinik, Hufelandstr. 55, 45122 Essen
Seite 224–225, 459–466, 529–535

Schmidt-Rhode, P., Prof. Dr.
Frauenklinik Finkenau, Finkenau 35, 22081 Hamburg
Seite 219–220

Schmück, M., Dr.
Klinikum der Ruprecht-Karl-Universität, Frauenklinik, Voßstraße 2,
69115 Heidelberg
Seite 300–301

Schmutzler, R. K., Dr.
August-Bier-Str. 20, 43113 Bonn
Seite 570–572

Schneider, H. P. G., Prof. Dr.
Universitätsklinik für Frauenheilkunde und Geburtshilfe,
Albert-Schweitzer-Straße 33, 48129 Münster
Seite 423–430, 543–546